ロアット カラー 基本免疫学

著

デルヴス／マーティン／バートン／ロアット

監訳

宮坂 昌之

西村書店

Translated from
Roitt's Essential Immunology
Eleventh Edition

by

Peter J. Delves, PhD
Department of Immunology and Molecular Pathology
University College London
London, UK

Seamus J. Martin, PhD, FTCD, MRIA
The Smurfit Institute of Genetics
Trinity College
Dublin, Ireland

Dennis R. Burton, PhD
Department of Immunology and Molecular Biology
The Scripps Research Institute
California, USA

Ivan M. Roitt, MA, DSc (Oxon), FRDPath, HonFRCP (Lond), FRS
Emeritus Professor, Department of Immunology and Molecular Pathology
University College London
London, UK

監訳者序文

免疫学，感染症学領域におけるノーベル賞受賞者を年代的に見ると，1901年エミール・アドルフ・フォン・ベーリング(ジフテリア抗毒素=抗体の同定)，1905年ロベルト・コッホ(結核菌などの発見)，1908年パウル・エールリヒ(抗体による側鎖説の提唱)，同年イリヤ・メチニコフ(白血球の食菌作用の発見)から始まる。すなわち，近代免疫学が勃興してきたのは20世紀初頭からである。その後，100年以上が経つが，いまだに免疫学では次から次へと新しいことが明らかにされ，日進月歩の状態が続いている。近年においても，2008年にはハラルド・ツア・ハウゼン(パピローマウイルスによる子宮頸癌の発生)，フランソワーズ・バレ=シヌシとリュック・モンタニエ(ヒト免疫不全ウイルスの発見)など，大きな発見が続いている。

このように進展の早い学問を学ぶためには，新しい知識をわかりやすく解説してくれる教科書が必要である。本書『ロアット カラー基本免疫学』は，単に新しい知識を提供するだけでなく，歴史的な知識を加味しながら，基礎免疫学から臨床免疫学までのさまざまな現象や理論を丁寧に説明してくれている。大まかな結論だけを述べた知識習得用の本とは異なり，時として，説明がやや詳細すぎる部分はあるものの，それぞれに掘り下げた記述が加えられ，免疫学の進歩・発展についての流れが描かれている。アメリカでつくられた教科書とは異なり，ヨーロッパで得られた知見が力を入れて盛り込まれ，最近ではあまり日の目を浴びないイディオタイプ仮説などにもかなりの紙幅が割かれている。内容はやや高度ではあるが，図がわかりやすいことから，学部学生から免疫学を専門とする大学院生まで多様な人たちにとって最適な教科書となるだろう。

最後に，翻訳の一部，索引の作成などを手伝ってくれた私の長女，定岡恵に感謝する。

宮坂　昌之

訳者一覧

監訳者

宮坂　昌之　大阪大学大学院医学系研究科・免疫動態学 教授

翻訳協力者（担当章順）

松本　真典　大阪大学免疫学フロンティア研究センター・分化制御 研究員（1 章）
田中　稔之　兵庫医療大学薬学部医療薬学科・生体防御学 教授（2 章）
重田　暁子　近畿大学医学部・細菌学教室 助教（3 章）
高木　恵次　総合研究大学院大学・遺伝学専攻 博士課程（4 章）
小野寺俊晴　大阪大学大学院医学系研究科・内分泌・代謝内科学 博士課程（5 章）
小林　雅佳　オリンパス株式会社（6 章前半）
西山　美香　丸石製薬株式会社（6 章後半）
早坂　晴子　大阪大学大学院医学系研究科・免疫動態学 助教（7 章）
国澤　啓司　東和薬品株式会社信頼性保証本部・品質保証部（8 章）
梅本　英司　大阪大学大学院医学系研究科・免疫動態学 助教（9 章）
桂木　慎一　大阪大学医学部附属病院（10 章）
倉重　隆明　大阪大学医学部附属病院（11 章）
戎野　幸彦　武田薬品工業株式会社医薬研究本部・バイオ医薬研究室 研究員（12 章前半）
兼光　直敏　アステラス製薬株式会社研究本部・薬理研究所糖尿病研究室 研究員（12 章後半）
新　　和之　株式会社 ACTGen 研究開発部 研究員（13 章）
長久保大輔　マックス・プランク免疫生物学研究所免疫発生学研究室（14 章）
芹ヶ野倫子　株式会社新日本科学薬物代謝分析センター（15 章前半）
森山美加子　株式会社 JCL バイオアッセイ　西脇ラボ(製剤試験部門)（15 章後半）
村田　信介　グリーンヒルヘルスアンドテクノロジー株式会社（16 章）
寒川　延子　大阪大学医学部附属病院・未来医療センター（17 章）
下村　良充　大阪大学医学部附属病院（18 章前半）
廣瀬　　潤　京都大学大学院医学研究科・AK プロジェクト 特任准教授（18 章後半）
定岡　　恵　前・大阪大学大学院生命機能研究科 博士課程（全体，索引）

序　文

免疫学の進展は非常に早く，かつ世界各国での免疫学の履修内容は大きく異なることから，第10版からは，イギリス以外の国からも広く著者を求めることにした。そして，アイルランドのダブリンにある Trinity College の Seamus Martin 教授，アメリカのカリフォルニアにある Scripps Research Institute の Dennis Burton 教授に執筆を依頼した。彼らが執筆した章はインパクトが強く，それでいて以前の版と変わらず読みやすい。

内容については多くの項目で最新の情報に改め，加筆した。特に，HIV/AIDS，制御性T細胞，ケモカイン，細胞のシグナル伝達，T細胞の分化，ワクチン，リンパ球除去の臨床応用に関する章を大きく改訂した。

読者の皆さんに，本書を十分に活用していただき，満足いただけることを祈念している。

ピーター・J・デルヴス
シーマス・J・マーティン
デニス・R・バートン
アイヴァン・M・ロアット

謝　辞

本書の刊行に当たり，Blackwell Publishing 社編集部の Martin Sugden，Mirjana Misina，Meg Barton，イラストレーターの Anthea Carter，Graeme Chambers 諸氏の努力に厚く感謝する。さらに，"*Immunology*"の編集者，J. Brostoff，D. Male，および Mosby 社に感謝するとともに，資料の使用，改定許可を与えてくれた次の方々にも感謝する。J. Brostoff および A. Hall（図1.15，図15.10），J. Horton（図11.20），G. Rook（図12.5，図12.11），J. Taverne（図12.22，表12.2）。

Ivan M. Roitt は，Christine Griffin が根気強く秘書業務を続けてくれたことに感謝する。Dennis R. Burton は，有用な示唆をくれた Amandeep Gakhal, Erin Scherer, Rena Astronomo, Wendelien Oswald，多くのアドバイスをくれた Jenney Woof，Ann Feeney，Beatrice Hahn，Jim Marks，Don Mosier，Paul Sharp，Robyn Stanfield，James Stevens，Mario Stevenson の諸氏に感謝する。Peter J. Delves は，Per Brandtzaeg，Volker Brinkmann，Peter Lydyard に感謝する。

本書で使用した資料については各章の著者と出版社が版権所有者に対して使用許可を得ている。しかし，もし未許可資料がある場合にはただちに Blackwell Publishing 社が許可を得たいと考えている。

最後に，図版の使用許可をいただいた各位に多大なる感謝を申し上げる。

著者紹介

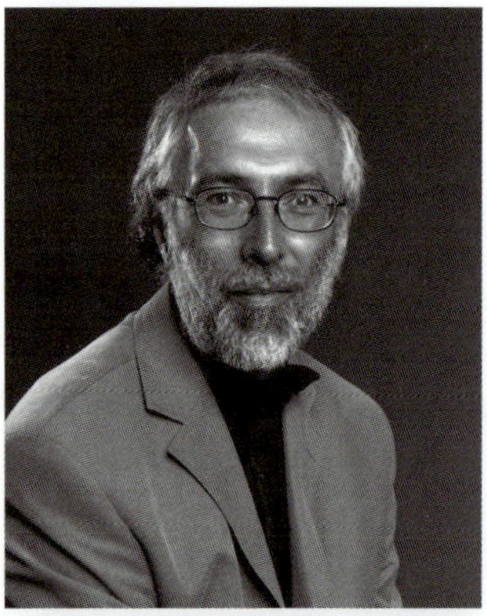

ピーター・J・デルヴス Peter J. Delves

1986 年，University of London で博士号を取得し，現在は University College London の免疫学教授である。専門は抗原認識の分子機構である。これまで多くの免疫関連の本の著作，編集に携わり，多角的に免疫学を教えている。

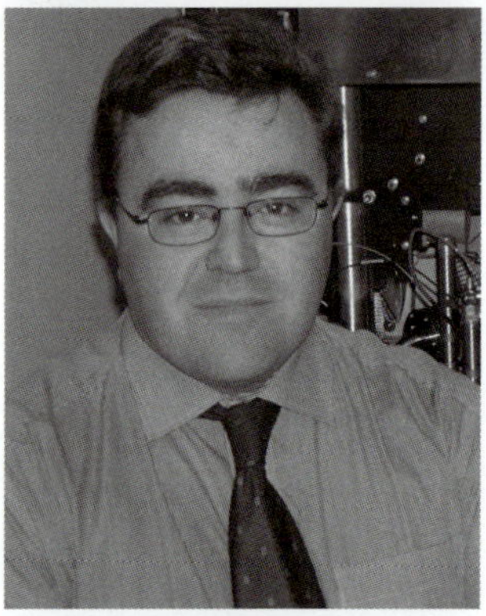

シーマス・J・マーティン Seamus J. Martin

1990 年，National University of Ireland で博士号を取得し，University College London（アイヴァン・ロアット教授とともに）とアメリカのカリフォルニアの La Jolla Institute for Allergy and Immunology（ダグ・グリーン博士とともに）で博士研究員として研究に従事した。1999 年から，ダブリンの Trinity College で遺伝医学教授を務め，アイルランド科学財団の主任研究員でもある。専門は免疫系や癌における細胞死（アポトーシス）であり，この分野でいくつかの受賞をしている。マーティン教授はアポトーシスに関する 2 冊の本の編者であり，2006 年にアイルランド王立アカデミー会員，2009 年にヨーロッパ分子生物学機構（EMBO）の会員に選ばれている。

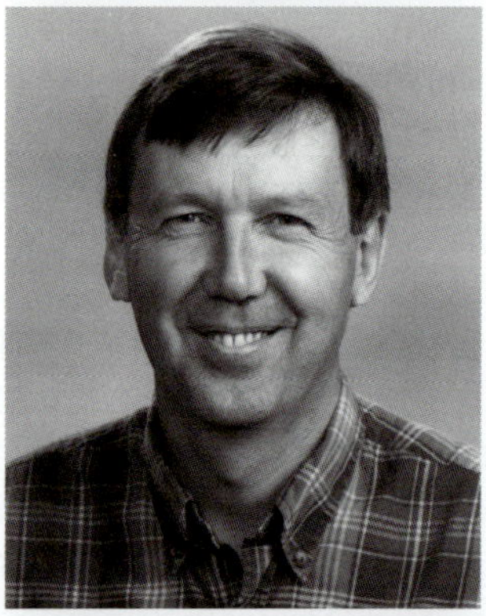

デニス・R・バートン Dennis R. Burton

1974 年，University of Oxford で学士号（化学）を取得し，1978 年，スウェーデンの University of Lund で博士号（物理生化学）を取得した。University of Sheffield を経て，1989 年からはカリフォルニアのラホヤの Scripps Research Institute で免疫学と分子生物学の教授を務めている。専門は，抗体，病原体に対する抗体反応や，特に HIV などに対するワクチンのデザインである。

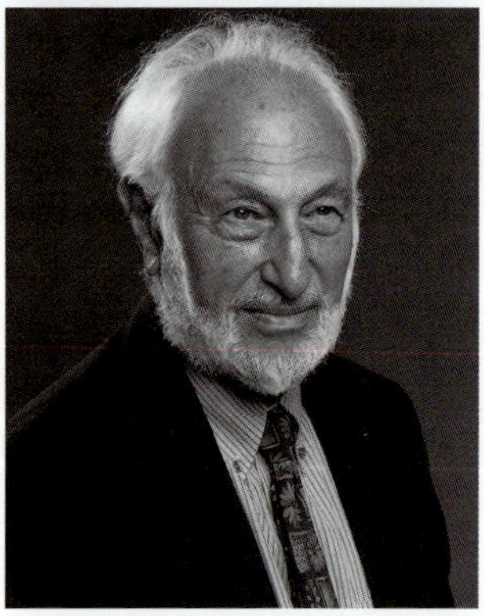

アイヴァン・M・ロアット Ivan M. Roitt

1927 年に生まれ，バーミンガムの King Edward's School とオックスフォードの Balliol College を卒業した。1956 年，デボラ・ドニアッチ博士，ピーター・キャンベル博士とともに，橋本甲状腺炎ではサイログロブリンに対する自己抗体が存在するという著名な発見を行い，この業績はその後，自己免疫がヒトにおいて種々の疾患の原因となるという概念の発展に寄与した。また，この研究はさらに発展し，悪性貧血や原発性胆汁性肝硬変などにも自己免疫応答が関わることを示す多くの研究につながった。1983 年，王立協会会員に選ばれ，現在は王立医師協会の名誉会員，王立医学協会の名誉会員でもある。

目　次

6　免疫学的方法と応用　111

7 免疫応答の解剖学 154

8 リンパ球の活性化 169

9 エフェクター分子の産生 184

10 免疫制御機構 211

11 個体発生と系統発生 230

12 感染における危険回避の方法 257

13 ワクチン 290

本書の利用ガイド

本書の中で，頻出する細胞や経路については下記のように表している。

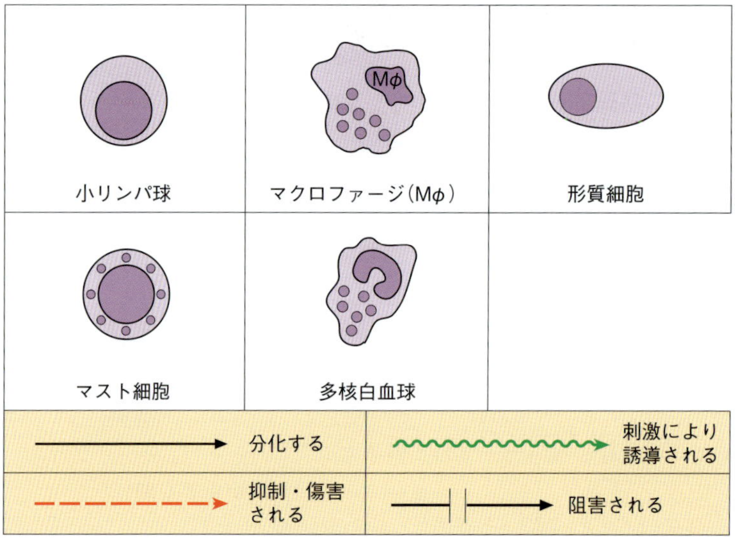

また，ウェブサイト：www.roitt.com から次の情報が得られる。活用していただきたい。

- 選択問題と解答
- 主要なメカニズム(ネクローシス，アポトーシス，NK 細胞の細胞傷害過程など)に関するアニメーション
- 図のデータベース

1 自然免疫

はじめに

われわれはさまざまな形，大きさ，成分および破壊力をもつ多数の寄生体(図 1.1)に満ち満ちた危険な世界で生活しているが，われわれの身体には効率的かつ巧妙な一連の防御機構が発達している。そのため，寄生体がわれわれを住み家として利用して「身勝手な遺伝子」を増幅させるようなことは通常は起こらない(ただし，寄生虫感染の多くは例外で，不安定な拮抗状態でわれわれに住み着くことがある)。これらの防御機構により，感染に対して**免疫** immunity 状態が成立し(ラテン語の *immunitas*，「疫から免れる」の意)，その免疫の働く過程が「**免疫学** immunology」とよばれるおもしろいテーマの基盤そのものである。

特定の寄生体に対して生まれつき感受性であったり非感受性であったりという，正体不明な体質的な因子があるが，それはここでは扱わない。これとは別に，身体には比較的非特異的な抗微生物機能(たとえば，貪食作用)が多数存在し，これらは感染因子との接触の有無とは関係なく発揮されることから，**自然免疫** innate immunity とよばれる。本章では，自然免疫系について解説し，特異的な**獲得免疫** specific acquired immunity 状態では自然免疫の効果がどのようにして著しく増強されるかについて述べる。

感染に対する外部バリアー

感染を避けるための最も単純な方法は，微生物が身体に近づくのを阻害することである(図 1.2)。もちろん主要な防御線は皮膚であり，正常な場合，ほとんどの感染因子は皮膚を通過できない。しかし，たとえば，やけどのように皮膚が傷害されると，感染が重要な問題となる。また，細菌のほとんどは，汗や皮脂腺分泌物中の乳酸，脂肪酸による直接的な抑制効果，およびこれらの物質により pH が低下するために，皮膚に長期間生存することができないが，例外は**黄色ブドウ球菌** *Staphylococcus aureus* で，この細菌は，比較的損傷を受けやすい毛嚢や分泌腺

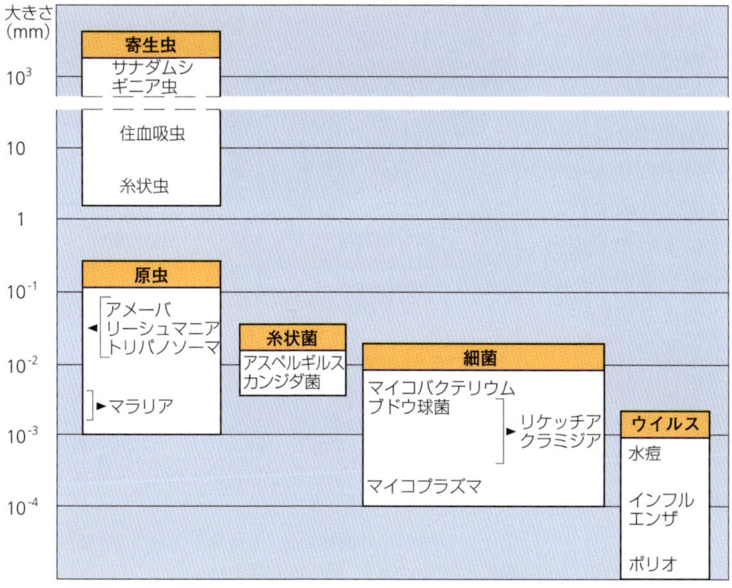

図 1.1　**免疫機能に対峙する寄生体にはさまざまな大きさのものがある。** マイコプラズマは細胞壁がないために通常は細菌には分類されないが，ここではマイコプラズマを便宜的に細菌の項目に入れている。真菌はさまざまな形体を有するが，最も小さなものの概略値を示す。］►：矢印で示した生物の大きさの範囲を示す。◄［：ここに記載された生物はおおよそ矢印で表示された大きさを有する。

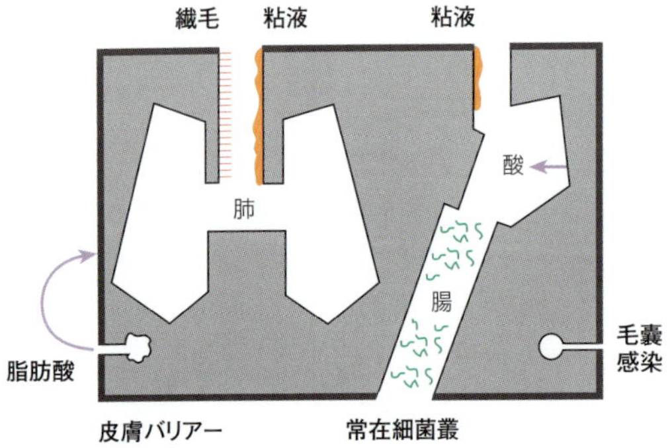

図 1.2　**感染に対する一次防御。**外部体表面での防御。

にしばしば感染する。

身体の内部表面を覆う粘膜から分泌される粘液は，細菌が上皮細胞へ接着するのを阻害する防御バリアーとして機能する。付着粘液中に捕捉された微生物や他の異物は，線毛運動，咳，くしゃみなどにより，機械的に除去される。上皮細胞表面の防御に関与する他の機械的機構として，涙や唾液，尿などによる洗浄作用などがある。多くの分泌体液には，胃液中の酸，精液中のスペルミンや亜鉛，母乳中のラクトペルオキシダーゼ，涙や鼻汁，唾液中のリゾチームなどのような殺菌性成分が含まれる。

これらとまったく異なる機構として，生体の**常在細菌叢 bacterial flora** による微生物間の競合がある。これは必須栄養素の競合や抑制物質の分泌によって，表面部位で多くの病原性細菌や真菌の増殖を阻害する。たとえば，病原菌の侵入は，ある種の共生細菌が産生する乳酸によって抑制され，その共生細菌は膣上皮細胞により分泌されるグリコーゲンを分解する。共生生物が抗生物質によって抑制されると，カンジダ *candida* やクロストリジウム・ディフィシレ *clostridium difficile* による日和見感染に対する感受性が増加する。腸の共生生物はコリシン colicin を産生することがあり，この種の殺菌物質は感染性細菌の陰性荷電を帯びた細胞表面に結合して，疎水性のらせん状ヘアピンを細胞膜内に挿入することができる。その後，コリシンは完全に疎水性になり，まるでジキルとハイドのようにまったく姿を変えて細胞膜に電圧依存的なチャネルを形成し，細胞のエネルギー産生を破壊することにより細胞を傷害する。生存とは厳しい競争なのである。

もし微生物が体内に侵入すると，2 つの主要な防御機構が働き始める。1 つは殺菌性酵素のような可溶性化学因子による破壊機構であり，もう 1 つは文字どおり細胞による“食事”—**貪食**（どんしょく） **phagocytosis** 機構である（道しるべ 1.1）。

貪食細胞は微生物を殺す

好中球やマクロファージは専門の“プロフェッショナルな”貪食細胞である

微生物の貪食や消化はミクロファージとマクロファージとして 19 世紀のはじめに Metchnikoff によって同定された 2 つの主要な細胞によって行われる。

多形核好中球 polymorphonuclear neutrophil

好中球は 2 種類の貪食細胞のうちの小さい細胞であり，他の血液細胞と共通の造血幹前駆細胞から分化する血流中の主要な白血球である。好中球は分葉核と多くの顆粒を有する非分裂性で短命な細胞である（図 1.3）。好中球の顆粒は，非常に近い関係にある好酸球や好塩基球の顆粒とは異なり，ヘマトキシリンやエオジンのような組織学的染色によってあまり染色されない（図 1.4）。これらの好中球の顆粒は 2 つの主な特徴を有する。(i)分化初期に発達する**一次アズール顆粒 primary azurophil granule**（図

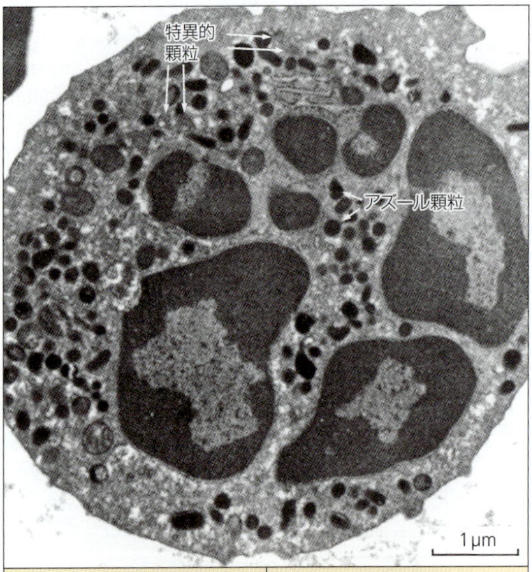

アズール顆粒	特異的顆粒
0.5 μm 1,500/細胞	0.2 μm 3,000/細胞
リゾチーム ミエロペルオキシダーゼ エラスターゼ カテプシン G 酸加水分解酵素	リゾチーム チトクロム b_{558} アルカリホスファターゼ
ディフェンシン BPI	ラクトフェリン ビタミン B_{12} 結合タンパク質

図 1.3　**好中球の超微細構造。**分葉核と 2 種類の主要な細胞内顆粒を示す。（Dr. D. McLaren 提供）。

道しるべ 1.1　食細胞

卓越した洞察力をもつロシアの動物学者 Elie Metchnikoff (Ilya Mechnikov, 1845–1916)は，ある特殊な細胞が微生物感染に対して防御反応を示すことを明らかにした。これが細胞性免疫の概念の始まりである。彼は透明なヒトデの幼生には運動性をもつ細胞が存在することに興味をもち，幼生にバラの棘を刺すと，数時間後には棘がこれらの運動性細胞によって取り囲まれることを発見した。その翌年の 1883 年には，真菌胞子が透明で小さな後生動物であるミジンコの血液細胞によって攻撃されることを顕微鏡下で直接観察した。また，哺乳動物の白血球にまで研究を広げて，白血球が微生物を取り込む能力があることを示し，この過程を**貪食 phagocytosis** と命名した。

さらに，感染から回復した動物でこの過程が最も顕著であることに気がついたため，彼は貪食作用が感染防御において主要な役割を果たすと考えるようになった。そして 2 種類の循環貪食細胞を定義した。すなわち，多形核白血球を“ミクロファージ microphage”，それよりも大きな細胞を“マクロファージ macrophage”と名づけた。

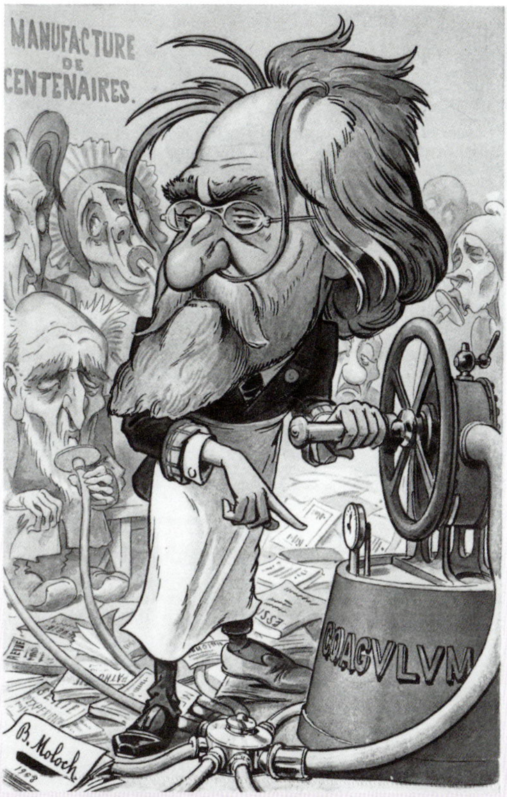

図 M1.1.1　**Metchnikoff 教授のイラスト。**(*Chanteclair*, 1908, No. 4, p.7. The Wellcome Institute Library, London)。

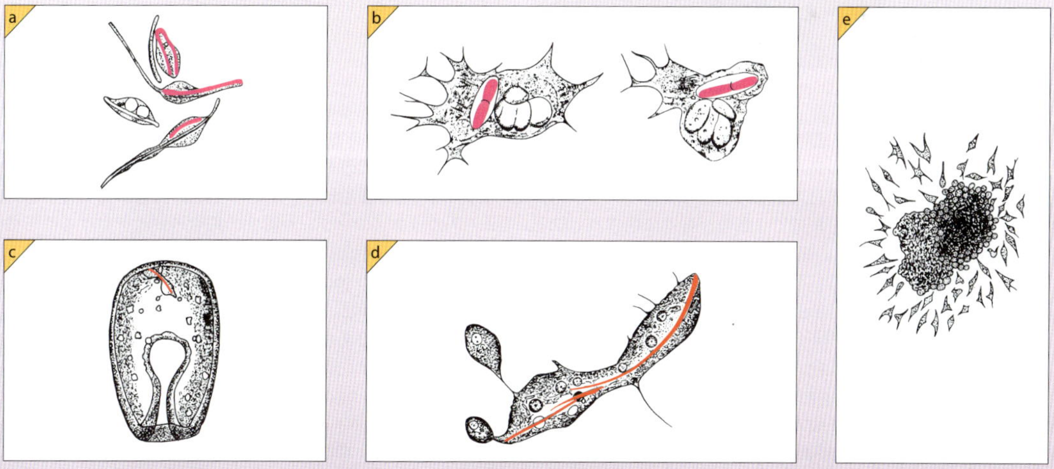

図 M1.1.2　**Metchnikoff の本**(*Comparative Pathology of Inflammation*, 1893)に掲載されている図の複製。(a)炭疽菌を取り込んだカエルの 4 つの白血球。炭疽菌のうちあるものは生きていて vesuvine 色素で染色されないが，他の炭疽菌は死んでいるため同色素で染色されている。(b)カエルの白血球内の vesuvine 色素で染色された炭疽菌のスケッチ。2 つの絵は同じカエルの白血球の異なる動きの状態を表す。白血球は食胞内に染色された炭疽菌を有する。(c，d)ヒトデの幼生内の異物が貪食細胞によって取り囲まれ，貪食細胞は融合して多核細胞を形成する。(d)は強拡大したもの，(e)ヒトデの幼生内で運動性の間葉系貪食細胞が侵入異物に対して動的に集積するようすを示す。

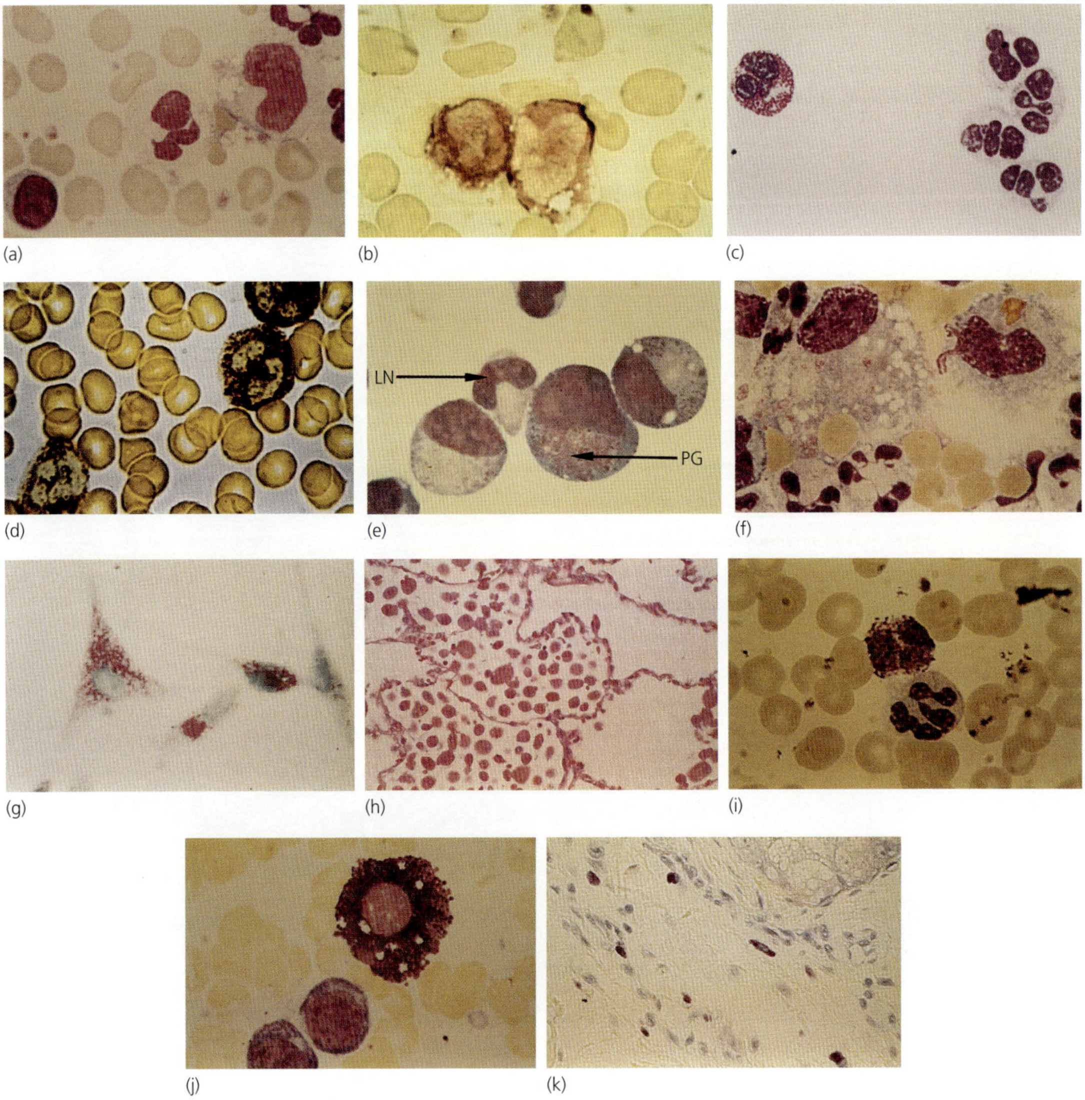

図 1.4 **自然免疫に関与する細胞。** (a)単球は馬蹄形の核と比較的大きな青白い細胞質を有する。3 個の分葉した多形核好中球と小さなリンパ球(左下)。ロマノウスキー染色。(b)αナフチルアセテートで非特異的エステラーゼ陽性を示す 2 つの単核球。空胞化した細胞質がある。点状に染色された上部の小さな細胞は T リンパ球である。(c)4 個の多形核好中球と 1 個の好酸球。分葉核と細胞内顆粒がはっきりと見られ，好酸球では顆粒が強く染色されている。(d)アルカリホスファターゼ陽性の細胞内顆粒を有する多形核好中球。(e)骨髄の未熟好中球。核周辺にもともと集積している一次アズール顆粒は細胞の成熟に伴い周辺部へ移動し，ゴルジ域では好中球の特異的顆粒が生成されるようになる。核は徐々に分葉する。ギムザ染色。LN：lobular nucleus(分葉した核)，PG：primary granule(一次顆粒)。(f)脳出血部位に浸潤している炎症細胞。中央には貪食赤血球や顕著な空胞を有する大きな活性化マクロファージが見られる。右側には馬蹄形の核と細胞質内にビリルビン結晶(ヘマトイジン)を有する単球がある。いくつかの分葉性好中球がはっきりと見える。ギムザ染色。(g)結核菌(赤く染色)を貪食した単層培養マクロファージ。カルボールフクシン染色後，マラカイトグリーンで対比染色。(h)肺胞内に存在する多数の肺胞マクロファージ。(i)好中球(下)と比して濃染顆粒を有する好塩基球。(j)骨髄由来のマスト細胞。濃染する大顆粒によって取り囲まれた円形の核が中央に存在する。2 個の小さな赤血球前駆細胞が下に見られる。ロマノウスキー染色。(k)トルイジンブルーで染色された皮膚組織のマスト細胞。細胞内顆粒は異染性で，赤紫色を示す。真皮毛細血管の周囲に集積している。(〈a〉,〈b〉,〈d〉,〈e〉,〈f〉,〈i〉,〈j〉は Department of Haematology, Middlesex Hospital Medical School の M. Watts 氏より提供・複製。〈c〉は Prof. J. J. Owen 提供。〈g〉は Prof. P. Lydyard と Prof. G. Rook 提供。〈h〉は Dr. Meryl Griffiths 提供。〈k〉は Prof. N. Woolf 提供)。

1.4 e)は典型的なリソソームの形態を有し，ディフェンシン defensin や殺菌性透過亢進タンパク質 bactericidal permeability increasing (BPI) protein, カテプシン G cathepsin G (図 1.3)などのほとんどの非酸化的抗菌物質とともに，ミエロペルオキシダーゼ myeloperoxidase を含む。(ii)ペルオキシダーゼ陰性の**二次特異的顆粒** secondary specific granule は，ラクトフェリンや多量のリゾチーム lysozyme, アルカリホスファターゼ alkaline phosphatase (図 1.4 d)，膜結合型チトクロム b_{558} (図 1.3)を含む。グ

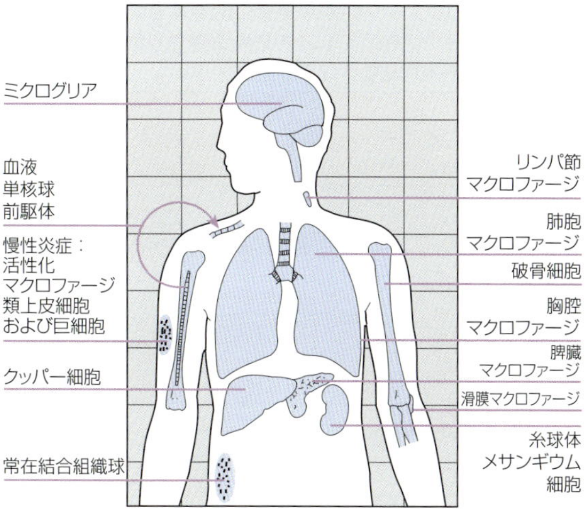

図 1.5 **単核の貪食細胞系の機能。**骨髄の前単球前駆細胞は成熟して循環血中の単球になる。単球はここに示すように最終的には成熟マクロファージとして全身に分布する。単球と並ぶ主な貪食細胞である多形核好中球は主に血中に存在するが，急性炎症があるとその部位に集積する。

リコーゲンが豊富に貯蔵されていて，細胞が嫌気性条件下で機能できるように解糖系で利用される。

マクロファージ

マクロファージ macrophage は骨髄の前単球に由来しており，血中の単球へ分化した後に，**単核の貪食細胞系** mononuclear phagocyte system を構成する成熟マクロファージとして最終的に組織に定着する（図 1.5）。マクロファージは，結合組織や小血管の基底膜周囲に存在し，肺（図 1.4 h，肺胞マクロファージ）や肝臓（クッパー細胞 Kupffer cell），脾臓の洞様構造，リンパ節の髄洞に局在して，戦略的に異物を除去するために配置されている。他にも腎臓糸球体のメサンギウム細胞や脳のミクログリア，骨の破骨細胞も食細胞である。マクロファージは，多形核好中球と異なり，多数の粗面小胞体 rough-surfaced endoplasmic reticulum やミトコンドリア（図 1.8 b）を有する長寿の細胞である。多形核好中球は膿を形成する細菌に対して主要な防御機構を有するが，マクロファージは大まかにいえば，宿主細胞内で生存する細菌やウイルス，原虫に対抗するために最も適した細胞といえよう。

▶ 貪食細胞上のパターン認識レセプター（PRR）は病原体関連分子パターン（PAMP）を認識して活性化される

いうまでもなく，身体には非常に複雑な内部環境があり，貪食細胞は，常に非常に多様で異なる細胞や可溶性分子に遭遇する。貪食細胞は，自分自身に無毒な自己成分と有毒で危険な微生物因子とを見分ける機構をもっていなければならない。すなわち Charlie Janeway が適切に表現したように，貪食細胞は“非感染自己”と“感染非自己”を区別できるはずである。感染は認識されなければならず，Polly Matzinger によって提唱された“危険”を予示するシグナルを生み出しているはずである。

宿主が外界で生存するために，貪食細胞は病原体が発現する分子パターン（**病原体関連分子パターン** pathogen-associated molecular pattern：PAMP）を認識するレセプターシステムを発達させてきた。PAMP はよく保存され（つまり，変異を受けにくく），多くの感染因子によって共有されていることから，その種類がかぎられ，自己パターンとははっきりと区別される構造をもつ。これらを認識する**パターン認識レセプター** pattern recognition receptor（PRR）のいくつかは，レクチン様レセプターであり，特徴的で厳格な立体構造をもつ微生物表面上の糖鎖に対してかなり特異的に多価結合する。PRR は一般的に，非還元末端と末端から 2 番目の糖鎖であるガラクトースやシアル酸グループに対してほとんど結合しない。これらの糖鎖は哺乳類表面の多糖を修飾していることから，自己と非自己の微生物細胞を区別する分子的機序となっている。

これらの PRR の主要なサブセットは，ショウジョウバエの Toll レセプターに類似しているので，**Toll 様レセプター** Toll-like receptor（TLR）とよばれる。Toll レセプターは，ショウジョウバエ成体で微生物感染に反応して抗菌ペプチドの発現を誘導する細胞内カスケードを活性化する。これまでに細胞外感染のセンサーとして作用する一連の細胞表面 TLR が同定されており，ペプチドグリカンやリポタンパク，抗酸菌リポアラビノマンナン，酵母ザイモサン，フラジェリンのような微生物成分によって活性化される（表 1.1）。

貪食細胞は TLR 以外に他の種類の PRR も発現しており，その例として，マクロファージマンノースレセプターや細胞結合型 C 型レクチン C-type (calcium-dependent) lectin などがある。これらの膜貫通型タンパク質はさまざまな糖鎖認識ドメインを有し，対応する微生物の病原体結合分子パターンと結合することにより，細胞内活性化シグナルが生み出される。スカベンジャーレセプター scavenger receptor はこれとは別のクラスの貪食細胞レセプターであり，さまざまな陰イオン性ポリマーやアセチル化された低密度タンパク質を認識する。CD14 は，グラム陰性細菌由来のリポ多糖 lipopolysaccharide（LPS）（エンドトキシン）を処理する際のスカベ

表 1.1　微生物の PAMP“危険シグナル”は Toll 様レセプター(TLR)を介してマクロファージや樹状細胞を活性化する。 PAMP 複合体が TLR と結合すると，細胞内のシグナル伝達経路を活性化して NFκB や他の転写因子を活性化する。その結果，誘導されたエフェクター分子は貪食作用を開始させ，抗原提示細胞を局所に動員，活性化して，獲得免疫応答を開始する(2 章参照)。

Toll 様レセプター(TLR) —認識→	病原体関連分子パターン(PAMP) —産生→	転写因子 —誘導→	エフェクター分子
細胞表面 TLR1 TLR1/TLR2 TLR2/TLR6	 グラム陽性ペプチドグリカン リポタンパク マイコバクテリアリポアラビノマンナン 酵母ザイモサン	 IRF5 NFκB	 炎症性サイトカイン
TLR4	グラム陰性 LPS	IRF3 NFκB IRF5	IFNβ 炎症性サイトカイン
TLR5	フラジェリン	NFκB IRF5	炎症性サイトカイン
TLR10	不明	NFκB	炎症性サイトカイン
エンドソーム内 TLR3	 ウイルス二本鎖 RNA	 IRF3 NFκB	 IFNβ
TLR7/8	ウイルス一本鎖 RNA イミダゾキノリン(抗ウイルス薬)	IRF7	IFNα
TLR9	細菌およびウイルス CpG DNA マラリア	NFκB IRF5	炎症性サイトカイン

IRF：インターフェロン制御転写因子。

ンジャー分子として重要で，グラム陰性 LPS の処理に失敗すると敗血性ショックにおちいる。生物学的に反応性を有する LPS の脂質 A 成分は，血漿 LPS 結合タンパク質によって認識され，貪食細胞上の CD14 スカベンジャー分子によって捕捉された複合体はその後 TLR4 を活性化する。一般的に微生物由来 PAMP が細胞表面 Toll 様レセプターに結合すると，細胞が危険を感じて貪食過程が始まるが，TLR4 が活性化されると，一連の反応が起こり，最終的に NFκB を阻害物質から解離させる。解離した NFκB は核に移行し，インターフェロン制御転写因子と共同して，炎症性メディエーターの放出と貪食作用が誘導される(表 1.1)。炎症性メディエーターとしては，抗ウイルス性のインターフェロン(p.277 参照)や，低分子量タンパク質**サイトカイン**であるインターロイキン 1β(IL-1β)や IL-6，IL-12，TNF (TNFα)(p.186 参照)などがあり，いずれも特異的レセプターへ結合することにより他の細胞を活性化する。また，化学遊走性サイトカインの 1 つである IL-8 のような**ケモカイン** chemokine も同様に貪食作用を活性化する。

細胞内に侵入した感染因子を感知する際には，微生物ヌクレオチドの分解産物がいわゆる NOD タンパク質によって認識され，典型的な CpG DNA モチーフがエンドソーム内の TLR9 に結合する。他のエンドソーム内の Toll 様レセプターである TLR3 や TLR7/8 は，細胞内ウイルスの RNA 配列を認識する。

PAMP にリガンドが結合すると，貪食作用を活性化する以外に，一連のさまざまな機能を有する宿主タンパク質をすみやかに放出させ，リンパ球と相互作用することにより，マクロファージや樹状細胞の動員や活性化を誘導する。これにより未成熟樹状細胞の分化や重要な共刺激分子である B7.1 や B7.2 (p.170 参照)の発現が上昇し，獲得免疫応答が始まる(2 章参照)。ディフェンシンやカテリシジンを含むこれらの強力な免疫賦活剤はそれ自身が抗菌物質であり，自然免疫応答や獲得免疫応答を惹起するための初期の警告シグナルとして作用する。

プログラムされた細胞死(アポトーシス apoptosis)は，胎児の発育や通常の生理的条件の維持に必須の要素である。死細胞は貪食作用によって除去さ

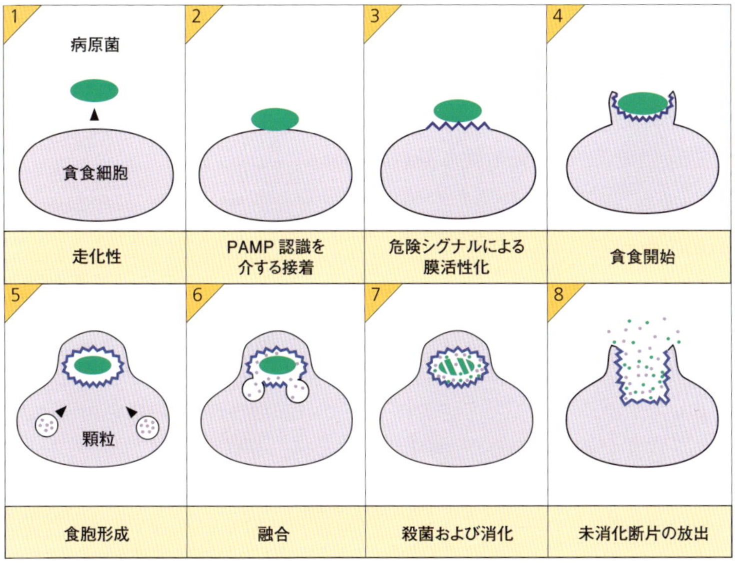

図 1.6　**病原菌の貪食と殺菌。**段階 3/4：呼吸バーストや NADPH オキシダーゼの活性化，段階 5：活性酸素中間体による損傷，段階 6/7：ペルオキシダーゼ，陽イオンタンパク質，抗菌ペプチドディフェンシン，リゾチームやラクトフェリンによる損傷。

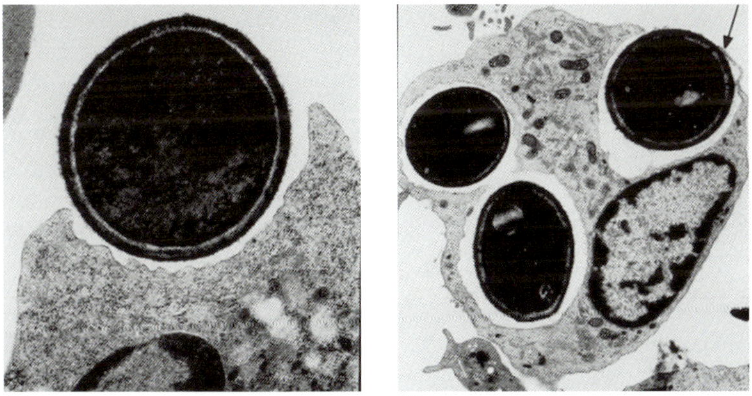

(a)　(b)

図 1.7　**接着と貪食。**(a)多形核白血球(好中球)による *Candida albicans* の貪食。*C. albicans* が酵母壁表面のマンナンへ接着することにより，真菌粒子が細胞内に貪食され始める。リソソーム顆粒は豊富に存在するが，ミトコンドリアはほとんど存在しない(×15,000)。(b)単球が *C. albicans* を貪食しており，1 個の *C. albicans* の周囲に食胞形成が終了しつつあり(矢印)，他の 2 個の *C. albicans* は完全に貪食されている(×5,000)。(Dr. H. Valdimarsson 提供)。

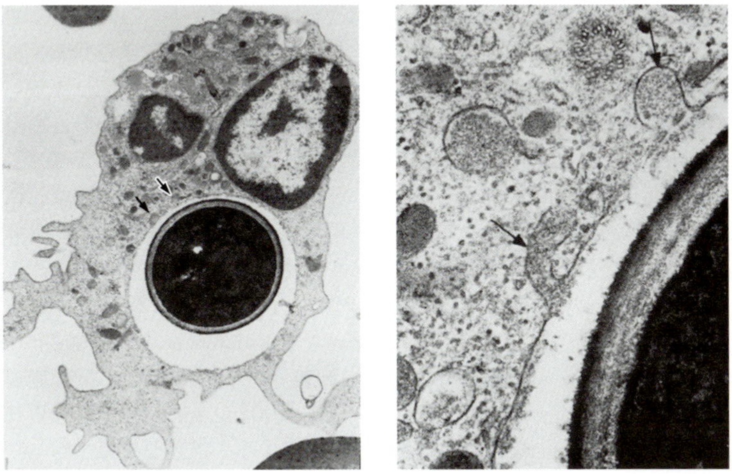

(a)　(b)

図 1.8　**ファゴリソソームの形成。**(a)*C. albicans* 貪食 30 分後の好中球。好中球の細胞質ではすでに部分的に脱顆粒されており，2 個のリソソーム顆粒(矢印)が貪食細胞の食胞と融合している。2 つに分葉した核が認められる(×5,000)。(b)は(a)を高倍率で観察したもの。融合顆粒が貪食細胞の食胞内に内容物を放出中(矢印)(×33,000)。(Dr. H. Valdimarsson 提供)。

れる必要があるが，それらは“危険”を警告しないので，アラームベルによる警告なしに除去されると考えられる。すなわち，マクロファージは，炎症性メディエーターが遊離されなくても，CD14 レセプターを介して直接的に，あるいは C1q が表面ヌクレオソームに結合(p.441 参照)することにより間接的にアポトーシス細胞を認識する。これに対して，感染によって傷害を受けた細胞や壊死した細胞は，内因性の熱ショックタンパク質 heat shock protein (hsp) 60 を放出して，貪食細胞へ危険シグナルを送り，防御炎症反応を誘導する。

▶ 病原菌は活性化された貪食細胞によって取り込まれる

PAMP の認識により，病原菌が好中球やマクロファージの細胞表面に接着すると(図 1.6 の 2)，その結果生じるシグナル(図 1.6 の 3)により，アクチン−ミオシン収縮システムが活性化されて貪食が始まり，粒子周囲に偽足がのばされる(図 1.6 の 4 および図 1.7)。周辺のレセプターは次々に病原菌の表面に接着するので，細胞膜は"ジッパー"のように粒子のまわりに引きよせられる(食胞形成：図 1.6 の 5 および図 1.8)。こうなると反応はどんどん進み，1 分以内に細胞内顆粒が食胞と融合して，取り込まれた微生物に内容物を放出することで強力な殺菌機構が働く(図 1.6 の 7 および図 1.8)。

▶ 殺菌機構には種々のものがある

活性酸素中間体(ROI)による殺菌

貪食作用が起こると，侵入物の殺菌が始まる。還元型の NADPH (nicotinamide-adenine-dinucleotide phosphate) を産生するヘキソース一リン酸経路 hexose monophosphate shunt の活性が急激に上昇する。電子は NADPH から FAD (flavine adenine dinucleotide) を含む膜フラボタンパク質を通過し，そこから細胞膜のチトクロム (cyt) b_{558}に伝達される。これは非常に低い−245 mV の中間酸化還元電位を有し，酸素分子を直接に還元して活性酸素陰イオンができる(図 1.9 a)。すなわち，この NADPH オキシダーゼによって触媒される主要な反応は，活性酸素中間体 reactive oxygen intermediate (ROI) の生成を誘導し，以下のような式で表される。

$$\mathrm{NADPH} + \mathrm{O_2} \longrightarrow \mathrm{NADP^+} + \cdot\mathrm{O_2}^-$$

(スーパーオキシド陰イオン)

スーパーオキシド陰イオンは，スーパーオキシドジスムターゼの影響下で過酸化水素へ変換し，その後水酸ラジカル(·OH)へと変換する。これらの産物はそれぞれ多種の分子標的に対して強力な化学活性を有し，強力な殺菌因子となる。特に ·OH は知られている中で最も反応性が強い遊離基の 1 つである。さらに，過酸化物 peroxide やミエロペルオキシダーゼ myeloperoxidase，ハロゲン化物イオン halide ion とともに，細菌やウイルスの両者を殺すことができる有効なハロゲン化系を構成する(図 1.9 a)。過酸化水素 (H_2O_2) やハロゲン化された成分は，フリーラジカルほど有効ではないが，細胞外付近で微生物に対して毒素を産生するために安定性が高く，拡散性も高い。

活性窒素中間体による殺菌

一酸化窒素は内皮由来弛緩因子と同一であったことから，生理的なメディエーターとして注目されるようになった。これは一酸化窒素のもつさまざまな役割(陰茎勃起を誘導するメディエーターでもあることを読者は知っているだろうか)のほんの 1 つであるが，興味深いことに，一酸化窒素がマクロファージやヒト好中球を含む大部分の細胞では，誘導性一酸化窒素シンターゼ inducible NO· synthase (iNOS) により合成され，それによって強力な抗菌系が生み出される(図 1.9 b)。NADPH オキシダーゼは，貪食作用により取り込まれた細胞外生物や貪食細胞の液胞内に閉じ込められた細胞外生物を殺菌するために利用されるが，一酸化窒素による機構は，細胞内に侵入する微生物に対して作用する。したがって，ウイルスや他の寄生虫が感染した非貪食細胞の多くが iNOS 機能をもつことは当然といえよう。その作用機序は，電子輸送酵素の Fe-S 補欠分子族の分解や，鉄の除去，毒性 ·ONOO ラジカルの産生などであると思われる。Bacille Calmette-Guérin (BCG) やサルモネラ，リーシュマニアのような細胞内寄生細菌の薬剤耐性に関与する *N-ramp* 遺伝子は，膜貫通チャネルを形成するタンパク質を発現して，リソソーム膜を通しての NO· の輸送に関与する。

あらかじめ形成されている抗菌物質による殺菌 (図 1.9 c)

好中球顆粒内に含まれる抗菌物質は，食胞との融合が起こると貪食された微生物と接触するようになる。スーパーオキシドは不均化反応 dismutation により水素イオンを消費し，食胞の pH を徐々に上昇させ，それによって陽イオンタンパク質，陽イオンペプチドのファミリー分子が機能できるようになる。後者は**ディフェンシン** defencin として知られ，分子量が約 3.5〜4 kDa で，常にアルギニンを豊富に有し，食胞内に 20〜100 mg/ml という信じられないほどの高濃度で存在する。前述した微生物コリシンのように，ディフェンシンは両親媒性構造を有し，微生物膜に挿入されると電圧制御イオンチャネルを不安定化させる(どちらがどちらの真似をしたのだろうか？)。これらの抗菌ペプチドは広範囲のグラム陽性およびグラム陰性細菌や多くの菌類，多数の膜に包まれたウイルスに対して，10〜100 mg/ml

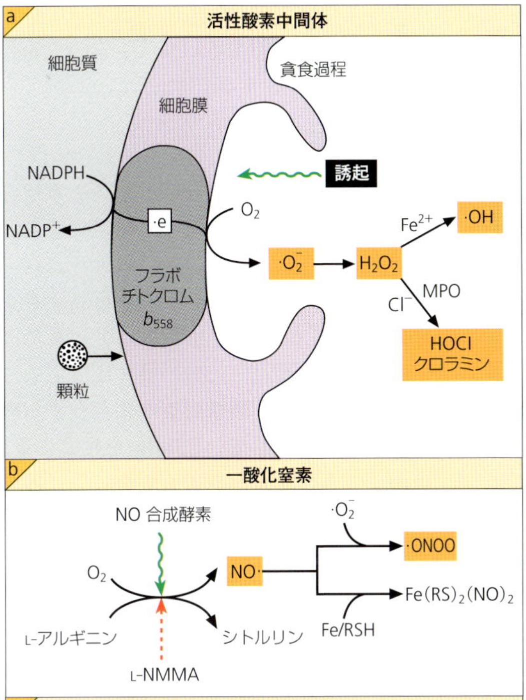

c 酸素非依存的機構

カテプシン 低分子量ディフェンシン 高分子量陽イオンタンパク質 殺菌性透過亢進タンパク質	微生物膜の傷害
リゾチーム	細菌細胞壁の ムコペプチドの分解
ラクトフェリン	鉄との複合体
タンパク質分解酵素 さまざまな他の加水分解酵素	殺菌した生物の消化

図 1.9　**貪食細胞の殺菌機構。**(a)活性酸素中間体の産生。NADPH から遊離した電子はフラボチトクロムオキシダーゼ酵素により酸素分子に伝達され，その結果，(図中にオレンジで示した)殺菌性分子種への変換が起こる(より勉強熱心な方のために—貪食作用を誘起する因子は古典的な G タンパク質結合 7 回膜貫通型ドメインレセプターに結合して，細胞内グアノシン三リン酸(GTP)結合タンパク質を活性化する。この GTP 結合タンパク質は一連の酵素を順番に活性化する。ホスホイノシトール-3-キナーゼ(PI3K)はケモタキシスに必要な細胞骨格の再編成(p.10)に関与しており，ホスホリパーゼ Cγ2 はリソソームの脱顆粒やプロテインキナーゼ C の活性化による p47 phox のリン酸化を媒介する。MEK と MAP キナーゼ系(図 8.7 参照)は NADPH オキシダーゼの会合を媒介する。NADPH オキシダーゼは，gp91 と結合した p21 ヘムタンパク質からなる膜のチトクロム b_{558}そのもので，細胞内側に NADPH や FAD との結合部位を有する。この部位へは，リン酸化された p47 や p67 がオキシダーゼの活性化とともに細胞質から動員されてくる。(b)一酸化窒素の生成。一酸化窒素合成酵素は NADPH オキシダーゼに構造上類似し，アルギニンのアナログである *N*-モノメチル-L-アルギニン(L-NMMA)によって阻害される。スーパーオキシド陰イオンと NO·が結合することにより，非常に毒性の強いペルオキシ亜硝酸ラジカル·ONOO を産生する。·ONOO はプロトンが付加することにより，反応性·OH と NO_2分子を形成する。NO·は単核鉄ジチオールジニトロソ複合体を形成して，鉄の減少やいくつかの酵素の阻害を引き起こす。(c)酸素非依存的抗菌機構の概要。

の濃度で殺菌作用を示す。その多くは，宿主細胞よりも原核動物や真核生物の微生物に対して高い選択性を示すが，その理由はこれらの細胞では膜脂質成分が異なるからである。このような簡単な道具を用いて，細胞が非自己細胞，たとえば微生物を区別できるのは驚くべきことである。

あたかも抗菌ペプチドだけでは不十分であるかのように，さらに中性タンパク質分解酵素(カテプシン G)が作用し，微生物の浸透性を増加する BPI (bactericidal permeability increasing protein)が微生物表面へ直接移動することにより，微生物膜にはさらなる傷害が誘導されるようになる。低 pH やリゾチーム，ラクトフェリンは，酸素非依存的な嫌気性環境下で機能することができる殺菌性，静菌性因子として働く。おもしろいことに，リゾチームやラクトフェリンは相乗的に働く(図 1.10)。死滅した生物は加水分解酵素や外部に放出された分解産物によって最終的に消化される(図 1.6 の 8)。

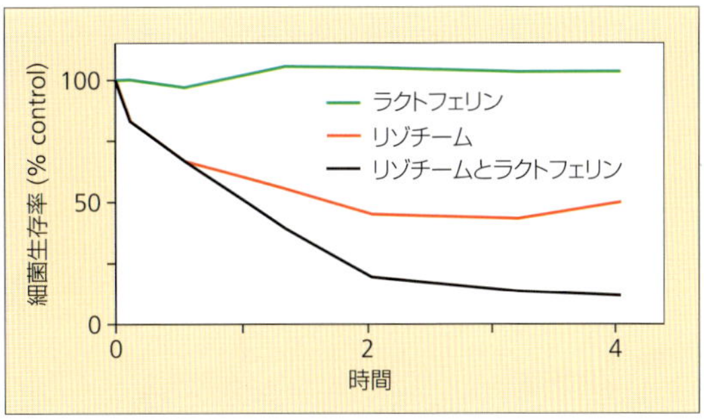

図 1.10　**リゾチームとラクトフェリンの相乗的な殺菌作用。**(Singh P. K. *et al.*〈2000〉*American Journal of Physiology* 279, L799–L805 より許可を得て複製)。

われわれの身体は貪食細胞の優れた抗菌能力により守られているので，それだけで備えは十分と思うかもしれない。しかし，大事なことは，次の条件が満たされないかぎり，せっかくの武器は役立たずとなることである。それは，（ i ）貪食細胞は微生物に近接すること，（ii）微生物に接着すること，（iii）膜活性化に呼応して貪食を始めること，などである。たとえば，ある種の微生物は fMLP（formyl. Met. Leu. Phe）ペプチドのような化学物質を産生し，**ケモタキシス（化学走化性）**chemotaxis により白血球を引きよせる。多くの微生物は貪食細胞表面に接着し，自発的にしかるべき膜の活性化開始シグナルを出している。しかしながら，多くの微生物は新しい種を産みだすために常に変異しており，その結果，殺菌機構を免れる可能性がある。そのとき何が外敵と対抗するのだろうか？　それは補体系である。身体は補体系を発達させることによって数百万年の進化の過程で，労することなくこれらの問題を解決してきたのである。

補体は貪食作用を促進する

▶ 補体とその活性化

補体 complement とは複雑な一連の 20 種類のタンパク質に与えられた総称であり，血液凝固や線維素溶解，キニン形成などとともに，血漿内で活性化することにより働く酵素システムの 1 つである。これらのシステムは，1 つの反応産物が次の酵素触媒となるようなカスケード現象 cascade phenomenon によって媒介され，誘発刺激に反応して，急速に，かつ強く増幅することが特徴である。

補体成分のいくつかは文字“C”によって表記され，その後に，反応系列の順番ではなく補体成分の発見の年代による数字が続く。最も豊富で重要な成分は C3 であり，分子量が 195 kDa で，約 1.2 mg/ml の濃度で血漿中に存在する。

C3 は徐々に自発的分解を示す

定常状態では，C3 の内部チオールエステル結合（図 1.11）が水や微量の血漿タンパク質分解酵素と反応して，非常にゆっくりと自発的に活性化され，反応中間体である分解産物 C3b や機能的には C3b と同様の分子である C3i や C3b（H_2O）などを形成する。C3b は，Mg^{2+} の存在下に他の補体成分である B 因子と複合体を形成後，通常血漿中に存在する酵素（D 因子）により分解されて，$\overline{\mathrm{C3bBb}}$ を生成する。ここで，複合体の上の傍線は酵素活性を表し，補体の分解産物のうち，大きなほうの産物は一般に末尾に“b”，小さいほうの産物は“a”で表示される。

生成された $\overline{\mathrm{C3bBb}}$ は重要な新規酵素活性を有する。すなわち，C3 を C3a と C3b に分解する **C3 変換酵素**としての機能をもつ。後述のように，C3 分解は微生物防御の観点から重要であるが，正常状態では，多量の $\overline{\mathrm{C3bBb}}$ が産生されすぎないようにこの過程を抑制する調節機構が存在するはずである（図 1.12）。というのは，これは容易には手に負えない**ポジティブ（正の）フィードバックループ**を形成しうる機構であるからで，爆発的に引き起こされる他のカスケードと同様に，強力な制御機構が存在する。

C3 レベルは正常では厳密に制御されている

$\overline{\mathrm{C3bBb}}$ 変換酵素は水溶液中では不安定であり，B 因子は容易に他の成分である H 因子に置換されて C3bH を形成する。この C3bH は C3b の不活化因子である I 因子によって容易に攻撃を受ける（図

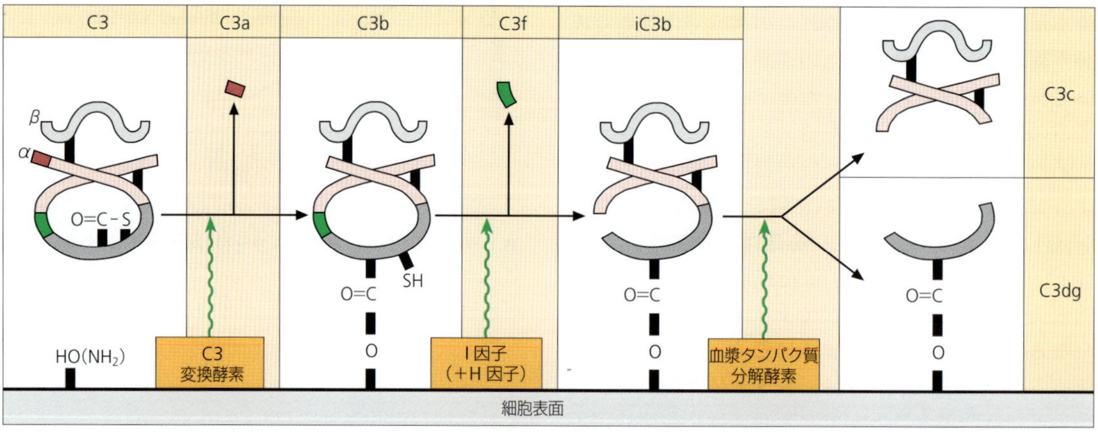

図 1.11　**C3 変換酵素による C3 切断の分子機序。** C3 分解産物は内部チオールエステル結合が露出され，細胞表面で·OH あるいは·NH_2基へ共有結合する。C3 がさらに切断されると，より小さな膜結合型の C3dg や C3c が形成される。（Law S. H. A.& Reid K. B. M.〈1998〉*Complement*, figure 2.4. IRL Press, Oxford に基づく）。

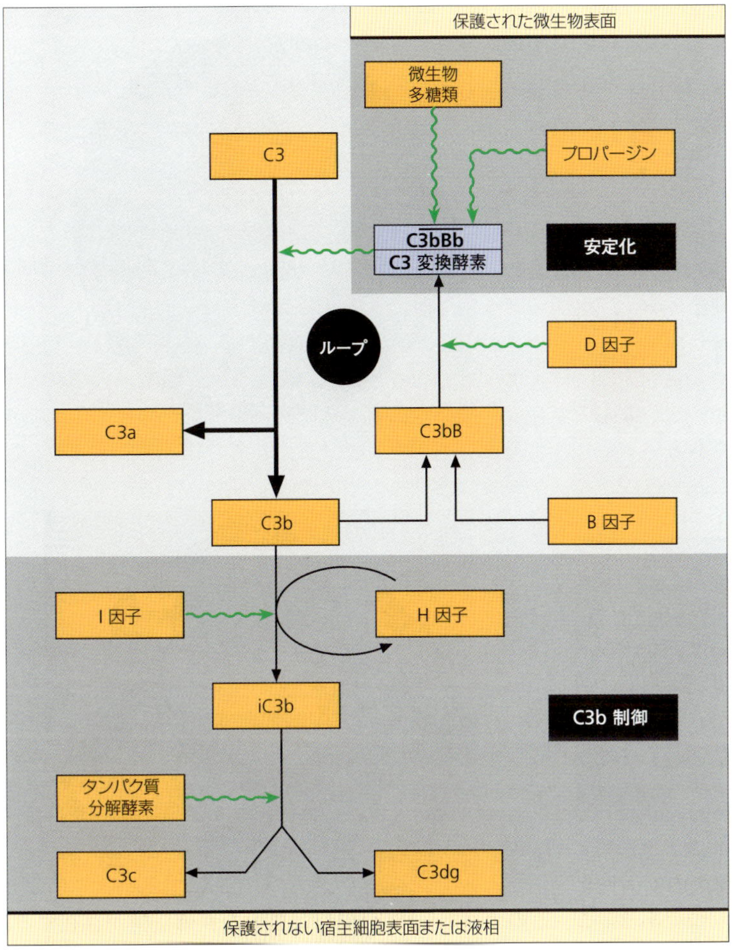

図 1.12　**微生物による補体第 2 経路の活性化。**第 2 経路の活性化においてはC3 変換酵素(C$\overline{3bBb}$)が安定化され，C3変換酵素は H および I 因子により制御される。C3b が宿主細胞表面に結合したときあるいは水溶液中では，C$\overline{3bBb}$ 変換酵素中の C3b はいわば“無防備”状態で，C3b の親和性は B 因子に対するよりも H 因子に対してはるかに強く，H 因子，I 因子によって容易に分解される状態である。微生物表面では C3b は H 因子よりも B 因子に強く結合するため，分解されにくく，安定化されているといえる。その後，C3 変換酵素にプロパージンが結合すると，C3b はさらに安定化される。系統発生学的には第 2 経路が最も古い補体経路だが，第 2 経路は 2 章で説明される別の経路よりも後に発見されたため，“第 2”というまぎらわしい名称がついている。⟿は活性化の過程を示している。ここで，成分の上の傍線は活性化された成分というを意味である。

1.12，p.318 で後述)。その結果生じた不活性型 iC3b は，生物学的に不活性で，体液中のタンパク分解酵素によってさらに分解される。他の制御機構は後述する(p.320 参照)。

C3 変換酵素は微生物表面で安定化する

多くの微生物は，C$\overline{3bBb}$ 変換酵素を活性化して微生物(糖鎖の)表面でその酵素を安定化することにより，多量の C3 分解産物を生成する。これにより C3b を H 因子から保護できるようになる。別のタンパク質であるプロパージン properdin はその後，この微生物表面に結合した変換酵素に作用し，さらに安定化させる。C3 は膜表面結合酵素によって初期 C3b へ分解されるので，C3 は構造変化を起こして C3 の反応性内部チオールエステル結合が露出される。初期 C3b の半減期は 100 マイクロ秒以内であるので，ごく近傍に拡散して C3b は微生物細胞表面で局所のヒドロキシル基やアミノ基と共有結合を起こす。このようにして，各々の触媒部位が働いて，微生物上に多量の C3b 分子のクラスター化が誘導される。微生物により直接誘導されるこの一連の反応は，C3 の分解を引き起こし，補体活性化の**第 2 経路** alternative pathway とよばれる(図 1.12)。

C3 以降の経路は膜攻撃複合体(MAC)を形成する

さらに多くの C3b 分子が C$\overline{3bBb}$酵素複合体へ結合すると，C5 変換酵素が生成する。この酵素はタンパク分解によって C5 を活性化して，小さなポリペプチドである C5a を遊離し，さらに，大きな C5b 断片を C3b とゆるく結合したままにする。その後，C6 や C7 が C5b へ結合することにより一時的に膜結合部位が形成され，C8 の β ペプチド鎖に対する親和性が生まれる。C8α 鎖は膜に付着して，C9 の構造変化を誘導することで，C9 が両親媒性分子に変化し，その結果，この両親媒性分子は脂質二重層(p.2 のコリシンを参照)に挿入できるようになり，またリング状の**膜攻撃複合体** membrane attack complex (MAC)(図 1.13，図 2.4 参照)が形成されるようになる。この膜攻撃複合体は，電解質や水が自由に浸透できる膜貫通チャネルを形成し，細胞内部

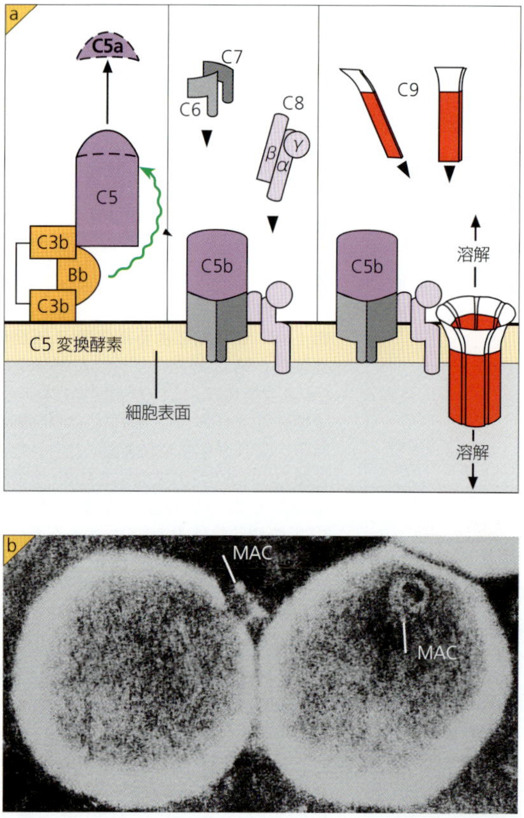

図 1.13　**C3 以降で，C5a と C5b〜9 膜攻撃複合体（MAC）が形成されるまでの経路。**（a）分子集合体の模式図。C9 タンパク質が構造変化して，親水性から両親媒性分子（疎水性および親水性の両者の領域を有する）へ変換し，この反応は C9 由来の直線状ペプチドに対する抗体によって阻害される。この抗体は可溶型あるいは膜結合型 C9 と反応しないことから，抗体は構造変換の際に一時的に出現する中間体構造を検出しているらしい。（b）膜 C5b〜9 複合体の電子顕微鏡像。リポソーム膜に取り込まれた膜 C5b〜9 複合体が環状構造であることを示す。写真の左側では，円筒型の複合体がリポソーム膜に側方から挿入され，写真の右側では複合体の横断面が見られる。C9 が環状構造をとること自体は標的細胞膜の細胞傷害には必須でないらしい。というのは，環状構造の形成は両親媒性の C9 分子の挿入によるが，その数は MAC よりずっと少ないからである。（Prof. J. Tranum-Jensen と Dr. S. Bhakdi 提供）。

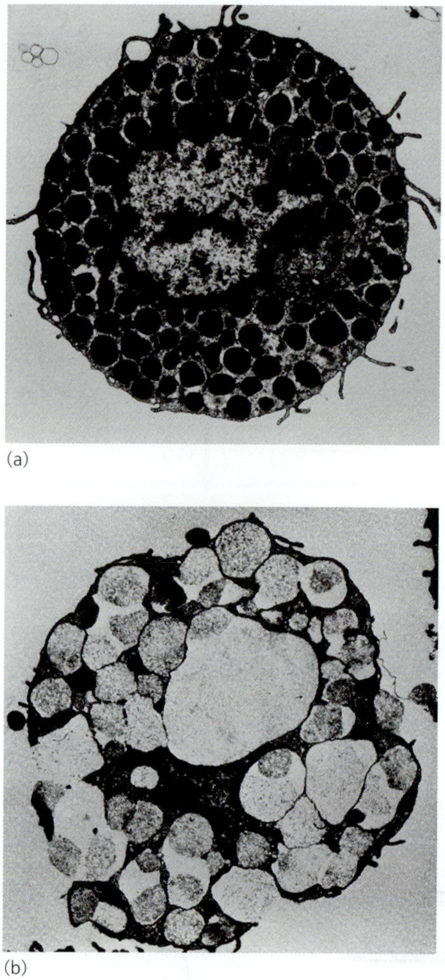

図 1.14　**マスト細胞。**（a）静止期の細胞で，多くの膜結合顆粒をもち，顆粒中にはあらかじめ形成されたメディエーターが存在する。（b）活性化マスト細胞。すでに顆粒の内容物が放出され，顆粒は形態学的に変化して巨大化し，電子密度が低下している。変形した顆粒のほとんどは細胞内に存在するが，細胞外に開放した状態である（電子顕微鏡写真，×5,400）。（Dr. D. Lawson, Dr. C. Fewtrell, Dr. B. Gomperts, Dr. M. C. Raff 提供。*Journal of Experimental Medicine* **142**, 391〈1975〉）。

ではコロイド浸透圧が高いために，このチャネルを介して Na^{+} や水が細胞内に流入して，細胞溶解が起こりやすくなる。

▶ 補体は種々の防御的な生物機能を有する

補体の防御機能は 3 つにグループ分けをすることができる。

1：C3b は補体レセプターに結合する

貪食細胞は C3b（CR1）や iC3b（CR3）に対するレセプターを発現し，このために C3b に結合した微生物を貪食細胞の細胞表面に接着させることができる（p.266 で詳述）。

2：生物学的活性をもつ断片が遊離される

C3a や C5a は補体活性化の過程で，もともとの分子から遊離される小さなペプチドであり，いくつかの重要な作用をもつ。両者は貪食細胞，特に好中球に直接作用して，活性酸素中間体の産生とともに呼吸バーストを誘導し，さらに C3b や iC3b に対する細胞表面レセプターの発現を亢進させる。また，両者は**アナフィラトキシン anaphylatoxin** であり，マスト細胞（図 1.4 k，図 1.14）や循環血中の好塩基球

(i)

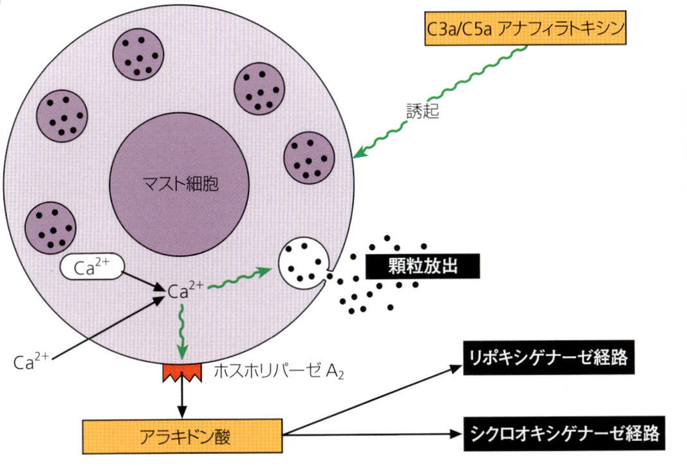

(ii)

	あらかじめ形成されている物質	効果
顆粒放出	ヒスタミン	血管拡張，毛細血管の透過性亢進 ケモタキシス，気管支収縮
顆粒放出	プロテオグリカン	顆粒のタンパク質分解酵素に結合
顆粒放出	中性タンパク質分解酵素 β-グルコサミニダーゼ	C3の活性化 グルコサミンの分解
顆粒放出	ECF NCF	好酸球のケモタキシス 好中球のケモタキシス
顆粒放出	血小板活性化因子	メディエーターの放出
顆粒放出	インターロイキン 3,4,5,6 GM-CSF, TNF	マクロファージの活性化などのさまざまな要因により，急性期タンパク質を誘導(9章参照)

	新たに合成された物質	効果
リポキシゲナーゼ経路	ロイコトリエン C_4,D_4(SRS-A), B_4	血管に作用，気管支収縮，ケモタキシス
シクロオキシゲナーゼ経路	プロスタグランジン トロンボキサン	気管支筋，血小板凝集，血管拡張に作用

図 1.15 マスト細胞の活性化により 2 つの主な経路を介してメディエーターが放出される。 2 つの経路とは，(i)顆粒からのメディエーターの放出と(ii)ホスホリパーゼの活性化により産生されるアラキドン酸の代謝である。細胞内 Ca^{2+} やサイクリック AMP がこれらの 2 つの経路の開始に重要であるが，詳細は不明である。マスト細胞の活性化は，C3a や C5a によっても誘導され，細胞表面レセプターに直接作用するような微生物によっても誘導される。マスト細胞の多様性については p.343 を参照。ECF(eosinophil chemotactic factor)：好酸球化学走化性因子)，GM-CSF(granulocyte-macrophage colony-stimulating factor)：顆粒球-マクロファージコロニー刺激因子，NCF(neutrophil chemotactic factor)：好中球化学走化性因子。化学走化性とは，顆粒球がメディエーターの濃度勾配に従って移動することを指す。

(図 1.4 i)からのメディエーター放出を誘導する。メディエーターとその作用については図 1.15 にまとめる(特に血管上でのこれらのメディエーターの化学遊走に対する役割やその効果について述べる)。C3a はそれ自身が好酸球の化学走化性物質であるが，一方，C5a は好中球の化学走化性物質であるだけでなく，毛細管内皮細胞に直接作用して血管の拡張や透過性の亢進などを誘導するという驚くべき能力を有する。この効果は，活性化マスト細胞や好中球，マクロファージから放出されるロイコトリエン B_4により，持続的に働く。

3：最終複合体は膜傷害を誘導する

上述のように，細胞膜に膜攻撃複合体が挿入されるようになると，細胞の溶解が誘導される。しかし，自らの宿主細胞膜は，幸運にも制御タンパク質のおかげで，簡単には溶解されない(p.319 参照)。

補体は急性炎症反応を媒介する

補体第 2 経路が活性化されると，効果的かつ組織化された生体防御反応が構成されるようになる。それを以下にまとめる(図 1.16)。

まず最初に，$\overline{C3bBb}$ は微生物表面で安定化され，多量の C3 を分解する。C3a 断片は遊離されるが，C3b 分子は微生物へ多量に結合する。これにより，次々といくつもの反応が順番に活性化され，C5a や膜攻撃複合体を生成する(ただし,多くの生物はこの作用に耐性を示す)。

▶ マスト細胞は急性炎症反応に主要な役割を果たす

次の段階では C3a や C5a がマスト細胞から放出

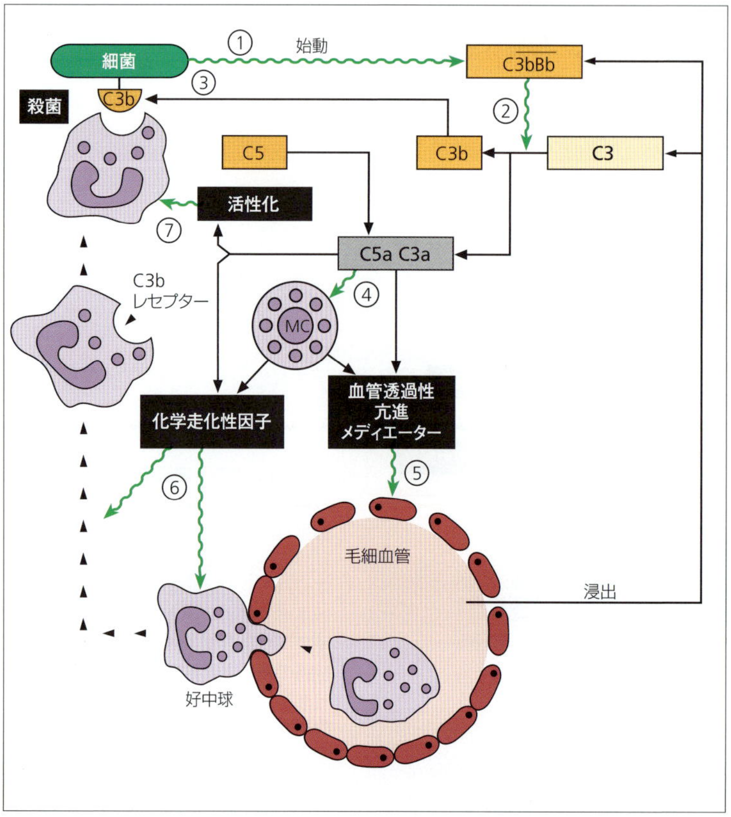

図 1.16　**補体第 2 経路の細菌活性化により誘発される急性炎症反応。**反応の順番：①細菌が C3 変換酵素である C3bBb を活性化する。②C3 から C3b，C3a，C5a が生成される。③C3b が細菌に結合する。④C3a や C5a がマスト細胞のメディエーターの放出を誘導する。⑤これらの補体断片は，毛細血管拡張と血漿タンパク質の浸出を誘導する。⑥C3b 結合細菌に対して好中球がケモタキシスを示す。⑦好中球が細菌に接着することにより最終的に好中球が活性化して殺菌する。

されるメディエーターと共同的に働いて，多形核貪食細胞やさらなる血漿補体成分を微生物侵入部位へ動員する。細動脈壁は弛緩して血流の増加や細血管の拡張を引き起こすが，一方で，毛細血管内皮細胞の収縮が起こり，これにより血漿タンパク質の浸出が見られるようになる。**化学走化性因子** chemotaxin が働くようになると，好中球は速度を落として接着分子の発現が亢進した毛細血管壁へ接着するようになり，内皮細胞間の間隙を通り抜け(diapedesis)，化学走化性因子の濃度勾配に引きよせられ，C3b に結合した微生物と接触するようになる。微生物は C3b を介して好中球 C3b レセプターに結合し，さらに C3a や C5a は比較的高濃度で好中球の呼吸バーストを活性化して最終的に殺菌作用を誘導する。

毛細血管の拡張(発赤)，流体静力学や浸透圧が変化するために起こる血漿タンパク質や液体成分の浸出(浮腫)，好中球の局所への集積などの過程を合わせて，**急性炎症反応** acute inflammation response とよぶ。

マクロファージも急性炎症反応に重要である

急性炎症においてマクロファージがマスト細胞と同様の役割を果たすかどうかは定かではなかったが，最近の知見から，組織マクロファージもマスト細胞と同様に，急性炎症反応の一連の事象を媒介すると考えられるようになってきた。マクロファージは非特異的な貪食作用やリポ多糖(LPS)のようなある種の微生物毒素により活性化されるが，C3b によりオプソニン化された微生物を貪食したり，補体活性化により生成される C5a が直接作用することにより，急性炎症反応を誘導する可溶性メディエーターを大量に分泌するようになる(図 1.17)。

これらの可溶性因子は，好中球が接着するために必要な内皮細胞接着分子や毛細血管の透過性を亢進させ，さらに，多形核好中球自身のケモタキシスや活性化を促進する。このように補体活性化刺激の存在下では，マクロファージはマスト細胞が媒介する経路を促進し，急性炎症を誘導する――これは身体の二重安全システムといえる(ちょうどベルトとサスペンダーのように。身体には念には念を入れる原則があるのだ)。

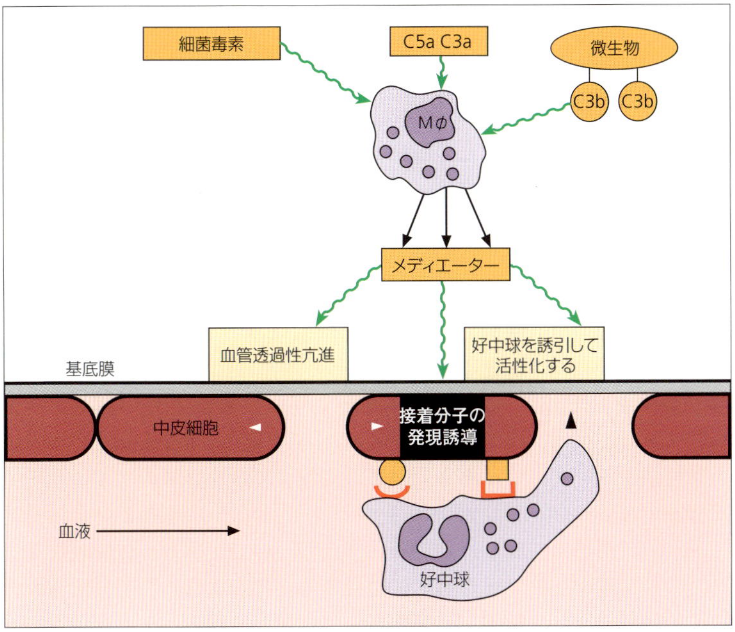

図 1.17 **補体成分やリポ多糖のような細菌毒素の刺激によりマクロファージから急性炎症反応誘導性メディエーターが分泌されるようになる。**血中の好中球は内皮細胞上の接着分子に接着し，この後，基底膜（分泌されたエステラーゼの助けを借りて）を通りぬけ，化学走化性因子の濃度勾配に従って組織に浸潤する。

液性機構は第 2 の防御戦略である

▶ 分泌液中の殺菌因子

液性因子が媒介する防御系においては，多くの微生物が補体系を活性化し，膜攻撃複合体が挿入されると微生物の溶解が誘導される。さらに，組織傷害により放出される酵素や凝固系を活性化する酵素によっても感染拡大が抑制される。生体内で産生される可溶性殺菌成分の中でおそらく最も豊富で広範に存在するのは，リゾチーム酵素の 1 つムラミダーゼ muramidase である。この酵素は感受性細菌を覆うペプチドグリカン壁を切断する（図 12.5 参照）。

ヒトのβディフェンシンは，好中球顆粒のαディフェンシンと同様に，大きな前駆体からタンパク分解により生じるペプチドである。ヒトのβディフェンシンはβシート構造や 3 つの分子内ジスルフィド結合を有する 29～40 のアミノ酸からなるが，αディフェンシンとは 6 つのシステイン残基の位置が異なる。主なヒトのβディフェンシンである hDB-1 は，腎臓や女性生殖器官，口腔歯肉，特に肺の気道などで多量に産生される。われわれの身体は何万もの空中浮遊細菌によって毎日感染を受けていることから，このような防御機構は重要にちがいない。実際，嚢胞性線維症患者では hDB-1 や 2 番目の肺のディフェンシンである hDB-2 が局所的に高イオン強度にさらされることによりその機能が阻害され，易感染性を示す。嚢胞性線維症患者はイオンチャネルに変異を有するために気道表面の粘液で塩素濃度が上昇し，ディフェンシンの機能が阻害されるのである。これとは別に，気道に存在する物質で，グラム陰性細菌およびグラム陽性細菌に対して抗菌活性を有するものとして，LL-37 がある。この物質は 37 アミノ酸残基からなるαヘリックスをもつペプチドであり，カテリシジン（カテプシン L 阻害剤）の前駆体がタンパク分解されて放出されるものである。

同様のことが胃の表面で見られる。胃では，ペプシンによりラクトフェリンからペプチドが分解され，胃や腸管分泌物に一定程度の抗菌活性が付与される。SLPI（secretory leukoprotease inhibitor）とよばれる分子は，非常に長い 2 つのドメインを有する 108 アミノ酸残基のペプチドで，種々のヒトの分泌物中に存在する。C 末端ドメインは抗タンパク質分解酵素であるが，N 末端ドメインは代謝活性のある真菌細胞や皮膚に感染する細菌に対して抗菌活性を示す。特にヒトのケラチノサイトではこの分子が産生され，これは身体にとって好都合である。ちなみに，ペプチド抗菌を有する多くの D-アミノ酸アナログは左巻きのヘリックスを形成しているので，膜イオンチャネルや抗菌力を誘導することができる。またD-アミノ酸アナログは体内で代謝されないために，新しい合成抗生物質として機能する可能性がある。最後に，2 種類の肺表面タンパク質である SP-A と SP-D について説明する。このタンパク質は脂質類とともに，肺胞上皮細胞の表面張力を低下させ，気道を開存させる役割をもつ。これらの分子は，コレクチン（後述参照）とよばれる異なる構造をもつ分子群に属する。コレクチンはレクチン様ドメインを介して微生物上の糖鎖に結合するだけでなく，コラーゲン様領域が貪食細胞上の同族レセプターへ結合することにより，自然免疫に寄与する。それによって感染因子の貪食と殺菌が促進される。

▶ 急性期タンパク質は感染後に増加する

急性期タンパク質 acute phase protein と総称される多くの血漿タンパク質は，感染や組織傷害後に放出されるマクロファージ由来インターロイキン 1（IL-1）のような初期警報的なメディエーターに反応して，急激にその濃度が上昇する。急性期タンパク質には他に，C 反応性タンパク質 C-reactive protein（CRP），マンノース結合レクチン（MBL），血清アミロイド P 因子などがある（表 1.2）。よりゆるやかに濃度が上昇する急性期タンパク質としては，α_1-アンチキモトリプシンやフィブリノーゲン，セルロプラスミン，C9，B 因子などがある。急性期反応は，宿主抵抗性の増強，組織傷害の軽減，炎症傷害の軽減や修復の促進を誘導して，全体としては，生体に有利な影響をもたらす。

たとえば，エンドトキシン（内毒素）のような微生物産物は，内因性の発熱物質（体温を上昇させて総合的な防御能力を改善する物質）である IL-1 や IL-6 の分泌を誘導する。次に，IL-1 や IL-6 は肝臓に作用して CRP の合成や分泌を増加させ，その結果，CRP 血漿濃度が 1,000 倍にまで上昇する。

ヒト CRP は，5 つの同一ポリペプチドユニットが非共有結合で環状に配列し，その中に Ca 結合部位がある。これらのタンパク質は，**ペントラキシン** pentraxin ともよばれ，動物にのみ存在するものと思われていたが，CRP によく似たリムリンという分子は人類とは遠く離れたカブトガニに存在する。主な CRP の役割は，Ca 依存的にパターン認識分子として多くの微生物に結合することであり，その微生物は膜にホスホリルコリンを含む。CRP-微生物複合体は補体を活性化するという都合のよい役割を有し（第 2 経路ではなくて**古典的経路**を介して），その結果，微生物表面には C3b が沈着して，微生物が貪食細胞に結合することにより，**オプソニン化** opsonized される（すなわち貪食されやすくなる）。

この五量体ファミリーのもう 1 つのメンバーとして，血清アミロイド P serum amyloid P（SAP）成分がある。SAP は細胞マトリックスのグリコサミノグリカンの 1 つコンドロイチン硫酸と複合体を形成し，その後，カテプシン B のような炎症性リソソーム酵素に結合する。このようにして分解された SAP は，慢性炎症に付随して起こるアミロイド細線維の沈着のもととなり，アミロイド沈着の主要な開始物質である可能性がある（p.401 参照）。

最も重要な急性期オプソニンは Ca 依存的な**マンノース結合レクチン** mannose-binding lectin（MBL）であり，マンノース以外にも他のいくつかの糖鎖にも反応することができる。そのために，非常に多種類のグラム陰性細菌やグラム陽性細菌，酵母，ウイルス，寄生虫と結合することができる。MBL は，2 つの新規結合セリンタンパク質分解酵素（MASP-1 と MASP-2）とともに古典的な C3 変換酵素を活性化する能力をもつが，これが補体活性化の**レクチン経路** lectin pathway として知られるものの基礎となる（2 章で古典的なレクチン経路の分泌を説明する）。MBL は三量体の複合体で，それぞれの構成単位は球形のレクチン結合ドメインに連結したコラーゲン様領域からなる。この構造をもつものは**コレクチン** collectin（コラーゲン＋レクチン）ファミリーとよばれ，通常，末端のガラクトースやシアル酸グループである"自己"表面多糖とは異なる"非自己"糖鎖パターンを認識する。一方，コラーゲン領域は細胞表面の補体レセプターを介して貪食細胞に結合し，貪食細胞を活性化する。前述したように，コレクチンの中でも特にマンノース結合レクチンと肺胞表面活性物質である SP-A や SP-D は，自然免疫の第一線で働くために必要な多くの特性を有する。

コレクチンは自己と非自己を区別してさまざまな微生物に結合し，二次的なエフェクター機構を生成する。コレクチンは粘膜分泌物など体内に広く分布する。それらはもちろん上述の細胞表面の C 型レクチンや他のパターン認識レセプターに対応する可溶性の分子である。

表 1.2　急性期タンパク質。

急性期反応分子	役割
急激に濃度が上昇するもの	
C 反応性タンパク質	補体結合，オプソニン化
マンノース結合レクチン	補体結合，オプソニン化
α_1-酸性糖タンパク質	タンパク質輸送
血清アミロイド P 因子	アミロイド因子前駆物質
緩やかに濃度が上昇するもの	
α_1-プロテアーゼ阻害	細菌のタンパク質分解酵素を阻害
α_1-アンチキモトリプシン	細菌のタンパク質分解酵素を阻害
C3，C9，B 因子	補体の活性を上昇
セルロプラスミン	$\cdot O_2^-$ スカベンジャー
フィブリノーゲン	血液凝固
アンジオテンシン	血圧
ハプトグロビン	ヘモグロビン結合
フィブロネクチン	細胞接着

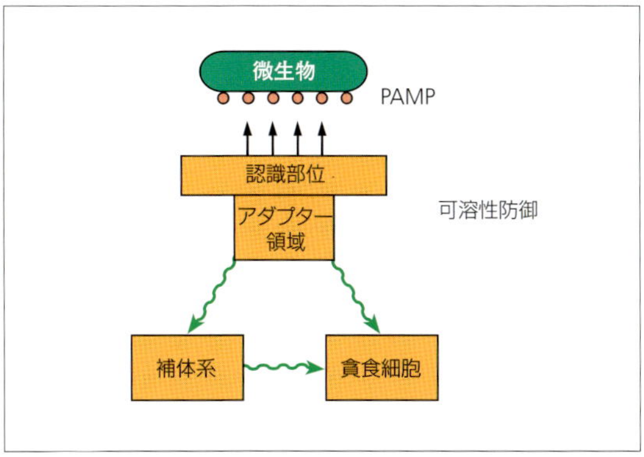

図 1.18　**可溶性因子による主な生体防御。**パターン認識レセプター(PRR)はアダプター分子を介して微生物に対する殺菌機構を始動する。PAMP：病原体関連分子パターン。

コレクチンであるコングルチニンに関心が集まったのは，ウシだけではなくヒトにも発見され，*N*-アセチルグルコサミンに結合することが近年明らかになったからである。この分子は多価であるので，補体断片上の特定の糖構造と微生物のプロテオグリカンとを架橋して，その結果として C3b と細菌が結合するようになる可能性が考えられる。コングルチニンが急性期タンパク質ファミリーに属するかどうかは明らかではないが，ここでコングルチニンについて述べたのは，レクチン様分子が進化することにより自己の多糖よりもむしろ微生物の多糖に結合し，補体系や貪食細胞と共同作用をして宿主防御に有用な役割を果たす 1 つの例だからである(図 1.18)。

インターフェロンはウイルスの複製を阻害する

インターフェロン interferon は，高等動物のみならず，鳥，爬虫類，魚にも存在する広域性の抗ウイルス因子のファミリーで，最初にあるウイルスに感染した動物が次の別のウイルスによる重複感染に抵抗性を示すという**ウイルス干渉**現象によって確認された。これまでに複数のインターフェロンの分子型が同定され，そのすべての遺伝子がクローン化されている。白血球は少なくとも 14 種類の異なる α-インターフェロン(IFNα)を産生し，一方，線維芽細胞やおそらくすべての細胞は IFNβ を産生する。インターフェロンにはウイルスによって直接誘導されない第 3 のもの(IFNγ)があるが，ここでは触れない。

ウイルス感染時に細胞はインターフェロンを細胞外に分泌し，そのインターフェロンは隣接非感染細胞の特異的レセプターに結合する。このレセプターに結合したインターフェロンは次のようにして抗ウイルス効果を発揮する。少なくとも 2 つの遺伝子がインターフェロン処理細胞で活性化されて，2 つの酵素を合成すると考えられる。その 1 つのタンパク質キナーゼはリボソームタンパク質やタンパク質合成に必要なポリペプチド鎖開始因子のリン酸化を触媒して，mRNA の翻訳を顕著に減少させる。もう 1 つの酵素はアデニル酸の小さなポリマーの形成を触媒して，不活性のエンドヌクレアーゼを活性化する。この結果，ウイルスや宿主 mRNA が分解されるようになる。

正確な作用機構が最終的にどのようなものであれ，非感染細胞がウイルス感染部位周辺で防疫線を張ることが感染拡大の抑制につながる。インターフェロンが重要であることは，*in vivo* で抗マウスインターフェロン血清投与マウスがコントロールマウスの致死量よりも数百倍少ないウイルス量で死んだという実験から推測できる。しかしながら，インターフェロンはウイルス感染からの回避だけではなく，ウイルス感染からの回復にも重要な役割を果たすらしい。

まとめると，インターフェロンはウイルスに対する感染制御よりもさらに広範な生物学的役割をもつことが明らかである。たとえば，前述のようにインターフェロン誘導性酵素はウイルス複製と同様に効率よく宿主の細胞分裂を阻害する。インターフェロンは 2 章で説明するように，ナチュラルキラー細胞のような他の細胞の活性も調節していると考えられる。

細胞外傷害

ナチュラルキラー(NK)細胞

ウイルスは自己複製装置をもっていないことから，感染宿主細胞に侵入して宿主の複製機構を利用することが必須である。したがってウイルス複製前にそのような感染細胞を除去する方策を見出すことが宿主にとって重要である。*in vitro* で見るかぎり，NK 細胞はまさに感染細胞の除去を行っていると思われる。

NK 細胞は形態学的には大きな顆粒を有する白血球(図 2.6 a，図 2.7 b 参照)で，細胞上のレクチン様(たとえば糖鎖結合)レセプター(p.28 参照)や，他のウイルス感染細胞表面上の高分子糖タンパク質を認識するようなレセプターを利用して，標的細胞に近接する。NK 細胞の活性化が起こると，数分以内に核と標的の間に顆粒の極性化が起こり，顆粒の中身が 2 細胞間に放出されて標的細胞死が誘導される。

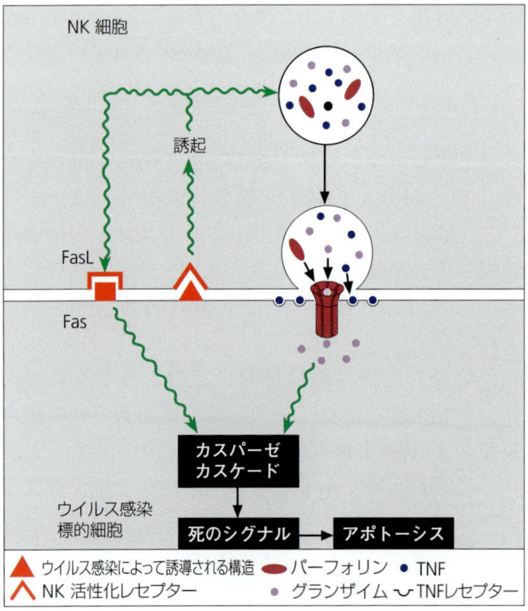

図 1.19　**ナチュラルキラー(NK)細胞によるウイルス感染細胞の細胞外傷害。**ウイルス感染細胞表面へ NK レセプターが結合すると，NK 細胞内の顆粒内のパーフォリン分子が細胞外へ放出される。パーフォリンは重合して膜貫通チャネルを形成し，グランザイムを流入させることによって標的細胞の溶解を誘導する。グランザイムはカスパーゼタンパク分解酵素カスケードの活性化や核 DNA の最終的な断片化を引き起こして，アポトーシスによる細胞死を誘導する。(Hudig D., Ewoldt G. R. and Woodward S. L.〈1993〉*Current Opinion in Immunology* **5**, 90 から提供された図を改変)。NK 細胞の顆粒内の TNF は，標的細胞表面上の TNF レセプターに結合し，"death domain"を介してカスパーゼ依存的なアポトーシスを誘導する。さらに，NK レセプターが結合すると，エフェクター細胞上の Fas リガンド(FasL)が標的細胞上の Fas レセプターへ結合し，同様の細胞死機構が活性化される。標的細胞の Fas レセプターの細胞内領域の"death domain"は，プロカスパーゼ 8 を活性化できる。アポトーシスは，どの細胞にもある基本的なデフォルト機構であるので，複雑に制御されていることは重要なことである。すなわち多数の制御タンパク質が属する Bcl-2 サブファミリー分子はアポトーシスを阻害できるが，一方で Bax や BH3 サブファミリーはアポトーシスを促進する。この"アポトーシス"という単語は古代ギリシア語で木から葉が落ちること，あるいは，花から花びらが落ちることを意味しており，細胞が細胞外マトリックスからのサポートを受けなくなることをアポトーシスという言葉で適切に説明している。(アポトーシス細胞の形態学的様子は図 11.8 で説明)。

顆粒成分のうち，最も重要なものの 1 つは**パーフォリン** perforin，すなわち C9 と構造上の類似性を有する細胞傷害性成分である。C9 と同様に，Ca^{2+} の存在下に両親媒性ドメインがホスホリルコリンに結合して，標的細胞の膜に入り込む。その後，パーフォリン分子は重合して，補体膜攻撃複合体のように環状構造を有する膜貫通孔を形成する(図 1.19)。

▶ 標的細胞は自殺するように仕向けられる

C9 誘導性の細胞溶解では，外膜傷害の次に核変化が起こるが，NK 細胞はすべての細胞に内在する**アポトーシス** apoptosis(プログラム細胞死)とよばれる自殺誘導機構を活性化することにより，標的細胞を傷害する。アポトーシスは，**カスパーゼ** caspase とよばれる一連のタンパク質分解酵素が働くことにより誘導される。アポトーシスでは，血液凝固や補体系のようなカスケード反応が働き，酵素前駆体が連鎖的に次々とタンパク分解されて活性化され，細胞死が起こる。この過程は，最後に Ca イオン依存性エンドヌクレアーゼが働いて非常に急速な核の断片化が起こる。このエンドヌクレアーゼは，ヌクレオソーム間の傷つきやすい DNA に作用して，200 kb からなる"ヌクレオソームラダー"の断片を生み出す。その後，はじめて細胞膜が傷ついて，^{51}Cr 標識された細胞内タンパク質が放出されるようになる。このような核変化は C9 では誘導されない。すなわち，パーフォリンも C9 も同様に細胞膜に穴を開けるが，細胞傷害性機構はまったく異なる。

パーフォリン以外に，NK 細胞の顆粒は TNFα (tumor necrosis factor α)やリンホトキシン β, IFNγ，さらには**グランザイム** granzyme とよばれるセリンプロテアーゼファミリーに属する分子群を含有している。そのうちの 1 つグランザイム B は，パーフォリンによりできた膜孔から細胞内へ流入して NK 細胞傷害因子として作用し，カスパーゼ 8 前駆体を分解することでアポトーシスの過程を活性化する。TNF は細胞表面 TNF レセプターと結合してアポトーシスによる細胞死を誘導し，TNF レセプターの細胞内"death domain"はカスパーゼ 8 前駆体を活性化する。コンドロイチン硫酸 A は顆粒中に存在するプロテオグリカンで，強い陰性荷電をもつとともにタンパク分解に抵抗性を示し，NK 細胞が自らの致死性因子で細胞融解するのを防ぐ役割をもつと考えられている。

NK 細胞による細胞死はパーフォリン欠損マウスでも起こり，おそらくこれは標的細胞表面上の Fas レセプター分子が重要な役割を果たすためである。Fas に対してエフェクター細胞上のいわゆる **Fas リガンド**(Fas L)が結合すると，標的細胞にアポトーシスシグナルが入り，これまでとは違う経路で細胞死が誘導される。

さまざまなインターフェロンは NK 細胞傷害を増強する活性をもち，またインターフェロンはウイルス感染細胞によって産生されることから，われわれの体内には巧妙なフィードバック防御システムが存在していることがわかる。

▶ 好酸球

ぜん虫のような大きな寄生虫は物理的に貪食されることはなく，このような状況にうまく対処するように好酸球による細胞外殺菌が進化してきたと思われる。好酸球はいわば好中球の“いとこ”で，酸性色素に強染性を示し（図 1.4 c），電子顕微鏡的に特徴的な形態を示す（図 12.23 参照）。細胞内顆粒の中央には主要塩基性タンパク質 major basic protein（MBP）が局在し，顆粒マトリックスには好酸球陽イオンタンパク質 eosinophilic cationic protein がペルオキシダーゼとともに局在する。他の好酸球性酵素として，アリルスルファターゼ B やホスホリパーゼ D，ヒスタミナーゼなどがある。好酸球は C3b に対する表面レセプターを有し，活性化を受けると活性酸素代謝物とともに特に強力な呼吸性バーストを産生する。この細胞にはさらに，C9 や NK パーフォリンのような標的細胞膜に孔を開けるような顆粒タンパク質も存在する。実に危険な細胞である。

ほとんどのぜん虫は補体第 2 経路を活性化する。ぜん虫は C9 による攻撃に抵抗性を示すが，C3b を結合するために，C3b レセプターを介して好酸球と結合する。もしこの接着によって好酸球の活性化が誘導されると，好酸球は細胞外攻撃を開始して，MBP や特に cationic protein を細胞外に放出して寄生虫の膜を傷害しようとする。

まとめ

自然免疫機構には多様なものがあるが，くり返し感染が起こってもその作用が増強することはない。

感染に対するバリアー

- 微生物の体内への侵入は，皮膚や粘膜分泌物，線毛作用，殺菌性体液による洗浄作用（たとえば，涙），胃酸，微生物拮抗作用などによって阻まれている。
- もし微生物が体内に侵入すると，リゾチームのような可溶性因子や細胞内消化による**貪食**によって破壊される。

貪食細胞は微生物を殺す

- 主要な貪食細胞は多形核好中球とマクロファージである。
- 貪食細胞は，**パターン認識レセプター** pattern recognition receptor（PRR）を介して微生物表面の**病原体関連分子パターン** pathogen-associated molecular pattern（PAMP）と結合することによって微生物を認識し，結合する。
- パターン認識レセプターには，Toll 様レセプター，C 型レクチンレセプターやスカベンジャーレセプターなどがある。
- 微生物が貪食細胞表面に接着すると，貪食過程を活性化して細胞内に取り込まれ，細胞内顆粒と融合する。
- 強力な殺菌機構が次に作用する。酸素から活性酸素種への変換，一酸化窒素の合成，顆粒からの多種の酸素非依存的因子の放出などがある。
- 樹状細胞上の PRR に PAMP が結合すると，獲得免疫のプロセスが始まる（2 章参照）。

補体は貪食作用を促進する

- 補体系は酵素的なカスケード反応に関わる種々の分子からなり，微生物に対して貪食細胞を引きよせ，貪食するために利用される。
- **補体第 2 経路**とよばれる過程では，最も豊富な成分である C3 が C3 分解産物である C3b や B 因子から形成される変換酵素により分解されて微生物表面に結合し，これによって C3 は H 因子や I 因子によって引き起こされる分解から保護され安定化する。この際に形成される C3b は，微生物に共有結合して，オプソニンとして作用する。
- 次に働く補体成分 C5 は活性化されると，小さなペプチドである C5a を産生する。残りの C5b は細胞表面に結合して，そこに**膜攻撃複合体** membrane attack complex（MAC）の最終成分である C6〜9 が会合するようになる。この MAC は溶質を大量に通過させるために，細胞は浸透圧溶解を起こすようになる。
- C5a は好中球に対する化学走化性因子であり，毛細血管の透過性を亢進させる。
- C3a と C5a はマスト細胞に作用して，ヒスタミンやロイコトリエン B_4，TNF のようなさらなるメディエーターの放出を引き起こして，毛細血管透過性や血管接着，好中球の**ケモタキシス**（化学走化性）を誘導する。C3a と C5a は好中球も活性化する。

補体により媒介される急性炎症反応

- 補体の活性化により好中球の局所動員や活性化が起こり，活性化貪食細胞は細胞表面 C3b レセプターを介して C3b に結合した微生物を結合し，貪食する。多形核白血球の動員や血管透過性の亢進により，細菌に対する**急性炎症反応**が見られるようになる（図 2.18 参照）。
- 炎症は，マスト細胞に同様の役割を補助する組織マクロファージによっても誘導される。すなわち，細菌毒素によるシグナルや C5a あるいは iC3b を結合した細菌がマクロファージ表面の補体レセプターに結合し，好中球に対するケモタキシス誘導物質や活性化因子の遊離を誘導する。

液性機構は第 2 の防御戦略である

- リゾチームやディフェンシンペプチド，補体系以外の体液性防御系として，**C 反応性タンパク質** C-reactive protein（CRP）およびマンノース結合タンパク質のような種々の**急性期タンパク質**があり，これらの分子の産生は感染によって顕著に増強される。**マンノース結合レクチン** mannose binding lectin（MBL）は補体を活性化し，この補体経路は 2 章で述べるのと同じく，その初期反応が第 2 経路とは異なる。マンノース結合レクチンはコレクチンファミリーのメンバーであり，他にはコングルチニンや界面活性剤である SP-A や SP-D などがあり，パターン認識分子を利用して"自己"表面糖鎖グループと微生物とを区別できる。

- ウイルス複製を阻害する**インターフェロン** interferon は，ウイルス感染からの回復にも関与する。

細胞外傷害

- ウイルス感染細胞は，パーフォリン/グランザイム経路や Fas 媒介経路を介して，**ナチュラルキラー（NK）細胞**により傷害される。その結果，核 DNA を断片化するカスパーゼタンパク分解カスケードが活性化され，プログラム細胞死（**アポトーシス** apoptosis）が誘導される。
- 大型の寄生虫には，多くの場合，C3b を介して好酸球が結合し，細胞外傷害を起こす。このため宿主に寄生できないと考えられる。

2 特異的獲得免疫

はじめに

われわれが敵対する病原微生物は，突然変異により自然免疫による防御を回避する戦略を生み出している。たとえば，これまで進化の荒波を生きのびてきた寄生虫の多くは，補体活性化の第 2 経路を活性化し C3b を結合するが，これに対して接着する好酸球はなぜか活性化されず，防御反応には至らない。同様なことが多くの細菌についても当てはまる。一部の細菌に至っては，補体の活性化を起こさないようにその外部構造を変化させることもある。このような病原微生物は多数存在することから，生体は個々の病原体に対して個別に対応できるような防御機構を生み出す必要に迫られた。言い換えれば，生体は多数の特異的な免疫防御機構を駆使する必要があるということであり，その数はとてつもない。

抗体—特異的なアダプター分子

進化のプロセスは，みごととしか言い表せないような解決方法を見つけた。すなわち，自身が補体系の活性化と食細胞の活性化を引き起こし，しかも侵入微生物に結合できる可変性のアダプター分子をつくりあげたのである。このアダプター分子は 3 つの主要な領域をもち，その中には，補体と食細胞との相互作用に必要な（生物学的な機能をもつ）領域と個々の病原微生物に結合するための（外的な認識機能をもつ）領域がある。ホルモンとレセプターや酵素と基質のような多くの生物システムでは，相互認識は，正確な構造的相補性を介して起こり，リガンドがレセプターに近づくとお互いの結合に必要な分子間力が強く働くようになる。抗体の場合も，それぞれの分子は病原微生物に対して構造的な相補性のある単独の認識部位をもつために，十分強く結合できる。さらに，このアダプター分子の生物学的機能をもつ部分は一定の構造であるが，数十万もの異なる病原微生物に対してはそれぞれに対する特別な認識部位をもつことが要求される。

すなわち，生体は数十万あるいは数百万もの異なった認識部位をもつアダプター分子をつくる必要があり，そのアダプターとは，もちろん抗体として知られる分子のことである（図 2.1）。

▶ 抗体は新しい補体経路（古典的な）を活性化する

抗体は微生物に結合すると補体の古典経路の最初の分子である C1q と結合し，C1 複合体がもつ潜在的なタンパク質分解活性を活性化する（図 2.2）。その後，C4 および C2 に働きかけて新しい **C3 変換酵素**である $\overline{C4b2a}$ 分子を大量につくりだすことによってカスケード反応を増幅する役割をになう（図 2.3）。

この過程を司る分子機構は比較的よく明らかにされている。C1q は抗体結合に関しては多価で，中央部のコラーゲン様構造をもつ部分のそれぞれの先端は抗体結合サブユニットをもつ 6 本のペプチド鎖に枝分れしている（花束の花に似ている）。C1q はさらに 2 つのサブユニット C1r と C1s と会合し，

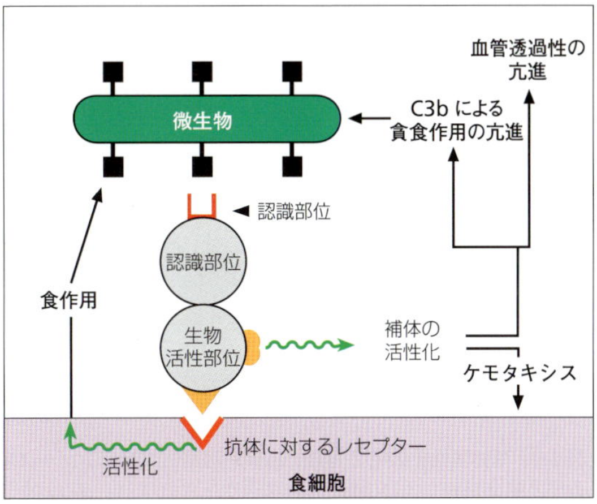

図 2.1　**抗体アダプター分子**。生物活性をもつ定常部位は補体と食細胞を活性化する。外来微生物に対する認識部位をもつ部分は抗体ごとに異なる。

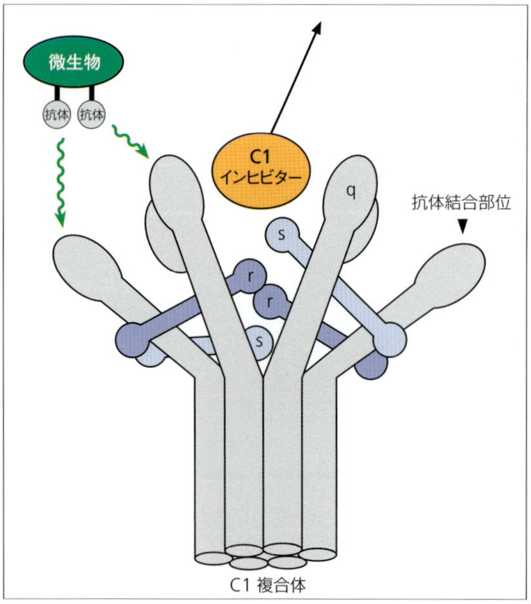

図 2.2　**補体の古典的経路の活性化**。C1 は，C1q と Ca 依存性複合体 $C1r_2$～$C1s_2$（s—r—r—s）s と r は潜在的なセリンプロテアーゼ活性部位を示す）からなる。$C1r_2$～$C1s_2$は，6 本の C1q と図に示すようにあるいは 6 本の C1q の外側で“W”様の構造をとって互いにかみ合うように会合する柔軟な棒状の構造をもつ。C1 インヒビターは，通常 $C1r_2$～$C1s_2$の自発的な活性化を妨げている。微生物あるいは抗原と抗体の複合体が 2 分子以上の C1q 状の球形の抗体結合部位に結合すると，C1 はコンフォメーションの変化を起こし，C1 インヒビターの遊離と $C1r_2$～$C1s_2$の活性化を引き起こす。

Ca^{2+}イオンで安定化される 3 分子複合体を形成する（図 2.2）。これらの分子はいずれも 60 アミノ酸を構成単位とする球状のくり返し構造をもち，これは補体系の制御に関与するタンパク質に特徴的な構造をもつことから**補体制御タンパク質** complement control protein（CCP）リピートとよばれる。抗原–抗体複合体への結合により C1q が変化し，それにより C1r とそれに続く C1s の連続したタンパク分解活性の活性化が起こる。

これに続く補体系成分の C4（残念なことに補体成分はその活性化順序が明らかにされる以前に発見の年代順に番号化されていた）は，CCP リピートを介して C1 複合体に結合し，C$\overline{1s}$ によって切断される。多数の酵素が形成するカスケード反応で見られるように，複数の C4 分子が切断を受け，C3 の場合と同様に（図 1.11 参照），そのそれぞれが小さな C4a フラグメントを遊離するとともに残存 C$\overline{4b}$ の中にあらたに不安定なチオールエステル結合をつくりだし，それらは抗体–C1 複合体あるいは微生物表面へと結合する。C5a や C3a と同様に，C4a は弱いながらも**アナフィラトキシン活性**をもち，また C4b は**オプソニン活性**をもつことから C3b と類似性をもつ。Mg^{2+}イオンの存在下で，C2 は C$\overline{4b}$ と複合体を形成し，C$\overline{1s}$ の新しい基質となり，そして形成される C$\overline{4b2a}$ が C3 の切断に必要な C3 変換酵素活

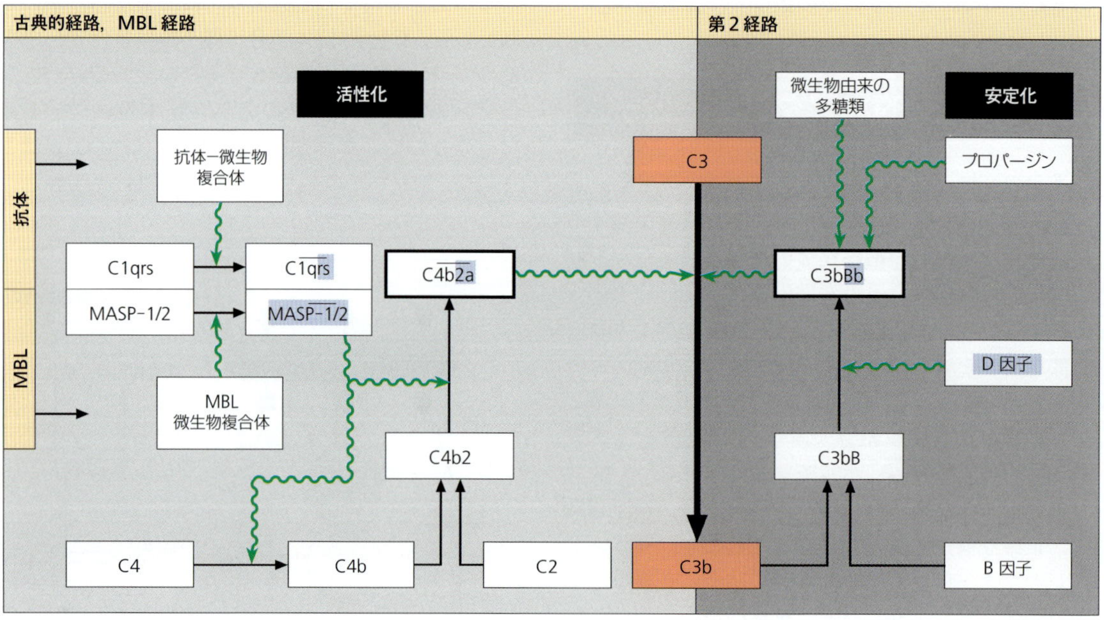

図 2.3　**補体活性化の第 2 経路，古典的経路およびマンノース結合レクチン（MBL）経路の比較**。古典的経路は抗体によって活性化されるが，第 2 経路および MBL 経路は活性化されない。タンパク質分解酵素活性をもつ分子は青色で表示（　），それらの酵素ドメインは相同性が高い。分子名称は混同しないようによく注意する必要がある。C3 変換酵素を形成する大きな C2 フラグメントは C2a と命名されているが，C4b，C3b および C5b との一貫性からすると，これは C2b と命名するのがより理に適っている。C 反応性タンパク質 C-reactive protein（p.16 参照）あるいは微生物由来のホスホリルコリンへの結合は古典的経路を活性化する。微生物表面の糖鎖に結合した MBL はセリンプロテアーゼ MASP-1 および MASP-2（p.16 参照）と会合し，C4 および C2 を切断する。

性をもつようになる。

この古典的経路の C3 変換酵素は，補体第 2 経路 alternative pathway でつくられる $\overline{C3bBb}$ と同一の特異性をもち，同様に同一の C3a と C3b フラグメントをつくりだす。1 つの C1 複合体の活性化は事実上数千にもおよぶ C3 分子の切断を引き起こしうる。これ以降の反応は，C3 切断後の経路とまったく同様に進行し，1 分子の C3b が C4b2a に付加されて，C5 切断酵素を形成し，最終的に**膜攻撃複合体** membrane attack complex（MAC）ができる（図 1.13，図 2.4）。補体第 2 経路の場合と同様に，C3 変換酵素は H 因子と I 因子によって制御され，$\overline{C4b2a}$ の分解は C4 結合タンパク質（C4bp）あるいは I 因子の存在する細胞表面の C3b レセプター（CR1）によって引き起こされる。

▶ マンノース結合レクチン経路と古典的経路の合流

前章で自然免疫機構による補体の活性化に**マンノース結合レクチン** mannose-binding lectin（MBL）が関与することについて述べた（p.16 参照）。MBL は病原微生物と複合体を形成すると，血清中の潜在型タンパク質分解酵素である MASP-1 や MASP-2 と会合することによりそのタンパク分解活性を活性化し，MASP-1 や MASP-2 はそれぞれ C1r や C1s と構造的に似たものになる。そして古典的経路で見られるのと同様に，この複合体は C4 と C2 を分解して古典的経路の C3 変換酵素を生成する。

この 2 つの経路の類似性を図 2.3 に示す。この図は，抗体が多種類の微生物を認識する能力をもつことにより，どのようにして自然免疫系を補完して**急性炎症反応** acute inflammatory reaction を開始させるかを示している。ヒト抗体は 5 つの主なクラス，すなわち，免疫グロブリン M（IgM），IgG, IgA, IgE, IgD に分類され，これらの抗体は補体活性化やマスト細胞感作などの異なった生物学的な機能を担う“末端構造”が異なる。IgE 抗体はマスト細胞の表面レセプターに結合してマスト細胞を感作し，特異抗原と結合して，C3a，C5a 非依存的にマスト細胞から炎症メディエーターを分泌させるが（図 1.15 参照），この能力により多彩な炎症反応誘導機構の形成に関与する。

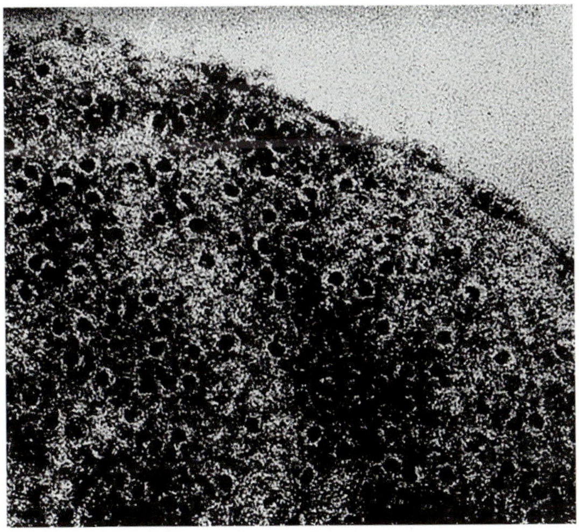

図 2.4 **IgM 抗体と補体により形成された大腸菌表面の多数の損傷部位。**それぞれの損傷部位は単一の IgM 分子により形成され，ネガティブ染色により「濃く染色された窪み」として示されている。これは現実とはやや異なり，実際はこれらの「窪み」は火山の噴火口のように細胞表面からつきだしており，それぞれが単一の膜攻撃複合体である。大腸菌表面のエンドトキシンが高濃度の血清存在下で第 2 経路を活性化するため，抗体の非存在下でも同様のことが起こる（×400,000）。（Dr. R. Dourmashkin，Dr. J. H. Humphrey 提供）。

▶ 複合体を形成した抗体は食細胞を活性化する

C3b で被覆された微生物の一部は，食細胞に接着するが，その取り込みを回避することがある。しかし，もしここに少量の抗体を加えると，食細胞はすばやく食作用を発揮するようになる。この現象は，食細胞表面上の特異的なレセプターが微生物に結合した 2 個以上の抗体分子を認識することにより誘導される。

抗体分子は微生物に結合して複合体形成しても，それ単独では，食細胞の活性化に必要な食細胞表面の抗体レセプターの架橋を誘導できない。多価結合は種々の**ボーナス効果**をもたらす。5 章で述べるが，熱力学的な反応ではリガンドのレセプターに対する会合定数は一価の場合，相加的であるが，多価の結合の場合，幾何学的に増大する。たとえば，微生物上で近接した部位に 3 分子の抗体が結合すると，1 分子の抗体分子が結合した場合にくらべ，マクロファージに対する結合能力が千倍程度上昇する（図 2.5）。

抗体産生の細胞的基盤

▶ 抗体はリンパ球によって産生される

大多数の休止期リンパ球は濃縮したクロマチンにより濃染される核をもち，細胞質が少ない小型細胞で，基本的なエネルギー供給に必要なミトコンドリ

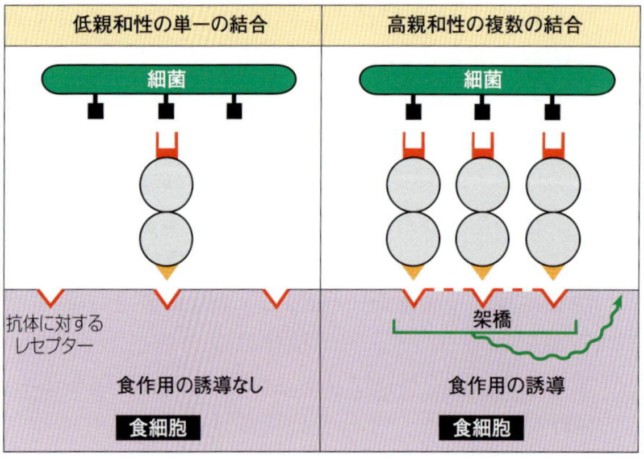

図 2.5　複数の抗体分子により細菌が食細胞に強く結合すると，抗体に対する細胞表面レセプターが架橋され貪食が誘導される。

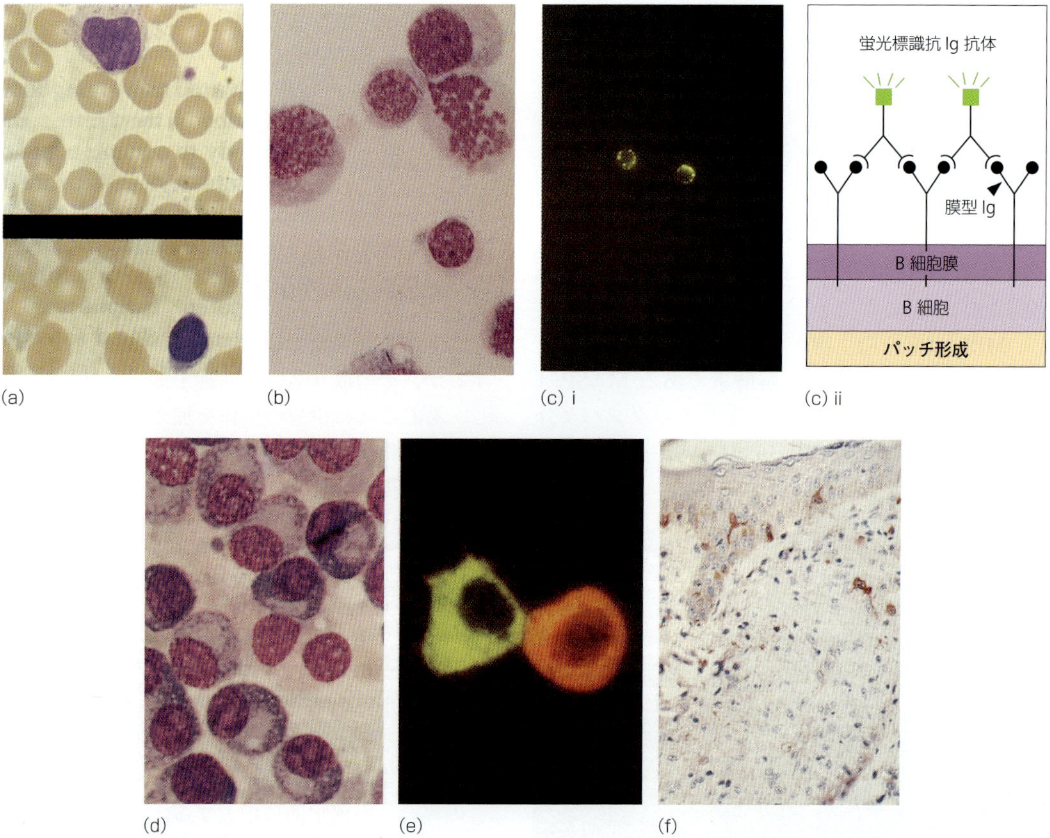

図 2.6　**獲得免疫応答に関与する細胞。**(a)小型リンパ球。クロマチンが凝縮しているために核が濃染する。図の下部に見られる細胞は，典型的な顆粒をもたない T 細胞で，細胞質が乏しい。図の上部に見られる有核細胞は，大型顆粒リンパ球である。この細胞は細胞質に富み，アズール顆粒がよく見える。B リンパ球は小型から中型の大きさで顆粒をもたない。ギムザ染色。(b)培養リンパ球をレクチンのようなポリクローナル活性化剤で刺激し，芽球化させた T リンパ球(リンパ芽球)。そのようなレクチンとして，フィトヘマグルチニンやコンカナバリン A あるいはポークウィードマイトジェンがあり，抗原特異性に関係なくリンパ球を活性化できる。大型のリンパ芽球は細胞質・核比が比較的大きく，その大きさは小型リンパ球と比較するとよくわかる。1 つの細胞が細胞分裂を起こしている。メイ-グリュンワルド-ギムザ染色。(c)蛍光標識(■)抗 Ig を用いた B 細胞表面の免疫グロブリンの免疫蛍光染色。飲食作用を起こさないように反応を低温条件で行うと，標識抗体は生きたリンパ球の内部に入りこむことなく，細胞表面成分とだけ反応する。凝集した膜型 Ig が点状に見られ，右側のリンパ球では細胞表面にキャップ形成をしている。このキャップ形成の間，細胞膜下では膜型 Ig と会合したミオシンの再分布が起き，それまで運動性をもたなかった細胞がキャップ構造の反対側にむけて移動するようになる。(d)形質細胞。核が偏在している。細胞質は RNA に富むために強い好塩基性を示す。核周辺の淡染部分はゴルジ領域に相当する。メイ-グリュンワルド-ギムザ染色。(e)フルオレセイン標識抗 IgG 抗体(緑)とローダミン標識抗 IgM 抗体(赤)を用いて細胞内免疫グロブリンを染色した形質細胞。(f)ハンセン病のヒト表皮内の膵島細胞。表皮下領域での増加はハンセン病の進展と関連すると考えられる。抗 S100 抗体を用いた免疫ペルオキシダーゼ法で赤色に染色。(〈a〉は M. Watts〈Department of Haematology, Middlesex Hospital Medical School〉，〈b〉および〈c〉は Prof. P. Lydyard，〈d〉および〈e〉は Prof. C. Grossi，〈f〉は Dr. Marian Ridley 提供)。

アは少数しか見られない。図 2.6 と図 2.7 に，1 章で触れたナチュラルキラー細胞（NK）を含む少数の細胞集団である**大型顆粒白血球** large granular leukocyte と小型リンパ球を比較して示す。

小型リンパ球 small lymphocyte が抗体産生において中心的な役割を果たすことは Gowans らの研究により明らかになった。彼はラットの胸管から留置カテーテルにより継続的にリンパ液をドレナージしてリンパ球を枯渇させると，微生物接種後の抗体産生応答が顕著に抑制されることを示した。抗体産生は，他のラットから採取した胸管リンパ球を投与することにより回復した。大型，中型リンパ球を除去し，小型リンパ球だけが残るように 37℃で 24 時間胸管由来細胞を培養した後でも，同様な回復効果が得られた。これらの結果から，小型リンパ球が**抗体産生** antibody response に必要であることが明らかになった。

ドナーラットにあらかじめトリチウム［^{3}H］標識チミジンを長期投与すると小型リンパ球を標識できる。このリンパ球を別の同系ラットに投与すると，病原微生物による抗体産生を誘導した後の動きを追跡することが可能になる（図 2.8）。微生物投与後，移入した標識リンパ球の一部は抗体を産生する（図 2.6 e）形質細胞へと分化することが証明された（図 2.6 d，図 2.9）。

▶ 抗原は抗体産生するリンパ球を選択する

微生物中の分子で抗体産生を誘導し，抗体と反応するものは**抗原** antigen とよばれる。現在では，抗体は抗原と遭遇する以前に形成され，抗原によって選択されることが知られている。

選択は以下のようにして起こる。**骨髄** bone marrow で分化することから **B リンパ球** B-lymphocyte とよばれるリンパ球亜集団は，それぞれ 1 種類の（すなわち単一の）抗体を産生するようにプログラムされ，抗体を細胞表面レセプターとして発現する。これは蛍光標識プローブにより検出可能であり，図 2.6 C に示すように，ヒト B リンパ球では蛍光標識ウサギ抗ヒト抗体を用いることにより細胞表面上の抗体分子を検出できる。個々のリンパ球は同一抗体分子を 10^5 オーダーで細胞表面に発現する。

抗原が生体に侵入すると膨大な数のリンパ球と出会い，リンパ球上には異なる認識部位をもつ異なる抗体分子がレセプターとして発現している。侵入してきた抗原はそれに適合するレセプターにのみ結合する。そして，レセプターに抗原が結合したリンパ球は活性化シグナルを受ける。リンパ球は単一の抗体をつくるようにプログラムされているため，形質細胞でつくられる抗体はもともとリンパ球上のレセプターとして機能していたものと同一の特異性をも

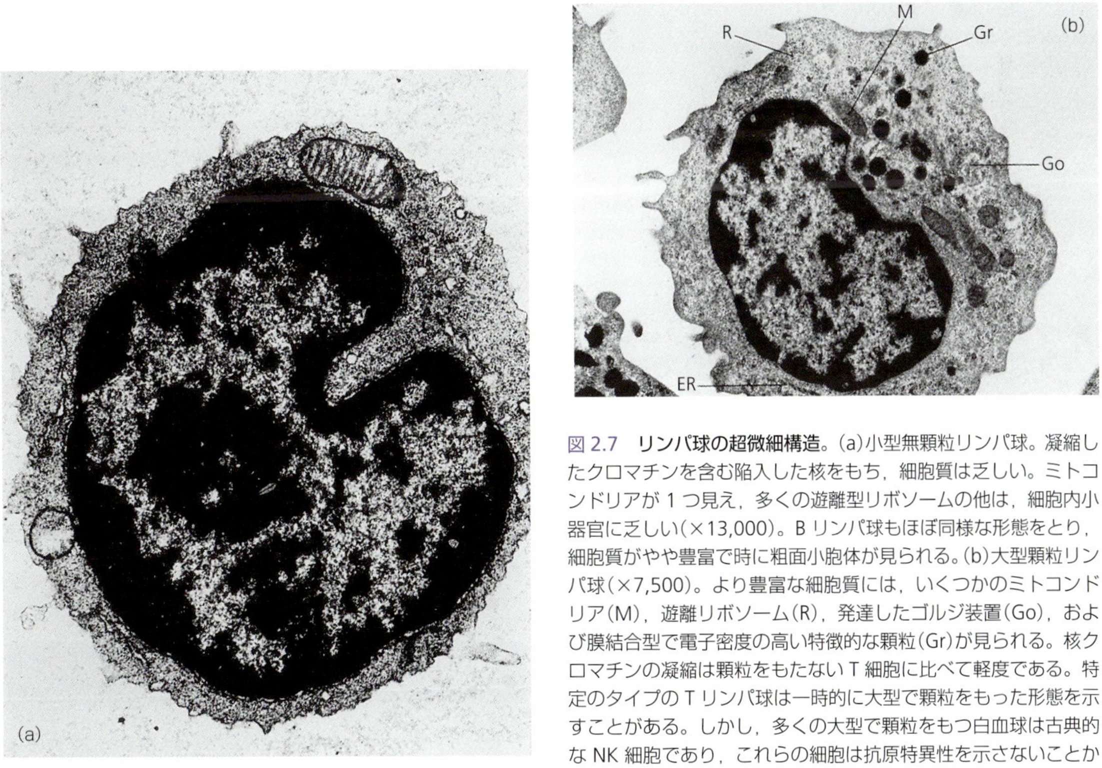

図 2.7　**リンパ球の超微細構造。**（a）小型無顆粒リンパ球。凝縮したクロマチンを含む陥入した核をもち，細胞質は乏しい。ミトコンドリアが 1 つ見え，多くの遊離型リボソームの他は，細胞内小器官に乏しい（×13,000）。B リンパ球もほぼ同様な形態をとり，細胞質がやや豊富で時に粗面小胞体が見られる。（b）大型顆粒リンパ球（×7,500）。より豊富な細胞質には，いくつかのミトコンドリア（M），遊離リボソーム（R），発達したゴルジ装置（Go），および膜結合型で電子密度の高い特徴的な顆粒（Gr）が見られる。核クロマチンの凝縮は顆粒をもたない T 細胞に比べて軽度である。特定のタイプの T リンパ球は一時的に大型で顆粒をもった形態を示すことがある。しかし，多くの大型で顆粒をもつ白血球は古典的な NK 細胞であり，これらの細胞は抗原特異性を示さないことから，典型的なリンパ球とは異なる。

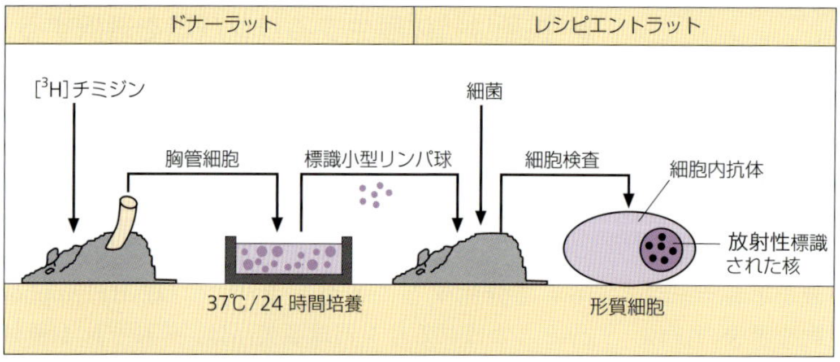

図 2.8　細菌で免疫されたレシピエントラットに標識小型リンパ球を移入すると，抗体を産生する形質細胞になる。X 線標識された核をもつ移入細胞はオートラジオグラフィーで検出できる。細胞質内の抗体は蛍光標識プローブで検出される（図 2.6 e）。

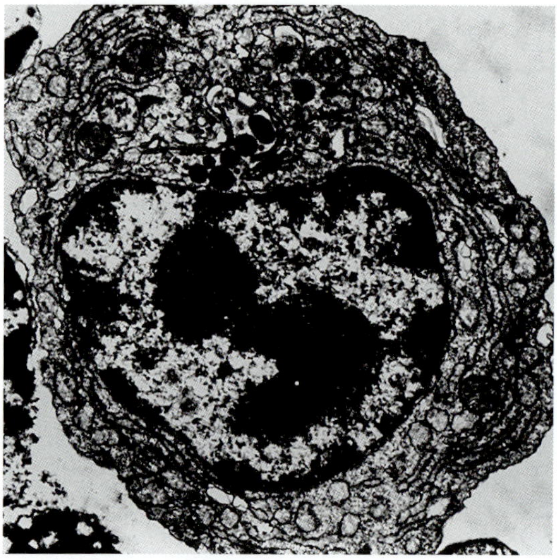

図 2.9　形質細胞（×10,000）。発達した粗面小胞体は免疫グロブリンの合成と分泌に関与する。

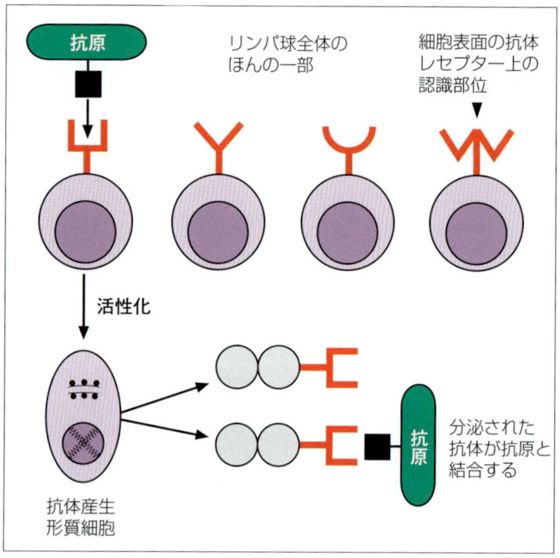

図 2.10　抗原は B 細胞表面の抗体レセプターに結合してその B 細胞を活性化する。

ち，すなわち，抗原への結合性は高い。このようにして，抗原はそれを認識する抗体を効果的に選択している（図 2.10）

クローン増幅が必要であるということは，すなわち液性免疫応答が獲得性であることを示している

われわれの免疫系は数 10 万から数百万にものぼる異なった抗体を産生することができるが，個々の抗体を産生するリンパ球は一定以上には増えない。これはおそらく生体内にそのようなリンパ球を収容するスペースがかぎられているためと思われる。これを埋め合わせるために，抗原刺激を受けたリンパ球は連続した数回の増殖を引き起こして，親リンパ球にプログラムされているのと同一の抗体を産生する多数の形質細胞クローンを形成する。この**クローン選択** clonal selection のシステムがあることにより，生体は感染に対して十分な濃度の抗体を産生し，効果的に応戦することができる（道しるべ 2.1，図 2.11）。

分裂阻害剤を投与すると，抗原依存的な抗体産生が完全に消失することから，十分な抗体産生応答には細胞増殖が重要であることがわかる。

リンパ球クローンが増殖して十分な数に達するまでには時間がかかるため，抗原の初感染から抗体が血清中に検出されるまでには，通常，数日間を要する。あらたに産生された抗体は抗原刺激の結果であり，その観点からこのような免疫応答は**獲得免疫応答** acquired immune response とよばれる。

獲得記憶

感染性微生物に対して免疫系が抗体産生応答を起こすということは，その病原微生物はわれわれと同

道しるべ 2.1　クローン選択説

Ehrlich による抗体産生説

1984 年，優れた才能をもった Paul Ehrlich は，時代にはるか先んじて，抗体産生の側鎖説を提唱した。この説によると，個々の細胞は多数の細胞表面レセプターを発現し，このレセプターは鍵穴がもつ相補的な構造の組み合わせによって抗原と結合する。抗原への曝露はレセプター（抗体）の過剰発現を誘導し，抗体はその後，循環血中に放出される（図 M2.1.1）。

鋳型説

Ehrlich の仮説は，抗体は抗原曝露に先立って形成されることを仮定していた。しかし，自然界では決して遭遇することがないような化学合成された有機物のほとんど（たとえば，azobenzene arsonate，図 5.6 参照）に対しても抗体産生が起こることがその後明らかになったことから，Ehrlich 説は受け入れがたいとされた。このため，抗体は抗原を鋳型として産生されるとする学説があらたに生まれた。しかし，その 20 年後に，抗原の非存在下でグアニジン塩によって変性させた抗体が自発的にリフォールディングしてもとの抗原特異性を回復することが示されたことから，この考えは消えた。現在では，それぞれの抗体は固有のアミノ酸配列をもち，それにより，それぞれの最終的な高次構造と抗原認識活性を規定することが明らかにされている。

選択説

思考は一回転して再びもとの考えに戻り，抗体をつくり出す情報は宿主の DNA にあらかじめ存在し，個々の抗体はそれぞれ別の遺伝子にコードされているということになった。1955 年，Niels Jerne はこれが抗体産生の選択説の考え方の基礎を形成することに気づいた。彼は完全な抗体レパートリーは，抗原曝露に先立って，低レベルで発現しており，抗原が生体に侵入すると，抗原が相補的な抗体を選び出し，それがいずれかの方法によってさらに特定の抗体の産生を誘導するだろうと考えた。しかし，いったいどのように？

Macfarlane Burnet はこの選択過程の細胞基盤について次のような見事な説を提出した。個々のリンパ球がそれぞれ単一の抗体を産生するようにプログラムされ，その抗体は Ehrlich の“側鎖”のように細胞表面に発現している。抗原は Jerne が考えていたようにリンパ球の細胞表面上で抗体と複合体を形成してリンパ球の活性化，クローナルな細胞増殖を引き起こし，その結果大量の特異抗体が産生される，というものである（図 2.11）。1894 年にもうほとんど答えを出していた予言者 Ehrlich の前には脱帽である。

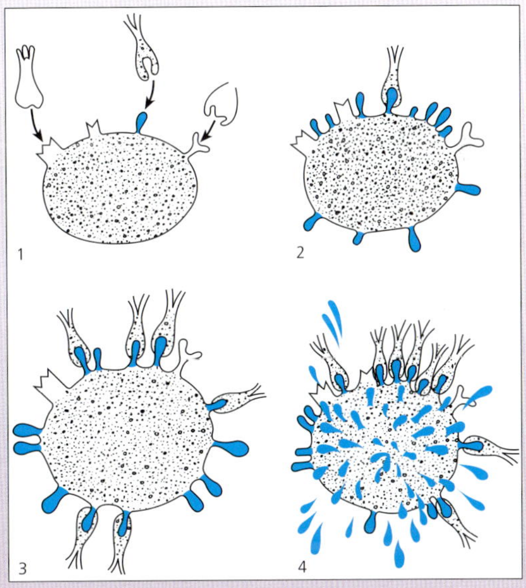

図 M2.1.1　Ehrlich の抗体産生の側鎖説。（*Proceedings of the Royal Society B*〈1900〉**66**, 424）。

じ環境内に存在するということであり，その病原微生物と再び遭遇する可能性が高い。したがって，免疫機構が抗原との初回の接触により警戒態勢に入り，その後の曝露に対して速やかに，強力に応答できるようになることは当然ともいえる。

われわれはいろいろな感染を経験する中で，上記のことが正しいことを知っている。たとえば，麻疹 measles，流行性耳下腺炎（おたふく風邪）mumps，水痘 chicken pox，百日咳 whooping cough などの病気に二度かかることはほとんどない。初回感染により明らかに何らかの情報が生体にインプリントされ，何らかの**記憶** memory を与え，その結果，生体はその後の病原微生物の侵襲に対して効果的に防御できるようになり，免疫状態を獲得するようになる。

▶ 2 度目の抗体応答は初回のものより優れている

初回および 2 度目の抗原との接触に対する抗体産生を解析することにより，免疫の成立の基盤が理解できる。たとえば，破傷風 tetanus 毒素のような細菌成分をウサギに接種すると，前述したように接種数日後に抗体が血中に検出されるようになり，血中抗体濃度は最大に達した後，次第に減少する（図

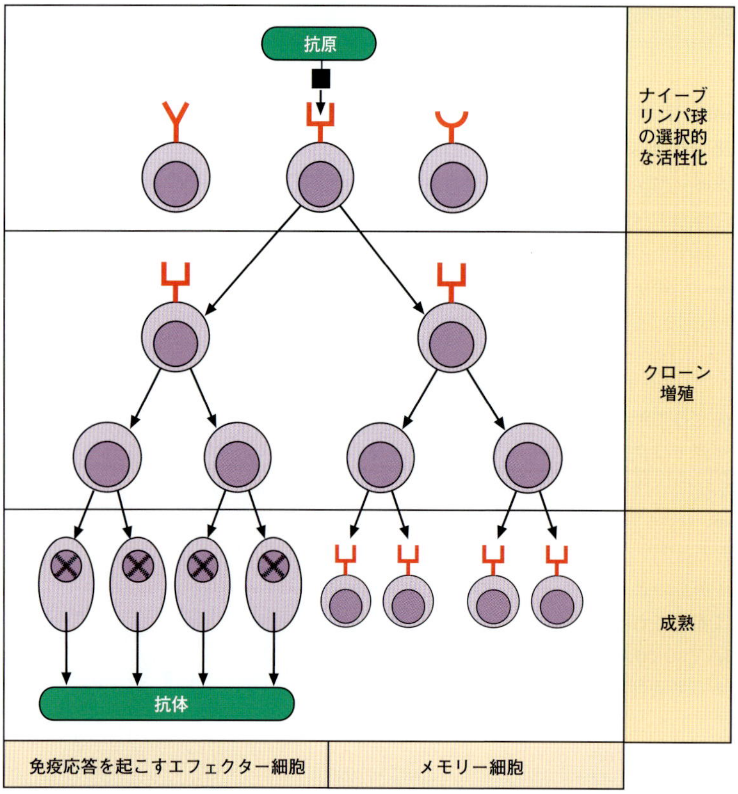

図 2.11　**初回の抗原との接触後に起こるクローン選択により，エフェクター細胞とメモリー細胞が形成される。**抗原によって選択された細胞は，多くの細胞分裂を経てクローナルに増殖し，その子孫細胞は成熟して増幅し，抗体産生細胞集団を形成する。この増殖段階では抗体産生反応は増殖阻害剤の影響を受けやすい。当初抗原に反応したリンパ球の一部の子孫細胞は非分裂性のメモリー細胞になり，その他は抗体産生反応である液性免疫や後述するような細胞性免疫のエフェクター細胞になる。メモリー細胞は少ない分裂回数でエフェクター細胞になれるために，二次応答は一次応答よりもすぐに始まる。二次応答ではもとの抗原に対する免疫記憶をもつクローンが増幅しているために，初回免疫応答と比較して強い反応が起こる。低用量の抗原で免疫すると，しばしば十分な抗体産生は誘導しないものの免疫記憶を効果的に刺激することがある。

2.12)。一定時間後にウサギに 2 度目の毒素接種をすると，抗体産生の時間経緯は劇的に変化して，血中抗体レベルは 2〜3 日中に急速上昇し，**一次応答 primary response** の際はるかに高い血中濃度が得られる。これは抗体産生システムの“チューニング”あるいは刺激効果によるものであり，このような**二次応答 secondary response** はより迅速でより大量の抗体を産生する特徴がある。

われわれのこれまでのリンパ球機能に関する知識からすれば，リンパ球が免疫記憶を提供する細胞であることが予想される。これは免疫学の分野でしばしば用いられる実験方法である**養子移入法 adoptive transfer** によって証明された(図 2.8)。この養子移入法では，X 線照射によって自身のリンパ球を破壊されたレシピエント動物に他の動物からリンパ球を移入し，その後の投与細胞の潜在的な免疫学的能力を調べる。したがって，すべての免疫応答はドナー由来であってレシピエント由来ではない。図 2.13 では，あらかじめ破傷風毒素を投与した動物から採取した小型リンパ球を放射線照射宿主に移入し，その後抗原刺激を与える。すると二次応答に特徴的な迅速で強力な抗体産生が観察される。初回の抗原投与が非特異的なリンパ球刺激効果を示した可能性を除外するために，追加免疫にはインフルエンザ・ヘマグルチニンをコントロール抗原として用いた。さらに，別のコントロール群ではインフルエンザ・ヘマグルチニンで初回免疫したものを用いて，この抗原が二次追加応答を誘導できることを示している。ここでは実験の仕様をややくわしく解説し，コントロール(対照群)を注意深く選ぶ必要性について述べた。

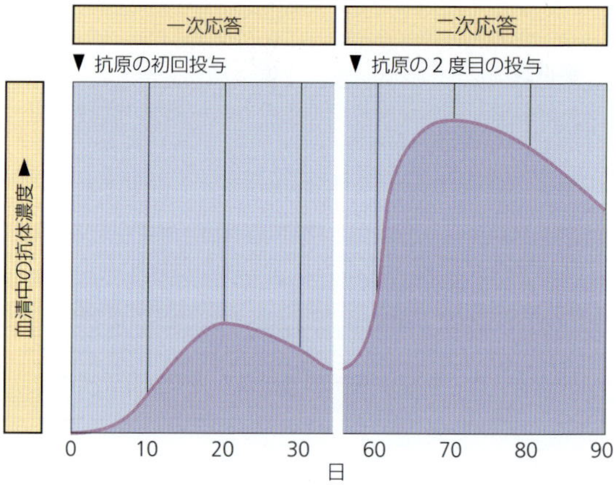

図 2.12　**一次および二次応答。**ウサギを破傷風毒素で 2 度にわたり免疫した。2 度目の抗原接種に対する抗体産生がより速やかで強力である。

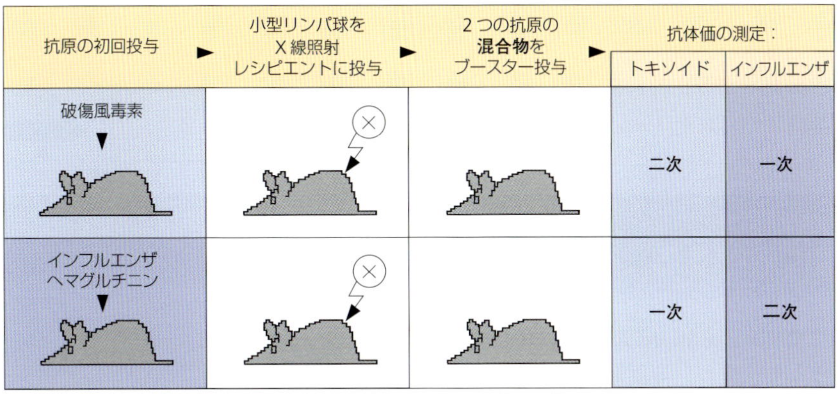

図 2.13　**一次応答に対するメモリーは小型リンパ球によって移入できる。**レシピエント動物にあらかじめ X 線照射をする。この際に用いる X 線量は，放射線感受性の高いリンパ球は破壊できるが他の細胞の分裂には影響しないものとする。このようなレシピエントはドナー細胞機能の追跡を可能にする生きた"試験管"として用いることができる。実験仕様については本文を参照。実際は，2 種類の異なる抗原がお互いに干渉する可能性があるため，一次免疫群を 2 つに分け，抗原の混合物を使用するのではなく，それぞれに異なった抗原で追加免疫を行うのが賢明である。

免疫されたリンパ球集団がより強く応答するということは，すでに抗原刺激を受けた細胞の数が増えているためと考えられるが(図 2.11)，後述するようにメモリー細胞には質的な違いも見られる(p.205～206 参照)。

獲得免疫応答は抗原特異的である

▶ 異なる抗原の区別

1 つの微生物に対して免疫記憶や免疫が確立されても，他の関連のない微生物に対しては防御能が得られない。麻疹ウイルス感染の後，再感染に対しては免疫が成立するが，水痘ウイルスやおたふく風邪ウイルスなど他の感染性微生物に対しては感受性を示す。すなわち，獲得免疫は特異性を示し，異なる 2 種類の微生物を特異的に区別することができるのである。この抗原を区別する力の実験的な証明が図 2.13 に示されている。破傷風毒素による初回免疫が破傷風抗原に対する記憶を誘導するが，インフルエンザに対する記憶を誘導しないこと，また逆の場合も同様であることがわかる。

この特異性の基礎は，もちろん抗体分子が抗原特異的な認識部位をもつことにある。破傷風毒素に結合する抗体はインフルエンザウイルスには結合しない，言い換えれば，抗インフルエンザが破傷風毒素に対する防御をすることはない。

▶ 自己と非自己の区別

このような特定の抗原を認識する能力，そしてその抗原を他と区別する能力は，さらに重要な意味をもつ。個体は，何が異物であるか，すなわち何が"非自己"であるかを認識する必要がある。**自己 self** と**非自己 nonself** の区別の破綻は，自己の体構成成分に対する抗体(**自己抗体 autoantibody**)の産生を引き起こし，それは原則として非常に厄介なこととなる。Burnet と Fenner は，理論的根拠のみに基づいて，個体は"自己"と"非自己"を区別するメカニズムをもつようになるはずと考えた。そして，彼らは，生まれる頃に血中の自己の構成成分が未熟リンパ系に到達すると，なぜか"自己"として"認識される"と仮定した。すると，終生にわたって続く不応答性あるいは**免疫寛容 immune tolerance** が生じ，免疫系の成熟とともに"自己"の構成成分に対して通常，反応できないようになる。Burnet は聡明なことに，彼のクローン選択説がこのようなメカニズムの細胞学的基盤を与えることに気づいていたのである。彼は，もしそれぞれのリンパ球がそれ自身の抗体だけを産生するのであれば，血中の自己成分に対する抗体を産生するようにプログラムされたリンパ球は，他の外来抗原に特異的なリンパ球に影響を及ぼすことなく，無反応性になっているであろうと考察した。これは言い換えれば，宿主の感染性微生物に対する免疫学的な応答性を損なうことなしに，自己反応性リンパ球を選択的に抑制あるいは寛容化できることを意味している。11 章に示すように，これらの予想は十分に実験的に証明され，後章でさらに学んでいくように，新しいリンパ球は終生分化を続けながらも，この自己寛容のふるい分け過程を経てゆくことになる。しかし，自己寛容は完全ではなく，通常は問題のないレベルではあるが潜在的に有害な自己成分に対するリンパ球は体内に存在する。

ワクチン接種は獲得記憶に依存する

200 年も前になるが，Edward Jenner は免疫学を系統的な学問として位置づける画期的な研究を行った。彼は乳搾りの女性が天然痘に罹患しないことに着目し，ヒトに対して無病原性の牛痘ウイルスに対して意図的に曝露することにより，これに関連するヒト天然痘ウイルスに対する防御を賦与することができると考えた。この考えに従って，Jenner は 1 人の少年に牛痘ウイルスを接種し，その少年がその後の天然痘ウイルスへの曝露に対して防御されることを見いだした。おそらく彼はこの結果を見て，多いに喜ぶとともに安堵のため息をついたことであろう（今日の倫理委員会はこれに対してどのような見解を示すであろうか?!）。このように無毒型の病原微生物を接種することにより Jenner は獲得免疫応答の特異性と記憶を利用して，現代の**ワクチン接種** vaccination の基礎を築いたのである（ラテン語で *vacca* は「雌牛 cow」を意味する）。

ワクチンの基本的に重要な戦略は，無毒型の感染性微生物あるいは防御免疫の成立に十分な抗原を保持している毒素を作成することである。これは，殺菌あるいは弱毒化した生きた病原微生物や精製微生物由来成分や化学的修飾を加えた抗原を用いることで実現されている（図 2.14）。

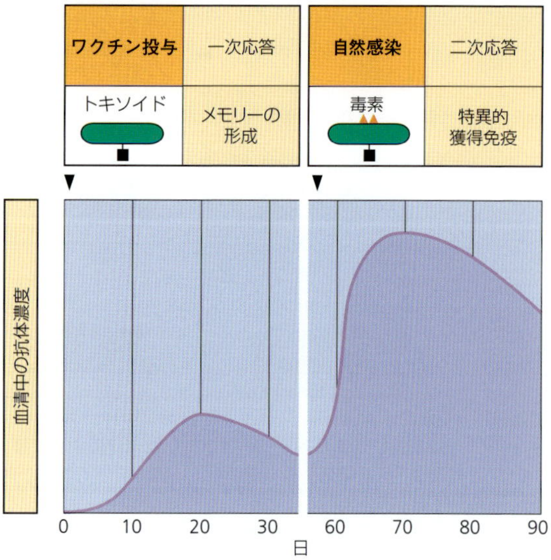

図 2.14 **ワクチン療法の基盤。**破傷風毒素に対する応答について示した。細菌毒素をホルムアルデヒド処理するとその毒性（▲▲で示す）は消失するが，抗原性（■で示す）は残存する。ワクチン接種後に自然感染により毒素に曝露されるとメモリー細胞が再刺激され，防御効果をもった中和抗体が大量に産生されるようになる。

細胞性免疫は細胞内寄生性微生物に対する防御をになう

多くの微生物は液性抗体が到達することができない宿主の細胞内部に寄生する。ウイルスのような偏性細胞内寄生体は，細胞内で複製する必要がある。マイコバクテリアやリーシュマニアのようないわゆる条件的細胞内寄生体は細胞内，特にマクロファージの内部で複製するが，細胞内でなくても複製は可能である。これらが細胞内寄生を好むのは，細胞内に防御環境があるからである。このような細胞内寄生に対処するために，まったく異なる獲得免疫系が発達し，それは**胸腺** thymus gland の環境下で分化することから T 細胞とよばれ，B 細胞とは別のリンパ球亜集団を形成する。T 細胞は，細胞内寄生性微生物が感染した細胞に対処するように特化されており，抗原が体細胞の表面にあるときにだけこれを認識する。したがって，**T 細胞表面レセプター T-cell surface receptor** は，B リンパ球が用いる抗体とは異なり，抗原とともに，T 細胞が他の細胞と接触していることを知らせることができる細胞表面マーカーの両者を認識する。この細胞表面マーカーは**主要組織適合抗原複合体** major histocompatibility complex（MHC）として知られる重要な分子グループに属し，これはもともと同種の他個体間とで起こる強力な移植反応を誘導する分子として同定された。ナイーブあるいは未刺激 T 細胞は，一次応答を誘導するために，特別な樹状抗原提示細胞によって抗原と MHC を提示される必要がある。しかし，一度抗原刺激を受けると，後述のように，T 細胞はマクロファージなどの他の細胞が提示する抗原と MHC によって活性化される。

▶ サイトカインを産生する T 細胞はマクロファージを補助して細胞内寄生体を排除する

細胞内寄生体は，マクロファージが生来もつ細胞傷害活性を回避する能力をもつことによりはじめて，マクロファージの細胞内で生存できる。しかし，多くの場合，自然に死滅した寄生体由来の小さな抗原断片はプロセシングされ，マクロファージの細胞表面に提示されるようになる。ヘルパー T 細胞とよばれる T リンパ球亜集団は，細胞内寄生体由来抗原で感作されると，マクロファージ表面上の抗原と MHC クラスⅡ分子を認識して結合し，インターロイキン 2 など(p.184 参照)を含む**サイトカイン cytokine**とよばれる多様な可溶性因子を産生する。さまざまな細胞から種々のサイトカインが産生され，これらは一般的に近距離にある隣接する細胞に作用する。いくつかの T 細胞サイトカインは B 細胞に作用して抗体産生を補助し，またγ-インターフェロン(IFNγ)はそれまで不活化されていたマクロファージの殺菌機構を作動させるマクロファージ活性化因子として作用し，細胞内微生物を死滅させる(図 2.15)。

▶ ウイルス感染細胞は細胞傷害性 T 細胞や ADCC 機構によって障害される

これまでにウイルスが複製を開始する以前に宿主がウイルス感染細胞を傷害することの利点について述べ，ナチュラルキラー(NK)細胞(p.17 参照)が細胞傷害機能を発揮することについて述べた。しかし，NK 細胞はかぎられた特異性しかもたないことから，NK 細胞の有効性を上げるためには，より広い特異性を示すようになることが必要である。

このための 1 つの方法として，NK 細胞は食細胞と同様に抗体分子の定常部位に対するレセプターをもっているので，ウイルス由来の細胞表面抗原に対する特異的な抗体が標的細胞を被覆する。抗体は NK 細胞と標的細胞とをつなぎとめ，さらに抗原と複合体を形成して NK 細胞を活性化し，活性化 NK 細胞はウイルス感染細胞を細胞外で傷害する(図 2.16)。この**抗体依存性細胞媒介性細胞傷害** antibody-dependent cell-mediated cytotoxicity(ADCC)とよばれる機構は *in vitro* では非常に強力であるが，生体内でどれほど機能しているかは明らかではない。

一方，生体内で明らかに細胞傷害活性を発揮する T 細胞サブセット(細胞傷害性 T 細胞：Tc)が存在する。ヘルパー T 細胞と同様に，これらの細胞は B リンパ球表面の抗体レセプターと類似の，しかし同一ではない，多数の異なる細胞表面レセプターをクローナルに発現するため，全体としては非常に広範な抗原特異性を有する。また，それぞれのリンパ球は単一の抗原レセプターを発現するようにプログラムされ，ヘルパー T 細胞と同様に，MHC と結合した抗原を認識するが，この場合は MHC クラスⅠ分子とよばれる細胞表面マーカーを用いる(図 2.16)。このようにして細胞表面抗原を認識することにより，この細胞傷害性細胞はその標的細胞と密着して接触し，“死のキス”を与え，アポトーシスを誘導する。特に感染したウイルスがあまり IFNα や IFNβ を誘導しない場合には，この細胞は IFNγ を分泌して近接する細胞へのウイルス伝播を減少させる作用ももつ。

T 細胞は全体としては B 細胞と同様の方法により，抗原によって選択と活性化を受け，クローナルな増殖により増加し，さらに成熟してヘルパー T 細胞や細胞傷害性 T エフェクター細胞と分化するとともに，増大したメモリー細胞集団を形成する。このように T 細胞および B 細胞は，さまざまなメカニズムで**特異的獲得免疫** specific acquired immunity を提供し，特異的免疫は自然免疫の効果をさらに増強させ，初回感染によりその後の同一の病原微生物の侵襲に対する抵抗性を獲得するというさまざまな利点をもたらす。

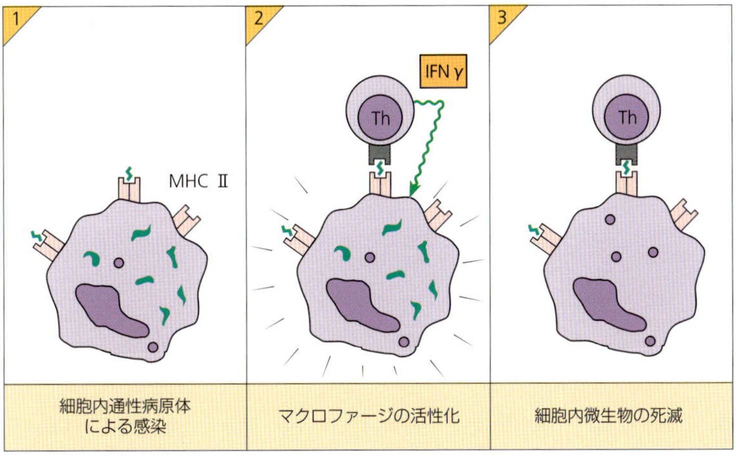

図 2.15 マクロファージによる微生物の細胞内での殺菌。(1)細胞内寄生細菌に由来する細胞表面抗原(⌇)は MHC クラスⅡ分子(⊔)と複合体を形成する。(2)抗原刺激を受けたヘルパー T 細胞がこの細胞表面の複合体に結合し，IFNγの分泌を起こす。これがマクロファージがもつ殺菌機構を活性化する。感染性微生物はこれにより死滅する。

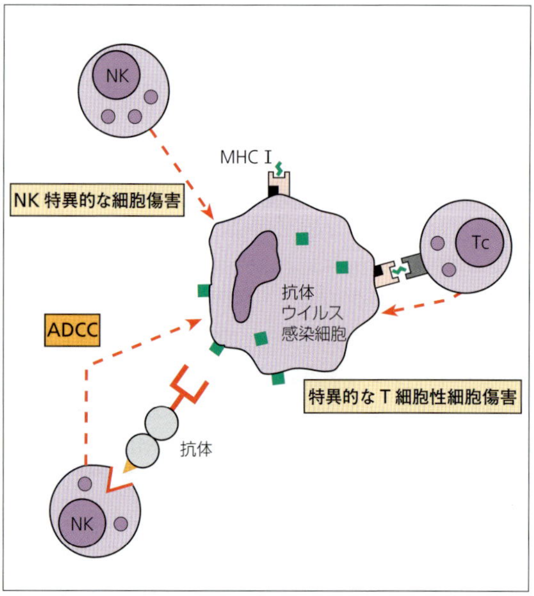

図 2.16　**ウイルス感染細胞の破壊。**NK 細胞の細胞傷害機構は，抗体依存性細胞媒介性細胞傷害（ADCC）を誘導する抗体が標的細胞に結合することにより働くようになる。細胞傷害性 T 細胞は抗原レセプターを介して，MHC クラス I 分子と複合体を形成した細胞表面抗原の認識をすることにより，特異的にその標的細胞と会合する。

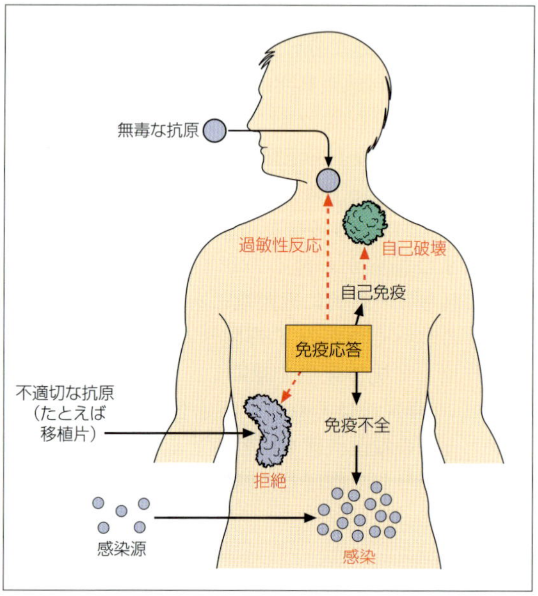

図 2.17　**不適切で不十分な免疫応答は，有害な反応を引き起こすことがある。**たとえば，普段は無毒だが吸入した場合に見られる過敏性反応，自己免疫応答による自己組織の破壊，移植組織の拒絶，免疫不全患者における易感染性などの出現などがその例である。

免疫病理学

免疫系は明らかに生体にとって“よいメカニズム”であるが，ちょうど傭兵のように雇い主に対していわば恩を仇（あだ）で返し，損害を与えることがある（図 2.17）。

たとえば，外来性抗原に対して特に強く反応したり，継続的に曝露されたりすると，組織の傷害あるいは**過敏性反応** hypersensitivity reaction が起きることがある。花粉に対する**アレルギー** allergy や特定の薬剤に関連した血液疾患，レンサ球菌感染後の免疫複合体糸球体腎炎，および結核や住血吸虫症による慢性肉芽腫形成などがその具体例である。

その他に，自己抗原に対する過敏性が自己寛容を制御する機構の破綻によって起こることがあり，現在では，インスリン依存性糖尿病や多発性硬化症および多くのリウマチ性疾患などさまざまな**自己免疫疾患** autoimmune disease が知られている。

その他の免疫病理的な反応の例として，移植臓器に発現するドナー由来 MHC 抗原が誘発する**移植片拒絶**がある。最後に，しばしば起こりうる免疫機能の不調として，**免疫不全** immunodeficiency がある。ここまで学んだことから，免疫不全状態になると感染の遷延化や種々の問題が起こりうることを読者諸君は容易に予測できるであろう。

まとめ

抗体─特異的なアダプター

- 抗体分子は，補体第 2 経路を活性化できなかったり食細胞の活性化を妨げるような微生物に結合する特異的なアダプター分子として進化した。
- 抗体はその特異的な認識部位を通じて抗原を捕捉し，その定常部位は古典的経路（C1 との結合と C3 を切断する $\overline{C4b2a}$ 変換酵素の生成）を介して補体を活性化し，抗体レセプターを介して食細胞を活性化する。
- この経路が補助的に働いて**急性炎症反応**が誘導され，抗体はさらにマスト細胞を感作し，免疫複合体を形成して組織マクロファージからのメディエーター分泌を促進することにより，この経路を増強する（図 2.18）。
- **マンノース結合レクチン**（MBL）と微生物による自然免疫応答は，C4 と C3 を切断することにより，補体の古典的経路に連結する MASP-1 と MASP-2 を活性化する。

抗体産生の細胞的基盤

- 抗体は B リンパ球由来である形質細胞により産生され，それぞれの B 細胞は抗原レセプターとして細胞表面に発現して単一の特異性をもつ抗体を産生するようにプログラムされている。
- 抗原はそれと相補的な構造をもつ抗体を発現する細胞に結合し，それを活性化してクローナルな増殖と抗体産生細胞やメモリー細胞への成熟をうながす。このようにして，抗原は，それ自身に対する抗体を産生するリンパ球クローンの選択をする。

獲得免疫とワクチン接種

- メモリー細胞が免疫後に増加するのは，**獲得免疫**の二次応答がより迅速で強力に起こるためであり，無毒化感染性物質を初回投与する**ワクチン接種**はこのことを基盤としている。

獲得免疫は抗原特異性をもつ

- 抗体の抗原認識部位は分子構造の相補性に基づいているため，抗体は個々の抗原を区別して認識する。このため，1 つの抗原によって誘導されたメモリーは，他の関連のない抗原に対しては働かない。
- 免疫系は未熟な自己反応性リンパ球を自己分子と反応させて不応答化することにより，自己構成成分と外来抗原を区別する。外来抗原に反応するリンパ球は，成熟後に抗原と遭遇するのでこのような影響を受けない。

細胞性免疫は細胞内寄生体に対する防御に働く

- もう 1 つのリンパ球サブセットである T 細胞は，細胞内感染の制御に関与する。B 細胞と同様に，それぞれの T 細胞は抗原を認識する固有の抗原レセプター（抗体とは構造的に異なるが）をもち，T 細胞はクローン増殖によってエフェクター細胞やメモリー細胞を形成して特異的な獲得免疫応答をもたらす。
- T 細胞は MHC 分子に結合した細胞表面抗原を認識する。ナイーブ T 細胞は特別な樹状抗原提示細胞によってのみ刺激され，一次応答を引き起こす。
- 抗原刺激を受けたヘルパー T 細胞は，マクロファージ上の MHC クラスⅡ分子と抗原をともに認識して，細

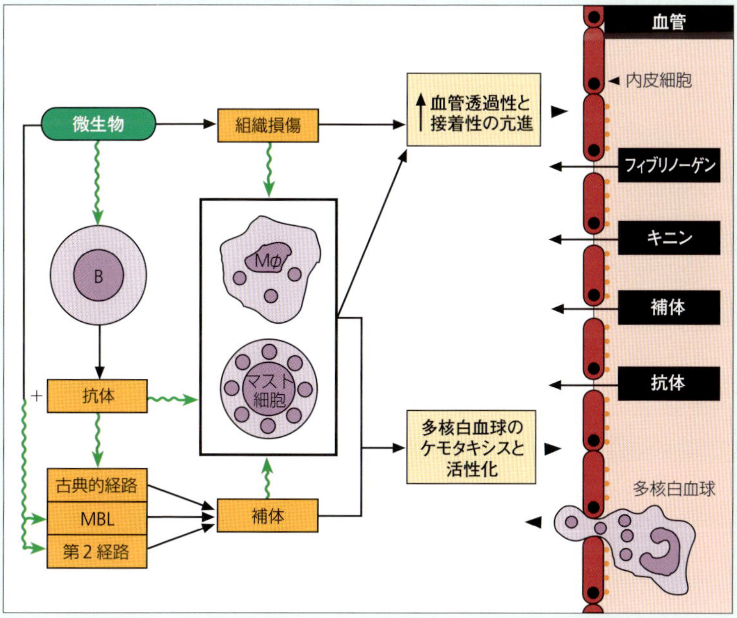

図 2.18　微生物に対する防御性の急性炎症反応。このような反応は，（ⅰ）組織損傷（たとえば，細菌毒素による）や補体第 2 経路の直接的な活性化，（ⅱ）抗体依存的な補体の古典的経路の活性化，あるいはマスト細胞の脱顆粒（IgE）などによって誘導される。

胞内寄生体の殺菌を補助するサイトカインを分泌し，これらのサイトカインは B 細胞の抗体産生を助けたりマクロファージを活性化して，細胞内寄生体を殺すことに寄与する。

- 細胞傷害性 T 細胞はウイルス感染細胞上の特異抗原と MHC クラス I の複合体を認識し，ウイルスの複製前にウイルス感染細胞を除去する。これらの細胞は γ-インターフェロンも産生し，これにより隣接細胞をウイルス伝播に対して抵抗性になる（図 2.19）。
- NK 細胞はウイルス感染細胞を認識するためにレクチン様の“非特異的”なレセプターを発現するが，抗原特異的なレセプターは発現しない。しかし，NK 細胞は，Fcγ レセプターを介して，抗体で被覆されたウイルス感染細胞を認識し，**抗体依存性細胞媒介性傷害** antibody-dependent cellular cytotoxicity（ADCC）によって標的細胞を除去する。
- 自然免疫機構は獲得免疫機構とは異なり，再感染により効率化することはないが，次のようなすべての免疫を包含する 2 つの異なる経路で獲得免疫機構と密に連結しており，不可欠の役割を担っている。抗体，補体，多形核白血球は多くの細胞外微生物に対する防御に，一方，T 細胞，可溶性サイトカイン，マクロファージ，NK 細胞は細胞内感染を制御する（図 2.20）。

免疫病理

- 免疫病理学的な宿主の組織傷害は，次のような場合に起こる。

  1）外来抗原に対する不適切な過敏性反応，2）自己に対する寛容の損失により起こる自己免疫疾患，3）外来の移植片に対する拒絶反応。
- 免疫不全により個体は感染にかかりやすくなる。

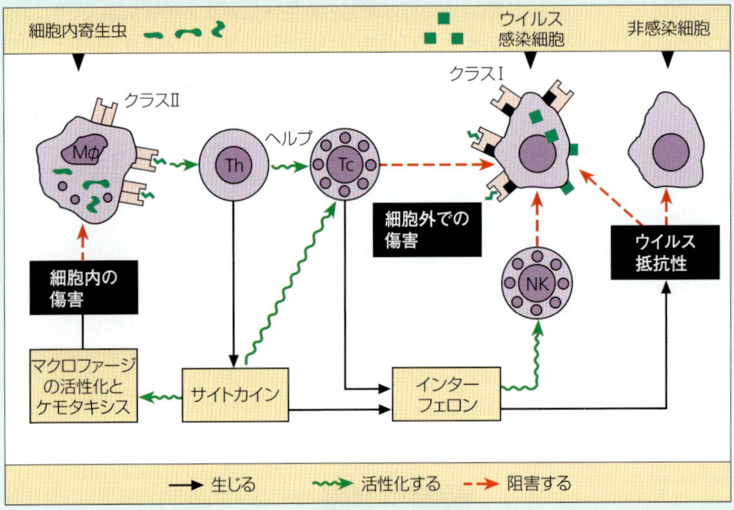

図 2.19　T 細胞は細胞内感染に抵抗するため自然免疫系と機能的に連結している。MHC クラス I（）およびクラス II（）分子は T 細胞の細胞表面抗原の認識に重要である。ヘルパー T 細胞（Th）は，前駆細胞から細胞傷害性 T 細胞（Tc）への分化を助ける。マクロファージ（Mφ）の殺菌機構はマクロファージを活性化するサイトカインによって活性化される。インターフェロンはウイルスの複製を抑制するとともに，NK 細胞を活性化し，NK 細胞は Tc とともにウイルス感染細胞を破壊する。

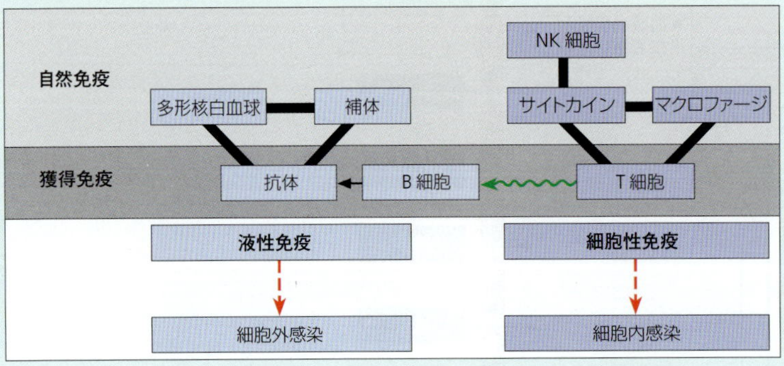

図 2.20　2 つの経路が自然免疫と獲得免疫を連結し，それぞれが液性免疫と細胞性免疫を形成する。

文献

〈一般的な教科書〉

Alt F. & Marrack P.(eds)(2001) *Current Opinion in Immunology* **13**. 隔月刊誌で，この号の第1巻は「自然免疫」を扱っている。価値のある貴重なレビューである。

Kim T. & Kim Y. J.(2005) Overview of innate immunity in Drosophila. *J. Biochem. Mol. Biol.* **38**, 121-127.

Matzinger P.(2005) The danger model : a renewed sense of self. *Science* **296**, 301-305.

Parker L. C. *et al.*(2005) The expression and roles of Toll-like receptors in the biology of the human neutrophil. *J. Leukoc. Biol.* **77**, 886-892.

Reid K. B. M.(1995) The complement system—a major effector mechanism in humoral immunity. *The Immunologist* **3**, 206.

Segal A. W.(2005) How neutrophils kill microbes. *Ann. Rev. Immunol.* 23, 197-223.

Sinkovics J. G. & Horvath J. C.(2005) Human natural killer cells : a comprehensive review. *Int. J. Oncol.* **27**, 5-47.

Sitaram N. & Nagaraj R.(1999) Interaction of antimicrobial peptides with biological and model membranes : structural and charge requirements for activity. *Biochimica et Biophysica Acta—Biomembranes* **1462**, 29.

Stuart L. M. & Ezekowitz R. A.(2005) Phagocytosis : elegant complexity *Immunity* **22**, 539-550.

Worthley D. L., Bardy P. G. & Mulligan C. G.(2005) Mannose binding lectin : biology and clinical implications. *Intern. Med. J.* **35**, 538-555.

〈歴史〉

Clarke W. R.(1991) *The Experimental Foundations of Modern Immunology*, 4th edn. John Wiley & Sons, New York. 主要な発見につながる実験を待ち望む人々にとって重要な文献。

Ehrlich P.(1890) On immunity with special reference to cell life. In Melchers F. *et al.*(eds) *Progress in Immunology* Ⅶ. Springer-Verlag, Berlin. 王立協会(ロンドン)での抗体形成に関する側鎖説の講義を翻訳したもの。この科学者の鋭い才能を示す。必読。

Landsteiner K.(1946) *The Specificity of Serological Reactions*. Harvard University Press(reprinted 1962 by Dover Publications, New York).

Mazumdar P. M. M.(ed.)(1989) *Immunology 1930-1980*. Wall & Thompson, Toronto.

Metchnikoff E.(1893) *Comparative Pathology of Inflammation*. Kegan Paul, Trench, Trubner, London(translated by F. A. & E. H. Starling).

Palmer R.(ed.)(1993) *Outstanding Papers in Biology*. Current Biology, London. 現代生物学の形成につながった重要な論文を見るよろこびが味わえる。教材として適する。

Silverstein A. M.(1989) *A History of Immunology*. Academic Press, San Diego.

Tauber A. I.(1991) *Metchnikoff and the Origins of Immunology*. Oxford University Press, Oxford.

〈さらに深く専門的に学びたい人へ〉

Advances in Immunology. Elsevier Science Publications.

Advances in Neuroimmunology(edited by G. B. Stefano & E. M. Smith). Pergamon, Oxford.

Annual Review of Immunology. Annual Reviews Inc., California.

Immunological Reviews(edited by P. Parham). Munksgaard, Copenhagen. 専門的かつ信頼でき，考え深い雑誌。

Nature Reviews, Nature Publishing Group, London.

Progress in Allergy. Karger, Basle.

Seminars in Immunology. Elsevier Science Publications. 1つのテーマを深くほりさげて扱っている。

表 2.1　主要な免疫学領域の学術誌とそのインパクトファクター。

免疫関連誌	インパクトファクター*
Cell	28.4
EMBO J.	10.5
Lancet	21.7
Nature	32.2
Nature Medicine	31.2
New England Journal of Medicine	38.6
Proceedings of the National Academy of Sciences of the USA	10.5
Science	31.9
免疫学雑誌	**インパクトファクター***
AIDS	5.9
Allergy	3.5
Autoimmunity	1.4
Cancer Immunology Immunotherapy	2.3
Cellular Immunology	2.0
Clinical and Experimental Allergy	3.1
Clinical and Experimental Immunology	2.5
Clinical Immunology	3.0
European Journal of Immunology	5.0
Human Immunology	2.7
Immunity	15.5
Immunobiology	2.3
Immunogenetics	2.9
Immunologic Research	2.1
Immunology	3.0
Immunology and Cell Biology	2.6
Immunology Letters	2.1
Infection and Immunity	4.0
International Archives of Allergy and Immunology	2.5
International Immunology	3.5
International Journal of Immunopathology and Pharmacology	3.6
Journal of Allergy and Clinical Immunology	7.2
Journal of Autoimmunity	1.9
Journal of Clinical Immunology	2.4
Journal of Experimental Medicine	14.6
Journal of Immunology	6.5
Journal of Immunological Methods	2.5
Journal of Immunotherapy	3.5
Journal of Leukocyte Biology	4.2
Journal of Reproductive Immunology	2.7
Molecular Immunology	3.2
Nature Immunology	27.6
Parasite Immunology	1.5
Scandinavian Journal of Immunology	1.9
Tissue Antigens	2.0
Transplantation	3.6
Vaccine	2.8

*インパクトファクター：当該誌の"平均的な論文"が他の論文に引用される相対的な頻度

〈最近の情報〉

Current Biology. Current Biology, London. 現在の重要な進歩について生物学者が知っておくべき情報が載っている。

Current Opinion in Immunology. Current Science, London. 前年に得られた研究の進歩に焦点をあてたもので，重要な個人的見解が述べられている。熱心な免疫学者には非常に貴重な文献。

Treads in Molecular Medicine. Elsevier Science Publications, Amsterdam. 免疫学者にとって広い展望をもつよい論文が多い。

The Immunologist. Hogrefe & Huber Publishers, Seattle. 国際免疫学会（IUIS）誌。免疫学の現在の傾向がわかるすぐれた雑誌である。

Trends in Immunology. Elsevier Science Publications, Amsterdam. 免疫学者にとってのまさにすぐれた「新聞」。

〈ウェブサイト〉

本書の原著サイト（http://www.roitt.com）では，

- 400 の多肢選択問題で，学習の理解度が確認できる
- イラストや章ごとの主要なキーポイントが参照できる

〈主要な学術誌〉

主要学術誌の領域とインパクトファクターは表 2.1 に記載〉

3 抗　体

はじめに

抗体 antibody 分子は，本質的に，免疫防御において 2 つの重要な機能を果たす。1 つ目の機能は，外来物質（抗原）を認識して結合することである。通常，抗体は，宿主細胞によりつくられる構造とは異なる外来物質表面上の分子構造（抗原決定基）を認識して結合する。抗原決定基は通常，細菌表面のタンパク質や糖鎖，ウイルス表面のエンベロープスパイクといった外来物質上のくり返し構造として示される。一方，宿主の抗体は膨大な多様性をもつ分子構造を認識することができ，たとえばヒトは数十億の異なる分子構造に対する抗体を産生できる。この現象は**抗体の多様性**とよばれ，生体が病原体（しばしば突然変異を非常に起こしやすい）のもつ膨大な種類の分子構造に応答するのに必須である。

抗体は結合するだけで十分に病原体を不活化したり毒素を無毒化しうる。たとえば，抗体はウイルス表面を覆うことによりウイルスが標的細胞に入るのを阻止し，その結果，ウイルスを“中和”する。しかし多くの場合は，抗体分子に備わっている 2 つ目の機能が外来物質の除去を引き起こす。具体的には，特定の分子（エフェクター分子）が抗体に覆われた外来物質へ結合することにより，複雑な除去機構を引き起こし，たとえば，外来物質にさらに補体系タンパク質が結合して好中球やマクロファージなどの宿主免疫細胞による**ファゴサイトーシス**（貪食）phagocytosis を誘導するような機構が働く。これらの強力なエフェクターシステムは通常，抗原に結合していない遊離型の抗体によっては誘導されず，外来細胞表面に結合し集合体を形成した抗体分子によってのみ誘導される。抗体の血清中濃度が一般的に高いことを考えると，この機構はきわめて重要である。

抗体の役割分担

抗体分子が 2 つの機能を果たすためには，ある意味で正反対の条件が抗体分子に要求される。1 つ目の機能（抗原への結合）には，膨大な抗体の多様性が必要である。2 つ目の機能（抗原と結合後，補体などと結合すること）には，多くの異なる抗体分子が共通の特徴を共有することが必要になる。実際，それぞれ異なる抗体分子に対してこの難問を解決するのは現実的には難しいように思える。ところが抗体は，図 3.1 のように，この相反する必要性を満たすすばらしい構造をもっている。抗体は，3 つの部位から構成されている。そのうち 2 つはまったく同じ構成をもっており，抗原結合部位を含む Fab（fragment antigen binding）とよばれる部位である。Fab は抗体によって互いに異なる高頻度に多様な配列をもち，これにより抗体はユニークな結合特異性を発揮する。2 つの同一の Fab をもつことにより，外来抗原上に同一の抗原決定基が多数存在するような通常の状況では，抗体の抗原への結合は増強する。3 つ目の部位である Fc（crystallizable fragment）は，エフェクター分子への結合を担う。図 3.1 のように，抗体分子は Fab と Fc 両方からなる同一の重鎖（H 鎖）heavy chain 2 本と，Fab からなる同一の軽鎖（L 鎖）light chain 2 本から構成されている。抗体分子の 4 本のポリペプチド鎖構造のそれぞれの部分と抗原結合における機能的関連は，道しるべ 3.1 に示す一連の重要な実験により明らかになった。

免疫グロブリンの 5 つのクラス

抗体は**免疫グロブリン** immunoglobulin（immune protein）ともよばれる。抗体または免疫グロブリンには immunoglobulin G（IgG），IgM，IgA，IgD，IgE の 5 つのクラスが存在する。どの抗体クラスも基本的な 4 本のポリペプチド鎖から構成されているが，H 鎖が異なり，それぞれ γ，μ，α，δ，ε 鎖とよばれる。H 鎖の違いは主に抗体クラスの Fc 領域により決まり，抗原へ結合するときに異なるエフェクター機能を引き起こす。たとえば，IgM の抗原認識は補体の活性化を引き起こし，IgE の抗原認

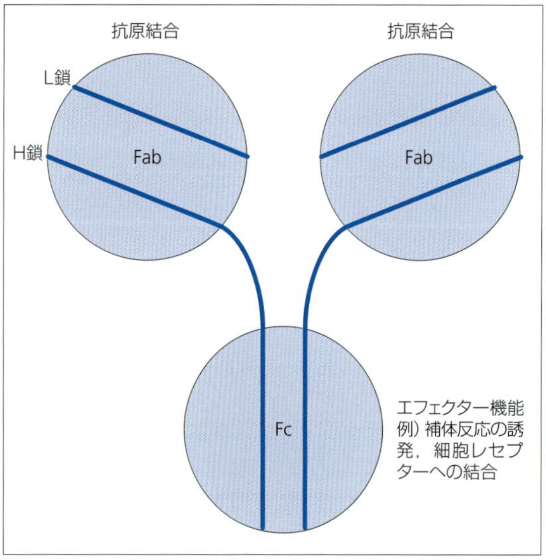

図 3.1　**抗体分子の概略。**抗体分子は 2 本の同一な H 鎖と 2 本の同一な L 鎖からなる 4 本のポリペプチド鎖から構成される。図に示すように 3 つの構造単位が存在する。2 つの同一な Fab は抗原に結合し，3 つめの構造単位である Fc はエフェクター分子に結合し，抗原の除去や母体から胎児への抗体の移行等を引き起こす。

識は（たとえ同じ抗原であっても）マスト細胞の脱顆粒とアナフィラキシー（血管透過性の亢進と平滑筋収縮）を引き起こす。これらの違いについてはくわしくは後述する。また，抗体クラスの構造の違いにより，図 3.1 に示した単量体の重合の様子が異なる。IgG と IgE は通常単量体として，IgM は五量体で存在する。IgA は血清中では主に単量体として，粘液中では主に二量体で存在する。

血清中の主要な抗体は IgG である。また，IgG はその構造と機能について最もよく知られているので，はじめに IgG についてくわしく述べることとする。他の抗体クラスについては IgG との関係から述べる。

IgG

IgG の Fab と Fc は，ヒンジ領域とよばれるポリペプチド鎖を介してつながっている。ヒンジ領域は，抗体を異なる機能的セグメントに切断するタンパク質分解酵素と接触する切断されやすい領域である（道しるべ 3.1）。図 3.2 a に IgG の詳細な構造を示した。L 鎖には，κ 鎖と λ 鎖の 2 種類が存在する。ヒトでは κ 鎖は λ 鎖に比べてやや多いが，マウスでは λ 鎖はまれである。H 鎖もまたいくつかのサブクラスに分けられる。サブクラスの数は生物種により異なっている。ヒトでは 4 つの**サブクラス** subclass が存在し，γ1, γ2, γ3, γ4 の H 鎖がそれぞれ IgG1, IgG2, IgG3, IgG4 を形成する（マウスでは IgG1, IgG2a, IgG2b, IgG3 の 4 つのサブクラスがある）。これらの抗体サブクラスは特にヒトにおいては非常に似通った一次配列をもっているが，その中で最も異なるのがヒンジ領域の配列である。抗体は，サブクラスによりエフェクター機能を引き起こす能力が異なる。1 つの抗体分子に存在する 2 本の H 鎖と 2 本の L 鎖はそれぞれお互いに完全に同一のものであり，ハイブリッド分子は知られていない。

抗体のアミノ酸配列の解析から，H 鎖と L 鎖の構造と機能について多くのことがわかってきた。しかし，抗体の配列解析は他のタンパク質に比べ困難を伴う。というのは，抗体分画がそれ自体ではとてつもなく不均一な混合物だからである。抗体のアミノ酸配列は，当初，**ミエローマ（骨髄腫）タンパク質** myeloma protein の研究から得られた。ヒトの多発性骨髄腫においては，1 種類の特定の抗体だけを産生する 1 つの細胞が，癌細胞と同様に，宿主の要求と無関係に制御不能な分裂をくり返す。そして，骨髄腫患者では 1 細胞由来のクローンである大量の細胞がすべて同一の免疫グロブリンを産生する。この免疫グロブリンはミエローマタンパク質として血清中にしばしば高濃度に産出されることになる。ミエローマタンパク質を精製することにより，配列解析に用いる単一抗体および応用のためのさまざまな手法が開発された。その後，**ハイブリドーマ技術** hybridoma technology が開発され，単一抗体，すなわち**モノクローナル抗体** monoclonal antibody を得る別の方法が得られた。ハイブリドーマは，1 つの抗体産生細胞を B 細胞の癌細胞と細胞融合させたもので，常に単一の抗体のみを産生する細胞クローンである。さらに，最近開発された**組換え抗体技術** recombinant antibody technology も，モノクローナル抗体を得るためのすばらしい手法である。

モノクローナル IgG タンパク質の配列を比較すると，L 鎖の C 末端側と H 鎖の C 末端側約 3/4 は，異なる IgG 分子間での配列変化はほとんどない。反対に，N 末端側のアミノ酸約 100 残基は，L 鎖と H 鎖の両方でかなりの配列変化を示す。さらに，多様性の高い**可変領域** variable region（V 領域）の中には，**超可変領域** hypervariable region とよばれる極度に多様性の高い比較的短い配列が存在する。この "hot spot" は，L 鎖と H 鎖にそれぞれ 3 カ所存在する。異なる IgG は異なる抗原を認識するので，超可変領域は抗原認識に関与すると考えられ，実際に，**相補性決定領域** complementarity determining region（CDR）ともよばれる。抗体認識における超可変

道しるべ 3.1　Ig 単量体の 4 本のポリペプチド鎖構造

初期の研究から，血清中の抗体活性の大部分は，電気泳動分画の高分子の位置に検出されることが示され，γ グロブリン（後に免疫グロブリン immunoglobulin：Ig）と名づけられた。最も多量に存在する抗体は二価の分子であり，これはすなわち 2 カ所の抗原結合部位をもち，沈降反応を起こす（図 6.2 参照）。

Ig の基本構造が明らかとなったのは Rodney Porter と Gerald Edelman の功績による。Ig を還元して内在性ジスルフィド結合を切断しても，ポリペプチド鎖は強力な非共有結合のために解離することはない。しかし，酸性状態においては，ポリペプチド鎖がプラスに荷電するために非共有結合による引力が失われ，ポリペプチド鎖どうしが解離する。解離したポリペプチド鎖は，ゲル濾過法により，より大きな H 鎖（IgG，IgA，IgD では約 55 kDa，IgM，IgE では約 70 kDa）とより小さな L 鎖（約 24 kDa）に分けられる。

このポリペプチド鎖がどのように集合し，IgG 分子を形成するのかを知る糸口になったのは，タンパク質分解酵素を利用した限定分解による。パパインは抗体の沈降作用を消失させるが，抗原に結合できる一価の Fab フラグメント（Fab＝fragment antigen binding）を 2 つをつくり出す。残りの部分は，抗原への親和性をもたず，Porter により Fc（crystallizable fragment）と名づけられた。ペプシン消化断片からは F(ab′)$_2$が分離された。F(ab′)$_2$は抗原を沈降することができ，両方の抗原結合部位を保持していたが，Fc は，さらに分解されていた。これらの観察から得られた構造的情報を図 M3.1.1 に示す。すなわち，Ig 分子は，多少の違いはあるものの，基本的な 4 本の単量体が 1 つのユニットを形成したものから構成され，このユニットが 1 つまたはそれ以上存在する。

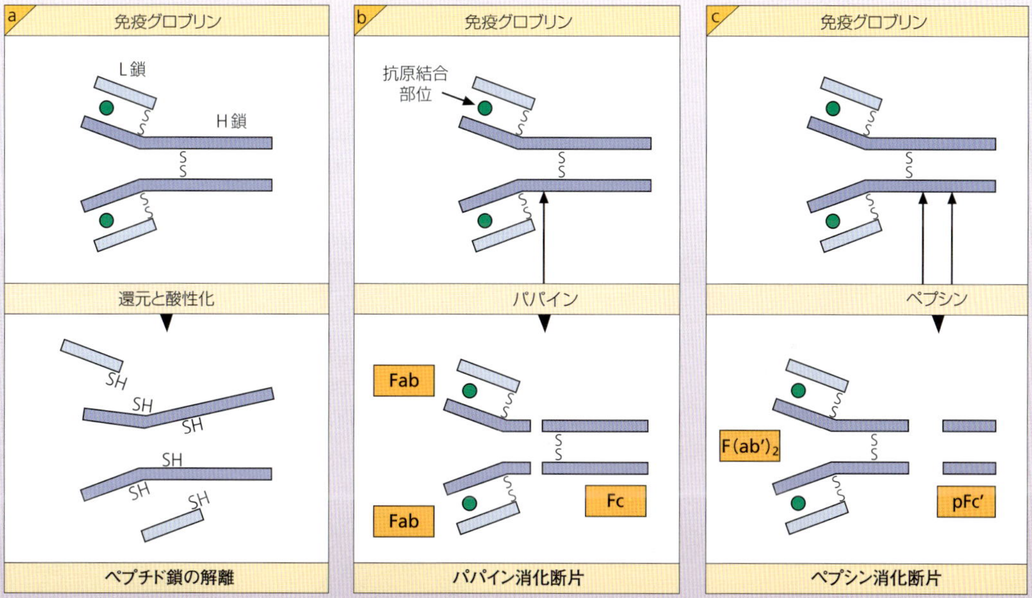

図 M3.1.1　2 本の同一な H 鎖と 2 本の同一な L 鎖により構成される抗体の基本ユニット（図は IgG について示す）。抗体の基本ユニットはポリペプチド鎖間の内在性ジスルフィド結合によりつながっているが，それぞれの構成ペプチド鎖に分解できる。タンパク質分解酵素のペプシン消化によりできる F(ab′)$_2$ は抗原結合部位を 2 つ保持しているが，パパイン消化によりできる Fab では抗原結合部位を 1 つしかもたない。ペプシン消化によって Fc 領域の C 末端側に形成された分解断片が pFc′フラグメントであり，非共有結合によって会合する。Fab フラグメントの H 鎖部分を Fd と表す。N 末端は各鎖の左側になるように示してある。

領域の構造の関与および定常領域と可変領域遺伝子の発生についてはもう少し後で説明する。

免疫グロブリン配列の比較により，IgG はジスルフィド結合を内部にもつ計 12 のお互いに似通った領域，ドメイン domain により構成されることが明らかになった。基本のドメイン構造は，抗体分子の構造と機能の関係を理解する上で重要なので後にまた取りあげる。図 3.2 b，c のように IgG の L 鎖は 2 つのドメインからなり，1 つは上記の V 領域に相当する部分で V_Lとよばれる。もう 1 つのドメインは**定常領域** constant region（C 領域）に相当し，C_Lとよばれる。一方，H 鎖は 4 つのドメインからなり，

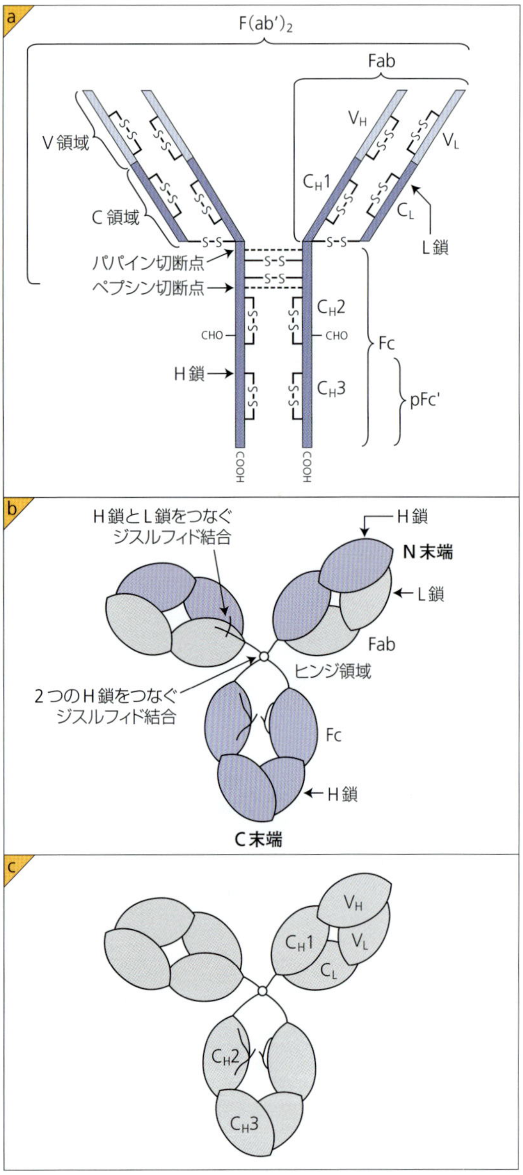

図 3.2　**IgG の 4 本鎖構造。**(a)ジスルフィド結合が 2 本の H 鎖，L 鎖どうしと H 鎖と L 鎖をつなぐ。また，鎖内ジスルフィド結合も存在する。タンパク質分解酵素消化によって分割される部位を図中に示す。(b)ドメイン構造。それぞれの H 鎖(青)は，Fab 部分において 2 つのドメインに折りたたまれた形を示し，ヒンジ領域を形成するポリペプチド鎖として伸長し，Fc 部分では 2 つのドメインをもつ折りたたみ構造をとる。L 鎖は，Fab を形成する 2 つのドメイン構造のみをもつ。ドメインどうしが対を形成することにより，Fab を形成する H 鎖と L 鎖が密接に相互作用し，ジスルフィド結合を介して結合する。2 本の H 鎖は，ヒンジ領域でジスルフィド結合により架橋され，C 末端側のドメインが密接に相互作用して対を形成する。ヒンジ領域のジスルフィド結合数は IgG サブクラスによって異なる。(c)ドメインの命名法。H 鎖は V_H，C_H1，C_H2，C_H3 ドメインよりなる。L 鎖は V_L，C_L ドメインよりなる。C_H2 以外のすべてのドメインは対を形成する。C_H2 ドメインでは 2 本の分岐した N 型糖鎖が存在し，ドメイン間の接触を制限する。各ドメインの分子量は約 12 kDa であり，Fab と Fc では〜約 50 kDa，IgG 全体では約 150 kDa である。抗原認識は V_H，V_L ドメイン，補体反応は C_H2 ドメイン，白血球 Fc レセプターの結合は C_H2 ドメイン，胎児型 Fc レセプターの結合は C_H2，C_H3 ドメインが関与する(本文参照)。(Burton D. R. Structure and function of antibodies. In : New Comprehensive Biochemistry series, Vol. 17 : Molecular genetic of immunoglobulin, F. Calabi and M. S. Neuberger〈eds〉. Elsevier, pp.1–50，1987)。

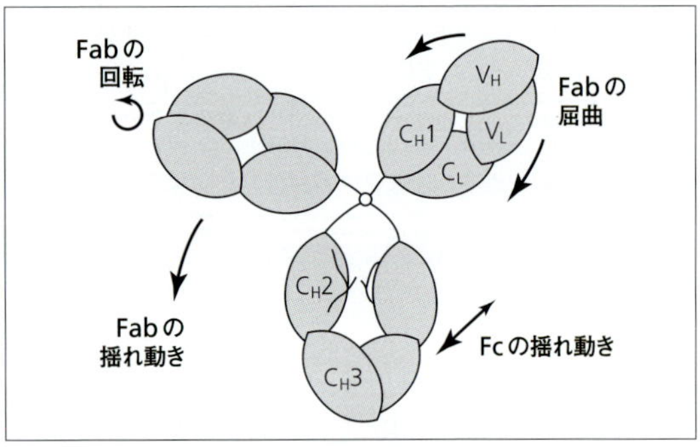

図 3.3　**IgG 分子のフレキシビリティー。**IgG 分子のフレキシビリティーは電子顕微鏡(図 3.10)と生物物理学的手法を用いた研究で明らかにされた。IgG 分子のフレキシビリティーにより，抗原認識とエフェクター機能の多様性が生まれると思われる。

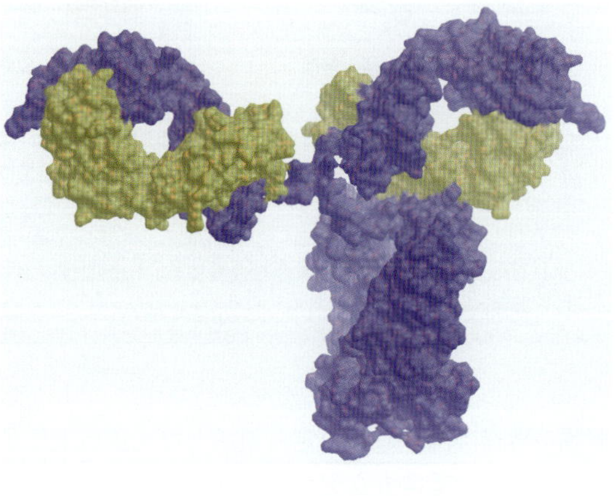

図 3.4　**ヒト IgG の立体構造。**図に示す抗体は，HIV 表面の糖タンパク質である gp120 を認識する。H 鎖を青，L 鎖を黄緑色で示す。Y 字型に描かれる IgG 構造の図と比べ，この“スナップショット”では Fc(図中下部)が“側面”を向いており，また一方の Fab 側に近づいている。(Erica Ollmann Saphire 提供)。

Fab に相当する V_H，C_H1 と，Fc に相当する C_H2，C_H3 がヒンジ領域を介してつながっている。抗原の結合は Fab の先端である V_L と V_H の特性の組合せにより規定され，エフェクター分子との結合は Fc を構成する C_H2 と C_H3 の両方または片方により決まる。

C_H2 以外のドメインはそれぞれ横に位置するドメインと対を形成している（図 3.2 b，c）。C_H2 どうしは対を形成し，その間に糖鎖が 2 本存在する。また，各ドメインは同じポリペプチド鎖上の隣接するドメインとも弱くシス結合する。

ヒト IgG1 は，図 3.2 で示されるように，Fab と Fc により Y 字型の構造を示す。これは抗体分子の古典的な示し方で，多くの会議や会社のロゴとしても使用されている。実際には，IgG は図 3.3 のように非常にフレキシビリティーの高い分子で，図 3.2 の表記は抗体分子の取りうる多くの形のうちの 1 つと考えられる。抗体分子の立体構造のフレキシビリティーは，IgG の機能を促進すると考えられている。したがって，抗体は Fab どうしのフレキシビリティーによってその“両手の届く範囲”を変え，異なる細胞上の異なる間隔で並ぶ抗原決定基と結合したり，毒素と結合して複雑な免疫複合体を形成することができる（Y 字型から T 字型への変化を想像してほしい）。Fc と Fab 間のフレキシビリティーは，たとえば異種細胞上で抗体が共通のエフェクター分子と機能的に相互作用するのに役立ちうる。図 3.4 に結晶構造解析によるヒト IgG の立体構造を示した。この構造は古典的な Y 字型とはかなり異なる。Fc は一方の Fab に近づいており，また Fab に対して回転している。この構造は単に抗体がそのフレキシビリティーによって取りうる多くの構造のうちの 1 つであり，“スナップショット”ともいえる。

図 3.2〜図 3.4 を見ると IgG のドメイン構造が明らかである。それぞれのドメインは共通するポリペプチド鎖の折りたたみ構造をもっている（図 3.5）。この“Ig ドメイン”は 2 つのねじれて重なった β シートからなり，内部には疎水性アミノ酸が入り込んでいる。2 つの β シートの中央にはジスルフィド結合が存在し，この配置を安定化している（ジスルフィド結合は図 3.2 にも示した）。2 つの β シートは 4 本と 3 本のそれぞれ逆向きの β ストランドよりなる。これらのストランドは**フレームワーク領域** framework region ともよばれ，通常は二次構造を形成しないループと折りたたみ構造を連結している。β シートを形成するアミノ酸残基は比較的保存されているが，ループ構造を形成するアミノ酸残基は非常に多様性が高い。図 3.5 に C 領域のポリペプチド鎖折りたたみ構造を示した。V 領域ドメインの β シート構造は C 領域ドメインよりも歪曲しており，さらに V 領域ドメインはループ構造を 1 つ多くもっている。

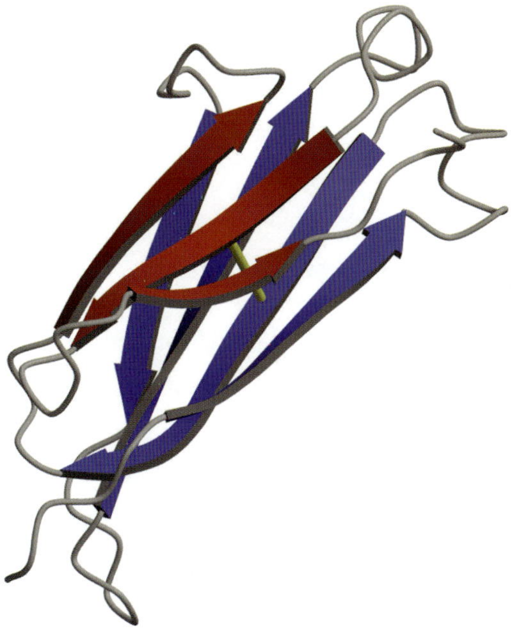

図 3.5　Ig の折りたたみ構造（免疫グロブリンフォールド）。お互いに逆向きの β ストランド 3 本からなる β シート（赤）は，β ストランド 4 本からなる β シート（青）と相互作用する。β シートの構成はこれらをつなぐジスルフィド結合により安定化している。β ストランドは，ヘリックスや折れ曲がり部分やその他の構造とつながっている。図に示す構造は，すべての Ig と Ig 様ドメインで見られる基本なものである。

▶ Fab の構造

4 つの独立したドメインは 2 つずつ対になっている（図 3.6）。V_H と V_L ドメインはそれぞれ 3 本のストランド（図 3.5 の赤）からなる 2 つの β シートの層を介し，一方，C_H1 と C_L ドメインは 4 本のストランド（図 3.5 の青）からなる 2 つの β シートの層を介して接し，対を形成する。ドメインが相互作用する面はおもに疎水性なので，ドメインを対にする力は疎水性アミノ酸残基を水から遠ざけることになる。このような配置は C_H1 と C_L ドメイン間のジスルフィド結合によりさらに強固なものとなる。

横向きの相互作用と異なり，縦向きのシス結合である V_H-C_H1 と V_L-C_L 間の結合は非常に弱く，“くの字”を形成する程度である。この“くの字”は結晶構造解析により 137〜180° の間で変化することがわかっている。

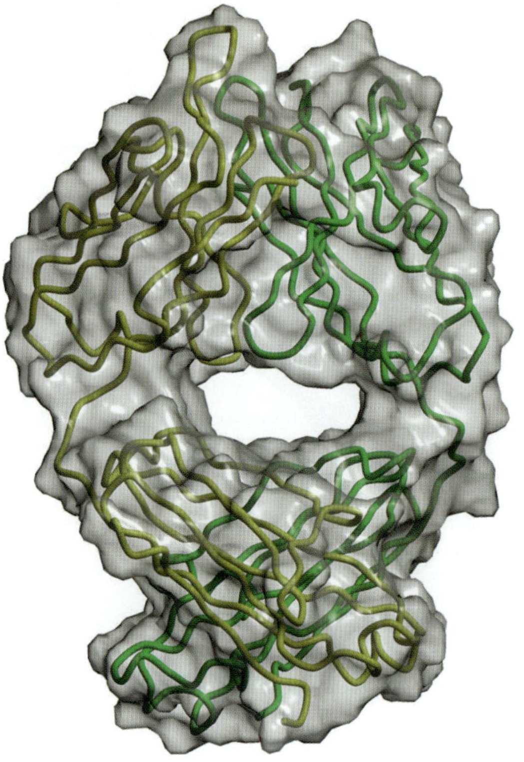

図 3.6　**Fab の構造。** H 鎖を黄緑，L 鎖を緑で示す。V_Hと V_Lドメイン(図中上部)は，3 本のストランドをもつβシート(図 3.5 の赤で示す部分)を介して対を形成し，会合する。C_H1 と C_Lドメインは，4 本のストランドをもつβシート(図 3.5の青で示す部分)を介して会合する。(Robyn Stanfield 提供)。

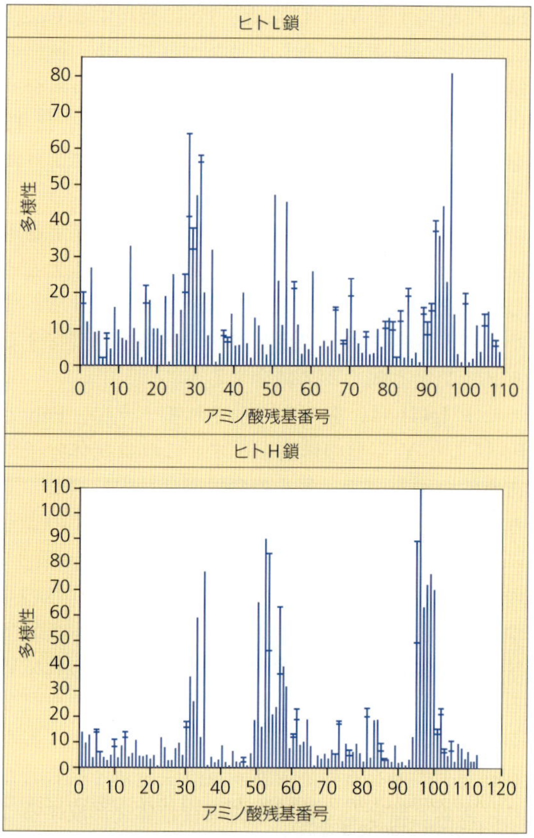

図 3.7　**ヒト IgG H 鎖 V ドメインのアミノ酸多様性。** 特定の位置でのアミノ酸の多様性は，その位置で異なるアミノ酸が出現する数を最も頻繁に見られたアミノ酸の出現頻度で割った比率により表される。CDR 領域は，多様性の明らかなピークとして，フレームワーク領域はその間の多様性の低い部分としてプロットされる。(Dr. E. A. Kabat 提供)。

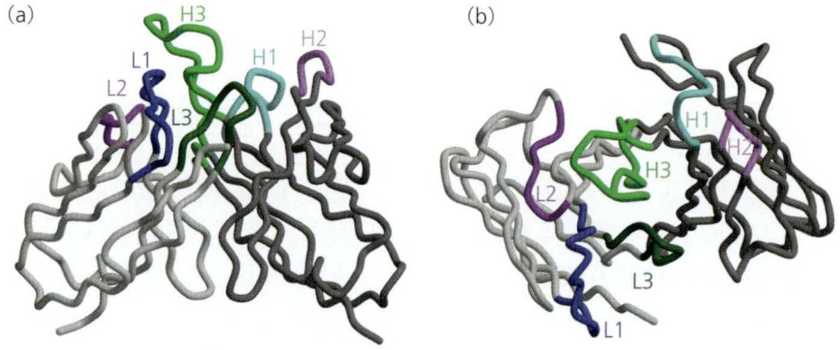

図 3.8　**CDR 領域(多様性ループ)は Fab 先端で抗体結合部位を形成する。** V_Hと V_Lドメインを(a)側方からと(b)上方から見たところを示す。計 6 カ所の CDR 領域(図 3.7)は，H 鎖と L 鎖においてそれぞれ 1～3 の番号で示されている。(Robyn Stanfield 提供)。

▶ 抗体結合部位

抗体のアミノ酸配列比較と構造解析の結果から，抗体がどのくらい多様な分子を認識できうるのかが明らかとなってきた。抗体の V 領域ドメインには，6 カ所の超可変領域が存在する(図 3.7)。超可変領域は，抗体分子間でアミノ酸配列に高頻度に変異が見られる部位である。また，抗原−抗体複合体の構造解析の結果から，この超可変領域すなわち CDR は立体的に見ると 1 カ所に集まっており，抗原に結合する抗体結合部位を形成していることがわかった(図 3.8)。

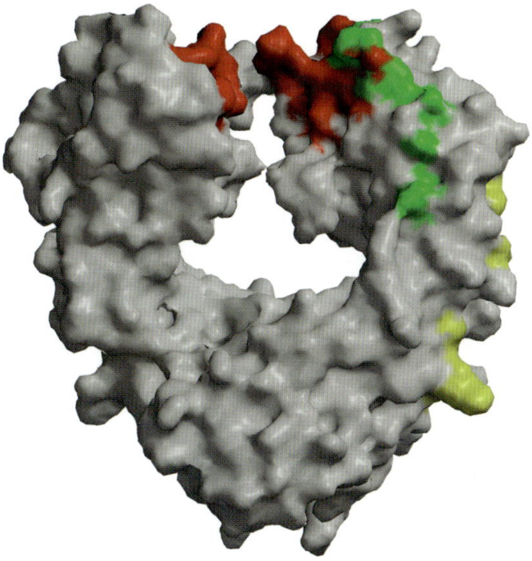

図 3.9　ヒト IgG の Fc 構造。C_H3 ドメイン(図中下部)は対を形成する。C_H2 ドメインは対を形成せず，2 本の糖鎖がドメイン間に挟まっている。図には FcγRⅢ(赤)，補体 C1q(緑)，胎児型 Fc レセプター FcRn(黄)に対する白血球への結合部位を示す。FcγRⅢと FcRn 結合部位は結晶構造解析(Sondermann *et al.*〈2000〉*Nature* **406**，267；Martin *et al.*〈2001〉*Molecular Cell* **7**, 867)から，C1q 結合部位は変異導入解析。(Idusogie *et al.*〈2000〉*Journal of Immunology* **164**，4178)から明らかとなった。(Robyn Stanfield 提供)。

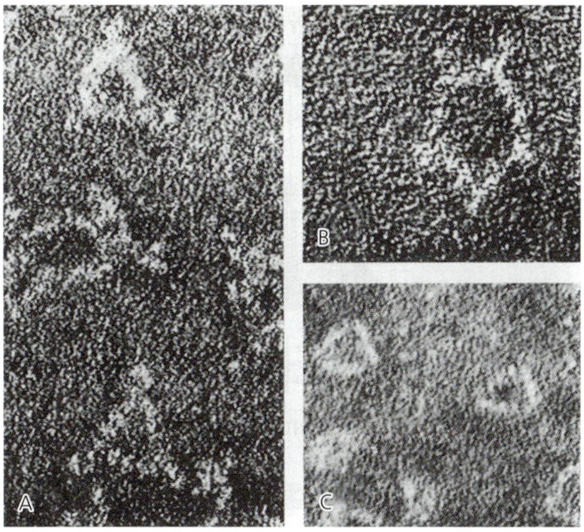

図 3.10　(A, B)二価のハプテンである DNP とウサギ抗 DNP 抗体を混合した際に形成される複合体の電子顕微鏡写真(×1,000,000)。リンタングステン酸は，タンパク分子間に浸透して電子密度が高く，暗く見える。したがってタンパク質は電子線により明るく浮き出て見える。この図に示すハプテンは Y 字型の抗体と結合して三量体(A)や五量体(B)を形成する。Y 字型の Y の角度の変化はヒンジ領域のフレキシビリティーによる。(C)(A)のように Fc をペプシン消化した $F(ab')_2$ も三量体を形成する(×500,000)。$F(ab')_2$ 三量体では，(A)で示されるように，複合体の角では Fc の突出部が見られない。(Valentine R. C. & Green N. M.〈1967〉*Journal of Molecular Biology* **27**，615. Dr. Green, Academic Press, New York)。

▶ Fc の構造

IgG の Fc(図 3.9)においては，他の場合と同様に C_H3 ドメイン 2 つは対を形成している。一方，C_H2 ドメイン 2 つはほとんど相互作用しないが，C_H2 ドメイン間には 2 本の分岐した N 型糖鎖が存在し，ドメイン間の接触を制限している。この糖鎖は抗体ごとに異なり，非常に不均一である。また，C_H2 ドメインにはいくつかのエフェクター分子との結合部位が存在する。特に重要なのは，図 3.9 に示した補体 C1q と Fc レセプターとの結合部位が存在することである。胎児の Fc レセプターは，IgG と結合してその長い血清中半減期を維持させるのに重要である。Fc レセプターは IgG の C_H2 と C_H3 ドメインの間に結合する。IgG を精製するのによく用いられるプロテイン A もまたこの部位に結合する。

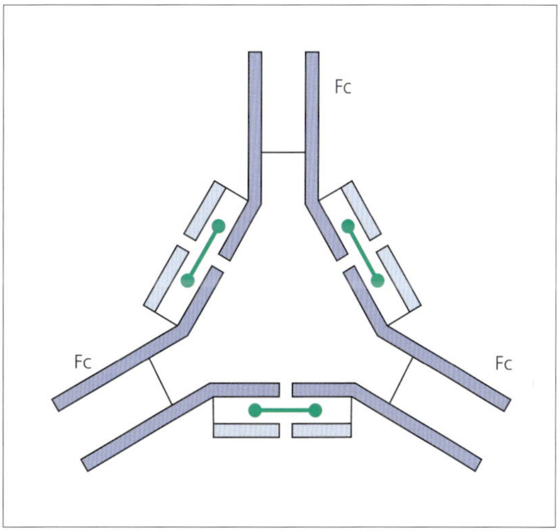

図 3.11　抗 DNP 抗体は二価抗原(●—●)を介して三量体を形成する。図 3.10A に相当する。ペプシン消化により Fc が取り除かれると，角の部分がなくなる(図 3.10C)。

▶ ヒンジ領域と IgG のサブクラス

“ヒンジ”という言葉はウサギ IgG の電子顕微鏡写真(図 3.10)から生じた。この写真でウサギ IgG の Fab は，ほとんど 0° に近いもの(鋭角な Y 字型)から 180°(T 字型)まで異なる角度を取っている。この Fab はジニトロフェニル dinitrophenyl (DNP) 特異的であり，DNP の両側の炭化水素鎖末端にそれぞれ結合することができる。図 3.10，図 3.11 のように，複数の Fab が異なる Fab-Fab 角度をとって 2 価の抗原に結合し，異なる形の複合体として観察できる。また，他の生物物理学的手法により可溶型 Fab ヒンジ領域のフレキシビリティーが解析された。Fab のフレキシビリティーが見られるのは，通常 Fab が異なる間隔で並ぶ抗原決定基をもつ 2 価抗原を認識するときである。ヒト IgG には 4 種のサブクラスが存在するが，各サブクラス間の最も大きな違いは，ヒンジ領域の長さとその性質である。IgG1 については前述した。IgG3 のヒンジ領域は最も長く，Fc の約 2 倍の長さがあるので，IgG3 の Fab は Fc から離れた場所に位置することのできる可能性がある。反対に，IgG2 と IgG4 のヒンジ領域は短いので，Fab と Fc を近づけることができる可能性がある。おもしろいことに，IgG1 と IgG3 は，通常 IgG2 と IgG4 よりも補体活性化や ADCC (抗体依存性細胞媒介性細胞傷害) 等のエフェクター機能を媒介する能力が高い。

免疫グロブリンの構造と機能

免疫グロブリンのクラスは，それぞれ，生体防御において異なる役割を果たす (表 3.1)。各クラスの機能の違いは，Ig ドメインの 4 本のポリペプチド鎖の配置とその周辺を構成する構造の違いと関連がある (図 3.12)。IgG は単量体であり，粘膜以外の組織中と血清中で最も主要な抗体である。IgG は病原体を直接不活化することができ，また補体や Fc レセプター等のエフェクター機能を引き起こす分子との相互作用を担う。IgM は五量体を形成して血清中に存在し，強力に補体を活性化できる。単量体 IgM は膜結合型抗体として存在し，B 細胞が抗原を認識する際の主要な抗体レセプターである (図 2.10 参照)。IgM は IgG と異なりヒンジ領域のかわりに C ドメインを 1 対多くもっている。IgA には可溶性の抗体型が 3 種存在する。単量体 IgA と二量体 IgA は血清中に存在し，Fc レセプター特異的 IgA を介して病原菌とエフェクター細胞が相互作用するのを助けている。二量体 IgA は 2 つの単量体 IgA が J 鎖とよばれるポリペプチド鎖により連結されている。分泌型 IgA (詳細は後述) は，二量体 IgA とさらに分泌成分として知られるタンパク質により形成され，微生物の攻撃から粘膜表面を守るのにきわめて重要である。ヒト IgA には 2 種のサブクラスが存在する。IgA2 は IgA1 よりもヒンジ領域が短く，細菌の分泌するタンパク質分解酵素による攻撃に対して，より抵抗性が高い。IgE は単量体であり，血清中に通常非常に低い濃度で存在する。実際，ほとんどの IgE はおそらくマスト細胞上の IgE Fc レセプターに結合している。IgE へ抗原が結合すると IgE Fc レセプターが架橋され，免疫防御を促進する急性炎症反応を誘発する。IgE の抗原への結合は，特定の抗原 (アレルゲン) に対しては不要なアレルギー症状を引き起こすことがある。IgE は IgM と同様にヒンジ領域に C ドメインを IgG よりも 1 対多くもっている。IgD は，はじめ B 細胞表面の抗原レセプターとして IgM とともに発見された。IgD は単量体でヒンジ領域が長く，リンパ球の活性化と抑制の制御に関与すると考えられている。

ヒト IgA1 および IgE の Fc 構造を図 3.13 に示

表 3.1　ヒト Ig の分類。

抗体クラス	ヒトサブクラス	主たる抗体の型	ポリペプチド	主要な存在場所	補体活性化経路
IgG(γ)	IgG1 IgG2 IgG3 IgG4	単量体	γ2，L2	血清(～12 mg/ml)，組織	IgG3>IgG1>>IgG2>>IgG4 (古典的経路)
IgA(α)	IgA1 IgA2	単量体	α2，L2	血清(～3 mg/ml)：単量体 90%，二量体 10%	活性化する (マンノース結合レクチン経路)
		二量体	$(\alpha2, L2)_2$，J		
		分泌型	$(\alpha2, L2)_2$，J，SC	粘液，乳汁，初乳，涙	
IgM(μ)		五量体	$(\mu2, L2)_5$，J	血清(～1.5 mg/ml)	活性化する (古典的経路)
IgE(ε)		単量体	ε2，L2	血清(0.05 mg/ml)	活性化しない
IgD(δ)		単量体	δ2，L2	血清(30 mg/ml)	活性化しない

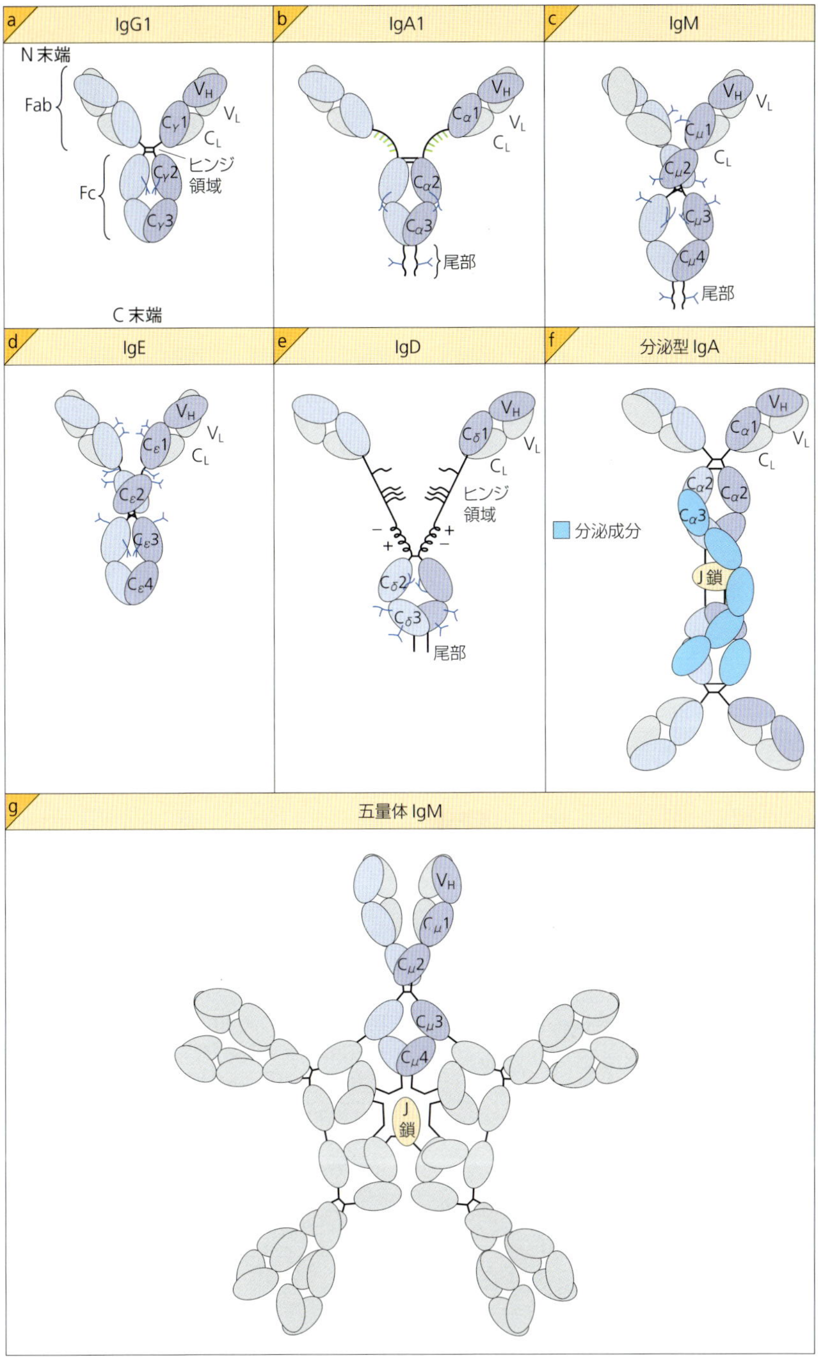

図 3.12　**抗体クラスの構造。** 2 つの H 鎖はそれぞれ濃い青と薄い青で（ドメインの対形成を示すため。H 鎖は同一である），L 鎖は灰色で示す。分岐した N 型糖鎖は青で，直鎖の O 型糖鎖は緑で示す。H 鎖ドメインは H 鎖の抗体クラスにより名づけられている。たとえば，IgG の C_H2 ドメインは Cγ2 とよばれる。IgG，IgA，IgD では Fc はヒンジ領域を介して Fab とつながっている。IgM と IgE では H 鎖ドメインが他の抗体クラスよりも 1 つ多く，ヒンジ領域のかわりにここで対を形成する。IgA，IgM，IgD は，H 鎖 C 末端に尾部をもつ。IgA は単量体または二量体である。IgM は五量体である。(a)IgG1。他のヒト IgG サブクラスとヒト以外のほとんどの種の IgG は同様の基本構造をとるが，特にヒンジ領域の長さと性質が異なる。(b)IgA1。IgA1 の構造は IgG と類似するが，ヒンジ領域が長く，O 型糖鎖をもつ。Fc も IgG1 とは一部異なる（図 3.13）。IgA2 はヒンジ領域が短く，主要なアロタイプでは L 鎖はジスルフィド結合により H 鎖と結合せず，L 鎖どうしが結合する。(c)IgM 単量体ユニット。この図は μ と γ の H 鎖アミノ酸配列の比較により描かれている。(d)IgE。IgE は IgM 単量体ユニットと類似する。(e)IgD。ヒンジ領域は，電荷に富みヘリックスを形成しうる領域と，O 型糖鎖に富む領域に分けられる。ヒンジ領域の構造は，溶液中では図よりも縮まっている。IgD はタンパク質分解酵素に高感受性であり，よって血清中では不安定である。ヒトとマウスの Ig 構造は一般的によく似ているが，マウス IgD の構造はヒトと異なる。(f)分泌型 IgA（図 3.19）。(g)IgM 五量体。平面的な星型の分子として示してある。(c)の単量体ユニットを色で示した。(f)と(g)では糖鎖構造を表記していない。また，Fab は回転して平面的な構造が変化し，2 つ折りの構造をとりうる（図 3.14）。

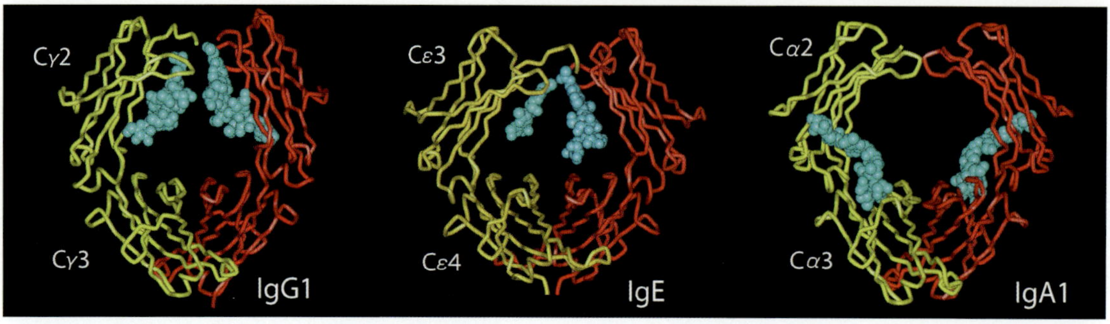

図 3.13　**ヒト IgG1，IgE，IgA1 の Fc 構造。**図は Fc と Fc レセプター複合体の結晶構造解析による。2 つの H 鎖は赤と黄，最後から 2 番目のドメインの間に挟まれている N 型糖鎖は青で示す。IgE では，抗体の Fc を形成する Cε2 ドメインについては示されていない。IgA1 では，N 型糖鎖は IgG1 と IgE とは異なる位置につく。また，Cα2 ドメインの端がジスルフィド結合によりつながる。(Jenny Woof 提供。Woof J. M. and Burton D. R.〈2004〉*Nature Reviews Immunology* **4**, 89–99)。

し，IgG1 と比較した。この図のどの抗体クラスにおいても最後から 2 番目のドメインの間には糖鎖が挟まれており，対を形成していない。

▶ 抗体と補体

細菌等の病原体表面に IgG が結合して架橋されると，そこに補体 C1 が六量体 C1q を介して結合するようになる(図 2.2 参照)。すると補体の古典的経路が活性化し，多くの過程を経て病原体が排除される。IgG サブクラスはそれぞれ異なる影響を与える。IgG1 と IgG3 は IgG サブクラスの中で最も強く補体を活性化する。IgG2 は，細菌の糖鎖抗原が高密度に存在するようなときのみ補体を活性化しうる。IgG4 は補体活性化を引き起こさない。一般的に，抗原の性質と周囲の状況が補体活性化の程度に影響を及ぼす。

IgM は IgG と異なる機構で補体を活性化する。IgM はすでに多量体(五量体)であるが，補体の結合に関しては不活性型である。IgM が多価抗原に結合すると IgM の立体構造が変わり，C1q の結合部位が露出することによって補体の古典的経路が活性化される。電子顕微鏡観察によるとこの立体構造変化は，“星型”から“コの字型”への移行(図 3.14)し，このとき Fab は Fc 平面から移動することがわかった。IgM 抗体 1 価の相互作用，たとえば，IgM の可溶性 1 価抗原への結合や IgM から Fab を精製したものの抗原への結合は，比較的低親和性である。しかしながら，多量体 IgM としての機能的な親和性(アフィニティー affinity)(アビディティー avidity)は，多価抗体と抗原の相互作用(p.92 参照)により強化され，正確には補体活性化においてもっとも促進される。

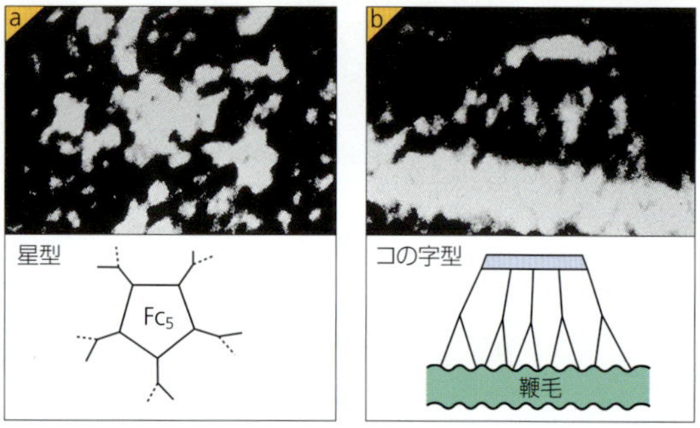

図 3.14　**補体活性化による IgM の構造変化。**(a)IgM の“星型”構造。抗体と複合体を形成していない IgM は，電子顕微鏡写真上，“星型”の構造を示す(図 3.12g 参照)。(b)“コの字型”構造。*Salmonella paratyphi* の鞭毛へ結合したヒツジ IgM の電子顕微鏡写真。5 つの $F(ab')_2$ユニットと Cμ2 ドメインが，Fc 平面から“コの字型”または“カニ脚型”の構造へと位置を変えている。補体 C1 は，抗原と IgM の複合体(コの字型)の結合によって活性化されるが，一方“星型”の IgM ではこの相互作用は非常に弱く有効な活性化に至らない。すなわちこの構造変化は，補体活性化に重要な役割を果たす。Fab の移動により，IgM Cμ3 ドメインの C1q 結合部位が露出すると考えられる。これは IgM のパパイン消化により得られる Fc5 分子が，抗原なしで補体を直接活性化できることからもいえる。(図の電子顕微鏡写真は陰性染色，× 2.10^6，すなわち 1 mm が 0.5 nm を表す。写真は Dr. A. Feinstein，Dr. E. A. Munn 提供)。

▶ 抗体とヒト白血球 Fc レセプター

特異的ヒト Fc レセプターは，IgG, IgA と IgE で見つかっている(表 3.2)。Fc レセプターは抗体のクラスやサブクラスにより特異性が異なり，また抗体の結合状態(単量体か，あるいは抗原との複合体を形成した抗体か)により親和性が異なる。さらに，Fc レセプターを発現する白血球の種類や，そのシグナル伝達機構によっても異なる。白血球 Fc レセプターのほとんどは互いに構造的に相似性をもち，Ig

表 3.2　ヒト白血球 Fc レセプター。(Woof J. M. & Burton D. R.〈2004〉Nature Reviews Immunology 4, 89)。

	FcγRⅠ(CD64)	FcγRⅡ(CD32)			
分子量(kDa)	50〜70	40			
主要なアイソフォーム	FcγRⅠa	FcγRⅡa		FcγRⅡb	FcγRⅡc
アロタイプ		LR	HR		
ヒト Ig への特異性*	IgG=3>4 IgG2 は結合しない	IgG3≥1=2 IgG4 は結合しない	IgG3≥1⋙2 IgG4 は結合しない	IgG3≥1≫2>4	ND
単量体 Ig の親和性(M^{-1})	高い(10^8〜10^9)	低い(<10^7)	低い(<10^7)	低い(<10^7)	低い(<10^7)
シグナル伝達モチーフ	γ鎖 ITAM	α鎖 ITAM		α鎖 ITIM	α鎖 ITAM
発現細胞	単球，マクロファージ，DC，好中球(IFNγ刺激後)，好酸球(IFNγ刺激後)	単球，マクロファージ，好中球，血小板，膵島細胞		単球，マクロファージ，B 細胞	単球，マクロファージ，好中球，B 細胞

	FcγRⅢ(CD16)		FcεRⅠ	FcεRⅡ(CD23)		FcαRⅠ(CD89)
分子量(kDa)	50〜80		45〜65	45〜50		
主要なアイソフォーム	FcγRⅢa	FcγRⅢb	FcεRⅠ	FcεRⅡa	FcεRⅡb	FcαRⅠa
アロタイプ			NA1 と NA2			
ヒト Ig への特異性*	ND	IgG1=3⋙2=4	IgE	IgE		血清 IgA1=2，SIgA1=SIgA2
単量体 Ig の親和性(M^{-1})	中程度(10^7)	低い(<10^7)	非常に高い(10^{10})	低い(<10^7)		中程度(10^7)
シグナル伝達モチーフ	γ鎖 ITAM	シグナル伝達モチーフなし。Glycan phosphatidylinositol(GPI)アンカーにより細胞膜に結合	γ鎖 ITAM，β鎖も存在するが機能は明確ではない	C 型レクチン	C 型レクチン	γ鎖 ITAM
発現細胞	マクロファージ，NK 細胞，γδT 細胞，単球の一部	好中球，好酸球(IFNγ刺激後)	マスト細胞，好塩基球，膵島細胞，活性化単球	B 細胞	B 細胞，T 細胞，単球，好酸球，マクロファージ	好中球，単球，マクロファージの一部，好酸球，クッパー細胞，DC の一部

*さまざまなリガンドの各レセプターへの親和性の比較は，最も親和性の高いアイソタイプからの減少段階で示した。<と=は親和性の違いとして用いた。

遺伝子スーパーファミリーのメンバーとして進化してきた。Fc レセプターはα鎖とよばれるリガンド結合鎖をもち，しばしば膜貫通領域で common FcRγ鎖二量体と複合体を形成する。common FcRγ鎖は，多くのレセプターのシグナル伝達において重要な役割を果たす。FcRγ鎖は，細胞質領域に活性化レセプターである immunoreceptor tyrosine-based activation motif(ITAM)をもっており，活性化シグナルの開始に重要である。いくつかの Fc レセプターα鎖は自身の細胞質領域に ITAM をもっており，またある Fc レセプターのα鎖は抑制性レセプター immunoreceptor tyrosine-based inhibitory motif(ITIM)をもっている。

IgG を結合するヒト白血球 FcγR(Fcγレセプター)は 3 種類知られ，それぞれいくつかの変異型をもつ。これとは別に胎児 Fc レセプター(FcRn)も IgG を結合できるが，FcRn については後述する。

FcγRⅠ(CD64)は，単量体 IgG と高親和性をもつ。FcγRⅠ以外の Fc レセプターはリガンド結合鎖の細胞外領域に Ig 様ドメインを 2 つもつが，FcγRⅠは Ig 様ドメインを 3 つもっている。FcγRⅠは，単球，マクロファージと樹状細胞上に恒常的に発現し，好中球と好酸球上では，IFNγと G-CSF(granulocyte colony-stimulating factor)刺激により発現が誘導される。反対に，FcγRⅠはIL-4とIL-13刺激により発現が低下する。構造的には，FcγRⅠはIgGを結合するα鎖と，ITAMをもつγ鎖ホモ二量体からなる。FcγRⅠは細胞表面で単量体IgGを結合し，それによって，その細胞が次回同じ抗原と出会う際の感作状態を生み出す。この現象の主要な機能はおそらく，ファゴサイトーシスと抗原提示の促進，および抗体依存性細胞媒介性細胞傷害（ADCC；p.31参照）として知られるIgGで覆われた標的細胞に対する細胞傷害である。

FcγRⅡ（CD32）は，単量体IgGに対する親和性は非常に低いが，抗原-抗体複合体や抗体で覆われた細胞上のIgGに対してはより高い親和性で結合する。したがってFcγRⅡをもった細胞は，単量体IgGが高濃度に存在する血清中において，抗体で覆われた標的細胞に特異的に結合することができる。FcγRⅡは，単一のアイソフォームであるFcγRⅠと異なり，複数のアイソフォームをもち，ほとんどの白血球表面上に発現している（表3.2）。IgG複合体がFcγRⅡに結合すると，ファゴサイトーシスが起こり，また血小板と反応することで血栓症を引き起こす。FcγRⅡaはファゴサイトーシスとADCCを媒介し，一方，FcγRⅡb2は（FcγRⅢも同様に）抗原提示を引き起こすエンドサイトーシスを媒介する。B細胞上のFcγRⅡb1は免疫複合体のエンドサイトーシスを引き起こさないため，B細胞はB細胞レセプター（BCR）のエンドサイトーシスにより主に同族抗原（訳注：BCRに結合した抗原のこと）のみを提示する。実際，FcγRⅡbの細胞内ドメインにはITIMがあり，ITIMのシグナルは細胞の反応性を負に制御する。ITIMの反応はB細胞においてはIgG抗体産生においてネガティブフィードバックを媒介する（p.212参照）。したがってFcレセプターは，食細胞ではリガンドの細胞内への取込みに関与し，一方，B細胞においては細胞内への取込みができず，かわりにリンパ球制御に関与している。

FcγRⅢ（CD16）も単量体IgGに対する親和性は低いが，凝集したIgGに対しては低～中程度の親和性を示す。FcγRⅢ遺伝子は2つあり，それぞれFcγRⅢaとFcγRⅢbのアイソフォームをコードしており，IgGに対する親和性はFcγRⅢaでは低く，FcγRⅢbでは中程度である。FcγRⅢaはほとんどの白血球に発現しており，一方FcγRⅢbは主に好中球に限局して発現している。FcγRⅢbはFcレセプターの中でも唯一，膜貫通領域ではなくGPIアンカーを用いて発現している。FcγRⅢaは単球とマクロファージではシグナル伝達を担うγ鎖二量体と結合しており，NK細胞ではζまたはγ鎖の一方または両方がシグナル伝達を担う。

これらのシグナル伝達分子はTGFβ（transforming growth factor β）により発現が上昇し，IL-4により低下する。機能的には，FcγRⅢaはNK細胞によるADCC，そしてマクロファージによる血中からの免疫複合体の除去に重要である。たとえば，チンパンジーにおいてIgGで覆われた赤血球の血中からの除去は，抗FcγRⅢモノクローナル抗体の単量体Fabフラグメント投与により阻害される。また，FcγRⅢbの架橋は好中球によるスーパーオキシド産生を刺激する。

IgEにおいては，異なる2種類のFcεRが知られている。IgEのFcεRⅠへの結合の特徴は，その相互作用の親和性が強いことと解離速度の遅いこと（複合体の半減期は20時間以下である）である。FcεRⅠは，FcγR同様の構造のリガンドを結合するα鎖と，β鎖，そしてFcRγ鎖二量体からなる複合体を形成する。FcεRⅠを介してマスト細胞が抗原へ接触すると，細胞内に蓄積した血管作動性アミンとサイトカインが放出され，アラキドン酸由来の多様な炎症性物質が合成される（図1.15参照）。この反応は，アトピーをもつ人が，たとえば花粉等のアレルゲンと接触した際に起こるもので，花粉症や外因性喘息の症状の原因となる。IgEの主要な生理的機能は，血漿因子とエフェクター細胞の局所への移動により急性炎症反応を誘発し，外傷性また感染性の侵入からその組織を守ることである。粘膜でのIgAによる防御を突破した病原体がマスト細胞上の特異的IgEに捕捉されると，血管作用性因子と多核白血球に対する化学走化性因子が放出され，血漿IgG，補体，好中球，好酸球の組織への流入が惹起される（p.33参照）。これと同様の機構で，好酸球はIgGを結合した線虫を攻撃し，寄生虫に対するIgEの反応が起こり，これが有効な防御機構として働く。

低親和性IgEレセプターである**FcεRⅡ**（CD23）は，C型（カルシウム依存性）レクチンである。FcεRⅡは多種類の造血系細胞に発現している（表3.2）。FcεRⅡの主要な機能はB細胞によるIgE産生の制御であり，低濃度IgEで促進性に働き，高濃度IgEで抑制性に働く。FcεRⅡはまた，IgEをオプソニン化した抗原のファゴサイトーシスも促進する。

IgAにおいては，**FcαRⅠ**（CD89）のみがよく知られている。FcαRⅠのリガンドを結合するα鎖は，構造的にFcγRとFcεRⅠのα鎖とよく似ているが，Fcレセプターファミリーのメンバー内では比較的他と異なる。実際，FcαRⅠはNK細胞Ig様レセプター（KIR），白血球Ig様レセプター（LIR/LILR/ILT），血小板特異的コラーゲンレセプター（GPVI）を含むファミリーのメンバーと相同性が高い。FcαRⅠは単球，マクロファージ，好中球，好酸球とクッ

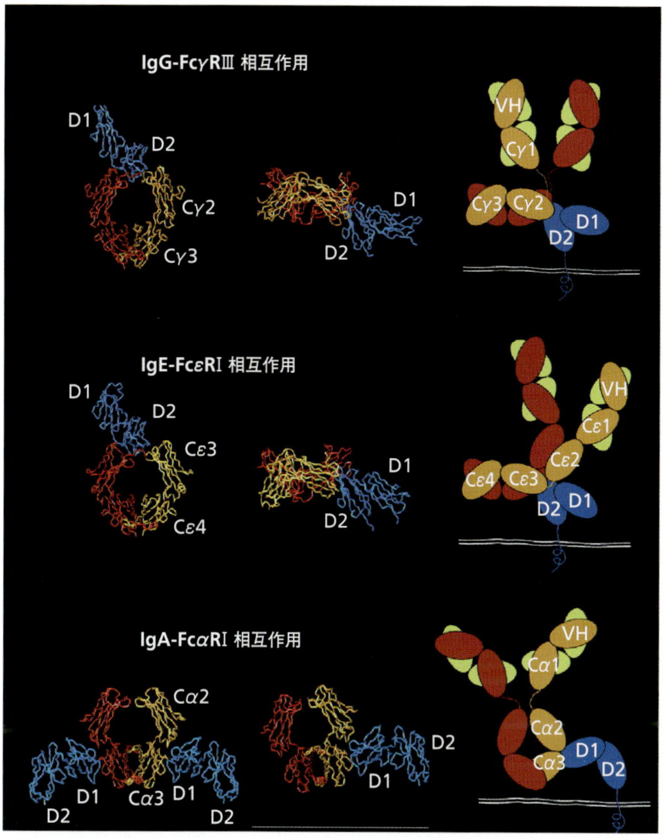

図 3.15 **ヒト白血球 Fc レセプターの構造。** 図は複合体を形成していない Fc レセプターの構造を同一の方向から見たもの。D1（細胞膜遠位側），D2（細胞膜近位側）ドメイン。FcγR と FcεRI では，Fc 結合部位は D2 ドメインの上端部に存在する。FcαRI では，D1 と D2 ドメインの構成は逆転しており，Fc 結合部位は D1 ドメインの上端部に存在する。（Jenny Woof 提供）。

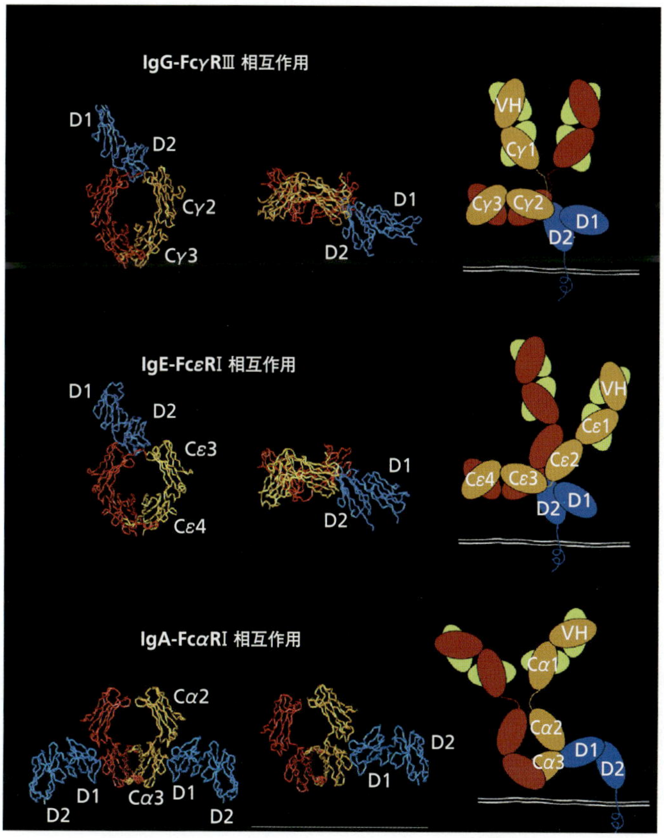

図 3.16 **抗体と白血球 Fc レセプターの相互作用の構造。** 図の左と中央は FcR と Fc リガンドの複合体の結晶構造を示す。Fc レセプターの細胞外ドメインを青，Fc の H 鎖のうちの 1 つを赤で，その他を黄色で示す。図の左側に示す Fc はそれぞれ向かい合わせになっている。IgG-FcγRⅢおよび IgE-FcεRⅠの相互作用の様式は著しく類似しているが，IgA-FcαRⅠの相互作用は，作用する部位また化学量論的にもかなり異なる。図の中央は，各 Fc レセプターの D2 ドメイン C 末端が下向きになるよう示してある。この図で IgG と IgE の Fc は，横向き水平方向の位置にある。IgA の相互作用では Fc レセプター 1 分子についてのみ示す。図の右は Fc レセプターとリガンドを図の中央と同じ向きで模式的に示したもの。L 鎖は薄い黄色で示す。IgG と IgE の構造変化は Fab 先端が Fc セレプターのある細胞表面から離れるのに不可欠である。（Jenny Woof 提供）。

パー細胞に発現する。抗原によりFcαRⅠが架橋されると，エンドサイトーシス，ファゴサイトーシス，炎症性因子の放出，ADCC が起こる。単球上のFcαRⅠ発現は細菌性多糖類刺激により強く上昇する。

Fc レセプターのうち，FcγRⅡa，FcγRⅡb，FcγRⅢb，FcεRⅠ，FcαRⅠについては結晶構造が明らかになっている(図 3.15)。どの Fc レセプターも α 鎖に Ig 様の細胞外ドメインを 2 つもち，それぞれ D1(N 末端側，細胞膜遠位)，D2(C 末端側，細胞膜近位)ドメインとよばれている。どのレセプターについても細胞質内タンパク質の構造は明らかではない。FcγRⅡa/b，FcγRⅢ，FcεRⅠの細胞外領域はいずれも，全体的に見てハート型をしており，すぐにリガンドを挟めるような構造である。これらの Fc レセプターと FcαRⅠでは基本的な配列は似通っているが，IgA レセプターはひときわ異なる構造を取っていることがわかった。FcαRⅠの 2 つの細胞外ドメインは他の Fc レセプター細胞外ドメインと同じように折りたたまれているが，ドメインの配置は非常に異なっている。FcαRⅠのドメインは他のドメインと 180°回転しており，D1 と D2 が逆の配置をとっている。

Fc レセプターと抗体の複合体の結晶構造解析から，抗体がどのように白血球上の Fc レセプターと相互作用するのかがわかってきた(図 3.16)。IgG と FcγRⅢの相互作用において，細胞膜近位に位置する FcγRⅢの D2 ドメインは，IgG の C_H2 ドメインの上端とヒンジ領域下部と相互作用する。したがって抗体は Fab が Fc 平面の外にはずれたように変位した立体構造をとることになる。以前から知られていることであるが，このような相互作用の結果，標的細胞の膜表面がエフェクター細胞の膜表面に近接しやすくなり，エフェクター細胞の標的細胞への反応が活性化される。FcγRⅠ，FcγRⅡ，FcγRⅢの類似性を考えると，この 3 種の Fc レセプターは同様の IgG 結合様式を有していると考えられる。IgE の Cε2–Cε3 ドメインのリンカー領域とヒンジ領域は，レセプター結合部位が IgG とは置き換わっているにもかかわらず，上記のような IgG 結合様式が IgE の FcεRⅠへの結合時にも観察される。反対に，FcαRⅠは IgA の Cα2–Cα3 ドメイン間に結合する。この結合様式では，IgA と FcR は量的に 2：1 の割合で結合し，一方 IgG：FcR，IgE：FcR は 1：1 である。抗体の結合様式の違いが機能に与える影響については今のところ明らかではない。

▶ 抗体と胎児型 Fc レセプター

IgG の重要な Fc レセプターとして胎児型 Fc レセプター FcRn がある。FcRn は母から子への IgG 胎盤通過を担う(図 3.17)。胎盤通過性 IgG は移行抗

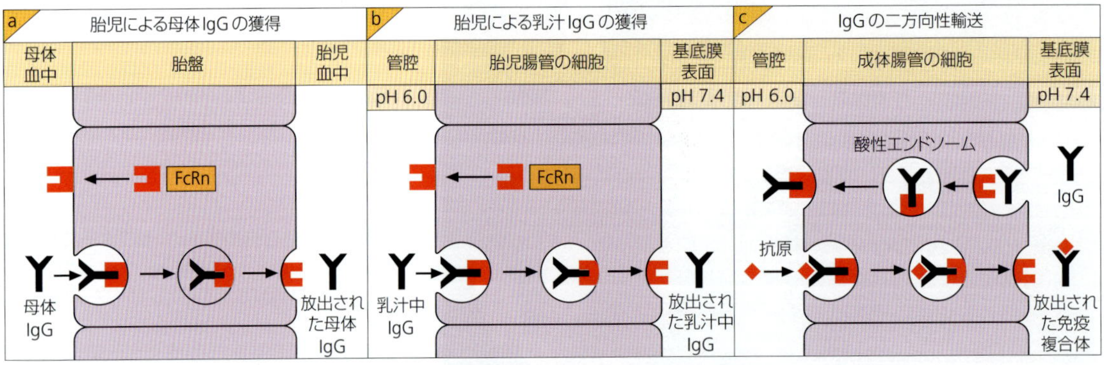

図 3.17　**上皮細胞に発現する IgG Fc に対する胎児型レセプター FcRn の機能。** FcRn は胎盤に発現し，母体 IgG の胎児血中への移行に重要な役割を果たす。抗体の移行により，免疫能力が未発達である胎児において生体防御がなされる。さらに，自明のことであるが，子宮中の胎児に到達するどの感染物質もまず母体を通過してから胎児に到達するため，胎児は適切な特異的結合を行う IgG の産生を母親の免疫システムに依存している。母体 IgG は胎児に移行して最終的に代謝されて分解されるまでに生後数週間かかるので，新生児の防御をも担う。(b)上皮細胞における IgG の移行では，げっ歯類でよく研究され，ヒトでは推測の域を出ていないが，母体乳汁中から腸管細胞を介して新生児へ移行する。IgG は pH 6.0 で FcRn に結合し，クラスリン被覆小胞として細胞内に取り込まれ，そして基底面の pH で放出される。この指向性をもつ IgG 移行は，Ig–レセプター相互作用に及ぼす pH の影響の違いにより可能となっている。FcRn 欠損マウスでは，新生仔が移行抗体を受けることができず，さらに IgG の半減期が著しく短い。これは FcRn が IgG の分解を阻害して血中を循環させる保護レセプターとして働くことと一致している。IgG の半減期は，IgA や IgM と比較し非常に長く，したがって何カ月も保持されて感染に備え，抗原に反応することができる。(c)FcRn のもう 1 つの機能は，双方向の抗体移行レセプターとしての機能である。管腔面と反対側の上皮細胞に結合した IgG は，エンドサイトーシスを受けてより有利な pH の酸性エンドソーム内に取り込まれる。このレセプターは粘膜の免疫監視機構を担い，上皮細胞間を往復して IgG を腸管内腔に輸送し，そして抗原–抗体複合体を形成させ，これが濾胞樹状細胞による B 細胞の活性化を引き起こす。

体として，胎児と新生児の血中に一時的に存在し，病原体からの生体防御に直接関与すると考えられている。さらに，母体由来の抗体は病原体の攻撃を完全に阻害するというよりはむしろ減弱させることによって，新生児の細胞免疫機能の発達を促進する作用をもつ。また，FcRn は，母体 IgG が母乳から新生児の腸管上皮細胞をこえて血中へと移行するときにも重要である。同様に，FcRn は成人と子どもの両方において，血清中 IgG の長い半減期を維持するために必要不可欠である。FcRn は酸性小胞（pH<6.5）中で IgG に結合して IgG タンパク質の分解を防ぎ，それから pH7.4 以上である血中へと IgG を放出する。

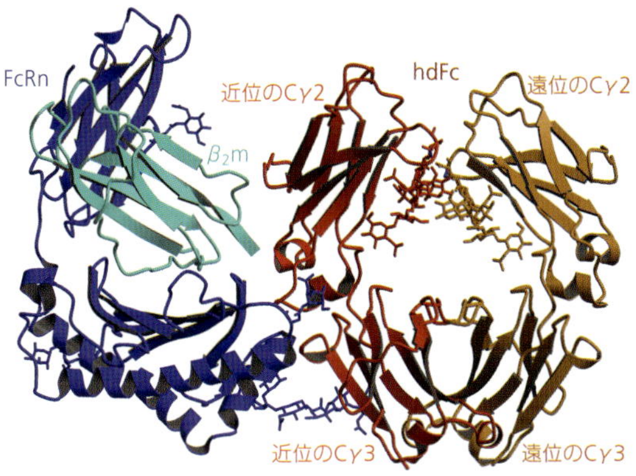

図 3.18　**IgG の Fc に結合したラット胎児型 Fc レセプターの構造。**ヘテロ二量体を形成した Fc（hdFc）のうち，FcRn 結合鎖を赤，非結合鎖を茶色で示す。茶色の鎖は FcRn に結合しないよう数カ所に変異を導入したもの。通常のホモ二量体分子を用いると，FcRn 二量体が Fc により架橋されて多量体のリボン状構造が形成され，結晶化を阻害する。FcRn の 3 つのドメイン（このうち 2 つは近接しており図中下部でひとまとまりに見える）を濃い青，β_2ミクログロブリンを水色で示す。α_2ドメインの一部には N 型糖鎖が結合し，β_2ミクログロブリンの C 末端が相互作用部位の FcRn 側を形成する。C_H2 と C_H3 ドメインの結合部分の残基は，Fc 側の相互作用部位を形成する。（Martin W. L. *et al.*〈2001〉*Molecular Cell* 7, 867）。

構造解析から FcRn 活性の分子機構が明らかになってきた。FcRn は白血球 Fc レセプターと異なり，MHC クラスⅠと構造的に類似している。FcRn では，β_2ミクログロブリンと，3 つの細胞外ドメインをもつ膜結合型ポリペプチド鎖とが非共有結合によりヘテロ二量体を形成している。これらのドメインのうち，C 末端を含む領域は，β_2ミクログロブリンとともに，Fc の C_H2 と C_H3 の間の領域と相互作用する（図 3.18）。IgG は pH6.5 以下ではプラスに荷電しており，この相互作用では IgG 上のヒスチジン（His）残基上に 3 本の塩橋を形成している。pH6.5 以上になると，このヒスチジン残基は陽電荷を失い，FcRn–IgG 相互作用が減弱して IgG が解離する。

▶ 分泌型 IgA

IgA は，唾液，涙，鼻汁，汗，初乳，乳汁等の粘液および肺，泌尿器生殖器系，胃腸の分泌液に特異的に存在し，微生物の侵入に対して身体の外表面を守る役割を果たす。1 日当たりの総 IgG 産生量は約 30 mg/kg 体重であるが，分泌型 IgA は毎日約 40 mg/kg 体重もの量が腸管クリプト上皮細胞から粘膜に移行している。

IgA は形質細胞で産生され，細胞内でシステイン

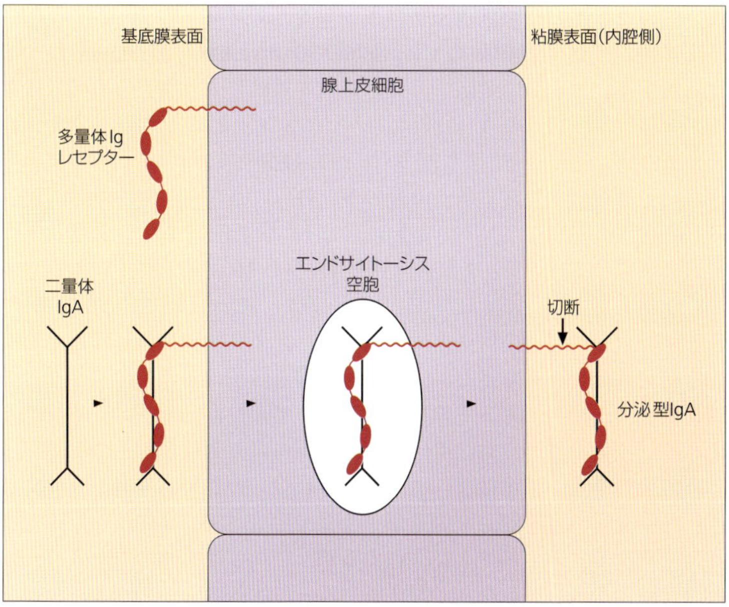

図 3.19　**粘膜表面における IgA 分泌。**粘膜表面細胞は，基底膜表面に多量体 Ig に対するレセプターを発現する。二量体 IgA は pIgR に結合し，エンドサイトーシス空胞を介して内腔へと輸送される。レセプターの切断により分泌型 IgA が放出されるが，レセプターの一部である分泌断片を結合したままである。レセプターの切断が内腔側でのみ起こることで IgA 二量体が粘膜表面へ輸送される（図 3.17 に示した乳汁中 IgG では逆方向のトランスサイトーシスが起こる）。

を多くもつ分子量 15 kDa のポリペプチド鎖である J 鎖を介して二量体化する。二量体 IgA は粘膜上皮細胞の細胞膜上に存在する polymeric Ig レセプター（poly-Ig receptor，pIgR，これらは多量体型 IgM にも結合する）と強力に結合する。IgA-polymeric Ig レセプター複合体は，エンドサイトーシスを受けて細胞質内に運ばれ，pIgR ペプチド鎖が切断されてから体液中へと分泌される。pIgR のうち切断されずに残った部分は，**分泌型 IgA** secretary IgA の分泌成分（図 3.19）とよばれる。

▶ 抗体のアイソタイプ，アロタイプ，イディオタイプ

抗体の変異性は 3 つのタイプに分けられる。**アイソタイプ** isotype は抗体の種により異なる型であり，すべての個体がもつ。免疫グロブリンの抗体クラスやサブクラスの違いは H 鎖 C 領域のアイソタイプ変異である。**アロタイプ**（同種タイプ）allotype は遺伝的に異なる変異型対立遺伝子によりコードされ，よってこの特別なアロタイプは一部の個体のみがもつ。アロタイプはほとんどの場合，H 鎖の C 領域に存在し，ヒトでは IgG サブクラス 4 種および IgA2 と IgM に見られる。ヒト Ig のアロタイプの命名は，その変異の見つかったアイソタイプによって，WHO の番号方式に従って行われる。たとえば，G1m は IgG1 の H 鎖上の，Km は κ 鎖上のアロタイプ変異である。

抗体の V 領域は，抗原としても機能しうる。他の抗体とその抗体を見分ける抗体の抗原決定基の違いがイディオタイプである。抗体の**イディオタイプ** idiotype は，したがって，イディオトープとよばれる，抗体の特異的抗原に対する抗原決定基のセットからなる。ポリクローナルな抗イディオタイプ抗体は，通常，イディオトープのセットを認識する。一方，モノクローナルな抗イディオタイプ抗体は単一のイディオトープを認識する。イディオタイプは通常個別の抗体クローンに特異的であるが，しばしば異なる抗体クローンにも共通している（反復性，または交叉反応性イディオタイプ）。抗イディオタイプ抗体は，抗原結合部位から離れた領域を認識してうまく結合し，抗体の抗原結合に影響しない場合や，あるいは抗原結合部位の近くに結合して結合部位を塞いでしまう場合もある。マウス GAT ポリペプチド抗原特異的抗体に対する抗イディオタイプ抗体のアミノ酸配列解析により，特定のアミノ酸配列をもつ CDR3 領域が抗原エピトープと同じ配列をもつことが明らかとなった。すなわち抗イディオタイプ抗体は，本当に抗原の形をもっていたのだが，これは一般的なことではなくて，むしろ例外的なことなのかもしれない。

抗体多様性の形成とその機能

▶ 抗体遺伝子は体細胞遺伝子再構成により産生される

Ig のレパートリーは，B 細胞の発生過程で多様性を獲得する Ig の多様な生殖細胞系列 germline 遺伝子セグメントによりコードされ形成される。したがって，Ig レパートリーの形成に必要な基本構成は遺伝によって決まるのだが，個人個人の抗体レパートリーは，遺伝により伝えられてきた生殖細胞系列遺伝子が一生涯の間に少しずつ変異をすることによって成熟してくるのである。

Ig 遺伝子が**体細胞遺伝子再構成** somatic recombination を起こすという最初のエビデンスは，1976 年に利根川と穂積により報告された（道しるべ 3.2）。体細胞遺伝子再構成では，配偶子ではなく，体細胞内で遺伝子の再編成が起こるので，新しく連結された遺伝子は親から受け継いだ生殖細胞系列遺伝子と異なる。その結果，初期の Ig レパートリーは後期になると少し変化し，個人の生涯の間には異なる抗原への曝露によってかなりの変化を示す。

▶ Ig V 領域遺伝子と遺伝子座

ヒト Ig の V 領域 L 鎖と H 鎖の遺伝子座は，多数の遺伝子断片（セグメント）の集合体からなり，これらが体細胞遺伝子再構成を起こして最終的な V 領域遺伝子エキソンを形成する。ヒト Ig H 鎖の V 領域は，**V**（**variable**），**D**（**diversity**），**J**（**joining**）の 3 つの遺伝子セグメントの連結により構築される。L 鎖の V 領域は，V セグメントと J セグメントからなる。図 3.20 のように，H 鎖と L 鎖の遺伝子座には非常に多くの数の V，D，J セグメントが存在する。

ヒト V_H遺伝子は 14 番染色体にマップされている。また，一部が 15 番と 16 番染色体上にも存在する。ヒト V_H遺伝子座は，遺伝子進化の過程で DNA の重複，欠失，組換えにより多型遺伝子座を形成してきた。生殖細胞系列遺伝子の多型は，遺伝子セグメントの挿入と欠失，または同一セグメントの異なる対立遺伝子への出現により形成される。Ig 遺伝子座には，よく保存され少しの点突然変異をもつ非機能的な偽遺伝子が多く存在する。約 100 の V_Hセグメントが存在するが，これらは 7 つのファミリーからなり，各ファミリーがさらに 3 つのグループに分

道しるべ 3.2　1987 年ノーベル生理学・医学賞

利根川 進は 1987 年,「抗体の多様性生成の遺伝的原理の解明」によりノーベル生理学・医学賞を受賞した。1976 年の論文で彼は，リンパ球と非リンパ球から抽出した DNA を制限酵素で消化してサザンブロット解析を行うことにより，Ig の V 領域と C 領域遺伝子が生殖細胞系列のゲノム上で離れて存在することを示した。(i)V 領域と C 領域の両方および(ii)C 領域のみに特異的な RNA プローブを用いると，抗体を産生する形質細胞腫の DNA ではどちらのプローブを用いても単一なバンドしか検出されないが，胚細胞の DNA ではバンドが 2 本検出された。彼は，ハイブリダイゼーションのパターンの違いは，V 領域と C 領域遺伝子が生殖細胞系列 DNA では互いに離れているが，リンパ球分化の間にひとつにまとまって完全な Ig 遺伝子をコードするようになるのであれば，この結果を説明できると提唱した。

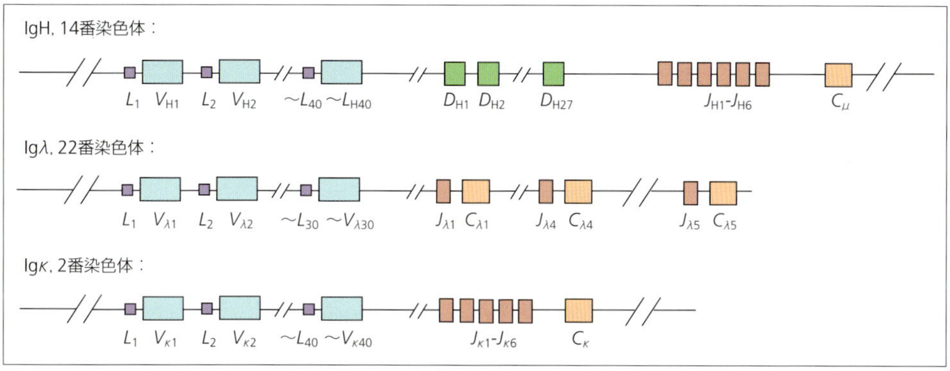

図 3.20　ヒト Ig 遺伝子座。 ヒト H 鎖(上段)，L_λ 鎖(中段)，L_κ 鎖(下段)遺伝子座の概略図。ヒト 14 番染色体上の H 鎖遺伝子座には，約 38〜46 個の機能的 V_H セグメントと，27 個の D_H セグメント，6 個の J_H セグメントが C 領域遺伝子クラスターの上流に存在する。ヒト 22 番染色体上の λ 鎖遺伝子座には，約 30 個の機能的 V_λ セグメントが存在し，5 個の J_λ セグメントの下流にそれぞれ C 領域遺伝子が存在する。ヒト 2 番染色体上の κ 遺伝子座は約 34〜40 の機能的 V_κ セグメントと 5 個の J_κ セグメントが C 領域遺伝子の上流に存在する。L はリーダー配列を表す。

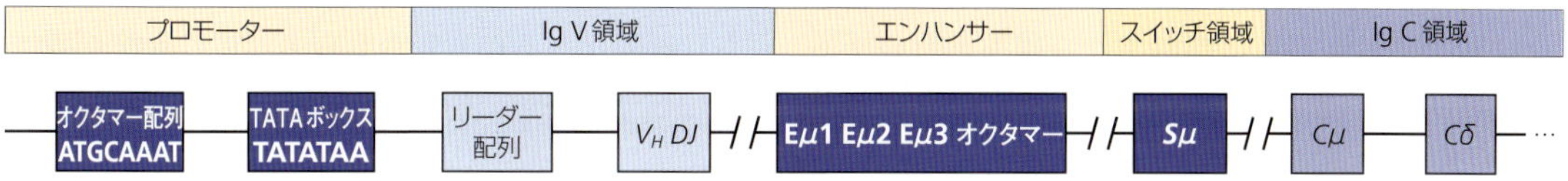

図 3.21　Ig 遺伝子座の制御因子。 V 領域遺伝子をコードするそれぞれの *VDJ* セグメントはリーダー配列をもつ。リーダー配列のすぐ上流には，RNA ポリメラーゼⅡに結合するプロモーターである TATA ボックスと，トランス作動性転写制御因子結合配列の 1 種であるオクタマー配列が存在する。V 領域のプロモーターは比較的不活性であり，短いモチーフからなる配列で核内タンパク質と結合できるエンハンサーとの相互作用したときにのみ，活発に抗体産生を行う B 細胞のレベルまでその転写効率が上昇する。エンハンサーは，C 領域遺伝子を他のクラスの C 領域遺伝子へ，たとえば IgM から IgG へのクラススイッチ組換えを起こす領域の近傍に存在する(図 3.27)。一次転写産物は，TATA ボックスの 20 bp 下流からその転写が開始され，C 領域遺伝子の最後まで伸長する。そして翻訳可能な mRNA になるためにスプライシングされ，3′末端の開裂とポリアデニル化が起きる。

けられる。それぞれのファミリーのメンバーは，塩基配列で約 80%の相同性をもつ。機能的 H 鎖のレパートリーは，約 38〜46 個の機能的 V_H セグメントと，27 個の D_H セグメント，6 個の J_H セグメントの組合せにより形成される。ヒト λ 鎖遺伝子座は，22 番染色体上にマップされ，約 30 個の機能的 V_λ セグメントと，5 個の J_λ セグメントの組合せにより形成される。V_λ セグメントは 10 のファミリーに分けられ，さらに 7 つのグループに分けられる。ヒト 2 番染色体上の κ 鎖遺伝子座は，約 34〜40 の機能的 V_κ セグメントと，5 個の J_κ セグメントの組合せにより形成される。しかしながら，κ (カッパ)鎖遺伝子座はほとんどの V_κ セグメントを含む領域の重複領域を含んでおり，このうち遠位側のクラスターの V_κ セグメントのほとんどは機能的であるにもかかわらず，めったに使われない。Ig 遺伝子座には，TATA

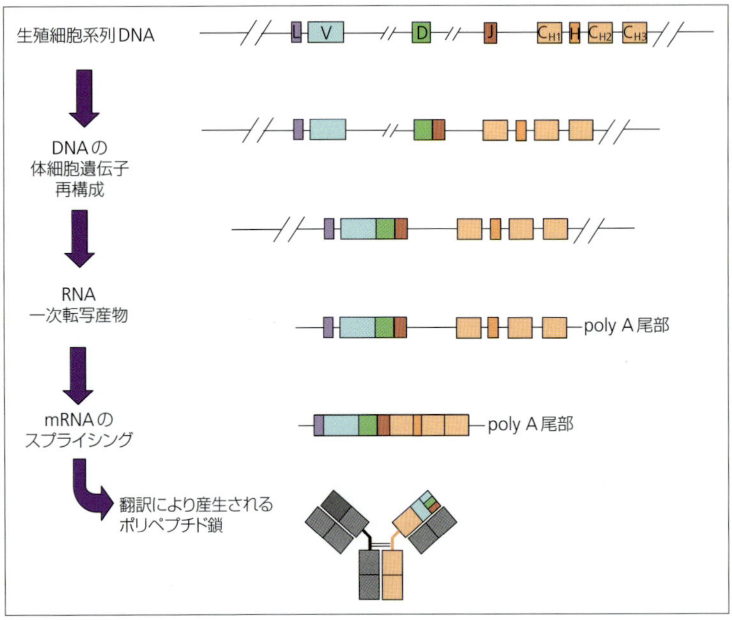

図 3.22　*V*(*D*)*J* 組換えの概要。H 鎖遺伝子座において，生殖細胞系列 DNA の diversity(*D*)と joining(*J*)セグメントが体細胞遺伝子再構成により連結される。その後，variable(*V*)セグメントがすでに結合した *D*-*J* セグメントと結合し，完全に再構成を起こした H 鎖 V 領域遺伝子を形成する。L 鎖では，*V*-*J* セグメント間でのみ遺伝子再構成が起こる。再構成を起こした DNA は転写され，RNA 一次転写産物がスプライシングを受けて V 領域と C 領域が 1 つにつながる。スプライシングを受けた mRNA は翻訳されて，Ig タンパク質が産生される。異なる遺伝子セグメントと産生されるポリペプチド鎖の関係を H 鎖の色で示す。H はヒンジ領域を表す。

ボックスやオクタマー配列といった転写制御因子も存在する(図 3.21)。*V* セグメントの上流にはリーダー配列が，また，転写を促進するエンハンサーが存在する。

▶ *V*(*D*)*J* 組換えと組合せ多様性

図 3.22 に示す遺伝子セグメントの連結のことを，***V*(*D*)*J* 組換え** *V*(*D*)*J* recombination という。*V*(*D*)*J* 組換えは，高度に制御された規則正しい反応である。L 鎖エキソンは 1 つの *V* セグメントと 1 つの *J* セグメントが連結して構築される。しかし H 鎖では，まず *D* セグメントと *J* セグメントが連結し，次に，*V* セグメントがすでに再構成を起こして連結した *DJ* 配列と連結する。再構成を起こした DNA は転写され，RNA 転写産物がスプライシングを受けて V 領域エキソンと C 領域エキソンがつながり，mRNA に翻訳されて最終的に Ig タンパク質が産生される。

H 鎖と L 鎖において異なる *V*，*D*，*J* セグメントが組み合わさることにより，莫大な種類の特異的 Ig 遺伝子がつくられる。たくさんの遺伝子セグメントの連結により形成される Ig レパートリーの多様性獲得機構は，**組合せ多様性** combinatorial diversity として知られる。さらに，それぞれの H 鎖が異なる λ 鎖や κ 鎖と対を形成することにより，多様性が増大する。たとえば，H 鎖のとるレパートリーとして，$40\ V_H \times 27\ D_H \times 6\ J_H = 6.5 \times 10^3$ もの異なる組合せが可能である。同様に，λ 鎖では約 $165(33\ V_\lambda \times 5\ J_\lambda)$，κ 鎖では $200(40\ V_\kappa \times 5\ J_\kappa)$ もの異なる組合せが可能であるので，L 鎖だけで 365 種類もの組合せ多様性をもつ。H 鎖と L 鎖の組合せを考えると，Ig レパートリーの多様性は非常に大きくなり，可能な組合せは 10^6 の桁に達する。その上，遺伝子組換え時のセグメントのつなぎ目に起こる塩基の違いや，後述する**体細胞突然変異** somatic hypermutation によってさらなる多様性の拡大が起こる。このようにして，生殖細胞系列の遺伝子セグメントはその大きさに制限があるにもかかわらず，途方もなく多様な

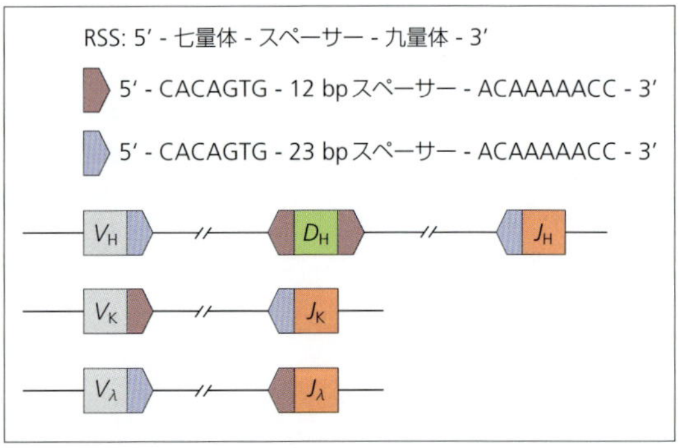

図 3.23　組換えシグナル配列。組換えシグナル配列(RSS)は，RSS は，七量体，九量体の配列と，その間に介在する保存性の低い 12 bp または 23 bp のスペーサー配列からなる。機能的遺伝子組換えは，12 bp スペーサーの RSS と，23 bp スペーサーの RSS をもった遺伝子セグメントの間で起こる。23 bp スペーサーの RSS は，V_H，V_λ，J_H，J_κ セグメントに隣接しており，12 bp スペーサーの RSS は H 鎖に存在する *D* セグメントと V_κ，J_λ セグメントに隣接する。

Igのレパートリーを形成することができるのである。

▶ 組換えシグナル配列

しかるべき遺伝子セグメント間の組換えは，**組換えシグナル配列** recombination signal sequence (RSS)により行われる。RSS(図3.23)は，組換えの起こる遺伝子セグメントのコード領域に隣接して存在する非コード領域配列である。RSSは，保存された7 bp(ヘプタマー)，9 bp(ノナマー)の配列と，その間に介在する保存性の低い12 bpまたは23 bpのスペーサー配列からなる。機能的遺伝子組換えは，12 bpスペーサーのRSSと，23 bpスペーサーのRSSをもった遺伝子セグメントの間で起こる。この**"12と23のルール"**によって，適切な遺伝子セグメントどうしが連結できる。

H鎖遺伝子座において，*V*セグメントと*J*セグメントは23 bpスペーサーRSSを，*D*セグメントは両端に12 bpスペーサーRSSを隣接している。L鎖遺伝子座では，V_κセグメントは12 bpスペーサーRSSを，J_κセグメントは23 bpスペーサーRSSを隣接しており，λ鎖ではRSSの種類が逆である。

▶ 組換え酵素とその機構

V(*D*)*J*組換え酵素は，Igの遺伝子セグメントの体細胞点突然変異を担う酵素の複合体である(図3.24)。recombination-activating gene 1と2の遺伝子産物であるRAG-1とRAG-2は，*V*(*D*)*J*組換えに必須の酵素であり，リンパ球特異的に発現する。*V*(*D*)*J*組換えの最初のステップでRAG複合体はRSSに結合し，DNAを曲げる働きをもつhigh mobility group(HMG)タンパク質と結びついて，2カ所に離れたRSSを会合させる。RAGがリンパ球特異的であるのに対し，HMGはその他の細胞にも普遍的に発現している。

次に，RSSの七量体の5′側の端と遺伝子セグメントコーディング領域の間に一本鎖切断点(ニック)が導入される。ニックは遊離の3′-OHを形成し，これが反対側，すなわちDNA逆鎖に対して働いてエステル交換反応が起きる。この反応によりDNA二

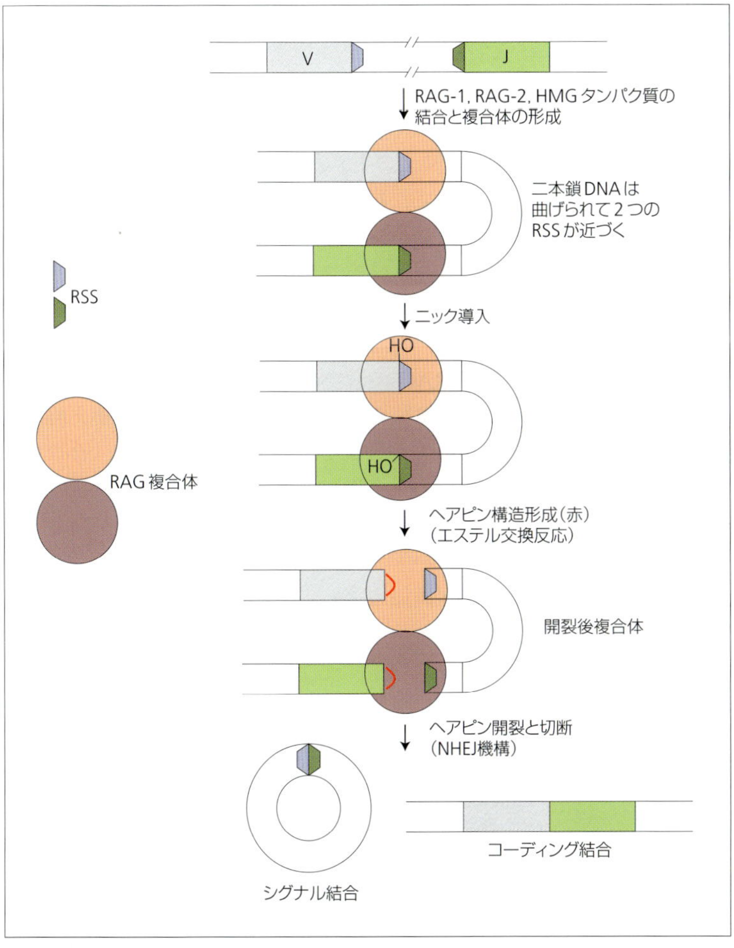

図3.24 ***V*(*D*)*J*組換え酵素。** *V*(*D*)*J*組換えの最初のステップでRAG-1とRAG-2がRSSに結合する。次に，一本鎖切断点(ニック)がRSSのヘプタマー(七量体)の5′側の端に導入される。このコーディング末端は遊離の3′-OHを形成し，エステル交換反応が起きる。この反応によりコーディング末端にDNAのヘアピン構造が形成される。ヘアピン構造の開裂と非相同末端結合(NHEJ)タンパク質による開裂後複合体の分解により，*V*(*D*)*J*組換えの最後のステップであるシグナル結合とコーディング結合が形成される。

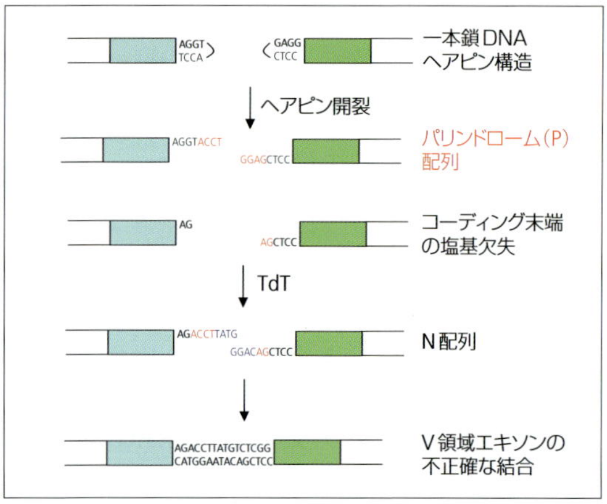

図 3.25　**結合部多様性により Ig レパートリーは拡大する。** Ig レパートリーは，コーディング末端ヘアピン構造の開裂と分解の間に，塩基の欠失と，ターミナルデオキシヌクレオチジルトランスフェラーゼ terminal deoxynucleotidyl transferase（TdT）による N 配列の付加，鋳型依存的に欠失を埋めるよう付加されるパリンドローム（P）配列の付加を受けて，多様性が増大する。TdT は DNA 末端に塩基をランダムに付加し（N 配列），相補的な塩基を介して一本鎖末端が結合するようになることが多い（上の DNA 鎖の TG と下の DNA 鎖の AC）。エキソヌクレアーゼによる調節により対合していない塩基は取り除かれ，DNA 修復機構により DNA 結合部が形成される。

本鎖切断が起こり，共有結合で閉じたヘアピン構造をもつ 2 つのコーディング末端（コーディング領域側）と，平滑末端であるシグナル末端（RSS 側）が形成される。この段階で開裂後複合体が形成されるが，この段階では DNA 末端にはまだ RAG が結合している。

DNA 切断点は最終的に非相同末端結合機構により修復される。シグナル末端は，そのままの配列が正確に結合してシグナル結合を形成する。反対に，コーディング末端では修復の間に塩基が欠失されたり付加されたりしうる（図 3.25）。コーディング末端への塩基の付加・欠失による V 領域エキソンの多様性を**結合部多様性** junctional diversity とよぶ。

結合部多様性は，これまで未知のエキソヌクレアーゼによってコーディング末端から数塩基が削られる。また，コーディング末端へ付加される塩基には，**N 配列** N-nucleotide と **P 配列** P-nucleotide の 2 種類がある。N 配列はターミナルデオキシヌクレオチジルトランスフェラーゼ terminal deoxynucleotidyl transferase（TdT）という酵素により，コーディング末端に鋳型によらない塩基がランダムに付加される。P 配列は，コーディング末端ヘアピン構造の DNA 二本鎖が非対称的に開裂した際に，これを埋めるよう付加されるパリンドローム（回文）配列である。コーディング末端への N 配列，P 配列の付加と塩基の欠失により Ig レパートリーがさらに増大するが，その一方でこれらの塩基の変化により，レセプター遺伝子の産生においてはアミノ酸リーディングフレームにずれを生じる場合がある。

組換え酵素である RAG 複合体と同様に，**DNA 修復機構** DNA repair machinery もタンパク質の複合体として機能する。しかし，RAG とは異なり，非相同末端結合タンパク質は普遍的に発現している。DNA 修復の最初のステップでは，開裂した DNA 末端に Ku70 と Ku80 のヘテロ二量体が結合する。Ku 複合体は，セリン-スレオニンキナーゼである DNA 依存性プロテインキナーゼ DNA-dependent protein kinase（DNA-PKcs）を触媒サブユニットとして会合する。活性化を受けた DNA-PKcs はさらに XRCC4 と Artemis に働いてリン酸化する。Artemis はコーディング末端ヘアピン構造を開裂するエンドヌクレアーゼである。最後に，DNA リガーゼ IV が XRCC4 に結合して DNA 末端修復酵素複合体を形成し，この複合体が最終的に DNA 末端どうしを連結してコーディング末端とシグナル末端を形成する。

▶ *V*(*D*)*J* 組換えの制御

V(*D*)*J* 組換えと組換え酵素は，細胞ゲノムの機能に大混乱をもたらさないよう慎重に制御される必要がある。たとえば，ある B リンパ腫の原因には *V*(*D*)*J* 組換えの異常が関与している。*V*(*D*)*J* 組換えは主として，組換え酵素の発現とその遺伝子セグメントおよび近接するエンハンサーとプロモーターへの近づきやすさをコントロールすることにより制御されている。前述したように，RAG-1，RAG-2 活性はリンパ球特異的であるが，B 細胞発生の適切な段階で RAG の活性は減弱するというさらなる制御がかかっている。遺伝子セグメントの組換え酵素複合体へのアクセシビリティー（接近性）は，クロマチン構造により変化し，適切な遺伝子セグメントが正しい順番で組み換えられるのにも役割を果たしている。エンハンサーやプロモーターといったシス作用性の転写調節因子も組換え制御に関与する。これは必ずしもいつでもそうとはかぎらないが，特定の制御性因子の転写は近接した遺伝子の組換えとともに起こる。このような**非生産的な転写産物** sterile transcription が，組換えに必須なタンパク質に選択的に働くかあるいは遺伝子へのアクセシビリティーを修飾しているのかもしれない。最後に，組換え反応の効率には，適切な遺伝子セグメントどうしが使われることに加え，遺伝子セグメントの配列の正確性が重要であるのと同様に，RSS 配列の正確性も重要で

ある。

体細胞超変異

抗原刺激を受けると，Ig の H 鎖と L 鎖の V 領域遺伝子は**体細胞超変異** somatic hypermutation によりさらなる多様性を獲得する。体細胞超変異は，リンパ濾胞で急速に増殖する胚中心 B 細胞の V 領域遺伝子に超変異がランダムに導入されることにより生じる。V 領域遺伝子への抗原依存的な体細胞超変異は，B 細胞レセプターの特異抗原に対する結合親和性を増大させる。抗原に高親和性の B 細胞は，かぎりある量で存在する抗原に対して他の B 細胞より結合しやすくなるので，免疫応答の間に産出される抗体の親和性が平均すると増大していく。Ig 親和性の平均が増加することを，“**親和性成熟** affinity maturation”という。

体細胞超変異は，1 世代あたり 1×10^{-3}変異/塩基もの高頻度で起こると考えられている。これは体細胞のハウスキーピング遺伝子変異率の約 10^6倍である。体細胞超変異では塩基転移 transition が起こりやすく，V 領域の“mutation hotspot”は RGWY モチーフ(R＝プリン，Y＝ピリミジン，W＝A または T)をもつ。Ig のしかるべき V 領域遺伝子に選択的に変異が導入され，一方，C 領域遺伝子は変異から守られるという機構は，いまだ明確ではなく，現在の研究テーマとなっている。標的となる V 領域遺伝子の転写は必要であるが，体細胞超変異が起こるためにはそれだけでは十分ではない。さらに，activation-induced cytidine deaminase (AID) という酵素が体細胞超変異の導入とクラススイッチ組換えに必須であることが最近明らかになってきた。

AID は，C から U への脱アミノ化をになうシチジンデアミナーゼであり，mRNA 編集酵素として知られる APOBEC-1 と高い相同性をもつ。AID の作用機序については，現在，RNA 編集と，DNA の脱アミノ化の 2 つの仮説がある。AID は mRNA 前駆体を認識してこれに作用することができ，また，より可能性が高いこととして，直接 DNA の脱アミノ化を行って U：G のミスマッチを誘導することも考えられる。AID が体細胞超変異とクラススイッチ組換えをどのように制御するかについては現在研究が進められている。もしかすると，AID には特定のドメインに結合する複数の特異的補因子が存在し，AID はどの補因子と相互作用をするかによってそれぞれの現象を独立して調節しているのかもしれない。

以上をまとめると，Ig レパートリーの多様性は，(i) *V*(*D*)*J* 遺伝子セグメントの組合せの多様性，(ii)結合部の多様性，(iii)H 鎖と L 鎖の組合せの多様性，(iv)V 領域遺伝子への体細胞超変異の導入，により獲得される。

遺伝子変換とレパートリーの拡大

多様性形成のメカニズムとして，マウスとヒトにおいては遺伝子セグメントの組合せ多様性と結合部多様性が重要であるが，鳥類，ウシ，ブタ，ヒツジ，ウマ，ウサギ等の多くの種においては，*V*(*D*)*J* 組換えによりたった 1 つの機能的 V 領域遺伝子しか産生しない。レパートリーの多様性は，その後，**遺伝子変換** gene conversion により獲得されるのである。遺伝子変換では，*V* セグメントの偽遺伝子が鋳型として使われ，そのコピーが *V*(*D*)*J* が連結した V 領域遺伝子エキソンの一部と置換される。その後，体細胞超変異が起こり，さらに大きな多様性が

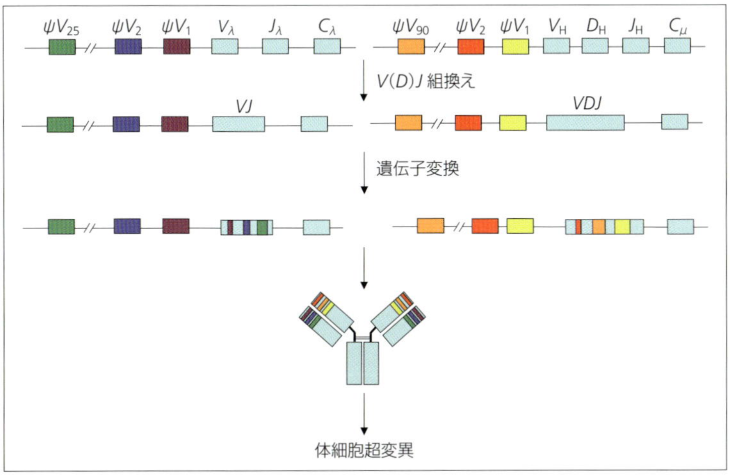

図 3.26　**遺伝子変換による Ig 多様性拡大機構。**ニワトリ B 細胞の *V*(*D*)*J* 組換えは，単一の *V*，*D*，*J* セグメントにより起こる。遺伝子変換の過程で，ファブリキウス嚢における B 細胞発生の過程で急速に増殖する B 細胞の H 鎖と L 鎖遺伝子の再構成を起こした V 領域遺伝子には，上流に存在する偽遺伝子の配列がコピーされ，導入される。この機構により抗体レパートリーが拡大する。

生み出される。

遺伝子変換はもともとニワトリで発見された過程である。ニワトリでは未熟 B 細胞はお互いに同一の V 領域遺伝子エキソンをもっている。ファブリキウス嚢で B 細胞が発生する過程において，遺伝子変換が急速に増殖する B 細胞に起こり，Ig レパートリーの多様性が獲得される（図 3.26）。生殖細胞系列遺伝子上の機能的 *V* セグメントの上流には複数の偽遺伝子が存在し，これらの配列が V_H と V_L セグメントに導入される。遺伝子変換は，ウシ，ブタ，ウマの回腸パイエル板，およびウサギの盲腸で起こる。これらの腸管関連リンパ組織は，哺乳類において鳥類のファブリキウス嚢に相当する組織である。

▶ クラススイッチ組換え

脾臓やリンパ節等の二次リンパ組織胚中心の IgM 発現 B 細胞は，抗原刺激後，クラススイッチ組換えを起こす。**クラススイッチ組換え** class switch recombination（CSR）では，IgH 鎖の C 領域エキソンが他のエキソンに置き換わる。すなわち，同一の抗原特異性をもつが異なるアイソタイプ抗体ができ，したがって異なるエフェクター機能をもつ抗体ができることになる。クラススイッチ組換えは IgH 遺伝子座の欠失を起こす DNA 組換えにより起こるが（図 3.27），これはマウスで詳細な研究が行われてきた。IgG，IgA，IgE アイソタイプの C 領域遺伝子は IgM の C 領域遺伝子（$C\mu$）の下流に位置する。クラススイッチ組換えは，スイッチ領域である **S 領域** S-region どうしの間で起こる。S 領域は，それぞれの C_H エキソンの上流に存在し，遺伝子を含まない G（グアニン）リッチなくり返し配列である。2 つの S 領域の間に切断点が導入されると，S 領域どうしが結合して C_H 遺伝子座の再編成が起こる。そして，V 領域遺伝子エキソンが新しい C 領域遺伝子エキソンに連結される。2 つの S 領域の間の DNA は切り出され，染色体外に cDNA が形成される。最後に，組換えを起こした DNA から生じる一次 RNA 転写産物の選択的スプライシングにより，膜結合型 Ig と分泌型 Ig の両方が産生される。

S 領域間の遺伝子組換えに先立って転写が始まるが，これはクラススイッチ組換えされうるすべての C_H 遺伝子のエキソンの前にある**介在** intervening（I）エキソンの上流のプロモーター領域から始まる。これらの生殖細胞系列遺伝子の転写産物には，I 領域，S 領域と C 領域エキソンがあるが，これらの領域は機能的タンパク質をコードしていない。しかしこの生殖細胞系列遺伝子の転写はクラススイッチ組換えに必要であるが，それだけでは十分ではない。クラススイッチ組換え反応の正確なメカニズムについては現在も研究が進められているが，もともと体細胞超変異を担う酵素として知られた AID が，非相同末端結合（NHEJ）経路と DNA 修復経路をになういくつかの分子とともに，クラススイッチ組換えを促進することが示された。S 領域の結合は，転写プロモーターとエンハンサー，クロマチン因子，DNA 修復タンパク質，AID の結合因子の会合，または S 領域配列どうしの相互作用により媒介されるらしい。

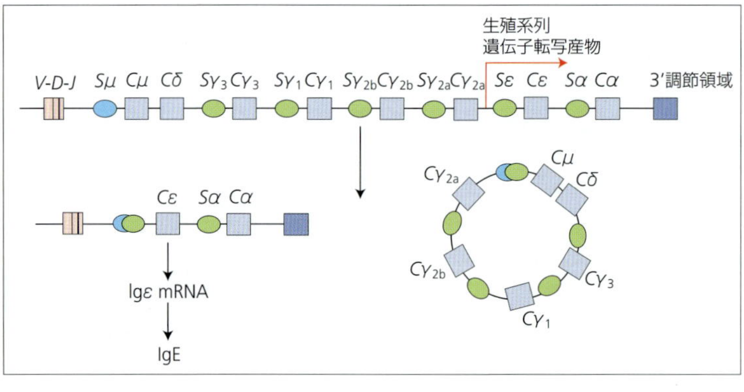

図 3.27　**クラススイッチによりアイソタイプの異なる抗体クラスが発現する。** クラススイッチ組換えは，スイッチ（S）領域とよばれるくり返し配列領域間で起こる DNA 組換えである。図にはマウス H 鎖における IgM から IgE へのクラススイッチを示す。IgE へのアイソタイプの変換は，C 領域エキソンのプロモーター上流から生殖細胞系列遺伝子が転写されることによって始まり，Sμ と Sε 領域間で組換えが起こる。この遺伝子組換え反応により，IgE の C 領域エキソンが V 領域エキソン下流にくる。残りの S 領域と C 領域エキソンは取り除かれ，染色体外に環状 DNA が形成される。クラススイッチ組換えを起こした DNA からは IgE の mRNA が転写され，翻訳されて IgE タンパク質が産生されるようになる。

まとめ

抗体の構造と機能

- 抗体は，外来物質を認識して排除する生体反応を引き起こす。
- 抗体は，Y 字型や T 字型の分子であり，腕の部分である Fab が外来物質を認識し，脚の部分である Fc が抗体で覆われた外来物質の排除を引き起こす免疫分子と相互作用する。
- 抗体は 2 本の同一な H 鎖と，2 本の同一な L 鎖から構成される 4 本のポリペプチド鎖構造をもつ。
- H 鎖と L 鎖の N 末端領域は，2 つの同一な Fab を形成しており，H 鎖の C 末端領域を含む Fc とつながっている。
- Fab の先端部分はアミノ酸配列の多様性に富み，抗原を結合する。アミノ酸配列の多様性により，それぞれの抗体分子が特異性をもつ。ヒトの抗体レパートリーは膨大であり，事実上どんな形の分子も認識できる。
- Fc のアミノ酸配列は保存されており，補体や Fc レセプター等のエフェクター分子への結合に関与する。
- Fc の違いは，抗体すなわち免疫グロブリン(Ig)のクラスとサブクラスの違いをもたらす。
- Ig には IgG，IgM，IgA，IgD，IgE の 5 種類のクラスが存在し，それぞれ異なる免疫防御応答を果たしている。また，重合のようすがそれぞれ異なる。
- 抗体の構造は Ig の折りたたみ構造とよばれる β シートの配置に基づくドメイン構造により編成されている。
- IgG の Fab は 2 つの V 領域ドメインと 2 つの C 領域ドメインからなり，フレキシビリティーをもつヒンジ領域を介して，4 つの C 領域ドメインからなる Fc とつながっている。
- 構造上のフレキシビリティーは，抗体の構造の重要な特徴である。抗体の構造上のフレキシビリティーにより，抗原と多様な環境にあるエフェクター分子の相互作用が可能になる。

抗体とエフェクター分子の相互作用

- IgG は，病原体等の抗原上にクラスター化して結合し，C1q に結合することにより補体反応を引き起こす。IgM はすでに多量体であるが，抗原の結合においては，C1q に結合するために立体構造の変化を起こす。
- 抗体に対する白血球レセプターは IgG，IgA，IgE について報告されている。これらのレセプターに抗原–抗体複合体が結合すると，ファゴサイトーシスや抗体依存性細胞傷害，急性炎症反応等のエフェクター機能が発揮されるようになる。抗体と Fc レセプターの相互作用はまた，免疫抑制的にも機能しうる。
- IgG Fc レセプターとマスト細胞 IgE Fc レセプターの構造，および Ig とレセプターの相互作用の様式は非常に似通っている。IgA の Fc レセプターは異なる構造と相互作用様式をもつ。
- IgG は胎児型レセプターである FcRn と相互作用して，母体から胎児への IgG の移行と，血清中 IgG の半減期の長期化に関与する。

Ig クラスに関するまとめ

- **IgG** は単量体であり，粘膜以外の組織と血清中においてもっとも主要な抗体である。IgG は病原体を直接不活化するとともに，補体や Fc レセプター等の分子と相互作用することによっても病原体の不活化を引き起こす。
- **IgA** は血漿中では主に単量体で存在するが，粘液中では分泌成分でつながれた二量体として存在し，身体の外表面の防御に関与する主要な Ig である。
- **IgM** は通常五量体を形成しており，まれに六量体となる。IgM は基本的に血中に存在し，免疫応答の初期に産生される。多量体を形成しているために，細菌の凝集素を効果的に結合し，補体依存的な細胞溶解のメディエーターとなる。したがって IgM は菌血症 bacteremia に対して第一線の強力な防御反応を担う。
- **IgD** は主にリンパ球上に発現し，ナイーブ B 細胞の抗原レセプターとして IgM とともに機能する。
- **IgE** はマスト細胞に強く結合し，抗原と接触するとマスト細胞の分解と炎症性物質の放出を介して局所に抗菌物質を集積させる。IgE はある種の寄生虫感染に重要であり，アトピー症状の原因になっている。

抗体の多様性獲得機構

- 個々の抗体のレパートリーは，限定された数の生殖細胞系列遺伝子セグメントの体細胞遺伝子再構成により形成される。
- ヒト H 鎖の V 領域は V_H，D，J セグメントの連結によりつくられ，L 鎖(λ 鎖または κ 鎖)の V 領域は V_L と J セグメントの連結によりつくられる。遺伝子セグメントの結合は正確ではなく，結合部にさらなる多様性が導入される。
- V 領域に**体細胞超変異** somatic hypermutation が導入されるため，さらに多様性が拡大する。体細胞超変異と抗体の選択により，抗体の親和性成熟が起こる。
- いくつかの動物種では，遺伝子セグメントの組合せ多様性と結合部多様性よりも，遺伝子変換機構により多様性の獲得が起こる。
- クラススイッチ組換えによって抗体遺伝子は，まったく同じ抗体特異性(V 領域遺伝子)のまま，異なる抗体クラスやサブクラス(C 領域遺伝子)につながることで異なる機能を果たすことができる。

文献

Arakawa H. & Buerstedde J. (2004) Immunoglobulin gene conversion: insights from bursal B cells and the DT40 cell line. *Developmental Dynamics* **229**, 458–464.

Chaudhuri J. & Alt F.W. (2004) Class-switch recombination: interplay of transcription, DNA deamination, and DNA repair. *Nature Reviews Immunology* **4**, 541–552.

Cook G.P. & Tomlinson I.M. (1995) The human immunoglobulin V_H repertoire. *Immunology Today* **16**, 237–242.

Dudley D.D., Chaudhuri, J., Bassing, C.H. & Alt, F.W. (2005) Mechanism and control of V(D)J recombination verus class switch recombination: similarities and differences. *Advances in Immunology* **86**, 43–112.

Groner B., Hartmann C. & Wels W. (2004) Therapeutic antibodies. *Current Molecular Medicine* **4**, 539–547.

Honjo T., Nagaoka H., Shinkura R. & Muramatsu M. (2005) AID to overcome the limitations of genomic information. *Nature Immunology* **6**, 655–661.

Hozumi N. & Tonegawa S. (1976) Evidence for somatic rearrangement of immunoglobulin genes coding for variable and constant regions. *Proceedings of the National Academy of Sciences of the USA* **73**, 3628–3632.

Hudson P.J. & Souriau C. (2003) Engineered antibodies. *Nature Medicine* **9**, 129–134.

IMGT database: http://imgt.cines.fr

Jung D. & Alt F.W. (2004) Unraveling V(D)J recombination: insights into gene regulation. *Cell* **116**, 299–311.

Maizels N. (2005) Immunoglobulin gene diversification. *Annual Review of Genetics* **39**, 23–46.

Maki R., Traunecker, A., Sakano, H., Roeder, W. & Tonegawa, S. (1980) Exon shuffling generates an immunoglobulin heavy chain gene. *Proceedings of the National Academy of Sciences of the USA* **77**, 2138–2142.

Martin A. & Scharff M.D. (2002) AID and mismatch repair in antibody diversification. *Nature Reviews Immunology* **2**, 605–614.

Martin W.L., West A.P. Jr, Gan L. & Bjorkman P.J. (2001) Crystal structure at 2.8 Å of an FcRn/heterodimeric Fc complex: mechanism of pH-dependent binding. *Molecular Cell* **7**, 867–877.

Matsuda F. & Honjo T. (1996) Organization of the Human Immunoglobulin Heavy-Chain Locus. *Advances in Immunology* **62**, 1–29.

McCormack W.T., Tjoelker L.W. & Thompson C.B. (1991) Avian B-cell development: generation of an immunoglobulin repertoire by gene conversion. *Annual Review of Immunology* **9**, 219–241.

Metzger H. (2004) The high affinity receptor for IgE, FcεRI. *Novartis Foundation Symposium* **257**, 51–59.

Min I.M. & Selsing E. (2005) Antibody class switch recombination: roles for switch sequences and mismatch repair proteins. *Advances in Immunology* **87**, 297–328.

Neuberger M.S., Harris R.S., Di Noia J. & Petersen-Mahrt S.K. (2003) Immunity through deamination. *Trends in Biochemical Sciences* **28**, 305–312.

Padlan E.A. (1994) Anatomy of the antibody molecule. *Molecular Immunology* **31**, 169–217.

Padlan E.A. (1996) X-ray crystallography of antibodies. *Advances in Protein Chemistry* **49**, 57–133.

Parren P.W. & Burton D.R. (2001) The antiviral activity of antibodies in vitro and in vivo. *Advances in Immunology* **77**, 195–262.

Ravetch J.V. & Bolland S. (2001) IgG Fc receptors. *Annual Review of Immunology* **19**, 275–290.

Roth D.B. (2003) Restraining the V(D)J recombinase. *Nature Reviews Immunology* **3**, 656–666.

Swanson P.C. (2004) The bounty of RAGs: recombination signal complexes and complex outcomes. *Immunological Reviews* **200**, 90–114.

Ward E.S. (2004) Acquiring maternal immunoglobulin; different receptors, similar functions. *Immunity* **20**, 507–508.

Woof J.M. & Burton D.R. (2004) Human antibody-Fc receptor interactions illuminated by crystal structures. *Nature Reviews Immunology* **4**, 89–99.

Woof J.M. & Kerr M.A. (2004) IgA function—variations on a theme. *Immunology* **113**, 175–177.

Yoo E.M. & Morrison S.L. (2005) IgA: an immune glycoprotein. *Clinical Immunology* **116**, 3–10.

Zachau H.G. (2000) The immunoglobulin kappa gene families of human and mouse: a cottage industry approach. *Biological Chemistry* **381**, 951–954.

4 抗原レセプターの発現

はじめに

リンパ球と抗原との相互作用は，抗原を特異的に認識するリンパ球表面レセプターと抗原との結合によって引き起こされる。B 細胞の場合は単純で，細胞膜に結合した免疫グロブリン分子が，抗原に対するレセプターとして働く。T 細胞は抗原に対する独特なレセプター（TCR）をもっており，TCR は B 細胞レセプター（BCR）と同様に細胞膜上に発現しているが，BCR とは根本的に異なる性質をもつ。TCR は免疫グロブリンとは異なり，浮遊性抗原を認識することはできない。T 細胞のほとんどは，MHC 分子の抗原結合部位に提示されている抗原を認識する。これは一見面倒なように思えるが，このために T 細胞は，免疫グロブリンでは認識できないような細胞内抗原でも探し出せるという，B 細胞にはできないことができる。他の種類の白血球である NK 細胞も，異物を認識できる。NK 細胞は，通常すべての有核細胞がもつ MHC 分子の発現が相手細胞上に十分であるかをチェックできるレセプターを発現する。NK 細胞はまた，細胞内でのストレスタンパクの増加などの異常徴候を検出することもできる。本章では，主にこれらの多種多様なレセプターの姿に焦点を当てる。

B 細胞レセプター（BCR）

▶ B 細胞は膜貫通型の免疫グロブリン分子を発現する

2 章で，抗原は B 細胞膜表面にある抗体分子と結合し，その抗原に対して相補的な抗体をつくる B 細胞を活性化し，そのため抗原は容赦なく排除されるという巧妙な仕組みについて説明した。B 細胞は，膜表面の抗体に抗原が結合することによって活性化され，分裂し，抗体を分泌する形質細胞に分化することを思い出してほしい（図 2.11 参照）。

B 細胞を抗免疫グロブリン抗体（anti-Ig）で標識すると（図 2.6 c 参照），最初に発現する膜型 Ig（sIg）は IgM であることがわかる。個々の B 細胞は，それぞれ単一の特異性をもつ抗体をつくるように分化し，遺伝子再構成を受けた *VJC*κ（もしくは λ）と *VDJC*μ という一組の遺伝子のみを転写する。Ig 分子は，特異な免疫グロブリン分子の情報をもつ mRNA が**ディファレンシャルスプライシング**を受けることによって，分泌されたり，B 細胞表面に発現したりする。最初に核内に生じる μ 鎖 mRNA は，**疎水性膜貫通領域**をコードしており，IgM が細胞膜上に発現して BCR として機能できるようになっている。一方，この領域がスプライシングによって除去されたものは，分泌型分子となる（図 4.1）。

B 細胞が成熟するにつれて，IgM と同じ特異性を有する IgD を同時に発現するようになる。この IgM と IgD を共発現した B 細胞は，二次リンパ濾胞のマントル領域に豊富に存在し（図 7.8 c 参照），VDJ 領域と膜型 IgM，IgD をそれぞれつくる Cμ，Cδ エキソンを含んだ単一の転写産物がディファレンシャルスプライシングを受けることによりできる（図 4.2）。B 細胞の成熟により，IgG など他の Ig アイソタイプが BCR として産生されるようになる。

▶ 膜型免疫グロブリンは補助的な膜タンパク質と複合体を形成している

分泌型免疫グロブリンは産生 B 細胞と物理的に結合していないために，抗体産生 B 細胞は，いつ自分が分泌した Ig 分子が抗原と結合したのかを知ることができない。しかし膜型 Ig 分子は，直接細胞に結合しているため，B 細胞自身にさらに抗体産生を起こすように指示を与えることができる。売出し中の工場主であれば，生産量増加のためには，生産プラントをもっと増加させ，生産効率をあげればよいことを知っている。同様に B 細胞は，自らの製品の急激な需要増加に直面すると，この両方のことをする。すなわち，自己の増殖と，形質細胞への分化である。それでは，どのようにして BCR は抗原に出

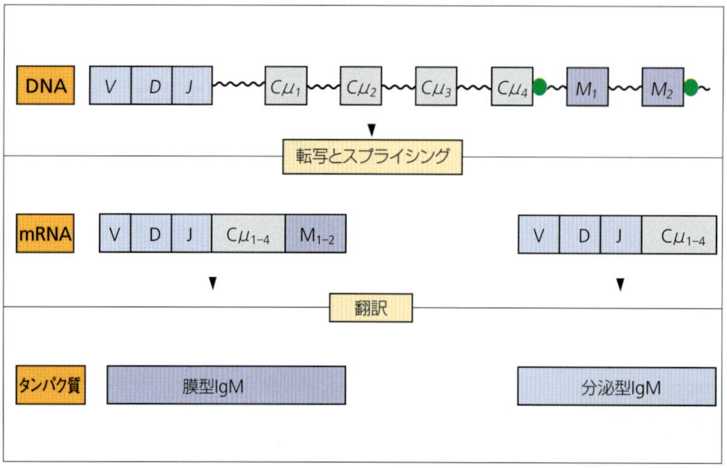

図 4.1 膜型から可溶性の IgM へのスイッチに関わるスプライシング機構。選択的プロセシングにより，分泌型，膜型のどちらかの μH 鎖ができるようになる。もしも転写終止や遺伝子切断が $C\mu_4$ と M_1 の間で起こると，$C\mu_4$ ポリ A 付加シグナル（AAUAAA）が付加され，分泌型が生成される。もしも転写が膜型のエキソンまで行われると，$C\mu_4$ は M 配列までスプライスされて，M_2 ポリ A シグナルが付加される。エキソン M_1 と M_2 によってコードされる疎水性配列により膜型 IgM が細胞膜にアンカーされる。図では簡略化のため，リーダー配列が省略されている。〰はイントロン。

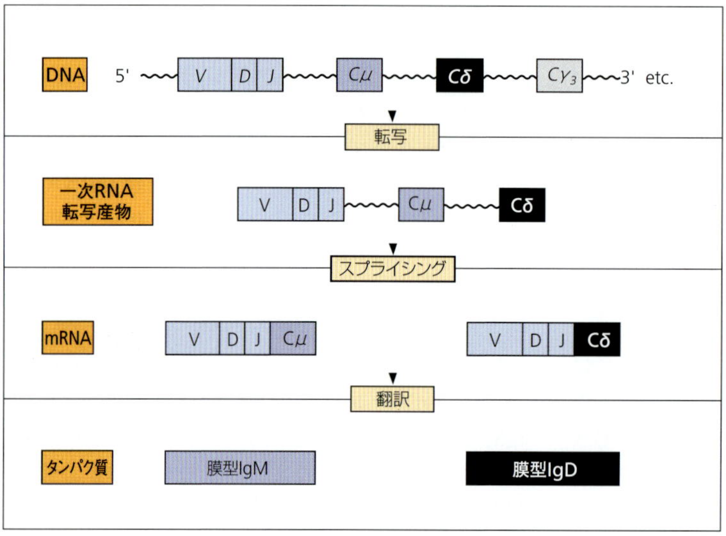

図 4.2 細胞表面の IgM と IgD。1 本の mRNA がディファレンシャルスプライシングを起こし，同じ抗原特異性をもつ膜型 IgM と IgD が同一細胞上に発現する。リーダー配列は省略。

会ったことを B 細胞に伝えるのだろうか。

多くの膜レセプターは細胞膜側に種々のシグナル伝達構造をもっているが，膜型 IgM の末尾には，たった 3 つのアミノ酸残基しか存在しない。これでは，プロテインキナーゼやホスファターゼのようなシグナル伝達を開始するアダプタータンパクは作用をすることができない。そこでいろいろと研究が行われた結果，ジスルフィド結合でつながっているヘテロ二量体，**Ig-α**（**CD79a**）と **Ig-β**（**CD79b**）が見つかり，両者は膜型 Ig に会合して BCR からのシグナルを細胞内に伝達する役目を果たすことが明らかになった（図 4.3）。Ig-α と Ig-β はともに，細胞外に Ig ドメインをもつが，シグナル伝達において重要なのは細胞内の C 末端ドメインであり，抗原によって BCR が架橋されると，この部分がリン酸化される。また，このシグナル伝達には Ca^{2+} 流入も関与する。Ig-α と Ig-β はともに，C 末端に **ITAM**（**immunoreceptor tyrosine-based activation motif**）というモチーフを有する。ITAM 配列には一定スペースで並んだ 2 つのチロシン残基があり，これがシグナル伝達の中心的役割を担う（図 4.3）。BCR と抗原が結合すると，BCR に会合するキナーゼによって ITAM 内チロシン残基の迅速なリン酸化が誘導され，このリン酸化されたチロシン残基に親和性をもつ分子が結合する。B 細胞の場合には，チロシンキナーゼ **Syk** がリン酸化された Ig-α/β ヘテロ二量体と結合すると，活性化 B 細胞のクローン増殖が始まる。BCR のシグナル伝達については 8 章でくわしく述べる（p.180 参照）。

T 細胞レセプター（TCR）

前述したが，T 細胞は，B 細胞とはかなり異なっ

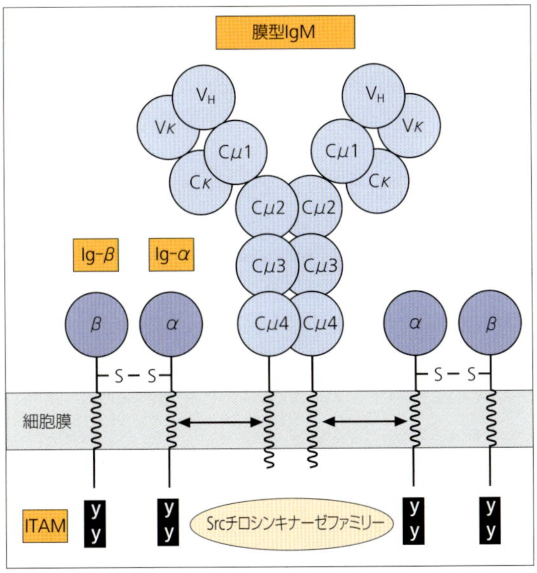

図 4.3　**B 細胞レセプター複合体の分子モデル。** Ig-α, Ig-β ヘテロ二量体は，それぞれ B 細胞特異的な遺伝子である *mb-1* と *B29* にコードされる。この二量体 2 分子が IgMμ 鎖の細胞膜貫通領域と会合する。細胞外の Ig 様ドメインは青で示す。チロシン(Y)を含むボックスには一般的に Tyr. X_2. Leu. X_7. Tyr. X_2. Ile (X は不定のアミノ酸)という ITAM 配列が存在する。B 細胞が活性化されると，ITAM 配列に一連のチロシンキナーゼが結合して ITAM がリン酸化され，シグナル伝達分子として働くようになる。図では L 鎖が κ 鎖であるが，λ 鎖のこともある。

た方法で抗原と結合する。T 細胞が発現するレセプターは，浮遊性の抗原とは直接結合することはできないが，そのかわりに，MHC 分子の狭い溝に固相化された抗原の断片を“見つけ出す”ことができる。また，T 細胞は B 細胞とは異なり，Ig 分子を膜型から分泌型に変更して分泌するといった芸当はできない。こういった違いはあるものの，**T 細胞レセプター(TCR)**は，抗体分子とよく似た構造をもち，複数の Ig ドメインからできている。

▶ TCR は膜貫通型のヘテロ二量体である

TCR の同定は，当初予想されていたよりも難航したが，その後，ジスルフィド結合で結合する α 鎖，β 鎖の二量体として発見された。それぞれの分子は Ig ドメインを 2 つずつもち，構造的に，一方は多様性に乏しく，もう一方は高度の可変性をもつ。すなわち，TCR は，構造的に Ig 分子の Fab フラグメントによく似ている。さらに類似しているのは，この 2 つの可変領域は，3 つの超可変領域(または相補性決定領域〈CDR〉)をもつことである。X 線回折の結果，この領域には MHC 分子に結合するアミノ酸が存在することが明らかとなった。TCR と MHC 分子との結合様式の詳細は不明だが，CDR1 と CDR2 が，MHC 分子と結合する役割を担うらしい。CDR3 は，抗原ペプチドと結合して TCR の中でも多様性をもつ部分であるが，これについては後述する。

α 鎖，β 鎖はともに T 細胞の抗原特異性をつくり出すために重要である。蛍光物質 fluorescein に特異的な細胞傷害性 T 細胞のクローン由来 TCR 遺伝子を別の特異性をもつクローンに導入したところ，このクローンは導入 α 鎖，β 鎖を発現し，フルオレセイン fluorescein 化された細胞を傷害する能力を獲得した。αβ ヘテロ二量体の重要性を示す別の実験として，単一な抗原特異性をもつ T 細胞を T 細胞腫瘍と融合させてハイブリドーマを作成したものがある。そのハイブリドーマは，マクロファージにより卵白アルブミン ovalbumin を提示されると，自発的に 2 種類の変異体を生じ，1 つは α 鎖遺伝子を欠失し，もう 1 つは β 鎖遺伝子を欠失したものであった。この 2 つの変異体はどちらも卵白アルブミンを認識しなかったが，両者の融合により 2 種類のレセプターが補い合って，抗原に対する反応性が回復した。

▶ CD4, CD8 分子は TCR の補助レセプターとして働く

末梢組織中のほとんどの T 細胞は，TCR の他に，膜タンパク質である CD4 または CD8 も発現し，これらは MHC 分子に結合するための補助レセプターとして働く(図 4.4)。CD4 は 4 つの Ig 様ドメインを有する 1 本のポリペプチド鎖からなり，T 細胞表面から突き出た桿状構造を形成する。CD4 の細胞質内部分は TCR のシグナル伝達に重要で，この部位にチロシンキナーゼである **Lck** が結合し，T 細胞が抗原と出会うと，これを伝えるシグナル伝達経路が動き出す。CD8 も CD4 と似た役割をし，Lck を結合して TCR 領域に移動するが，CD4 とはかなり異なる構造をもつ。CD8 はジスルフィド結合で連結する α 鎖，β 鎖からなる。α 鎖，β 鎖はともに膜表面から突き出した強く糖鎖修飾を受けたポリペプチド鎖で，Ig 様ドメインをもつ(図 4.4)。

CD4 と CD8 分子は，T 細胞の抗原認識に重要な役割を果たし，T 細胞が細胞内の抗原を提示する MHC クラスⅠあるいは細胞外の抗原を提示する MHC クラスⅡのどちらと相互作用すべきか，決定する役割をもつ。$CD8^+$T 細胞は MHC クラスⅠ分子に提示された抗原に出会うと活性化されて細胞傷害性 T 細胞になり，一方，$CD4^+$T 細胞は MHC クラスⅡ分子に提示された抗原で活性化されると，ヘルパー T 細胞となる(図 8.1 参照)。

道しるべ 4.1　T 細胞レセプター

T リンパ球は，マクロファージなどの細胞が提示する抗原と結合すると活性化・増殖することから，膜表面にそのレセプターが発現していると考えられる。T 細胞が抗原レセプターを発現していなければ，クローン選択は起こらないだろう。ほとんどの研究者は，オッカムのかみそり（節減の法則，すなわち，科学では自然現象を最も単純で無駄のない概念構造として解明することがもっとも重要とする法則）に従って，自然界には T 細胞，B 細胞という 2 つの完全に異なった分子認識機構が存在するような無駄があるはずがないと考えていた。このため，研究者たちは抗血清やモノクローナル抗体を用いて TCR を見つけようとして無駄な日々を過ごしていた（p.112 参照）。そのような中で，ある T 細胞のイディオタイプに対するモノクローナル抗体が T 細胞の抗原に対する反応をブロックしたことから，TCR はたまたま発見された。このモノクローナル抗体はあまたの T 細胞クローンの中からたった 1 つの機能だけをブロックすることから，この抗体が結合している場所が TCR の抗原結合部位であろうと推測された。この抗体を用いた免疫沈降により，40～44 kDa の 2 つのサブユニットがジスルフィド結合でつながった物質が同定された（図 M4.1.1）。

別のアプローチとして遺伝子を直接解析する方法が行われた。TCR は B 細胞には存在しない複合膜タンパクであるはずとの考えから，TCR の転写産物を多量に含むはずの T 細胞のポリソーム由来 mRNA から cDNA が合成され，B 細胞由来 mRNA とハイブリダイゼーションさせることにより，B 細胞，T 細胞に共通の遺伝子が取り除かれた。その結果得られた cDNA をプローブとして T 細胞の遺伝子を解析したところ，成熟 T 細胞には再構成された遺伝子が検出されたが，それ以外のすべての細胞ではその遺伝子は再構成しておらず，生殖細胞系列のままであった（図 M4.1.2）。このようにして TCR の β サブユニットが発見された。

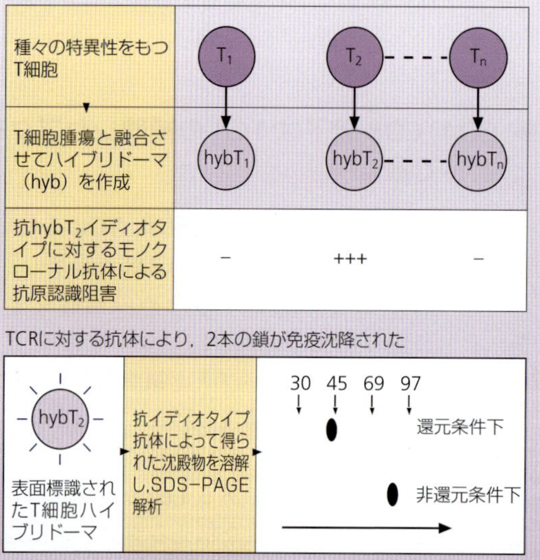

図 M4.1.1　**TCR に対する抗体（抗イディオタイプ抗体）は抗原認識を阻害する。**（Haskins K., Kubo R., White J., Pigeon M., Kappler J. & Marrack P.〈1983〉*Journal of Experimental Medicine* **157**, 1149 から簡略化した図）。

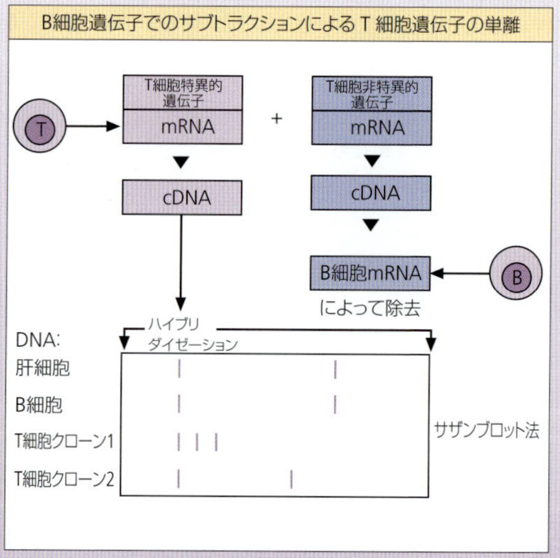

図 M4.1.2　**TCR 遺伝子の単離。**制限酵素で切断した異なる大きさの DNA セグメントを電気泳動で分離し，T 細胞遺伝子をプローブとして用いた。肝細胞や B 細胞に見られる生殖細胞系列の遺伝子が T 細胞では再構成を起こしていることを示す。（Hendrick S. M., Cohen D. I., Nielsen E. A. & Davis M. M.〈1984〉*Nature* **308**, 149 に基づく）。

▶ T 細胞レセプターには 2 つのクラスがある

$\alpha\beta$TCR の大発見がなされた後，γ 鎖と δ 鎖からなる新しいレセプターの存在が報告された。$\gamma\delta$ レセプターは胸腺では先に発生することから **TCR1**，$\alpha\beta$ レセプターは **TCR2** とよばれることがある（p.235 参照）。

$\gamma\delta$ 細胞は，ほとんどの動物の場合，成体では血液あるいは末梢組織を循環する T 細胞のわずか 1～5％を占めるにすぎない。しかし，皮膚，腸管，生殖管，肺などの上皮組織では約 50％と多く存在する。$\gamma\delta$ T 細胞はいわば変わり者である。$\alpha\beta$ T 細胞と異なり，$\gamma\delta$ T 細胞は MHC 分子による抗原提示

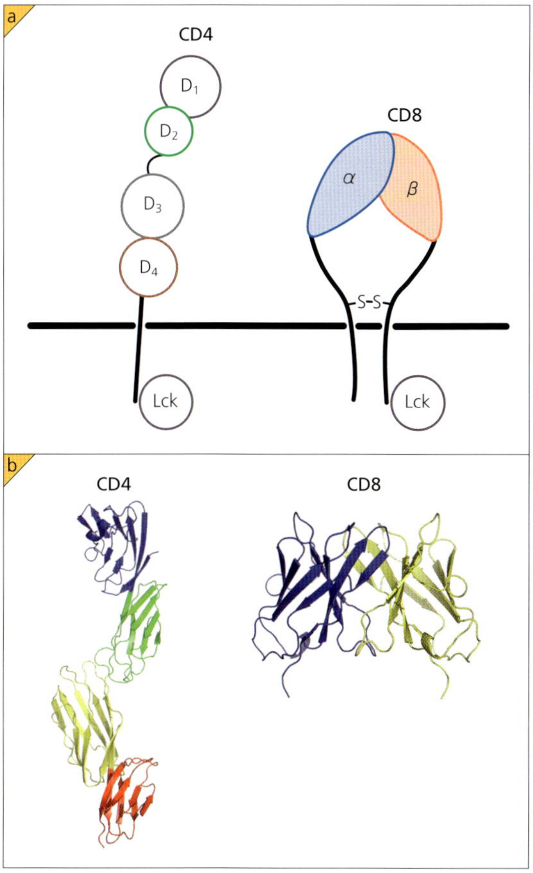

図 4.4　**CD4 と CD8 は，TCR の補助レセプターとして働き，T 細胞の種類を決定している。**(a)CD4 分子と CD8 分子の模式図。CD4 は 4 つの Ig ドメインからなる分子で(図中 D_1〜D_4)，T 細胞表面に発現して MHC クラスⅡ分子を認識する。CD8 はジスルフィド結合でつながったヘテロ二量体で，免疫グロブリン様の α，β サブユニットが高度に糖鎖修飾を受けた領域を介して細胞膜につなぎとめられている。CD8 は MHC クラスⅠ分子を認識する。CD4，CD8 の細胞質側は，チロシンキナーゼ Lck と結合する。(b)CD4 と CD8 の細胞外領域の三次構造。CD4 の Ig ドメイン(D_1〜D_4)を，それぞれ青・緑・黄・赤で表す。CD8 のホモ二量体を示す。(構造図は，Dr. Dan Leahy 提供，Leahy *et al.*〈1992〉*Cell* **68**, 1145, Wu *et al.*〈1997〉*Nature* **387**, 527)。

を必要とせず，B 細胞のように浮遊抗原を認識できるらしい。MHC 分子非依存性であることから，γδT 細胞は CD4 と CD8 のどちらの補助レセプターも発現しない(表 4.1)。

γδT 細胞の抗原認識機構は，謎の部分もあるが，これらの細胞は，マウスでは抗原非存在下に T10 や T22 などの MHC 様分子と相互作用できることが報告されている。T22 タンパクは αβT 細胞の活性化に伴って増加することから，γδT 細胞は，重要な免疫制御機能を担い，活性化 T 細胞に発現する分子により活性化されることによって免疫応答を正あるいは負に制御しているのかもしれない。また，

表 4.1　αβT 細胞と γδT 細胞の比較。

特性	αβT 細胞	γδT 細胞
抗原レセプター	αβTCR+CD3	γδTCR+CD3
抗原の形を認識する	MHC+ペプチド	MHC 様分子+非タンパク質リガンド
CD4/CD8 発現	有り	主になし
血中頻度	60〜75%	1〜5%
MHC 制限	有り	ほとんどなし
機能	白血球を助け，マクロファージを活性化。細胞傷害	免疫調整機能？細胞傷害活性

γδT 細胞は病原体由来の脂質，リン酸エステル，核酸分子，そのほかの非ペプチド分子を認識することもできる。

T 細胞レセプター遺伝子の配列は免疫グロブリン分子と似ている

TCRβ 鎖をコードしている遺伝子領域は，3 章の「免疫グロブリン」の項で説明したような V, D, J, C 領域と類似した構造をもつ(図 4.5)。B 細胞の場合と同様に，*V*，*D*，*J* 遺伝子は連続した *VDJ* 配列を形成する。B 細胞および T 細胞が似通った組換えを起こすことは，重症複合免疫不全症 severe combined immunodeficiency (SCID) マウスの研究から明らかになった。このマウスでは，1 遺伝子の単一劣性遺伝により *V*，*D*，*J* フラグメントの組換えがうまく行われない(p.53 参照)。この遺伝子が両方欠損しているマウスでは成熟した B，T 細胞への分化が起こらず，*V*，*D*，*J* 領域の再構成における同一の塩基配列異常が B，T 細胞両方に見られる。

まず β 鎖から説明しよう。まず，*Jβ* 遺伝子の 1 つが再構成を起こし，次に 2 つの *Dβ* 遺伝子のうちの 1 つが Jβ のとなりで再構成を起こす。このように遺伝子が再構成されるので，はじめの *Dβ* 遺伝子である $D\beta_1$は，13 個ある *Jβ* 遺伝子のどれでも利用することができるが，$D\beta_2$は，7 つの $J\beta_2$しか利用できない(図 4.5)。次に，50 個ある *Vβ* 遺伝子のうち 1 つが *DβJβ* 遺伝子セグメントに再構成される。Ig の遺伝子再構成で見られるのと同じく，**結合部位における多様性の増大**と，*D* 遺伝子セグメントの両側につくられる N 領域への**ランダムなヌクレオチドの挿入**が見られる。DNA の配列解析により TCR 分子

と抗体分子の類似性が明らかである。すなわち，それぞれの *V* 遺伝子セグメントには超可変部が 2 つあるが，さらに *DJ* 領域が**非常に可変性の大きい CDR3** を提供するために，それぞれの TCR 鎖は計 6 個の抗原に対する相補性決定領域（CDR）を有することになる（図 4.6）。抗体の合成の際に見られるように，*VDJ* と *C* の間のイントロンは，翻訳の前に mRNA から切り出される。このとき，$D\beta_2 J\beta_2$遺伝子は，$C\beta_2$のみへの結合が許される。

他のすべてのポリペプチド鎖も，似たような転座によってつくられる遺伝子によってコードされている。α 鎖の遺伝子プールは *D* 遺伝子セグメントを欠くが，莫大な数の *J* 遺伝子セグメントがある。*Vγ* と *Vδ* 両遺伝子セグメントの遺伝子数は，*Vα* と *Vβ* に比べるととても少ない。α 鎖のプールと同様，γ 鎖の遺伝子群には *D* 遺伝子セグメントがない。困ったことに，δ 遺伝子は α 鎖クラスターの中に存在する。このために，*VαJα* 遺伝子の再構成の際には δ 遺伝子は完全に除去されて δ 遺伝子を含まないことになる。

▶ CD3 複合体は TCR の機能発現に必須である

T 細胞と B 細胞の抗原認識分子は，敵を見つけて信号を送る偵察部隊のようなものである。TCR が敵を発見した場合，つまり，抗原と結合したときには，レセプターに会合する膜貫通性ポリペプチド複合体 CD3 を介して，T 細胞内部にシグナルを伝え，リンパ球を休眠状態の G_0期から目覚めさせ，エフェクター細胞などの有用な細胞に分化させる。すべての T 細胞において，抗原レセプターは非共有結合でしっかりと CD3 と会合し，複合体を形成している。TCR–CD3 複合体は，CD3 ペプチド鎖 γ と δ，2 分子の CD3ε とジスルフィド結合でつながった ζ-ζ 二量体，さらにこれと並んだ 2 つのヘテロ二量体構造の TCRαβ，あるいは TCRγδ ユニットから構成される。この場合，$TCR_2CD3\gamma\delta\varepsilon_2$-$\zeta_2$と表記される（図 4.6 b）。

BCR の Ig-α/β 二量体と同じように，CD3 分子は数個の ITAM 配列をもち，リンパ球内部に活性化シグナルを伝達する。TCR が抗原に結合した MHC を認識すると，CD3 複合体に結合している ITAM 配列のチロシン残基がリン酸化され，これがさまざまな結合タンパクを引き寄せ，T 細胞にシグナルを伝達する。CD4，CD8 補助レセプターはこの段階で重要な役割を果たす。CD3ζ 鎖の ITAM のリン酸化は，CD4 や CD8 に結合するチロシンキナーゼ Lck により行われる（図 4.4）。マウスにおいては，片方，もしくは両方の ζ 鎖が，ζ 鎖のスプライス変異体である η 鎖に置き換わっている。また，ζ 鎖は NK 細胞のレセプターである Fcγ ⅢA レセプターとも関連し，シグナル伝達に関与する。

抗原認識のための多様性の創出

免疫系は，これまで出現したことのある病原体でも，これから出現するかもしれない病原体でも，どんなものでも認識することができる。予測不能な未来に対して備えるためには，個人が一生涯に必要とする以上の数百万種類もの異なった抗原レセプター

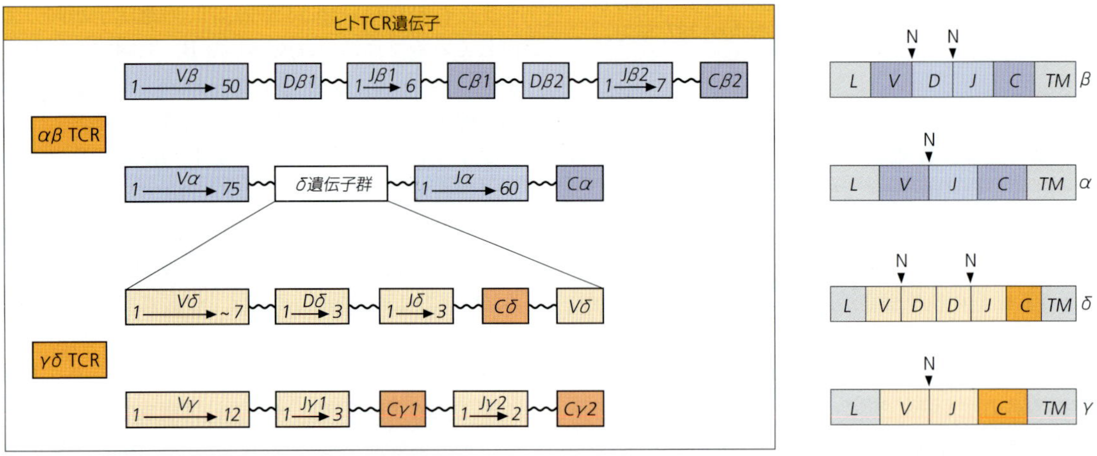

図 4.5 **αβTCR と γδTCR をコードする遺伝子群。** δ 鎖をコードする遺伝子は，*Vα* と *Jα* 遺伝子群の間にコードされて，この領域にある *V* セグメントは *Vα* か *Vδ* というように，δ 鎖か α 鎖のどちらかが使用される。TCR 遺伝子は，*VDJ* 結合領域の N 領域も含めて免疫グロブリンの遺伝子と同様の方式で再構成される。*Vδ* の 1 つは，*Cδ* の下流に存在し，逆向きの方向で再構成される。

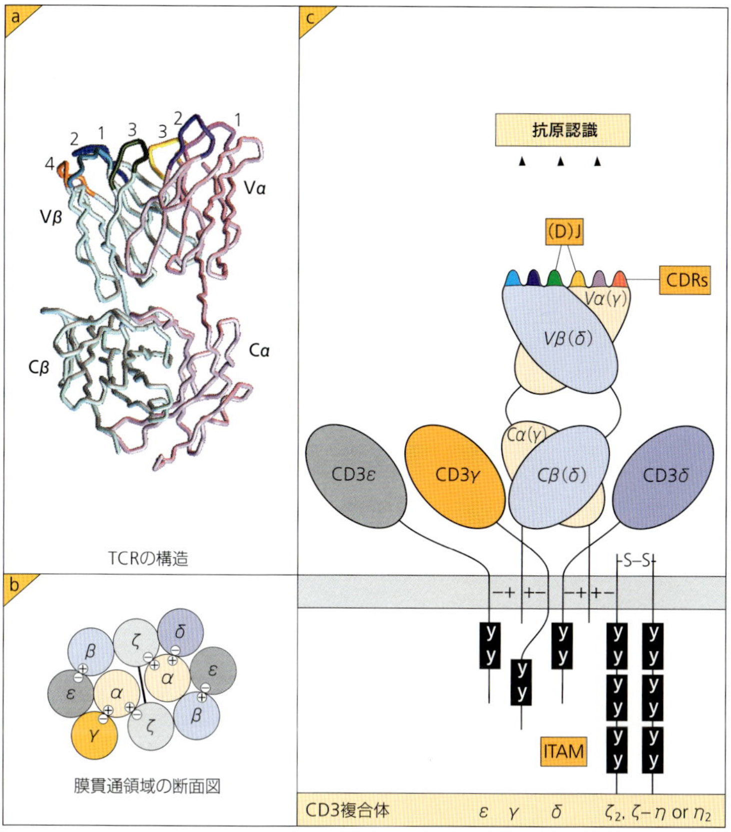

図 4.6 **TCR/CD3 複合体。** TCR は構造的に Ig 分子の Fab フラグメントに似ている。TCRαβ 鎖(VαCα/VβCβ)および γδT 細胞の γδ 鎖の可変領域と定常領域は Ig ドメインをもつ。(a)α 鎖の CDR について，CDR1 を赤紫，CDR2 を紫，CDR3 を黄色で示す。β 鎖については，CDR1 を水色，CDR2 を青，CDR3 を緑で示す。β 鎖の 4 番目の CDR である CDR4 は，ある種のスーパー抗原 super antigen の結合部位の一部(p.7 参照)であり，図ではオレンジで示す(Garcia, K. *et al.*〈1998〉*Science* **279**, 1166)。(D)J 遺伝子によりコードされる TCRα，β 鎖の CDR3 は，ともに短く，TCRγ の CDR3 も短い。しかし，δ の CDR3 は長く，Ig 分子の H 鎖，L 鎖の CDR3 に似ている。(b)TCR は，CDR3 と複合体をつくった状態で発現する。CD3 複合体の定常鎖の膜貫通領域は負の電荷をもち，図に示すように，TCR の Cα や Cβ の正の電荷と結合すると考えられる。(c)CD3 の細胞質側のドメインには ITAM 配列が含まれ，チロシンキナーゼ src と結合する。図の γδ は，CD3γ，δ のことであり，TCR の γ，δ ではない。

をつくり出す必要がある。これは，身体の中にある 25,000〜30,000 の遺伝子をはるかに凌駕する数であり，さらに抗体や TCR をコードする *V*, *D*, *J*, *C* などの遺伝子数はたかだか 400 個程度であるから，数百万種類の多様性をつくり出すには，何かうまい仕組みが必要である。次に，かぎられた数の遺伝子から膨大な多様性をつくり出すメカニズムを見てみよう。

▶ ポリペプチド鎖内部での多様性

VDJ 遺伝子のランダムな再構成は，多様性を幾何級数的に増加させる

3 章で学習したとおり，子ども用の組立ておもちゃセット(レゴブロックなど)に入っているわずか数種類のブロックからでもいろいろな建物などの作品をつくることができるように，個々のレセプターの遺伝子セグメントの組合せから，B，T 細胞の双方でさまざまな抗原特異的レセプターがつくり出される。Ig 分子 L 鎖の可変領域は *V*, *J* 遺伝子セグメントからつくられ，H 鎖は *V*, *D*, *J* 遺伝子セグメントからつくられる。同様に，αβ，γδ 両 T 細胞において，α 鎖と γ 鎖は *V*, *J* 遺伝子セグメントによってコードされ，β 鎖と δ 鎖は *V*, *D*, *J* 遺伝子セグメントによってコードされる。Ig 分子の場合と同様に，組換え酵素である RAG-1 と RAG-2 が，TCR の個々の *V*, *D*, *J* 遺伝子セグメントに近接した相補的組換えシグナル配列 recombination signal sequence(RSS)を認識する。RSS はまた，12〜23 塩基対(p.53〜54 参照)ごとに隔てられて存在する 7 塩基，もしくは 9 塩基からなり，それぞれの *V* 遺伝子セグメントの 3′ 末端と *D* 遺伝子セグメントの 5′, 3′ 末端，*J* 遺伝子セグメントの 5′ 末端に存在する。再構成の際には，必ず *D* 遺伝子セグメントが挿入されるために *V*β は *J*β と直接はつながらず，*V*δ も *J*δ とは直接つながらない。TCR にはどのくらいの多様性があるのか，αβTCR を例にとって説明する(表 4.2)。遺伝子セグメントの正確な数は人によって異なるが，この例では 75 の *V*α 遺伝子セグメントと 60 の *J*α 遺伝子セグメントがある。もし，*V* から *J* への結合が完全にランダム random joining であるとすれば，4,500 通りの *VJ* の組合せができる(75×60)。β 鎖では，約 50 の *V*β 遺伝子が，*C*β 遺伝子とつながった 2 つの *D*β*J*β 遺伝子群の上流に並んでいる(図 4.7)。*C*β1 とつながった 1 番目の遺伝子群には 1 つの *D*β*1* 遺伝子と 6 つの *J*β*1* 遺

表 4.2　ヒトの V 遺伝子の多様性の計算。 遺伝子セグメントの数は個々人で異なることがわかっているが，たとえば V_H 遺伝子の場合，40 ほどあると考えられる。生殖細胞系列セグメントの単純，ランダムな組合せにより発生する特異性の数を計算した。これらの組合せ(数)は表に示すようにさらに増加する。＊*D* セグメントを欠失しているものには，少なくとも 10 の変異体と，*D* セグメントをもつものには，少なくとも 100 の変異体が存在する。TCR*β* 鎖にはさらに説明が必要であり，2 つの *D* セグメントのうち，まず *Dβ*1 は 50 の *V* 遺伝子と結合することができ，13 の *Jβ*1，*Jβ*2 のどちらとも結合が可能である。*Dβ*2 遺伝子はこれと似ているが，下流の 7 つの *Jβ*2 遺伝子としか結合できない。

	γδTCR(TCR1)		αβTCR(TCR2)		Ig		
					H	L	
	γ	δ	α	β		κ	λ
V 遺伝子セグメント	12	～8	75	50	40	40	30
D 遺伝子セグメント	—	3	—	1，1	27	—	—
J 遺伝子セグメント	3，2	3	60	6，7	6	5	5
ランダムな組合せによる結合	*V*×*J*	*V*×*D*×*J*	*V*×*J*	*V*×*D*×*J*	*V*×*D*×*J*	*V*×*J*	*V*×*J*
(接合部の多様性なし)	12×5	8×3×3	75×60	50(13+7)	40×27×6	40×5	30×4
合計	60	72	4500	1000	6480	200	150
組合せによってできるヘテロ二量体	60×72		4500×1000		6480×200		6480×150
合計(四捨五入)	4.3×10^3		4.5×10^6		1.3×10^6		1.0×10^6
他の機構：D には 3 つのリーディングフレームの多様性，接合部の多様性，N 領域の挿入がある；$^*\times10^3$	4.3×10^6		4.5×10^9		1.3×10^9		1.0×10^9
体細胞変異	−		−		+++		+++

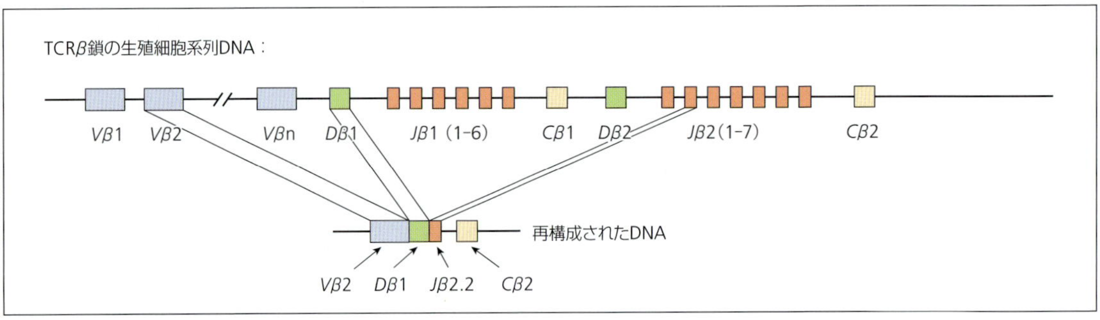

図 4.7　TCR*β* 鎖遺伝子領域の再構成。 この例では，*Dβ*1 は *Jβ*2.2 と結合し，次に約 50 の *Vβ* 遺伝子の中から *Vβ*2 が選ばれている。もし同じ *V* と *D* が選ばれたとしても，*Jβ*1.4 が使われた場合には，*Cβ*2 遺伝子セグメントのかわりに *Cβ*1 遺伝子セグメントが用いられる。

伝子がある。そして，*Cβ2* とつながった 2 番目の遺伝子群には 1 つの *Dβ2* 遺伝子と 7 つの *Jβ2* 遺伝子がある。*Dβ1* 遺伝子は，50 個あるどの *Vβ* 遺伝子とも結合でき，13 個ある *Jβ1*，*Jβ2* のどれでも結合できる(図 4.7)。*Dβ2* 遺伝子の場合は，これと似ているが，下流にある 7 つの *Jβ2* としか結合できない。これにより，TCR*β* 鎖に 1,000 通りの可能性が生まれる。つまり，TCR*α*，*β* 鎖の *V*，*D*，*J* 遺伝子は足してもちょうど 200 個だが，**幾何級数的な結合** geometrical recombination によって，莫大な数の *α*，*β* 可変領域をつくりあげることができる。しかし，この数は膨大な多様性の一部にすぎない。

結合部位をいろいろ変える

生殖細胞系列のレパートリーがさらに多くのバリエーションを生み出すために TCR，Ig(図 3.25 参照)はもう 1 つの方法を用いる。それは，*V*，*D*，*J* セグメントを再構成する際に，つなぎ目に変化を加えることによって異なる配列に変化させる方法である(図 4.8)。

3 章で述べたように，再構成のときに形成されるヘアピン構造によって生じるパリンドローム構造(P ヌクレオチド)と，*V*，*D*，*J* 遺伝子セグメントそれぞれの間にある N 領域に塩基が挿入されることによって，さらなる多様性が生じる。このプロセスには**ターミナルデオキシヌクレオチジルトランス**

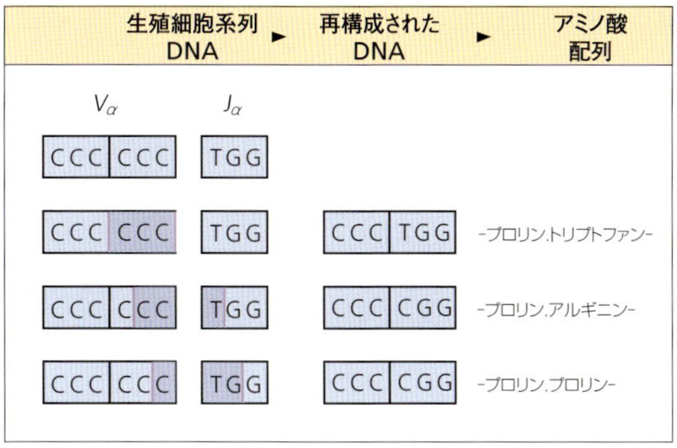

図 4.8　**TCR の Vα と Jα 遺伝子セグメントの間の結合部多様性によって，3 つの異なったアミノ酸配列が生まれる。**スプライシングにより除かれた 3 つのヌクレオチドを濃青で示す。TCRβ 鎖や IgH 鎖の場合には，結合部多様性は *V*，*D*，*J* それぞれの間で生じる。

フェラーゼ terminal deoxynucleotidyl transferase が関与する。このメカニズムによって配列に塩基が追加されるのだが，ヌクレアーゼによってヌクレオチドが取り除かれることにより，さらなる多様性が生まれる。この方策により，TCR はさらにレパートリーを増やす。特に遺伝子数がかぎられている TCRγ や δ では，このメカニズムが特に重要である。

またさらに，D 領域に選択的に作用して多様性を増加するメカニズムも存在する。特に，TCRδ 遺伝子の再構成の場合，*D* 遺伝子セグメントは 3 種類の異なるリーディングフレームで読まれ，また 2 つの *D* 遺伝子セグメントを *DD* のように結合させ，この *D* 結合（*D*–*D* combination）によって他の TCR や抗体分子よりも長い CDR3 をつくりあげる。CDR3 はさまざまな抗原レセプター分子において，*V*,（*D*），*J* 遺伝子セグメントの狭間に形成され，その結合様式の多様性のために非常にバリエーションに富んだアミノ酸配列が生まれるため，この部位はレセプターの特異性に大きく影響を与える。

レセプター編集

近年，リンパ球は最初に作成した抗原レセプターを変えることができることがわかってきた。すなわち，リンパ球がもしすでに発現しているレセプターが気に入らなければ，取り換えることができるのである。この望ましくないレセプターを他のレセプターに置換することを**レセプター編集** receptor editing とよぶ。このプロセスは Ig と TCR の両方に認められ，無機能あるいは自己反応性のレセプターを正しいものに置換するためのものである。さらに，末梢リンパ節におけるレセプター編集の場合，低親和性 B 細胞は低親和性レセプターを高親和性レセプターに置換することによりアポトーシスを起こさずにすむ。この事実は，胚中心内部の B 細胞は遺伝子を再構成するための組換え酵素 RAG-1，RAG-2 を発現しうるということにより裏づけられる。

それではレセプター編集はいったいどのような仕組みで起こるのだろうか。*D* 遺伝子セグメントを欠失したレセプター分子の場合，つまり Ig 分子の L 鎖や TCR の α 鎖の場合には，2 回目の再構成は先に再編成を起こした *VJ* 遺伝子セグメントの上流にある *V* 遺伝子セグメントと下流にある *J* 遺伝子セグメントの組合せにより起こる。この 2 つの遺伝子セグメントは完全な相補的組換えシグナル配列（RSS）をもっているからこのようなことが可能なのである（図 4.9 a）。しかしながら，IgH 鎖や TCRβ 鎖では，1 度目の再編成ですべての *D* 遺伝子セグメント由来の RSS を失っている（図 4.9 b）。V_H と J_H は両方とも 23 bp の RSS であるから 12/23 スペーサーの法則を崩すことになり，組換えが起こらない。この問題は，*V* 遺伝子セグメントをコードする遺伝子群の 3′末端の近くにある RSS の代理として働く配列の存在によって解決される。すなわち，新しい *V* 遺伝子セグメントが前に再構成された *V* 遺伝子セグメントを除去して，前からあった *DJ* 遺伝子セグメントと結合する（図 4.9 b）。しかし，これはあまり効率的なプロセスではないため，レセプター編集は IgH 鎖や TCRβ 鎖よりも，IgL 鎖や TCRα 鎖でより起こりやすいはずである。つまり，TCRα 鎖はよい TCR がつくられるまで前に再構成された *VJ* 遺伝子セグメントを削除して何度も再構成を起こす可能性がある。

▶ 各ポリペプチド鎖間での多様性の増幅

免疫系が 2 つの異なるポリペプチド鎖を認識分子として使用できることになったことで，その精妙な多様性はさらに増加した。つまり，2 本の鎖を組み合わせることによって，抗原結合部位を大きくできるとともに，さらなる多様性も生み出したのである。Ig 分子間の H 鎖と L 鎖の組合せはランダムであり，それゆえにある 2 つの B 細胞が同じ H 鎖をもったとしても，L 鎖は異なるであろう。多様な特異性をもった抗体をつくるためのこの仕組みは，*in vitro* では簡単に確認できる。同じ H 鎖に異なる配列の L 鎖を会合させると，同じ抗原特異性をもつことも変化することもある。一般的に，生体内では，多様性と特異性をつくりあげているのは H 鎖であり，それは *V*，*D*，*J* の 3 つの遺伝子セグメントの結合部位にあたる H 鎖の CDR3 が最も大きな多様性を有しているためと考えられる。

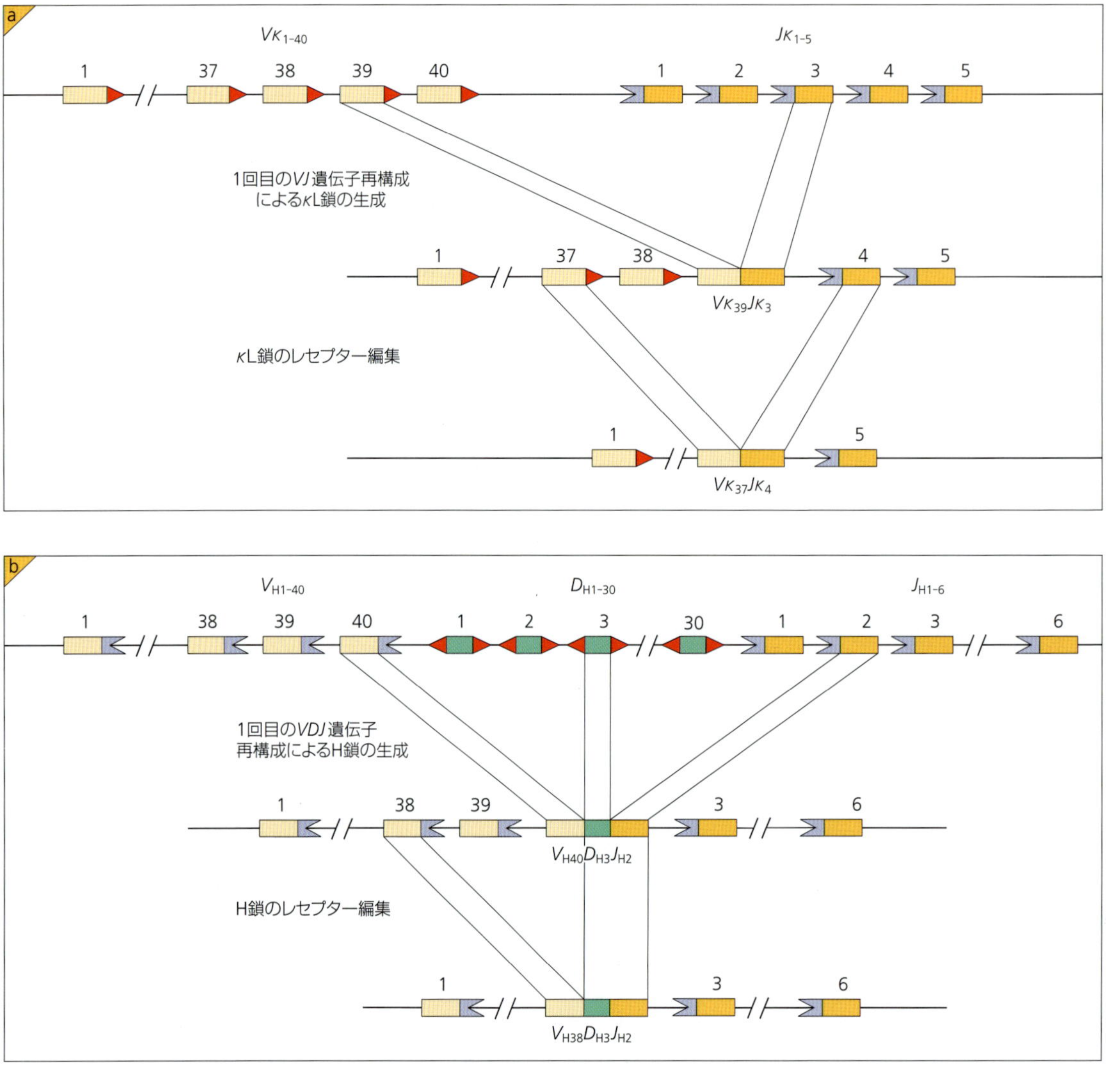

図 4.9　レセプター編集。(a)免疫グロブリン L 鎖と TCRα 鎖は，*V* 遺伝子セグメントの 3′側と *J* 遺伝子セグメントの 5′側にそれぞれ組換え遺伝子配列(RSS，7 mer-9 mer のモチーフ)を有し，これらが相互作用して図のように新しい再構成を行うことができる。これにより，もとの H 鎖に対して，異なる L 鎖(図では $V\kappa_{39}J\kappa_3$が $V\kappa_{37}J\kappa_4$に置き換わっている)が会合するレセプターができあがる。(b)Ig H 鎖や TCRβ 鎖では，RSS の中にある 7 mer-9 mer の構造のために，*V* セグメントが *J* セグメントと直接結合することはできない。これは，12/23 スペーサーの法則とよばれ，23 塩基対のスペーサーをもつ 7 mer-9 mer 配列(図中紫色)は 12 塩基対のスペーサーをもつ 7 mer-9 mer 配列(図中赤色)としか結合できない。Ig H 鎖の *V* と *J* はどちらも 23 塩基対のスペーサーをもつため，再構成は始まらない。さらに，1 度目の再構成の時に使用されなかった *D* 遺伝子セグメントはなくなっているために，12 塩基対のスペーサーは残っていない。この 2 度目の再構成に対する問題は，*V* 遺伝子領域の 3′末端付近にある RSS 様の配列によって解決され，*V* 遺伝子領域だけが置き換わる(図では，$V_{H38}D_{H3}J_{H2}$が $V_{H40}D_{H3}J_{H2}$に置き換わっている)。

このTCRγとδ，αとβ，Ig の H 鎖と L 鎖間はランダムな結合を示すことから，多様性はさらに幾何級数的に増加する。表 4.2 に示したように，生殖細胞系列の約 230 個の TCR 遺伝子，約 153 個の Ig 遺伝子は，先に紹介した結合部に見られる複雑な仕組みを考慮に入れなかったとしても，それぞれ 450 万，230 万もの異なる組合せを生み出すのであるから，進化という現象にはまさに脱帽である。

▶ 体細胞超変異

3 章で説明したように，*V* 遺伝子領域は**体細胞超変異** somatic hypermutation を起こす。18 個のマウスλミエローマ細胞の中で，同じアミノ酸配列をもつものが 12 個であったが，アミノ酸 1 つだけが異なるものが 4 個，2 つ異なるものが 1 個，4 つ異なるものが 1 個であった。アミノ酸変異はすべて超可変領域に見られ，単一のマウスλ鎖生殖細胞系列遺

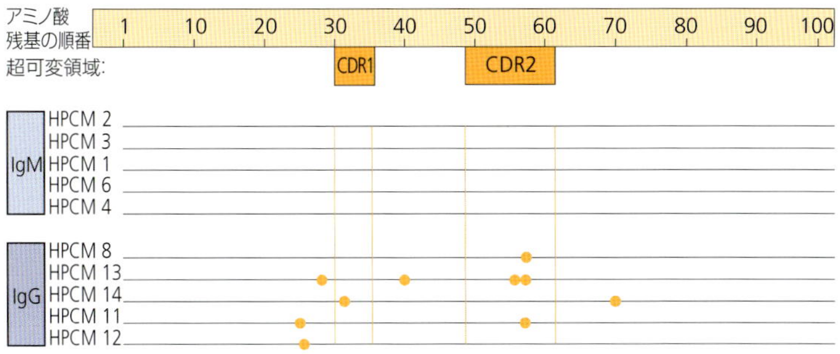

図 4.10　**生殖細胞遺伝子の変異。**肺炎球菌で免疫した単一マウス由来の抗ホスファチジルコリン IgM，IgG モノクローナル抗体 5 個ずつの V_H領域のアミノ酸配列を T15 遺伝子の生殖細胞系列のアミノ酸配列と比較した。直線で示した部位は，T15 と同一配列の部位で，単一アミノ酸の変異はオレンジ色の点で示す。突然変異は IgG にのみ存在し，超可変領域にもフレームワーク部分にも見られた。(Gearhart P. J.〈1982〉*Immunology Today* **3**, 107)。体細胞超変異は IgM にも見られたとされるが，クラススイッチに伴って変異数は非常に増加している。

伝子の体細胞超変異であると考えられる。別の研究では，肺炎球菌で免疫後，単一の T15 生殖細胞系列の V_H遺伝子に超変異が起こって数種類の異なる V_H領域が形成されたが，いずれもホスホリルコリンに対する抗体をコードしていたとの報告がある（図 4.10）。

この体細胞超変異現象の特色について再度注目しよう。この変異は，1 塩基の交換によって起こるが，定常領域（C 領域）ではなく可変領域にかぎられ，可変領域ではフレームワーク領域，超可変領域のいずれにも起こる。その頻度は格段に高く，1 塩基当たり 1/1,000 の確率で起こる。これは，哺乳類のほかの遺伝子部位と比較して 100 万倍に近い高い確率である。この突然変異はクラススイッチの際に起こり，AID（activation-induced cytidine deaminase）という酵素が必要で，H 鎖（図 4.10），L 鎖のいずれも，IgM 分子よりも IgG や IgA 分子のほうに起こりやすい。しかし，平均的には V_L遺伝子よりも V_H遺伝子により高頻度に変異が見られる。これは，レセプター編集が L 鎖で起こりやすいためであり，その理由は H 鎖 *V* 遺伝子の突然変異の集積があっても，レセプター編集機構で L 鎖 V 領域の変異が見えなくなってしまうためであろう。

体細胞超変異は一次応答の初期段階ではレパートリー形成のためにあまり重要ではないが，免疫記憶の段階ではこの変異が起こることで，より高親和性の抗体ができるようになる。

最近のデータでは，さらなる多様性を生み出すための別の仕組みの存在が示唆されている。免疫グロブリン *V* 遺伝子セグメントでは，H 鎖でも L 鎖でも短いヌクレオチド配列の挿入・欠失が起こる。これは，抗原認識に対してはかなりの効果があり，超変異に比べてより劇的で，レセプター編集よりも複雑な変化をもたらす。ある実験では，RT-PCR により 365 IgG 産生 B 細胞に発現している V_H，V_L遺伝子を増幅したところ，6.5％の細胞にヌクレオチドの挿入あるいは欠失が見られた。これらの転写産物のリーディングフレームは保存されていて，終止コドンの挿入はなかった。挿入・欠失を起こした細胞の割合はもっとあった可能性が高い。この挿入・欠失は CDR1 と CDR2 の内部か，その周辺で見られた。CDR3 の N 領域に多様性があったということは，CDR3 の挿入・欠失は解析できなかった可能性がある。いずれにしても，これらの変異が CDR で見られるということは，B 細胞が抗原によって選択されたことを意味する。挿入・欠失は体細胞超変異と同じ領域で起こり，体細胞超変異の際に用いられるのと同じエラーを引き起こしやすい DNA ポリメラーゼがこの挿入・欠失に関与すると思われる。挿入の際には隣接する配列が複製されることが多く，欠失の際には既知のくり返し配列であることが多い。この挿入・欠失現象は，レセプター編集と同様に，自己反応性の減少や抗体の親和性亢進に役立つと思われる。

これに対して，**TCR 遺伝子は，明確な体細胞超変異は起こさない**ようである。T 細胞は，胸腺においてすでに自己の主要組織適合抗原複合体（MHC）を弱く認識するように選択されているので（p.234 参照），もし超変異が起こると高親和性の自己反応性レセプターが出現したり，自己免疫を生じさせる可能性があることから，体細胞超変異を起こさないほうが安全だという意見がある。

進化の流れの中でどのようにして TCR の生殖細胞系列遺伝子群は維持されてきたのだろうか。約 390 個もの *V*，*D*，*J* 遺伝子があれば，超変異によって機能を失った遺伝子があったとしても，その遺伝子が選択的に除去されることはほとんどなく，むしろ進化論的な選択が働く前にほとんどの遺伝子群が機能的に失われる可能性が高い。1 つの考え方として，お互いに関連した *V* 遺伝子サブファミリーは，ある一般に存在する病原体に対する防御に必須な抗体をコードするようなプロトタイプ遺伝子をもっていることから，このような遺伝子が変異すると個体が不利益を被ってしまうために，結果的に維持されるというものがある。もしも，超変異によってこのような不可欠な遺伝子の別の部分が損傷された場合には，遺伝子変換 gene conversion によって，修復されるのかもしれない。

遺伝子変換とは，2 つの遺伝子間で，1 つの遺伝子の一部あるいは全部がもう一方と同一になる現象である。この遺伝子変換は，MHC 分子の多様性をつくりあげる機構であるが，この現象は他の遺伝子でも働いて配列の均一性を保つのに役立つ。たとえばこの機序は，ニワトリやウサギなどが Ig 分子の多様性を生み出すために利用している。ウサギの場合では，大部分の B 細胞で単一の V_H遺伝子が再構成し，この V_H遺伝子が他に存在するたくさんの V_H偽遺伝子のために基質となって遺伝子変換が行われる。ヒトでは，機能性遺伝子よりもはるかに多くの偽遺伝子やみなしご遺伝子（遺伝子領域の外側に配列されている遺伝子で，時にはまったく違う染色体上に存在するものもある）が存在するが，これらの遺伝子が遺伝子変換に使われるのかは不明である。

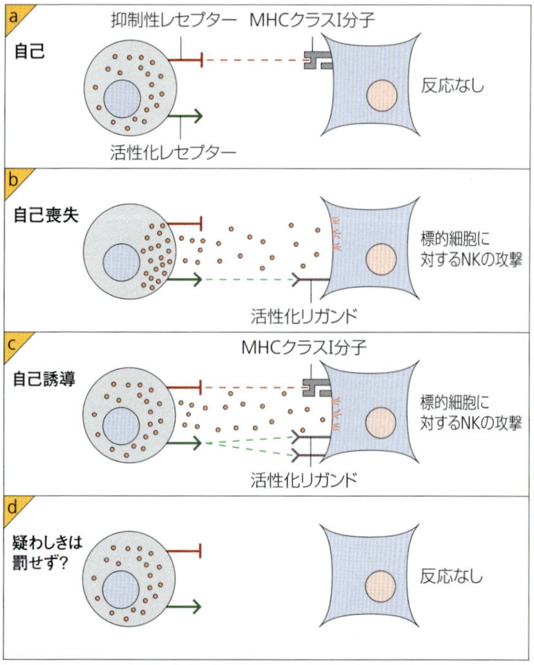

図 4.11　**NK 細胞による細胞傷害と“自己喪失”仮説。**（a）NK 細胞が MHC クラスⅠ分子を発現する細胞に出会うと，抑制レセプターは結合するが，活性化レセプターはそのリガンドとなる分子が標的細胞に発現していないため何も結合しない。この場合には NK 細胞は活性化されない。（b）MHC クラスⅠ発現が消失し（自己喪失 missing-self），活性化 NK レセプターに対するリガンドを 1 種類以上発現している細胞に対しては，NK 細胞は細胞傷害性顆粒を介して標的細胞を攻撃する。（c）MHC クラスⅠ分子を発現するが，活性化レセプターに対するリガンドも発現している細胞の場合（自己誘導 induced-self），NK 細胞は受け取る抑制シグナルおよび活性化シグナルの相対的な強さにより，標的細胞を攻撃するかどうかを決定する。（d）細胞が MHC クラスⅠも活性化リガンドも有していない場合には，おそらく抑制レセプターに対するリガンドの作用でこの細胞は NK の攻撃を逃れるであろう。

NK 細胞による抗原認識

ナチュラルキラー（NK）細胞は白血球の一種であり，T 細胞や B 細胞のように，自身を活性化するレセプターを発現する。活性化を受けた NK 細胞は，IFNγ などのサイトカインや標的細胞を殺傷する細胞傷害性顆粒などを分泌する。NK レセプターは，T 細胞や B 細胞の抗原レセプターとは違い，「頑固」で，組換えにより多様性を生み出すことはない。NK 細胞は，$\alpha\beta$T 細胞と違い，MHC 抗原に非依存性である。つまり，MHC クラスⅠやクラスⅡ分子の溝に提示された抗原を認識するのではない。NK 細胞は，T 細胞とは対称的に，MHC クラスⅠ分子を発現しなくなった細胞がいないかどうか，身体中をパトロールしており，これは，**自己性を喪失したものを認識する機構** missing self recognition として知られる（図 4.11）。このパトロールの対象となる異常細胞は，たいてい悪性細胞か，MHC クラスⅠ分子の発現を邪魔されるような微生物に感染した細胞である。MHC クラスⅠ分子の中心的役割は，細胞内の病原体由来のタンパク質を免疫システムに対して提示することであるから，なぜこれらの分子が宿主の細胞を破壊しようとするウイルスやその他招かれざる客の存在に気づき認識するのかは，比較的容易に理解できる。NK 細胞が MHC 拘束性 T 細胞とともに進化してきたのは，MHC クラスⅠ分子の発現を妨害して $\alpha\beta$T 細胞への抗原提示を邪魔する病原体，もしくはその他の同様の状況に対抗するためである。クラスⅠ分子を発現しなくなった細胞は，すぐに活性化 NK 細胞の攻撃を受ける。NK 細胞は，タンパク質分解酵素やその他の細胞を破壊する酵素を分泌して，これらの細胞を破壊する。

NK 細胞には活性化レセプターと抑制性レセプターが発現する

NK 細胞はウイルスや腫瘍と戦う際に重要な役割を果たす 2 種類のレセプターを発現する。**活性化レセプター** activating receptor は，すべての標的細胞に共通に存在する分子を認識し，**抑制性レセプター** inhibitory receptor は MHC クラス I 分子を認識する。NK 細胞が抑制と活性のバランスによって細胞を殺すかどうかを決定する（図 4.11）。

NK レセプターには構造が異なる 2 つのものが同定されている。**C タイプレクチンレセプター（CTLR）**と，**Ig 様レセプター**である。どちらにも活性化レセプターと抑制性レセプターがある。抑制性レセプターは，その細胞内ドメインに **ITIM 配列** immunoreceptor tyrosine-based inhibitory motif）を有し，**SHP-1** のような脱リン酸化酵素を ITIM 配列に動員して，細胞傷害性顆粒やサイトカインの分泌につながるようなシグナル伝達系路を抑制する働きをもつ（図 4.12）。一方，活性化レセプターは，**DAP-12** などの修飾タンパクと結合しており，このタンパクが細胞内に ITAM 配列を有し，これを介して NK 細胞による攻撃を誘導する。抑制性レセプターが MHC クラス I 分子と結合すると，NK 細胞を活性化に導くシグナルを抑制する。MHC クラス I 分子を欠く細胞は抑制性レセプターに結合できないので，破壊される（図 4.11）。

マウスでは，MHC クラス I 分子を監視するレセプターは Ly49 ファミリーに属し，Ly49A から Ly49W までの約 23 の遺伝子がある。Ly49 はジスルフィド結合を介して結合するホモ二量体で，それぞれのポリペプチド鎖は CTLR で，40 アミノ酸残基程度の α ヘリックス構造をもつ幹を介して細胞膜を貫通する（図 4.12 a）。NK 細胞は 1〜4 種類の Ly49 を発現する。特記すべきことに，ヒトは Ly49 を発現せず，機能は同じだが異なる構造の **KIR**（killer immunoglobulin-like receptor）を発現する。これは，異なる遺伝子が同じ機能を果たすために発達したという**コンバージェント進化** convergent evolution のよい例である。個々の Ly49 レセプターは，MHC クラス I 分子に結合する際には MHC に結合する抗原ペプチドには依存しない。Ly49 二量体は，TCR が結合する場所とは別の 2 カ所で MHC 分子と結合する（図 4.12 e）。これと対照的に，KIR は TCR と似ており，MHC に結合している抗原ペプチドと相互作用できる。ただし，KIR は MHC クラス I 分子の溝に結合分子を認識できるが，TCR とは異なり，それが自己ペプチドか抗原ペプチドなのかを認識することはできない。

NK 細胞は，自己喪失細胞を認識するだけでなく，病原体を直接認識したり，正常な細胞にはほとんど発現しない **MICA**（MHC class I-related chain A）のような MHC クラス I 様のタンパクも認識できる。MICA やその関連タンパクの発現パターンは複雑であるが，形質転換細胞や感染細胞などに多く発現し，活性化シグナル NK レセプターを強く刺激する。こうした現象を，**自己誘導性認識**“induced-self” recognition という（図 4.11）。結合が起こると，活性化 NK レセプターは細胞を殺したりサイトカインを分泌するシグナルを送る。しかし，抑制性レセプターが MHC クラス I 分子を認識するので，NK 細胞が体内のすべての細胞をむやみに攻撃することはない。

他の活性化 NK レセプターとして CD16 がある。これは IgG に対する低結合性の Fc レセプターで，**抗体依存性細胞媒介性細胞傷害** antibody-dependent cell-mediated cytotoxicity（ADCC）に関わる（p.31 参照）。この場合のリガンドは，標的細胞上に提示されている抗原に結合している IgG であり，明らかに異常な状況である。NK 活性化レセプターに対して，他にどんなリガンドがあるのかは不明である。しかし，この分野は，現在非常に活発に研究が行われ，近い将来，大きな注目を集めることになると思われる。

細胞ストレスや DNA 損傷は NK 細胞を活性化しうる

細胞ストレスも NK 細胞を活性化しうる。ヒト，ラット，マウスの遺伝子内には CD94/NKG2 遺伝子ファミリーが存在し，NK レセプターの CTLR に属する。これらのレセプターは，CD94/CD94 ホモ二量体か，CD94/NKG2 ヘテロ二量体で存在しており，γδ T 細胞と NK 細胞に発現する。CD94/NKG2 ヘテロ二量体は抑制性レセプターで，MHC クラス I 関連タンパクであるヒト HLA-E やマウス $Qa1^b$ を認識する。これらのタンパク質は，MHC クラス I 分子のリーダー配列に存在する配列と結合する。CD94/NKG2 レセプターは，MHC クラス I 分子の発現を間接的にモニターしているといえる。なぜなら，MHC のリーダー配列が存在しないと HLA-E や $Qa1^b$ が細胞表面に発現しないため，NK 細胞の攻撃を引き起こすためである。細胞ストレスが生じると，HSP-60 のような熱ショックタンパク質 heat shock protein（HSP）が誘導され，この熱ショックタンパク由来のペプチドが MHC クラス I 由来のペプチドと置き換わってしまう。これによって CD94/NKG2 ヘテロ二量体が HLA-E 分子と結合できな

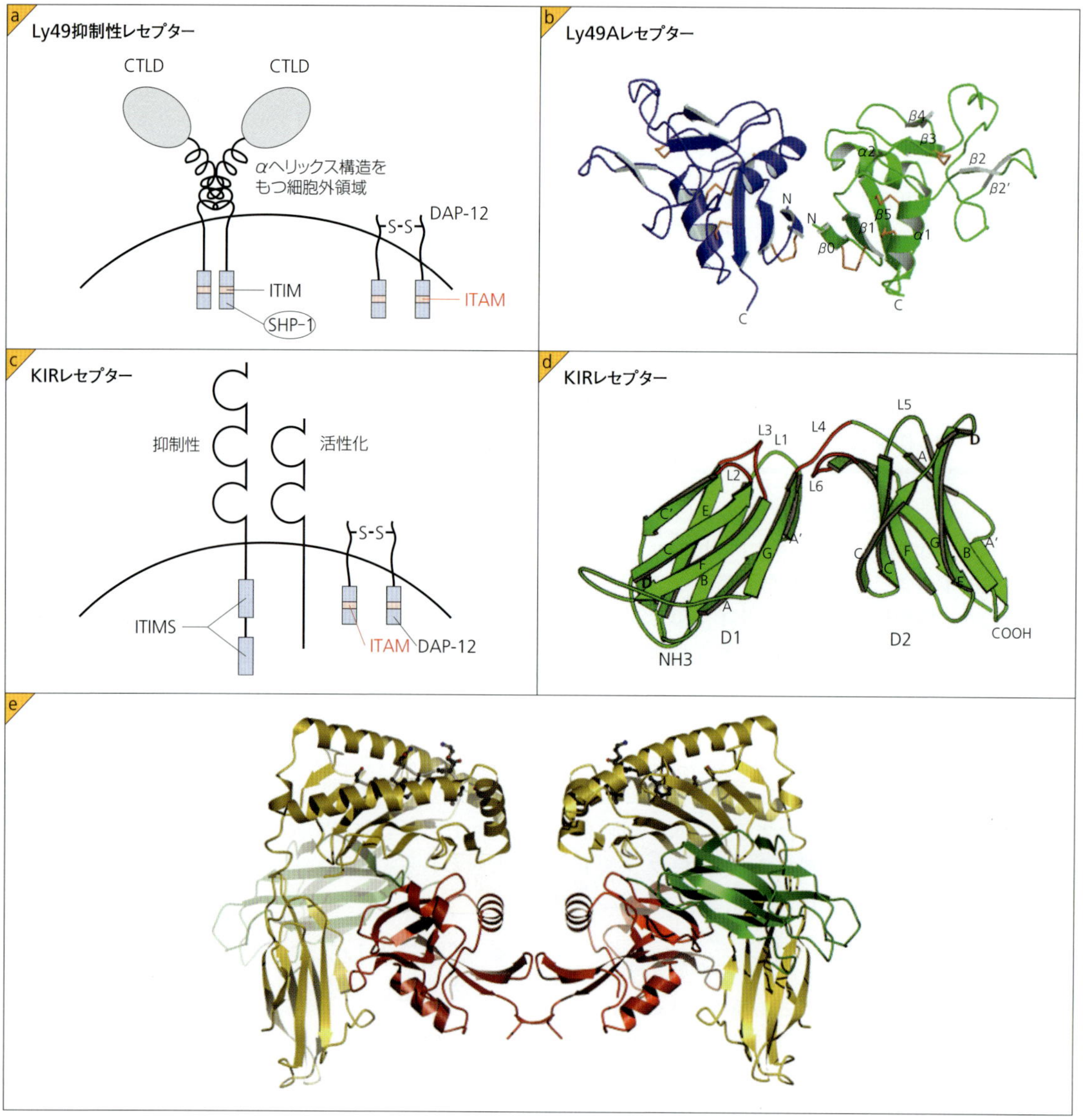

図 4.12　**NK レセプター。**(a)2 つの C タイプレクチンドメイン(CTLD)からなる抑制性レセプター Ly49 の模式図。Ly49 の細胞質側には ITIM 配列があり，これが SHP-1 などのリン酸化酵素を用いて NK 細胞の活性化を抑制する。活性化 Ly49 レセプターは，ITIM 配列を欠如しており，かわりに DAP-12 などの ITAM 配列を含んだタンパクと結合して，NK 細胞を活性化する。(b)NK 細胞レセプターである Ly49 の C タイプレクチンドメイン。図に示した三次構造は，Ly49A(Protein Data Bank のエントリーコード 1QO3)の二量体のものであり，モノマー A を青，モノマー B を緑で示す。簡潔に示すため，二次構造であるαヘリックスやβシート，ジスルフィド結合，N，C 末端の表記は単量体片側のみにした(図は Dr. Nazzareno Dimasi 提供)。(c)ヒト KIR(killer immunoglobulin-like receptor)は Ly49 レセプターと機能的に相同であるが，構造は異なる。このレセプターは細胞外に 2〜3 個の Ig ドメインを有し，図に示すように，細胞質側末端の ITIM 配列の存在の有無により，抑制的あるいは活性的に機能する。活性化レセプターは ITAM 配列をもつ DAP-12 と会合し，NK 細胞に活性化シグナルを伝達して NK 細胞の攻撃を誘導する。(d)KIR レセプターの細胞外 Ig ドメイン(D1 と D2)(図は Dr. Peter Sun 提供。Boyingston *et al.*〈2000〉*Nature* **405**, 537 に基づく)。(e)Ly49C/H-2K^{b}複合体の三次構造。Ly49C，H-2K^b H 鎖，β_2M はそれぞれ赤，金，緑で表す。MHC と結合するペプチド(灰色)は球と棒で表す。(図は Dr. Lu Deng，Prof. Roy A. Mariuzza 提供)。

くなり，NK 細胞が活性化する。

ごく最近の研究によると，細胞がγ線照射や DNA 損傷を与えるような試薬で処理された際に，DNA 傷害に関連した Chk1 などのチェックポイントキナーゼが，NKG2 レセプターのリガンド発現を誘導するらしい。DNA 損傷を受けた細胞は，DNA 修復ツールを活性化させると同時に，NKG2 レセプターのリガンドを発現させ，その細胞が DNA 修復ミスや，不完全修復によって異常な細胞になる危険があることを免疫系に警告しているのかもしれない。

道しるべ 4.2　MHC 抗原

Peter Gorer は，純系マウス(20 回以上の近親交配をくり返したもの)の赤血球でウサギを免疫して抗血清を得た。そして，他の純系マウスの赤血球を用いて注意深く交叉吸収試験を行った結果，マウス系統特異的抗原Ⅱ(strain-specific antigen Ⅱ)(後に H-2 抗原と名づけられる)を同定した(表 M4.2.1)。

Gorer は次に，黒マウス(C57)から移植された腫瘍が白マウス(A)により拒絶される現象には，この抗原Ⅱが深く関わっていること(表 M4.2.2)，また，この腫瘍の拒絶はこの抗原に対する抗体産生と関連があることを示した。

続いて，George Snell が移植片の拒絶を引き起こす抗原を記述するために**組織適合抗原** histocompatibility(H) antigen という言葉を使用し，H 抗原の中でも H-2(すなわち上記の抗原Ⅱ)の違いがさまざまなマウス間における移植片の拒絶を誘発することを証明した。このような骨の折れる研究によって徐々にこの複雑な現象が解明されてきた。H-2 遺伝子は単一遺伝子ではまったくなく，高度な多型を有する複数の遺伝子の融合体であることが明らかになり，**主要組織適合抗原(遺伝子)複合体** major histocompatibility complex(MHC)とよばれるようになった。現在のヒト HLA 抗原およびマウス H-2 MHC 抗原の遺伝子マップの概要を図 M4.2.1 に示す。これは読者にこの重要な領域の全容をつかんでもらうためである(この領域は免疫学者にとっては特に重要である。——宿主にとってはおそらくすべての転写領域が何らかの意味で重要なのだ！)。

表 M4.2.1　H-2(Ⅱ抗原)の同定。

ウサギ抗血清	アルビノ赤血球上の抗原		
	Ⅰ	Ⅱ	Ⅲ
アルビノ(A)	+++	+++	++
黒(C57)	++	−	++

表 M4.2.2　Ⅱ抗原と腫瘍拒絶の関係。

レシピエントにおけるⅡ抗原の有無	投与腫瘍(A 系由来)の拒絶			
	*純系マウス		**(A×C57)F1 で C57 に戻し交配したマウス	
	−	+	−	+
Ⅱ抗原陽性(A)	39	0	17(19.3)	17(19.5)
Ⅱ抗原陰性(C57)	0	45	0	44(39)

*Ⅱ抗原陽性の A 系マウス由来の腫瘍は C57 宿主により拒絶される(+：拒絶，−：生着)。

**A×C57 交配により得られた子孫を C57 に戻し交配した。その結果得られた子孫を，Ⅱ抗原に対する反応性と腫瘍拒絶能力について検討した。(　)内は，腫瘍の増殖が 2 つの優性遺伝子により影響を受け，特にその 1 つがⅡ抗原の存在を規定する場合に得られる期待値を表す。

MHC複合体の主な遺伝子領域

ヒト	MHCクラス	Ⅱ			Ⅲ				Ⅰ			第6染色体
	HLA	DP	DQ	DR	C′	HSP	TNF	etc	B	C	A	

マウス	MHCクラス	Ⅰ	Ⅱ		Ⅲ				Ⅰ		第17染色体
	H-2	K	A	E	C′	HSP	TNF	etc	D	L	

図 M4.2.1　MHC 複合体の主な遺伝子領域。

主要組織適合抗原複合体(MHC)の発現

MHC 分子は，もともとは，同種移植の際に生じる強い拒絶反応を引き起こす分子として同定された(道しるべ 4.2)。細胞表面抗原が T リンパ球によって認識されるためには，抗原ペプチドが MHC クラスⅠあるいはクラスⅡに会合して発現する必要があることについてはすでに述べた。ここではこの MHC 分子についてより深く見てみよう。

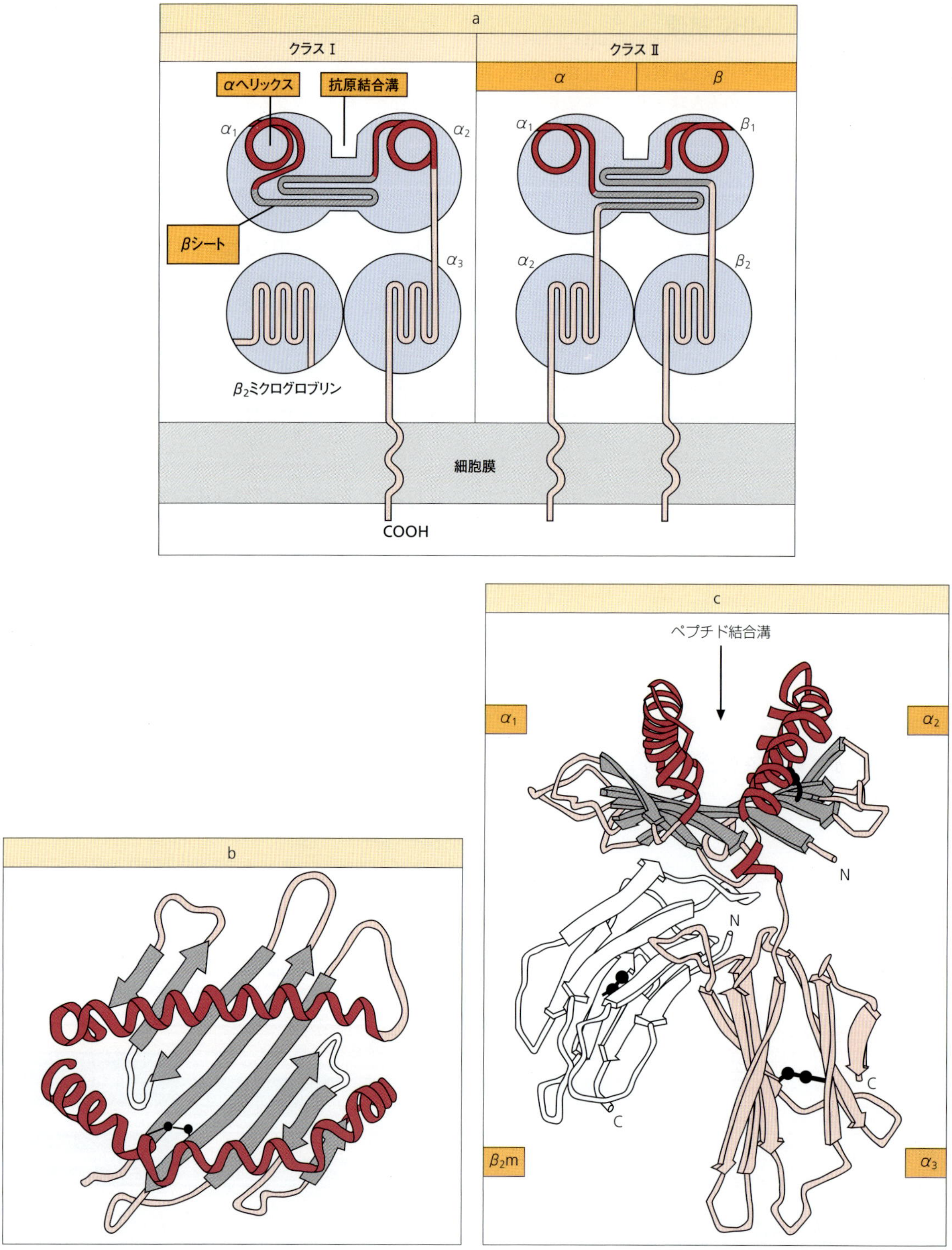

図 4.13　**MHC クラスⅠとクラスⅡ分子。**(a)図は各ドメインと膜貫通領域を表す。αヘリックスとβシートを端をぴったり寄せた形で示す。(b)X 線結晶回折に基づいたヒト MHC クラスⅠ分子(HLA-A2)の表面の鳥瞰図。βシートをつくる鎖は N 末端から C 末端の方向へ濃い灰色の矢印で，αヘリックスは暗赤色のリボンで表す。2 つのヘリックスの内側へ向かう表面とβシートの上面は溝を形成する。2 つの黒い球は，鎖内のジスルフィド結合を示す。(c)同一分子を横から眺めた図。溝の構造と，α_3とβ_2ミクログロブリンの典型的な Ig 様の折りたたみ構造を示す(4 個のアンチパラレルβストランドが 1 つの面に，3 個が別の面に配置する)。(Bjorkman, P. J. *et al.*〈1987〉*Nature* **329**, 506)。

▶ クラスⅠ，Ⅱ分子は細胞膜に結合したヘテロ二量体である

MHC クラスⅠ

MHC クラスⅠ分子は，44 kDa の長いポリペプチド鎖と，12 kDa のβ_2ミクログロブリン（β_2m）とよばれる短いポリペプチドが非共有結合で結合した形態をしている。H 鎖のほとんどの部分は，細胞の外にある 3 個のドメイン（α_1，α_2，α_3，図 4.13）である。あとは膜に分子を固定する疎水性アンカーと，細胞質内にある親水性の短い C 末端配列がある。MHC の結晶解析により，MHC の機能に関するわれわれの理解は飛躍的に進歩した。β_2ミクログロブリンとα_3領域の折りたたまれ方は，Ig ドメインと似ている（図 4.13 c）。しかし膜から最も離れたα_1，α_2領域は，βシートによる底面上に 2 本のαヘリックスを形成し，確かに**溝** groove を形成している（図 4.13 b，c）。この構造はとてもユニークであり，忘れないように"バーベキュー中の 2 本のソーセージ"とでも覚えよう。興味深いことに，その溝はクラスⅠとともに結晶化されていた直線状の分子で占拠されており，現在ではその分子が抗原ペプチドだとわかっている（図 4.14）。どのように抗原ペプチドがつくられ，MHC 分子の内部に提示されるのか，また TCR がこの分子をどのように認識するのかは，5 章で説明する。

MHC クラスⅡ

MHC クラスⅡ分子は，膜貫通型の糖タンパク質で，それぞれ 34 kDa と 29 kDa のポリペプチドであるα鎖，β鎖からなる。その配列はクラスⅠ分子と

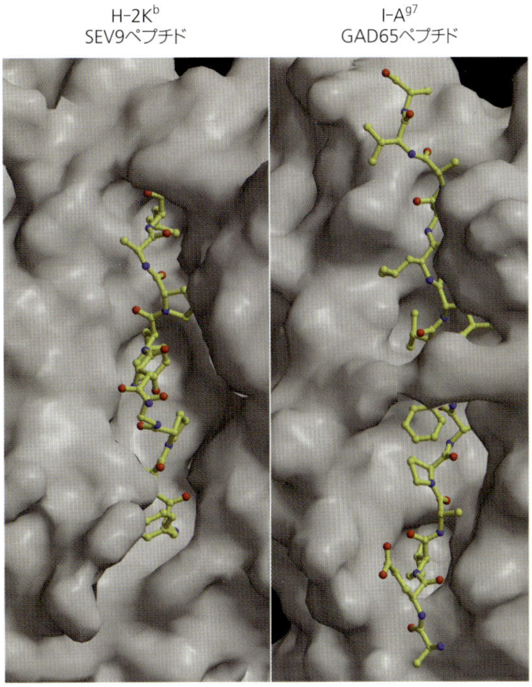

図 4.14 **ペプチドと複合体をつくる MHC クラスⅠ，Ⅱ分子の表面構造。**ウイルス由来の抗原ペプチドと結合したマウスクラスⅠ分子（H-2K^b）と，内因性抗原ペプチドと結合した MHC クラスⅡ分子（I-A^g7）の表面構造。この図は図 4.13b に示した模式図と似ていて，MHC 表面を上から見下ろしたもの。クラスⅠ分子のペプチド結合溝は，クラスⅡ分子のそれよりももっと狭く，それゆえにクラスⅠに結合するペプチドはクラスⅡに結合するものよりも短い。（Dr. Robyn Stanfield, Dr. Ian Wilson, Department of Molecular Biology, The Scripps Research Institute, La Jolla, California, USA 提供）。

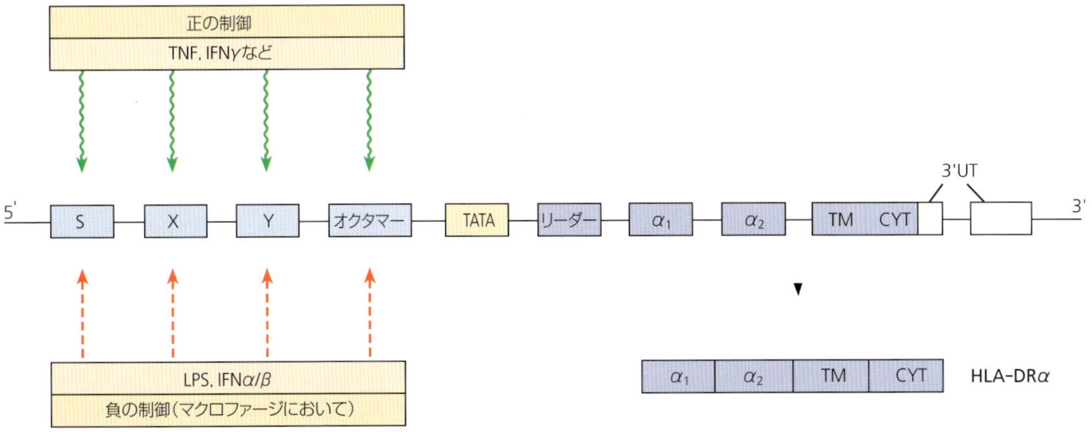

図 4.15 **HLA-DRα鎖をコードする遺伝子（濃青）と，発現調節因子（調節因子を青，TATA ボックスを黄色で示す）。**α_1/α_2は 2 つの細胞外ドメインをコードしており，TM と CYT は，膜貫通領域と，細胞内ドメインをコードする。3'UT は，3'末端の非翻訳領域を示す。オクタマーモチーフは，Ig L 鎖，H 鎖の *V* 領域のプロモーター（図 3.21 参照）や，その他の B 細胞特異的な遺伝子，たとえば *B29* や *CD20* にも見られる。

かなり相同性があり，構造研究の結果，膜から近いα_2とβ_2は典型的な Ig ドメイン様の折りたたみ構造をとり，一方，α_1とβ_1はクラスⅠの$\alpha_1\alpha_2$の構造と同様に，2 つのαヘリックスとβシートの底面からなる溝をつくる（図 4.13，図 4.14）。

ヒトのクラスⅡ分子である HLA-DR のα鎖を構成する遺伝子やその転写の制御については，図 4.15 を参照されたい。

▶ MHC クラスⅠ，MHC クラスⅡ分子は多遺伝子的である

ほとんどすべての細胞に数種類のクラスⅠ，クラスⅡ分子が発現する。クラスⅠには 3 種類のα鎖がある。ヒトでは *HLA-A*，*HLA-B*，*HLA-C* であり，マウスでは *H-2K*, *H-2D*, *H-2L* とよばれ，したがってどの細胞にも最低 3 種類の異なるクラスⅠ分子が発現している。もし個体が異なった**相同染色体**をもつ場合にはこの数は 2 倍になり，これが本章で後述する**クラスⅠ遺伝子の多型性**とよばれるものである。

MHC クラスⅡのα，β鎖も同様に，ヒトでは *HLA-DQ*，*HLA-DP*，*HLA-DR* の 3 種類，マウスでは *H-2A*，*H-2E* の 2 種類がある。つまり，ヒトは最低 3 種類のクラスⅡ分子を発現し，多型を考慮するとさらに増える。これは，あるクラスⅡ遺伝子に関してヘテロであったならば，異なった組合せのα鎖，β鎖がつくられるためである。

これらの数種のクラスⅠ，クラスⅡ分子は，図 4.13 a に示すように，基本構造は同じであり，T 細胞に対して抗原提示を行うが，それぞれの MHC 分子が提示する抗原ペプチドの種類は異なる。これにより T 細胞に対して提示されうる抗原ペプチドの種類が増加するために，生体にとって非常に有利な効果をもたらし，一方，病原体由来のペプチドが有効に提示されなくなるような可能性は少なくなっている。

MHC クラスⅠ，クラスⅡ分子は，1 つの祖先の遺伝子から複製を続け，多様性を獲得しながら進化して，現在のようになったと考えられる（図 4.16）。自然選択における優位性を獲得できなかった遺伝子や不利な変異を起こした遺伝子は，削除されたか，偽遺伝子（機能的タンパク質に翻訳されない遺伝子）として今なお存在している。実際，多くの偽遺伝子が MHC 遺伝子領域に残されている。こういった進化の方法を，「生と死」モデル birth-and-death model あるいはアコーディオンモデルという。なぜなら，MHC 遺伝子領域は進化の過程で，のびたり縮んだりしているからである。

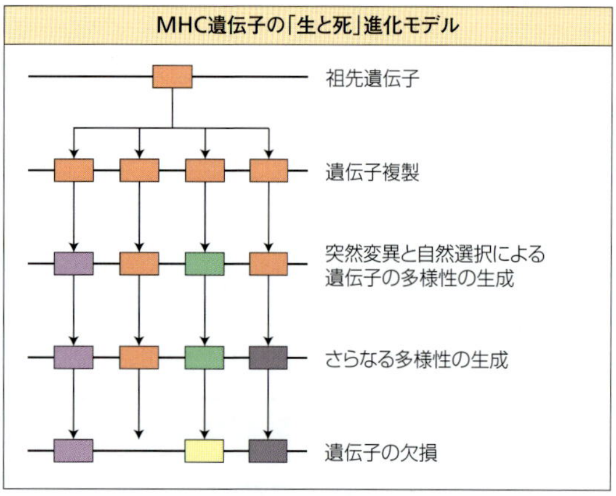

図 4.16　**MHC 遺伝子の進化における「生と死」モデル。**異なる MHC 遺伝子は，主に遺伝子複製によって生じ，進化という負荷によりさらにそれが多様化したものである。生存に有利な働きを受けなかった遺伝子は不都合な変異を起こして偽遺伝子となるか，ゲノムから削除される。環境が異なると，たとえば存在する病原体も異なるため，進化負荷が異なることとなり，MHC 遺伝子ファミリーに高度の多型性が生じることとなる。MHC の多型性は主としてクラスⅠ，クラスⅡ分子の抗原ペプチド結合領域に見られる。

▶ さまざまな免疫応答に関与する遺伝子が，残りのクラスⅢ領域を占めている

染色体の MHC 領域内にはクラスⅢという名でグループ化されるさまざまな遺伝子がある。その多くは直接的あるいは間接的に免疫防御機構に関連するものである。注目すべきは補体をコードする 4 つの遺伝子があり，そのうちの 2 つは C4A と C4B，残りの 2 つは C2 と B 因子をコードする。サイトカインである腫瘍壊死因子（TNF，TNFαとよばれる）とリンホトキシン（LTα，LTβ）もまた，ヒト 70 kDa 熱ショックタンパクの 3 つのメンバーと同様に，クラスⅢにコードされる。しかしながら，物事はわれわれがそうあって欲しいと思うほどにはきちんと 1 つの箱に収まらない。MHC の 1 つの領域がどこで終わり，次の領域がどこから始まるかは，たとえ非常にはっきりしていたとしても（事実は異なるが），“古典的な”MHC クラスⅠとクラスⅡ（図 4.17）領域中に存在する遺伝子の中でも，正しくはクラスⅢと分類されるべきものがある。たとえば，細胞内プロセシングに関与し，抗原ペプチドの運搬に関与する *LMP* や *TAP* 遺伝子は，クラスⅡ領域に存在するものの，これらはクラスⅡ分子としての形をしておらず，細胞膜に発現しない。

▶ MHC の遺伝子マップ

ヒト MHC 遺伝子の完全な塩基配列は，イギリス，フランス，日本，アメリカによる大がかりな共同研究の結果，20 世紀末に発表された。その中には 224 個の遺伝子座が含まれていた。そのうち発現していると考えられる 128 個の遺伝子の中で，40％が免疫応答に関わる機能をもっていると考えられる。

ヒト	HLA 遺伝子	*MICB*	*MICA*	*B*	*C*	*E*	*A*	*G*	*F*
	転写産物	MICB	MICA	HLA-B	HLA-C	HL-E	HLA-A	HLA-G	HLA-F

マウス	H-2 遺伝子	*TAPASIN*	*K*	*D*	*L*	*Q*	*T*	*M*
	転写産物	TAPASIN	H-2K	H-2D	H-2L	Q	T	H-2M

図 4.17　**MHC クラスⅠの遺伝子マップ。**“古典的”多型性クラスⅠ遺伝子であるヒト *HLA-A*，*HLA-B*，*HLA-C* やマウス *H-2K*，*H-2D*，*H-2L* は濃いオレンジ色で示す。これらの遺伝子は β_2 ミクログロブリンと会合する完全クラスⅠ分子ペプチドをコードし，クラスⅠ分子はもともとは同種移植によりつくられた抗体に対する抗原として同定された。*H-2L* 遺伝子をもたないマウスもいる。もっともたくさん発現している遺伝子はヒトでは *HLA-A*，*HLA-B* であり，マウスでは *H-2K*，*H-2D* である。その他のクラスⅠ遺伝子（クラスⅠb）は，“非古典的”あるいは“クラスⅠ関連”遺伝子と呼称される。これらの遺伝子は多型性が少なく，定型のものもあり，その多くはサイレント遺伝子か，偽遺伝子である。マウスの場合，15 個の *Q* 遺伝子（*Qa* 遺伝子とも），25 個の *T* 遺伝子（*TL*，または *Tla* とも），10 個の *M* 遺伝子が存在する。MICA と MICB は NK レセプターに対するリガンドである。Tapasin は抗原ペプチドの輸送に関わる（p.97 参照）。この分子をコードする遺伝子は MHC 領域の中心体側に存在し，マウスでは上の遺伝子マップに示されているが，ヒトでは図 4.18 に見られるように MHC クラスⅡ遺伝子マップの上に示されている。この理由については道しるべ中の図 M4.2.1 を参照されたい。

ヒト	HLA遺伝子	*TAPASIN*	*DPB*	*DPA*	*DOA*	*DMA*	*DMB*	*LMP2*	*TAP1*	*LMP7*	*TAP2*	*DOB*	*DQB*	*DQA*	*DRB*	*DRA*
	転写産物	TAPASIN	DPβ	DPα	DOα	DMα	DMβ	プロテアソーム		ペプチドトランスポーター		DOβ	DQ	DQα	DRβ	DRα
			HLA-DP		HLA-DO	HLA-DM						HLA-DO	HLA-DQ		HLA-DR	

マウス	H-2遺伝子	*Oa*	*Ma*	*Mb2*	*Mb1*	*LMP2*	*TAP2*	*LMP7*	*TAP1*	*Ob*	*Ab*	*Aa*	*Eb*	*Ea*
	転写産物	Oα	DMα	DMβ2	DMβ1	プロテアソーム		ペプチドトランスポーター		β	Aβ	Aα	Eβ	Eα
		H-2O	H-2DM							H-2O	H-2A		H-2E	

図 4.18　**MHC クラスⅡの遺伝子マップ。**ヒト HLA-DP，HLA-DQ，HLA-DR とマウス H-2A（I-A），H-2E（I-E）を濃いオレンジ色で示す。クラスⅡヘテロ二量体の α 鎖，β 鎖をコードする遺伝子は隣接する。*DRB* 遺伝子は普通 2 種類発現し，*DRB1* ともう 1 つは *DRB3*，*DRB4*，*DRB5* のうちのいずれかである。同様に，1 つの α 鎖が異なる β 鎖とペアになる例がマウス I-E 遺伝子に見られる。*LMP2* と *LMP7* 遺伝子はプロテアソーム複合体中の一部分をコードする。プロテアソームとは細胞質内のタンパク質をペプチドに分解する作用をもち，ペプチドは *TAP* 遺伝子の転写産物により小胞体内に輸送される。*HLA-DMA*，*HLA-DMB*（マウスでは *H-2DMa*，*H-DMb1*，*H-DMb2*）は DMαβ 二量体をコードし，この二量体は CLIP（class Ⅱ-associated invariant chain peptide）を古典的クラスⅡ分子から除去して高親和性ペプチドが結合できるようにする。マウス H-2DM 分子はしばしば H-2M1，H-2M2 とよばれるが，これはまぎらわしい名称で，*H-2M* という同じ名前の遺伝子がクラスⅠ遺伝子内の *H-2T* 遺伝子の下流にあり，クラスⅠb 遺伝子ファミリーをコードする（図 4.17 参照）。*HLA-DOA*（*HLA-DNA* ともよばれる），*HLA-DOB* 遺伝子（マウスでは *H-2Oa*，*H-Ob*）も αβ 二量体を形成し，ペプチドの選別や古典的クラスⅡ分子の代用をする。（Nature Reviews immunology Vol. 5, No 10, pp.783-792〈2005〉, Macmillan Magazines Ltd）。

ヒト	*CYP21B*	*C4B*	*CYP21A*	*C4A*	*BF*	*C2*	*HSPA1B*	*HSPA1A*	*HSPA1L*	*LTB*	*TNF*	*LTA*
マウス	*CYP21A1*	*C4*	*CYP21A2*	*Slp*	*BF*	*C2*	*HSP70-1*	*HSP70-3*	*Hsc70t*	*LTB*	*TNF*	*LTA*

図 4.19　**MHC クラスⅢの遺伝子マップ。**この領域はいわばガラクタ入れである。免疫学的に“大事な”因子である C2，C4，B 因子（*BF* 遺伝子によりコードされる），腫瘍壊死因子（TNF），リンホトキシン α，β（それぞれ *LTA*，*LTB* 遺伝子よりにコードされる），3 つの 70 kDa 熱ショックタンパク（ヒトでは *HSPA1A*，*HSPA1B*，*HSPA1L* 遺伝子，マウスでは HSP70-1，HSP70-3，*Hsc70t* 遺伝子によりコードされる）の他に，この図には描かれていないが valyl tRNA synthase（G7a）や種々の制御作用をもつ NOTCH4 や，細胞外マトリックスタンパクである tenascin などもこの領域に存在している。進化の過程で多くの遺伝子が周囲の遺伝子と協調して生体防御機構に働くことなしにこのクラスⅢ遺伝子の枠組みに入ってきた可能性がある。21 ハイドロキシラーゼ（21OHA，B があり，それぞれ CYP21A，CYP21B 遺伝子によりコードされる）はコルチゾンなどのステロイド分子のヒドロキシル化に関わる。また，*Slp*（sex-limited protein）遺伝子はマウス C4 の対立遺伝子で，テストステロンの影響で発現する。

なぜこれだけ多くの免疫応答関与遺伝子がこの比較的狭い領域内に集中して存在するのかは不明であるが，このような現象は似通った機能をもつハウスキーピング遺伝子でも報告されている。クロマチン内の遺伝子の局在はその転写活性に大きく影響するので，このことはこの領域内の遺伝子はいずれも同様のレベルで発現できるようにしているのかもしれない。濃縮したクロマチン内にある遺伝子群は，しばしば比較的発現レベルが低く，また場合によってはまったく発現しないこともある。ヒトのクラスⅡとクラスⅠの間には約 60 のクラスⅢ遺伝子が存在する。ヒト，およびマウスの MHC クラスⅠ，Ⅱ，Ⅲ遺伝子群の全景を道しるべ 4.2 の中の図 4.2.1 に示した。それぞれの領域のさらにくわしいマップは図 4.17～図 4.19 に示した。図を簡潔にするために偽遺伝子は除いた。

細胞表面のクラスⅠ分子は，β_2ミクログロブリンと結合した 3 つのドメインをもった細胞膜を貫通した構造をもち，これが非常に有用な構造であることは進化の過程で生じた数々の変異体が証明している。これらをさらに細かく分類すると次のようになる。**古典的 MHC クラスⅠ分子**は(しばしばクラスⅠa ともよばれる)，ヒトでは HLA-A，HLA-B，HLA-C であり，マウスでは，H-2K，H-2D，H-2L である。これらの分子群は臓器移植により個体間でつくられた抗体を用いて血清学的に発見されたもので，この手法は Gorer の先駆的な研究法により開発された(道しるべ 4.2)。他の分子は，しばしばクラスⅠb ともよばれ，Ⅰa 分子と似通った構造をもち，MHC 遺伝子領域内にコードされるもの(非古典的分子であり，ヒトでは HLA-E, HLA-F, HLA-G, HFE, MICA, MICB であり，げっ歯類では H-2T, H-2Q, H-2M などがある)や，ゲノム上のほかの場所にコードされるものもある(クラスⅠ関連分子で CD1 ファミリーや FcRn などがある)。

非古典的 MHC 遺伝子は，古典的 MHC 遺伝子に比べてはるかに多型性が少なく，しばしば定常性を示し，偽遺伝子であることも多い。非古典的分子の多くがクラスⅠ分子と構造がよく似ており，特定の状況下で抗原提示を司ることが見出されている。

▶ MHC 遺伝子は著しい多型性を示す

Ig や TCR では個人における**多遺伝子系** multigenic system によって多様性が生み出されるが，MHC では**多くの対立遺伝子 multiple allele**(同一の遺伝子座にのる複数の遺伝子)をもとにした高度な多型性 polymorphizm をもつことで多様性が生み出されている。このような多型性は，個体にとって適応性をもたらすような対立遺伝子が病原体によって選択されたために起こったのであり，いわば**病原体による選択**の結果，生じたものである。この点，適応性とは病原体に対する抵抗性，防御能力のことである。MHC 分子はヒトの遺伝子の中で最も高度な多型を有し，中には 600 個以上の変異体が同定されたものもある(図 4.20)。MHC 遺伝子にはおそらく生存競争のための激しい圧力がかかり，他の遺伝子に比べて非常に早い頻度で超変異が起こると考えられる。

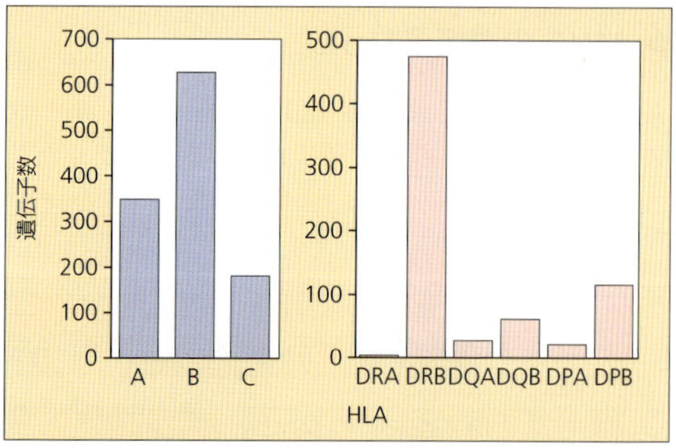

図 4.20 ヒトクラスⅠおよびクラスⅡ遺伝子の多型。 2005 年 1 月現在でわかっているヒト HLA クラスⅠ(A，B，C)およびクラスⅡ(DRA，DRB，DQA，DQB，DPA，DPB)の遺伝子数を示す。(WHO の Nomenclature Committee for Factors of the HLA system, Marsh *et al.* 〈2005〉*Tissue, Antigens* **65**, 301)。

図 4.20 に示したが，クラスⅠ分子である HLA-A，HLA-B，HLA-C 分子は非常に多型が多く，クラスⅡのβ鎖も多型が多い(HLA-DRβ が最も多く，次が HLA-DPβ，その次が HLA-DQβ)。β鎖と比べると少ないが，α鎖の HLA-DP，HLA-DQ にも多型がある。HLA-DRα と，β_2ミクログロブリンは構造的に不変で，定常性を示す。多型に関わるアミノ酸変異は，クラスⅠ分子のα_1，α_2ドメイン，クラスⅡ分子のα_1，β_1ドメインに限局している。非常に重要なことは，これらの変異が MHC 分子の溝の中のβシートでできた床の部分とαヘリックス構造の内壁に限局することであり(図 4.13 a)，αヘリックス構造の上部にも変異が起こることがあるが，ここは MHC 分子が提示するペプチドと TCR が結合するための重要な部位である(図 4.14)。抗原ペプチドが結合するための溝を変化させることにより新しい MHC 分子を次々につくり出すようすは，さながら免疫システムが，外敵に打ち勝とうと遺伝子を使って武力競争をしているようである。このような相手の一枚上をいくような戦術は病原体による**選択平衡** pathogen-driven balancing selection とよばれる。というのは特定の遺伝子座に変異

をもつヘテロ接合体は，一般にホモ接合体よりも自然選択に対して優位性があるからである。

MHC 遺伝子領域は他の部分と比べて超変異率が 100 倍も大きい。これらの多数の**対立遺伝子**は，超変異，相同組換え，不等乗換え，**遺伝子変換** gene conversion などのさまざまな機構によって形成されたものである。

遺伝子変換が起こるためには，配列の相同性の程度と 5′－シトシン－グアニン－3′モチーフ(いわゆる CpG モチーフ)の高出現頻度が重要で，これには CpG に富む配列を標的にした DNA 切断が関与するらしい。このような配列をもたない $H\text{-}2Ea^{d}$や *HLA-DRA* のような MHC 遺伝子は遺伝子変換が見られず，これに対して CpG モチーフをもつ MHC 遺伝子では遺伝子変換が見られ，その際の遺伝子のドナー($H\text{-}2Eb^{b}$，$H\text{-}2Q2^{k}$，$H\text{-}2Q10^{b}$など)あるいはアクセプター($H\text{-}2\ A^{b}$など)あるいはその両方($H\text{-}2K^{k}$，HLA-DQB1 など)として働く。MHC 内に多数存在する偽遺伝子は，クラスⅠやクラスⅡ分子の多様性を形成するための遺伝的素材の貯蔵庫としての役割をもつのかもしれない。

▶ MHC 遺伝子の命名法

MHC に関連した実験結果のほとんどはマウスを用いて得られたものなので，ここでその対立遺伝子や発現産物の命名法について少し説明をしよう。というのは，これはたとえであるが，もし誰かが知らない言葉で話しかけてきても，おそらくあなたは意味がわからないであろう。それはいわれている概念を理解できないのではなく，単に言葉が理解できないだけのことである。これは *H-2* 遺伝子に関しても同様で，聞きなれない用語が多く，初学者には頭痛の種である。そこでまず概念の説明から始める。

異なるマウスの系統間で H-2 複合体に存在する対立遺伝子を同定したり比較したりするためには，兄弟間で何度も交配を続けて完全なホモ接合体を得ることにより，解析のもととなる動物をつくることが必要である。H-2 複合体内の遺伝子の集合体は**ハプロタイプ** haplotype とよばれ，それぞれのマウスの系統のハプロタイプは，文字の最後に上付き文字を割り当てて示す。たとえば，DBA という系統のハプロタイプは $H\text{-}2^{d}$と記し，そしてその複合体を構成する遺伝子はそれぞれ，$H\text{-}2K^{d}$, $H\text{-}2Aa^{d}$, $H\text{-}2Ab^{d}$, $H\text{-}2D^{d}$……，転写産物はそれぞれ，$\mathrm{H\text{-}2K^{d}}$，$\mathrm{H\text{-}2A^{d}}$，$\mathrm{H\text{-}2D^{d}}$と表す(図 4.21)。もしも交配途中で遺伝子組

マウスの系統	ハプロタイプ	MHC遺伝子	Ⅰ	Ⅱ				Ⅲ		Ⅰ	
C57BL	*b*	$H\text{-}2^{b}$	K^{b}	Ab^{b}	Aa^{b}	Eb^{b}	Ea^{b}	$C4^{b}$	その他	D^{b}	その他
CBA	*k*	$H\text{-}2^{k}$	K^{k}	Ab^{k}	Aa^{k}	Eb^{k}	Ea^{k}	$C4^{k}$	その他	D^{k}	その他

図 4.21　***H-2* 遺伝子の命名法。**20 世代以上の近親交配により *H-2* 遺伝子全体が均一な純系マウスのホモ接合体に対して，ハプロタイプ名が割り当てられ，上付き文字で表記されることになった。すなわち C57BL と名づけられた系統の特定の対立遺伝子のセットはハプロタイプ $H\text{-}2^{b}$であり，MHC の中の 1 つ 1 つの遺伝子は，遺伝子^{b}，たとえば $H\text{-}2K^{b}$などと名づけられた。ある遺伝子について，その配列をすべて記述するよりもハプロタイプとして記述するほうが便利なのは明らかである。これは次の図 4.22 を見れば明らかである。

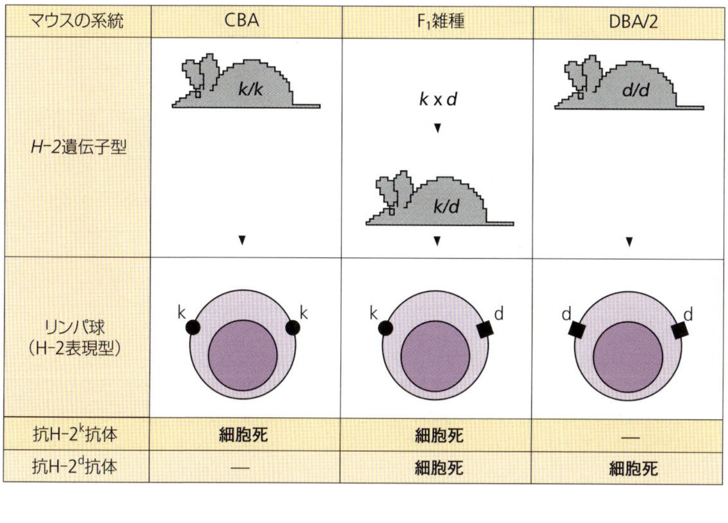

マウスの系統
CBA
F1雑種
DBA/2
H-2遺伝子型
k/k
k x d
k/d
d/d
リンパ球
(H-2表現型)
k
k
k
d
d
d
抗H-2k抗体
細胞死
細胞死
—
抗H-2d抗体
—
細胞死
細胞死

図 4.22　**MHC 遺伝子の遺伝と共発現。**純系マウスはそれぞれ，父，母由来の特定のハプロタイプをもつ 2 本の同じ染色体を有する。したがって，$H\text{-}2^{k}$を有する系統を *k/k* とあらわす。純系マウス CBA($H\text{-}2^{k}$)と DBA/2($H\text{-}2^{d}$)を交配して得た F1 世代の *H-2* 遺伝子型は *k/d* となる。この F1 のリンパ球に対して $\mathrm{H\text{-}2^{k}}$あるいは $\mathrm{H\text{-}2^{d}}$に対する抗体($\mathrm{H\text{-}2^{d}}$マウスに $\mathrm{H\text{-}2^{k}}$のリンパ球を注射するか，あるいはその逆で作成したもの)と補体を加えると 100%傷害されることから，このリンパ球には両親の遺伝子にコードされている両方の MHC 分子が発現することがわかる。これは体内の他の組織についても同様である。

換えにより変異株が生じれば，新しいハプロタイプに指定される。しかし個々の遺伝子に対しては，もとの株のハプロタイプで表記する。たとえば，*H*–2^kと *H*–2^dの F1 どうしを交配してつくられた A/J マウスという株（図 4.22）は *H*–2^aと表記されるが，表 4.3 に示すように，個々の遺伝子に関してはもとの親のハプロタイプで示される。

MHC 遺伝子の遺伝様式

長期間，近親交配を続けることにより作成された純系マウスは，それぞれの相同染色体上の遺伝子がホモの状態になっている。それゆえに，母親由来と父親由来の MHC ハプロタイプは同一である。たとえば，C57BL マウスでは *H*–2^bハプロタイプの 2 つの染色体をもつ（表 4.3）。

次に，2 つの純系マウスの *H*–2^kと *H*–2^dを交配した際の MHC 遺伝子の動きを見てみよう。その子孫（F1 世代）のリンパ球はすべて H–2^kと H–2^dをともにその膜表面に発現していた。これを**共発現 codominant expression** という（図 4.22）。さらにこの F1 を交配しつづけると，**ハプロタイプがメンデルの単一遺伝の法則に従って分離する**ならば，その子孫は，*k*，*k*/*d*，*d* の遺伝子型をしかるべき割合で発現することとなる。これは，H–2 複合体の長さが 0.5 センチモルガンであり，*K* と *D* の遺伝子組換えの頻度は 0.5％と低いからであり，このため，これらのハプロタイプはそのまま遺伝する。表 4.3 の A/J 株のところで記述したような細胞分裂時の比較的低頻度に起こる相同組換えは例外的なものである。

表 4.3　よく用いられる純系マウスとそれに由来する組換え体のハプロタイプ。 A/J は（*k*×*d*）F_1マウスを交配しているうちに得られたもので，E（クラスⅡ）領域と S（クラスⅢ）領域の間で組換えが起こったもの*。

系統	ハプロタイプ	それぞれの座の遺伝子の由来				
		K	A	E	S	D
C57BL	*b*	*b*	*b*	*b*	*b*	*b*
CBA	*k*	*k*	*k*	*k*	*k*	*k*
DBA/2	*d*	*d*	*d*	*d*	*d*	*d*
A/J	*a*	*k*	*k*	*k**	*d*	*d*
B.10A（4R）	*h4*	*k*	*k*	*b*	*b*	*b*

MHC 分子の組織分布

基本的にすべての有核細胞は MHC クラスⅠ分子を発現する。リンパ系細胞には発現が高く，肝臓・肺・腎臓ではやや少なく，脳や骨格筋ではかなり少ない。ヒトでは，絨毛栄養芽細胞は HLA–A，HLA–B は発現せず，HLA–C のみ発現している。絨毛栄養芽細胞やその他の胎盤系の組織は HLA–G とい

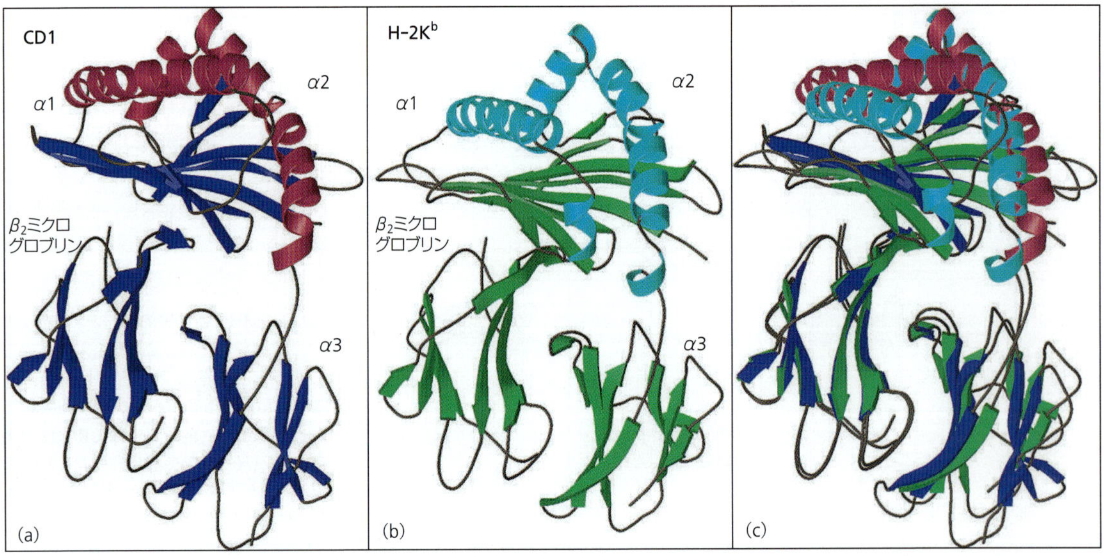

図 4.23　CD1 と MHC クラスⅠの三次構造の比較。（a）CD1d1 骨格のリボンダイアグラム（αヘリックスを赤，βシートを青で示す）。（b）マウス MHC クラスⅠ分子である H–$2K^b$のリボンダイアグラム（αヘリックスを水色，βシートを緑で示す）。（c）β_2ミクログロブリンの構造を重ね合わせた図。2 つの分子 CD1d1 と H–$2K^b$の相違点がよくわかる。αヘリックスの位置が変わっていること注目してほしい。CD1d1 の抗原ペプチド結合溝は，H–$2K^b$のそれよりも入り口は狭いが，溝は深くて広い。（Porcelli S. A. *et al.*〈1998〉*Immunology Today* **19**, 362 より許可を得て複製）。

う分子を発現していることはよく知られている。HLA-G は同種識別部位をもたず，胸腺の髄質と傍皮質部や IFNγ によって活性化された末梢血由来単球以外には，どの体細胞にも発現していない。胎盤での HLA-G の役割は不明であるが，同種識別部位を有する古典的クラスⅠ分子のかわりに発現して，有害な Th1 反応を Th2 反応に変化させる働きをもっているのかもしれない。一方，クラスⅡ分子の発現は，B 細胞，樹状細胞，マクロファージ，胸腺皮質に限局する。しかし，IFNγ などで刺激されると，毛細血管の内皮細胞や胸腺以外の組織の上皮系細胞にも，クラスⅡの発現誘導やクラスⅠの発現増加が誘導される。

▶ 非古典的 MHC 分子およびクラスⅠ関連分子

非古典的 MHC 分子には CD1 ファミリー分子があり，いずれも β_2 ミクログロブリンと会合し，全体的な構造もクラスⅠ分子と似ている（図 4.23）。しかし，これらの分子は MHC 分子とは異なった染色体にコードされる。ヒトでは第 1 染色体，マウスでは第 3 染色体である。本物の MHC 分子と同様に T 細胞に対して抗原提示を行うが，主に親水性のアミノ酸によって抗原結合部位が覆われているために，抗原結合部位の入り口が狭い。CD1 分子は通常，ペプチド抗原ではなく脂質や糖脂質を提示する。ヒトの細胞には少なくとも 4 種類の CD1 分子が発現する。CD1a，CD1b，CD1c は，胸腺髄質の細胞，樹状細胞，B 細胞に発現し，CD1d は腸管上皮細胞，肝細胞，そしてすべてのリンパ系，骨髄系の細胞に発現する。マウスでは CD1d1，CD1d2（もしくは CD1.1，CD1.2）の 2 種類しか存在せず，構造や分布はヒト CD1d に類似する。

MHC 領域中に存在して非古典的 MHC 分子をコードする遺伝子座として，マウスでは H-2T，H-2Q，H-2M 遺伝子座があり，これらはそれぞれ異なる分子をコードする。たとえば，T22 と T10 分子は細胞の活性化とともに誘導され，抗原を必要とせずに γδTCR に直接認識されることから，抑制性 γδT 細胞の活性化に関与する可能性がある。この他にも非古典的クラスⅠ分子でペプチドを結合するものがあり，たとえば H-2M3 はミトコンドリアや細菌が産生する *N*-ホルミル化ペプチドを提示する。

ヒトでは，HLA-E は，HLA-A，HLA-B，HLA-C，HLA-G のシグナル配列由来の 9 アミノ酸残基長のペプチドと結合し，NK 細胞の CD94/NKG2 レセプターや細胞傷害性 T 細胞の αβTCR により認識される。HLA-E は，他の HLA 対立遺伝子座で産生されるリーダーペプチドによりその発現が増加するが，このために NK 細胞はたった 1 種類のレセプターで多種類のクラスⅠ分子の発現を認識できるのかもしれない。マウスでは，Qa-1 が同様の働きをもつ。

ストレス誘導性の MICA や MICB は，MHC クラスⅠと同じドメインを有しており，高度の多型性を示す。これらの分子は，主に消化管や胸腺の髄質の上皮細胞に発現し，活性化レセプター NKG2D と結合する。腫瘍ではこのような相互作用により NK 細胞や T 細胞の活性化が促進されるようになるのかもしれない。

HLA-F の機能は不明である。HLA-G は多型性が低く，特定の結合モチーフをもつ多種類の自己ペプチドが結合し，HLA-G 拘束性 T 細胞の存在が報告されている。

HFE は，以前は HLA-H とよばれていたもので，溝が極端に狭く，抗原ペプチドと結合できない。免疫系においては機能はもたないのかもしれない。しかし，HFE はトランスフェリンレセプターに結合して鉄の取込みに関与するらしい。*HFE* 遺伝子の超変異（C282Y）は，遺伝性ヘモクロマトーシス患者の 70～90％に見られる。

まとめ

B 細胞表面の抗原レセプター

- B 細胞は，膜貫通領域を含む Ig 遺伝子産物を抗原レセプターとして膜上に発現する。
- 膜型 Ig（sIg）は Ig-α と Ig-β と会合する。Ig-α と Ig-β は細胞活性化に伴いリン酸化され，シグナル伝達に関わる。
- Ig-α と Ig-β の細胞質側末端の **ITAM 配列** immunoreceptor tyrosine-based activation motif がリン酸化されると，リン酸化チロシン結合タンパクが結合するようになり，BCR のシグナル伝達に重要な役割を果たす。

T 細胞表面の抗原レセプター

- 抗原レセプターは膜貫通型の二量体で，それぞれ 2 個の Ig 様領域をもつ。
- より N 末端側のドメインは構造的に多様性を示すが，より内側のドメインは定常性を示し，全体としては膜結合型 Ig の Fab フラグメントに似ている。
- 抗原認識には α 鎖，β 鎖の両方の鎖が必要である。
- CD4，CD8 は，TCR の補助レセプターとして MHC 分子の認識に関わる。CD4 は MHC クラスⅡ分子を，CD8 はクラスⅠ分子を認識する。
- ほとんどの T 細胞は α 鎖と β 鎖からなる抗原レセプ

ターを発現する(TCR2)。別の系統に属するT細胞は胸腺の個体発生早期に強く$\gamma\delta$鎖を発現するが(TCR1)，これらの$\gamma\delta$T細胞は，生後は主に上皮組織に分布する。

- TCR遺伝子の発現はIg発現の様式に似ている。すなわち，分化途中のT細胞では可変部をコードする遺伝子はV, D(βとδ鎖)，Jセグメントのクラスターのランダムな遺伝子組換えによって単一の$V(D)J$組換え体ができ，TCRの個々のポリペプチド鎖ができる。
- TCR鎖のそれぞれの可変部は，Ig鎖のように，抗原認識に働く3つの超可変領域をもつ。
- CD3複合体はγ，δ，ε鎖，あるいは非共有結合で結合した$\zeta\zeta$，$\zeta\eta$，$\eta\eta$の二量体からなり，TCRに密接に会合して抗原結合によってTCRが架橋された後，シグナル伝達の役目を果たす。

抗原認識のための抗体の多様性の創出

- IgH鎖，L鎖およびTCRα鎖，β鎖の遺伝子では，生殖細胞系列では33～75個のV領域，2～27個のD領域(IgH鎖とTCRβ，δ鎖のみ)，3～60個のJ領域からなる。
- TCRγ鎖とδ鎖はこれよりもっと少ない遺伝子群によりコードされる。
- それぞれの遺伝子群から1つのV, D, J遺伝子がランダムに選ばれる再構成によって，概算でIg H鎖には6.5×10^3通り，IgL鎖は350通り，TCRα鎖は4.5×10^3通り，B鎖は1.0×10^3通りのV，D，Jを生じるが，TCRγは60通り，TCRδは72通りしか生じない。
- ランダムな分子どうしのコンビネーションで，概算で2.4×10^6通りのIg分子，4.5×10^6通りのTCR$\alpha\beta$，4.3×10^3通りのTCR$\gamma\delta$レセプターが生じる。
- *VDJ*結合領域には，再構成による互いの結合による多様性と，ランダムな塩基配列(*N*-ヌクレオチド)の挿入によって，さらなる多様性が生じる。このメカニズムは，少ししかない$\gamma\delta$の多様性を増大させるのに特に重要である。
- 使い物にならないレセプターや自己反応性レセプターは，レセプター編集によって置換される。
- これに加えて，B細胞では一次応答の後にV領域に高頻度の体細胞超変異が見られるが，T細胞ではこのような変異は見られない。

NKレセプター

- NKレセプターは，Igドメインをもつものと，Cタイプレクチンドメインをもつものがある。これらのレセプターは，標的細胞傷害において，抑制的あるいは活性的に機能する。
- MHCクラスI分子が欠損した細胞は，NK細胞による攻撃を受ける。
- NK細胞は，ストレスやDNA損傷を負った細胞が高発現するリガンドも認識できる。

MHC分子

- MHC分子は抗原レセプターとして機能し，抗原由来ペプチドをT細胞に対して提示する。
- MHC分子は種々の脊椎動物に発現し，もともとは非常に強い移植片拒絶反応を誘導する分子として発見された。
- MHCには3種類のクラスの遺伝子群が存在する。クラスIは，β_2ミクログロブリンと会合する44 kDaの膜貫通型ポリペプチド鎖をコードする。クラスIIは膜貫通型のヘテロ二量体をコードする。クラスIII領域はさまざまであるが，C3変換酵素に結合する補体分子や熱ショックタンパクや腫瘍壊死因子をコードする。
- 数種類の異なるMHCクラスIもしくはクラスII分子がすべての細胞に発現する。MHC遺伝子は著しい多型性を示す。あるセットの遺伝子群をハプロタイプとよぶ。構成遺伝子が例外的に乗換え組換えを起こすこともあるが，通常は，単純メンデル遺伝形質としてひとまとめの形で遺伝していく。
- 古典的クラスI分子は，実質的には体内のすべての有核細胞上に発現し，$CD8^+$T細胞に抗原提示を行う。
- クラスII分子は特にB細胞，樹状細胞，マクロファージ，胸腺上皮細胞などに発現し，インターフェロンγにより毛細血管内皮細胞，上皮細胞などに発現が誘導される。またクラスII分子は，$CD4^+$ヘルパーT細胞に抗原提示を行うことによってB細胞やマクロファージを活性化する。
- MHCの膜から遠位にある2つの領域がペプチド結合溝を形成する。この溝は2つの平行なαへリックスの間にβシート構造をもつ底面があり，その側面と底面部分およびαへリックスの上側の表面にもっとも多くアミノ酸置換が見られ，多型性が高い。
- クラスI偽遺伝子は，遺伝子変換のメカニズムによって多型性を増加させるようである。
- 非古典的MHC分子やMHC関連分子はさまざまな機能をもち，T細胞に対して脂質や糖脂質を提示するCD1や，古典的クラスI分子由来のシグナル配列ペプチドをNK細胞のCD94/NKG2に対して提示するHLA-Eなどがある。

文献

Braud V.M., Allan D.S.J. & McMichael A.J. (1999) Functions of non-classical MHC and non-MHC-encoded class I molecules. *Current Opinion in Immunology* **11**, 100–108.

Call M.E. & Wucherpfennig K.W. (2005) The T cell receptor: critical role of the membrane environment in receptor assembly and function. *Annual Review of Immunology* **23**, 101–125.

Carding S.R. & Egan P.J. (2002) γδ T cells: functional plasticity and heterogeneity. *Nature Reviews Immunology* **2**, 336–345.

Clark D.A. (1999) Human leukocyte antigen-G: new roles for old? *American Journal of Reproductive Immunology* **41**, 117–120.

Garcia K.C. & Adams E.J. (2005) How the T cell receptor sees antigen—a structural view. *Cell* **122**, 333–336.

Gleimer M. & Parham P. (2003) Stress management: MHC class I and class II molecules as receptors of cellular stress. *Immunity* **19**, 469–477.

Grawunder U. & Harfst E. (2001) How to make ends meet in V(D)J recombination. *Current Opinion in Immunology* **13**, 186–194.

Kelsoe G. (1999) V(D)J hypermutation and receptor revision: coloring outside the lines. *Current Opinion in Immunology* **11**, 70–75.

Kumanovics A. *et al.* (2003) Genomic organization of the mammalian MHC. *Annual Review of Immunology* **21**, 629–657.

Kumar V. & McNerney M.E. (2005) A new self: MHC class I-independent natural-killer cell self-tolerence. *Nature Reviews Immunology* **5**, 363–374.

Lanier L.L. (2005) NK cell recognition. *Annual Review of Immunology* **23**, 225–274.

Mak T.W. (1998) T-cell receptor, αβ. In Delves P.J. & Roitt I.M. (eds) *Encyclopedia of Immunology*, 2nd edn, pp. 2264–2268. Academic Press, London. (See also article by Hayday A. & Pao W. on the γδ TCR; *ibid.*, pp. 2268–2278.)

Matsuda F. *et al.* (1998) The complete nucleotide sequence of the human immunoglobulin heavy chain variable region locus. *Journal of Experimental Medicine* **188**, 2151–2162.

MHC Sequencing Consortium (1999) Complete sequence and gene map of a human major histocompatibility complex. *Nature* **401**, 921–923.

Moody D.B., Zajonc D.M. & Wilson I.A. (2005) Anatomy of CD1–lipid antigen complexes. *Nature Reviews Immunology* **5**, 387–399.

Nemazee D. (2000) Receptor editing in B cells. *Advances in Immunology* **74**, 89–126.

Parham P. (ed.) (1999) Genomic organisation of the MHC: structure, origin and function. *Immunological Reviews* **167**.

Porcelli S.A. & Modlin R.L. (1999) The CD1 system: antigen-presenting molecules for T cell recognition of lipids and glycolipids. *Annual Review of Immunology* **17**, 297–329.

Prugnolle F. *et al.* (2005) Pathogen-driven selection and worldwide HLA class I diversity. *Current Biology* **15**, 1022–1027.

Raulet D.H. (2004) Interplay of natural killer cells and their receptors with the adaptive immune response. *Nature Immunology* **5**, 996–1002.

de Wildt R.M.T. *et al.* (1999) Somatic insertions and deletions shape the human antibody repertoire. *Journal of Molecular Biology* **294**, 701–710.

5 抗原との反応

はじめに

適応免疫系では，抗原は 2 種類の分子によって認識を受ける。1 つは抗体であり，抗体は可溶性タンパク質または B 細胞上の膜結合タンパク質として存在する。もう 1 つは T 細胞レセプターで，T 細胞の膜上に存在する。抗体は，病原体上の抗原や病原体由来の毒素上の抗原を認識するが，T 細胞レセプターは，宿主細胞表面上に存在する MHC 分子と結合したタンパク質や糖脂質を認識する。したがって，抗体は直接的に外来物質を探索し，一方，T 細胞は病原体に感染した細胞を見つけ出すと考えられる。

抗体は何を認識するか

抗体は抗原上の分子の形(**エピトープ epitope**)を認識する。一般に，エピトープが(幾何学的，化学的性質の点から)抗体の結合部位に結合しやすいほど，抗体と抗原間で形成される相互作用が強くなり，抗体の抗原への親和性(アフィニティー)が高くなる。抗原に対する抗体の親和性は，抗体が生体内でどのくらい有効かを決定する最も重要な要因の 1 つである。

エピトープはその形状に大きな多様性があり，抗体の結合部位も同程度の多様性を有する。タンパク質の表面は図 5.1 に示すように，一般に抗体の結合部位に存在する相補性をもった表面構造により認識される。図 5.1 では，抗体がどのようにしてヒト上皮成長因子レセプター HER-2 上のエピトープを認識するかを示し，2 つの分子が相補的に相互作用することがわかる。

抗原の抗体に結合する領域は，通常，約 400～1000Å^{2}の大きさで，**フットプリント foot print** ともよばれる。このフットプリントは大きさが異なり，不規則的な形をしているが，タンパク質上ではおおよそ 25Å×25Å平方の大きさを占める(図 5.2)。

抗体はタンパク質抗原上の表面構造を認識する。一般に，エピトープを形成するのは，タンパク質の直鎖状構造上の種々の位置に存在するアミノ酸残基である(図 5.3)。これはタンパク質がどのように折りたたまれているかにもよる。タンパク質が折れ曲がって蛇行している場合には，その間に存在する直線状配列がエピトープとなることもあり，このようなものは**非連続性エピトープ**とよばれる。一方，エピトープ形成に重要なアミノ酸残基が直線状ポリペプチド配列内に存在することがある。このような場合には，抗体はその直鎖状配列を含むペプチドと比較的高い親和性で結合する。また，そのペプチドは抗体の抗原への結合を阻害できる場合があり，このようなエピトープを**連続性エピトープ**という。連続性エピトープの例としては，タンパク質表面上のループ構造があげられ，抗体はループ構造上の連続したアミノ酸残基を認識する。しかし，連続性エピトープを認識する抗体はランダムな構造や不安定な構造は認識せず，複雑構造をもつタンパク質中の短いペプチド配列からなる特定の構造を認識する。図 5.4 に，抗体が直鎖状エピトープを含むペプチドと会合しているようすを示した。この例で注目すべきは，認識を受けるペプチドの構造がらせん状に近いことである。

▶ 抗体の相補性決定領域(CDR)がエピトープと結合する

抗体の結合部位は，**相補性決定領域** complementarity determining region(CDR)の長さや性質に依存して，その形や性質が大きく変わる。一般には CDR のほとんどすべてが抗原の結合に寄与するが，CDR の種類によって抗原結合への寄与の程度が異なる。通常，H 鎖の CDR の中でも CDR H3 は非常に強く抗原結合に寄与する。ヒトの抗体では，CDR H3 はかなり長くて，指状構造をもつことから，抗原のくぼみへ結合するのに役立つ。糖鎖や低分子化合物(ハプテン)に対する抗体の場合，その結合部位は溝状やポケット状の構造をしていて，タンパク質に対する抗体に見られるような折れ曲がった

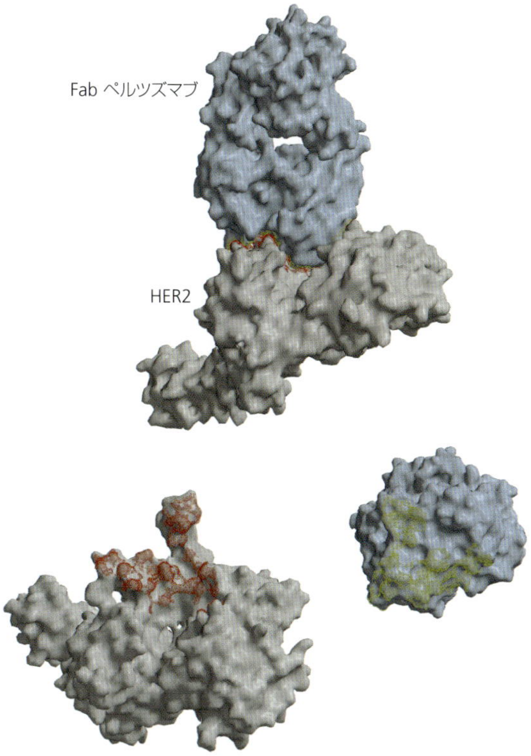

図 5.1　**抗体の結合部位と抗原エピトープ間の相補性。** ペルツズマブ（HER2 に対するヒト型モノクローナル抗体）の Fab フラグメントとその抗原である HER2 との複合体の構造を示す。ヒト上皮成長因子レセプター HER2 は，かなりの乳癌細胞で過剰発現する。ペルツズマブは HER2 に対する抗体の 1 つであり，ハーセプチンのように乳癌治療に利用できる可能性がある。下図に 2 つの分子をそれぞれ示し，相互作用する部分を色づけした。（Robyn Stanfield 提供）。

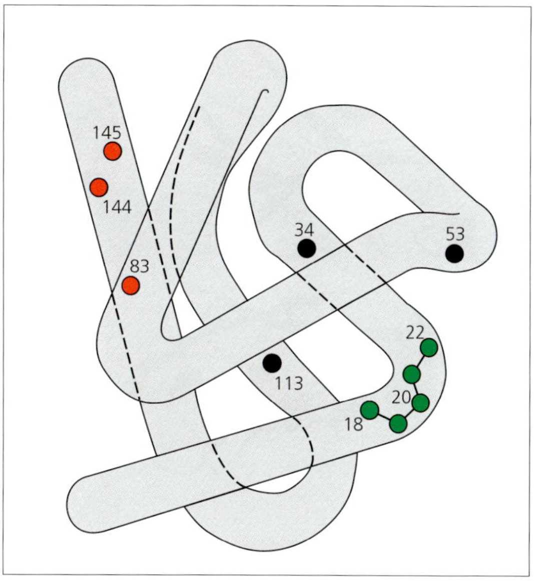

図 5.3　**ミオグロビンの折りたたまれたペプチド鎖上のエピトープ形成に関与する残基。** 34，53，113 番目のアミノ酸残基（黒で示す）は，ある mAb との結合に関与し，83，144，145 番目のアミノ酸残基（赤で示す）は，別の mAb との結合に関与する。両方のエピトープはともに明らかに不連続である。一方，さらに別の mAb は 18～22 番目の残基に結合する（緑で示す）。この mAb は 18～22 番目の残基に相当する配列を含む合成ペプチドにも結合することから，このエピトープは連続性エピトープといわれる。ミオグロビンの構造の大部分は α ヘリックス構造である。（Benjamin D. C. *et al.*〈1986〉*Annual Review of Immunology* 2, 67 に基づく）。

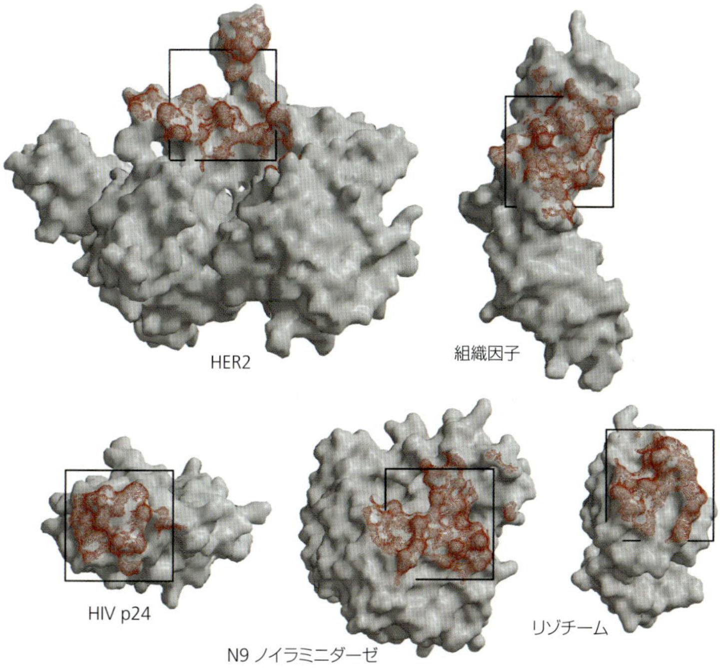

図 5.2　**各種抗原上における抗体の結合部位**（フットプリント）（赤で示す）。これらのフットプリントは，抗体が結合した状態の抗原の結晶構造解析により決定された。フットプリントは非定形で，図のように，おおよそ 25 Å×25 Å 平方の大きさを示す。（Robyn Stanfield 提供）。

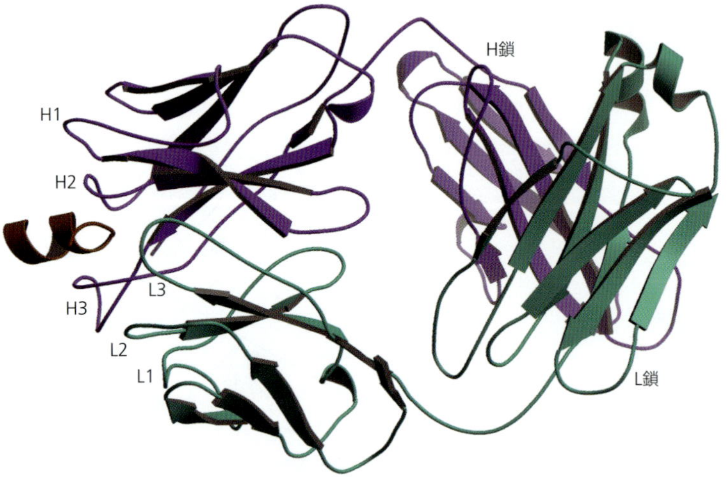

図 5.4 **直鎖状エピトープに相当するペプチドに結合する抗体の構造。** 抗体 4E10 は，ウイルス表面上の糖タンパク gp41 上の直鎖状エピトープに結合して HIV を中和する。抗体はアミノ酸配列 NWFDIT を含むペプチドに結合し，この配列を含むペプチドは 4E10 抗体の gp41 への結合を阻害する。NWFDIT アミノ酸配列を含むペプチド(茶色で示す)と結合する 4E10 抗体の Fab フラグメントの構造を見ると，ペプチドがらせん構造をとることがわかる。抗体はウイルス中のらせん構造中に存在するエピトープを認識するらしい。(Rosa Cardoso 提供)。

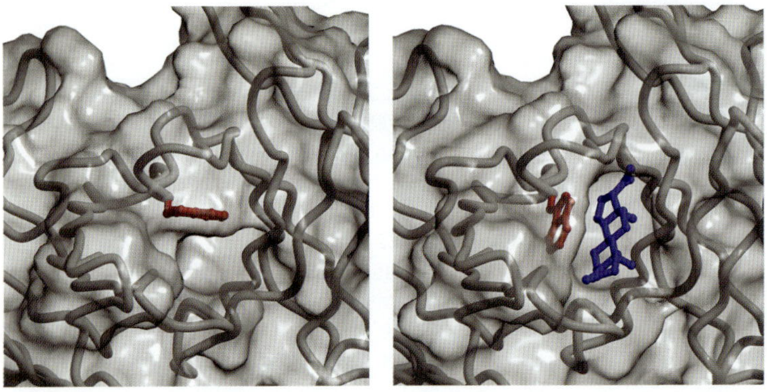

図 5.5 **抗体結合部位の立体構造変換。** (a)抗プロゲステロン抗体は抗原を結合しない状態では，トリプトファン残基(赤で示す)を多く含み非常に疎水性に富んだポケット構造をもつ。(b)プロゲステロン(濃青色で示す)と結合する際には，トリプトファン残基はポケットの外側に回りこみ，抗原と結合できるようになる。(Robyn Stanfield 提供)。

表面構造はしていない。

抗原と抗体は，相互作用中に，その両者ともに構造変化や立体構造変換を起こしうる。抗体と抗原の関係は，ある場合には，いわば，形が決まった「鍵と鍵穴」のような関係であるが，ある場合には，鍵穴，鍵がお互いに変形してうまく結合できるようになることもある。抗体で見られる立体構造変換としては，側鎖の転位，CDR または主鎖の骨格のセグメントごとの移動，抗原と結合する際の V_L–V_H ドメインの回転などがあげられる。CDR H3 の立体構造が大きく変化することは，Fab 複合体の結晶構造解析により明らかにされた。図 5.5 に示すように，抗プロゲステロン抗体は疎水性の結合部位にポケット状領域をもち，そこには通常，CDR H3 由来のトリプトファンが入り込んでいる。抗原の結合により，この残基はポケットの外に出てかわりに抗原分子が入り込み，トリプトファンが抗原の結合を安定化する。

抗体構造の解明とともに，抗原–抗体間の相互作用は，あまり一定の規則がなく，その形や大きさが変わることが明らかになった。高親和性抗体は個体内で何度も変異や選択の結果，できてきたものである。抗原を高い親和性をもって認識する抗体は多種存在しうるが，まったく同一の抗原–抗体反応というものは存在しない。

▶ 抗原と免疫原

抗原上のエピトープがある抗体と強く結合したとしても，その抗原で強い免疫を誘導できるとはかぎらない。言い換えると，ある病原体上に抗体と強く結合できる部位があったとしても，その部分に対しては抗体ができにくいのであれば，そのエピトープは生体防御にはあまり役立たないということになる。このような状態を**抗原の免疫原性が低い**と表現する。これは非常に重要なことである。

抗体に認識される能力(**抗原性**という)と，動物を免疫化する際に抗体産生を誘導する能力(**免疫原性**という)は異なり，このことは，たとえば，*m*-アミノベンゼンスルホン酸のようなハプテンとして知られる低分子化合物を用いた実験からわかる。もし単にハプテンだけで免疫化すると，ハプテンに対して抗体は産生されない(図 5.6)。しかし，キャリアー

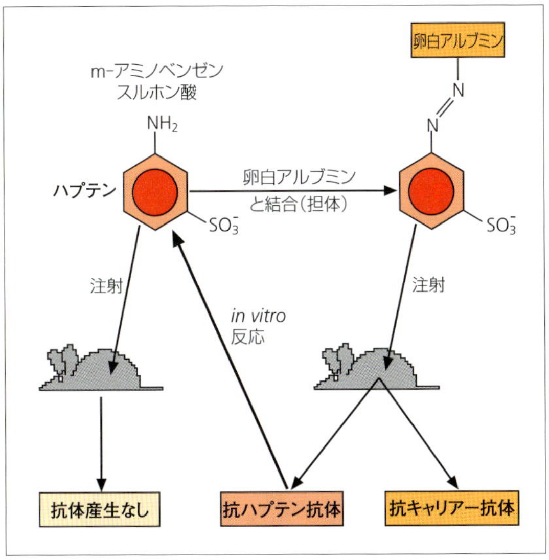

図 5.6　**抗原性と免疫原性。**低分子化合物ハプテンはそのまま動物に投与しても，抗体産生は起こさない。しかし，卵白アルブミンのようなキャリアータンパク質と結合させると，高い親和性をもった抗ハプテン抗体を得ることができる。

タンパク質に結合したハプテンで免疫化すると，ハプテン単独や，そのキャリアー以外の分子と結合しているハプテンに対しても，親和性の高い抗体が産生されるようになる。通常，ハプテンは抗原，ハプテン-タンパク質複合体は免疫原とよばれるが，厳密には“抗原”という単語は“抗体を産生する”物質という言葉に由来する。

タンパク質上の B 細胞エピトープの同定

1 つのタンパク質の上にはどのくらいの数のエピトープが存在するのだろうか？　これはエピトープの定義にもよる。小さなタンパク質であるリゾチーム（分子量 14,300 Da）において，3 つのお互いに非競合的なモノクローナル抗体をリゾチームに結合させた状態で，エピトープの構造解析がなされた。その結果，3 つのエピトープはほとんどお互いに重なり合うことがなく，リゾチーム表面の半分以下の大きさを占めることが明らかになった（図 5.7）。このようなことから，かなり小さなタンパク質でも 3～6 個ぐらいの非競合的抗体認識エピトープが存在すると推測される。これはすなわち，特定の抗体の特異性は 3～6 つの“プロトタイプ”抗体と競合するかどうかで定義されることになる。実験的にはこれは正しく，既知の特異性をもつプロトタイプ抗体と競合するのであれば，そのテスト抗体は特定のエピトープを認識するといってよい。ただ，実際はより複雑で，多くの抗体が 1 種類以上のプロトタイプ抗体と競合し，この解析によって細かい B 細胞のエピトープマップをつくることができる。これよりもっと複雑なエピトープマップは，抗原の変異原性を細かく調べることにより作成が可能である。この方法では，抗原内の特定の部位のアミノ酸を置換し（たいていアラニンを用いることから，「アラニンスキャニングによる変異原性試験」という），抗体に対する結合力を測定する（図 5.10）。このような精度の高い手法を用いてもまったく同じフットプリントをもつ抗体は 2 つと存在せず，すなわち，まったく同じエピ

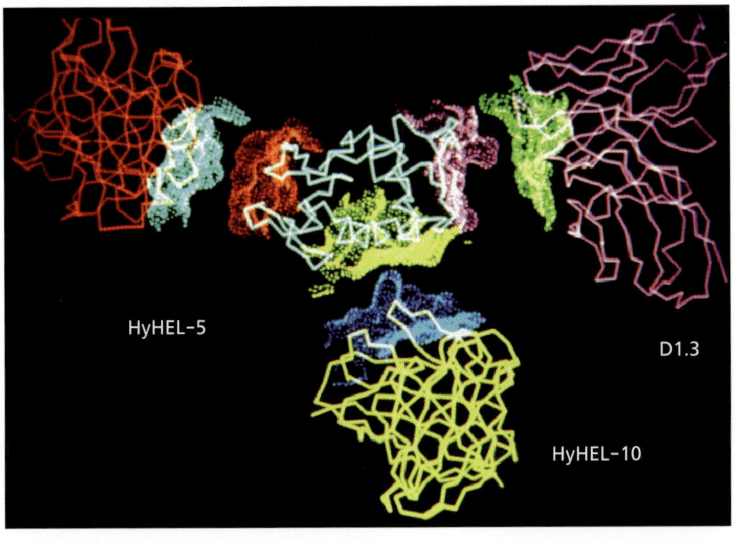

図 5.7　**リゾチーム中の 3 つのエピトープ。**3 つの抗体（HyHEL-5，HyHEL-10，D1.3）に結合しているリゾチームの結晶構造が決定された。図中では相互作用のフットプリントがわかるように，それぞれの抗体の Fv フラグメントをリゾチームから分離させた状態で示す。3 つのエピトープは，HyHEL-10 と D1.3 が少し重複する以外，ほとんど重複しない。（Davies *et al.*〈1990〉*Annual Review of Biochemistry* **59**, 439）。

トープを認識する抗体は 2 つと存在しないと推測される。

何がタンパク質上のエピトープに対する抗体反応性の強さを決めるのであろうか？　これには多くの要因が関係するらしい。その中で最も重要なのは，おそらく，タンパク質膜表面上のエピトープの外部との接触しやすさである。折りたたまれたタンパク質の表面から突き出たループ構造は，非常に強い抗体反応を起こしやすい。たとえば，インフルエンザの膜由来タンパク質の赤血球凝集素 hemagglutinin（HA）は免疫原性が高く，そのエピトープを図 5.8 に示す。これらの領域に対する抗体は，ワクチン接種などによりつくられるが，ウイルスを中和し，感染防御を行う作用をもつ。これらの部位に変異が起こると，ウイルスは中和抗体から“逃れる”ことができるようになり，変異前のウイルスに対して抵抗力をもつ宿主に対しても感染性をもつようになる。すなわち，インフルエンザの流行は，どのエピトープに対して抗体ができるかに影響される。これらのエピトープはすべてインフルエンザウイルスの膜から遠位部の HA 部分に存在し，抗体に対して高い接触性をもつ。また，そのうちの 3 つのエピトープは HA の突き出したループ構造に存在する。ループ構造の上にしばしば中和エピトープが存在する理由は，ループ構造は他の構造に比べて変異が起こっても問題が少なく，抗体ができやすいことに起因する。

ヒト免疫不全ウイルス human immunodeficiency virus（HIV）においても，抗体は高い露出性をもった超可変部ループに対して反応しやすい。初期感染後，ウイルスの複製を阻害するレベルにまで中和抗体が産生されるのはかなりの時間（数週間）が必要である。これらの抗体は，典型的にはウイルス上の露出したループに対するものである。これらの抗体の産生がある間に，ウイルスは多様化し，RNA 転写に関するエラーを起こして似て非なるウイルス集団となっていく。すると抗体中和反応の標的となるエピトープの配列に変異を起こして，抗体から逃れるものが出現してくる。そして，このような新しいウイルスが支配的となる。最終的にはこのようなウイルスも抗体でやっつけられるが，再び新しいウイルスが出現して，同様のことが起こる。すなわち，抗体反応はウイルスと長い年月の間競合するが，決して制御することはできないのである。

タンパク質構造中の外部と接触するループ構造には可塑性がある。特定のエピトープが優位性をもつ現象（epitope dominance）は，タンパク質抗原中の可塑性に富んだ部位に見られる。

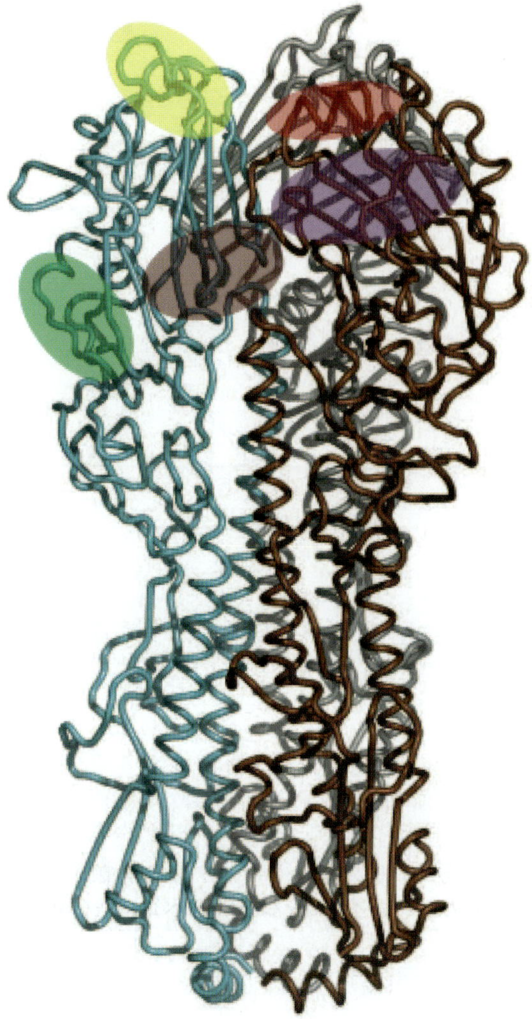

図 5.8　インフルエンザウイルス赤血球凝集素（HA）上に存在するエピトープ。世界的に流行し，5 千万人もの死者を出した 1918 年型インフルエンザウイルス（スペインかぜ）由来の HA の構造を示す。この分子は水色，灰色，茶色で示された単量体からなるホモ三量体である。ホモ三量体はウイルス表面に「スパイク」を形成する。スパイクはウイルスの膜上に存在する（図の下側）。標的細胞のシアル酸残基はスパイクの頭頂部に結合し，これが標的細胞にウイルスが感染する最初の段階である。分子の頂点部にある HA 上の主な 5 つのエピトープは，だ円型に色づけした。エピトープのうち 3 つ（黄色，緑，紫で示した）は明らかなループ構造をとる。（James Stevens 提供）。

抗原–抗体反応における熱力学

抗体と抗原の相互作用は可逆的であり，熱力学的法則に従う。特に，以下の反応

Ab＋Ag ⇔ Ab–Ag 複合体

はよく研究され，さまざまな条件下での平衡状態が明らかになっている。言い換えると，抗原に結合す

る抗体量はさまざまな条件下で算出可能で，これは非常に重要な情報である。抗体がウイルスを覆うと，ウイルスは標的細胞へ侵入することができなくなり，感染は回避される。抗体が高い密着度で微生物細胞に結合すると，補体が活性化され微生物は殺される。

平衡状態は，結合定数 K_a で表される。

$$K_a = [\text{Ab-Ag 複合体}]/[\text{Ab}] \times [\text{Ag}]$$

式中の［　］はモル濃度を表す。したがって K_a の単位はモルパーリットル（M^{-1}）または 1/M である。もし K_a が大きな値をとると，反応は右に偏り，Ab-Ag 複合体の合成は促進する。高親和性抗体の K_a 値は，たいてい $10^8 \sim 10^{10}\ M^{-1}$ に及ぶ。研究者によっては，結合反応を考える際に解離定数 K_d を指標にする場合がある。K_d は単純に $1/K_a$ で定義され，単位は M である。高親和性抗体の K_d 値は $10^{-8} \sim 10^{-10}\ M^{-1}$ に及ぶ。$K_d = 10^{-9}$ M は 1 nM に相当するため，高親和性抗体は，「nM の K_d 値で結合する物質：nM binder」といわれる。IgM のような中程度の親和性をもつ抗体は，μM binder（$K_d = 1\mu$M）である。

結合方程式を考察する他の方法として，抗原の結合部位の半分が抗体と結合している場合を考える。そのとき，[Ag]=[Ab-Ag 複合体]，$K_a = 1/[\text{Ab}]$ または $K_d = [\text{Ab}]$ という式が成り立つ。言い換えると，K_d は半分の抗体が結合したときの抗体濃度と等しい。したがって，たとえば nM レベルで結合可能な抗体は，ナノモルの範囲で抗原と複合体を形成しはじめる。抗体はその濃度がピコモル（10^{-12}）の範囲にしかないときは，ほとんど抗原と結合しないが，μM の範囲では非常に効果的に結合する。同じように μM 結合剤である抗体は，濃度が μM の範囲にあるときには効果的に結合するが，nM の範囲外では効果的に結合しない。IgG では，nM とは 0.15 μg/ml 程度であり，μM とは 150 μg/ml 程度である。血清中の IgG の平均濃度はだいたい 10 mg/ml である。もし血清中に抗体が効果的に抗原に結合する濃度で存在する必要があるとすれば，μM 結合性抗体より nM 結合性（高親和性）抗体が存在することのほうがより広い特異性をカバーするには都合がよい。自然はこのような抗体をつくらせる。こうしてわれわれの身体には，一次感染またはワクチン接種後には比較的低濃度の高親和性抗体ができ，これにより再感染から守られるようになる。

上記の議論では，抗原-抗体反応は一価の反応で，抗体分子の 1 本の Fab 部分だけが関わると暗黙のうちに仮定している。実際のところ，抗体は多価結合を示すので問題はもっと複雑であるが，要点は同じである。ここで多価反応に話を戻す。

抗原-抗体反応の結合定数はこれまで酵素免疫測定法（ELISA 法）により推測されることが多かったが，現在は表面プラズモン共鳴 surface plasmon resonance（SPR）や等温カロリメトリーのような技術によりほぼ正確に求められる（p.375 参照）。細胞表面抗原への抗体結合に関しては，フローサイトメトリーを用いて結合親和性の概算値を求めることができる。反応の結合定数は直接反応に伴うエネルギーに関与する。エネルギーは以下の式で求められる。

$$\Delta G = -RT \ln K_a$$

ΔG は反応の自由エネルギー，R は気体定数，T は絶対温度 K である。ln は自然対数 $\log = 2.303 \times \log_{10}$ である。そして，ΔG は平衡状態にあるものが一定の条件下で，反応が左か右のどちらに進むかを示す指標となる。もし，$K_a = 10^9\ M^{-1}$ であれば，$\Delta G \sim -12$ kcal/mol。$K_a = 10^6\ M^{-1}$ であれば，$\Delta G \sim -8$ kcal/mol である。ΔG を考える利点は，抗原-抗体反応を引き起こす分子間力を理解する助けになることである。反応の自由エネルギー（ΔG）は，エンタルピー（ΔH）とエントロピー（ΔS）寄与を総合したものである。

$$\Delta G = \Delta H - T\Delta S$$

エンタルピーは反応の熱量である。反応により熱量が放出されるほど（このとき ΔH は負の値をとる），反応は進行する（このとき ΔG も負の値をとる）。もし反応に熱を必要とするのであれば，反応は進行しない。また，反応により生じるエントロピー（すなわち乱雑さ）が増大するほど，反応は進行する（ΔS は正の値をとる）。たとえば，抗原-抗体反応は 2 分子間に形成される水素結合により進行する。なお，水素結合の結合エネルギーは約 1〜3 kcal/mol である。塩結合の形成はそれと同じか，少し多い程度のエネルギーを供給する。抗体の疎水性表面と抗原との結合は，その疎水性表面の周囲に配列した水分子がエントロピーを増大するために，反応が進みやすい。100 Å^2 の広さの疎水性表面が結合すると，約 2.5 kcal/mol の結合エネルギーを産生すると概算されている。タンパク質-タンパク質相互作用を促進する力については図 5.9 にまとめた。

エピトープは抗体に接触する抗原の部位としてとらえられ，抗原-抗体複合体の結晶構造解析によりその位置がわかる。しかしながら，結晶構造中での抗体と抗原間の結合を観察しても，それぞれの相互作用が全体の結合エネルギーにどの程度寄与するのかは不明である。これは，抗体結合において上記のスキャニングミュータジェネシス scanning mutagenesis を用いて変異の影響を調べることにより見当がつく。現在得られているデータによれば，ほんの一部分の相互作用（「ホットスポット」）のみが結合

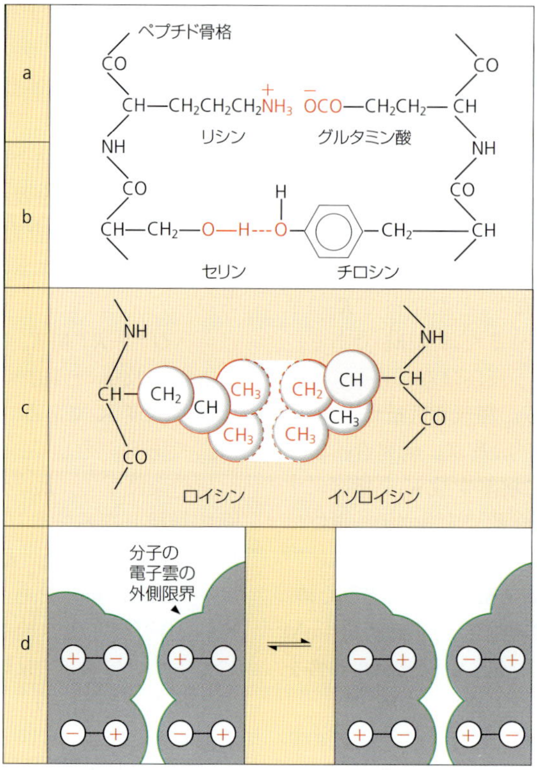

図 5.9 **タンパク質–タンパク質相互作用。**(a)2 つのタンパクの側鎖上のそれぞれ正負に帯電したイオン間のクーロン力を図示する。図中では 1 つのタンパク質中のリシンのアミノ基($-NH^{3+}$)がイオン化され,もう一方のタンパク質中のグルタミンのカルボキシル基($-COO^{-}$)がイオン化した状態で図示されている。引力は電荷間の距離の 2 乗に反比例する。そのため,電荷どうしは近づくにつれて,引力は大幅に増加する。もし,距離を半分にすると,4 倍の引力が生じる。また,水の比誘電率は非常に高いため,相互作用する残基が接近すると水分子が排除され,引力が増大する。抗原と抗体分子上の双極子は,お互い引きつけ合うことができる。さらに,静電力は抗原–抗体間の電荷移動反応を引き起こす。たとえば,トリプトファンのような電子供与性のタンパク質残基は,ジニトロフェニル(DNP)のような電子求引基に電子を与える。それによって,実質的に抗体に+1 電荷を,抗原に−1 電荷の変化が起こる。
(b)2 つのタンパク質間の水素結合の形成には OH,NH_2,COOH などの親水基間の可逆的水素結合が関わり,これらの置換基をもつ 2 つの分子が接近することが重要である。水素結合は実際には静電気的な結合であるために比較的弱いものであるが,反応している側鎖の間で水分子が排除されることで,分子全体の誘電率が減少し,結合エネルギーが大幅に増大する。
(c)バリン,ロイシン,イソロイシン側鎖のような無極性で疎水性の置換基は,溶液中では会合する傾向にある。この疎水性相互作用を引き起こす力は次のようにして得られる。水分子は疎水基とは水素結合が形成できず,近くの他の水分子と結合する。しかし,水素結合を形成できる原子配置の数は,他の水分子に完全に囲まれるときほどには多くない。それはエントロピーが低いからである。水と疎水性表面の接触部分が大きくなればなるほどエントロピーは減少し,高エネルギー状態になる。したがって,もし 2 つのタンパク質の疎水基が会合し水分子が排除されると,水分子と接触する総表面積は減少し,お互いが解離しているときよりも,タンパク質は低エネルギー状態をとる(言い換えると,タンパク質間の引力が存在する)。
(d)ファンデルワールス力:2 つの異なる巨大分子の最外電子軌道中の電子間相互作用は,単純に考えれば,2 つの電子雲にある振動双極子間の引力ともいえる。この相互作用の性質は数式を用いずに説明するのは難しいが,この性質は他の分子に双極的振動を誘導する双極子を形成する 1 分子中の電子の一時的な振動にたとえられている。そして 2 つの双極子は互いを引き合わせる引力をもつようになる。置換された電子は平衡状態を行き来しているため,双極子は振動する。引力は距離の 7 乗に反比例し,その結果として,相互作用する分子は接近するとこの力は非常に大きくなる。

エネルギーに重要な役割を果たす。高親和性の抗原–抗体結合であっても,多くの相互作用は結合に関与しなかったり,邪魔をしたりする。リゾチーム抗体の場合,結合部位のアミノ酸残基のうち 1/3 程度しか全体的な結合には関与していない(図 5.10)。

抗原や抗体のアミノ酸残基が 1 つ変わるだけで,抗体と抗原の全体の結合は変化する。これは直感的にも理解可能であると思われるが,認識されるエピトープ中の大きなアミノ酸残基が小さいものに置き換わると,抗体–抗原接触面はすべて壊れるだろう。事実,病原体はしばしば,主要な残基にわずかな変異を起こして,抗体からの攻撃を免れるようになる。

▶ 多価である抗原–抗体反応

一価の抗原と一価の Fab フラグメントとの結合

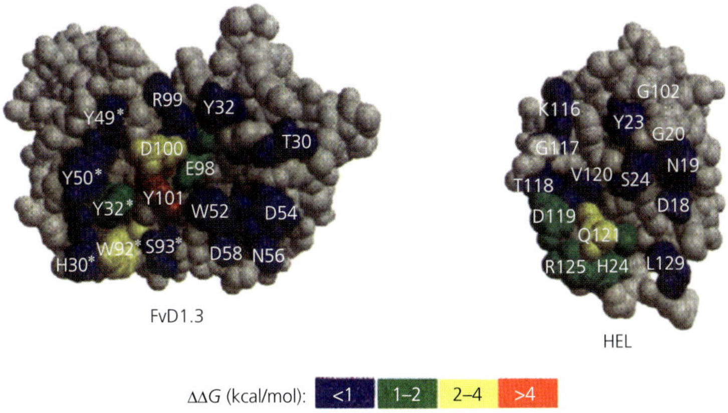

図 5.10　**抗原-抗体相互作用のエネルギーマップ。** 抗体 D1.3(sFv が示されている)はニワトリの卵白リゾチーム(HEL)と高い親和性をもって結合し，その複合体の結晶構造が明らかにされている(図 5.7)。抗体と抗原それぞれが接触するアミノ酸残基のエネルギー寄与は，比較的「中性的」なアミノ酸であるアラニンに置き換えることで算出される。その影響は，アラニン置換による結合の自由エネルギーの減少という形で表現される($\Delta\Delta G$)。$\Delta\Delta G$ が正の値をとるということは，アラニン置換により結合が著しく弱くなったということであり，置換されたアミノ酸残基は抗体と抗原間の境界で強力に接触することを示す。抗体上の抗原との会合に関与するアミノ酸残基のほとんどは，全体の結合エネルギーにあまり寄与しない。抗体にも抗原にも明らかな「ホットスポット」が存在し，抗体側のホットスポットにあるアミノ酸残基は，抗原側の対応する位置に存在するアミノ酸残基と会合する。(Sundberg and Mariuzza〈2002〉*Advances in Protein Chemistry* **61**, 119)。

は，前述した直接的手法で分析される。これは二価の IgG 分子と一価の抗原との相互作用でも同様である。しかし，多価の抗原と二価の IgG(または多価の抗体のクラスどれでも)との相互作用の場合，結合分析はより複雑となる。

細胞表面に複数分子存在する抗原と IgG の結合を考えてみよう。もし，抗原分子が空間的に適切に配置されていれば，IgG は二価で結合できる(図 5.11)。この場合，IgG は Fab フラグメントより高い親和性(これはアビディティまたは機能的親和性といわれる)で結合することができる。IgG による二価結合の利点は，二価の IgG は Fab よりも細胞表面によりよく結合できることである。Fab が細胞から遊離するためには，1 つの抗体結合部位と抗原との一連の相互作用が破壊されないといけない。IgG が遊離するには，2 つの抗体結合部位での相互作用が同時に破壊されなければならず，これは起こりにくい。この利点は ΔG で考えると次のようである。二価の結合は 2 つの抗体結合部位を使うために，多量の ΔH が産生される。しかし，IgG 分子の Fab に抗原が結合すると，エントロピーが使われる。その結果，ΔG への全体的な効果はたいてい一定で，ボーナス効果として抗体の親和性は 1～100 倍上昇する。抗原分子の空間的配置によっては，多価の抗原に対しても，IgG は一価で結合することもある。IgM は十価で抗原に結合することから，理論上，機能的親和性に対して非常に大きなボーナス効果をもたらすはずである。しかし，実際は IgM 抗体の結合

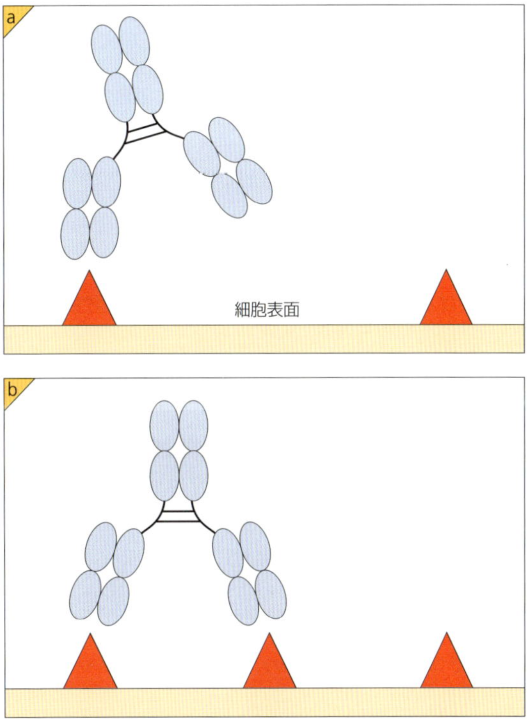

図 5.11　**細胞表面における抗体の二価の結合。** 細胞表面に存在する多価の抗原に対しては，一価の抗体よりも二価で結合する抗体の親和性のほうが高い。

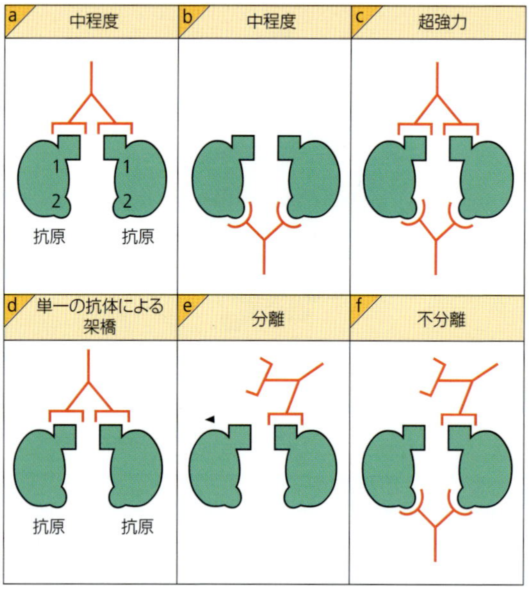

図 5.12 **毒素のような可溶性分子の中和において見られる多価結合の利点。**(a〜c)可溶性抗原中の重複しないエピトープに 2 つの抗体が結合すると，別々に結合した場合よりもずっと高い親和性を示す(協同的結合)。(d，e)1 つの抗体しか存在しなければ，1 つの抗体結合部位とそのエピトープの相互作用が破壊されただけで両者は結合しなくなる。(f)2 つの抗体が抗原に結合する場合には，たとえ 1 つの抗体結合部位とエピトープの相互作用が図のように失われたとしても，複合体は分離しない。そして，一度離れた抗体の Fab フラグメントは再び複合体と結合できる状態にある。実際には 2 つの抗体の k_{off}値は複合体中で減少する。もし，Fab フラグメントがはずれても，1 つの抗体が結合している状態に比べて，k_{on}値は増加している。

親和性は高くない。これはすなわち，多価性ということはいつでも利用可能ではなく，また，多価結合でかえってエントロピーが大量に使われるためと考えられる。

多価の抗体反応の最も劇的な効果の 1 つに毒素の中和がある。ボツリヌス神経毒は麻痺性の食中毒であるボツリヌス中毒を引き起こし，生物テロの脅威となる可能性がある。毒素に対するモノクローナル抗体(mAb)がファージライブラリー phage library から産生されている。この場合，1 種類の mAb では致死性の毒素の攻撃に対してマウスを防御できないが，3 つの mAb を組み合わせると毒素の大量投与でもマウスを防御できる。この違いはおそらく，それぞれの mAb では pM(ピコモル)の機能親和性であるが，多価反応によるボーナス効果(複数の毒素と抗体の協調的な結合)によって nM(ナノモル)の範囲へと親和性が増大するためと考えられる。この効果について 2 つの mAb の組合せで図 5.12 に解説した。

抗体の特異性と交差反応性

特異性とは，抗体においてよく議論される概念である。この言葉はさまざまな意味をもち，あるときには，抗体が抗原に対して単に高い親和性をもつことを意味する。特異性が高いということは，一般的には，当該抗体が抗原エピトープによく適合する結合部位をもち，他の形のエピトープとは結合しにくいことを意味し，そのような場合に抗体は抗原に対し特異的であるという。しかし，特定の構造について，組成や形状の上で似ている物質が存在する可能性がある。そのようなものが低親和性結合を示すことは十分に考えられる。ただし，前述のように，抗体は K_d値付近の濃度で機能する。したがって，抗体がある特定の抗原に対して nM の親和性をもち，生体内で nM 程度の濃度で存在した場合，μM 以下の親和性しかもたない他の抗原との交差反応性は起こったとしても機能的な重要性はもたないと考えられる。

“特異性”に関する第 2 の意味は，分子を区別する能力である。これは明らかに前述した議論と重複するが，低親和性抗体へも応用可能である。抗体は，他の多くのタンパク質から標的タンパク質を区別でき，さまざまな分析法において標的タンパク質を認識できることから，ゲノム科学では高い需要がある。このような場合には，必ずしも高い親和性は必要なく，適切にタンパク質を区別する能力があればよい。この例として，ファージライブラリーから得られた低親和性抗体があり，この領域で有効的に利用されている。

T 細胞は何を認識するか

ここまで T 細胞抗原レセプターが，MHC クラスⅠやⅡに結合して細胞表面に提示される抗原を認識する，という概略を説明した。次ではよりくわしく説明する。

▶ ハプロタイプ拘束性により明らかにされた MHC の関与

$\alpha\beta$ 型レセプターをもつ T 細胞は，例外はあるが(p.105 参照)，通常は抗原提示細胞(APC)が T 細胞の由来する宿主と同じ MHC ハプロタイプをもつ場合にのみ反応する(道しるべ 5.1)。すなわち，T 細胞による抗原認識にはハプロタイプの拘束性 haplotype restriction が存在する。このことは，抗原特

道しるべ 5.1　T 細胞反応における MHC 拘束性

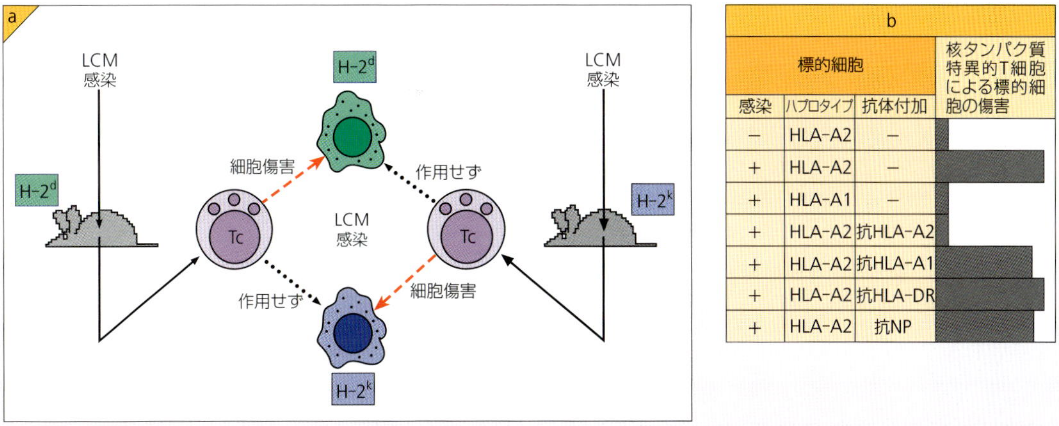

標的細胞			核タンパク質特異的T細胞による標的細胞の傷害
感染	ハプロタイプ	抗体付加	
−	HLA-A2	−	
+	HLA-A2	−	
+	HLA-A1	−	
+	HLA-A2	抗HLA-A2	
+	HLA-A2	抗HLA-A1	
+	HLA-A2	抗HLA-DR	
+	HLA-A2	抗NP	

図 M5.1.1　**T 細胞による細胞傷害はウイルス感染標的細胞の MHC ハプロタイプにより拘束を受ける。**(a)リンパ球性脈絡髄膜炎ウイルス(LCM)に感染した標的細胞に対する細胞傷害性 T 細胞の攻撃は，標的細胞の MHC ハプロタイプにより拘束される。H-2^{d}である宿主由来の細胞傷害性 T 細胞は H-2^{d}の感染細胞のみを殺したが，H-2^{k}ハプロタイプの感染細胞は殺さなかった。H-2^{k}の細胞傷害性 T 細胞を用いても，同様に，H-2^{k}ハプロタイプの感染細胞を傷害したが，H-2^{d}由来の感染細胞は傷害しなかった。(b) HLA-A2 ドナー由来のインフルエンザ核タンパク質特異的 T 細胞によるインフルエンザ感染標的細胞に対する細胞傷害作用(p.375 参照)。細胞傷害性は HLA-A2 により拘束され，A2 に対する抗体のみが細胞傷害性を阻害したが，A1 やクラスⅡ HLA-DR フレームワーク，もとの状態の核タンパク質抗原への抗体では細胞傷害性を阻害しなかった。

MHC はこれまで移植組織片の拒絶の制御に決定的な因子として理解されてきた。MHC が T 細胞の反応において中心的な位置を占めるということが理解されるようになったのは，免疫学者にとって魅惑的なことであり，大きな喜びでもある。あたかも免疫系全体の設計図がゆっくりと解き明かされてきたかのようである。

MHC の中心的な役割を理解させるに至った独創的な仕事として，Doherty と Zinkernagel がノーベル賞を獲得した研究がある。それはウイルス感染から回復しつつあるマウス由来の細胞傷害性 T 細胞は，宿主と同じ MHC ハプロタイプをもつウイルス感染 T 細胞のみを殺すというもので，具体的には，脈絡髄膜炎ウイルスに感染した H-2^{d}ハプロタイプのマウス由来の細胞傷害性 T 細胞は H-2^{d}由来のウイルス感染細胞を攻撃することができるが，H-2^{k}や他の H-2 ハプロタイプの細胞は攻撃できないことが見いだされた。H-2^{k}マウスでも同様の実験が行われ，この現象は H-2^{d}マウスに特有のものではなく，H-2^{k}マウスでも同様のことが再現されることが明らかになった(図 M5.1.1 a)。さらに，MHC の組換え株を用いた研究により(表 4.3 参照)，MHC が拘束性要素であることが明確に示され，さらに抗 MHC クラスⅠ抗体が細胞傷害性反応を阻害することからも，MHC 分子の重要性が裏づけられた。

これと同じ現象がくり返しヒトでも報告されている。インフルエンザから回復しつつある HLA-A2 の患者の細胞傷害性 T 細胞はインフルエンザに感染した HLA-A2 標的細胞を傷害するが，その他の HLA 組織タイプの細胞は傷害しない(図 M5.1.1 b)。この細胞傷害性はドナーの HLA-A タイプ特異的抗血清によって阻害されるが，HLA-A1 や HLA-DR クラスⅡフレームワークなどに対する特異的抗血清では阻害されない。重要なことは，たとえ T 細胞がこの核タンパク質抗原特異的 T 細胞であったとしても核タンパク質に対する抗体では T 細胞認識を阻害することができないことである。抗体はネイティブなもとの状態のままの核タンパク質と反応するので，このことは T 細胞に提示される抗原の構造はこれとはまったく異なることを示す。

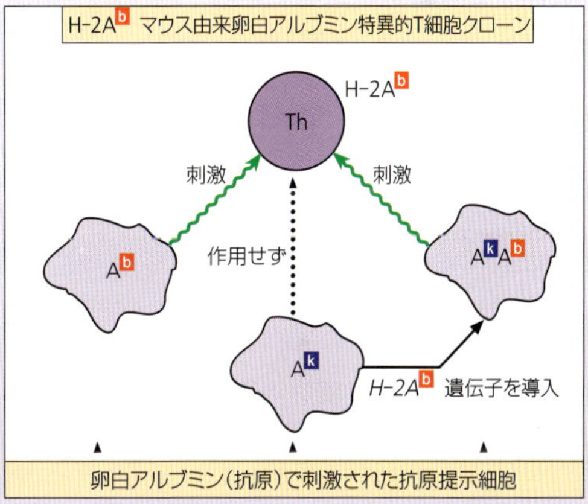

図 M5.1.2　**図中の T 細胞クローンは，卵白アルブミンによって刺激を受けた抗原提示細胞が自分と同じ MHC クラスⅡを発現していた場合にのみ，*in vitro* で増殖反応を示す。**

このような仕事と並行して，MHC クラスⅡがヘルパー T 細胞に抗原提示することも解明されてきた。まず最初に，Shevach と Rosenthal は *in vitro* での抗原に対するリンパ球の増殖が 2 つの系統のモルモット間で作成された抗血清により阻害されることを示した。この抗血清は増殖するリンパ球側の MHC に対する抗体を含有しているものであった。さらに，T 細胞がいったん H-2A^{b}由来の抗原提示細胞上の卵白アルブミンに反応して増殖した場合には，H-2A^{k}を用いて抗原提示されると増殖できず，たとえ H-2A^{k}由来の抗原提示細胞でも H-2A^{b}を遺伝子発現させた場合には T 細胞を増殖させることができた。このことから H-2 による拘束性が明らかにされた(図 M5.1.2)。

異的 T 細胞と抗原提示細胞との相互作用において MHC 分子が必須であることを示す。一般に，細胞傷害性 T 細胞は MHC クラス I に結合した抗原を認識し，ヘルパー T 細胞は MHC クラス II と結合している抗原を認識する。

T 細胞の抗原認識に MHC 分子が関与するとすれば，抗原はどのように関与するのだろう？　さまざまな系で抗 MHC クラス I 血清は細胞傷害性を阻害できるが，天然抗原に対する抗体では細胞傷害性を阻害できず(図 M5.1.1 b 参照)，このことは研究者間で謎とされてきたが，今ではわれわれはその理由を理解している。

▶ T 細胞は抗原由来の直鎖状ペプチド配列を認識する

道しるべ 5.1 で，インフルエンザウイルス感染細胞を傷害できるインフルエンザ核タンパク質特異的 T 細胞を用いた実験について触れた。細胞傷害は，細胞傷害性 T 細胞が特異的な表面分子を認識して強くその標的細胞に結合した後に起こる。シグナル配列や膜貫通領域をもたない核タンパク質は，細胞表面に発現できないはずだが，細胞傷害性 T 細胞の標的となりうる。おもしろいことに，核タンパク質に対する抗体はこの傷害反応に何の影響も及ぼさない(図 M5.1.1 b)。その上，核タンパク質丸ごとを培養に加えても非感染細胞は細胞傷害性 T 細胞の標的とならない。そのかわりに，核タンパク質の一次構造由来の短いペプチド鎖を加えると，非感染細胞もついに細胞傷害性 T 細胞の標的となる(図 5.13)。

このようにして秘密が暴かれたのである！　驚くべきことだが，T 細胞は抗原由来の直鎖状ペプチドを認識し，そのためにもとの三次構造をした核タンパク質に対する抗体は細胞傷害性を阻害できないのである。核タンパク質の中でも特定のペプチドだけがドナー細胞集団中のポリクローナル T 細胞により T 細胞エピトープとして認識される。刺激を受けた T 細胞からは同じ特異性をもつクローンが生じ，個々のクローンは 1 種類のペプチドのみと反応する。すなわち，B 細胞クローンと同様に，個々のクローンは 1 種類の対応エピトープに対して特異的である。

これとまったく同じことが，ヘルパー T 細胞クローンをもとの抗原由来のペプチドを添加した抗原提示細胞で刺激をすることにより起こる。この際に一連のペプチド鎖を合成して順番に添加すれば，T 細胞エピトープのマッピングをある程度正確に行うことが可能になる。

結論は，T 細胞は MHC とペプチドの両方を認識するということである。前述のように，T 細胞エピトープとして働くペプチドは MHC クラス I，II の一番外側のドメインにある α ヘリックスと β シートでつくられた溝に収容される。それでは，どのようにして抗原ペプチドは MHC に到達するのであろうか？

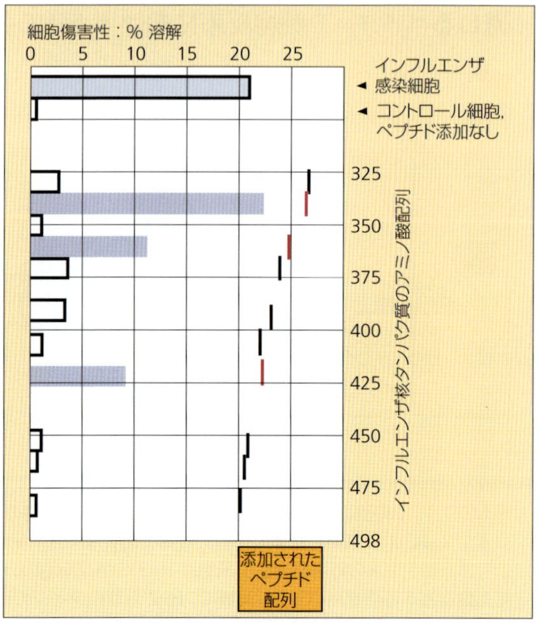

図 5.13　**ヒト細胞傷害性 T 細胞は，インフルエンザ核タンパク質由来の短いペプチドの存在下では非感染細胞も傷害する。**ヒト由来の細胞傷害性 T 細胞を同一人由来のマイトジェンであらかじめ活性化した ^{51}Cr 標識標的細胞と 50：1 の比で混合し，^{51}Cr の放出を測定した。この際に図中に示すペプチドを添加したところ，赤で示した 3 つのペプチドの添加により細胞傷害が観察された。別系統のインフルエンザウイルスを感染させた芽球をポジティブコントロールとした。(Townsend A. R. M. *et al. Cell* 44, 959–968 より許可を得て転載。©1986 by Cell Press)。

MHC クラス I により提示される細胞内抗原のプロセシング

細胞質内では，タンパク質分解構造であるプロテアソームが通常の細胞質内のタンパク質のターンオーバーと分解に関わる(図 5.14)。抗原提示されるウイルスタンパク質などの細胞質タンパク質はいずれもプロテアソーム分解経路を通じてペプチドにまで分解され，その後さらに，ロイシン-アミノペプチダーゼ，アスパルチル-アミノペプチダーゼなどの細胞質プロテアーゼにより切り刻まれ，最終的に小胞体アミノペプチダーゼ(ERAP-1)により分解される。細胞質に常に存在するタンパク質以外にも，

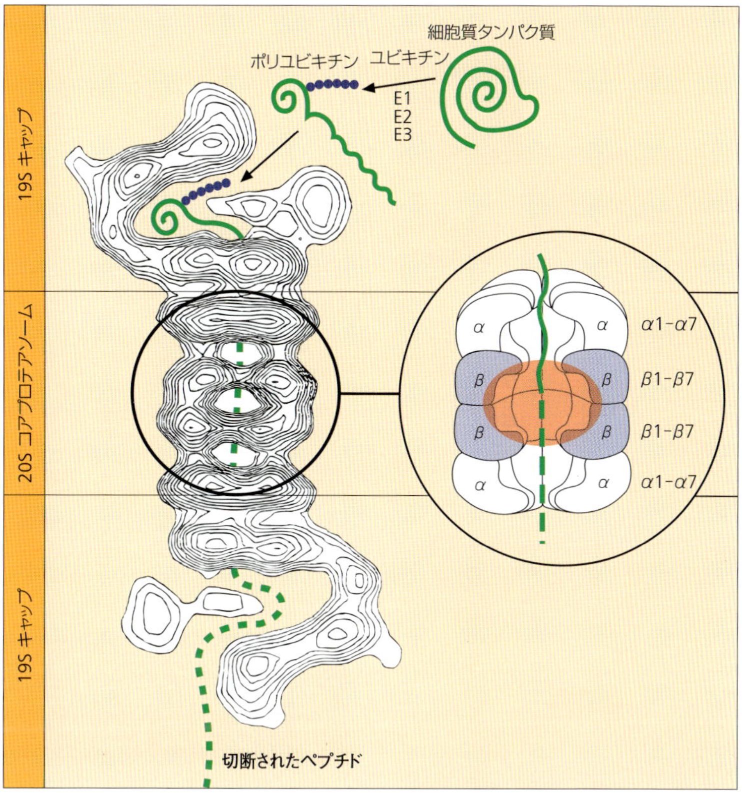

図 5.14　**プロテアソームによる細胞内タンパク質の分解。**細胞内タンパク質は ATP 依存的にポリユビキチン化される。E1 酵素がユビキチンの C 末端とチオエステルを形成し，そのユビキチンを E2 ユビキチンキャリアータンパク質の 1 つに移送する。ユビキチンの C 末端はいくつかの E3 ユビキチンタンパク質リガーゼ酵素の 1 つにより，ポリペプチド上のリシン残基と結合する。これらの過程には特異性があり，E2，E3 酵素はそれぞれ異なるタンパク質に対して選択的に働く。ユビキチン化された細胞内タンパク質は ATPase 含有 19S 調節分子と結合し，その際に折りたたまれていないタンパク質鎖が，ATP の作用により 20S コアプロテアソームの円筒状構造内へと押し込まれる。20S コアプロテアソームは 4 つのリング状に並んだ 28 のサブユニットからなり，外側の 2 つの輪状部分は 7 つのαサブユニット（α_1〜α_7）からなり，一方，加水分解槽ともいえる中央の 2 つの輪状部分はそれぞれ 7 つのβサブユニット（β_1〜β_7）からなる。加水分解槽内（オレンジ色）ではタンパク質は分解される。ここでは，ペプチド結合を攻撃する求核残基がβサブユニットの N 末端トレオニン残基上のヒドロキシル基であるという新しいタンパク分解機構が存在する。3 つの異なるペプチダーゼ活性が存在し，これには異なるβサブユニットが関与するらしい。1 つの活性はキモトリプシン様で，大きな疎水性残基の後にペプチドを加水分解する。2 番目の活性はトリプシン様で，塩基性残基の後に分解する。3 番目は酸性残基の後に加水分解を行うという活性である。免疫プロテアソーム関連分子である低分子量タンパク質 LMP2（β_1i），LMP7（β_5i），MECL1（multicatalytic endopeptidase complex like 1，〈β_2i〉）は，ハウスキーピングプロテアソーム関連分子に似た特異性をもつが，キモトリプシンやトリプシン活性についてはより強い活性を示し，酸性残基の後の分解についてはより弱い活性を示す。（Peters J.-M. *et al.*〈1993〉*Journal of Molecular Biology* **234**, 932-937, Rubin D. M. & Finley D.〈1995〉*Current Biology* **5**, 854-858 に基づく）。

膜結合型，分泌型タンパク質の一部は小胞体から細胞質に逆戻りする。この過程は，多分子チャネルである Sec61 や細胞質中の p97ATPase（VCP：valosin-containing protein）などにより媒介される。p97ATPase は，Derlin-1 や VIMP（VCP-interacting membrane protein）などの膜タンパク質複合体と相互作用する。小胞体から細胞質へ逆輸送されたタンパク質は，ミトコンドリア由来のタンパク質と同様に，MHC クラスⅠに抗原提示されるべく処理される。プロセシングに先立ち，タンパク質とユビキチン数分子と ATP 依存的に共有結合する。ポリユビキチン化ポリペプチドはプロテアソームの標的となる（図 5.14）。

プロテアソームで処理されたペプチドのうち，わずか 10％ほどが MHC クラスⅠの溝に結合するのに至適の長さ（九量体や十量体）をもち，約 70％は小さすぎて抗原提示されないらしい。残り 20％はさらに細胞質アミノペプチダーゼなどで処理を受ける必要がある。サイトカインである IFNγが作用すると，3 種類の特異的触媒プロテオソームサブユニット（多型性を示す LMP2〈β_1i〉，LMP7〈β_5i〉と非多型性の MECL〈β_2i〉）の産生が増加する。これらの分子は，通常のプロテアソーム中の相同なサブユニット（それぞれ β_1，β_5，β_2）と入れ換わり，**免疫プロテ**

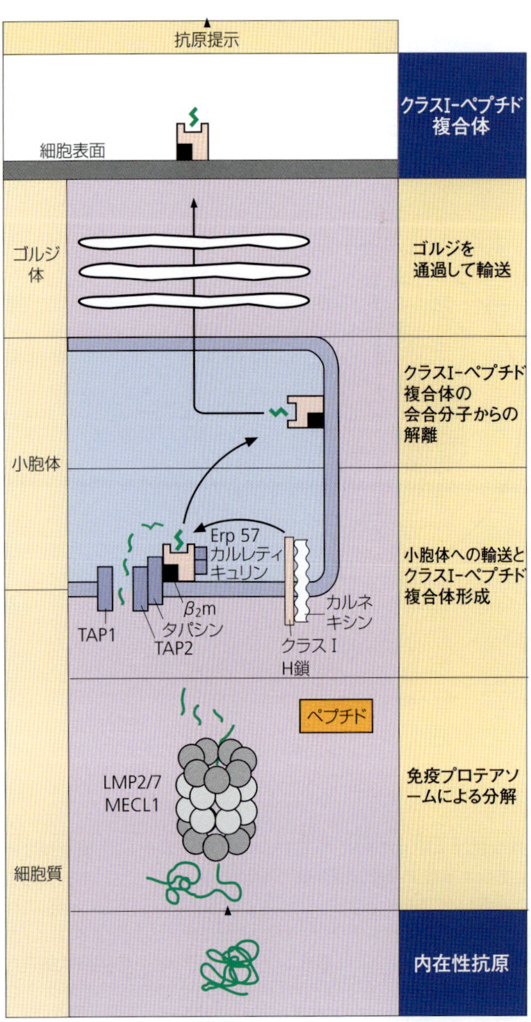

図 5.15 MHC クラスⅠによる内因性抗原のプロセシングと提示。細胞内タンパク質はプロテアソーム複合体によりペプチドに分解され，小胞体(ER)に移送される。TAP1 と TAP2 は ATP 依存性輸送タンパク質である ABC ファミリーに属し，これらの輸送担体を介して，抗原ペプチドは MHC クラスⅠの結合溝に収容される。その後，MHC-ペプチド複合体は会合するすべての輸送担体やシャペロンから解離してゴルジ体を通過して，細胞膜上に出現し，T 細胞レセプターに提示される。TAP1，TAP2 変異細胞では MHC クラスⅠにペプチドが移送されず，細胞傷害性 T 細胞の標的として機能できない。

アソーム immunoproteasome を形成するようになる。このプロセスにより，クラスⅠへ結合するペプチドがさらに修飾される。

プロテアソームと免疫プロテアソームにより産生されたペプチドはともに，抗原プロセシング関連トランスポーター(TAP1 と TAP2)によって小胞体へと輸送される(図 5.15)。この過程には熱ショックタンパク質ファミリーが関与する。あらたに合成されたクラスⅠの H 鎖は，分子シャペロンであるカルネキシンにより小胞体に保持される。カルネキシンはタンパク質の折りたたみや，ジスルフィド結合の形成，β_2ミクログロブリンの凝集を促進すると考えられている。マウスでは異なるが，ヒトではカルネキシンはその後カルレティキュリンに置き換わる。次に，チオール残基をもち，システインプロテアーゼやシャペロンとして機能する小胞体タンパク質 Erp57 がカルレティキュリン-カルネキシン複合体と会合し，クラスⅠの H 鎖はやがてβ_2ミクログロブリンと会合するようになる。シャペロンと結合した空の MHC クラスⅠ分子はタパシンにより TAP1/2 と結合するようになる。ペプチドが結合する際，クラスⅠ分子は種々の修飾性分子から解離して，安定したペプチド-クラスⅠ H 鎖-β_2ミクログロブリン複合体を形成し，ゴルジ体を通過して細胞膜に到達し，細胞傷害性 T 細胞の標的と向かい合うようになる。

MHC クラスⅡ依存性抗原提示のための抗原プロセシング経路は，クラスⅠとは異なる

ヘルパー T 細胞と反応する抗原提示細胞は，細胞外，細胞内の両分画から抗原を得る必要があることから，抗原ペプチドと MHC クラスⅡとの複合体形成は，クラスⅠの場合とは基本的に異なる細胞内機構によりなされる。すなわち，クラスⅡを有するトランスゴルジ小胞体は，エンドサイトーシスにより細胞内に取り込まれた外因性タンパク質抗原を含む後期エンドソームと物理的に交じわらなくてはならない。

クラスⅡ分子はα鎖とβ鎖からなり，小胞体内で膜貫通型インバリアント鎖 invariant chain(Ii)と会合する(図 5.16)。インバリアント鎖は三量体を形成して，MHC クラスⅡ分子それぞれ(α分子β分子)3 分子とともに，九量体を形成する。Ii はいくつかの機能をもつ。第 1 に，新生クラスⅡ分子を正しく折りたたむ強力なシャペロンとして働く。第 2 に，Ii の内腔側に存在する配列は MHC ペプチド収容溝と結合して，クラスⅡ分子が抗原含有エンドサイトーシス小胞に到達する前に小胞体内で誤ってペプチドと結合しないように働く。さらに，Ii と$\alpha\beta$クラスⅡヘテロ二量体は協調して保留シグナルを不活化し，MHC 複合体がゴルジ体に移送されるのを促進する。最後に，Ii の N 末端細胞質領域内の標的モチーフはクラスⅡ含有小胞体をエンドサイトーシス経路へと確実に運ぶ働きがある。

これに対して，外因性タンパク質はエンドサイトーシスによって取り込まれる。初期エンドソーム

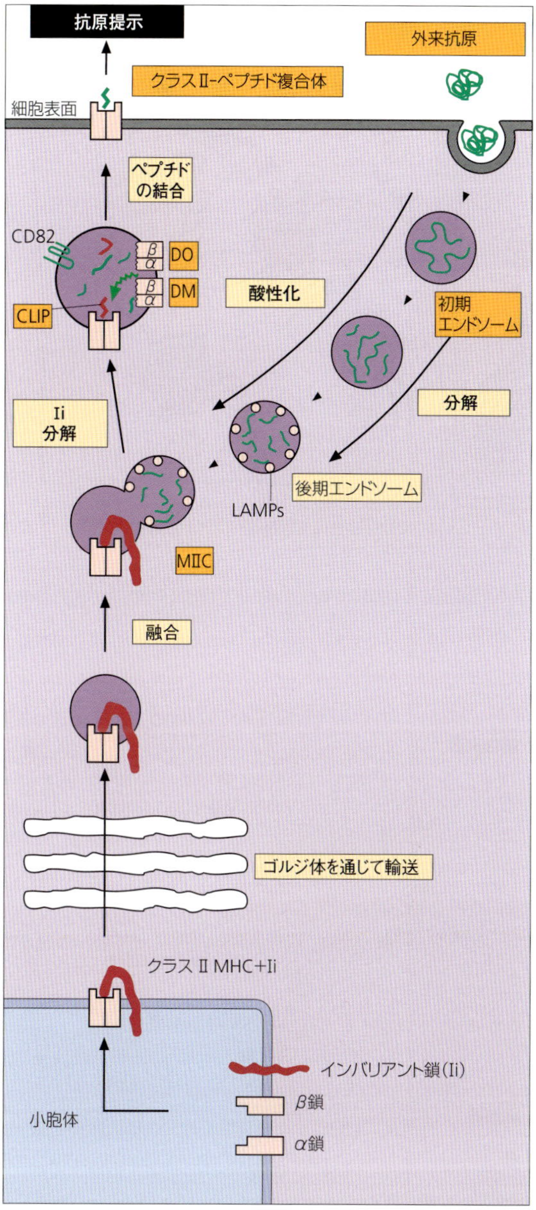

図 5.16　**MHC クラスⅡによる外来抗原のプロセシングと提示。** MHC クラスⅡ分子とＩi は小胞体で会合し，ゴルジ体を通過してトランスゴルジ網に運ばれる（実際には 3 つのインバリアント鎖，3 つのα鎖，3 つのβ鎖から構成される九量体として運ばれる；図示していない）。そして，それらはリソソームの特性を有する後期エンドソーム小胞 MⅡC（MHC class Ⅱ-enriched compartment）に運び込まれる。MⅡC には，細胞外から取り込まれた外来性抗原が部分的に分解された形で存在する。ここでインバリアント鎖が分解されて，MHC 結合溝には CLIP（class Ⅱ-associated invariant chain peptide）が残るが，その後，DM 分子の作用により，CLIP は小胞体内に存在する外来抗原由来の他のペプチドによって置き換えられる。そして MHC-ペプチド複合体が細胞表面に輸送され，ヘルパー T 細胞に対して抗原提示される。この事実に一致して，DM 欠損マウスの MⅡC 小胞内ではクラスⅡに結合したインバリアント鎖と CLIP の濃度が高く，このマウスは T 細胞への抗原提示がうまくできない。

の酸性化が進むと，エンドペプチダーゼ，エキソペプチダーゼ，GILT（interferon-γ-induced lysosomal thiol reductase）の働きを介して，外因性タンパク質はペプチドへとプロセシングされる。とりわけ重要とされるのは，システインプロテアーゼであるカテプシン S，L，B，F，H，V（ヒトの場合）やアスパラギンエンドペプチダーゼ asparagine endopeptidase（AEP）である。これらの酵素のほとんどは広い基質特異性を有する。

後期エンドソームには特徴的にリソソーム関連膜タンパク質 lysosomal-associated membrane protein（LAMP）が存在する。LAMP は酵素の選択的動員やオートファジー（その後分解するために細胞小器官をオートファゴソームに包み込む作用）やリソソームの新生に関与するらしい。これらの後期エンドソームは，クラスⅡ-Ｉi 複合体を含む空胞と融合する。MⅡC（MHC classⅡ-enriched compartment）内の酸性条件下では，AEP，カテプシン S，カテプシン L は Ii の MHC 溝内への結合部分以外を分解する。これにより分解されなかった Ii はしばらく MHC 溝内に CLIP（classⅡ-associated invariant chain peptide）として残る。MHC 関連分子で二量体構造を示す DM は CLIP の除去を触媒し，エンドソーム内で産生されたペプチドが MHC 溝に挿入されるように溝を開いたままにする（図 5.17）。ペプチドが結合するかどうかはペプチドの濃度や親和性により決定されるが，親和性の低いペプチドが結合した際には，より親和性の高いペプチドと置換されるように DM が働いて，低親和性ペプチドの除去を助けるらしい。つまり，DM は，最も安定した結合性を有するはずれにくいペプチドの取込みを促進するペプチドエディターとして作用する。特に B 細胞では，別の MHC 関連分子 DO がクラスⅡに結合した DM と会合し，pH 依存的にその機能を変化させる。具体的には，流層でエンドサイトーシスで取り込まれた抗原よりも BCR を介して取り込まれた抗原のほうを提示されやすくしているのかもしれない。これに加えて，テトラスパニンファミリーの仲間である CD82 も MⅡC に存在するが，その機能は不明である。クラスⅡ-ペプチド複合体は最終的に膜に移送されて，ヘルパー T 細胞に抗原提示される。

ナイーブ $CD8^+$T 細胞を活性化するための抗原のクロスプレゼンテーション

これまで，どのように MHC クラスⅠが内因性の抗原を提示するのか，MHC クラスⅡが外来抗原を

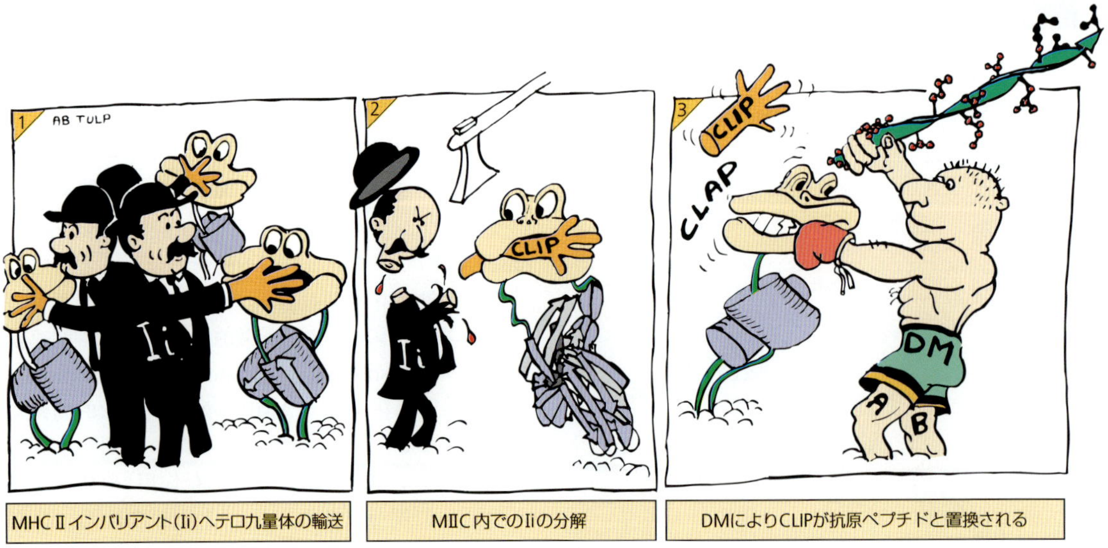
1
AB TULP
Ii
2
CLIP
Ii
3
CLIP
CLAP
DM
A
B
MHC II インバリアント(Ii)ヘテロ九量体の輸送
MIIC 内でのIiの分解
DMによりCLIPが抗原ペプチドと置換される

図 5.17 **MHC クラス II の輸送とペプチドとの結合。**Tulp によるイラストで図示する。(Benham A. *et al.*〈1995〉*Immunology Today* **16**, 359–362, Elsevier Science Ltd より許可を得て転載)。

提示するのかをざっと眺めてきた。しかし，ナイーブ T 細胞の活性化に樹状細胞が必要なことを考えると，どのようにして MHC クラス I が提示するペプチドに特異的な細胞傷害性 T 細胞が，ウイルス感染し細胞を破壊できるようになるのだろうか。そもそも，ほとんどのウイルスは樹状細胞に感染せず，それゆえプロフェッショナル抗原提示細胞内にウイルスは普通存在しない。この難問に対する答えは"**クロスプレゼンテーション**"という現象にある。エンドサイトーシスやファゴサイトーシスされた抗原は，取り込まれた空胞の中から逃れ出て細胞質内に入ることができる(図 5.18)。ぬけ出る経路としては Sec61 という多分子チャネルが考えられている。いったん細胞質内に入ると，外来抗原はユビキチン化やプロテアソームによる分解，TAP による小胞体への移送を経て，MHC クラス I により抗原提示される。また，エンドサイトーシスされた抗原の一部は細胞質内で処理されずに，エンドソーム内で再利用中の MHC クラス I の溝に直接結合することもある。樹状細胞以外にマクロファージもクロスプレゼンテーションできるようであるが，効率はやや低い。

これとは逆に，小胞体内のタンパク質やペプチドも MIIC に入り，MHC クラス II の溝に結合する可能性がある。この現象は，抗原に結合してプロセシングを誘導するよう種々の熱ショックタンパク質のようなシャペロンを介してオートファジーが起こるためかもしれない。このようなタンパク質複合体は LAMP-2a によって認識されてリソソーム内腔に引き込まれ，その後プロセシングを受ける。

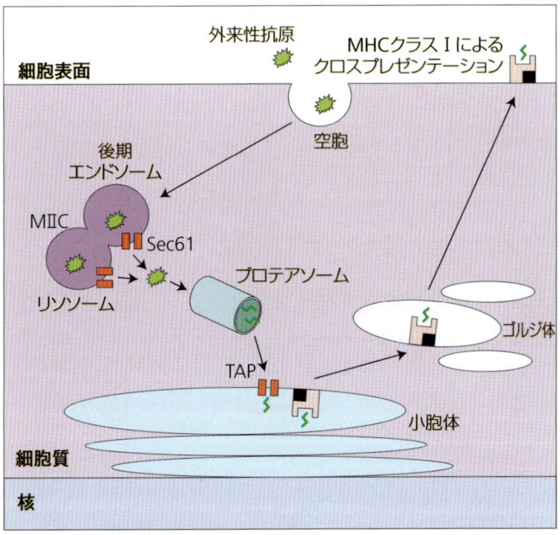

図 5.18 **外来性抗原のクロスプレゼンテーション。**細胞内に取り込まれた外来性抗原は，おそらく細胞質内の Sec61 チャネルを介して MIIC に入り，クラス I 処理経路に入ることになる。このほかに外来性抗原由来のペプチドが MHC クラス I 上で提示される経路として，細胞膜からリサイクルされてきた MHC クラス I 分子が小胞体内でペプチドと結合するという可能性もある。また，これと逆の形のクロスプレゼンテーションも存在し，内因性抗原がクラス II のプロセシング，抗原提示経路に入ることがある。

溝に結合するペプチドの性質

MHC の溝には特定の性質や長さをもつペプチドが結合し，その結合パターンは MHC 対立遺伝子ごとに異なる。このような制限がないと，MHC 結合性リガンドは配列上，大きな重複性が存在することになってしまう。T 細胞抗原レセプターとの反応の場合は，実際，そのような重複性が一部存在する。

▶ MHC クラスⅠへの結合

X 線解析の結果，MHC の溝内に溝の縦長の構造に沿ってペプチドがきっちりと結合し，αヘリックス構造と抗原ペプチドの間にはほとんど物理的な隙間がないことが明らかになった(図 5.19)。結合ペプチドの N 末端や C 末端は, MHC 上の保存されたアミノ酸残基と強く水素結合し，これはどの MHC でも共通に見られる。

細胞内でつくられた MHC クラスⅠ結合性ペプチドを溝から抽出して，そのアミノ酸配列を決定することが可能である。これらのペプチドの大部分は 8～9 アミノ酸残基からなり，これより長いペプチドは溝の上方に隆起した形になる。クラスⅠ結合性ペプチドをプールして配列解析すると，特定の位置に特定のアミノ酸残基が存在する傾向がある(表 5.1)。この位置のことを**アンカーポジション**とよび，ここには MHC の対立遺伝子特異的なポケットに適合するアミノ酸側鎖が存在する(図 5.20 a)。クラスⅠ結合性ペプチドでは，通常 2～3 のアンカーポジションが存在する。1 つは C 末端(ペプチドポジション 8 または 9)に存在し，その他はしばしばペプチドポジション 2(P2)に存在し，P3，P5，P7 のこともある。たとえば，一般的な MHC である HLA-A*0201 では，ロイシンあるいはメチオニンを P2，バリンあるいはロイシンを P9 とするアンカーポジションに対応するポケットがそれぞれ存在する。ときには，主要なアンカーポケットのかわりに，2，3 個あるいはそれ以上の数の結合性の弱いアンカーポケットが存在することもある。このように MHC クラスⅠ結合性ペプチドには 2，3 個のアンカーモチーフがあり，そこにはおおよそ決まったアミノ酸残基が存在するが，それでも個々の MHC クラスⅠ対立遺伝子産物にはかなり多種類のペプチドが結合できる。

ウイルス感染の場合を除いて，通常，クラスⅠ分子に結合するのは細胞によって内因性に生成されたタンパク質，ヒストン，熱ショックタンパク質，酵素，リーダー配列由来のペプチドなどである。75% もしくはそれ以上のペプチドは細胞質由来であり(図 5.21)，これらのほとんどは量的に少なく，1 細胞当たり 100～400 分子ぐらいしか存在しない。したがって，たとえば癌における腫瘍胎児タンパク質やウイルス感染細胞におけるウイルス抗原のように，通常では起こりえないような量のタンパク質の発現があると，休止 T 細胞はこれをすぐに感知できることになる。

▶ MHC クラスⅡへの結合

クラスⅠ分子では対立遺伝子非依存的にペプチド結合溝の N 末端と C 末端でペプチドとの水素結合が選択的に見られるが，これに対して，クラスⅡ分子では，ペプチド結合溝のアミノ酸残基の水素はペプチドの全長にわたって構成する原子と結合する。ペプチド側鎖上のクラスⅡ対立遺伝子特異的なポケットに関しては，3 つか 4 つのアミノ酸残基からなるモチーフが重要であるらしい(図 5.20 b)。それぞれのペプチド側鎖に対して比較的ゆるい特異性をもつ二次的結合ポケットが存在すると，MHC-ペプチド複合体の親和性が変化する。一方，ポケットのようなものがなくてもとりわけ立体障害などがあると，ペプチドに対する親和性が変化するらしい。残念ながら，特定のペプチド内でどのアミノ酸残基がクラスⅡ分子との結合に重要かは調べることはできない。なぜなら，クラスⅡの溝は開いた構造をもつために，ペプチドの長さに関してはあまり制約がないからである。つまり，クラスⅠの結合部位は結合ペプチドの長さに関して拘束性があるが，クラスⅡでは溝のそれぞれの端からペプチドがぶら下がる状態になる(図 5.19，図 5.20)。前述したが，それぞれのクラスⅡ分子は 8～30 アミノ酸残基のペプチドと結合する。そして，MHC から単離した結合ペプチドのプール分析をしても，どのアミノ酸側鎖が溝内の 9 つの結合可能部位と親和性があるのかを特定することができない。

この問題を解決する新しいアプローチがある。バクテリオファージの表面上に発現したランダムな配列の 9 ペプチドの巨大なライブラリーを作成し(p.115 参照)，それと可溶性 MHC クラスⅡ分子との結合を研究する方法である。この発想は，①ペプチドの中のそれぞれのアミノ酸の結合が全結合力に対して独立して働いている。②ランダムな結合のデータをもとにそれぞれの結合の寄与の定量が可能である。③最終的にはタンパク質のどの配列がクラスⅡ対立遺伝子に結合しているのかを予想できる，という考えのもとに生まれたものである。

MHC クラスⅡの溝は外部から近づきやすい構造をしているために，もともとの分子が次第に高次構造が解けてくると，必ずしも完全に分解されなくても，親和性の高いエピトープが MHC クラスⅡの溝内に入り込み，タンパク質分解から免れるようになる。少なくとも，HLA-DR1 分子の場合，ペプチドが結合することによって，ペプチドが結合する溝全

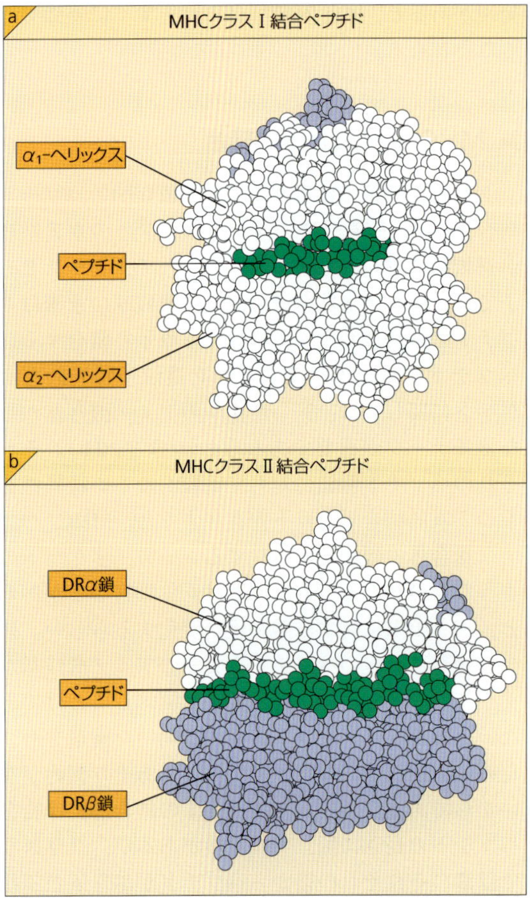

図 5.19 **MHC ペプチド収容溝へのペプチド結合。** MHC を T 細胞抗原レセプター側から見た像。結合溝を形成するαヘリックスが見える(図 4.13b 参照)。(a)HIV-1 の逆転写酵素由来ペプチド 309-317 が MHC クラスⅠの HLA-A2 の溝内にきっちりと結合している。一般的に，1～4 個のペプチド側鎖が TCR 側に向き，溶媒露出度は 17～27%となる。(b)インフルエンザヘマグルニチニン由来ペプチド 306-318 がクラスⅡHLA-DR1 の溝に結合している。クラスⅠの場合とは対照的に，ペプチドは結合溝の両側からはみ出す形で結合している。13 のペプチド側鎖のうち 4～6 個の側鎖が TCR 側を向き，溶媒露出度は 35%に増加する。(Vignali D. A. A. & Strominger J. L.〈1994〉*The Immunologist* 2, 112 より許可を得て転載)。

表 5.1 **MHC クラスⅠに結合するペプチドリガンドには対立遺伝子特異的なアンカー残基が 2 個存在する。**(Rammensee H. G., Friede T. & Stevanovic S.〈1995〉*Immunogenetics* 41, 178)。文字はアミノ酸の 1 文字表記(Dayhoff code)を表す。特定の位置では結合しやすいアミノ酸残基が 1 個以上存在する。「・」はどの残基でもよい。

クラスⅠ対立遺伝子	アミノ酸の位置 1	2	3	4	5	6	7	8	9
H-2K[d]	·	Y	·	·	·	·	·	·	I/L
H-2K[b]	·	·	·	·	Y/E	·	·	L/M	
H-2D[b]	·	·	·	·	N	·	·	·	L/M/I
HLA-A*0201	·	L/M/I	·	·	·	·	·	·	L/V/I/M
HLA-B*2705	·	R	·	·	·	·	·	·	R/K/L/F

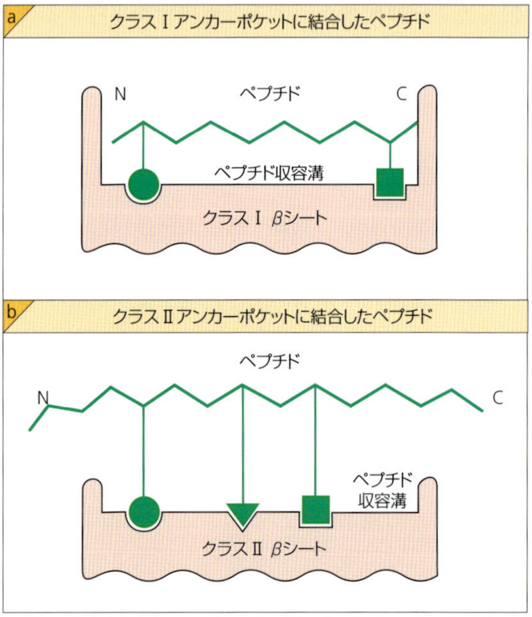

図 5.20 **MHC クラスⅡのペプチド収容溝には対立遺伝子特異的ポケットが存在し，ペプチドリガンドの主要アンカー残基と結合する。** MHC ペプチド収容溝の長軸方向の断面図。溝の側壁を形成する 2 本のαヘリックスは紙面の上面と下面にそれぞれ並行する形で存在する。(a)クラスⅠの溝は端で閉じている。カルボキシ末端におけるアンカー残基はどの MHC でも不変で，2 番目のアンカーは多くの場合 P2 であるが，MHC によっては P3，P5，P7 のこともある(表 5.1 参照)。(b)これとは対照的に，クラスⅡの溝は両端が開いており，ペプチドの長さには拘束性がない。P1，P4，P6，P7，P9 のうちいずれかに通常 3 カ所の主要アンカーポケットがあり，P1 が最も重要である。

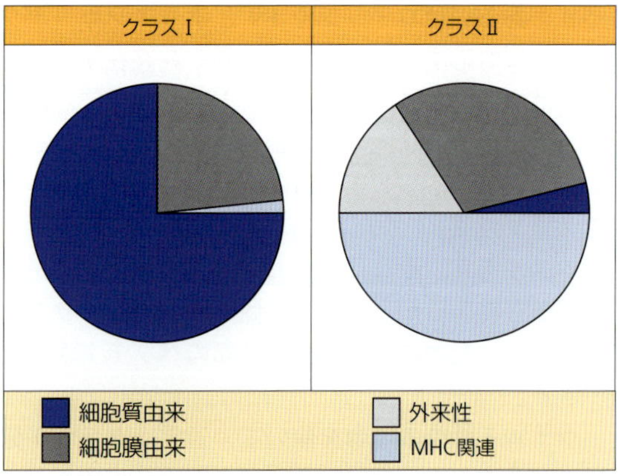

図 5.21 **クラスⅠとクラスⅡに結合するペプチドの由来。** クラスⅠペプチドのほとんどは内因性自己タンパク質に由来するもので，感染時にはウイルスなどの細胞内に存在する病原体に由来する。クラスⅡ結合ペプチドはエンドソーム内でのプロセシングによって生じ，内因性タンパク質，膜由来タンパク質が 90%以上を占める。(Vignali D. A. A. & Strominger J. L.〈1994〉*The Immunologist* 2, 112 より許可を得て転載)。

体にわたって，より開いた構造からコンパクトな構造になる。ペプチド結合後に，はみ出た部分が切り取られ，8〜30 個のアミノ酸の長さになる。

MHC-ペプチド複合体の相対的な濃度にはいくつかの因子が影響する。たとえば，①アンカーペプチドとの適合性により決まる溝の親和性，②結合を強化あるいは阻害するようなアミノ酸残基が溝内結合部分にないか(結合している残基の外側の残基はほとんどペプチドの結合には影響がない)，③プロテアーゼやジスルフィド還元に対する感受性，④結合後に見られる，より強い親和性をもつ決定基との競合，などがある。

細胞表面で形成される MHC-ペプチド複合体の濃度に依存して，特定のエピトープの T 細胞との反応能力が決まる。最も能力が高いものが**優勢**(**ドミナント**)エピトープ，それよりは能力が低いものは**サブドミナントエピトープ**となる。自己エピトープの場合，胸腺での T 細胞の発生過程において，ドミナントあるいはサブドミナントなエピトープに対して通常は免疫寛容が誘導される(p.239)。自己ペプチドとの複合体で比較的量は少ないものは T 細胞に免疫寛容を誘導しないが，これらの自己反応性 T 細胞は常に自己免疫を起こす可能性がある。Sercarz 博士は，これを**隠された抗原エピトープ** cryptic epitope と名づけた。これと自己免疫疾患との関係は 18 章で議論する。

αβ T 細胞レセプターは MHC と抗原ペプチドとともに三重複合体を形成する

ペプチドと MHC の結合に関わる力と TCR と MHC-ペプチド複合体の結合に関わる力は，抗体と抗原の結合に関わる力に似ていて，非共有結合に基づくものである。組換え DNA 技術で作成した可溶性 TCR をセンサーチップに固定すると，K_aが 10^4〜10^7 M^{-1}という低い親和性で特異的に MHC-ペプチド複合体と結合する。このように親和性が低く結合するときにも原子間での結合が少ないために，TCR が認識する際の反応時の結合エネルギーは微々たるものである。細胞結合作用は主に ICAM-1/2，LFA-1/2，CD2 といった抗原に依存しない主要な接着分子に依存する。しかし，その後に起こる MHC-ペプチド複合体による T 細胞への刺激には TCR を介したシグナル伝達が必要である。

▶ 三重複合体の形態

TCR 鎖には 3 つの相補性決定領域が存在する。CDR3 は免疫グロブリンのように(D)J 配列を有し，組合せ機構と塩基挿入機構により多様性を獲得する(p.67 参照)。一方，CDR1 と CDR2 は，CDR3 に比べて多様性は少ない。一個人に存在する MHC 成分はかぎられた数しか存在しないが，抗原は無数にあるので，TCR 上の CDR1 と CDR2 が MHC の αヘリックスに接触し，CDR3 がペプチド結合に関与すると考えられる。この見解に一致して，特定の MHC による拘束性のもとにペプチド内の小さな配列変化を認識する T 細胞は CDR3 の超可変領域のみが異なるという報告がある。

今日までに結晶化された TCR の結合領域を見ると，比較的平坦な形をしている(図 5.22)。TCR はなだらかに起伏する MHC-ペプチド複合体表面に対して相補的な構造をとればいいので，これは予想通りである(図 5.23 a)。これまでに構造解析がなされたほとんどの場合，MHC-ペプチド複合体に対して TCR が対角線上にもしくは直角に(図 5.23 b，c)

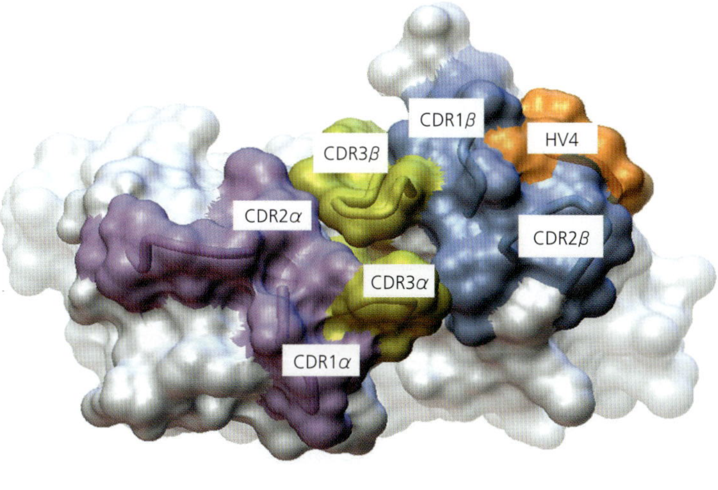

図 5.22　T 細胞抗原レセプターの抗原結合領域。抗原結合領域の表面は比較的平坦であるが，CD3α と CD3β の間にははっきりとした溝が見られ，ここに MHC 分子の溝に結合したペプチドの側鎖が収容される。VαCDR1 と CDR2 の表面とループは赤紫色，VβCDR1 と CDR2 は青色，VαCDR3 と VβCDR3 は黄色で示す。Vβ fourth hypervariable region と呼ばれる第四の多様性の高い領域(オレンジで示す)は，スーパー抗原との接触に関連する。(Garcia K.C. *et al.*〈1996〉 *Science* **274**, 209-219 より許可を得て転載)。

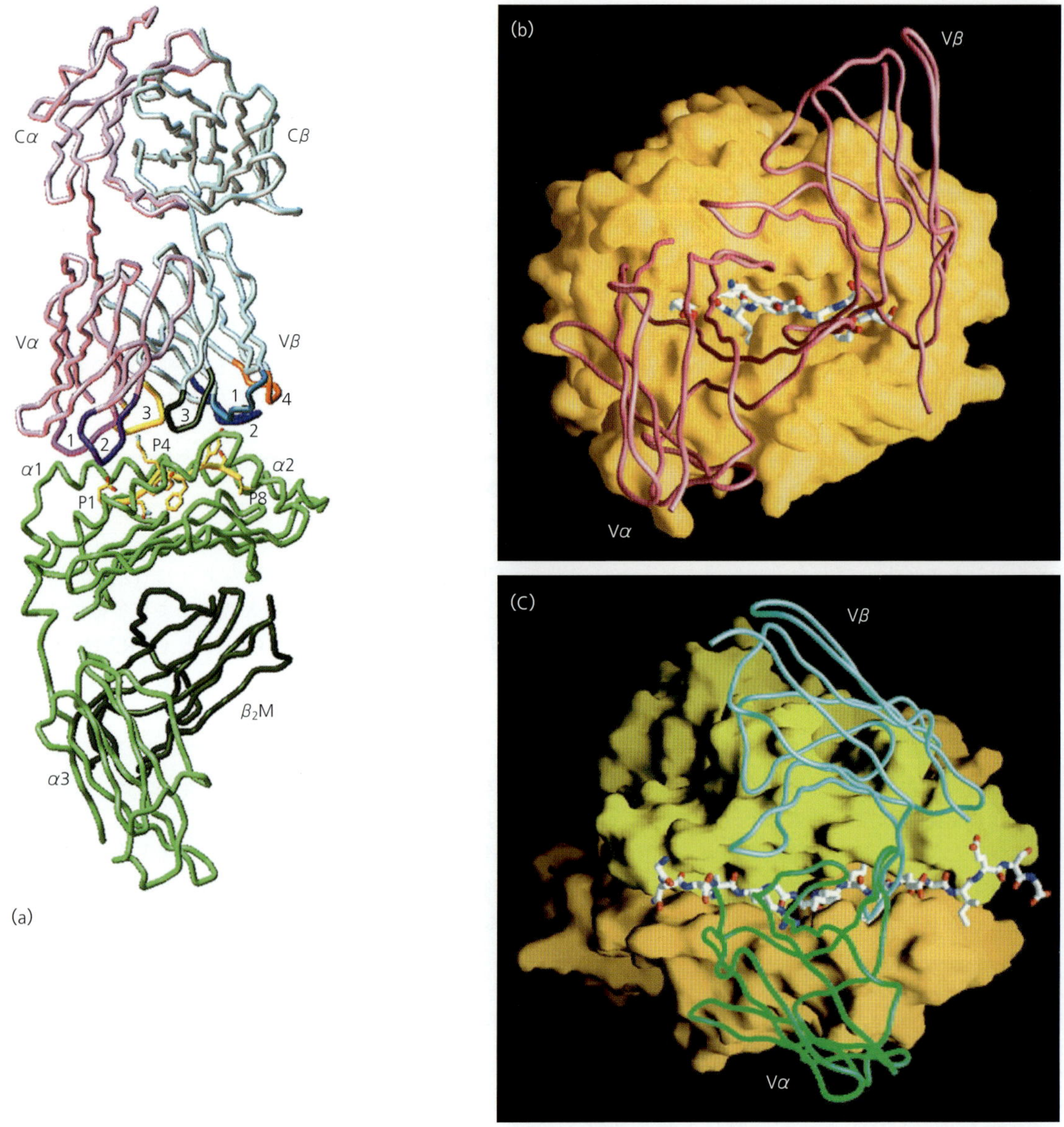

図 5.23　MHC–ペプチド複合体と T 細胞抗原レセプター間の相補性。(a)MHC クラスⅠ分子 H-2K^{b}によって提示されたペプチド(dEV8)を認識する TCR の骨格構造を示す。図の上半分が TCR である。α鎖はピンク色，CDR1 は赤紫色，CDR2 は紫色，CDR3 は黄色で示した。β鎖は水色で示し，その CDR1 は青緑色，CDR2 は濃紺色，CDR3 は緑色，fourth hypervariable loop(超可変領域)はオレンジ色で示す。TCR の下部，MHCα鎖を緑色で，β_2ミクログロブリンを深緑色で示す。ペプチドとその側鎖は黄色で示す(Garcia K. C. *et al.*〈1998〉*Science* **279**, 1166–1172 より許可を得て転載)。(b)同じ複合体を TCR 側から MHC を見下ろす形で示したもの。H-2K^{b}を黄色で示す。対角線上に結合した TCR 骨格をピンク色で示す。dEV8 ペプチドは棒に球がついた形で表す。(c)一方，MHC クラスⅡにより提示されるペプチドと直角に結合する T 細胞抗原レセプターを示す。TCR(scD10)骨格は Vαを緑色，Vβを青色で示す。Ⅰ-A^{k}クラスⅡ分子のα鎖は薄緑色，β鎖はオレンジ色で示す。MHC クラスⅡ結合溝にはコンアルブミン由来のペプチドが結合している。(Reinherz E. L. *et al.*〈1999〉*Science* **286**, 1913–1921 より許可を得て転載)。

位置し，TCR Vα ドメインもしくは TCR Vβ ドメインが認識に関与している。そして，TCR Vα ドメインは MHC クラスⅠ α_2ヘリックス，クラスⅡ β_1ヘリックス，TCR Vβ ドメインは α_1ヘリックス上に位置する。前述のように，2 本の TCR 鎖上の CDR1 と CDR2 領域は，主として MHC の α ヘリックスに結合する。より可変性の高い CDR3 領域はペプチドと接触し，とりわけ P4 から P6 などの溝の中央に位置するアミノ酸残基と接触する。TCR は，はじめにペプチドとは関係なく MHC に結合し，その後 TCR の CDR ループの構造が変化し，それによってさらにペプチドと接触しやすくなるらしい。これらの変化によってより安定した多重結合が形成されると，TCR を介した活性化が起こることになる。

異なるタイプの T 細胞

非古典的クラスⅠ分子による抗原提示

MHC クラスⅠ様分子

古典的 MHC クラスⅠ分子（ヒトでは HLA-A，HLA-B，HLA-C，マウスでは H-2K，H-2D，H-2L）には非常に多様性があるが，これに加えて，他の遺伝子座がコードし，比較的多様性の少ない H 鎖をもつ β_2 ミクログロブリンを含む MHC 分子が存在する。これに属するものとして，マウスでは **H-2M**，**H-2Q**，**H-2T**，ヒトでは **HLA-E**，**HLA-F**，**HLA-G** が存在する。

H-2M 遺伝子座にコードされる **H-2M3** 分子は，細菌由来の *N*-ホルミルメチオニンペプチドを T 細胞に提示するという変わった機能をもつ。H-2M3 の発現はこのペプチドが存在するときに見られ，原核生物が感染したときにのみ，この MHC の高発現が見られる。リステリア菌 *Listeria monocytogenes* 感染の際にリステリア特異的な H-2M3 拘束性 $CD8^+ \alpha\beta$ T 細胞が見られることから，このクラスⅠ様分子は生理状態で感染に対して機能することが示唆される。HLA-G はヒト合胞体栄養細胞に発現するが，この役割については 16 章で述べる（p.387 参照）。

CD1 ファミリーは MHC ではないが，クラスⅠ類似の分子で脂質抗原の提示をする

CD1 ファミリー（p.83 参照）は，MHC クラスⅠ，クラスⅡの他に，T リンパ球が認識する第 3 番目の抗原提示分子である。CD1 ポリペプチド鎖は β_2 ミクログロブリンと会合するという点でまさにクラスⅠ様であり，ペプチド結合溝の形態は異なるものの，全体の構造は古典的なクラスⅠ分子に似ている（図 4.23 参照）。

CD1 分子は多様な脂質，糖脂質，リポペプチド抗原や特定の低分子量の有機分子も $\alpha\beta$，$\gamma\delta$ T 細胞に提示することができる。CD1 は共通の構造的モチーフと相互作用をすることにより抗原提示機能を果たし，そのモチーフは枝分かれもしくは二本鎖のアシル鎖の疎水性領域や，脂質やそれに会合した糖鎖あるいはペプチド上の極性をもつあるいは帯電した分子基により形成された疎水領域からなる。この疎水性領域は CD1 の結合溝に深く結合し，一方，糖鎖構造のような親水性をもつ領域が TCR により認識

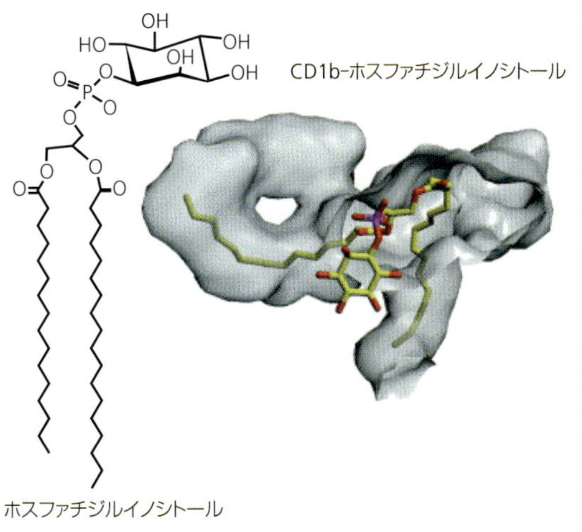

図 5.24 **CD1 による抗原提示。**ここでは，ホスファチジルイノシトール（Ptdins）と CD1b が結合しているようすを結合溝が直接見えるように，結合ポケットを上から見た形で示す。脂肪族化合物の骨格は緑色，リン原子は青色，酸素原子は赤色で示す。（Hava D. L. *et al.*〈2005〉*Current Opinion in Immunology* 17, 88-94 より許可を得て転載）。

される（図 5.24）。CD1b に対する主なリガンドには，たとえばマイコバクテリウム菌細胞壁の構成要素であるリポアラビノマンナンのようなグリコホスファチジルイノシトールがある。

CD1 は，MHC クラスⅠ分子のように，小胞体内でその H 鎖とカルネキシン，カルレティキュリンが複合体を形成し，内因性と外因性の脂質をともに提示することができる。そして，Erp57 がその複合体に取り込まれる。その後，その複合体が解離すると，β_2 ミクログロブリンと結合できるようになる。またおそらく microsomal triglyceride-transfer protein（MTP）が関わることにより，内因性脂質抗原は CD1 の抗原結合領域へ結合できるようになる。タンパク質性抗原の場合と同様に，外因性の脂質や糖脂質抗原は酸性エンドソーム分画 acidic endosomal compartment に運ばれる。CD1b，c，d 分子がエンドサイトーシス経路に入るかどうかは，細胞質側末端に存在する tyrosine-based cytosolic targeting sequence による。この標的モチーフが欠如した CD1a は，early recycling endosome 経路を介して移動する。ヒトでもマウスでも，スフィンゴ脂質活性化タンパク質サポシン A～D の前駆物質であるプロサポシンが欠損すると，T 細胞に対して脂質抗原の提示ができない。さまざまな研究の結果，これらの分子はエンドソーム内で脂質抗原を CD1 に移送する役割を担っているらしい。

▶ 一部のT細胞はNKマーカーを有する

NKT細胞はNK細胞に特徴的なNK1.1マーカーとともにTCRも発現する。しかし，そのTCRは，N領域修飾が起こらない均一なTCRα鎖(ヒトではVα24 Jα18，マウスではVα14 Jα18)と，特定のβ鎖のレパートリーをもつ(ヒトではVβ11，マウスではVβ8)。NKT細胞は，CD1dにより提示されるαガラクトシルセラミドやイソグロボシドなどの脂質抗原を認識し，マウスの肝臓や骨髄中ではT細胞の20～30%，脾細胞の1%程度を占める。NKT細胞は刺激後速やかにIL-4やIFNγを分泌する能力をもち，免疫制御性細胞として重要であるらしい。

▶ γδ TCRは抗体と似た特性を示す

γδT細胞は，αβT細胞と異なり，抗原プロセシングを受けていない抗原を直接認識できる。マウスでは，γδT細胞はMHCクラスI分子I-E^{k}や非古典的MHC分子T10，T22を認識する細胞として単離された。古典的MHCで見られるペプチド結合に関与する多様性をもつアミノ酸残基も，抗原ペプチド自身も抗原認識には関与しない。T10とT22は刺激後にαβT細胞に発現し，これらの非古典的MHC分子に特異的なγδT細胞は調節機能を有すると推測されていた。ストレスを受けた，もしくは傷害を受けた細胞は，γδT細胞に対して強い活性化能をもつようであり，熱ショックタンパク質のような分子がγδT細胞を活性化できるという報告がある。また，種々の微生物細胞，ほ乳類細胞で発現が見られるイソペンテニルピロリン酸，エチルリン酸といった低分子量**リン酸基含有非タンパク質**性抗原もγδT細胞に対して強い活性化能をもつことがわかってきた。

γδT細胞が直接抗原を認識することは，単純ヘルペスウイルス糖タンパク質1に特異的なγδT細胞クローンを用いた実験で確認された。このクローンはプラスチックに固相化したネイティブなタンパク質抗原で活性化されることから，この細胞の抗原レセプターは，抗体と同様に，分解される前の抗原をそのまま認識して架橋され，活性化シグナルを伝達したと思われる。構造的な観点からもこのことが支持される。TCRや抗体のCDR3ループは抗原認識に不可欠であるが，両者の長さは同程度であり，αβTCRのα鎖β鎖ではCDR3ループの大きさが一様であることから，TCRが結合するMHC-ペプチド複合体の大きさは一定のサイズであることが示唆される。一方，免疫グロブリンL鎖のCDR3領域は短く，その大きさは一様であるが，H鎖では平均的により長く，より多様性に富み，これはおそらくさまざまなエピトープを認識するために必要なのだと思われる。非常に顕著なことに，γδTCRは抗体に類似していて，γ鎖のCDR3領域は短く，長さが一様だが，δ鎖のCDR3領域は長くて多様な長さをもっている。したがって，この点においては**γδ TCRはαβTCRよりも抗体に類似している**。γδ TCRが非古典的MHC分子であるT22リガンドと結合した状態で結晶化され，そのX線結晶構造が最近明らかにされた。その結果，δ鎖の伸長したCDR3ループ，特に変異のない生殖系列遺伝子によりコードされているDδ2セグメントが結合に寄与していて，γ鎖のCDR3による結合への寄与は少ないことが確認された。はたして，このような反応様式が他のγδTCRでも同様であるかは，今後のさらなるγδTCR抗原複合体の構造解析が必要であるが，VδのCDR3ループが多様な長さをもつということは，γδTCRが一般にαβTCRよりも多様な結合部位を有する可能性を示し，このためγδT細胞はプロセシングされた抗原よりは未分解のそのままの抗原と反応できるのかもしれない。

種々の感染の際に，特定のγδTCRをもつ細胞が生体内で増殖し，末梢血T細胞のかなり(8～60%)を占めることがある。この細胞は，異なる*D*，*J*セグメントを使用しながら常に同じVセグメント，*Vγ9*(別の命名法では*Vγ2*)と*Vδ2*を用いる多様なγδTCRを発現する。このVγ9Vδ2T細胞は，アルキルアミンや有機リン酸を認識する。実際，単一のVγ9Vδ2T細胞は，正に帯電したアルキルアミンも負に帯電したエチルリン酸のような分子も両方認識できる。しかし，これらの抗原が小さなハプテンぐらいの大きさであることを考えると，こうしたことはγδTCR型レセプターにとって当然ともいえよう。このようなアルキルアミン抗原の多くはネズミチフス菌*Salmonella typhimurium*，リステリア菌*Listeria monocytogenes*，エンテロコリチカ菌*Yersinia enterocolitica*，大腸菌*Escherichia coli*をはじめとするヒトに対する病原体により産生される。

γδ細胞は，上記のような特性のために，αβT細胞と相補的に働き，微生物病原体を直接認識したり，傷害されたり，ストレスのかかった宿主細胞を直接認識するという特徴的な性質をもつ。最近の知見によると，γδT細胞はMHCクラスIIを発現してプロフェッショナル抗原提示細胞としてαβT細胞の活性化を引き起こすことができると報告されている。

すべてのリンパ球レセプターファミリーを刺激するスーパー抗原

▶ 細菌毒素は代表的な T 細胞スーパー抗原の一種である

一般に個々の MHC-ペプチド複合体は T 細胞プール全体の中で比較的少数の抗原特異的 T 細胞としか反応しない。これはそれぞれの MHC-ペプチド複合体が特定の CDR3 領域と結合する必要があるためである。しかし，特定の TCR Vβ ファミリーを発現する T 細胞集団であれば，その 5〜20%を刺激できる分子群が発見された。これらの分子はレセプターの抗原特異性とは関係なく活性化能をもち，Kappler と Marrack によってスーパー抗原と名づけられた。

化膿性毒素スーパー抗原ファミリーには，黄色ブドウ球菌エンテロトキシン(SEA，SEB など)，毒素性ショック症候群毒素-1 staphylococcal toxic shock syndrome toxin-1(TSST-1)，レンサ球菌スーパー抗原 streptococcal superantigen(SSA)や，レンサ球菌化膿性外毒素 streptococcal pyogenic exotoxins(SPE)などがあり，いずれも食中毒，嘔吐，下痢などを起こすことがある。これらの分子はいずれも同様の構造をもつが，異なる Vβ 配列をもつ T 細胞を刺激する。また，MHC クラスⅡアクセサリー細胞の存在下では強く細胞分裂を誘導する。SEA はもっとも強力な分裂促進因子の 1 つであり，10^{-13}〜10^{-16}M の濃度で強い細胞増殖を引き起こす。他のスーパー抗原と同様に，SEA は IL-2 やリンホトキシン，マスト細胞由来のロイコトリエンを始め，大量のサイトカインの産生を誘導し，これが毒素性ショック症候群を引き起こす原因と考えられる。化膿性毒素スーパー抗原ファミリーに属さないスーパー抗原として，ブドウ球菌表皮剝落性毒素 staphylococcal exfoliative toxin，*Mycoplasma arthritidis* mitogen(MAM)，*Yersinia pseudotuberculosis* mitogen などがある。

スーパー抗原は抗原提示細胞によるプロセシングを受けず，MHC と TCR の相互作用には非依存的に，クラスⅡ分子と Vβ を架橋する(図 5.25)。

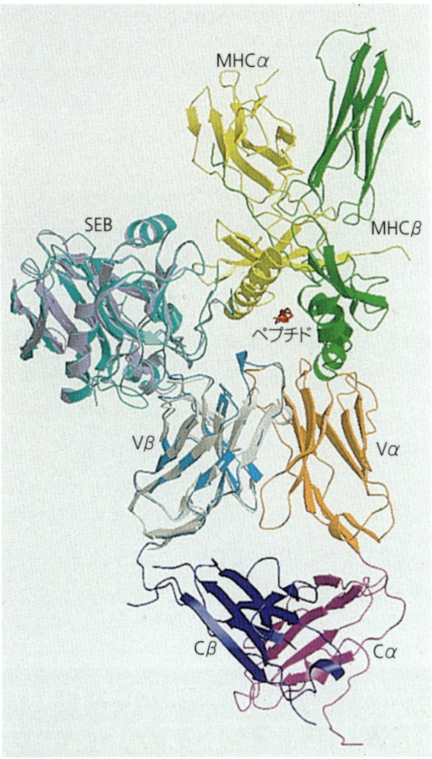

図 5.25 **MHC と TCR のスーパー抗原との反応。** この合成図では，スーパー抗原である黄色ブドウ球菌エンテロトキシン(SEB)が TCR の Vβ 鎖と MHC の間に割り込むようにして結合し，このために TCR と溝に収容されたペプチド間の結合および TCRβ 鎖と MHC との結合が阻害されることを示す。このために，TCR と MHC の間の直接的な接触には Vα アミノ酸残基だけが関与することになる。(Li H. *et al.*〈1999〉*Annual Review of Immunology* 17, 435-466 より許可を得て転載)。他のスーパー抗原も程度の差はあるものの，MHC-ペプチド複合体が TCR と直接的に結合するのを阻害する。

▶ 内在性マウス乳癌ウイルス(MMTV)はスーパー抗原として働く

かなり昔のことになるが，特定の系統のマウス由来の B 細胞を用いると同一 MHC を有する未感作 T 細胞の約 20%に強力な増殖反応を引き起こすことができるという興味深い結果が Festenstein により報告された。増殖を引き起こすのはいわゆる Mls 遺伝子産物であり，マウス乳癌ウイルス mouse mammary tumor virus(MMTV)の 3′末端反復配列中のオープンリーディングフレーム open reading frame(ORF)にコードされることが明らかになった。MMTV はミルクに含まれる感染性のレトロウイルスで，B 細胞に特異的に感染する。そして B 細胞膜上の MHC クラスⅡに結合し，細菌毒素と似た方法で TCR Vβ ファミリーと結合することにより，スーパー抗原として働く。ポリクローナルに T 細胞を活性化できるウイルス性スーパー抗原として，狂犬病ウイルスのヌクレオキャプシドタンパク質，サイトメガロウイルス関連抗原やエプスタイン-バーウイルス Epstein–Barr virus 関連抗原などがこれまでに報告されている。

▶ 微生物由来の B 細胞スーパー抗原

ブドウ球菌由来のプロテイン A は IgG の Fcγ 領域と反応するだけでなく，15～50％のポリクローナル IgM，IgA，IgG $F(ab')_2$と反応し，これらはいずれも V_H3 ファミリーに属する。これも一種のスーパー抗原で，V_Hドメインの FR1，CDR2，FR3 由来のアミノ酸残基で構成される不連続結合領域に結合して，B 細胞分裂を促進する。ヒト免疫不全ウイルス（HIV）の糖タンパク質である gp120 も，同様に V_H3 ファミリーを利用する免疫グロブリンと反応する。結合領域はプロテイン A の場合と部分的に一致し，FR1 や CDR1，CDR2，FR3 由来のアミノ酸残基を認識する。

B 細胞，T 細胞がそれぞれ異なる形の抗原を認識することは宿主にとって好都合である

ここではもっとも重要な免疫学の中心課題を扱う。

抗体は，細胞外液に未変性状態で存在する微生物やその産物を認識して攻撃する（図 5.26 a）。宿主にとって，B 細胞レセプターが**未変性分子** native molecule 上の抗原決定基を認識できるのは明らかに有利である。

一方，$\alpha\beta$ T 細胞にはまったく異なった働きがある。細胞傷害性 T 細胞や感染マクロファージ活性化サイトカインを分泌する T 細胞の場合，感染細胞を探し出し，直接結合することによりはじめてエフェクター機能を発揮する。この際には 2 つのことが重要である。第 1 に，細胞内寄生体の場合，プロセシングされた抗原が MHC に結合し，MHC 分子は感染細胞に接触していることをエフェクター T リンパ球に告げる。第 2 に，T 細胞は細胞表面に未変性の微生物由来の分子がたまたま結合しているような

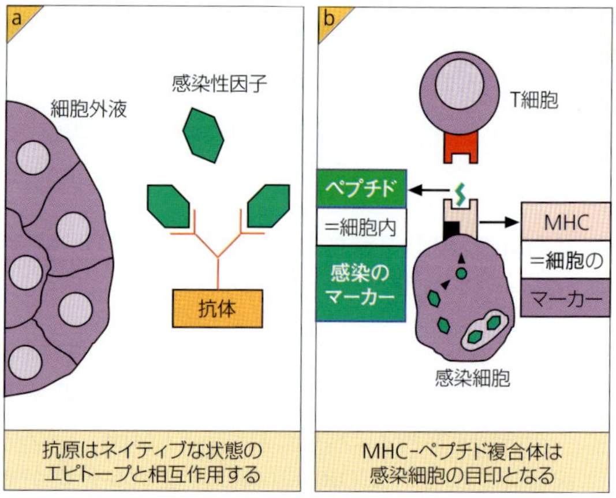

図 5.26　(a)抗体は変性していない（ネイティブな）感染性因子に対してつくられ，細胞外液内で感染性因子を攻撃する。(b)エフェクター T 細胞は 2 つの細胞表面マーカーにより感染細胞を認識する。MHC は T 細胞に対するシグナルとして働き，細胞内の感染性因子のタンパク質由来のペプチドは MHC 結合溝に収容されて抗原として提示される。微生物細胞表面からのシグナルはこの他に，分解されていない抗原や低分子量リン酸基含有抗原（$\gamma\delta$ T 細胞によって認識される），脂質，糖脂質（CD1 分子によって提示される）などがある。

非感染細胞は攻撃せず，また，循環血中の過剰な抗体によって抗原エピトープがブロックされているような抗原性の高い細胞も攻撃しないことが望ましい。このことから，感染細胞表面に微生物抗原がネイティブな形ではなく何か別の形で発現していれば，生体にとっては都合がよいことになる。そこで進化の過程で，T 細胞は細胞内抗原由来のプロセシングを受けたペプチドを認識するようになり，さらにそれを細胞表面の MHC 分子と複合体を形成する形で保持するようにもなった。このようにして，単一の TCR が細胞のマーカーである MHC と感染マーカーである微生物由来ペプチドの両者を同時に認識することになったのである（図 5.26 b）。

これと似た状況が MHC のかわりの CD1 を介しての抗原提示においても見られる。この場合，微生物由来のプロセシングを受けた脂質や糖脂質が提示される。一方，生理的条件下における $\gamma\delta$ 細胞の働きは今後のさらなる解明が必要である。

まとめ

抗体による認識

- 抗体は抗原上の分子の形状（抗原決定基）を認識する。
- タンパク質上の抗原エピトープの多くは不連続で，直鎖状配列の異なる部分由来の主要なアミノ酸残基により形成されるが，一部には連続性のものもあり，直鎖状ペプチドで模倣できる場合もある。
- 抗体結合領域は抗原上の抗原決定基表面と相補的な構造を有し，抗体の相補性決定領域（CDR）に存在する。
- 抗体結合領域は多様な形状と大きさを示す。糖やペプチドに対する抗体は溝やポケット状の狭い結合部位を

有するが，タンパク質に対する抗体はより広い結合界面をもつ。
- 抗体と抗原ともに，部分的な構造変化を起こして相互作用をすることがある。

抗体産生の誘導
- **抗原性**（抗原が抗体によって認識される能力）は**免疫原性**（動物を免疫するときに抗原が抗体を誘導する能力）とは区別される。
- 小さな分子であるハプテンはタンパク質キャリアー分子に結合すると，抗体産生を誘導する。
- タンパク質の表面に非常に接近できるある抗原決定基の例としてループ構造があり，他のものよりも非常に強い抗体産生を誘導できる。
- インフルエンザや HIV などの多くのウイルスは，抗体反応が主要な抗原決定基に対して起こる傾向を利用して，抗体による制御から逃れようとする。

抗原－抗体反応の熱力学
- **抗原－抗体反応**は可逆的で熱力学の法則に従う。
- 抗原と抗体の反応性は，結合定数（K_a）と反応時の自由エネルギー（ΔG）を反映する。
- 生理的に活性のある抗体の多くは，10^9/M（nM binder）程度の結合定数を有する。
- 抗原－抗体反応のエネルギー論は数個の「**ホットスポット**」によって決定される。
- 結合価に比例して，抗体の親和性は生理的に有意に増大し，機能的に重要である。たとえば，毒素の中和がその例である。
- 親和性の高い生理的に活性のある抗体は，一般的に標的となる抗原以外の抗原には親和性が低い。すなわち交差反応性が低い。

T 細胞による認識
- $\alpha\beta$ T 細胞は MHC 分子に結合した抗原を認識する。
- T 細胞ははじめに抗原刺激を受けた細胞のハプロタイプによりその反応性が拘束される。
- タンパク質抗原は，抗原提示細胞によってプロセシングを受け，MHC 分子上にのるような小さな直鎖状ペプチドとなる。そして，α ヘリックス構造や β シート構造によってつくられた中心溝に結合する。

MHC クラスⅠによる抗原提示のための抗原プロセシング
- ウイルスタンパク質のような内因性細胞質抗原は**免疫プロテアソーム**によってプロセシングを受ける。形成されたペプチドは TAP1/2 システムによって小胞体に運ばれる。
- その後ペプチドは TAP1/2 から解離して，あらたに MHC クラスⅠH 鎖と β_2 ミクログロブリンと安定したヘテロ三量体を形成する。
- **MHC-ペプチド複合体**はその後，細胞表面に運ばれ，細胞傷害性 T 細胞に抗原提示される。

MHC クラスⅡによる抗原提示のための抗原プロセシング
- クラスⅡ分子の α 鎖，β 鎖は小胞体内で合成され，小胞体膜と結合している**インバリアント鎖**（Ii）と複合体を形成する。
- これにより，クラスⅡを含んだ小胞がゴルジ体を通って運ばれ，その後，酸性化された後期エンドソームに向かう。後期エンドソームには，ファゴサイトーシスやエンドサイトーシスにより細胞外から取り込まれた外因性のタンパク質が存在する。
- Ii は MⅡC（MHC classⅡ-enriched compartment）内でタンパク分解され，MHC 結合溝には CLIP（classⅡ-associated invariant chain peptide）とよばれるペプチドが結合する。
- エンドソームプロテアーゼによるプロセシングによって抗原がペプチドとなり，CLIP と置き換わって MHC に結合する。
- **クラスⅡ-ペプチド**複合体は最終的に細胞表面に移動し，ヘルパー T 細胞に抗原提示をする。

クロスプレゼンテーション
- ナイーブ $CD8^+$ 細胞は，エンドサイトーシスを介してウイルスを取り込む樹状細胞により活性化される。樹状細胞では，取り込まれたウイルス抗原は Sec61 という多分子複合体によりつくられるチャネルなどを介して細胞質に輸送される。
- プロテアソームによるプロセシングにより，ウイルス由来ペプチドが生成される。樹状細胞では，このペプチドが MHC クラスⅠ上に結合して抗原提示が行われる。
- オートファジーによって小胞体中に存在するタンパク質は MⅡC に運ばれ，その後さらにプロセシングを受け，クラスⅡを介して抗原提示が行われる。

抗原ペプチドの性質
- クラスⅠ上のペプチドは，MHC の結合溝内でのびた構造として保持される。
- クラスⅠ上のペプチドは通常 8～9 アミノ酸残基長で，2，3 個の主要なアンカーが存在する。アンカーは比較的不変なアミノ酸残基の長さで，MHC 内の対立遺伝子特異的なポケット構造に結合する。
- クラスⅡペプチドは 8～30 アミノ酸残基の長さで，溝をはみ出る形で MHC に結合し，通常 3，4 個のアンカー残基を有する。
- ペプチド内の他のアミノ酸残基は非常に多様性に富み，T 細胞抗原レセプターにより認識される。

TCR-MHC-ペプチド複合体

- それぞれの TCR 鎖のうち，第 1 番目と第 2 番目の超可変領域(CDR1，CDR2)がほとんどの場合，MHC α ヘリックスと接触する。一方，最も可変性の高い CDR3 は抗原ペプチドと反応する。

T 細胞には古典的 MHC 分子を利用しないものがある

- H-2M などの MHC クラスⅠ様分子は，比較的多様性が低く，細菌由来の *N*-ホルミルメチオニンペプチドなどの抗原を提示できる。
- 非 MHC クラスⅠ分子である CD1 ファミリーは，脂質・糖脂質マイコバクテリウム抗原を提示することができる。
- $\gamma\delta$ T 細胞は，低分子量のリン含有非タンパク質性抗原のようなプロセシングを受けていない分子全体を認識できる点で，抗体に類似している。

スーパー抗原

- スーパー抗原とは，同一の TCR Vβ または免疫グロブリン V_H ファミリーを発現するすべてのリンパ球集団を抗原特異性非依存的に刺激できる強力な分裂促進因子のことである。
- 黄色ブドウ球菌 *Staphylococcus aureus* のエンテロトキシンはヒトに対する強力なスーパー抗原で，食中毒や毒素性ショック症候群を引き起こす。
- T 細胞スーパー抗原はプロセシングを受けずに，MHC クラスⅡと TCR Vβ との直接的な反応とは非依存的に MHC クラスⅡと TCR Vβ の間を架橋する。
- マウス乳癌ウイルスは B 細胞レトロウイルスで，マウスにとってスーパー抗原として働く。

B 細胞と T 細胞が異なる形態の抗原を認識する有用性

- B 細胞は未消化の(ネイティブな)抗原上にある抗原決定基を認識する。このために，抗体は細胞外液中の未消化の(ネイティブな)抗原と抗体は反応できる。
- T 細胞は感染した細胞と接触しなければならないが，感染細胞と非感染細胞をまちがえないように，感染細胞からは MHC と分解された抗原(感染物質由来)の両者からシグナルを受け取る。

ウェブサイト(www. roitt. com)に多肢選択問題を掲載しているので参照されたい。

文献

Burton D.R., Stanfield R.L. & Wilson I.A. (2005) Antibody vs HIV in a clash of evolutionary titans. *Proceedings of the National Academy of Sciences USA* **102**, 14943–14948.

Chapman H.A. (2006) Endosomal proteases in antigen presentation. *Current Opinion in Immunology* **18**, 78–84.

Davies D.R. & Padlan E.A. (1990) Antibody–antigen complexes. *Annual Reviews of Biochemistry* **59**, 439–473.

Davis S.J., Ikemizu S., Evans E.J. *et al*. (2003) The nature of molecular recognition by T-cells. *Nature Immunology* **4**, 217–224.

van den Eynde B.J. & Morel S. (2001) Differential processing of class I-restricted epitopes by the standard proteasome and the immunoproteasome. *Current Opinion in Immunology* **13**, 147–153.

Heath W.R., Belz G.T., Behrens G.M. *et al*. (2004) Cross-presentation, dendritic cell subsets, and the generation of immunity to cellular antigens. *Immunological Reviews* **199**, 9–26.

MacCallum R.M., Martin A.C.R. & Thornton J.M. (1996) Antibody–antigen interactions: contact analysis and binding site topography. *Journal of Molecular Biology* **262**, 732–745.

Moody D.B., Zajonc D.M. & Wilson I.A. (2005) Anatomy of CD1–lipid antigen complexes. *Nature Reviews Immunology* **5**, 387–399.

Nowakowski A., Wang C., Powers D.B. *et al*. (2002) Potent neutralization of botulinum neurotoxin by recombinant oligoclonal antibody. *Proceedings of the National Academy of Sciences USA* **99**, 11346–11350.

Padlan E.A. (1994) Anatomy of the antibody molecule. *Molecular Immunology*, **31**, 169–217.

Rudd P.M., Elliott T., Cresswell P. *et al*. (2001) Glycosylation and the immune system. *Science* **291**, 2370–2376.

Sundberg E.J. & Mariuzza R.A. (2002) Molecular recognition in antibody–antigen complexes. *Advances in Protein Chemistry* **61**, 119–160.

Trombetta E.S. & Mellman I. (2005) Cell biology of antigen processing in vitro and in vivo. *Annual Review of Immunology* **23**, 975–1028.

6 免疫学的方法と応用

はじめに

抗体は，われわれの身体を有害な病原体から守ってくれる上に，タンパク質やさまざまな物質を特異的に検出したり，定量化することもできる非常に便利な道具である。抗体には多くの実用的な応用法があり，たとえばアフィニティークロマトグラフィーでのタンパク質精製から，臨床診断のための血中あるいは尿中ホルモンの検出，タンパク質の発現や細胞内局在タンパク質の探索など，さまざまなものがある。

免疫系の構成や機能を解明するために，さまざまな実験的手法が用いられ，これには純粋な生化学的手法から，特定の遺伝子の機能を調べるための欠失変異（ノックアウト）個体作成に用いられる遺伝子工学技術まで，種々のものがある。

抗体作成

▶ ポリクローナル抗体の作成

実際どのような有機化合物に対しても抗体を産生させることができるが，抗体産生を誘導しやすいものと，しにくいものがある。多くの場合，タンパク質はよい免疫原（免疫応答を起こすことができる物質のこと）である。通常，抗体産生はタンパク質中の5～8アミノ酸残基程度の小さな領域（エピトープあるいは抗原決定基とよばれる）に対して起こる。5章で述べたように，エピトープは抗体が認識するのに必要な最小構造であり，タンパク質のような比較的大きな分子は，通常，複数のエピトープをもつ。したがって，通常は動物に抗原を注射すると，多くの場合，同一抗原上の異なったエピトープを認識する複数種類の抗体が産生される。これらの抗体の中には，他の抗原にも存在するエピトープに対する抗体が含まれる可能性がある。そのような抗体は，他の抗原に対して**交差反応性 crossreactivity** をもつ，と形容される。低分子量の有機化合物を単独で投与すると，多くの場合，免疫系が効率よく認識できないために，免疫応答が起こりにくい。だが，免疫学の研究により，このような物質でも免疫原性をもつキャリアータンパク質（アルブミンなど）と共有結合させると免疫系に認識されやすくなることが明らかになった（図 5.6 参照）。

目的のタンパク質に対する抗体をつくりたければ，少量のタンパク質（マイクログラム程度）をウサギなどの動物に投与すればよい。しかし，抗原を単独で投与した場合には，その抗原がいくら多くの非自己抗原決定基をもっていても，強い免疫応答を誘導することはできず，**アジュバント adjuvant** を同時に投与する必要がある（図 6.1）。アジュバントの作用機序は完全には解明されていないが，1つの重要な役割として，抗原提示部位で樹状細胞や抗原提示細胞（APC）を活性化する役割があげられる（p.312 参照）。抗原提示細胞が活性化されると，T細胞やB細胞を効率よく活性化するために必要な共刺激シグナル提供能力が劇的に高まる（8章参照）。強力なアジュバントとして，リポ多糖（LPS）やペプチドグリカンなどの Toll 様レセプター（TLR）リガンドを含む未精製細菌由来抽出物がしばしば用いられる。Janeway によれば，樹状細胞は TLR を介して刺激を受けないかぎり共刺激シグナルを提供することができない。それゆえに，TLR に結合できない抗原は樹状細胞を活性化することができず，このために十分な免疫応答を誘発できない。

2章で述べたように，1回の抗原投与では軽度の免疫応答しか誘発できない（図 2.12 参照）。そのため，抗原を約12週間にわたり数回投与すると，免疫原に対する抗体の濃度（通常，**抗体価 antibody titer** とよばれる）が上昇してくる（図 6.1）。このようにして，目的のタンパク質に対する抗体を多く含む抗血清ができる。この抗血清を用いることにより，細胞内抗原の局在探索，混合物中に含まれる目的の抗原の定量化，抗原の生物学的活性の中和など多くの応用法が可能になる（後述）。

ただし念頭に置くべきは，このようにして産生さ

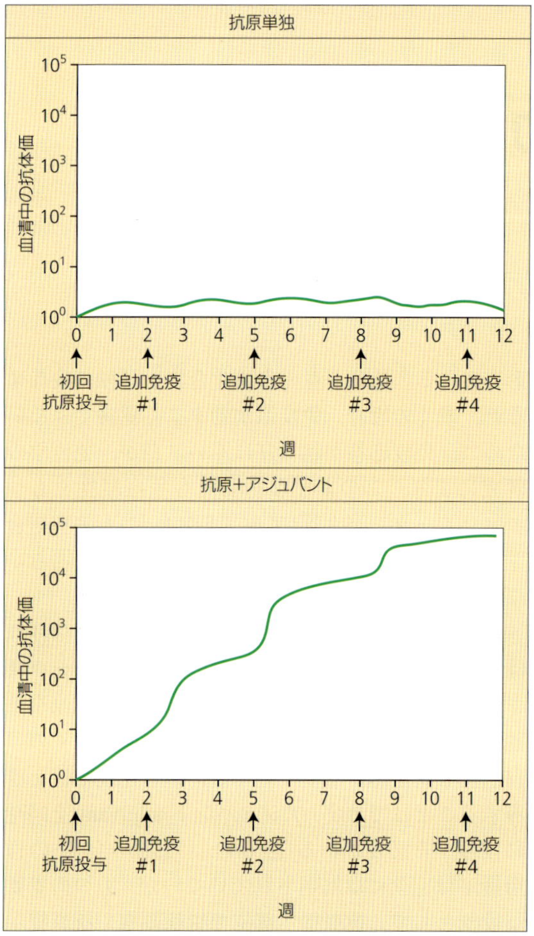

図 6.1 **ポリクローナル抗体の産生。**抗原単独で免疫すると，抗体産生が不十分であることが多い。効率よく抗体を産生するためには，抗原とアジュバントでくり返し免疫する必要がある。抗原とアジュバントで，12 週間の経過中に数回免疫すると，ポリクローナル抗血清が産生される。抗原とアジュバントで十分に追加免疫すると，血清中の抗体価（陽性反応を示す最低濃度）が上昇する。

れた抗血清には，目的の抗体以外に多くの異なった抗体（さまざまな抗原決定基に対する抗体）が含まれていることである。これらの余計な抗体は，反復投与した抗原に対して産生された抗体に比べて通常は抗体価が著しく低いが，後に抗体を使用する際に問題となる可能性があるので，いくつかの手法を用いて抗血清から取り除いておく必要がある。これが**アフィニティー精製 affinity purification** である（図 6.6）。

多くの抗原は，数種類の異なるエピトープをもつ。そのため，抗原投与によって産生された抗血清には，これらのエピトープを認識する複数の抗体がつくられる。抗体の中には，この抗原に対して高い結合力をもつものや，結合力をもたないもの，抗原本来の形のもの（ネイティブな抗原）のみを認識するものもあれば，高次構造が破壊された変性抗原のみ認識するものもある。このような抗血清には，免疫に用いられた抗原に主に反応する抗体とそうでない抗体の両方が含まれていることから，**ポリクローナル（多クローン性）抗体 polyclonal antibody** とよばれる。

▶ モノクローナル抗体による革命

モノクローナル抗体は，はじめはげっ歯類でつくられた

Köhler と Milstein は，目的とする抗体を産生する B 細胞を適切な B 細胞系腫瘍細胞株と融合させることにより，1 種類の特異的な抗体を産生する不死化クローン細胞を作成する技術を開発した。これらの細胞はハイブリドーマ hybridoma とよばれ，この細胞を親細胞は生存させないような選択培地で培養し，限界希釈法をくり返し行うことにより，モノクローナル（単クローン性）抗体を作成することができる（図 6.2）。これらの抗体をマウスで腹水型として産生させると，非常に力価の高いモノクローナル抗体を産生できる。しかし，できるだけ動物は使わないことが望ましいことから，*in vitro* での大量培養のほうが推奨される。念頭に置くべきは，比較的よい抗血清でも，90％以上の免疫グロブリンは抗原に対する結合力がとても低いか，あるいはまったく結合活性がないということである。また，特異抗体といわれるものでさえ，異なる抗原決定基に対して異なった結合力をもった抗体の集合体である。一方，モノクローナル抗体では，ハイブリドーマから産生されるすべての抗体が同一の免疫グロブリンクラス，同一のアロタイプであり，特定のエピトープに反応して同一の可変領域，構造，イディオタイプ，アフィニティーそして特異性をもつ。

ポリクローナル抗血清には，抗原特異的というよりも，非特異的な抗体が多く含まれる。そのため，あらゆる免疫学的アッセイにおいて抗原非特異的結合が起こり，このためにバックグラウンドが高くなる。この問題点はモノクローナル抗体により解決できる。というのは，モノクローナル抗体は抗原特異的で，はるかにシグナル対ノイズ比が高いからである。抗原上の単一のエピトープのみを認識するので，高い特異性を示す。つまり，他の抗原に対する交差反応性が低い。

モノクローナル抗体が試薬としてきわめてすぐれているのは，ハイブリドーマの純度と不死性を維持できれば，世界中の研究室で共通かつ永久に利用できる標準的試薬となることである。それに比べ，異なった動物でつくられた抗血清はモノクローナル抗体とはまったく異なったものといえよう。モノク

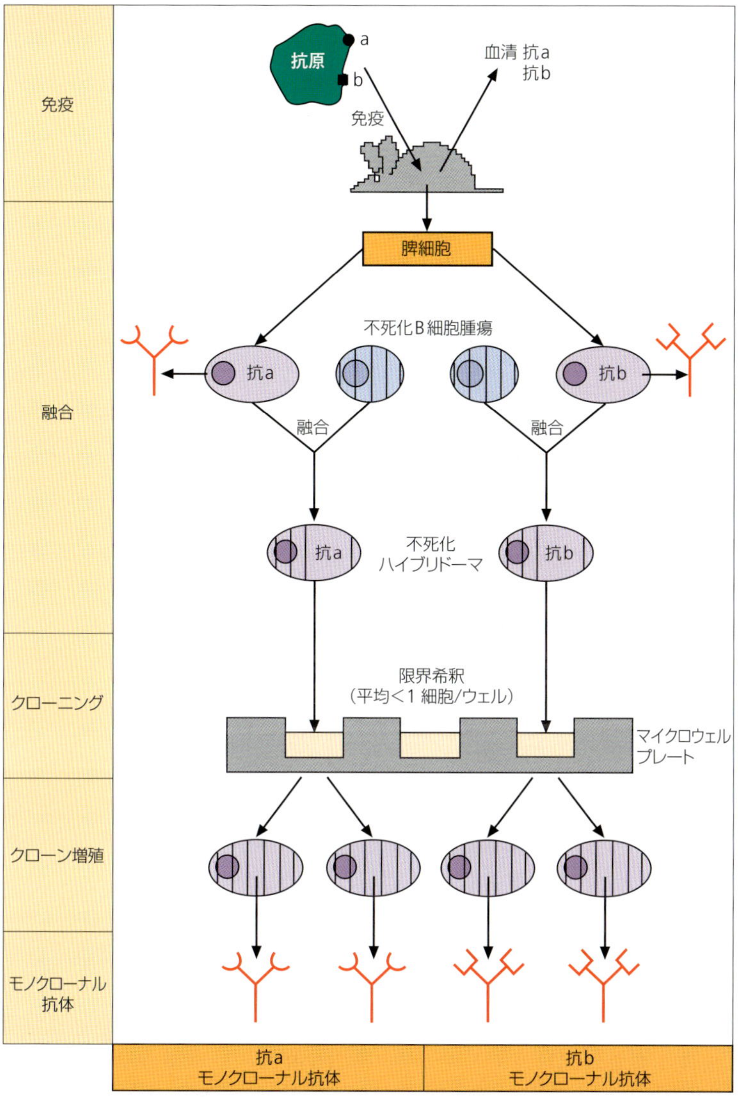

図 6.2　**モノクローナル抗体の産生。** a，b の 2 つのエピトープをもつ抗原でマウスを免疫すると，抗 a 抗体，抗 b 抗体を産生する脾細胞ができ，これらの抗体は血清中に放出される。その脾臓を摘出し，個々の細胞と，プリン酵素を欠損し抗体産生能をもたない常時分裂性の(不死化)B 細胞系腫瘍細胞を，ポリエチレングリコール存在下で融合させる。このハイブリドーマを，融合しなかった細胞のみを死滅させる HAT(ヒポキサンチン hypoxanthine，アミノプテリン aminopterin，チミジン thymidine)培地入りマイクロウェルプレート内に分配する。その後，各ウェルにハイブリドーマが平均 1 個以下になるように希釈し，培養する。単一の抗体を産生する細胞と腫瘍細胞を融合した各ハイブリドーマは，前者のもつ単一抗体産生能と，後者のもつ永久増殖能を合わせもつ。このように，ハイブリドーマのクローンは，単一の特異性をもつ抗体，つまりモノクローナル抗体を永久に産生することができる。ここでは，たった 2 種類のエピトープに対して特異な抗体を産生するハイブリドーマについて述べたが，同様の手法で，多数のエピトープをもつ抗原複合体に対するモノクローナル抗体を作成することもできる。マウスのかわりにラットの細胞を用いると，高い抗体産生能をもった安定したハイブリドーマを得ることができる。また，ヒト補体とよく結合するモノクローナル抗体を産生するようになり，細胞を破壊する治療に応用することができる。

ヒトに用いる場合，通常は純粋なヒトモノクローナル抗体が理想である。しかし，利用しやすいヒトミエローマ細胞は見つかっておらず，現在存在するものは融合能が低く，増殖能が乏しい。しかもミエローマ自身が抗体を産生するので，目的とするモノクローナル抗体が希釈されてしまう。マウスミエローマ細胞とヒト B 細胞を融合することにより抗体非産生性のヘテロハイブリドーマを得て，ヒト抗体産生 B 細胞との融合に用いることがある。他には，すでにマウスモノクローナル抗体の作成に用いられている既知のマウスミエローマを使う場合もあり，できたヘテロハイブリドーマは，よく増殖し，容易にクローニング可能であり良好な抗体産生能をもつことがある。しかし，このようなハイブリドーマは染色体欠損を起こすため不安定で，ヒト免疫グロブリン遺伝子がマウス染色体と転座した場合には抗体産生が維持されることがある。エプスタイン-バー(EB)ウイルスで形質転換した細胞株を B 細胞のかわりに用いると融合効率が向上する。

ローナル抗体は，抗原が複数のものからなる混合物であっても特異的抗体を得ることができることから，従来の方法に比べて非常に優れた方法である。モノクローナル抗体は，さまざまな場面で実用化されている。免疫測定法，悪性度の診断，組織タイピング，病原菌の血清型検査，特異的細胞表面マーカーを用いた個々の細胞の分離（たとえばリンパ球の亜集団），炎症性サイトカインの中和療法，細胞傷害性物質を癌細胞特異的抗体に結合させた"魔法の弾丸"療法など，他にも数多くの場面で応用されている。

触媒性抗体

モノクローナル抗体に関して興味深い発展が期待されている。それは，特定の化学反応における中間体物質に対してモノクローナル抗体を作成すると，その抗体が当該反応を触媒する酵素 abzyme として働くことがあるという点である。技術の進歩により，このような方法で触媒できる反応が増えてきている。たとえば，金属複合体補因子に結合するモノクローナル抗体が配列特異的にペプチドを切断できることが最近報告され，これは専門家をうならせるような知見である。他にも画期的なものとして，免疫原性の高い抗原で免疫して高い抗体価の抗体を作成すると，抗原の抗体結合部位に対して化学反応を誘導できうる。このような部位に対するモノクローナル抗体は，活性化された抗原に特異的に結合するだけでなく，抗原-基質複合体に対して酵素としての機能をもちうる。このような手法を用いることで，アルドールやレトロアルドール反応を特異的かつ効率的に触媒できる広範な基質特異性をもつモノクローナル抗体が実際に作成されている。この抗体の重要な特徴は，結合部位の疎水性ポケット内のリシン残基と反応することである。この抗体はマウスで静脈内に投与後も数週間は酵素活性を保ち，このような触媒性抗体はプロドラッグとして治療的に応用できる可能性がある（p.409 参照）。

バクテリオファージを利用して L 鎖と H 鎖のプールからランダムに組み合わされた莫大な抗体ライブラリーをつくれば，基質を固相化して結合させることによってライブラリー中の触媒性抗体をスクリーニングすることができる。触媒性抗体の存在するウェルでは固相化された基質が切断されるため，特異抗体による二重抗体法を用いることにより未切断基質と区別が可能であり，この方法により触媒性抗体を同定することができる。

非常に興味深いものに，ある種の患者に見られる触媒性自己抗体がある。これらの抗体は，それぞれ VIP（血管作用性腸ペプチド vasoactive intestinal peptide），DNA やサイログロブリンに対して加水分解する作用をもつ。血友病患者からは，血液凝固第Ⅷ因子を加水分解できる触媒抗体が発見され，この抗体は第Ⅷ因子の凝固能を阻害する。

ヒトモノクローナル抗体は産生が可能である

モノクローナル抗体が特に癌治療において強力で高い特異性をもつ治療薬になりうることに研究者たちはすぐに気づいたが，モノクローナル抗体を治療に使用するのは予想よりもずっと困難だった。

マウスのモノクローナル抗体を治療目的でヒトに投与すると，非常に強い免疫原性があるために大量のヒト抗マウス抗体（商業的には HAMA として知られる）が産生され，このためにモノクローナル抗体が血中から排除され，さらにはアレルギー反応が起こることもある。このヒト抗マウス抗体は，マウス由来の抗体が標的部位に到達するのを妨げ，抗原との結合を阻害したり，また，ある場合には，腫瘍細胞に取り込まれたマウスモノクローナル抗体が分解されて MHC（主要組織適合抗原）を介して細胞傷害性 T 細胞に認識されたり，腫瘍細胞表面上の免疫原性の弱い抗原に対する免疫応答を促進する可能性がある。しかし，一般的には，遺伝子組換え技術によってマウスモノクローナル抗体の異種（外来性）領域をヒト免疫グロブリンの当該領域と置換する。マウスモノクローナル抗体の V_H と V_L 領域を，ヒトの C_H と C_L 遺伝子に結合させてキメラ分子をつくると，ヒトに対する免疫原性が大きく低下する（図 6.3 a）。

より精巧な手段としては，げっ歯類の高親和性モノクローナル抗体上の 6 カ所の相補性決定領域（CDR）を，ヒト免疫グロブリンのフレームワーク領域と結合させることで，特異的反応性を失うことなくヒトに対する免疫原性を大きく低下させることができる（図 6.3 b）。しかし，この方法は容易ではなく，ヒト B 細胞をミエローマと融合してハイブリドーマをつくるというのは依然として魅力的な方法である。というのは，この方法により抗体の免疫原性は大きく低下し，同種間の MHC 多型分子や腫瘍関連抗原で見られるような微妙な違いに対しても抗体を作成できる可能性があるからである。これに対して，異種抗体は多くの種に共通する免疫優性構造に対して反応を起こしやすく，変異体に特異的な抗体はできにくい。適切な融合相手の細胞を見つけるのは困難であるものの，すでに多くのヒトモノクローナル抗体が作成されている。しかし，ヒトから容易に入手可能な唯一の B 細胞である末梢血 B 細胞は，多くの場合，優れた抗体産生細胞ではないという難点がある。

エプスタイン-バーウイルス Epstein-Barr virus で形質転換した不死化 B 細胞株も，これまでにヒト

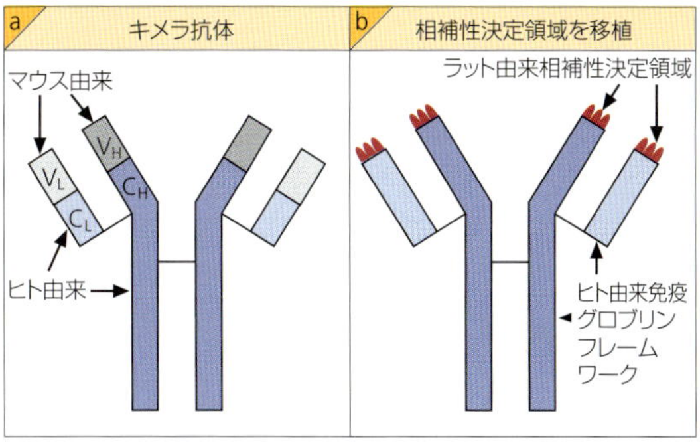

図 6.3 **遺伝子工学を用いたげっ歯類抗体のヒト化。** (a) マウス抗体の可変領域をヒト免疫グロブリン定常領域と融合させたキメラ抗体，(b) 6 つの相補性決定領域をコードする遺伝子セグメントをヒト免疫グロブリンに移入した"ヒト化"ラットモノクローナル抗体。

モノクローナル抗体の産生源として使われてきた。この方法は多くの場合，比較的親和性の低い IgM 抗体を産生するが，より有用で親和性の高い IgG 抗体が産生されることもある。この B 細胞株は長期間培養すると抗体産生能が低下することが多い。しかし，ミエローマ細胞株と融合してハイブリドーマを作成することで抗体産生能を回復させ，遺伝子を単離してリコンビナント抗体を作成することも可能である。

まったく異なる方法として，内因性マウス免疫グロブリン遺伝子を不活化したマウスに，メガベースサイズの非再構成 IgH 遺伝子群と L_κ 鎖遺伝子群を導入することで，ヒト型抗体を産生することもできる。このマウスを免疫すると，ハイブリドーマや遺伝子組換えにより，高い親和性 (10^{-10}～10^{-11}M) のヒト型抗体ができる。すでにこれらの方法を用いて，強力な抗炎症性サイトカイン抗体 (抗 IL-8 抗体) や抗腫瘍抗体 (抗 EGF レセプター抗体) が治療薬として作成されている。

抗イディオタイプ反応を引き起こさないヒト型抗体の作成は困難であるが，遺伝子工学的に異なるイディオタイプをもつ抗体をつくって，次々と投与することは可能である。もっと望ましいのは患者にイディオタイプに対する免疫寛容を誘導することで，治療薬としての抗体と非枯渇型抗 CD4 抗体 (訳注：$CD4^+$細胞数を減少させない抗体のこと) を同時に患者に投与することで可能になるかもしれない。

このような困難を乗り越え，いくつかのヒト化モノクローナル抗体はすでに治療目的の使用が承認されている。たとえば，抗 IL-2 (腎移植拒絶反応)，抗 VEGF (大腸癌)，抗 TNFα (関節リウマチ)，抗 CD11α (乾癬)，抗 CD52 (慢性 B 細胞性白血病)，抗 CD33 (急性骨髄性白血病)，抗 HER-2 (ある種の乳癌の転移) などがある (表 17.3 参照)。

▶ 抗体工学

ヒトモノクローナル抗体を産生するためには他の方法もある。それは近年の分子生物学的手法をうまく利用することである。げっ歯類の抗体をヒト化する技術はすでに述べたが (図 6.3)，新しい手法としてバクテリオファージを用いた発現・選択法がある。簡単に述べると，刺激したヒト B 細胞の mRNA を cDNA に逆転写し，そこから抗体をコードする遺伝子セグメントをポリメラーゼ連鎖反応 polymerase chain reaction (PCR) によって増幅する。抗体の L 鎖と H 鎖をコードする遺伝子をバクテリオファージ被膜タンパクⅢ (pⅢ) 遺伝子とランダムに直列に結合し，1 つの遺伝子を構成する (図 6.4)。この L 鎖遺伝子と H 鎖遺伝子の多数のランダムな組合せを含む**コンビナトリアルライブラリー** combinatorial library は，バクテリオファージ表面上に発現する pⅢタンパクと融合して非常に大きな抗体レパートリーをコードすることとなる。次に，大腸菌に感染させてバクテリオファージを膨大な数に増殖させ，それをプレート表面に固相化した抗原の上にまき，最も強く結合する抗体をもつバクテリオファージを選択する (図 6.4)。このときに選択されたバクテリオファージは，高い親和性をもつ抗体をコードする遺伝子をすでにもつため，簡単にクローニングして，大量の抗体を得ることができる。この選択方法は，従来のスクリーニング法に比べ，膨大な数のバクテリオファージが調べられるという大きな利点がある。

コンビナトリアルライブラリーは，免疫されていないヒトのドナーの mRNA からもつくることができる。V_H，V_κ と V_λ 遺伝子を PCR で増幅し，ランダムに組み換え，pⅢと融合させた一本鎖の Fv 遺伝子コンストラクト (scFv) を作成する (図 6.5 a)。この方法によりさまざまな抗原に結合する可溶性フラグメントが得られている。なかでも特に興味深いことは，CD4 や TNFα のような治療的応用性がある分子に対して自己抗体を得ることができるということである。このような自己抗体を発現するリンパ球は，通常は免疫学的寛容のために得ることができない。しかし，免疫学的寛容が働かない *in vitro* では，V_H鎖と V_L鎖をランダムに組み換えることで，まったく新しい特異性をもつ抗体を産生できる。

上記の方法は *in vitro* で行うものだが，抗原が高い親和性の選択を決定するという意味では，*in vivo* での免疫応答における親和性の成熟過程 (p.205) にとても類似している。

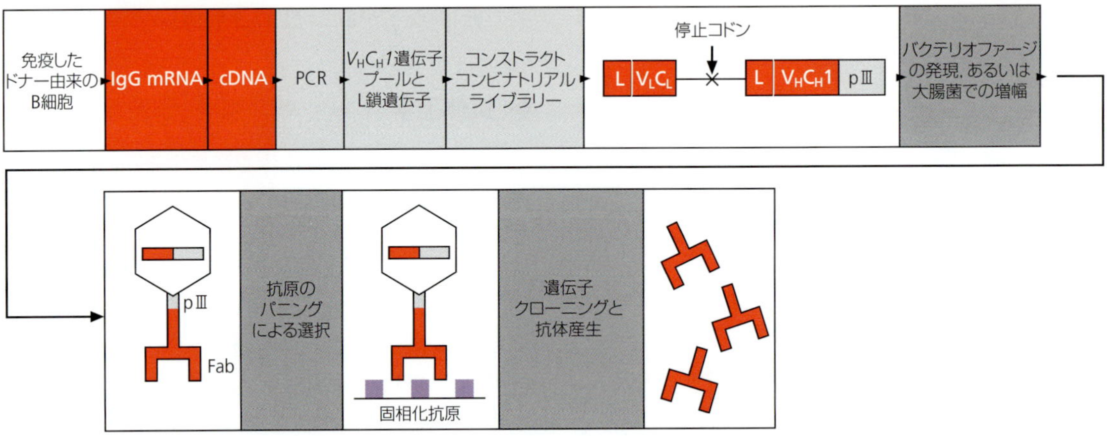

図 6.4　コンビナトリアルライブラリーからの抗体遺伝子の選択。図に示したように，免疫したドナーの B 細胞から IgG の mRNA を得た(ある有名な実験では，ヒト記憶末梢血細胞を SCID マウスに投与した後に破傷風毒素で追加免疫を行った。Duchosal M. A. *et al.* 〈1992〉*Nature* **355**, 258)。次に，L 鎖(V_LC_L)遺伝子と V_HC_H1 遺伝子(Fab をコードする)をランダムに組み合わせ，バクテリオファージ pⅢタンパク遺伝子と融合させた遺伝子ライブラリーが作成された。そして，これらの遺伝子を，pHEN1 のようなファージミドに取り込ませ，大腸菌に感染させて増幅させた。ヘルパーファージをさらに感染させると，高い親和性をもつ組換えファージができ，これを抗原固相化プレート上でパニング法により選択した。すると，適切な Fab をコードする遺伝子をクローニングすることができた。L：細菌のリーダー配列。

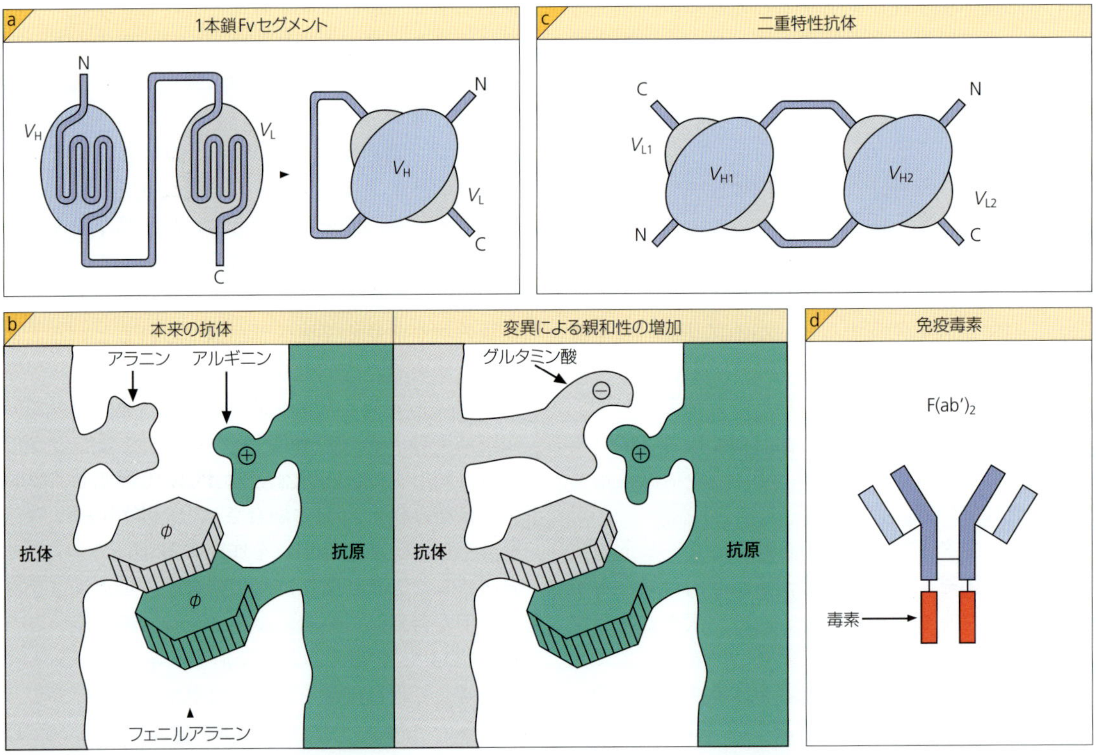

図 6.5　他の遺伝子工学的手法を用いた抗体作成法。(a)適切な長さの遺伝子配列 V_Hと V_Lを結合させた単一遺伝子から，1 本鎖の Fv (scFv)抗原結合セグメントができる。(b)相補性決定領域(CDR)内あるいは CDR に隣接した領域に部位特異的変異を誘発することで，抗体の親和性を増加させることができる。(c)2 種類の scFv を同時に発現させると，二重特異性抗体 "diabody" が形成される。この異なる二重特異性抗体は多くの用途に用いられる。同一抗原上の異なる 2 種類のエピトープに対する二重特異性抗体は，2 種類の結合部位をもつので(ボーナス効果)，より高い親和性をもつ(p.93 参照)。(d)「魔法の弾丸」は，毒性をコードする遺伝子と Fab を融合させることで作成可能である。

抗体反応の親和性を増加させるために，ランダムなミュータジェネシス(変異導入)や変異ホットスポットを部位特異的置換することによって変異抗体をつくり，その中からより高親和性のものを，抗原を利用して選択することが可能である(図 6.5 b)，この過程はランダム変異や抗原選択を含む自然の免疫応答とよく似ている(p.200〜202 参照)。これとは別に，適当な親和性をもつ抗体をコードする V_H遺伝子を V_L遺伝子プールとランダムに結合させて遺伝シャッフリングを行い，抗原による選択を行うと親和性を上昇させうることが報告されている。そしてこの方法で得られた V_L遺伝子を V_H遺伝子プールと組み合わせることで，さらに親和性を増大させることができる。また，抗原を固相化して行うパニング法を用いて得られた中等度の親和性をもつ抗体の可変領域の間で，個々の CDR をシャッフルすることも可能であり，この方法により比較的小さなライブラリーから高親和性抗体が産生されたことが報告されている。免疫したラマから高い親和性をもつ抗体 H 鎖の V_{HH}セグメントを単離するのも 1 つの方法である(訳注：ラクダやラマは L 鎖をもたない特殊な抗体をもち，その可変領域は V_{HH}セグメントとよばれ，抗原に結合できる抗体フラグメントとしてはもっとも低分子量のものである)。

ほかにも新しい抗体作成法がある。2 つの scFv セグメントを会合させることで，2 つの異なる特異性をもつ抗体を作成することができる(図 6.5 c)。他には，20 nM という驚くべき高い親和性をもつ一本鎖で H 鎖可変領域を含む抗体(DAB)も作成することができる。これらのミニ抗体は非特異的に結合しやすく，この問題を克服することができれば，組織透過性をもつミニ抗体の開発が可能になるかもしれない。免疫療法における「魔法の弾丸」ともよばれる抗体は，リシン ricin のような毒物と抗体の Fab 領域を融合することで作成できる(図 6.5 d)。

抗体の応用

モノクローナル抗体の遺伝子は，哺乳動物の母乳中で大量に発現が可能であるが，意外にも，植物でも発現が可能である。これがいわゆる“**植物抗体 plantibody**”とよばれるもので，これまでにバナナやジャガイモ，そしてタバコなどの植物で発現が可能になっている。もしかすると，いつの日かハイテク農業家が抗破傷風毒素抗体や髄膜炎菌多糖類に対する抗体を畑でつくって訪れた人たちを驚かせることができるようになるかもしれない。根は食用収穫物で葉は目的の遺伝子産物を発現しているような多機能植物をつくれば，大変な経済的利益となるだろう。このような技術が実現すると，SF 作家は仕事がなくなってしまうかもしれない！

ミニ抗体の CDR から創薬が可能である

これまでに，CDR をランダム化してバクテリオファージの pⅢ タンパク上に発現させることにより，いずれも 3 本のβストランドと H1 と H2 の超可変領域を含む V_H領域セグメントをもつ何百万種類ものミニ抗体が実際につくられた。このような抗体ライブラリーをホルモンレセプターなどの重要な機能的リガンドを固相化したプレート上でパニングすることにより，ドラッグデザインの対象となる有益なリード化合物を同定することができ，さらにループの最適化，ループのシャッフリング，およびさらに選択を重ねることにより，特定の物質に対する高親和性結合物質を得ることができる。

アフィニティークロマトグラフィーによる抗体や抗原の精製

アフィニティークロマトグラフィーの原理は単純で，非常に広く用いられている。抗原や抗体は，抗原・抗体のもつ遊離アミノ基を介して，臭化シアンで活性化されたセファロース粒子や他の固相体に結合する。たとえば，この方法により，溶液中に混在する，ある抗原を不溶化させた特異抗体と結合させることにより，その溶液中から抽出することができる。この際に結合しなかった不要物は洗い流し，その後，pH を変化させたりチオシアネートのような不安定なイオンを加えると抗原–抗体間の結合が解離することから，目的の物質を単離することができる(図 6.6)。この技術は，たとえば自己抗体のように結合相手が不明の場合，認識抗原同定のために用いられる。非常に類似した手法を用いて，特定の抗原への結合相手を調べることもできる。アフィニティー精製をおだやかに行うと，抗体は抗原に結合したままで存在するからである。たとえば，T 細胞レセプターを介したシグナル伝達に関与するタンパク質の多くは，既知の T 細胞レセプターシグナル分子を認識する抗体を用いて，タンパク複合体から既知の分子を取り除き，同定された。単離されたラマ H 鎖(V_{HH})セグメントは，度重なる低 pH 条件下でも変性を起こしにくいので，抗原の反復精製に非常に有効である。

同様に，抗原吸着カラムを利用して，抗体の混合物の中から特定の抗体を結合，溶出することで精製することが可能である(図 6.6)。この方法は，抗血清が当該抗原以外にも強い非特異的結合を示す際に有用である。そのような抗体に対して抗原を利用し

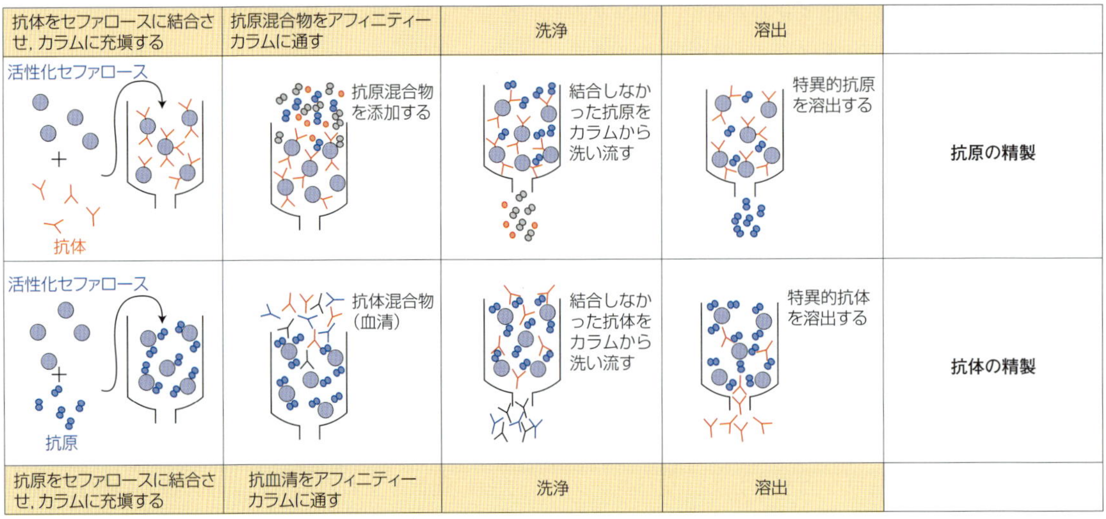

図 6.6　抗原・抗体のアフィニティー精製。 抗体は活性化セファロースに固相化し，抗原のアフィニティー精製に利用することができる。状況によっては，抗原関連タンパクもこの手法で抗体に結合させることができる。ポリクローナル抗血清から特異抗体を精製する場合は，抗原をセファロースビーズに固相化する。非特異的抗体はセファロースビーズに結合しないので，洗い流される。抗体が抗原に結合した後，pH を下げるか緩衝液中の塩濃度を増加することで，特異的抗体を溶出させることができる。

たアフィニティー精製を行うと，しばしば劇的に特異性が改善される。

抗体による生物学的活性の調節

抗体の検出

多くの生物学的反応は，特異抗体で阻害することができる。インフルエンザウイルスは，赤血球表面にあるレセプターと相互作用して赤血球凝集を誘導する。この凝集は抗ウイルス抗体で阻害が可能であり，この現象がインフルエンザウイルス検査の原理である。サルモネラ鞭毛上に存在する H 抗原に対する抗体の有無は，細菌の動きを *in vitro* で阻害できるかどうかで調べる。同様に，マイコプラズマに対する抗体は，培地中の生物の代謝が阻害されることで証明される。

阻害剤としての抗体利用

薬剤の過剰投与に対して，特異抗体の Fab セグメントを投与することで治療に成功したという症例が報告されている。このような治療法は，さまざまなハイブリドーマが確立されれば臨床的に実用可能となるであろう。コカインに keyhole limpet hemocyanin（効率よく抗コカイン抗体を産生させるためのキャリアータンパク）を結合させることにより，中和抗体を産生することができる。インスリンや甲状腺刺激ホルモン（TSH），あるいはサイトカインに対する抗体は，*in vitro* で生物学的反応を調べるために用いられる。たとえば，ある血清サンプルがラットの精巣上体脂肪組織に対してインスリン様活性をもつとき，抗インスリン抗体でその活性が中和可能かを調べれば，特異性の確認ができる。このような中和抗体は *in vivo* でも効果を示し，関節リウマチ患者に対して抗 TNF 抗体療法が著効を示したことから関節リウマチの病態進行に TNF が関与することが明らかになった。また，着床卵子の維持に重要である絨毛（じゅうもう）ゴナドトロピンの β 鎖を適切なキャリアー分子に結合させた合成分子をつくり，これを人口抑制のために免疫源として投与する試みが世界的に進められている。

話は大きく変わるが，ミエリン関連神経突起成長阻害タンパクに対する抗体を利用することで，このタンパクの神経修復阻害における重要性が明らかになった。この抗体を脊髄損傷マウスに投与すると，皮質脊髄神経の軸索が再生されたからである。この発見により，再生に関与する過程の解明が進み，脊髄損傷に対する治療法開発の可能性が広がっている。

活性化因子としての抗体利用

リガンドが不明であったり，リガンドの精製が困難である場合，あるいはリガンドの作成が経済上の理由で困難な場合に，抗体を本来の生物学的リガンドの代用品として利用することも可能である。たとえば，リガンドのかわりに抗体を細胞表面レセプ

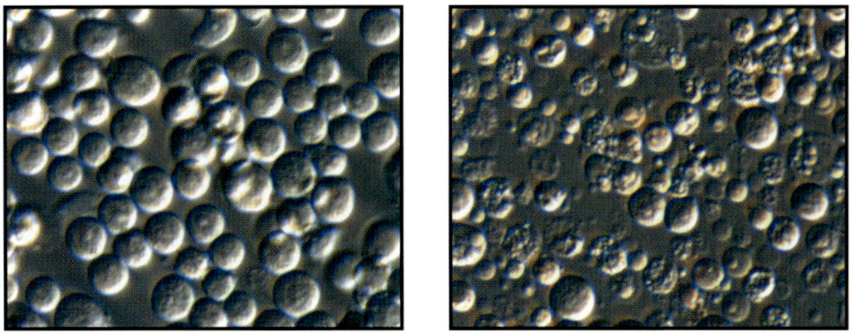

図 6.7　**抗原によるレセプターの活性化。**形質転換した Jurkat T 細胞の一方は未処理のまま，もう一方を抗 Fas IgM 抗体で 4 時間処理した。Fas(CD95)レセプターを抗体で架橋すると活性化され，システインプロテアーゼの 1 種である一連のカスパーゼを活性化するシグナル伝達カスケードが活性化される。その結果，刺激を受けた細胞にアポトーシスが引き起こされる。これらの細胞は細胞膜に泡様突起が形成され，小さな断片やアポトーシス小体とよばれる小胞となる。抗 Fas 抗体のかわりに本来のリガンドである FasL を用いた場合も，同様の現象が認められる。(Dr. Colin Adrain 提供。Dept. of Genetics, Trinity College, Dublin, Ireland)。

ターと架橋させて細胞内にシグナルを伝達させることができる。通常，レセプターの本来のリガンドはレセプターの架橋を促進するが，抗体は非常に効率よくレセプターを架橋することができる。この手法は，T 細胞レセプター，B 細胞レセプターあるいは CD3 複合体のようなレセプター関連タンパクを刺激するために用いられ，シグナル伝達研究に大きく貢献した。同様に，細胞表面レセプターである Fas (CD95) に対する抗体は，本来のリガンド (FasL/CD95L) のかわりにレセプターを刺激するので，Fas シグナルの研究に用いられてきた。抗 Fas 抗体で Fas を刺激すると，このレセプターをもつ細胞は瞬時にプログラムされた細胞死 (アポトーシス) を起こす (図 6.7)。ほかにも，一価ではなく二価 $F(ab')_2$ 抗 Fcε 抗体でマスト細胞を刺激すると，ヒスタミンの放出が誘導される。リガンドが同定されていない場合でも，抗体によりレセプターを活性化すると，レセプターより下流のシグナル伝達経路を調べることができる。

免疫学的手法を用いた細胞・組織内抗原の検出

▶ 免疫蛍光顕微鏡法

抗体は，細胞・組織内のタンパク質の細胞内局在 (あるいは他の抗原決定基) を調べる際に，非常に高い感度をもつプローブとして用いることができる。フルオレセインやローダミンのような蛍光色素を用いると，抗体の特異性を保ったまま抗体を標識することができる。このような蛍光標識抗体は組織切片中の抗原と結合し，適切な光源 (通常は紫外線光) を備えた顕微鏡で可視化される。他には，組織切片や細胞標本内部に存在する既知の抗原に対する抗体の検出にも利用することができる。抗体を細胞や組織標本に添加する前に，組織構造を保つために組織切片を固定し，抗体が細胞膜を自由に通過できるようにするために透過処理を行う必要がある。一般的には，以下 2 通りの方法がある。

直接標識抗体法

組織抗原に対する抗体を蛍光色素で直接標識し，それを標本に添加する (図 6.8 a)。抗原に結合した抗体は，紫外線光源で照射すると細胞上で部分的に蛍光を発するので可視化できる。たとえば，甲状腺自己免疫疾患の一種である橋本病患者の血清中に存在する自己抗体は自己抗原である甲状腺と結合するが，自己抗原の分布を調べたい場合，橋本病患者の血清から IgG 抗体を精製し，蛍光色素で標識し，スライドガラス上のヒト甲状腺切片に添加する。蛍光顕微鏡で観察すると，濾胞上皮細胞の細胞質が明瞭に染色されているのがわかる (図 18.1 a 参照)。

ほかにもこの手法の多用途性を示す例がある。転写因子 (たとえば NFκB) は，LPS 誘導性のマクロファージ活性化や IL-1β 産生に重要であることが知られている。われわれはこの転写因子に対するモノクローナル抗体を作成したが，この抗体を用いて休止期マクロファージと LPS 処理マクロファージを比較することにより，LPS 処理マクロファージにおいてこの転写因子がどのような作用をもたらすのかを調べることができる。実際に観察してみると，休止期マクロファージは多量の NFκB をもっているが，そのほとんどが細胞質内に局在する。しかし，LPS 刺激をすると，数分以内にほぼすべての NFκB が核へと移行するのがわかる (図 6.9)。

2種類(あるいは3種類)の抗体をそれぞれ異なる蛍光波長をもつ蛍光色素(図6.10)で標識すると，同一標本上の数種類の異なる抗原を同時に同定することができる。図2.6eに示したように，ローダミン標識抗IgG抗体とフルオレセイン標識抗IgM抗体を用いて，固定された形質細胞を直接染色する。すると，これら2つのクラスの抗体が，異なる細胞から産生されていることがわかる。ビオチンで抗血清を標識し，蛍光標識アビジンを利用して染色で検出する方法もよく利用される。

標識二次抗体を用いた間接蛍光抗体法

この二重染色法は，最もよく用いられている。非標識抗体(一次抗体)を組織に直接添加し，蛍光標識された抗免疫グロブリン抗体(二次抗体：図6.8b)によって可視化する。抗免疫グロブリン抗血清は種々の蛍光色素で標識したものが市販されている。

この手法にはいくつかの利点がある。第1に，間

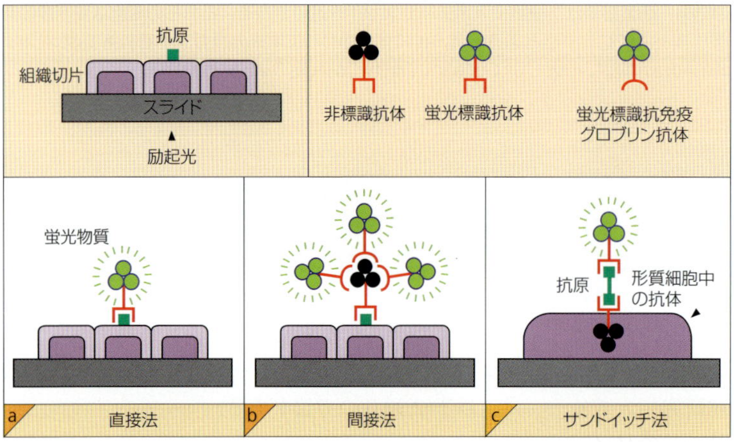

図6.8　蛍光標識抗体を用いた組織における抗原・抗体検出法の原理。●は，蛍光標識物質。

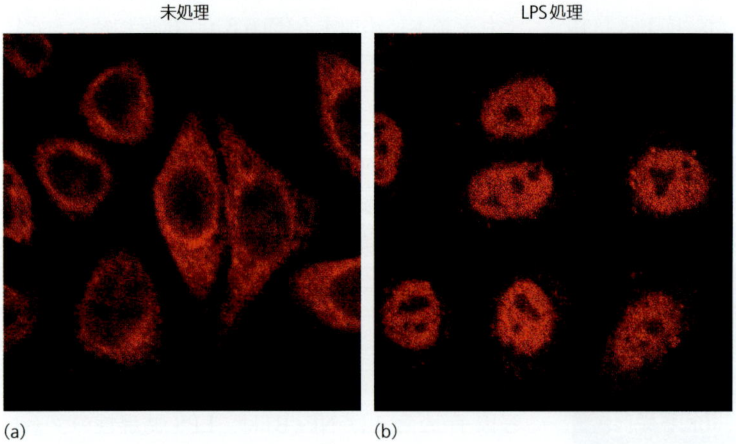

図6.9　レセプター刺激による転写因子の免疫局在性。形質転換したヒト単球(THP-1 細胞)の一方を未処理のまま(a)，もう一方を細菌性タンパクであるリポ多糖(LPS)で2時間刺激した(b)。その後，細胞を固定し，抗NFκB抗体で免疫染色した。未処理細胞では，細胞質にはNFκBが大量に存在するが，核内にはほとんど存在しない。反対に，LPS刺激細胞では核内にNFκBが大量に存在するが，細胞質内にほとんど存在しない。(Prof. Lisa Bouchier-Hayes 〈St. Jude's Hospital, Memphis, USA〉提供)。

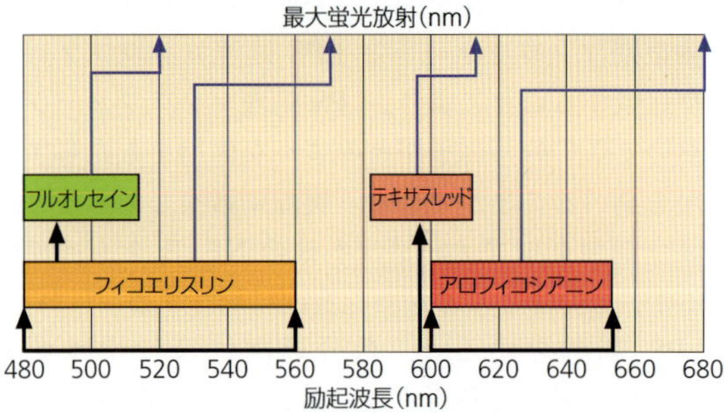

図6.10　免疫蛍光顕微鏡やフローサイトメトリーに用いられる蛍光標識物質。フルオレセインの蛍光波長は，テキサスレッドのものと一部重なるため，2つの光が混ざらないように特殊なソフトウェアで調整する必要がある。赤色藻類やシアノバクテリアから得られるphycobiliproteinとよばれる分子群は，エネルギー変換によりお互いに異なる蛍光を発する。これらの分子には多くの種類があり，さまざまな励起波長をもつ。しかし，それぞれは狭い波長領域で蛍光を発することから，お互いに区別しやすく，二次抗体を用いて増幅する必要がない。

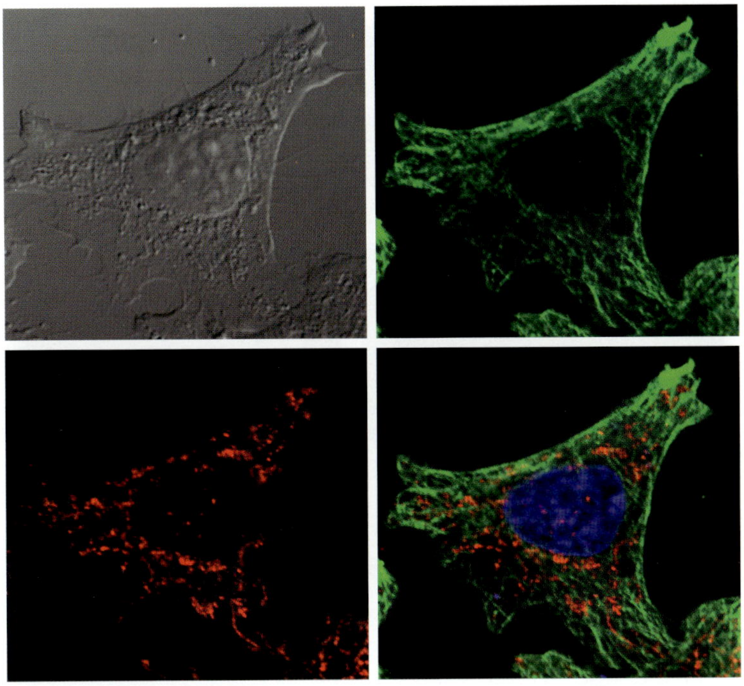

図 6.11　**共焦点免疫蛍光顕微鏡像。**ヒト HeLa 細胞をマウス抗 β チューブリン抗体で免疫染色し，FITC 標識抗マウス免疫グロブリン抗体（緑）で検出した。また，ウサギ抗チトクロム c 抗体で免疫染色し，テキサスレッド標識抗ウサギ免疫グロブリン抗体（赤）で検出した。さらに，DNA 結合タンパク質である DAPI（青）でも染色した。同一細胞の位相差画像を比較のために示す。画像は Olympus Fluoroview 1000 共焦点顕微鏡で撮影。（Petrina Delivani 提供）。

接法は直接法よりも強い蛍光が得られる。それは，1 分子の一次抗体に対して多分子の蛍光標識抗免疫グロブリン抗体が結合するからである（図 6.8 b）。第 2 に，多数の血清サンプルの中から特異抗体を含むものを選択しなければならない場合でも，使用すべき（あるいは購入すべき）二次抗体はたった 1 種類ですむ。さらに，この方法はいろいろと応用可能で，たとえば，異なる抗原に対する複数の一次抗体を混合して用いることにより，同一細胞内の 2 種類の異なる抗原の相対的位置や発現を比較することも可能である。ただしこの場合，一次抗体は同一動物種から得られた抗体を用いることはできない。二次抗体が，異なる一次抗体を区別できないからである。たとえば，同一細胞内のチトクロム c とチューブリンを同時に染色するときは，マウスで作成された抗チューブリン抗体と，ウサギで作成された抗チトクロム c 抗体を使うか，または用いる動物種をその逆にする必要がある。そして，異なる蛍光色素で標識した種特異的二次抗体（つまり抗マウス抗体，抗ウサギ抗体）を用いれば，同一細胞内の両方のタンパクを同時に容易に同定することができる（図 6.11）。

間接法の他の応用例については，18 章で述べる。

▶ 共焦点顕微鏡法

蛍光画像を高倍率で観察するのは困難なことが多い。というのは，観察対象平面の上面からも下面からも蛍光が漏れるからである。その結果，画像がぼやけ，細胞の微細構造を観察することができなくなる。しかし，これらの問題点は走査型共焦点顕微鏡により解決された。走査型共焦点顕微鏡は，レーザー光源を細胞内の微細な平面に焦点を合わせ，共焦点開口部にある光電子増倍管（PMT）で蛍光発光を集める。観察平面の上下からの蛍光は PMT に届かないので，従来の蛍光顕微鏡に比べてより鮮明な画像を得ることができる（図 6.11）。X–Y 走査ユニットを用いることで，標本平面全体の定量化が可能になった。また，3〜4 種類の異なる蛍光物質を同時に用いることも可能である。ソフトウェアを用いて，X–Y 走査で得られた連続画像を Z 軸方向に重ね合わせることで，三次元蛍光画像を得ることが可能であり，操作者の意のままに画像を回転させることができる（図 6.12）。この手法を用いて，細胞，組織あるいは細胞内小器官の三次元画像を再構成することが可能で，細胞や分子構造に関する研究に用いられている。共焦点顕微鏡を用いて時間的変化を観察することも可能で，これまでスナップショットとしてしか得られなかった画像情報に革命をもたらした。まさに百聞は一見にしかずである。

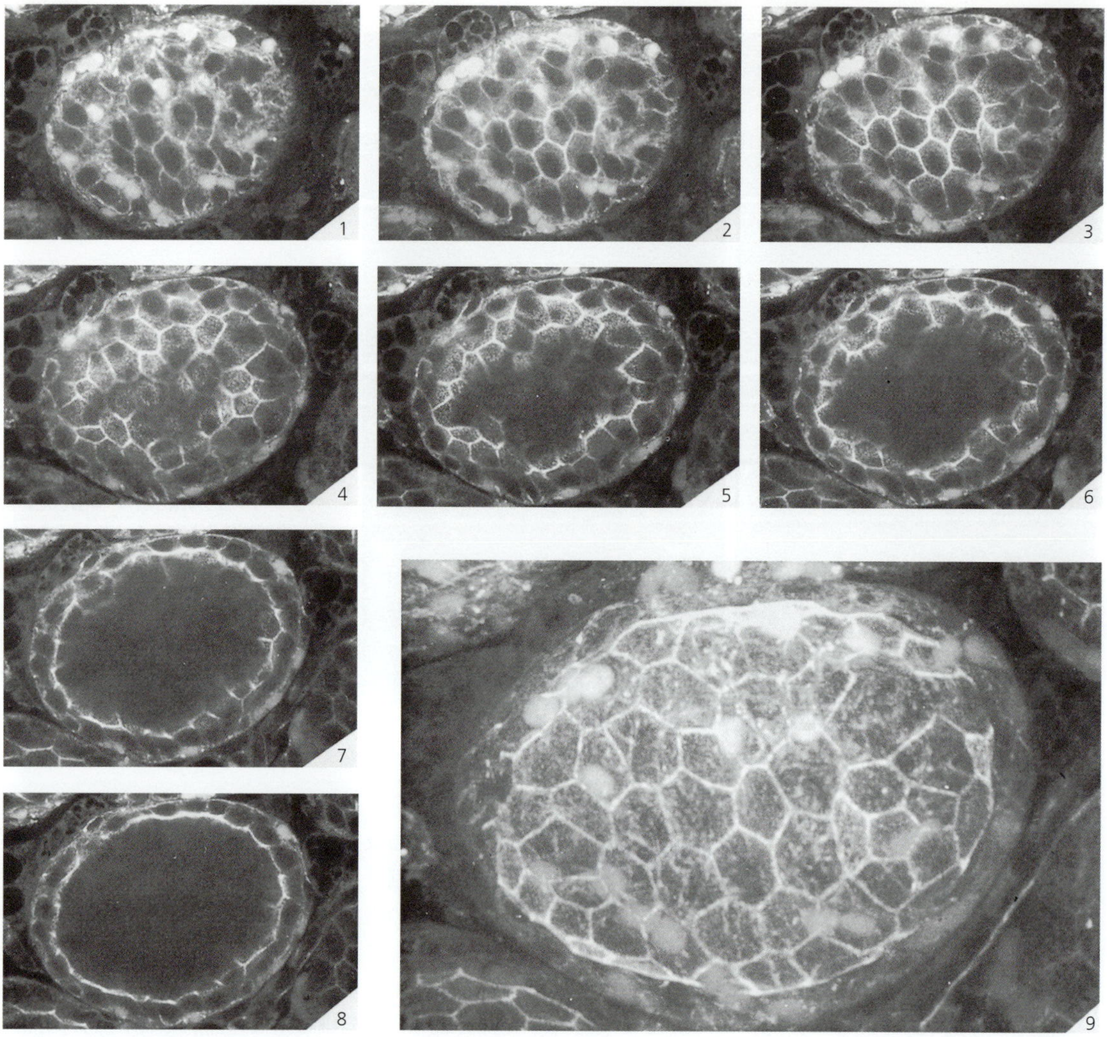

図 6.12　**共焦点顕微鏡を用いた三次元蛍光画像の作成。**ホルマリン固定したラット甲状腺からカミソリで厚切り切片をつくり，F-アクチン結合性のローダミン標識ファロイジンで染色した（特異抗体でも同様の結果が得られた）。標本は厚く，濾胞の上面（画像 1）から中心（画像 8）まで，1 μm 間隔で焦点を合わせることができ，その結果，甲状腺濾胞の半球像が得られた。共焦点顕微鏡を用いると，注目すべきは 1 つの平面の蛍光が他の平面や合成画像（画像 9）に影響を与えないことである。抗体は，濾胞上皮細胞の頂端側（内側）表面付近の六角形様構造を染色している。濾胞の頂上付近に赤血球が見られる。（Bonn 大学の Prof. V. Herzog, Prof. Fr. Brix から提供された標本を用いた。写真は Bio-Rad MRC-600 confocal imaging system を用いて撮影し，Dr. Anna Smallcombe から提供されたもの）。

▶ フローサイトメトリー

ある細胞集団を特定の細胞表面分子（たとえば CD4）で免疫染色すると，その分子を高発現する集団，低発現する集団，そしてまったく発現しない集団があることがわかる。さらに，2 種類の異なる細胞表面分子（たとえば CD4 と CD8）の発現が相互排他的かどうかを調べることもできる。CD4 単独，CD8 単独，あるいは両者を発現する細胞集団の割合を調べる際に，旧来の蛍光顕微鏡や共焦点顕微鏡で信頼性のある結果を得ようとすると，何百もの細胞を手作業で数えなければならない。その結果には実験者の主観が入り，さらに実験者の技術にも大きく依存する。それに比べてフローサイトメーターは，蛍光標識された細胞を 1 分間に何千個という速度で解析できるので，再現性と定量性の高い結果を容易に得られる（図 6.13）。

フローサイトメーターは，簡単に言えば，レーザーを照射した細いチャンバー中に数千個の細胞を一列に流すことができる装置である。免疫標識された細胞群がこのチャンバー（フローセルとよばれる）中を通過する際に，細胞表面の蛍光物質がレーザーで励起される。この蛍光を感度のよい光電子増倍管で検出することにより，細胞の蛍光強度を正確に定量化

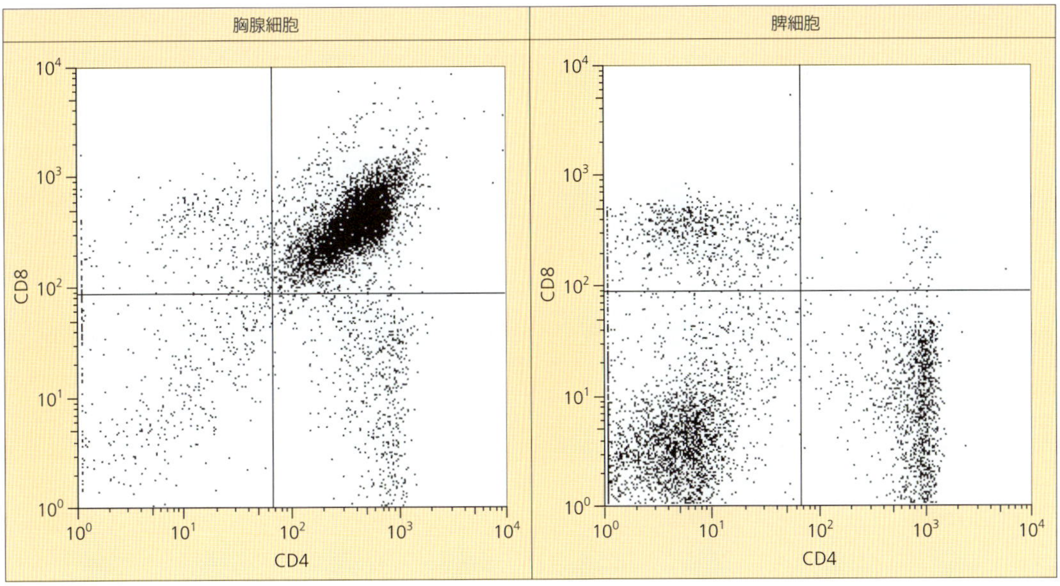

図 6.13　**フローサイトメトリーを用いた胸腺細胞および脾細胞の CD4，CD8 発現解析。**マウスの胸腺細胞および脾細胞を，FITC 標識抗 CD4 抗体とローダミン標識抗 CD8 抗体を用いて染色した。胸腺細胞の大部分が CD4，CD8 ともに陽性なので，それらの細胞が右上画分に現れている。$CD4^+CD8^-$細胞（右下画分）または $CD4^-CD8^+$細胞（左上画分）も検出されている。さらに，CD4，CD8 ダブルネガティブの胸腺細胞も見られる（左下画分）。CD4，CD8 ダブルポジティブの脾細胞がわずかに見られる。大部分の細胞（おそらく B 細胞）は CD4，CD8 ともに陰性であり，$CD4^+CD8^-$細胞や $CD4^-CD8^+$細胞も認められる。（Prof. Thomas Brunner，Prof. Daniela Kassahn 提供）。

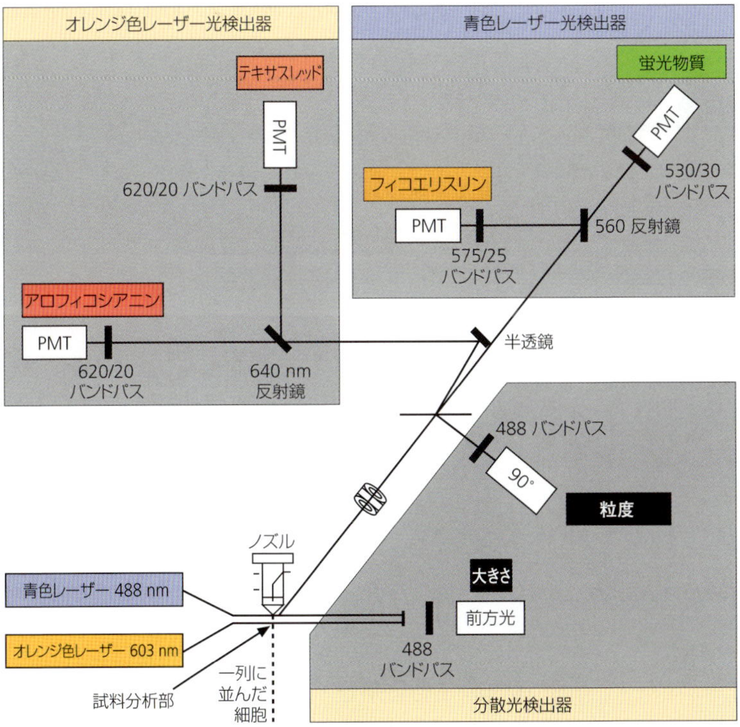

図 6.14　**6 種のパラメーター対応フローサイトメトリーを用いた多色免疫蛍光解析。**青色レーザーで励起された蛍光は，緑色シグナル（フルオレセイン）とオレンジ色シグナル（フィコエリスリン）に分けられる。一方，オレンジ色レーザーで励起された蛍光は鏡で反射され，近赤色シグナル（テキサスレッド）と遠赤色シグナル（アロフィコシアニン）に分けられる。前方および側方に散乱された青色光もこの装置で測定できる。この光から，細胞の大きさと細胞内粒度それぞれについての情報が得られる。PMT：光電子増倍管（Hardy R. R.〈1998〉In Delves P. J. & Roitt I. M.〈eds〉*Encycropedia of Immunology*, 2nd edn, p.946. Academic Press, London に基づく）。最近では，3 色のレーザーと 9 色の異なる蛍光物質を用いることで，11 種類のパラメーターを調べることができる。

することができる。このようにフローサイトメーターは，ある細胞表面分子や抗原をまったく発現しない細胞，弱く発現する細胞，あるいは強く発現する細胞を瞬時に区別できる。最新のフローサイトメーターは，3～4 種の異なる波長のレーザー（同時にその検出器も）を備え，レーザーと検出器を組み合わせて異なる蛍光を検出することができる（図 6.14）。その結果，フローサイトメーターにより，あ

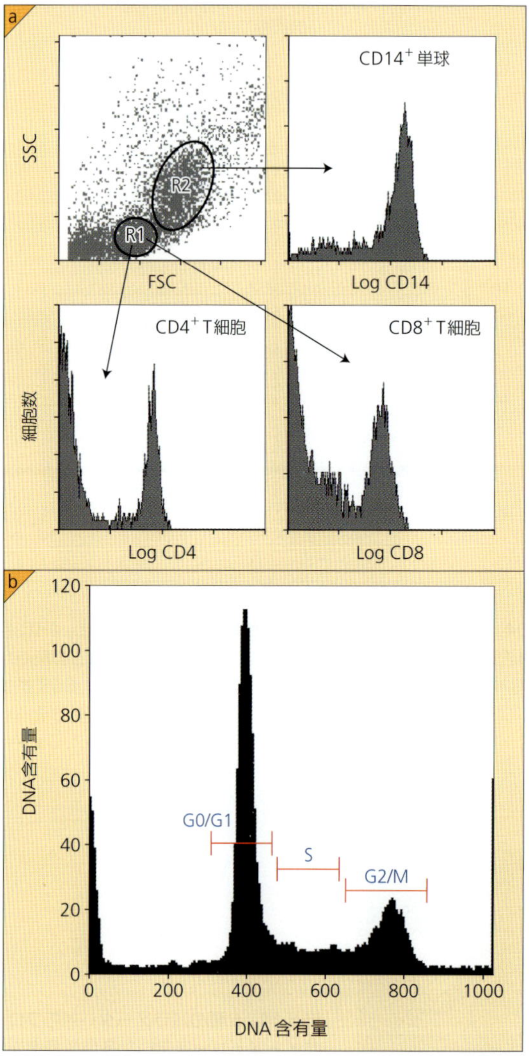

図 6.15　**フローサイトメトリーを用いた細胞の大きさ，細胞内顆粒および細胞周期の解析。**(a)末梢血細胞を抗 CD4 抗体，抗 CD8 抗体および抗 CD14 抗体で染色後，前方散乱光(FSC)と側方散乱光(SSC)で展開した(最上段左)。このうち，前方散乱光と側方散乱光がともに低い細胞集団(リンパ球，R1)を，CD4(2 段目左)および CD8(2 段目右)の発現で解析したもの。また，前方散乱光と側方散乱光がともに高い細胞集団(単球，R2)を CD14 の発現で解析した(2 段目左)(Prof. Thomas Brunner 提供)。(b)形質転換した Jurkat T 細胞を propidium iodide で染色し，細胞周期を解析した。DNA 結合性蛍光色素であるヨウ化プロピジウムは，細胞の DNA 含有量に比例して細胞を染色する。通常の二倍体(2N)DNA をもつ細胞は，細胞周期の G_0/G_1期に出現する。DNA を活発に合成している細胞は，二倍体(2N)のときよりも DNA 含有量が増加するため，S 期とよばれる。一方，四倍体(4N)DNA をもつ細胞は，G_2期および有糸分裂期(G_2/M)にあたる。(Dr. Colin Adrain 提供)。

る細胞集団を 4 種類の異なる細胞表面分子(異なる蛍光物質で標識された抗体を用いて)で免疫染色して，フローセル中でその発現を同時に調べることが可能である。

フローサイトメーターから得られる情報はそれだけではない。細胞をレーザー光で照射した際に生じる散乱光や反射光から，細胞の大きさや細胞内顆粒の程度(細胞内小器官の密度)に関する情報も得られる。この前方散乱光や側方散乱光から得られる情報だけで，異なる種類の細胞の識別がしばしば可能である(図 6.15 a)。

このように，フローサイトメーターは，細胞集団の平均というよりも，単一の細胞の表現型を複数の要因で評価し，個々の細胞の抗原量や物理学的性質を記録する。多くのモノクローナル抗体と蛍光色素が開発されたことから，現在は非常に詳細な解析が可能となり，特に白血病の診断に大きく役立っている(p.399 参照)。

細胞内の状態も解析可能である。蛍光標識抗体(特に小さい Fab や一本鎖 Fv セグメント)が細胞内に入りこめるように細胞膜に透過性亢進のための処理を施せば，サイトカインや細胞内タンパクを検出することができる。ヨウ化プロピジウムのような DNA 結合性色素による DNA 量の測定や，細胞内に取り込まれた 5-ブロモデオキシウリジン(BrdU)を抗体で検出して DNA 合成を可視化すれば細胞周期も解析できる(図 6.15 b)。さらに，細胞内 pH やチオール濃度，Ca^{2+}，Mg^{2+}，Na^{+}濃度も，蛍光物質を用いて調べることができる。

▶ 他の標識抗体を用いた手法

蛍光標識物質に関する問題点として，シグナルが比較的短時間のうちに弱くなり，励起光(紫外光など)照射による蛍光色素退色も起こりうるが，実際には，解析を短時間で行えば問題はない。一方，アルカリホスファターゼ(図 17.9 参照)や西洋ワサビペルオキシダーゼ horseradish peroxidase(HRP)のような酵素で抗体を標識し，光学顕微鏡を用いた通常の組織化学的方法で観察することも可能である(図 6.16)。このような手法は比較的安定で，組織切片を染色するときには非常に有効である。

金コロイドを結合させた抗体は，電子顕微鏡観察の際の電子密度の高い免疫標識法で用いられる。異なる大きさの金粒子(図 8.13 参照)で抗体を標識することにより，少なくとも 3 種類の抗体を同じ切片に用いることができる。Fab′セグメントに undecagold(金粒子クラスター)を結合させると，より正確な抗原の空間的局在を知ることができる。また大きな免疫標識物質では到達できない部位も標識できる。しかし，鮮明な画像を得るためには高解像度の走査型あるいは透過型電子顕微鏡が必要である。

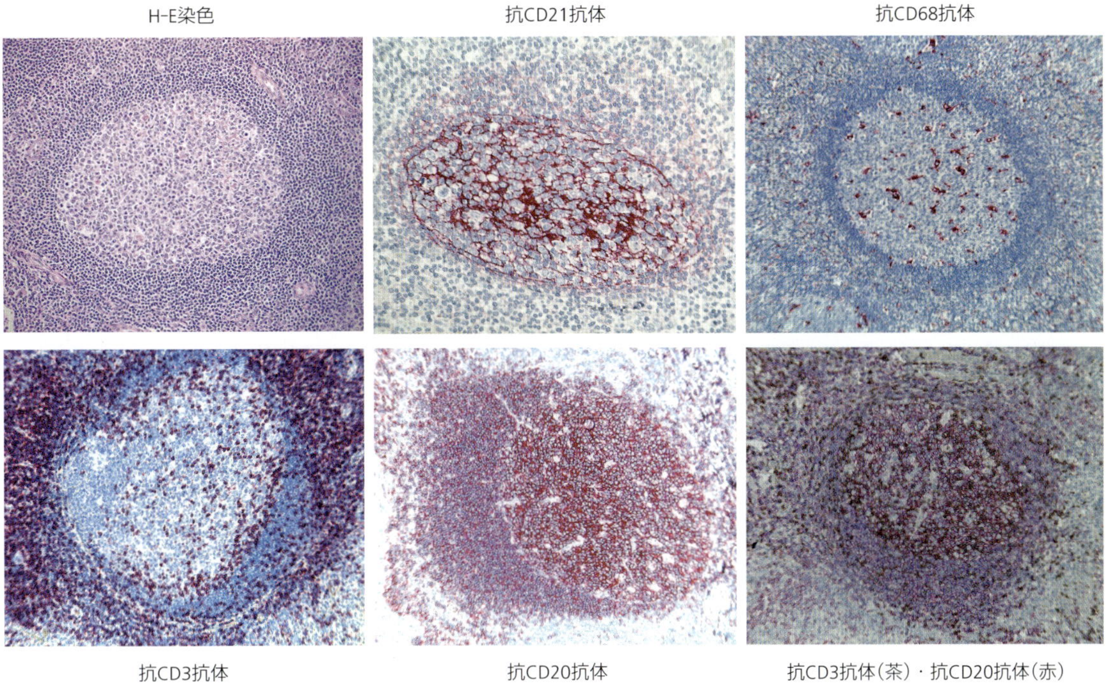

図 6.16　**ヒト扁桃濾胞中心の免疫組織学的解析。**ヒト扁桃切片をヘマトキシリン-エオジン(H-E)染色，あるいは CD21(濾胞樹状細胞や B 細胞上に発現する補体レセプター 2)に対する抗体，CD68(マクロファージが発現)に対する抗体，CD3(T 細胞)に対する抗体，CD20(B 細胞)に対する抗体，あるいは抗 CD3 抗体と抗 CD20 抗体で免疫染色をしたもの。(Dr. Andreas Kappeler 提供)。

抗体を用いた抗原の検出と定量化

▶ ELISA 法による抗原のイムノアッセイ

どのようなリガンド結合系においても，特異的結合物質の結合度を調べることによって分析物(測定対象物質)の濃度を求めることができるが(道しるべ 6.1)，抗体はほとんどすべての構造に対して作成が可能なため，イムノアッセイで広く用いられている。

ホルモンのような高分子分析物は，非競合的なサンドイッチ測定法を用いて測定され，この方法では，リガンド結合性抗体と結合したリガンド検出のために 2 種類の標識抗体を用いる(図 M6.1.1)。その場合，同じ分析物上の 2 種類の異なるエピトープに対するモノクローナル抗体があれば，2 つの類似物を識別する際により大きな威力を発揮する。たとえば，一方の抗体の分画交差反応性が 0.1，他方の交差反応性も 0.1 だとすると，最終的な交差反応性は 0.1×0.1，つまり類似物に対しては当該物質の 1% 程度しか反応しないことになる。化学発光法と時間減衰蛍光物質を用いると，非常に広範囲の分析物を高感度で測定できる。しかし，薬剤やステロイドホルモンのような低分子量物質に対してはこのサンドイッチ法はあまり実用的でなく，むしろ競合アッセイ(図 M6.1.1)が有用である。

ELISA 法(enzyme-linked immunosorbent assay，酵素免疫測定法)は，血清や細胞培養液中のサイトカインなどの抗原を測定する際に最もよく利用される方法である。きわめて単純な手法で，測定対象のタンパク質に対する特異抗体をプラスチックウェルに固相化する。その際にアルブミンのような当該物質と関連のないタンパク質を用いてプレートへの非特異的結合を防ぐ。目的抗原を含むサンプルを抗体固相化ウェルに加え，数時間培養することにより抗体に結合させる。洗浄により非結合物を除去し，一次抗体認識部位とは異なる部位に結合する抗体を用いて検出する。抗原は 2 種類の抗体に挟まれるので，サンドイッチ ELISA あるいは抗原捕捉測定法とよばれる。

検出抗体として HRP やアルカリホスファターゼなどの酵素で標識されたものを用いることにより，酵素基質を加えて発色させたり，ケミルミネセンス(化学発光)を生じさせることができる。既知濃度の標準物質との比較により，サンプル中の抗原濃度の測定が可能になる。

道しるべ 6.1　リガンド結合アッセイ

リガンドの測定は，それに対する特異的結合物質の結合率(F)により可能であるという考えから，高感度で幅広く測定できる新しい手法が開発された。リガンド結合アッセイは最初，サイロキシン結合タンパクを用いた甲状腺ホルモンの測定(Ekins)や，抗体を用いたホルモン濃度の推定(Berson & Yalow)のために導入された。これらの知見より，放射性免疫測定法が生まれた。この方法では，抗原を何らかの方法で標識する必要があり，放射性同位元素を用いるのが最も便利だったのでこのように命名された。

特異的結合物質の結合率と分析物濃度[An]の関係は，次式で表される。

$$F=1-(1/1+K[\mathrm{An}])$$

ここで，K はリガンド結合反応の結合定数である。F は非競合測定法や競合測定法で測定することができ(図 M6.1.1)，標準量の分析物から作成される標準曲線と相関する。

競合測定法では，最大限の理論的感度は，ε/K で表される。ε とは，実験的誤差(変動係数)である。誤差が 1%，$K=10^{11}\mathrm{M}^{-1}$ ならば，最大感度は $0.01\times10^{-11}\mathrm{M}=10^{-13}\mathrm{M}$ あるいは 6×10^{7}分子/ml である。非競合測定法では，高い特異的活性をもつ標識物質を用いることにより，うまくいけば，感度を $10^{2}\sim10^{3}$分子/ml まで下げることができる。しかし実際は，アッセイの感度とは，分析物をまったく含まないネガティブコントロール物質と比較して測定しうる最も低い濃度のことを示す。ネガティブコントロール測定する際に誤差があると，アッセイの感度は一定以上には上げることができない。

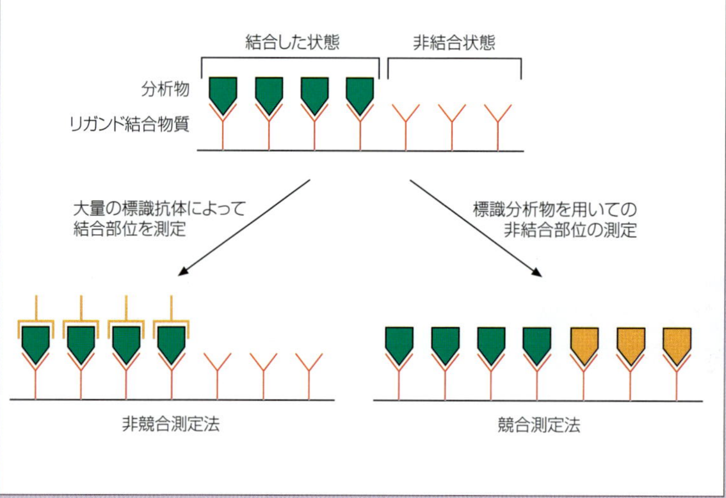

図 M6.1.1　リガンド結合アッセイの原理。 リガンド結合アッセイでは，リガンド結合性物質は，ここに示すように可溶性の状態あるいは固体と結合した状態で存在する。後者の利点は，結合性と非結合性の反応物を容易に分離できるからである。分析物と反応させた後，リガンド結合部位の占拠率は標識薬剤(オレンジ色)を用いた競合測定法または非競合測定法によって決定される。

▶ 抗原の比濁測定法

抗体が過剰に含まれている溶液に抗原を加えると，抗原-抗体複合体が形成され，前方散乱光を比濁計(p.132 参照)で測定すると，抗原濃度と正の相関を示す。多くのモノクローナル抗体が市販されたおかげで標準化が進み，比濁測定法は免疫グロブリン，C3，C4，ハプトグロビン，セルロプラスミンや C 反応性タンパク(CRP)などの濃度測定によく用いられる。1〜10 μl のごく少量の試料で分析できるが，サンプルが濁っていると問題になることがある。抗体なしのサンプルの濁度をテストサンプルの濁度から差し引くという方法もあるが，よりよいのは抗原-抗体複合体の形成速度を測定することである。複合体形成速度は，抗原濃度に相関するので，抗体なしのサンプルをあらためて用意する必要がない(図 6.17)。抗原過剰状態では可溶性複合体が形成されはじめるので，抗体過剰状態で抗原の定量をすることが必要であり，抗原を過剰に加えたものをコントロールとして測定する必要がある。

▶ イムノブロット法(ウェスタンブロット法)

ウェスタンブロット法は，あるタンパク質の相対的分子量の決定や，他のタンパク質との結合性を調べるためによく利用される。イムノブロット法により，目的のタンパク質が特定の刺激に応じて，発現

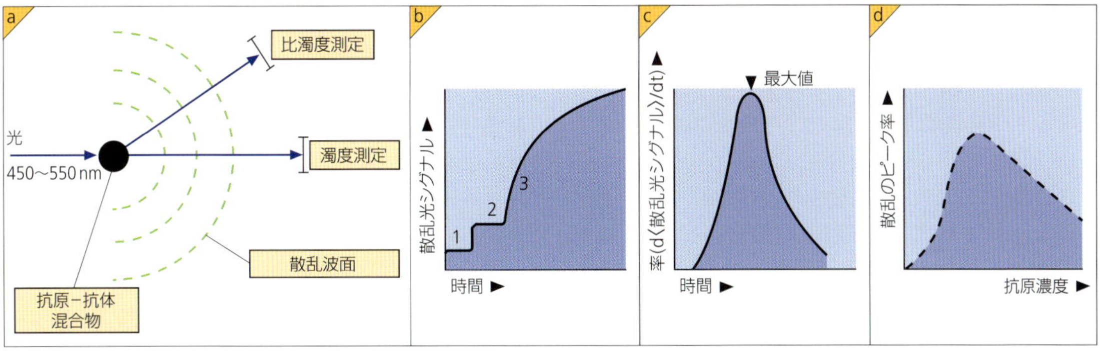

図 6.17　**比濁度解析。**(a)抗血清を添加すると，小さな抗原-抗体混合物が形成され(図 6.24 参照)，投射光を当てることにより，450～550 nm 波長付近の光が散乱する。比濁法では，70° 方向に散乱した光を検出する。(b)試料(1)と抗体(2)を添加した後，凝集を形成する割合(3)を散乱光シグナルから決定する。(c)装置内のソフトウェアで，散乱光の最大値を計算する。これは(d)に示すように，抗原濃度に関係する。('Array' rate reaction automated immunonephelometer の使用マニュアル，Beckman Coulter Ltd から許可を得て複製)。

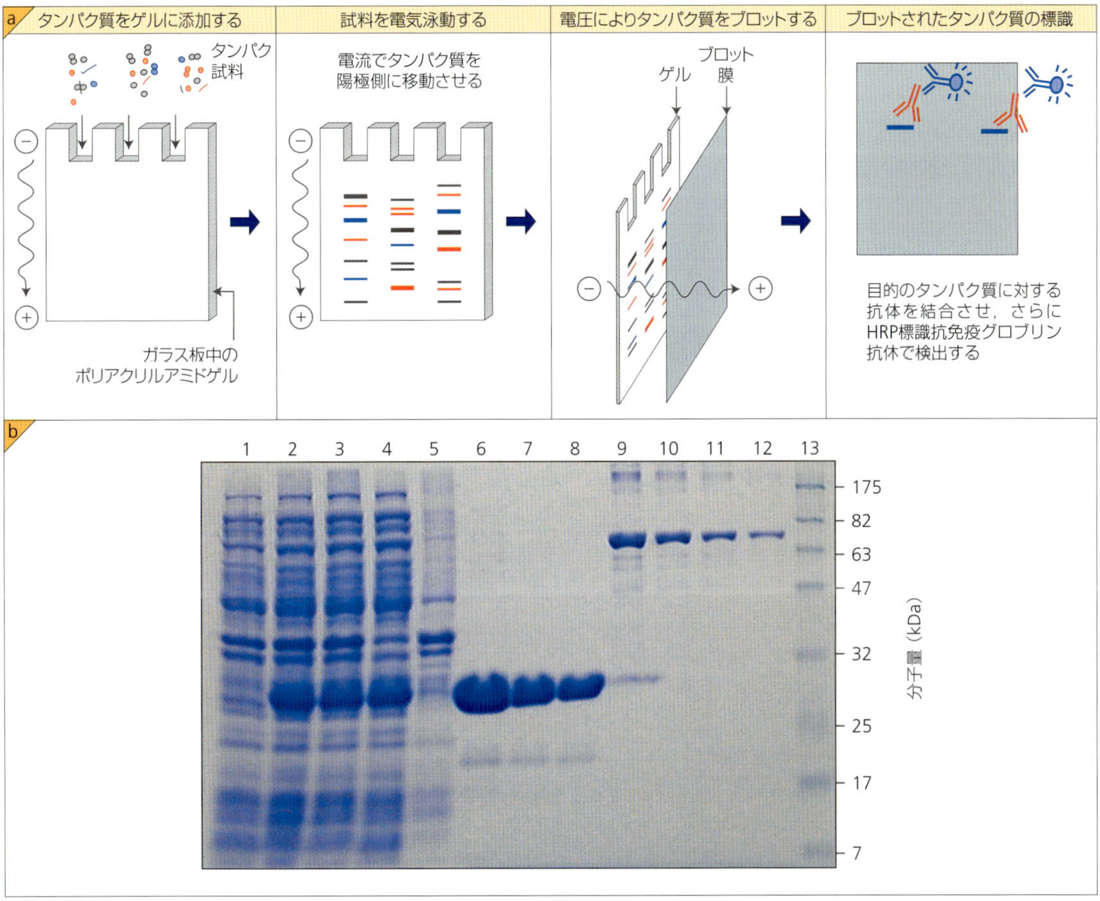

図 6.18　**イムノブロット法の原理。**(a)変性したタンパク混合物は，ゲルマトリックスを通過する相対的な移動度にもとづいて分離される。このゲルマトリックスは，アクリルアミドとビスアクリルアミドを重合させてポリアクリルアミドとしたもので，ガラス板の間(1.0～1.5 mm)に流し込んで作成される。試料をゲルに添加する前に，SDS を含むサンプル緩衝液中でタンパク質を熱変性させる。その後ゲルに添加し，2～3 時間電気泳動する。分離されたタンパク質は，PVDF やニトロセルロースからなるブロット膜に電気的に移動させ，抗体で標識する。そして，HRP 標識抗免疫グロブリン抗体を用いて抗体を検出する。(b)さまざまな細胞溶解物(1～5 レーン)，精製抗体(6～12 レーン)，分子量マーカー(13 レーン)を電気泳動後，クマシーブルーで染色した SDS-PAGE ゲル。(Sean Cullen 提供)。

量が増加したのか，減少したのか，切断されたのか，リン酸化，グリコシル化あるいはユビキチン化されたのかなどを調べることができる。まず2枚のガラスプレートの間にアクリルアミドとビスアクリルアミドを重合させてゲルを作成し，タンパク質の混合物を泳動する。タンパク質をポリアクリルアミドゲル電気泳動(PAGE)する際には，通常，タンパク複合体を界面活性剤やドデシル硫酸ナトリウムsodium dodecyl sulfate (SDS)存在下で加熱変性させる。SDSは陰性荷電をもつ分子で，熱を加えるとタンパク質と何カ所も共有結合を形成して変性させ，陰性荷電を与える。タンパク質をゲルに添加した後，電圧を上から下に垂直にかけると，タンパク質は，陰極側から陽極側へと流れていく。ゲルにはふるい効果があるため，複合体中のタンパク質は別々の帯(バンド)に分かれる。このとき，一番小さなタンパク質はゲルの最も下面まで流れる(図6.18)。

電気泳動によって分離したタンパク質から，抗体を用いて目的のタンパク質を同定する。そのためには，抗体がゲル中のタンパク質に結合する必要があるが，抗体は比較的大きなタンパク質なので，ゲル内に入りこみにくい。そこで，陽性荷電をもつ膜にゲルを“ブロット”して，電荷を帯びたタンパク質を膜表面に固相化する必要があり(図6.18)，このためには，ゲルに再度電圧をかけて，ゲルから膜上へとタンパク質を水平方向に移動させる。この際，ポリビニリデンジフルオロライド(PVDF)膜やニトロセルロース膜がよく用いられる。その後，目的のタンパク質に対するポリクローナル抗体またはモノクローナル抗体を用いて，目的のタンパク質を標識する。結合抗体は，HRP標識抗免疫グロブリン二次抗体と適切な酵素基質を添加することで検出できる(図6.19)。

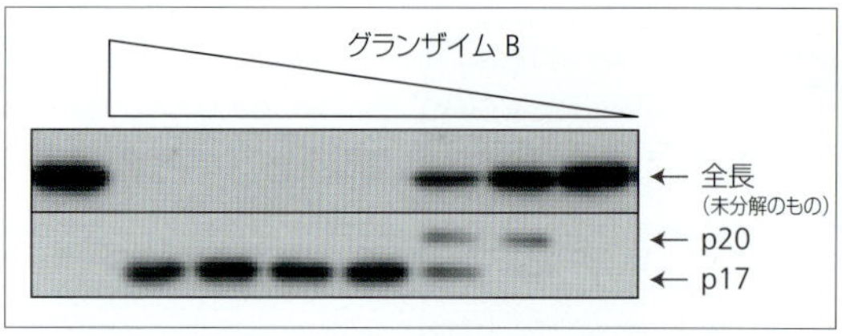

図6.19 **イムノブロット法を用いた解析。** CTL/NKプロテアーゼであるグランザイムB(GzmB)により分解されたカスパーゼ3。Jurkat T細胞由来のタンパク抽出物をさまざまな濃度のグランザイムBと混合した。グランザイムBはセリンプロテアーゼの一種で，標的細胞内に入り細胞傷害性T細胞やNK細胞によって分解される。細胞溶解物はSDS-PAGEゲルで分離され，ニトロセルロース膜にブロットされた後，カスパーゼ3に対する抗体でイムノブロットした。高濃度のグランザイムBによって，カスパーゼ3が分解(切断)されている。これらの分解過程によって標的細胞内のカスパーゼ3前駆体が活性化され，アポトーシスが促進される。(Dr. Colin Adrain提供)。

ただし，この手法は，界面活性剤で不可逆的変性を受ける抗原には用いることができない。また，変性抗原を用いる場合には，できるだけ多くの抗体がエピトープに結合できるように，ポリクローナル抗体を用いてブロットするほうがよい。

▶ 抗原複合体の免疫沈降

アガロースビーズなどのキャリアーに抗体を固相化すると，さまざまな抗原の混合物中から単一の抗原を精製することができ，そのような精製抗原を使うと，特定の抗原の性質やその抗原と結合するタンパク質などを解析することができる(図6.20)。このアプローチをわかりやすく説明するために，たとえばTLR4のような病原体認識に重要なレセプターに対してモノクローナル抗体を作成したと仮定する。そしてそのレセプターの細胞質ドメインを介したシグナル伝達に関与するレセプター会合タンパク質を同定したいとする。このためには，まず作成した抗TLR4モノクローナル抗体をアガロースゲルに固相化して免疫沈降法を行う。そして，適当なバッファー中で二度ぐらいビーズを遠心することにより，ゲルに固相化されなかった抗体を除去する。そして免疫沈降されたタンパク質の性状を調べるためにサンプルをSDS-PAGEゲルにのせて解析する。もし，ゲル上でレセプターに相当するバンドと免疫沈降のために用いた抗体に相当するバンドしか見られなかった場合には，残念ながら，目的のレセプターのみが免疫沈降されたということである。しかし予想外のところにバンドが見えた場合は，そのレセプターと会合する分子も共沈された可能性があるので，そのバンドを切り出す。抽出されたタンパクを質量分析計やアミノ酸配列分析計により解析する。実際はこれほど単純ではないが，タンパク質同定のための手法はきわめて高感度になっていることから，このような方法でよい結果が得られることが多い。

免疫沈降法は，この他にも応用がある。たとえばタンパクAがタンパクBと会合するかを検討する際には，同じ細胞に両分子を共発現させ，タンパクA(またはB)に対する抗体で免疫沈降を行いSDS-PAGE解析をする。ゲルを膜に移しウェスタンブロッティングし，その膜に抗タンパクB抗体を添加すると，タンパクBがタンパクAと共沈するか(すなわち会合しているか)がわかる。この方法は免疫沈降法の中でももっとも広範に使われているもので，タンパクどうしの結合の解析に非常に有効である。

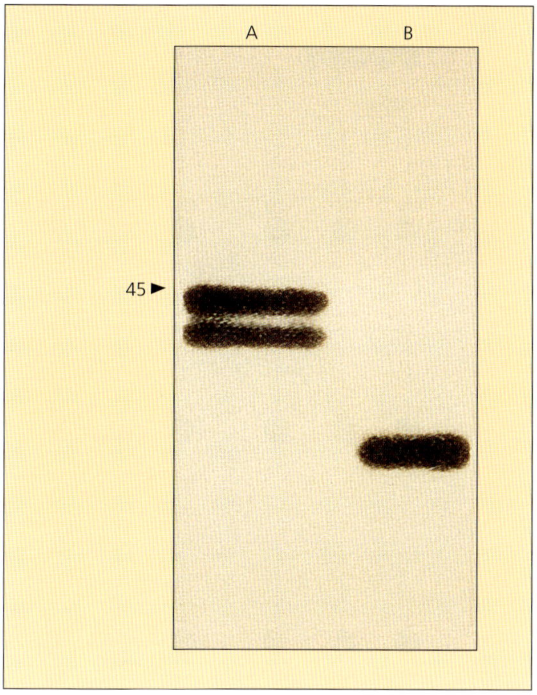

図 6.20　**細胞膜抗原に対する免疫沈降法。** 細胞膜上の MHC クラス I 抗原の解析（p.75 参照）。^{35}S-メチオニンで標識したヒト細胞膜を界面活性剤で溶解し，抗 HLA-A モノクローナル抗体と抗 HLA-B モノクローナル抗体と混合し，ブドウ球菌で免疫沈降する。沈降物を SDS-PAGE 電気泳動したオートラジオグラフ（A）は，HLA-A 鎖および HLA-B 鎖がそれぞれ分子サイズが 43,000 程度であることを示す（矢印は分子量 45,000 のマーカーの位置）。細胞膜溶解前にプロテアーゼ K で消化すると，HLA の細胞外領域に該当する分子量 39,000 の標識されたバンド（B）が検出できる。HLA は，分子量 4,000 Da の親水性カルボキシ末端が細胞内に存在し，モノクローナル抗体や組織タイピングの際に認識を受ける領域が細胞外に存在する（図 4.13 参照）。（Dr. M. J. Owen 提供）。

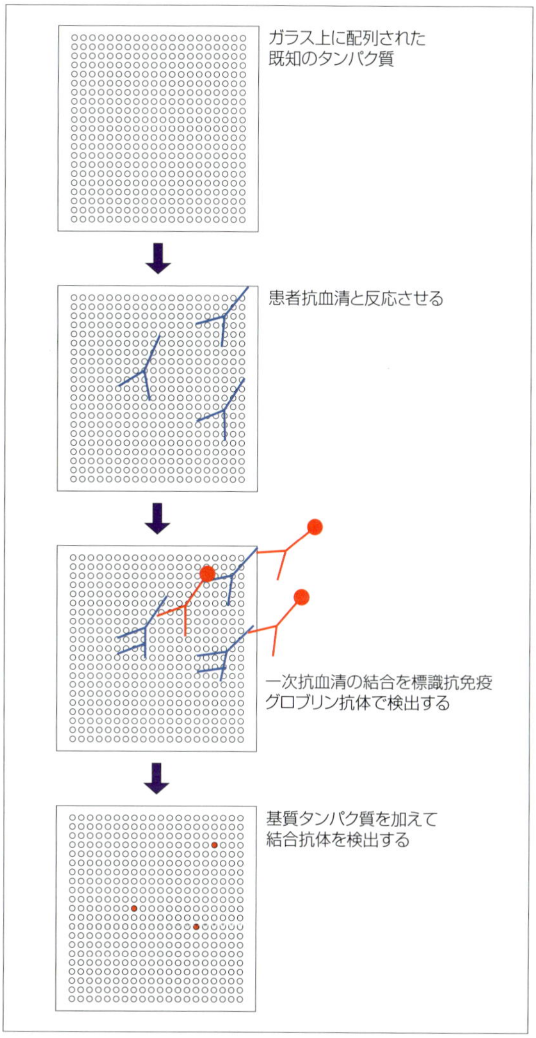

図 6.21　**タンパク質マイクロアレイ解析法を用いた血清プロファイリング。** 数千種類の既知タンパク質を特定の順番で配列させたタンパクアレイに対して患者血清を反応させると，血清中の抗体がどのような抗原と反応するかを決定できる。結合抗体は適切な抗免疫グロブリン抗体により検出できる。

▶ タンパク質アレイと抗体アレイ

すべてのヒト遺伝子の cDNA が容易に入手可能になったことから，どのようなタンパクでも簡単に発現させることが可能になり，単純な分子的手法で目的とするタンパク質を精製できるようになった。これは，ヒトだけでなく，酵母や多くの細菌，ショウジョウバエやその他の生物種でも同様である。タンパク質の網羅的な発現解析を行う方法としてタンパク質アレイがある。この方法では，何千種ものタンパク質（タンパク質全体あるいはその断片）を微量のスポットとしてスライドガラス上に固相化する。各アレイでは，決まった位置に微量の単一の既知タンパク質を固相化する。このスライドガラスに対して，抗血清，またはモノクローナル抗体を使ってプローブすると，抗体と反応するタンパク質を同定できる。この手法により，近い将来，患者の血中にあるどんな自己抗体でも 1 回の手技でその同定と定量が可能になるはずである。抗原に反応した抗体が光るように工夫すると，抗体試料がどの抗原と反応したかを光った位置から照合できる（図 6.21）。このような抗体アレイ法は，新規自己抗原の同定や，自己免疫疾患の迅速な診断や分類，病気の進行度のモニタリングに有用になると思われる。そのほかに，この方法はモノクローナル抗体・ポリクローナル抗体と交差反応を示す一群のタンパク質を迅速に同定するためにも応用可能である。臨床的には，特定の病気の診断用に特化した規模の小さいアレイが用いられている。

タンパク質アレイと同様に，多種の抗体をガラススライドやその他の支持体上に固相化して抗体アレイを作成することも可能である。このような抗体アレイを用いると，同一サンプル中に多種の抗原がある場合でも同時測定が可能である。たとえば，抗サイトカイン抗体アレイでは，サンプル中に存在する多種のサイトカインを同時に検出できる。

エピトープマッピング

▶ T 細胞エピトープ

あるタンパク質全体のアミノ酸配列がわかれば，T 細胞エピトープの同定は容易である。これらのエピトープは直鎖状構造をとるので，マルチスピン・ソリッドフェーズ合成法を用いて，直鎖状の配列が重複する一群の短いペプチド(細胞傷害性 T 細胞では 8～9 アミノ酸残基，ヘルパー T 細胞では 10～14 アミノ酸残基，図 6.22)を合成する。そして，そのうちのどれが抗原特異的 T 細胞クローンを増殖させるかを調べることにより，T 細胞エピトープの同定ができる。

抗原が未知の場合には T 細胞エピトープを同定するのは上に述べた場合ほど簡単ではない。ランダムなペプチドライブラリーは作成可能だが，一定数以内のペプチド数をつくるためには工夫が必要である。データベースに蓄積された情報を使うと，重要なアンカー残基の決定やその近傍の関連アミノ酸残基をペプチドライブラリーから同定できる。つまり，特定の位置に存在するアミノ酸残基に注目して，それに隣接する任意のペプチドをペプチドライブラリーから探し出すというポジショナルスキャニングの手法を用いて，エピトープの同定を行う。

▶ B 細胞エピトープ

もしエピトープが一次アミノ酸配列を反映した直鎖状のものであれば，前述の方法を応用して，アミノ酸配列が重複する一群のペプチドとの反応性を調べることにより，抗体が認識するエピトープを同定できる。しかし困ったことに，球状タンパク質上では抗体が認識するエピトープは非連続的で，どのようなアミノ酸配列がつながってエピトープを構成するのかは不明である。短い直鎖状配列がつながって非連続的エピトープをつくるのであれば，重複ペプチド法は一部使えるかもしれない。

このような非連続ペプチドからなるエピトープと似たもの(Dr. Geysen はこれをミモトープと命名した)を作成するための 1 つの方策として，ランダムな組合せの 6 アミノ酸ランダムペプチドをコードするバクテリオファージ・ライブラリーがある。このライブラリー作成には，まず任意の組合せの 6 つのアミノ酸残基からなるペプチドをコードするオリゴヌクレオチドをバクテリオファージの外被タンパク遺伝子と融合させ，それを適当な発現ベクターに挿入し，さらに大腸菌で増殖させることにより，最大 10^9種ぐらいの異なったクローンが作成できる。この系のすばらしい点は，このバクテリオファージが特定の 6 アミノ酸ペプチドを外被タンパク質上に発現すると同時に，自分自身のゲノムの中にそのペプチド遺伝子をもっているという点である(p.115 参照)。したがって，これらのファージにビオチン化抗ペプチドモノクローナル抗体と反応さ

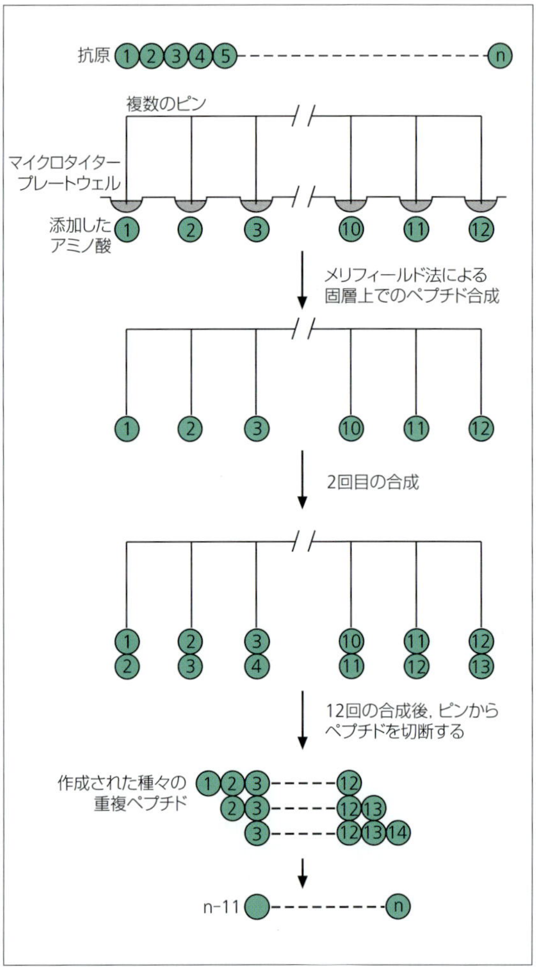

図 6.22　重複ペプチド配列を用いたエピトープ解析(PEPSCAN)。 96 マイクロタイタープレートウェルの各ウェルにはピンが 1 本あり，この上でペプチドが合成される。図に示すように，必要部分の長さをカバーする重複ペプチドを作成する。ペプチド切断部位を配列に含めておくと，すべての合成後，可溶性ペプチドとして切り出すことができる。

せ，ストレプトアビジンを固相化したプレート上で選択をくり返すと，抗体反応性のファージのみがプレートに結合し，そのファージを選択的に得ることができる。そして，そのファージのヌクレオチド配列を解読すれば，当該エピトープのペプチド配列がわかる。

非タンパク抗原も，上に述べたのと同様にペプチドライブラリーを使うことで模倣することができる。1 つの例は，D-アミノ酸 6 残基ペプチドライブラリーを使って *N*-アセチルグルコサミンのミモトープを同定したことである。他にも，一本鎖 Fv（scFv）ライブラリーを使って髄膜炎菌由来の糖鎖に反応するイディオタイプを同定した例がある。

抗体量の測定

抗原と抗体は，お互いに結合することから，抗原の定量化のために抗体を用いることができ，同様に，抗体の定量化のために抗原を使うことができる。これについて詳述する前に，血清中の抗体について説明する。

たとえば，単一のモノクローナル抗体溶液であれば，抗体の親和性や特異性を正確に測定することが可能であり，さらにこの抗体が不純物を含まず自然の高次構造をもっていれば，濃度も ng/ml などの単位を使って表すことができる。しかし，抗血清中に存在する抗体量を測定するとなるとそう簡単ではない。というのは，その免疫グロブリン中には異なる親和性を示す抗体が多種類存在し，さらにそれぞれは異なる量，存在するからである（図 6.23 a）。

IgG 全体の平均会合定数 K_aは，抗原との全体的な相互作用を質量作用公式により決めることができる。でも，どうすれば IgG 中に存在する実際の抗体量を決定することができるのだろうか？　通常，これは抗体の機能解析に依存することが多い。たとえば感染性のウイルスに対して中和機能があるか，細菌の貪食を促進させるか，補体による溶菌を可能にするか，毒素を中和できるか，などの機能解析がある。しかし，きわめて低親和性の抗体だと，抗原と十分に複合体を形成できず，このような解析は役に立たない。

臨床検査などにおいては，このような機能的解析は手間が多く高価であることから，免疫化学的アッセイがよく用いられる。このアッセイでは中程度から高い親和性をもつ特異抗体とその量を測定できる。多くの場合，このような検査では，通常は一定量の抗原量に対する抗体の結合量を測定している。この方法では，高親和性抗体が中程度存在しても低

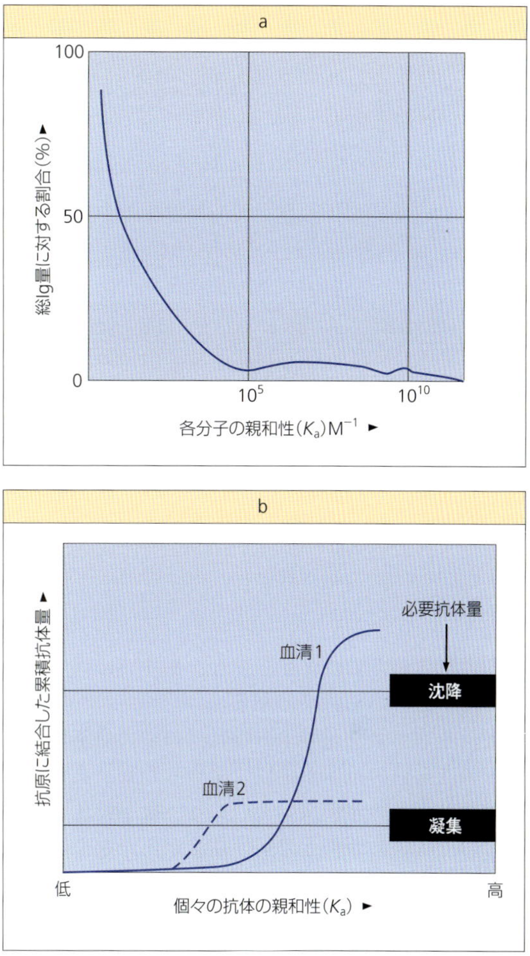

図 6.23　**個々の血清中に存在する IgG の親和性と量的分布。**（a）1 人の個人の血清中に存在する IgG 分子の特定の抗原に対する親和性の分布を模式的に示す。血清中には抗原に効率よく結合できない低親和性抗体が多量に存在する。これに対して高親和性抗体はきわめて少量だが，感染の際に増加する。（b）抗原結合試験での陽性度と抗体親和性分布の関係。すべての分子が同じ親和性 K_x，非結合抗体の濃度を［Ab_x］とすると，質量作用の公式は以下のようになる。

複合体が形成された量［AgAb］$\propto K_x$［Ab_x］

特定の抗原［Ag］に対して

血清中のもっとも親和性の低い抗体を横軸の左にとり，特定の抗原への抗体の結合量を縦軸にプロットした。予想どおり，非常に親和性の低い抗体は抗原結合にかかわらない。血清 2 は，低親和性の抗体をより多く含み，高親和性抗体はほとんど含まないが，凝集試験に必要な程度の親和性があるために凝集反応は陽性になる。しかし，血清 1 ほどの高親和性がないために沈降試験では陰性になる。血清 1 には血清 2 に比べてより多くの高親和性抗体が含まれているために，かなり希釈されても凝集試験では陽性を示す。沈降試験は凝集試験に比べて低感度で，より多くの複合体ができないと沈降反応は見られない。したがって同じ血清でもこれらの試験方法では陽性反応が得られる希釈率は異なる。同一血清でも沈降力価は凝集力価よりもずっと低い。

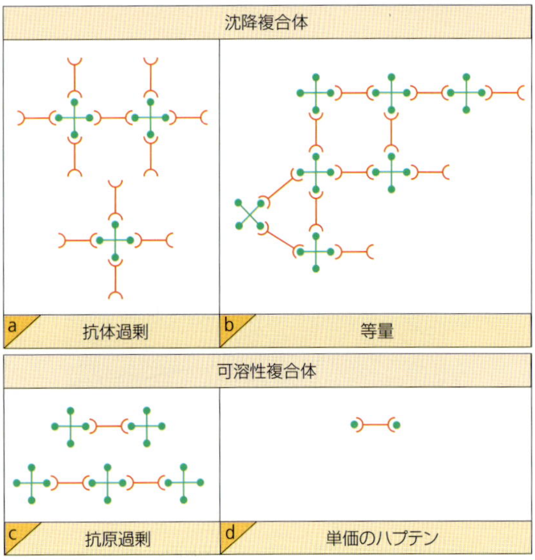

図 6.24　**四価の抗原（）と二価の抗体（）を異なる割合で混合した際に形成されるであろう複合体を仮想的に図示した。**実際には，抗原価は同程度ではなく，図示するような同一の決定基からなるのではないと思われる。(a)抗体が大過剰の場合，抗原決定基は飽和し，抗原–抗体のモル比は抗原価に近いものとなる。(b)抗原と抗体が等量存在する場合，抗原と抗体の大部分は大きな格子を形成して典型的な免疫沈澱物ができる。(c)抗原が大過剰の場合，抗体の 2 つの結合部位は急速に飽和し，複合体のほとんどは抗原 2 分子と抗体 1 分子からなる。(d)単価のハプテンは抗体に結合するが架橋できない。

親和性抗体が多量に存在しても，あるいは両者が混ざっていても同じ結果となる。

血清サンプルを比較する際に，一定の血清希釈度でどのくらいの抗体が抗原に結合したか，あるいは血清サンプルの希釈系列をつくり，標準抗体に比べてどのぐらいの希釈度で陽性結果が出たかを調べることにより，特異抗体量の多少を測定する。これが**抗体価** antibody titer とよばれるものである。たとえば，ある血清を 10,000 倍希釈しても凝集反応が陽性だとする（図 6.29 参照）。この抗体を利用すれば，この 1/100 の強さの血清の力価を決める際の標準試料となる。ただし注意すべきは，血清の抗体価は検査の感受性で変動しうることである。というのは，凝集反応などの高感度アッセイでは少量の抗体でも抗原と結合できるが，沈降アッセイのような低感度アッセイにおいては検出の際に，高濃度の抗原–抗体複合体が必要だからである（図 6.23 b）。

以上まとめると，異なる血清サンプル中の抗体量の比較は，一定量の抗原に対する結合量を比較するか，あるいはどのくらいの希釈度で抗体効果が陰性になるかという抗体価検定をすることにより，可能である。この方法で得られる値は，抗体量と抗体価の両者に影響されるが，その抗血清の有効性を示す指標となる。

▶ 溶液での抗原–抗体相互作用

古典的沈降反応

強い抗血清に対して抗原溶液を徐々に量を増やしながら添加していくと，やがて抗原–抗体沈降物が形成される（図 6.24 a，b）。抗原と抗体がお互いに架橋されると三次元構造を形成し，John Marrack が指摘したように，抗体分子の Fc どうしが会合することによって大きな沈降物ができてくる。ここにさらに抗原を添加すると，凝集反応は最大値に達し（図 6.24 b），その後はあまり沈降物ができない。この段階では，上清にも可溶性抗原（Ag）–抗体（Ab）複合体が存在し，Ag_4Ab_3，Ag_3Ab_2，Ag_2Ab などの複合体が見られる（図 6.24 c）。抗原が大過剰の場合には，超遠心解析では主に Ag_2Ab 複合体が検出され，これは IgG 抗体 1 分子に 2 つの結合部位が存在するためである（電子顕微鏡試験については図 3.10 参照）。

血清中には最大 10％程度の非凝集性抗体が存在するが，それは主に一価のものである。その理由は，これらの抗体では一方の抗原結合部位にオリゴ糖修飾が存在し，この部位では抗原結合が立体的に阻害されているからである。また，一般に，抗原–抗体複合体を沈降させるためには，かなり高濃度の抗原と抗体が必要である。したがって，抗原–抗体複合体が沈降物を形成しない場合の抗体価の測定には，種々の変法を用いることが必要となる。

非凝集性抗体は比濁計により検出可能である

希釈した抗原–抗体溶液を混合すると，少量の凝集物ができて溶液が濁るが，試料に投射光を当てて前方散乱光を測定すると，その混濁度が測定できる（比濁計の原理）。そして，レーザーを利用して単波長の光を当て，ポリエチレングリコールを溶液に加えて凝集物のサイズを拡大することにより，測定の感度を上げることができる。比濁計は，実際は抗体よりも抗原の検出によく使われる（図 6.17 参照）。

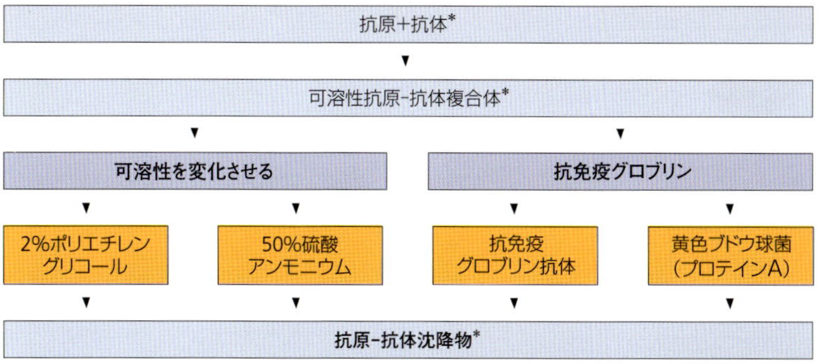

図 6.25　可溶性抗原複合体の沈降を示標にした標識抗原(＊Ag)に対する抗体の結合能の測定。(ⅰ)溶解度を変化させることで，抗原-抗体複合体は沈降するが，結合していない抗体および抗原は溶解したままで残る。または，(ⅱ)抗免疫グロブリン抗体を加えると，沈降させることができる。さらに，ブドウ球菌表面のプロテイン A に免疫グロブリンの Fc 部分を結合させ，形成された複合体を遠心し沈降させる。沈降物中の標識レベル(放射性活性)は抗原結合能を反映する。

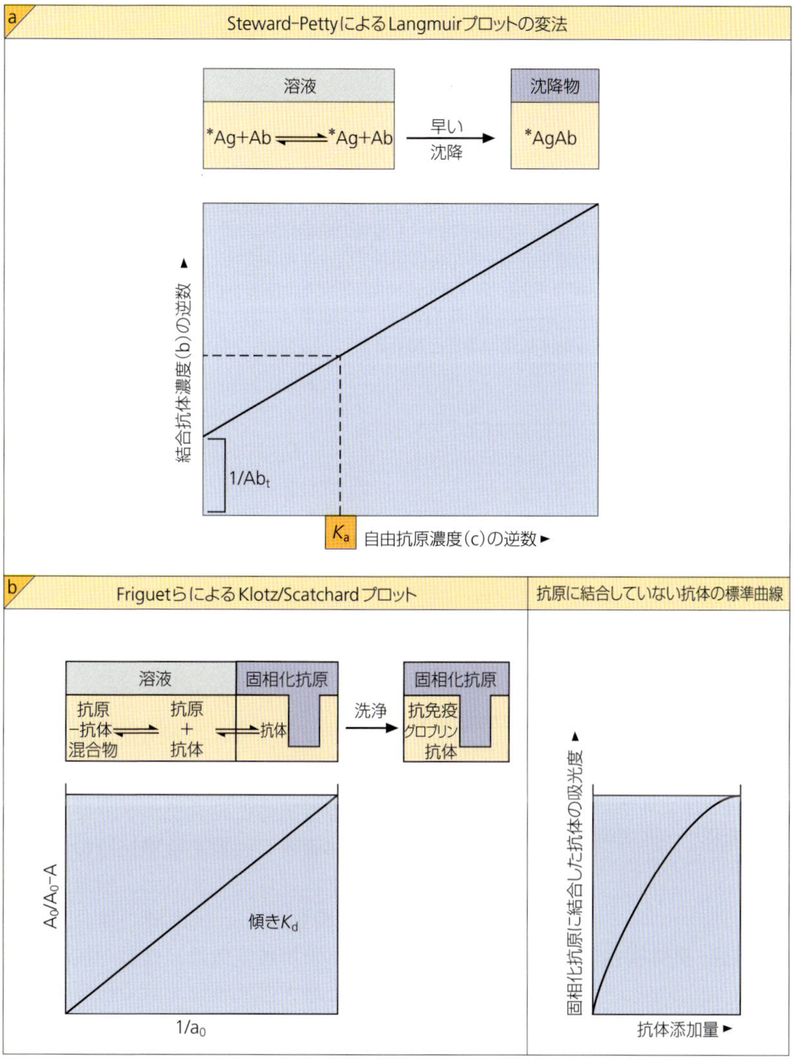

図 6.26　大きな抗原に対する親和性の決定法。異なる濃度における抗原-抗体間の平衡状態は，次のようにして決定される。

(a)ポリクローナル抗血清では，Langmuir の公式の Steward-Petty 変法を用いることができる。

$$1/b=1/(Ab_t \times c \times K_a)+1/Ab_t$$

ここで，Ab_tは抗体結合部位の総数，b は結合抗体濃度，c は抗体が結合していない抗原の濃度，K_aは平均親和性定数を表す。無限の抗原濃度ではすべての抗体上の抗原結合部位は飽和され，$1/b=1/Ab_t$となる。抗原結合部位の半数に結合すると $1/c=K_a$となる。

(b)モノクローナル抗体では，Friguet らの方法を用いる。はじめに，抗原と結合していない抗体の標準曲線を，固相化抗原への結合比率から描く。結合した抗体は，酵素標識抗免疫グロブリン抗体を用いて測定する(ELISA 法)。この標準曲線を利用して，溶液中の抗原と結合していない抗体と平衡状態にある抗原の量を，固相化抗原にどれくらい抗体が結合したかで決定する(固相化抗原の量は少ないので溶液の平衡状態に実質的に影響を及ぼさない)。Klotz の式と Scatchard の式を組み合わせると，

$$A_o/A_o-A=1+K_d/a_o$$ となる。

A_oは，抗原非存在下の ELISA での抗体の吸光度(OD)，A は抗原濃度 a_o存在下の吸光度。A_o は抗体濃度の約 10 倍。曲線の傾きからK_dが求められる(標識分子には＊がつけられている)。

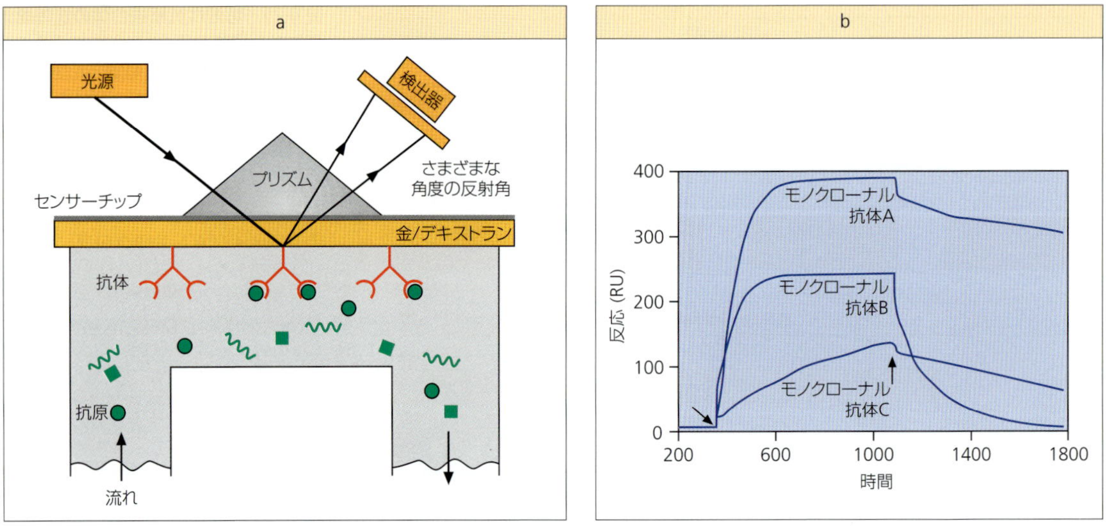

図 6.27　表面プラズモン共鳴法。（a）原理：抗体を固相化したセンサーチップに抗原が結合すると，反射角が変化する。（b）これは，抗原添加の際の会合と解離を反映したものである。この例では，1 種類の固相化モノクローナル抗体に対して，3 種類の抗原が注入されている。矢印は抗原注入の開始と終了の位置を示し，その後緩衝液で洗浄する。抗体に対して抗原が結合したり，していなかったりする（Biacore AB の Dr. R. Karlsson のデータを利用。G. Panayotou〈1998〉Surface plasmon resonance より。Delves P. J. & Roitt I. M.〈eds〉*Encyclopedia of Immunology*, 2nd edn. Academic Press）。この装置は，センサーチップに抗原を固相化し，抗体を液体として加えたり，その他の単一リガンド結合アッセイに用いることができる。

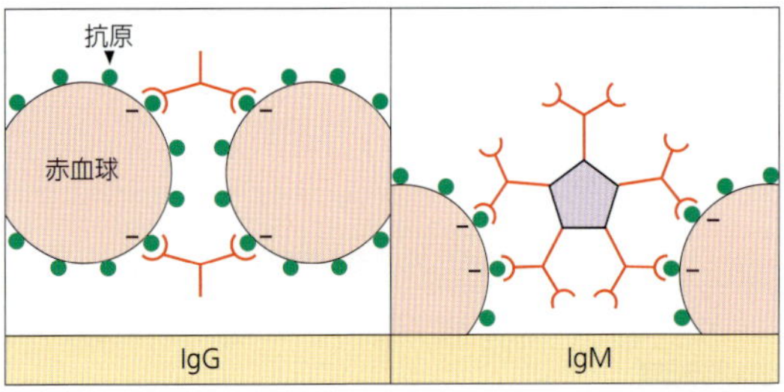

図 6.28　抗原固相化粒子が凝集するメカニズム。抗体による架橋で大きな凝集ができる。赤血球の場合，細胞表面の電荷に打ち勝つためにいくつかの架橋が必要になる。IgM は IgG よりも強い凝集促進効果をもつ。それは IgM がより多くの結合部位をもつことと，電荷を帯びた細胞が一定の距離を保てるからである。

非凝集抗体により抗原-抗体複合体の沈降が可能である

抗血清サンプルの相対的な抗原結合量は，放射性同位元素で標識した抗原を用いることにより測定可能になる。形成された抗原-抗体複合体は，その溶解度を変化させたり，抗免疫グロブリン試薬を使うことにより，沈降させることができる（図 6.25）。

抗体の親和性測定

5 章で述べたように（p.91 参照），抗体の抗原に対する親和性は，会合定数（K_a）またはその逆数である解離定数（K_d）によって示すことができ，これらの数値によって可逆的な抗原-抗体反応の強さが規定される。K_aは次のような平衡状態における質量作用公式で定義される。

$$K_a = \frac{[\text{抗原-抗体複合体}]}{[\text{遊離抗原}][\text{遊離抗体}]}$$

小さなハプテン類では K_a測定のために平衡透析法が使えるが，通常扱う抗原はもっと大きなものが多く，別の方法を用いる必要がある。たとえば，放射標識された抗原を，量を増やしながら一定量の抗体に加え，上述した方法を用いて，たとえば抗免疫グロブリン抗体を用いて，可溶性複合体を沈降させ，遊離型抗体と結合抗体を分離する。抗原に結合した抗体濃度の逆数を遊離抗原の濃度の逆数に対してグラフにプロットすると，解離定数の計算が可能になる（図 6.26 a）。抗血清の場合，この方法によって得られた解離定数は，複数の抗体成分の親和性の平均値と最大抗原量における抗原結合部位数の両者を反映したものである。

抗体の親和性を測定するためにさまざまな ELISA 法が開発されている。1 つの系では，まず抗体を抗原に結合させ，チオシアン酸などの不安定化作用物質を次第に増量しながら加え，抗原から抗体を遊離させる。抗体の親和性が高いほど抗体を遊離させるためにより多くの不安定化作用物質を加えることが必要になる。この他に，Friguet らによって開発された間接的競合系がある（図 6.26 b）。希釈系列の抗原に対して一定量の抗体を加え，平衡状態での遊離抗体量を固相化抗原への二次的な結合を指標に測定する。この手法を使えば，抗原を標識することがないので，抗原標識によってK_a値が影響を受けることはない。しかし，抗原を固相化することによって立体構造が変わる可能性があり，実際は可溶性抗原との一次反応を調べるほうがよい。最近，抗体の親和性測定のために**表面プラズモン共鳴法** surface plasmon resonance がよく使われるようになっている。この装置では金薄膜上にデキストランを介してモノクローナル抗体を固相化したセンサーチップをガラスプリズムの上にのせ，チップに光を当てた際にチップ上で起こる光の屈折率の変化を測定する（図 6.27 a）。チップ上に流れこむ抗原が固相化抗体に用量依存的に結合し，それに応じて光の屈折率が変化する。この方法では抗原–抗体反応の結合，解離の速度論的なデータが得られ，すなわち結合定数，解離定数が得られることから（図 6.27 b），種々の抗体を比較することができ，抗体上の点変異によって生じた微妙な結合力の違いを判定することができる。

▶ 抗原で覆われた粒子の凝集

多価性抗原を抗体で架橋すると沈降が起こるが，細胞や高分子量分子どうしなどに抗体を用いて架橋すると凝集する。ほぼすべての細胞で表面に荷電があることから，細胞どうしが架橋するためには，電荷に打ち勝つためにある程度の抗体量が必要になる。したがって少数の決定部位をもつ細胞どうしでの凝集は難しく，抗グロブリン処理などの付加的手法を用いる必要がある。多価性抗体である IgM は IgG に比べて結合力が高いため，より優れた凝集促進剤である（図 6.28）。

凝集反応は，細菌の種類や赤血球の同定に使われる。凝集反応は白血球，血小板や精子でも起こる。ある種の男性不妊症では精子どうしの凝集反応が見られる。凝集試験は高感度で簡便なため，その応用として，人工的に可溶性抗原を赤血球，ラテックスやゼラチン粒子などに固相化して，そこに結合する抗体を同定することが行われている。たとえば，抗原を固相化したラテックスと IgG の凝集は，リウマチ因子の検出に用いられる。抗原を固相化した粒子は，U 型マイクロタイタープレートで抗体と反応させると，ウェル底に凝集し，このパターンにより結果の判定ができる（図 6.29）。この手法は，微視的凝集よりも感度の高い指標である。さらに微小な凝集度を定量化するには，比濁度計やコールターカウンター（精密粒度分布測定装置）などを使うことができる。

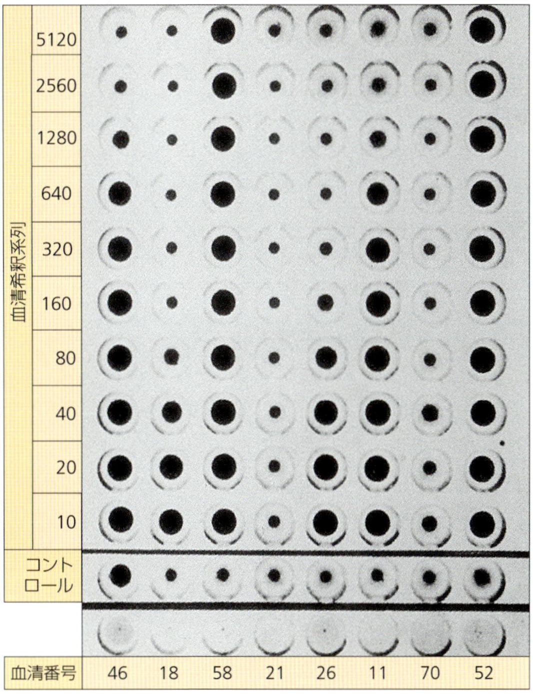

図 6.29　**サイログロブリンに対する自己抗体による赤血球凝集試験。**サイログロブリンを固相化した赤血球を患者血清の希釈系列に加える。無処理の細胞を血清で 1：10 希釈し，コントロールとする。陽性コントロールは，ウェルの底を細胞で敷きつめる。このウェルは V 字型の断面をしているので，陰性コントロールでは細胞が V 字型ウェルの底に沈み，容易に認識できる小さなボタン状沈降物が形成される。明確に陽性反応を認める最も高い血清希釈倍率の逆数を力価とする。図中の力価は，左から右に 640，20，>5120，陰性，40，320，陰性，>5120 である。血清番号 46 では，コントロールが若干陽性となっている。そのため，未処理細胞で吸収後，再検する必要がある。

▶ 固相化抗原を用いた抗体イムノアッセイ

原理

血清中の抗体価は，プラスチックチューブやマイクロタイタープレートなどに固相化された抗原に対する結合力により測定できる。結合抗体は，他動物種で産生され標識された抗 Ig 抗体を添加することにより検出される（図 6.30）。たとえば，自己 DNA に対して抗体をつくる全身性エリテマトーデス systemic lupus erythematosus（SLE）の診断を例にとる（p.418 参照）。疾患が疑われる患者血清を抗原（この場合は DNA）を固相化したウェルに添加すると，反応性抗体があると抗原に結合し，非反応抗体は残りの血清タンパクとともに洗い流される。結合抗体は，^{125}I 標識ウサギ抗ヒト IgG を添加し，測定する。すなわち，非結合 IgG を洗い流した後に得られる試験管内放射能量により，患者血清中の自己抗体量が測定できる。異なるアイソタイプの抗体は，特異的抗血清を使うことにより同定できる。たとえばアレルギー患者の IgE 抗体を放射線アレルゲン吸着試験 radioallergosorbent test（RAST）で測定するとしよう。この場合，花粉などのアレルゲンをペーパーディスクに共有結合的に結合させ，次に患者の血清を添加する。ペーパーディスクに結合したアレルゲン特異的 IgE は，標識抗 IgE 抗体を加えることにより，測定される。

さまざまな標識法が使用可能である

放射性標識法は高感度であるが，いくつかの不都合なことがある。それは，保管中に放射能が減衰するために感度が低下すること，放射線により標識物が変性しうることや，さらには，ヒトに害を与えないように注意を払う必要があることなどである。したがって，しばしば別の標識法が利用される。

ELISA（酵素免疫測定法）：溶液中で発色反応を起こす酵素としては，たとえば西洋ワサビペルオキシダーゼ（HRP）や仔ウシ小腸由来アルカリホスファターゼ（AP）などが現在もっとも有用なものとして用いられている。この他にもクロカビのグルコースオキシダーゼ，ダイズのウレアーゼ，大腸菌由来の β-ガラクトシダーゼなどがある。ホスファターゼ反応の増幅のためには，ニコチンアミドアデニンジヌクレオチドリン酸（NADP）を基質として使い，NAD を産生させる方法が用いられる。NAD は補酵素として働き，あらたに次の酵素反応を起こすことができる。

他の標識法：レンサ球菌由来のプロテイン G やブドウ球菌由来のプロテイン A を酵素で標識したものが IgG の検出に用いられる。ビタミンの一種であるビオチンで標識する方法も頻繁に使われる。ビオチン化タンパク質は，酵素で標識したアビジンやストレプトアビジン（後者のほうが非特異的結合が少ない）により容易に検出できる。両者ともに，ビオチンに対して非常に高い特異性と親和性を示す（$K = 10^{15}\ \mathrm{M}^{-1}$）。

触媒として HRP を用いるルミノール化学発光反応系では，酸化されたルミノール基質からの発光強度と発光持続時間が化学発光増強剤により増強され，このために高感度となり，測定範囲が広がる。また，時間分解蛍光測定法は特に重要で，希土類元素の 1 つであるユーロピウム（Eu^{3+}）のキレートを利用したもので，抗原アッセイにおいてよく使われる。

免疫複合体の検出

免疫複合体検出法には多種類あるが，免疫複合体はその大きさ，補体結合性，Ig クラスなど多様であることから，複数の手段を用いて検出するのがよい。よく使われるのは以下に述べる 2 つの方法である。

1．血清から，IgG 単量体を沈殿させない濃度のポリエチレングリコールを用いて IgG 複合体を沈降させる。そして，沈降物中の IgG を一元免疫放射拡散法 single radial immunodiffusion（SRID）またはレーザー比濁度法により測定する。

2．C3b を含んだ免疫複合体をウシのコングルチニン（補体と結合するレクチンタンパク質，p.16 参照）固相化ビーズに結合させ，複合体中の Ig を酵素標識抗 Ig で測定する。

この他にも，（ｉ）^{125}I-C1q を複合体に結合させ，ポリエチレングリコールと共沈澱して，沈降物の放射測定をする，（ii）リウマチ因子添加により IgG 被覆粒子が凝集するが，これを複合体が阻害する能力

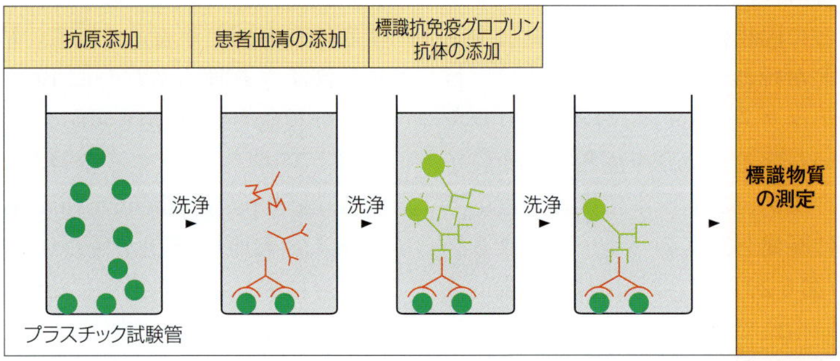

図 6.30　**抗体を用いた固相化イムノアッセイ。**はじめに IgG を固相化するが，その際に非特異的結合を減らすために，乾燥スキムミルクやウシ血清アルブミン等の無関係なタンパク質を用いてプラスチック表面の非特異的結合部位をブロックする必要がある。タンパク質の立体構造はプラスチックに結合すると変化することがあることから，この場合，溶液中のチトクロム c のアポ体とホロ体を区別できるはずのモノクローナル抗体が両方の固相化タンパク質に等しく結合している。カルボキシ誘導体プラスチックに共有結合させたり，固相化二次抗体を用いて抗体を結合させると，このようなことはあまり起こらなくなる。

を調べる，(iii) Raji 細胞株上の C3b レセプターに結合した（ある程度は Fc レセプターにも結合する）血清複合体を放射標識抗 Ig で検出する，などの方法がある。免疫複合体を有する患者の血清は 4℃で沈降を示すことがある（寒冷凝集）。血清中の C3 と C3 変換産物を測定することも免疫複合体測定法の 1 つである。組織に結合した免疫複合体は，通常，生検組織を抗 Ig 抗体と抗 C3 抗体で蛍光免疫染色することにより可視化される（図 15.18 参照）。

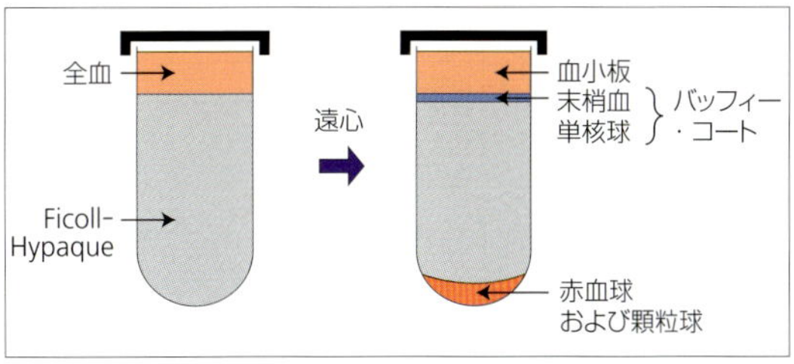

図 6.31　**密度勾配遠心による白血球の分離。** Ficoll-Hypaque または類似の密度既知培養液上に全血を注意深く重層し，800 g で 30 分遠心すると，赤血球と顆粒球が遠心管の底に沈殿する。主に T・B リンパ球，NK 細胞および単球からなる末梢血単核球は二層の間に位置し，これはバッフィー・コートとよばれる。

白血球サブセットの分離

免疫系には多種の細胞が存在し，これらの細胞集団が複雑に相互作用することにより免疫応答が起こる。ところが，実際にどの細胞がどの細胞にどのように働きかけているのかは，個々の細胞サブセットを分離して調べるという還元主義的なアプローチをしないかぎり，よくわからない。注意すべき点は，このような方法には明らかに落とし穴があり，分離して *in vitro* で得られた細胞は，生体内とは異なる作用をすることがある。しかし，*in vitro* と *in vivo* のアプローチの組合せがきわめて有用であることはこれまで示されてきたとおりであり，また個々のアプローチは単独でも免疫学分野では確固たる座を占めている。細胞サブセットの分離方法には数多くのものがあるが，手法により得られる純度が異なる。これらの方法の多くは，目的の細胞サブセットがもつユニークな性質，たとえば細胞の形態，プラスチック表面に対しての接着性，特異的な細胞表面分子の発現，などを利用して分離しようとするものである。後で述べるように，特定の CD マーカーに対する抗体をパニング法とともに用いると，白血球サブセットの分離が容易になる。

▶ 細胞を集団として分離する方法

物理的性質に基づく分離方法

細胞の**沈降速度** sedimentation rate は**細胞の大き**さとおおよそ相関することから，**密度勾配遠心法により細胞サブセットの分離ができる**。特定の細胞に対して**選択的に結合する赤血球を加え**，細胞質量を増加させることにより，他の集団から区別することもできる。その最もよく知られている例は，T 細胞分離の際にヒツジ赤血球を添加してロゼット形成させることである。T 細胞表面の CD2 にはヒツジ赤血球が選択的に結合することから，T 細胞の質量が増加し，遠心分離により $CD2^+$ T 細胞を他の細胞サブセットから分けることができる。

浮遊密度 buoyant density の違いを利用した分離方法も同じく有用である。1.077 g/ml の密度をもつ等張の Ficoll-Hypaque（ジアトリゾ酸ナトリウム）溶液に血液を重層して遠心すると，単核球（リンパ球，単球，NK 細胞を含む）は界面に一層のバンドとして集積するが，密度の高い赤血球や多核球は試験管の底に集まる（図 6.31）。この他にも，貪食細胞はプラスチックに接着することから除去可能であり，T 細胞集団は，ナイロンウールカラムに通すことにより，B 細胞集団から分離し濃縮できる。

生物学的性質を利用した分離法

活発に貪食性を示す細胞は，鉄微粒子を取り込むことから，外部から磁力を利用して分離することができる。ポリクローナル活性因子（p.176 参照）や特定の抗原に反応して増殖するリンパ球は，5-ブロモデオキシウリジン（BrdU）を取り込んで紫外線照射により致死的影響を受けるようになり，これを利用して選択的に除去することができる。

抗体による選別

図 6.32 で示すように，抗体が結合した細胞はいくつかの方法によって分離できる。補体や抗 Ig 毒素複合体の添加により，抗体結合した細胞集団を除去できる。抗 Ig 抗体を磁気ビーズに結合させ，抗体結合細胞に添加し，細胞に磁場をかけてカラムを通すと，抗体結合細胞と非結合細胞が分離できる。同様に細胞サブセットを分離する方法として，抗 Ig 抗体をプレートの表面に固相化し，そこに結合した細胞のみを分離するというパニング法がある。ビオチン化抗体を用いるのも有用である。たとえば $CD34^+$ 骨髄細胞を分離する際に，ビオチン化抗 CD34 抗体で細胞を標識し，アビジンカラムまたは，アビジン磁気ビーズを用いて分離できる。複数の抗体のカクテルで標識すると，特定の細胞サブセットを除去して，

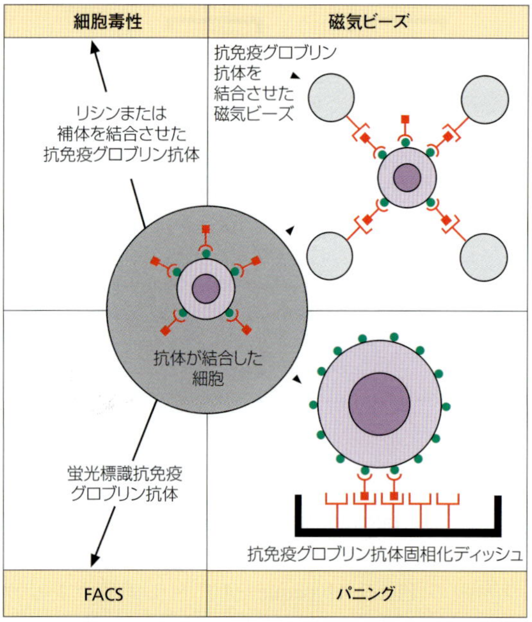

図 6.32　特異的抗体が結合した細胞の主な分離法。

$CD4^+CD45RA^-$と$CD4^+CD45RO^-$などの細胞サブセットを濃縮できる。

▶ FACS による細胞分離法

蛍光標識抗体でラベルされた細胞は，フローサイトメトリー(FACS)により分離できる(道しるべ 6.2, 図 6.33)(詳細は p.123 のフローサイトメトリーの項を参照)。セルソーターの操作はそれほど難しくないが，機械の開発にはきわめて高度な技術が利用されている。この方法では，ある特定の表面マーカー(たとえば CD4 や CD19)を認識する抗体で細胞サブセットを染色し，抗体が結合した細胞は陽性，しなかったものは陰性として，それぞれ専用チューブに分離される。

道しるべ 6.2　フローサイトメトリー FACS

FACS(fluorescence-activated cell sorter：蛍光細胞分析分離装置)は，Herzenberg 夫妻らによって開発された。蛍光標識モノクローナル抗体を用いて個々の白血球表面分子を定量化し，不均一な細胞集団から特定の細胞サブセットを分離し，表現型を決定するのに用いられる。

この優雅かつ複雑な装置は，蛍光標識された細胞を液滴中に一列に並べ，レーザーを通過させる。光電子増倍管で蛍光シグナルを定量的に測定し，各液滴中の細胞にシグナルを伝える。このことにより細胞は帯電し，電場内で分離することができる(図 M6.2.1)。レーザーと蛍光物質，そして 90° 散乱光および前方散乱光を用いることで，さらに高度な細胞分離ができるようになる。これについては前述した(図 6.14 参照)。最近の FACS 装置では，不均一な細胞集団から複数の表現型をもつ細胞を分別し，解析することができる。

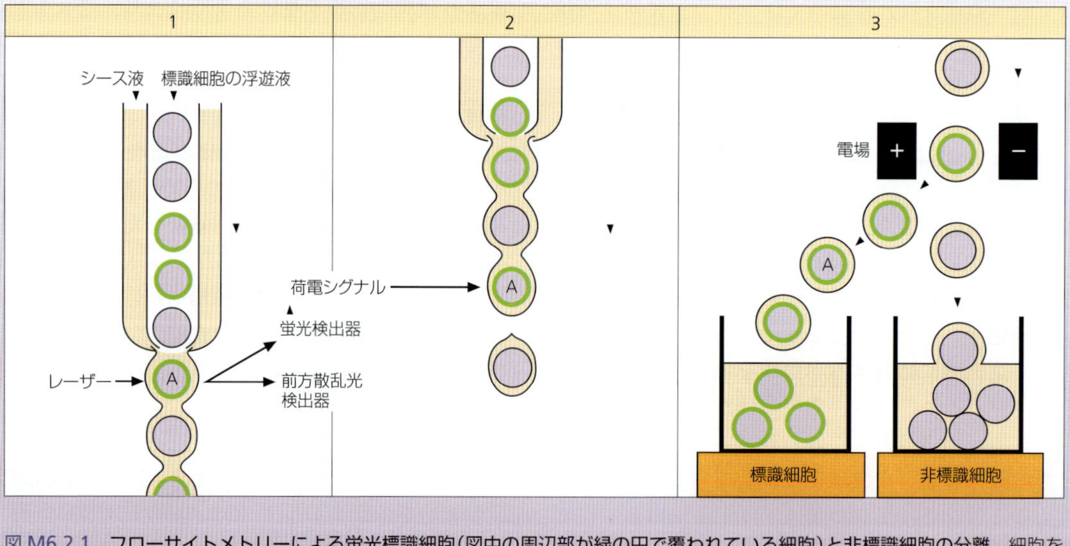

図 M6.2.1　フローサイトメトリーによる蛍光標識細胞(図中の周辺部が緑の円で覆われている細胞)と非標識細胞の分離。細胞を荷電することで，蛍光細胞(緑で示す)と非蛍光細胞の分離ができる。荷電シグナルにより蛍光強度の高い細胞と低い細胞の分離が可能であり，さらに散乱光を利用して大きな細胞と小さな細胞，生細胞と死細胞を分離できる。

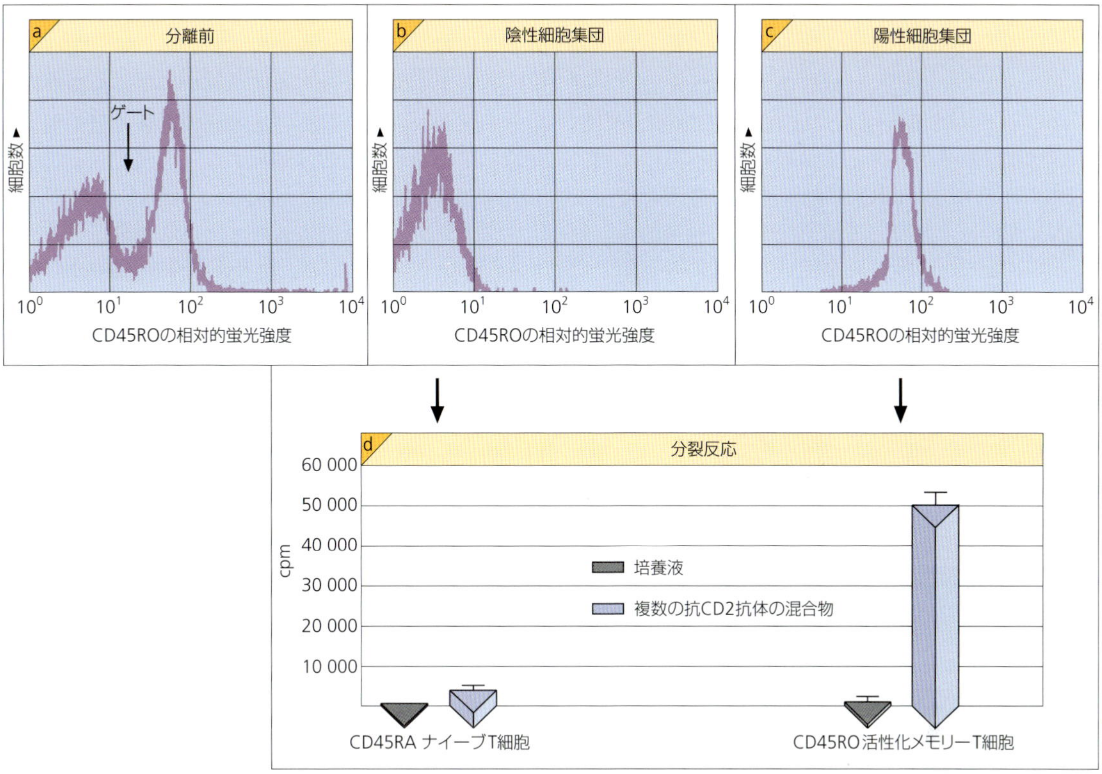

図 6.33 **末梢血中の活性化メモリー T 細胞（CD45RO 陽性）とナイーブ T 細胞（CD45RO 陰性，しかし CD45RA アイソフォーム陽性）の FACS による分離。**蛍光標識抗 CD45RO 抗体（p.207 参照）で末梢血中の生細胞表面を染色し，活性化メモリー T 細胞とナイーブ T 細胞を分離した。分離前の細胞は 2 つのピークを示した（a）。任意に設定したゲートよりも蛍光強度の低い細胞と，蛍光強度の高い細胞を分離したところ，陰性細胞集団（CD45RA）（b）と陽性細胞集団（CD45RO）（c）に分かれた。これらの細胞を 10％の抗原提示細胞存在下で 2 種類の抗 CD2 モノクローナル抗体（OKT11，GT2）とともに刺激して増殖反応を調べた（d）。3 日後に^{3}H-チミジンを加え，15 時間後に細胞数を算定した。メモリー T 細胞集団では有意な増殖が認められたが，ナイーブ T 細胞集団では増殖が見られなかった。（Dr. D. Wallace，Dr. R. Hicks 提供されたデータに基づく）。

▶ 抗原特異的細胞集団の濃縮

抗原と抗原提示細胞，またはそのかわりに IL-2 をくり返し T 細胞培養系に加えると，その抗原に特異的な T 細胞を増殖させることができる。増殖 T 細胞は，同じ抗原を認識するが，異なったエピトープを認識するためにヘテロな細胞集団からなる。このような T 細胞株を，マイクロタイターのウェル 1 つにつき平均 1 個より少ない数になるように希釈して撒き，さらに抗原や抗 CD3 抗体で刺激することで単一の T 細胞クローンを特別な処置をせずに維持できるが，結構手がかかる仕事ではある。B 細胞ハイブリドーマの場合と原理は同様であるが，特定の細胞株と T 細胞腫瘍株を融合してクローニングすると，不死性の T 細胞ハイブリドーマを樹立できる。

ある T 細胞クローンの T 細胞レセプター由来の α 鎖遺伝子と β 鎖遺伝子を同時に導入することにより，単一の特異性をもつ T 細胞のみをもつ動物を作成できる。これは，導入 α 鎖遺伝子と β 鎖遺伝子はすでに遺伝子再構成を受けているために，あらたに発生してくる T 細胞では他のすべての $V\beta$ 遺伝子の組換えがスイッチオフされるためである。

未熟 B 細胞は培養するとすぐに死滅するため，クローニングできない。しかし，不死化された B 細胞ハイブリドーマや，エプスタイン-バーウイルスによって癌化した細胞株は，培養可能であり，前述した T 細胞レセプタートランスジェニックマウスのように，すべての B 細胞が単一種類の抗体しかつくらないようなマウスがすでに作成されている。

遺伝子発現解析

遺伝子発現解析により，その細胞またはその細胞サブセットが特定の時期に何をしているのか，または何をしようとしているのかなど，多くの情報を得ることができる。特定の細胞サブセットが定常状態または何らかの刺激のもとで発現する遺伝子を解析するには，mRNA を細胞から抽出し，目的遺伝子が検出できる方法を用いて解析する。mRNA はノーザンブロット法で解析でき，単一プローブが mRNA サンプルにハイブリダイズするのを調べる。また，RT–PCR 法では，mRNA から逆転写酵素を使って cDNA を作成し，目的遺伝子の配列に相補的な配列をもつ特定のプライマーを使って，目的の遺伝子だけを増幅させ，検出する。ノーザンブロット法，RT–PCR 法のどちらからも複数の転写産物の情報を得ることができるが，かなり多量の mRNA を必要とし，かなりの時間を要する。

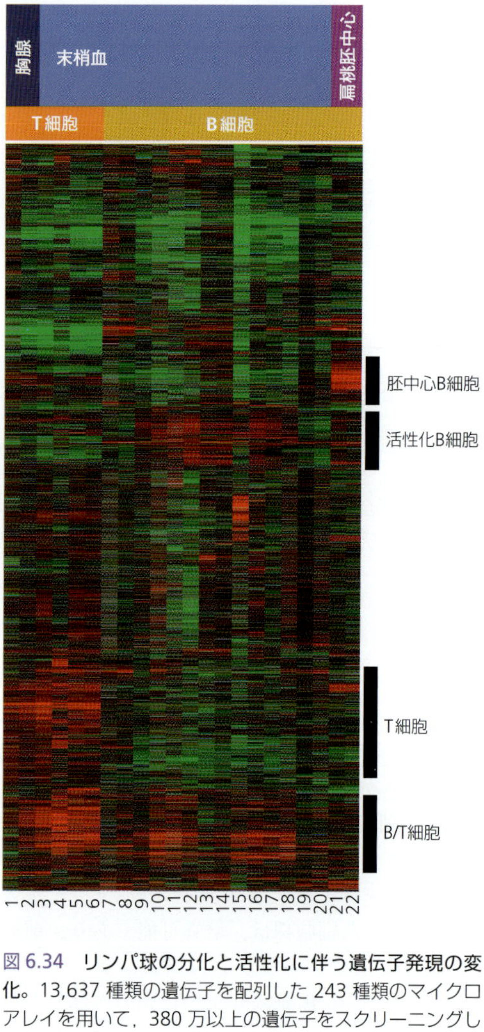

図 6.34　**リンパ球の分化と活性化に伴う遺伝子発現の変化。** 13,637 種類の遺伝子を配列した 243 種類のマイクロアレイを用いて，380 万以上の遺伝子をスクリーニングして得られたデータを示す。個々の実験では異なる細胞集団について調べた。たとえば，実験 1 ではポリクローナル抗体で活性化した胎児 $CD4^+$ 胸腺細胞を，実験 2 では刺激前の同じ細胞集団を調べた。刺激前後で比較し，過剰発現した遺伝子や発現が増加した遺伝子は赤で，発現していない遺伝子や発現が低下した遺伝子は緑で表す。つまり，異なった細胞間で発現に差が見られた遺伝子は，右側に示す。たとえば，T 細胞では，CD2，TCR，TCR シグナル分子や多くのサイトカインの遺伝子発現が見られる。(Alizadeh A. A. & Staudt L. M.〈2000〉*Current Opinion of Immunology* 12，219)。

これらの問題点は，マイクロアレイ法の開発により解決され，この方法では 1 回の実験で何千個もの遺伝子の発現を同時に解析することができる。マイクロアレイ法では，オリゴヌクレオチドや cDNA フラグメントが機械的にスポットされた遺伝子チップを用い，そのチップに，たとえば T 細胞由来の標識 mRNA をハイブリダイズさせる。これにより，チップ上にあるすべての遺伝子を定量的に比較することが可能であり，このようなデータを積み重ねることにより，どの細胞がどの遺伝子を発現しているかという全体像を知ることができる（図 6.34）。マイクロアレイが急速に応用されている分野の 1 つに癌研究がある。癌細胞とそれに対応する組織の正常細胞とで遺伝子発現を比べることにより，あらたな治療標的分子が見つかる可能性がある。

しかし，マイクロアレイ法で決してすべてが解決できるのではなく，バックグラウンドノイズが高いためにデータの解析が難しい。したがって，特に大規模な遺伝子解析を行う場合は，注意深くコントロールを設定する必要がある。というのは，たとえばインキュベーターの扉をぴしゃりと締めたことが原因で，細胞に不必要な刺激が加わり，これが原因で変なデータが出てしまうというようなこともありうるからである。コンピューターでは「誤ったデータを入れると誤った結果が出てくる」といわれるが，まさにこのとおりである。

機能評価法

貪食細胞の活性評価法

好中球の機能評価法は表 6.1 に示した。

リンパ球の活性評価法

リンパ球は *in vitro* では抗原やポリクローナル活性化因子の添加により分裂し（図 2.6 b 参照），サイトカインを放出する。細胞分裂は，DNA 合成の際の ^{3}H–チミジンまたは ^{125}I–デオキシウリジン（5–iododeoxyuridine）の取込みにより測定できる。この他にも，CFSE（カルボキシフルオレセインジアセテート）などの脂溶性蛍光色素の細胞膜への取込みでも調べることができる。CFSE で細胞標識すると，細胞分裂により生じる 2 つの娘細胞には均一に蛍光色素が分配されるため，親細胞と比べて蛍光が半分になる（図 6.35 a）。これはフローサイトメーターで正確に検出することができることから，標識細胞が何回分裂したかを判断できる（図 6.35 b）。この手法は複数種類の細胞の混ざったサンプルがあるときに，どの細胞サブセットが分裂しているのかを調べるのに有用である。その細胞サブセットを精製してCFSE で標識し，複数種類の細胞を含む細胞集団に添加したとき，または実験動物に注射したときに，蛍光半減度の測定により，細胞分裂の状態を追跡することができる。

表 6.1　好中球の機能評価法。

機能	機能試験
貪食	細胞にラテックスや微生物を取り込ませ，手でその数を数えるか，化学発光を利用して取込み数を算出する。
呼吸性バースト	ニトロブルーテトラゾリウムの減少を測定する。
細胞内殺菌	黄色ブドウ球菌（生菌）を用いた殺菌性試験。
一方向性の遊走	ホルミル・メチオニン・ロイシン・フェニルアラニン（fMLP）のような化学走化性因子の濃度勾配に対する運動能を調べる。
細胞表面上 LFA-1，CR3 の発現上昇	モノクローナル抗体を用いた染色で確認する。

培養中に分泌されたサイトカインは，イムノアッセイ，またはそのサイトカイン依存性増殖細胞株を用いたバイオアッセイにより測定できる。個々のサイトカイン産生細胞は，細胞内サイトカインを検出するために細胞膜に透過性亢進処理を加えた後に特異抗体を加え，フローサイトメーターで定量的に測定できる。フローサイトメーター以外に ELISPOT 法を用いることも可能である（後述）。このような場合，他の例にもれず，分子生物学的手法はきわめて有用で，たとえば，IL-2 エンハンサーと *lacZ* 遺伝子を結合したコンストラクトを T 細胞に導入しておくと，細胞が活性化を受けて IL-2 を産生する際に，*lacZ* 遺伝子産物である β ガラクトシダーゼが同時に発現し（p.174 参照），これは蛍光色素や発光性基質を用いて容易に検出できる。

細胞傷害性 T 細胞の細胞傷害能は，クロム放出により調べることが多い。まず標的細胞を ^{51}Cr で標識し，細胞傷害性 T 細胞を加えた後に標的細胞から放

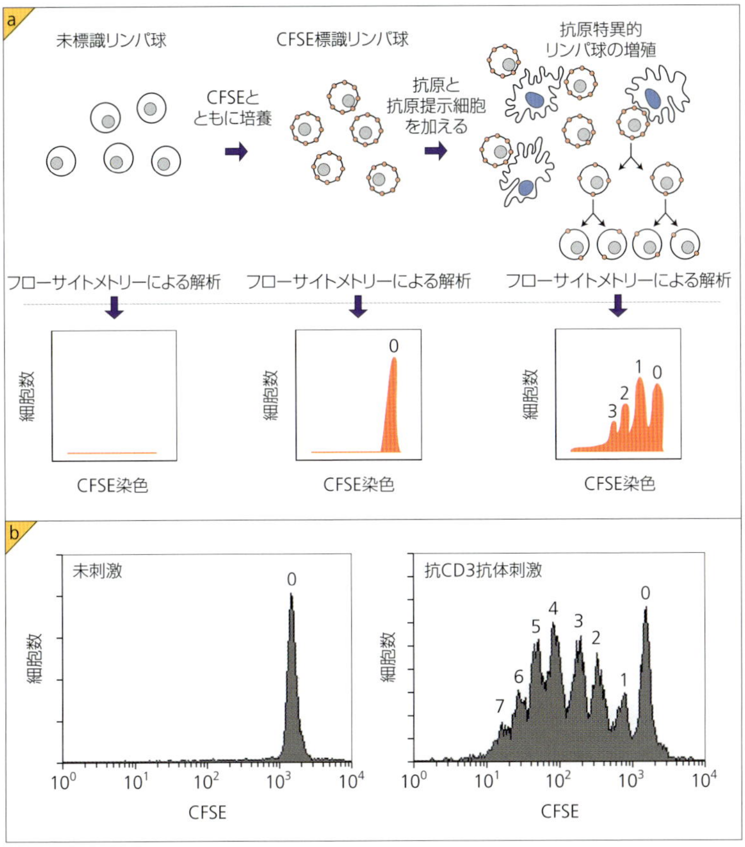

図 6.35　**CFSE 標識による細胞増殖解析**。リンパ球などの細胞の増殖能は，脂溶性の蛍光色素 CFSE で標識し蛍光量が減少した細胞（分裂後の細胞）を調べることにより定量できる。(a) CFSE 標識し，フローサイトメトリーによる解析を模式的に示す。(b) ヒト末梢 T 細胞を CFSE 標識し，プレートに固相化した抗 CD3 モノクローナル抗体で 4 日間培養した。左：無刺激。右：抗 CD3 抗体で刺激。各ヒストグラムの上に記した数字は，それぞれの細胞集団の分裂回数を示し，未分裂細胞が軸の一番右側に見える。(Dr. Antione Attinger 提供)。

出される放射性タンパク量を測定することにより細胞傷害性を判定できる。この方法では，標的細胞と細胞傷害性 T 細胞の比率を変化させて複数回の実験を行う。同様の方法を用いて，抗体結合細胞あるいは非結合細胞に対しての NK 細胞の細胞傷害性についても評価が可能である。しかし，*in vitro* でのアッセイ結果の解釈には注意が必要で，培養条件を自由に操作できることから *in vivo* では起こりえないような現象を *in vitro* で観察している可能性もある。たとえば，リンパ球性脈絡髄膜炎ウイルス lymphocytic choriomeningitis virus（LCMV）あるいは水疱性口内炎ウイルス vesicular stomatitis virus（VSV）でマウス細胞を感染させた場合を例にとる。このような場合には通常，もっとも鋭敏な試験法として *in vitro* で二次刺激したリンパ球を用いて標的細胞からのクロミウム放出を測定する。しかし，この過程には 5 日間が必要であり，その間に少数のメモリータイプ CD8 T 前駆細胞が分裂するために一定程度の細胞傷害性が検出されるようになる。しかし，ウイルス感染時にはどのような *in vivo* アッセイを用いても，このような弱い細胞傷害性が検出されることはなく，*in vitro* と *in vivo* の結果の間には必ずしも生物学的な相関がないことがわかる。

▶ アポトーシス

プログラム細胞死は免疫系で頻繁に起こり，特に免疫応答の消退の際に重要である。抗原により T, B 細胞のクローン増殖が誘導されるが，その後，多くの場合，これらの細胞は短時間でアポトーシスにより死滅し，少数の残存細胞がメモリータイプになる。アポトーシスのプロセスが阻害されると，リンパ球が増えすぎて免疫寛容が破綻し，自己免疫疾患が発症する可能性がある。Fas（CD95）レセプターは，末梢における免疫寛容とホメオスタティックなリンパ球増殖に重要な役割を果たす。Fas あるいは Fas リガンドの機能が阻害されると，Fas 依存性プロセスによって通常は除去されるはずのリンパ球が除去されないために，脾臓やリンパ節にリンパ球が蓄積し，二次リンパ組織が著しく肥大する（図 6.36）。活性化されたリンパ球上の Fas レセプターに Fas が結合すると，急速にアポトーシスが誘導される（図 6.7）。細胞傷害性 T 細胞は種々の方法を用いて標的細胞にアポトーシス誘導をする。また T, B 細胞のレパートリー形成にもアポトーシスは重要で，T, B 細胞の負の選択の際にもアポトーシスが誘導される。

アポトーシスの検出・測定には，形態学的な評価（図 6.7）から細胞での生化学的な変化まで，さまざまな手法が使われる。最もよく使われているアッセイの 1 つは，ホスファチジルセリン phosphatidylserine（PS）を検出する方法である。ホスファチジルセリンは生細胞では細胞膜の内側に局在するが，アポトーシスを起こすと細胞膜の外側に露出される。ホスファチジルセリンは PS 結合タンパク質で

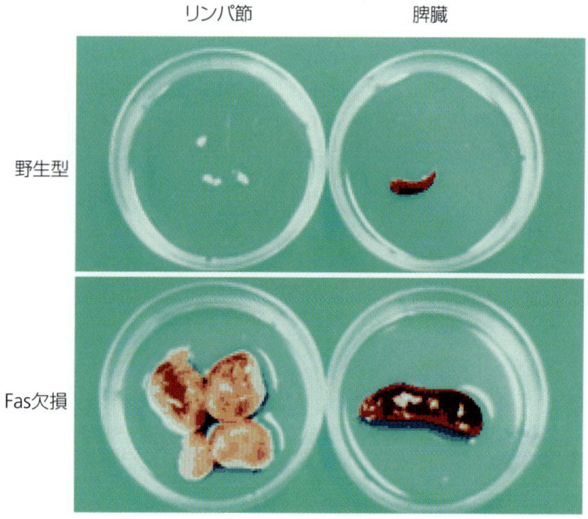

図 6.36 Fas ノックアウトマウスの脾臓およびリンパ節の肉眼的所見。野生型マウスと Fas ノックアウトマウスの脾臓とリンパ節を比較したもの。Fas ノックアウトマウスでは，野生型に比べて両臓器が約 20 倍の大きさになっている。これは，T および B 細胞が過剰に集積したためで，Fas ノックアウトマウスでは末梢で T および B 細胞が除去されないためである。（長田重一教授提供。Adachi *et. al.*, 1995 *Nature Genetics* **11**，294 より許可を得て転載）。

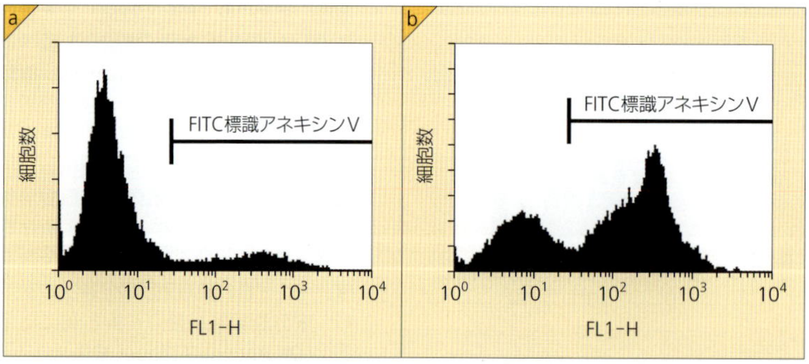

図 6.37 アネキシン V 標識によるアポトーシスの解析。ホスファチジルセリン（PS）は，アポトーシスの際に細胞表面に露出するため，PS 結合タンパク質であるアネキシン V で容易に検出できる。FITC 標識アネキシン V で染色した未処理 T リンパ芽球（a）とアポトーシス T リンパ芽球（b）。（Dr. Gabriela Brumatti 提供のデータに基づく）。

あるアネキシン V を蛍光標識することにより，検出できる。アポトーシス細胞は生細胞に比べて著しく多量のアネキシン V を結合する（図 6.37）。

アポトーシスの特徴の 1 つである DNA セグメント化を検出することも 1 つの方法である。細胞死を起こした細胞から抽出された DNA をアガロースゲル電気泳動にかけるか，あるいは TUNEL（TdT-mediated dUTP-biotion nick end labeling）法で調べる。後者では，ターミナルデオキシヌクレオチジルトランスフェラーゼ（TdT）という酵素を用いてビオチン化ヌクレオチドを DNA セグメントの 3′末端に結合し，蛍光標識ストレプトアビジンで検出することができる。また，アポトーシスの際にはシステインプロテアーゼであるいくつかのカスパーゼが活性化されるが，これをイムノブロット法で検出できる（図 6.19）。あるいは，標識された合成基質ペプチドへの切断を測定することでも活性化カスパーゼの検出が可能である。

▶ 前駆細胞の頻度評価法

in vitro でのリンパ球の反応性は，抗原特異的に反応するリンパ球数と密接に相関する。免疫応答はクローン増殖によるものであることから，**限界希釈法** limiting dilution analysis で抗原特異的前駆細胞の頻度を推測できる。この方法によると，特定の細胞浮遊液を平均的に 1 個の前駆細胞しか入らないような一定分量に分けると，ポアソン分布ではその 37％において前駆細胞をまったく含まないことになる。すなわち，前駆細胞を成熟可能な培養条件下で段階希釈して培養した場合，細胞を撒いた各ウェルのうち 37％から陰性の結果が出れば，各ウェル中に平均 1 個の前駆細胞が含まれているということになり，これにより，もとの細胞浮遊液中の前駆細胞数を算出できる。図 6.38 にくわしくその例を示す。

しかし段階希釈法では，単一で培養された細胞には周囲からのシグナルが入らないために死滅することが多く，真の前駆細胞頻度は測定しがたいとされる。Martin Raff によると，細胞どうしのシグナルがないと細胞は通常アポトーシスを起こすという。抗原特異的レセプターを発現するリンパ球の割合は，標識抗原で細胞を染色してフローサイトメーターで解析すると，最も正確に算出できる。B 細胞の場合は，レセプターが抗原の自然構造を認識するために，容易である。一方，T 細胞では少し工夫が必要で，MHC-ペプチド複合体を四量体にして用いることにより初めて抗原特異的リンパ球数を算定できる（図 6.39）。この方法では，もともと TCR に対して弱い結合性しかもたない MHC-ペプチド複合体を

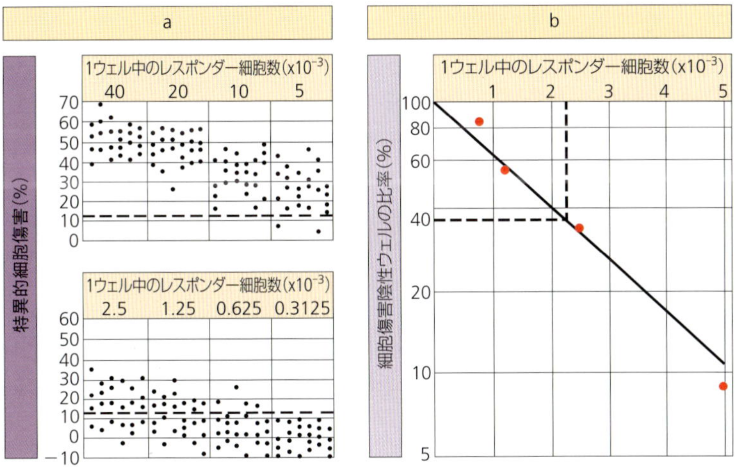

図 6.38　放射線照射 C57BL/6 マウス脾細胞を用いて BALB/c マウス脾細胞を抗原刺激し，生成した細胞傷害性 T 細胞の頻度を限界希釈法により解析した。 BALB/c 脾細胞を各濃度ごとに 24 組ずつ用意し，抗原と過剰量のヘルパー T 細胞とともに培養した。C57BL/6 ハプロタイプの^{57}Cr 標識腫瘍細胞（EL-4）を用いて各ウェルの細胞傷害能を調べた。細胞傷害性は培養液中への^{57}Cr の放出を測定することにより定量できる。(a) それぞれの点は個々のウェルにおける特異的細胞傷害の度合を示す。点線はコントロール培養液で得られた平均値から標準偏差にして 3 倍のところを示し，この値より高いものは細胞傷害性があると判断する。(b) a の実験において，各濃度のレスポンダー細胞（5×10^{-3}/ウェル〜0.625×10^{-3}/ウェル）を用いた際に傷害性が陰性と判断されたウェルの頻度を縦軸に，細胞濃度を横軸にプロットしたものを示す。点線は細胞傷害性が 37％のウェルで陰性だった部分を示し，これと回帰曲線が交わる部分を見ると，2,327 個のレスポンダー細胞につき 1 個の前駆 T 細胞が存在したことがわかる。この実験系では回帰曲線の r^2値は 1.00 である。（Simpson E. & Chandler P.〈1986〉より許可を得て転載。Weir D. M.〈ed.〉*Handbook of Experimental Immunology*, figure 68.2. Blackwell Scientific Publications, Oxford）。

多量体化することにより，その結合力が上昇することを利用している(p.93 参照)。このような複合体は，組換え型 MHC 分子を適切な合成ペプチドと一定の立体構造をもって結合するようにして作成する。組換え MHC 分子は，TCR との結合部位から離れたカルボキシ末端部位でビオチン化し，蛍光標識ストレプトアビジンと混合する。すると，ストレプトアビジンは高い親和性でビオチンと結合するだけでなく，4 分子のビオチンを同時に結合することができるために四量体が形成される。

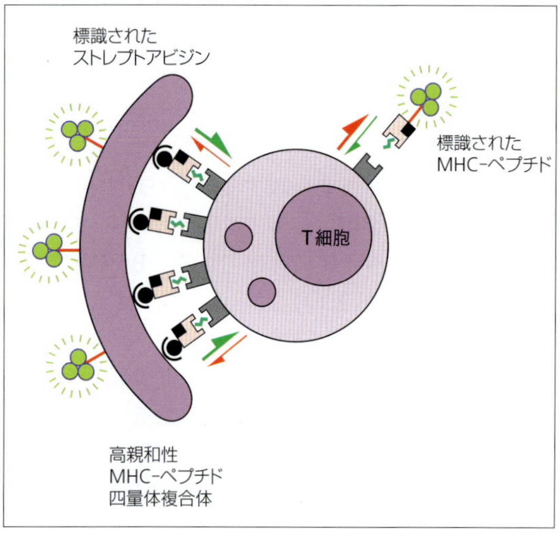

図 6.39　**MHC-ペプチド四量体。**蛍光物質で標識した MHC-ペプチド複合体は単量体では T 細胞レセプターに対する親和性が低いので，プローブとして用いるには感度が低すぎる。一方，MHC 分子をビオチン化し(●)，4 つのビオチン結合部位をもつストレプトアビジンと混合すると四量体が形成され，これを T 細胞に添加すると T 細胞レセプターに対して高い親和性(結合力)をもつプローブとなる。

この技術を応用した手法がいくつも開発されている。たとえば，四量体と TCR を結合させ 37℃で培養すると複合体は細胞内に取り込まれ，この現象を利用して，四量体に毒素などを結合させておくと，特定の T 細胞を特異的に除去することができる。または，FACS を用いて染色細胞を単離し ELISPOT 用ウェルに直接加えると，サイトカイン産生測定ができ，これにより単離細胞の機能解析ができる。

▶ 抗体産生細胞数の測定

免疫蛍光サンドイッチ法

これは，細胞内に存在する特異的抗体を検出するために考案された 2 段階法である。たとえば，用意したリンパ組織において肺炎球菌多糖類に対する抗体産生細胞の頻度を決定したいとする。まずエタノールで細胞を固定して，アッセイ中に細胞内の抗体が洗い流されないようにする。次に，多糖抗原を含んだ溶液を加え，細胞を洗浄後，蛍光標識した抗多糖類抗体を添加する。すると，標識抗体は特異抗体を産生する細胞に選択的に結合する。このサンドイッチという名前は，抗原が二層の抗体，つまり細胞内の抗体と上から添加された抗体の間に挟まれることに由来する(図 6.8 参照)。

プラーク法

抗体産生細胞の定量は，各抗体産生細胞から産生される抗体の活性が容易に可視化できるような条件になるように細胞溶液を希釈した条件で行う。Jerne と Nordin が開発した方法では，ヒツジ赤血球で免疫した動物(たとえばマウス)から単離した細胞

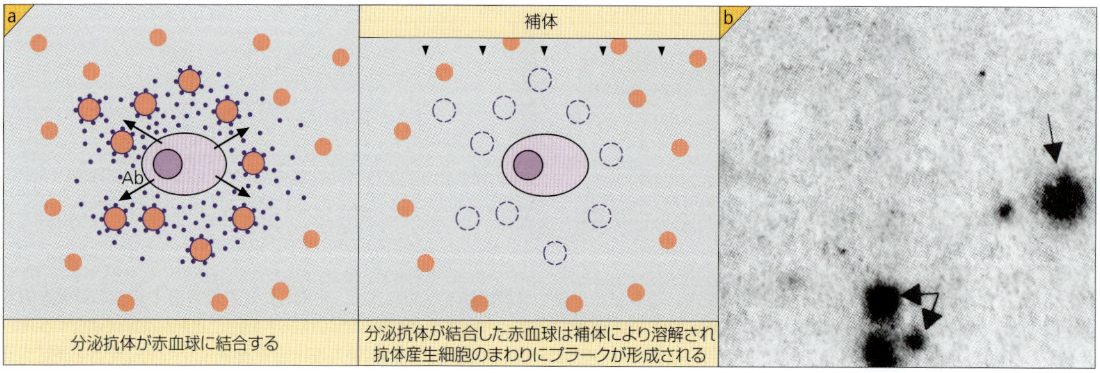

図 6.40　**抗体産生細胞数を定量するための Jerne のプラーク法(Cunningham 変法)。**(a)IgM の溶血性抗体(ヘモリシン)を産生する細胞を検出する直接法を示す。IgG ヘモリシン産生細胞を可視化するには，抗 IgG 抗体を加える必要がある。これが間接法である。直接法と間接法で得られたプラーク数の差が IgG プラークの数となる。逆プラーク法では，抗免疫グロブリン抗体を赤血球表面に固相化し，ここに分泌抗体を捕捉することにより，抗体産生細胞の総数を数える。数の多いサンプルを用いてのプラーク法は，マイクロタイタープレートを利用して行うことができる。(b)暗視野下で円形の黒い点(矢印)として見えるのがプラークである。抗体の親和性と抗体産生細胞の抗体産生の程度により，プラークの大きさが異なる。(C. Shapland, P. Hutchings, Prof. D. Male 提供)。

に過剰量のヒツジ赤血球と補体を加え，2 枚のスライドガラス間にできた浅いチャンバー内に浮遊させた状態でインキュベートする。この間に抗体産生細胞から抗体が分泌され，周囲に拡散して抗原であるヒツジ赤血球に結合する。補体反応によって抗体が結合した赤血球は破壊され，抗体産生細胞のまわりにははっきりとした赤血球の溶血斑（プラーク）が見られるようになる（図 6.40）。この方法で見られるプラークは主に IgM 産生細胞によるものであり，これは IgM が高い溶血性を示すためである。一方，IgG 産生細胞を検出するためにはウサギ抗 IgG 血清などを添加して抗体結合赤血球の補体結合性を上昇させ，プラークをつくらせることが必要である。同様に，Ig サブクラス特異的抗血清を用いることによって，「間接」プラークをつくらせることができ，これにより各 Ig サブクラスを産生する細胞数もそれぞれ測定できる。このプラーク法の応用として，肺炎球菌の多糖類やハプテンなどの抗原を赤血球の表面上に結合させ，特異的に抗原結合性細胞を測定する方法が考案されている。

ELISPOT を改変した手法では，抗体産生細胞を抗原が固層化されたフィルター付きのウェルでインキュベートする。これにより，産生された抗体が局所に捕捉され，細胞除去後に酵素標識した抗 Ig 抗体を加えると，特異的に標識二次抗体が結合し，さらに適切な基質を添加させて呈色反応を起こすことにより，局所的にスポットが形成される。形成されたスポットは肉眼で計測でき，これにより抗体産生細胞の定量化ができる（図 6.41）。

▶ 細胞再構成による機能解析

放射線照射キメラ

リンパ球と多核白血球はすべて，適当量の X 線照射を行うことにより不活性化できる。放射線照射を受けた動物の造血系は，血液細胞すべての前駆細胞をつくり出すドナー骨髄由来造血幹細胞を移植することにより，再構成できる（図 11.1 参照）。宿主・ドナー由来の細胞を併用して作成されたキメラ動物は，細胞機能解析に非常に便利であり，たとえば骨髄由来幹細胞から T 細胞が成熟するにあたって胸腺がどのような役割を果たすのかなどの解析に使用できる（図 6.42）。

重症複合免疫不全（SCID）マウス

IL-2 レセプター γ 鎖遺伝子，アデノシンデアミナーゼ，プリンヌクレオシドホスホリラーゼ，RAG 酵素欠損マウスは，いずれも B，T 細胞分化が不可能なために，重症複合免疫不全 severe combined immunodeficiency（SCID）になる。これらのマウスは，ヒトリンパ組織で再構成することができることから，ヒト白血球の機能や反応の解析に便利である。造血幹細胞を含むヒト胎児肝臓を胸腺とひと固まりのまま免疫不全マウスに同時移植すると，その後 6～12 カ月間，投与マウスでは T リンパ球新生，B

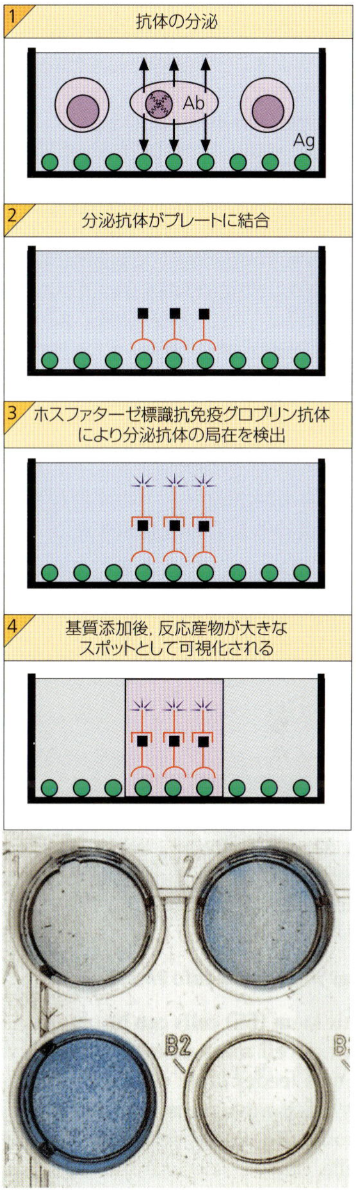

図 6.41　**ELISPOT 法（ELISA spot から名づけられた名称）による抗体分泌細胞の定量。**図は，サイログロブリンに対する自己抗体を産生するハイブリドーマをアルカリホスファターゼ標識抗免疫グロブリン抗体で検出したものである（P. Hutchings 提供）。ハイブリドーマの細胞数を増やしながら上の 2 つのウェルと左下のウェルにかけて加えたところ，これに応じて ELISPOT の数が増加した。右下のウェルには無関係な抗体を産生するハイブリドーマをコントロールとして加えた。

	操作	X線照射	移植	細胞性免疫応答の誘導
1	胸腺摘出せず	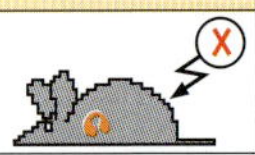	骨髄	++
2	胸腺摘出	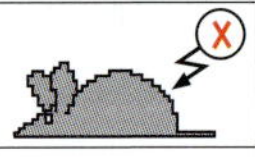	骨髄	−
3	胸腺摘出	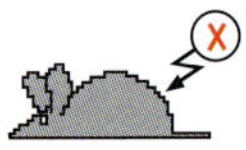	骨髄 + 成熟リンパ球	++

図 6.42　胸腺の影響下における骨髄幹細胞の成熟。 骨髄幹細胞が胸腺影響下で成熟すると，免疫担当細胞であるリンパ球は細胞性免疫応答が誘導できるようになる。X 線照射すると，宿主由来リンパ球の細胞性免疫誘導能は失われる。しかしこの際に，骨髄細胞を注射すると，幹細胞が分化して免疫能を獲得し細胞性免疫が回復する(1)。一方，胸腺除去したマウスに X 線照射すると，骨髄細胞を投与しても細胞性免疫応答は回復しない(2)。このとき，幹細胞とともに成熟リンパ球を注射すると，細胞性免疫応答の回復が見られる(3)。この際に，骨髄細胞は多分化能をもつことから，リンパ球以外の血液系細胞（赤血球，血小板，好中球，単球）も回復させる。しかし，事故や治療による X 線曝露，または有糸分裂阻害剤投与で骨髄幹細胞は能力を失うので，このような細胞を投与すると治療的に有効である。

細胞産生とともにミエロイド，赤血球系譜コロニー形成単位が維持される。成長ホルモンを腹腔投与しておいた SCID マウスに，成人の末梢血細胞を注入すると，ヒト B 細胞と抗体産生が維持され，特定のモノクローナル抗体を産生するヒトハイブリドーマをつくることができる。この他にも，免疫不全マウスは癌免疫療法の効果を検討する際にも使われる。

in vitro での細胞間相互作用

これまでに述べた細胞単離法，濃縮法，除去法をうまく組み合わせると，*in vitro* での細胞間相互作用の解析は非常に有用なものとなる。このような細胞間相互作用は，培養下に間質細胞などを添加して細胞機能が最大に働く生体組織に似た環境をつくり出すことにより，さらに観察しやすくなる。たとえば，マウス胎仔胸腺原基と T 前駆細胞を培養すると，前駆細胞の増殖，成熟，TCR 遺伝子組換え，正・負の選択など，通常 *in vivo* で起こることが *in vitro* で観察できる（p.233，234 参照）。さらにこれに工夫を加えたものに，デオキシグアノシンで内在性リンパ球を除去させた胎仔胸腺から分離した間質細胞に特定のリンパ球サブセットを添加するという *in vitro* 培養系がある。この系では，リンパ球を遠心してペレットになったものをプレートからぶら下がる液滴 hanging drop 中で培養する。そして数時間後に培養条件を通常の器官培養の条件に移すと，驚いたことに細胞は凝集して胸腺小葉を構成し，添加リンパ球の分化や成熟が始まる。

細胞の遺伝子工学

哺乳動物細胞への遺伝子導入と組換え

遺伝子導入は，正常細胞ではあまりうまく起こらず，通常は不死化した細胞株を用いて，目的遺伝子とともにネオマイシン耐性遺伝子のような選択用のマーカー遺伝子を導入する。目的の遺伝子を細胞内に運ぶベクターとしてはバクテリアプラスミドがよく使われる。しかし，細胞は通常，フリーの DNA を簡単には取り込まないため，取込み効率を上げるためにいくつかの方法が用いられる。たとえば，プラスミド DNA は，リン酸カルシウムで沈殿させるか，電気穿孔法 electroporation で細胞膜に一時的に穴を開けると導入されやすくなる。プラスミドをリポソームに合体させて細胞膜と融合しやすくさせる方法もある。DNA は直接細胞に注入することもでき，この方法は効率的だが，特別な器具を必要とする。目的の遺伝子はウイルスゲノム（ワクシニアウイルス vaccinia virus など）に取り込ませると簡単に細胞に導入できるが，導入遺伝子を長期的にしかも安定して発現させるにはレトロウイルスがベクターとして用いられる。最近，遺伝子銃が遺伝子導入によく使われるようになっている。この方法では，金の微小粒子で覆われた DNA を高圧ヘリウム銃で細胞内に向けて打ち込み，細胞膜を貫通させる。この方法だとセルロースを含む植物の細胞壁までも貫通させることができる。また，皮膚や外科的に露出された組織にも簡単に打ち込むことができる。

前述のように，遺伝子を人工的に導入した際の影響を解析するのは技術的にそう難しくない。ではその逆に，特定の遺伝子を除去した際の影響はどのように解析できるのだろうか。1 つの方法は，目的の遺伝子をコードする mRNA を標的にして，不活性化することである。そのためには，ある mRNA 配列に対して相補的なヌクレオチド配列を細胞内に導入し，その配列が細胞内で複製できるようにしておく。このように mRNA に対して相補的配列をもつヌクレオチドをアンチセンス mRNA といい，mRNA に結合するとタンパク質への翻訳が阻害されるので，結果的に目的の遺伝子発現を阻害することになる。当初はこのアンチセンス mRNA 法が有望と考えられたが，現在では mRNA 干渉法（RNAi）という革新的な方法を用いることが多い。

RNAi とは，発現を阻害したい目的の遺伝子に対して相同な二本鎖 RNA を細胞内に導入することに

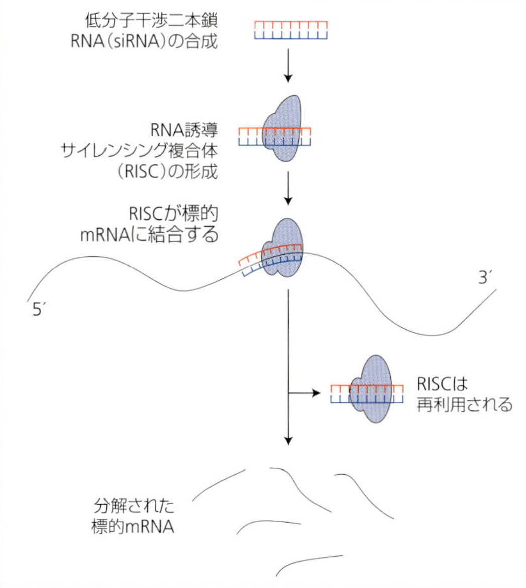

図 6.43 **低分子干渉二本鎖 RNA(siRNA)による遺伝子サイレンシング法。**目的遺伝子と相補的な配列をもつ低分子干渉二本鎖 RNA short-interfering double-strand RNA(siRNA)を合成し，細胞内に形質転換法で導入する。すると siRNA は細胞内タンパクと複合体を形成し，導入した siRNA は相補的な mRNA に結合して RNA 誘導サイレンシング複合体 RISC(RNA-induced silencing complex)を形成する。この結果，標的 mRNA が分解され，RISC はさらなる標的 mRNA に結合して分解をくり返す。

より，特定の遺伝子をノックダウンする方法である。この手法は，細胞に備わっている自然の抗ウイルス反応を応用して開発されたもので，細胞内には通常二本鎖 RNA は存在しないが，ウイルスに感染するとウイルス由来の二本鎖 RNA が見られる。細胞は，この二本鎖 RNA を感知すると，その RNA に相同な mRNA を分解しようとする細胞装置を働かせる。このようなことから，ノックダウンしたい mRNA に対して相同的な二本鎖 RNA を細胞内に導入することで，目的とする遺伝子は発現されなくなるはずであるが，実際は，RNAi を用いた哺乳類細胞での遺伝子ノックダウンは，特異性に欠け，他にもいくつかの問題点があった(図 6.43)。しかし，ノックダウンしたい遺伝子に相同で 21～25 塩基対からなる短い低分子干渉 RNA short-interfering RNA (siRNA)を使うことで，より大きな二本鎖 RNA 分子で見られるような問題点のいくつかは改善された。siRNA を使うアプローチは単純なことから，ゲノム中の事実上すべての遺伝子を個々にノックダウンして，その機能を調べるというアプローチが進行中である。しかし，注意すべきは，遺伝子のノックダウンは完全ではないこと，さらに，観察された効果が本当にその遺伝子特異的なものではなく，たまたま他の遺伝子を不活化してしまうこともある。

▶ 動物への遺伝子導入

あらたな遺伝子が導入された「デザイナーマウス」の作成

メスのマウスを過排卵させ交配させる。目的の遺伝子を受精卵に微注入し，メスマウスに外科的に移植する。移植した受精卵の 5～40%は発育し，そのうちの 10～25%では，注入した遺伝子が複製され，染色体に安定した状態で組み込まれていて，PCR で検出することができる。このようにして樹立された「初代」のトランスジェニック(遺伝子組換え)動物を非組換え動物と交配すると，最終的には純系動物が作成できる(図 6.44)。

もし組織特異的なプロモーターを導入遺伝子コンストラクトにつなげば，導入遺伝子を特定組織のみで発現させることもできる。たとえば，目的遺伝子の上流にサイログロブリンプロモーターをつなげば，甲状腺特異的な発現が見られるようになる。別のアプローチでは，発現が誘導可能なプロモーターを組み入れることで，特定の遺伝子発現を自由にオン，オフできる。たとえば，メタロチオニンプロモーターを目的遺伝子につなぐと，亜鉛が含まれている水をマウスに飲ませることにより，目的遺伝子の発現が誘導される。ただし，組織特異的遺伝子発現のために用いるプロモーターが予想外の他の遺伝子の発現まで誘導することもあるので，そのプロモーターの特異性を確認することが重要である。

胚性幹細胞(ES 細胞)への遺伝子導入

胚性幹細胞 embryonic stem cell(ES cell，ES 細胞)は，マウス胚盤胞中の内部細胞塊を培養することにより得られる。目的の遺伝子を ES 細胞に導入して，組換え細胞を得た後，それを新しい胚盤胞に再移植する。生まれたマウスはキメラで，導入遺伝子が取り込まれた細胞とそうでない細胞が混ざっている。これは生殖細胞においても同様で，導入遺伝子が子孫に伝達されるように交配をすると，導入遺伝子を生殖細胞でホモに発現するマウスの系統をつくることができる(図 6.45)。

この方法がマイクロインジェクション法に比べて優れている点は，目的遺伝子発現の見られる細胞を遺伝子導入後に選択できることである。これは，相同遺伝子組換えを用いて標的遺伝子を選択的に欠損させたノックアウトマウスを作成する際に特に重要なことである。この手法では，内因性遺伝子のリーディングフレームを壊す DNA 配列を ES 細胞に導入する。相同遺伝子組換えは，ランダムな組込みよ

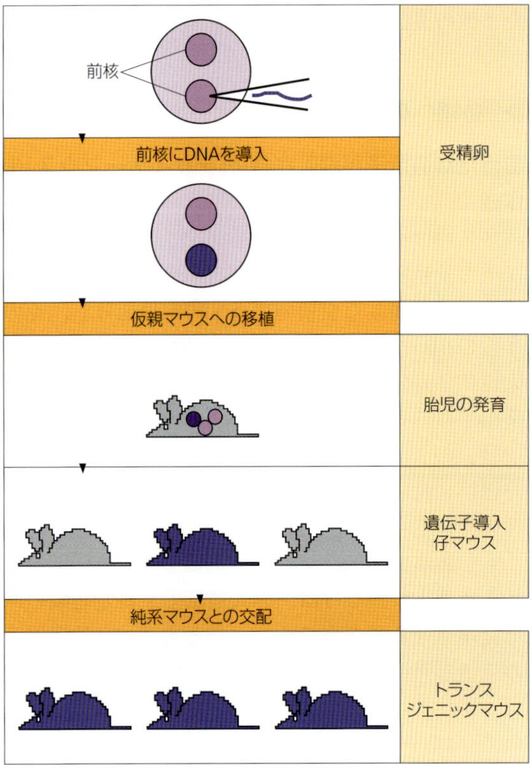

図 6.44　純系トランスジェニックマウスの作成。 受精卵にマイクロインジェクションし，仮親マウスに移植する。その後，十分に同系マウスと交配させることにより，純系トランスジェニックマウスを作成できる。

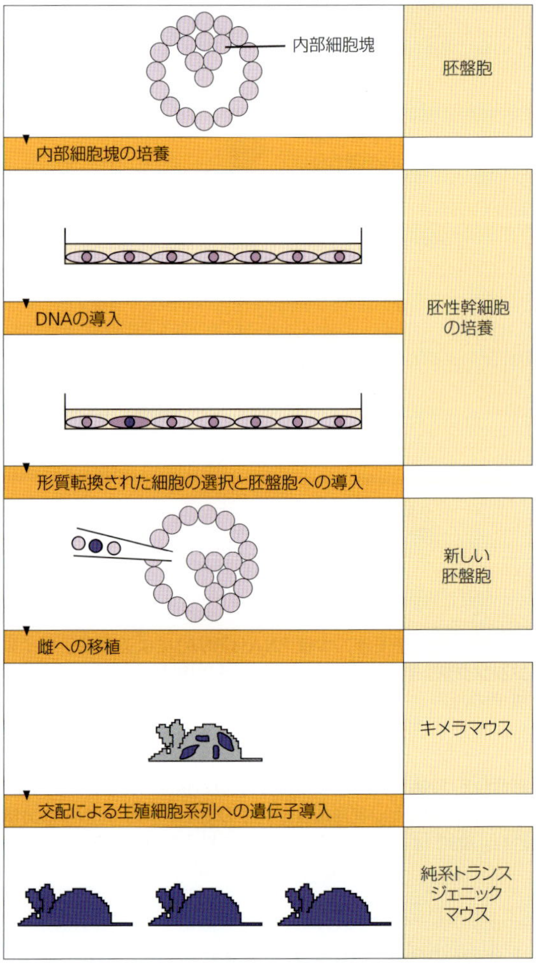

図 6.45　形質転換法による胚性幹細胞への遺伝子導入。 導入した遺伝子と相同的組換えを起こしている細胞を選択し，仮親マウスに移植する。

りもまれなので，後で選択を可能にするマーカーを遺伝子コンストラクトに加えておき，遺伝子導入されたES細胞のみを選択する（図 6.46）。この手法は生物学分野において非常に重要なもので，次から次へといろいろな遺伝子をノックアウトしたマウスが作成されている。免疫学に関係する興味深いノックアウトマウスについて，表 6.2 にいくつかの例を示した。

ある遺伝子をノックアウトするとしばしば発生過程で大きな異常が認められる。このような場合にはその遺伝子の発生過程における重要性がわかるが，一方，このために実験計画が台なしになることも多々ある。事実，多くのノックアウトマウスは胎生致死である。しかし，これを恐れることはなく，工夫に勝るものはないことがわかる。それは，ウイルスや酵母のリコンビナーゼを利用することである。非機能性遺伝子を使って目的の遺伝子を除去するのではなく，標的とするコンストラクトの中でリコンビナーゼ酵素であるCreが働くように正常遺伝子をCreの認識配列（*lox P* site）で挟み込む。このような遺伝子を導入したマウスを，誘導性または組織特異的プロモーターの働きによりバクテリオファージP1由来*Cre*遺伝子を発現するトランスジェニックマウスと交配させる。すると，目的の内因性遺伝子はCreが発現する組織において除去され，組織特異的なノックアウトマウス，あるいはコンディショナルノックアウトマウスができあがる（図 6.47）。このCre/*lox P*系は別の使い方として，ストップ配列を*lox P*部位に加えておけば特定の遺伝子の発現をONにすることもできる。

内因性遺伝子を修飾したものであれ，まったく異なる遺伝子であれ，特定の機能性遺伝子と特異的に入れ換えて作成したマウスのことを**ノックインマウス**という。上で説明したCre/*lox P*系において，*lox P*遺伝子をノックインすれば，目的の遺伝子を特定の細胞系列においてノックアウトすることになる。

▶ ヒトにおける遺伝子治療

われわれはついにサイエンスフィクション(SF)の世界を一部，実現しつつあり，まだ初期段階ではあるものの，実際に悪い遺伝子をよい遺伝子に置き換えることができる。たとえば，IL-2，IL-4，IL-7，IL-9，IL-15，IL-21 サイトカインレセプターのサブユニットをコードする共通の γc 遺伝子に変異があると一種の重症複合免疫不全(SCID)になるが，この疾患をもつ子どもの $CD34^+$骨髄幹細胞にモロニーレトロウイルス由来のベクターを用いて *in vivo* で正常遺伝子を組み込み，患者に戻すと，免疫不全が改善することが確認されている。これはヒトでの遺伝子治療が可能であることを示す確かな証拠である。

しかし遺伝子治療の最大の難関は，どのようにして置換したい遺伝子を効率よく導入できるかということと，遺伝子を目的の細胞集団に選択的に導入できるかということである。標的となった細胞集団のみを除去する一方，導入遺伝子がそれ以外の組織に働くような可能性は体外から操作して減らすことは可能になっているが，まだ皆無にはできない。標的組織が外科的に除去できないようなものの場合には，遺伝子デリバリーの効率は一般によくない。この他にも遺伝子治療のリスクはいくつかある。その1つは，置換遺伝子がランダムに染色体に組み込まれることであり，たとえば，癌抑制遺伝子の中に挿入されてしまうと，腫瘍形成が促進される可能性があり，これは不都合である。この点，目的遺伝子をある程度予想できる染色体部位に挿入できるアデノ随伴ウイルス adeno-associated virus (AAV) ベクターは進むべき方向を示しているかもしれない。しかし，*in vivo* では効率的に遺伝子導入が起こらないという点はまだ問題である。一般にウイルスベクターは，ヒト組織内に侵入することができ，遺伝子をある程度特定の場所に挿入してくれるため，もっ

表 6.2　遺伝子ノックアウトとその効果。

ノックアウト標的分子	ノックアウトマウスの表現型
CD8 α鎖	細胞傷害性 T 細胞の欠如
$p59^{fynT}$	胸腺細胞におけるシグナル伝達の欠如，末梢血 T 細胞は正常
HOX 11	先天的な脾臓の欠損
FcεRI α鎖	皮膚および全身の即時型過敏反応の欠如
IgM-μ鎖膜エキソン	B 細胞の欠如
IL-6	卵巣摘出しても骨量の低下がない(骨粗鬆症との関連?)
IL-18	*Leishmania major* 感受性，Th1 反応から Th2 反応へのシフト(IFNγ 産生の低下と IL-4 産生の増加)
MHC クラスⅡ Aβ	CD4 T 細胞の減少，炎症性腸疾患
パーフォリン	細胞傷害性 T 細胞および NK 細胞の機能欠損
TAP1	CD8 細胞の欠如
TNFR-1	エンドトキシンショック耐性，*Listeria* 感受性の亢進

Brandon(1995) *Current Biology* **5**，625 を改変。

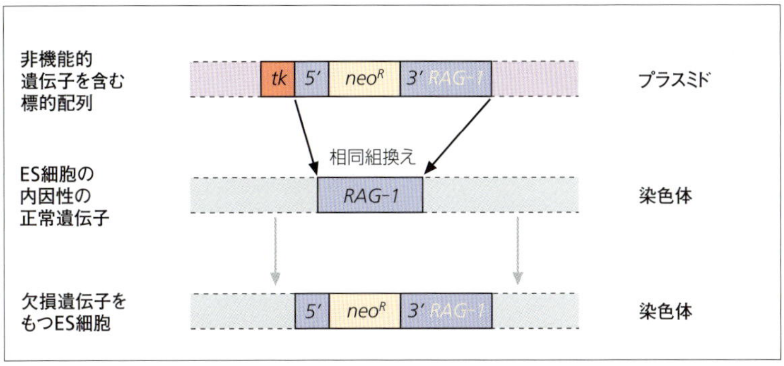

図 6.46　相同組換えによる遺伝子の破壊。目的の遺伝子(この例では *RAG-1*)をもつプラスミド DNA を，*RAG-1* のリーディングフレームの 5′末端と 3′末端の間にネオマイシン耐性遺伝子(neo^R)を導入し，相同組換えを起こすことで，目的の遺伝子を破壊する。相同組換えにより染色体 DNA に目的遺伝子を取り込んだ胚性幹(ES)細胞は，ネオマイシン誘導体の G418 に耐性をもつようになる。非相同組換えを起こした ES 細胞は，チミジンキナーゼ(*tk*)遺伝子を取り込んでいるため，ガンシクロビル存在下での培養により破壊される。その結果，相同組換えを起こした ES 細胞のみが残る。このようにして，遺伝子ノックアウトマウスが作成される。

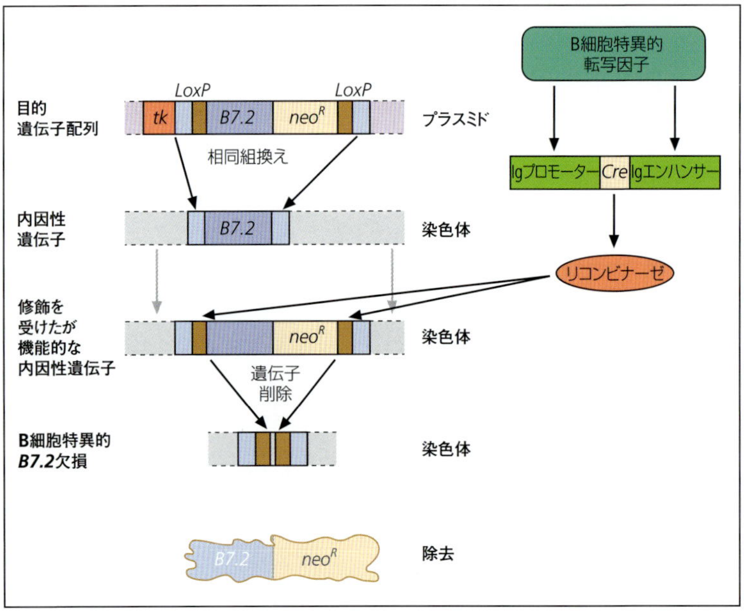

図 6.47　コンディショナルノックアウト個体の作成。 図 6.46 と同様に，目的の遺伝子（ここでは *B7.2*）の両隣に *loxP* 遺伝子（茶色）を挟み込み，さらに *neo*^{R}遺伝子導入したプラスミドとともに ES 細胞に導入し，相同組換えを起こさせる。非相同組換えを起こした細胞は *tk* 遺伝子をもつため，ガンシクロビル存在下で死滅する。G418 耐性 ES 細胞を移植することによりトランスジェニック動物を作成する。*B7.2-loxP* をもつトランスジェニックマウスと，Cre リコンビナーゼをもつトランスジェニックマウスを交配する。プロモーターの活性化により Cre リコンビナーゼが働くようになり，*loxP* に隣接する遺伝子を除去する。この例では B 細胞だけで *B7.2* 遺伝子を特異的に欠損させ，樹状細胞等では影響がないように工夫がほどこされている。

とも効率のよい遺伝子運び屋である。実際に現在よく使われているウイルスベクターは，AAV のようなアデノウイルスや HIV などのレンチウイルスを用いて作成したものである。しかし，皮肉にもこれらのウイルスベクターに対しては強い免疫応答が起こることから，免疫系がこのような遺伝子治療の最大の妨げとなっている。しかし，AVV のようなウイルスは，非常に弱い免疫応答しか起こさず，この点では希望がもてるかもしれない。

まとめ

目的抗体の作成

- ポリクローナル抗血清は抗原でくり返し免疫することにより産生される。
- ポリクローナル抗体は複数の異なった抗原決定基を認識する。
- 能率的な免疫応答を起こすためにはアジュバントが必須である。
- 不死化ハイブリドーマ細胞株はモノクローナル抗体産生を可能にし，産生された抗体は，免疫学的試薬となり，免疫応答の研究において非常に重要である。産生された抗体は，リンパ球集団の測定，細胞不足，イムノアッセイ，癌診断と画像診断，抗原精製，触媒性抗体など広範囲な応用が可能である。
- 遺伝子工学的に作成するヒト抗体フラグメントは，まず未免疫（免疫しているほうが好ましいが）ドナーで V_Hおよび V_L遺伝子を増幅させ，完全にランダムなコンビナトリアルライブラリーとしてバクテリオファージに発現させる。抗体発現ファージは抗原と反応させ，パニング法により最も高い親和性を示すものを選択する。そのファージから抗体遺伝子をクローニングする。
- V_Hと V_L遺伝子をリンクした一本鎖 Fv（scFv）フラグメントが作成可能で，単一の H 鎖ドメインからなるものも作成が可能である。
- ヒト抗マウス抗体 human anti-mouse antibody（HAMA）反応は，マウスモノクローナル抗体を使った治療の際に大きな妨げとなる。
- マウス可変領域とヒト定常領域を混合したキメラ抗体，または CDR 部位以外すべてヒト由来の配列で置き換えた抗体を用いることにより，HAMA 反応は減弱させることができる。
- ヒト化抗体は現在関節リウマチや B 細胞リンパ腫などの治療に使用されている。
- ヒト Ig 遺伝子を組み込んだトランスジェニックマウスは免疫すると，ヒト型高親和性抗体を産生できる。
- リコンビナント抗体は植物でも発現させることができる。
- H1 と H2 の 2 本の V_H鎖 CDR 領域をもつ二重特異性抗体（diabody）のコンビナトリアルライブラリーは新薬の開発に使われる可能性がある。

アフィニティークロマトグラフィーを利用した抗原・抗体精製

- 抗体をセファロースに固相化することにより，不溶性の免疫吸収材（immunoabsorbent）が作成できる。ここに多種の抗原が含まれる溶液を添加すると，固相化抗体に対応する抗原は結合するため，当該抗原を精製することができる。逆に，抗体を精製したいときには，抗原をセファロースに固相化し，吸収材として用いる。

- タンパク質の精製にも利用される。

抗体による生物活性の修飾

- 抗体は，ウイルス感染や細菌増殖などの生物機能の阻害を指標にすることにより，検出可能である。
- 生物機能を抗体で阻害することにより，特定の抗原，たとえばホルモン，サイトカインなどの機能を *in vivo* や *in vitro* で解析することができる。
- レセプターを刺激したり架橋できる抗体は，生体にもともと存在する機能性リガンドの役割のかわりをすることができる。このような抗体を用いると，レセプター活性化の機能的意義を *in vivo* や *in vitro* で解析することが可能になる。

細胞・組織抗原の免疫学的検出法

- 抗体は高い特異性をもつことから，組織中の抗原や細胞内局在を検出するためのプローブとして用いられる。蛍光標識抗体を用いると，抗原の局在が蛍光顕微鏡で観察可能になる。
- 細胞を固定または透過処理することにより抗体が細胞膜を通過可能となり，細胞内抗原の検出が可能になる。
- 共焦点顕微鏡により，非常に薄い平面を高い拡大度で走査することができ，抗原を含む構造を鮮明な画像で定量的データとして保存できる。構造の 3D 画像も得ることができる。
- 抗体は，直接標識または標識抗 Ig 二次抗体によって間接的に検出される。
- 複数の蛍光標識二次抗体を用いると，同一細胞上に発現する複数の抗原を同時に検出できる。
- フローサイトメトリーは非常に定量的な方法で，蛍光標識された細胞を 1,000 個/秒という速さで検出し，解析できる。
- フローサイトメーターでは，液滴中に含まれる 1 個の細胞に 1 種類あるいは複数のレーザー光が当てられ，個々の蛍光標識細胞からのデータが記録され，複数のサブセットを含む細胞集団であってもそれぞれの細胞のフェノタイプを個別に解析できる。前方散乱は細胞の大きさ，側方散乱は細胞がもつ顆粒の度合を示す。
- 蛍光標識抗体またはそのフラグメントは，細胞に透過処理することにより細胞内抗原でも検出できる。細胞内 pH，Ca^{2+}，Mg^{2+}，Na^{+}，チオール，DNA などの変化を検出するための細胞内プローブも存在する。
- 抗体は酵素で標識すると，光学顕微鏡を用いた組織化学的方法により抗原を検出できる。異なるサイズのコロイド金粒子を抗体に結合させることにより，超微細構造を電子顕微鏡で観察することができる。

抗体による抗原検出と定量化

- 抗原が非常に少量であっても**イムノアッセイ法**を用いれば測定可能である。この方法は，抗原濃度と抗体の親和性に依存する。抗体結合部位の定量は，高い特異性をもち異なるエピトープを認識する二次抗体を用いて行う。逆に，抗体が結合していないエピトープの定量は，標識抗原の結合の度合により定量的できる。
- **ポリアクリルアミドゲル電気泳動法**により抗原の分子量を推測することができる。ゲル上で分離された抗原は PVDF（ポリフッ化ビニリデン）膜やニトロセルロース膜にブロットし，適切な抗体を用いることにより検出できる。
- 抗原や抗原と会合する分子は，ネイティブな抗原を認識する抗体により免疫沈降できる。
- より高濃度の抗原は，**比濁度計**（ネフェロメトリー）で測定することが多い。
- タンパク質の**マイクロアレイ法**では，何千個ものタンパク質がプレートなどの上に固層化されていて，抗体添加により，多種類の抗原を同時にスクリーニングできる。同様に抗体マイクロアレイでは，1 サンプル中の複数の抗原を同時にスクリーニングできる。

エピトープマッピング

- 直鎖状タンパク質の上の B 細胞エピトープ，T 細胞エピトープの位置は，お互いに配列がオーバーラップする一群の短いペプチドを用いると決定できることがある。6 アミノ酸残基からなるあらゆる組合せのペプチドを外被タンパク質上に発現するバクテリオファージを用いると，不連続性の B 細胞エピトープでも同定できる場合がある。

抗体の測定

- ポリクローナル抗血清の抗体量は，用いるアッセイ法により変わる。
- 非沈降性抗体はレーザーネフェロメトリーで測定するか，塩析するか，あるいは放射性抗原と抗 Ig とともに沈降することにより測定可能である。
- 抗体親和性の測定にはさまざまな方法があり，その 1 つに**表面プラズモン共鳴法**がある。
- 抗体は，抗原を固相化した粒子を凝集させるので，この凝集度を肉眼的に判定することにより測定可能である。また，2 段階で行う **ELISA 法**も非常に重要な抗体測定法であり，この方法では，まず固相化抗原に抗体を結合させ，酵素標識した二次抗体を用いて定量する。

白血球サブセットの単離

- 細胞は，大きさ，浮遊性，密度，接着性などの物理的な性質の違いにより，分離することができる。
- 貪食細胞は，鉄分粒子を取り込ませたあと磁気的に分離できる。または，特定の刺激（たとえば抗原）により分裂する細胞は 5-ブロモデオキシウリジン（BrdU）を取り込ませた後，紫外線照射により除去できる。
- 抗体が結合した細胞は，補体による細胞傷害性を利用して除去するか，リシン結合抗 Ig を用いて除去できる。あるいは，抗 Ig を固相化させてパニングするか，磁気ビーズを結合させることによっても，単離することができる。
- より少ない数の細胞は，蛍光標識モノクローナル抗体を用いて FACS で単離できる。
- 抗原特異的 T 細胞は，抗原刺激を加えることにより，細胞株あるいはクローンとして得ることができる。適切な T 細胞腫瘍株と融合させると，不死化抗原特異的 T 細胞ハイブリドーマを確立できる場合がある。

遺伝子発現解析

- mRNA 発現は，ノザンブロット法または RT-PCR によって解析可能である。
- マイクロアレイ法を用いると細胞の遺伝子発現を網羅的に解析できる。

機能解析

- 抗原に対するリンパ球の反応は，細胞増殖やサイトカイン産生を指標に測定できる。細胞増殖は，^{3}H-チミジン取込みや CFSE 標識により定量的に解析できる。
- 個々の細胞のサイトカイン産生は ELISPOT 法にて同定できる。ELISPOT 法では，分泌されたサイトカインが固相化抗体に結合し，これを標識二次抗体で検出する。
- 細胞傷害性 T 細胞または NK 細胞による細胞傷害能の測定は，標的細胞をあらかじめ ^{51}Cr で標識し，^{51}Cr の放出度により評価する。
- アポトーシスは，死細胞の細胞膜上に出現するホスファチジルセリンをアネキシン V で検出することにより，定量的に測定できる。
- エフェクター T 細胞の前駆細胞は，MHC-ペプチド四量体で染色するか，限界希釈法により定量できる。
- 抗体産生細胞の定量には，免疫蛍光サンドイッチ法またはプラークアッセイを用いる。後者の場合，抗体産生細胞から分泌された抗体が隣接赤血球に結合し補体依存性溶解を起こす現象を利用している。また産生抗体を固相化抗原に結合させて ELISPOT アッセイで測定することができる。
- 白血球サブセットやリンパ組織の機能測定には，放射線照射マウスあるいは SCID マウスなどの非応答性ホストに移植して再構成実験を行うことが行われる。その際に特定の細胞集団を *in vitro* で分離したり，混ぜたりすることができる。
- 抗体は細胞機能を調べるためのプローブとして使用できる。たとえば，抗体で細胞表面レセプターを架橋して細胞を活性化させたり，局所に蛍光標識抗体を浸透させてレーザー照射すると，その部位を選択的に破壊できる。

細胞遺伝子工学

- カルシウムリン酸凝集法，電気穿孔法，リポソーム，マイクロインジェクションなどの方法を用いると，哺乳動物細胞に遺伝子導入ができる。
- ワクシニアウイルスやレトロウイルスなどのゲノムに挿入して細胞に添加しても，遺伝子導入をすることができる。
- 内因性遺伝子の機能を阻害するためには，アンチセンス RNA，RNAi，siRNA を利用するか，すでに機能が破壊された遺伝子と相同組換えさせる方法もある。
- あらたな遺伝子を受精卵に微量注入することによりトランスジェニックマウスが得られ，これを純系マウスとして確立することが可能である。
- 遺伝子は ES 細胞に注入することもできる。このようにしてつくられた ES 細胞を胚盤胞に再注入することにより，純系トランスジェニックマウスをつくることができる。この手法の最大の応用は，ES 細胞において目的遺伝子を相同組換えにより破壊してノックアウトマウスがつくれることである。またコンディショナルノックアウトでは Cre/*lox P* などのリコンビナーゼシステムを使い，一時的にまたは組織特異的に目的の遺伝子発現を抑えることができる。
- ノックインマウスは，特定の内因性遺伝子を変異体あるいはまったく異なる遺伝子と相同組換えによって置き換えたものである。
- 遺伝子治療は近い将来に期待される有望な治療法だが，治療薬となる遺伝子の安全性とデリバリーの有効性が大きな問題である。レトロウイルスやアデノ関連ウイルスのベクターとしての有効性が検討されている。
- これらのウイルスベクターに強い免疫応答が起こると，遺伝子デリバリーシステムとしては使えない。

文献

Alkan S.S. (2004) Monoclonal antibodies: the story of a discovery that revolutionized science and medicine. *Nature Reviews Immunology* **4,** 153–156.

Ausubel F.M., Brent R., Kingston R.E., Moore D.D., Seidman J.G., Smith J.A. & Struhl K. (eds) *Current Protocols in Molecular Biology*. John Wiley, New York.

Bonifacino J.S., Dasso M., Harford J.B., Lippincott-Schwartz J. & Yamada K.M. (eds) *Current Protocols in Cell Biology*. John Wiley, New York.

Brandtzaeg P. (1998) The increasing power of immunohistochemistry and immunocytochemistry. *Journal of Immunological Methods* **216**, 49–67.

Brannigan J.A. & Wilkinson A.J. (2002) Protein engineering 20 years on. *Nature Reviews Molecular and Cell Biology* **3**, 964–970.

Carter L.L. & Swain S.L. (1997) Single cytokine analysis of cytokine production. *Current Opinion in Immunology* **9**, 177–182.

Cavazzana-Calvo S. *et al.* (2000) Gene therapy of human severe combined immunodeficiency (SCID)-XI disease. *Science* **288,** 669–672.

Chatenoud L. (2003) CD3-specific antibody-induced active tolerance: from bench to bedside. *Nature Reviews Immunology* **3,** 123–132.

Chowdhury P.S. & Pastan I. (1999) Improving antibody affinity by mimicking somatic hypermutation *in vitro*. *Nature Biotechnology* **17**, 568–572.

Coligan J.E., Bierer B.E., Margulies D.H., Shevach E.M. & Strober W. (eds) *Current Protocols in Immunology*. John Wiley, New York.

Cotter T.G. & Martin S.J. (eds) (1996) *Techniques in Apoptosis: A User's Guide*. Portland Press, London.

Delves P.J. (1997) *Antibody Production*. J. Wiley & Sons, Chichester.

Fishwild D.M. *et al.* (1996) High-avidity human IgGκ monoclonal antibodies from a novel strain of minilocus transgenic mice. *Nature Biotechnology* **14**, 845–851.

Friguet B., Chafotte A.F., Djavadi-Ohaniance L. & Goldberg M.E.J. (1985) Measurements of the true affinity constant in solution of antigen–antibody complexes by enzyme-linked immunosorbent assay. *Journal of Immunological Methods* **77**, 305–319.

George A.J., Lee L. & Pitzalis C. (2003) Isolating ligands specific for human vasculature using in vivo phage selection. *Trends in Biotechnology* **5,** 199–203.

Green L.L. (1999) Antibody engineering via genetic engineering of the mouse: xenomouse strains are a vehicle for the facile generation of therapeutic human monoclonal antibodies. *Journal of Immunological Methods* **231**, 11–23.

Huppi K., Martin S.E. & Caplen N.J. (2005) Defining and assaying RNAi in mammalian cells. *Molecular Cell* **17,** 1–10.

Lacroix-Desmazes S. *et al.* (1999) Catalytic activity of antibodies against factor VIII in patients with hemophilia A. *Nature Medicine* **5**, 1044–1047.

Lefkovits I. & Waldmann H. (1999) *Limiting Dilution Analysis of Cells of the Immune System*, 2nd edn. Oxford University Press, Oxford.

Liu M. *et al.* (2004) Gene-based vaccines and immunotherapeutics. *Proceedings of the National Academy of Sciences USA* **101,** Suppl. 2, 14567–14571.

Malik V.S. & Lillehoj E.P. (1994) *Antibody Techniques*. Academic Press, London. (Laboratory manual of pertinent techniques for production and use of monoclonal antibodies for the nonimmunologist.)

McGuinness B.T. *et al.* (1996) Phage diabody repertoires for selection of large numbers of bispecific antibody fragments. *Nature Biotechnology* **14**, 1149–1154.

Monroe R.J. *et al.* (1999) RAG2:GFP knockin mice reveal novel aspects of RAG2 expression in primary and peripheral lymphoid tissues. *Immunity* **11**, 201–212.

Mosier D.E. (ed.) (1996) Humanizing the mouse. *Seminars in Immunology* **8**, 185–268.

Ogg G.S. & McMichael A.J. (1998) HLA–peptide tetrameric complexes. *Current Opinion in Immunology* **10**, 393–396.

Pinilla C. *et al.* (1999) Exploring immunological specificity using synthetic peptide combinatorial libraries. *Current Opinion in Immunology* **11**, 193–202.

Robinson J.P. & Babcock G.F. (eds) (1998) *Phagocyte Function: A Guide for Research and Clinical Evaluation*. Wiley-Liss, New York.

Sambrook J. & Russell D.W. (2001) *Molecular Cloning: A Laboratory Manual,* 3rd edn. Cold Spring Harbor Laboratory Press, New York.

Shabat D., Rader C., List B., Lerner R.A. & Barbas C.F., III (1999) Multiple event activation of a generic prodrug trigger by antibody catalysis. *Proceedings of the National Academy of Sciences USA* **96,** 6925–6930.

Staudt L.M. & Brown P.O. (2000) Genomic views of the immune system. *Annual Reviews of Immunology* **18**, 829–859.

Storch W.B. (2000) *Immunofluorescence in Clinical Immunology: A Primer and Atlas*. Birkhäuser Verlag AG, Basel.

Vaughan T.J. *et al.* (1996) Human antibodies with subnanomolar affinities isolated from a large nonimmunized phage display library. *Nature Biotechnology* **14**, 309–314.

Weir D.M. *et al.* (eds) (1996) *Handbook of Experimental Immunology*, 5th edn. Blackwell Scientific Publications, Oxford.

Zola H. (1999) *Monoclonal Antibodies*. Bios Scientific Publishers, Oxford.

7 免疫応答の解剖学

はじめに

B 細胞，T 細胞，マクロファージ，好中球，NK 細胞などの細胞表面抗原に対するモノクローナル抗体については，その特異性を比較する国際ワークショップがしばしば開かれ，これらの抗体を作成した免疫学者が世界中から集まって議論を重ねている。この協力精神は政治家たちも見習うべきものであろう。複数のモノクローナル抗体が同一のポリペプチド抗原を認識する場合には，その抗原に対して共通の CD（cluster of differentiation，分化クラスター）番号が割り当てられる。今までにおおよそ 340 の CD 番号が割り当てられ，この中でさらに細分化されているものもある（本章で取り扱う分子は表 7.1 に示す）。重要なことは，細胞表面分子の発現レベルは細胞の分化や活性化状態に伴って変化すること，そして，その発現レベルは細胞サブセットごとに異なることである。ある CD 抗原の発現が低い時には，発現が陽性か陰性かは主観的な判断による。しかし，注意すべきは，発現量と機能性には必ずしも単純な相関は見られないことである。

リンパ組織の必要性

効果的な免疫応答が誘導されるためには，複雑な一連の細胞反応が起こる必要がある。抗原はまず抗原提示細胞に結合し，必要に応じてプロセシングを受ける。抗原提示細胞は T 細胞や B 細胞と接触し，これらの細胞を活性化する。ヘルパー T 細胞は B 細胞や細胞傷害性 T 細胞前駆細胞を補助し，エフェクター細胞を増幅，分化させることにより，液性免疫や細胞性免疫のメディエーターを生みだす。さらに，二次免疫応答に作用するメモリー細胞が産生され，病原体の種類によって適切なレベルで免疫応答が起こるように制御を受ける。これまでの研究成果のおかげで，われわれは免疫系の構成細胞を分離し，免疫応答を *in vitro* で見ることができるようになった。しかし，生体における免疫系全体の効率を考慮すると，まだ解明すべきことが多く残されている。*in vivo* では，免疫応答の基礎となる複雑な細胞の相互作用は，リンパ節や脾臓などの一定の組織構造をもつ末梢（二次）リンパ組織や，気道，腸管，尿生殖管などの内面を覆う，被膜をもたない組織で起こる。

免疫組織には細網細胞由来の細胞や骨髄造血幹細胞由来のマクロファージやリンパ球が存在する。T 細胞は胸腺で厳しい教育を受けることにより免疫的に反応しうる細胞へと分化し，B 細胞は骨髄で教育される（図 7.1）。基本的に，リンパ節にはその支配組織から抗原が直接流入するか，あるいは MHC クラスⅡ陽性樹状細胞を介して抗原が入り込む。脾臓は血液中の抗原を取り込み，一方，非被包性リンパ組織は粘膜表面に存在して IgA 分泌を基本とした防御系として機能する。

これらのリンパ組織の解剖学的配置を図 7.2 に示した。リンパ系やリンパ節はみごとなネットワークを形成し，内臓やより表層の生体構造から排導されたリンパ液は胸管を介して血液系に戻る（図 7.3）。

二次リンパ組織とそれ以外の組織の情報伝達は，循環するリンパ球によって維持されている。これらの細胞は，血液からリンパ節，脾臓，その他の組織を通過し，胸管などの主要リンパ関門から再び血液に戻る（図 7.4，図 7.12 参照）。

リンパ組織間のリンパ球の交通

リンパ球が組織，血液，リンパ節を循環することにより，抗原反応性細胞は抗原を感知し，免疫応答が起こっている場所に移動することができる。また，メモリー細胞やその子孫が全身に伝播することで，リンパ系全体で広範な免疫応答の調節が可能になる。抗原がリンパ節や脾臓に入ると，抗原反応性細胞は 24 時間以内に血中循環リンパ球プールから消失する。数日後には，抗原の存在箇所でリンパ球が活性化を受けて増殖がピークとなり，活性化リンパ球が胸管に出現する。一度免疫された動物のリンパ

表 7.1　ヒト細胞上の主な CD 分子。

CD	発現	機能
CD1	IDC，B 細胞サブセット	糖脂質やその他の非ペプチド性抗原を T 細胞に提示する
CD2	T，NK	CD58(LFA-3)のレセプター，共刺激分子
CD3	T	T 細胞レセプターのシグナル伝達構成成分
CD4	MHC クラスⅡ拘束性 T 細胞，単球，Mφ，IDC	MHC クラスⅡ分子のレセプター
CD5	T，B サブセット	抗原レセプターシグナリングに関与
CD8	MHC クラスⅠ拘束性 T 細胞	MHC クラスⅠ分子のレセプター
CD14	顆粒球，単球，Mφ	LPS/LBP 複合体のレセプター
CD16	顆粒球，NK，B 細胞，Mφ，IDC	FcγRⅢ(中親和性 IgG レセプター)
CD19	B 細胞，FDC	B 細胞抗原レセプター複合体の一部
CD20	B 細胞	B 細胞の活性化，増殖シグナルを提供する
CD21	B 細胞，FDC	CR2，C3d と EB ウイルスに対するレセプター，B 細胞抗原レセプター複合体の一部
CD23	B 細胞，単球，FDC	FcεRⅡ(低親和性 IgE レセプター)
CD25	活性化 T，B 細胞，単球，Mφ	IL-2 レセプターα鎖
CD28	T 細胞，活性化 B 細胞	CD80/CD86(B7.1/B7.2)に対するレセプター，共刺激分子
CD32	単球，Mφ，IDC，FDC，顆粒球，NK，B 細胞	FcγRⅡ(低親和性 IgG レセプター)
CD34	造血系前駆細胞	接着分子，幹細胞マーカー
CD40	B 細胞，Mφ，IDC，FDC	CD154(CD40L)のレセプター，共刺激分子
CD45RA	静止期・ナイーブ T 細胞，B 細胞，顆粒球，単球，Mφ	ホスファターゼ，細胞活性化
CDRO	エフェクター T 細胞，単球，Mφ，IDC	ホスファターゼ，細胞活性化
CD64	単球，Mφ，DC	FcγRⅠ(高親和性 IgG レセプター)
CD79a/CD79b	B 細胞	Igα/Igβ：B 細胞抗原レセプターのシグナル伝達構成成分
CD80	活性化 B 細胞，T 細胞，Mφ，DC	共刺激分子である CD28 に対するレセプター(B7.1)で，CTLA-4 からの阻害的シグナルも伝達する
CD86	B 細胞，IDC，単球	共刺激分子である CD28 に対するレセプター(B7.2)で，CTLA-4 からの阻害的シグナルも伝達する
CD95	広範	FasL に対するレセプター(Fas)。アポトーシス誘導性シグナルを伝達する

FDC：濾胞樹状細胞，IDC：interdigitating(指状嵌入)樹状細胞，Mφ：マクロファージ，NK：ナチュラルキラー細胞，EB ウイルス：エプスタイン-バーウイルス。

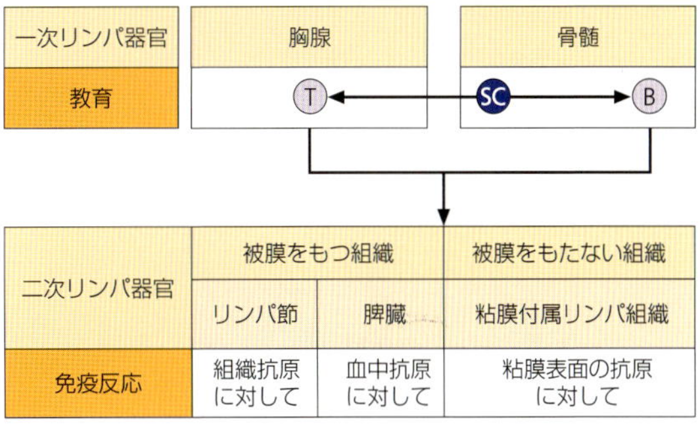

一次リンパ器官
胸腺
骨髄
教育
T
SC
B
二次リンパ器官
被膜をもつ組織
被膜をもたない組織
リンパ節
脾臓
粘膜付属リンパ組織
免疫反応
組織抗原に対して
血中抗原に対して
粘膜表面の抗原に対して

図 7.1　**リンパ組織の機能的構成。**骨髄で発生した造血幹細胞(SC)は一次リンパ組織で免疫担当細胞である T 細胞，B 細胞に分化した後，二次リンパ組織へ移住し，そこで免疫応答が起こる。粘膜付属リンパ組織(MALT)は，粘膜固有層や肺に散在する細胞集団と共同して，粘膜から抗体を分泌する。

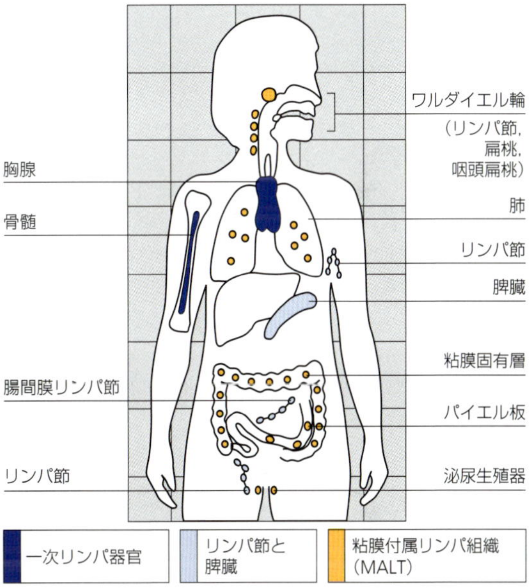

図 7.2　**主要なリンパ器官と組織の分布。**

節に抗原が入った場合には，輸出リンパ管から出ていくリンパ球数は著明に減少する。この現象は“細胞シャットダウン”あるいは“リンパ球トラッピング”などとよばれ，抗原誘導性に T 細胞から可溶性因子が放出された結果，起こると考えられる(p.184 のサイトカインの項目を参照)。その後，80 時間をピークとしてリンパ節から活性化細胞が放出される。

▶ ナイーブリンパ球はリンパ節に戻る

ナイーブリンパ球は，一部は輸入リンパ管を経て入り，大部分は高内皮細静脈 high-walled endothelium of postcapillary venule(HEV)を介してリンパ節に移動する(図 7.5)。この際，リンパ球の行き先

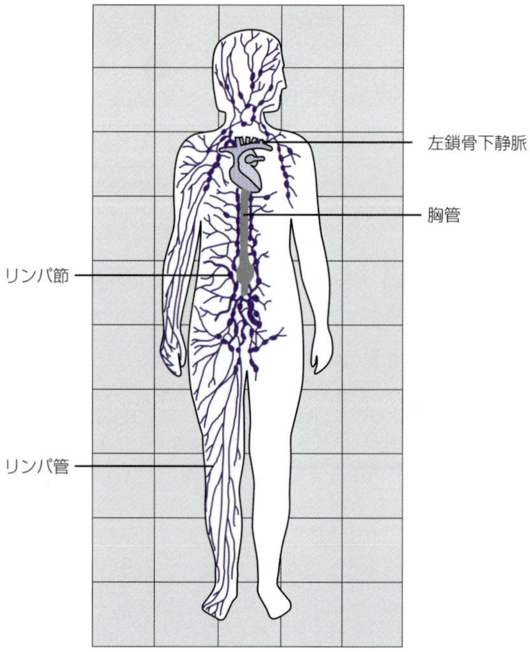

図 7.3 **リンパ節とリンパ管のネットワーク。**リンパ節は輸出リンパ管が集合したところにつくられる。リンパ液は最終的に胸管に集まり，左鎖骨下静脈から血中に戻る。

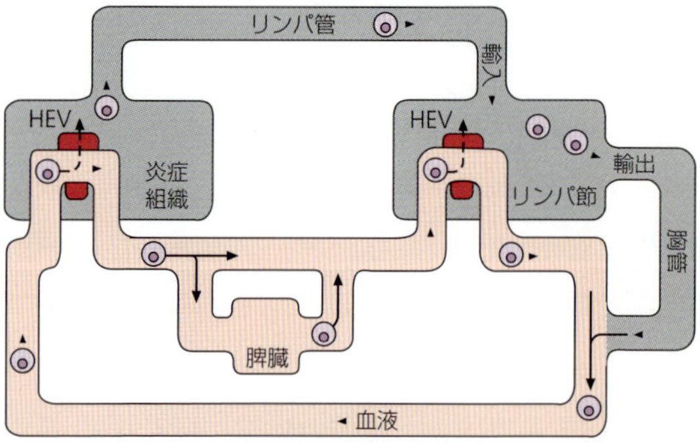

図 7.4 **被膜をもつリンパ組織と炎症部位の間のリンパ球移動と再循環。**血中のリンパ球は高内皮細静脈（HEV）を通過してリンパ節に入った後，所属リンパ節から出ていく。輸出リンパ管は集合して胸管を形成し，リンパ球はそこから血中に戻る。HEV が存在しない脾臓では，リンパ球は細動脈からリンパ領域（白脾髄）に入り，赤血球領域（赤脾髄）の類洞を通過し，脾静脈から出ていく。粘膜免疫システムにおける細胞移動は，図 7.12 でくわしく示す。

は，インテグリンスーパーファミリー（表 7.2），ケモカインレセプター，セレクチンを含むホーミングレセプター群により規定される。インテグリンは細胞外基質，血漿タンパクや細胞表面分子と結合し，広く胚発生，細胞増殖，分化，接着，細胞運動，プログラム細胞死，組織維持などに関与する。免疫システムにおけるインテグリンリガンドとしては，高度に糖鎖修飾され硫酸化されたシアロムチンなどの細胞表面分子「**血管アドレシン vascular addressin**」がある。この分子は，末梢リンパ節などの HEV にのみ発現する（図 7.6）。血管内皮細胞に提示されるケモカインはリンパ球接着の誘導に重要な役割を果たし，リンパ球に発現するケモカインレセプターはリガンドとの結合と，インテグリンの活性化に関与する。ナイーブリンパ球および樹状細胞は CCR7 を発現し，末梢リンパ節に移動するが，これは HEV 内腔に CCL19 と CCL21 が発現するためと考えられる（表 9.3 参照）。CCL21 は内皮細胞自身により産生されるが，CCL19 は局所ストローマ細胞から分泌され，HEV に受け渡される。これらのケモカインの発現がともに欠損した *plt/plt* マウスでは，末梢リンパ節への T 細胞の移動に異常が見られる。ケモカインは，インテグリンの細胞膜中での流動性を亢進させるとともにインテグリンの構造変化を誘導することで親和性を上昇させ，結果としてインテグリンの活性化を誘導する。

▶ 血管外移動は 3 段階からなる

第 1 段階：接触とローリング

リンパ球が内皮細胞に接着するためには，血流によるずり応力に打ち勝たないといけない。これは，ホーミングレセプターとリガンドとの相互作用により，白血球表面の微絨毛と血管壁がどの程度近接できるかに依存する（図 7.6）。リンパ球は血管壁に接触した後，リンパ球上の L-セレクチンやその他の接着分子が血管上のリガンドと結合することで，血管内皮細胞の上をローリングする。一般的にセレクチンは，末端にレクチンドメインをもち，多糖類糖鎖で修飾されたリガンドと結合する。

第 2 段階：LFA-1 の活性化による強固な接着

このプロセスでは，LFA-1（リンパ球機能関連抗原 1）が活性化し絨毛以外の部位に集積するようになる。活性化したインテグリンは，血管内皮細胞上の ICAM-1，ICAM-2（intercellular adhesion molecule-1, 2）と非常に強く結合する。この結果，リンパ球はローリングをやめて接着するようになり，細胞は扁平化する。

第 3 段階：血管外移動

扁平化したリンパ球は LFA-1 を介して血管内皮細胞の ICAM-1 や JAM-1（junctional adhesion molecule-1）と結合し，内皮細胞を押し分けてすすみ，ケモカインシグナルに反応して組織に移動する。

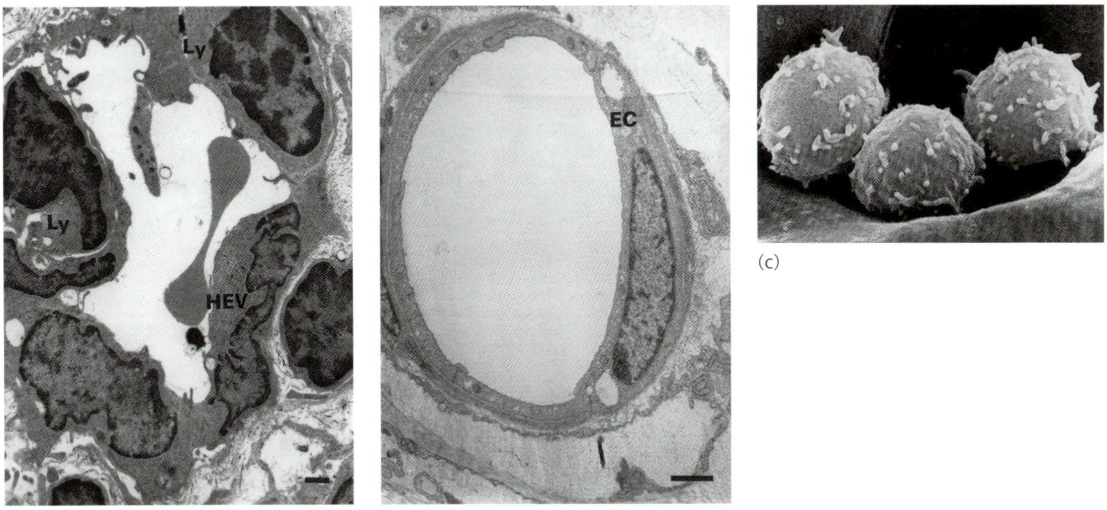

(a) (b) (c)

図 7.5　**リンパ球と後毛細管細静脈との結合。**(a)ラット頸部リンパ節の高内皮細静脈(HEV)とリンパ球(Ly)の結合。(b)平らな毛細血管内皮細胞(EC)との比較。(c)HEV に結合しているリンパ球(走査型電子顕微鏡像)。(〈a〉, 〈b〉は Dr. Ann Ager, Dr. W. van Ewijk 提供)。

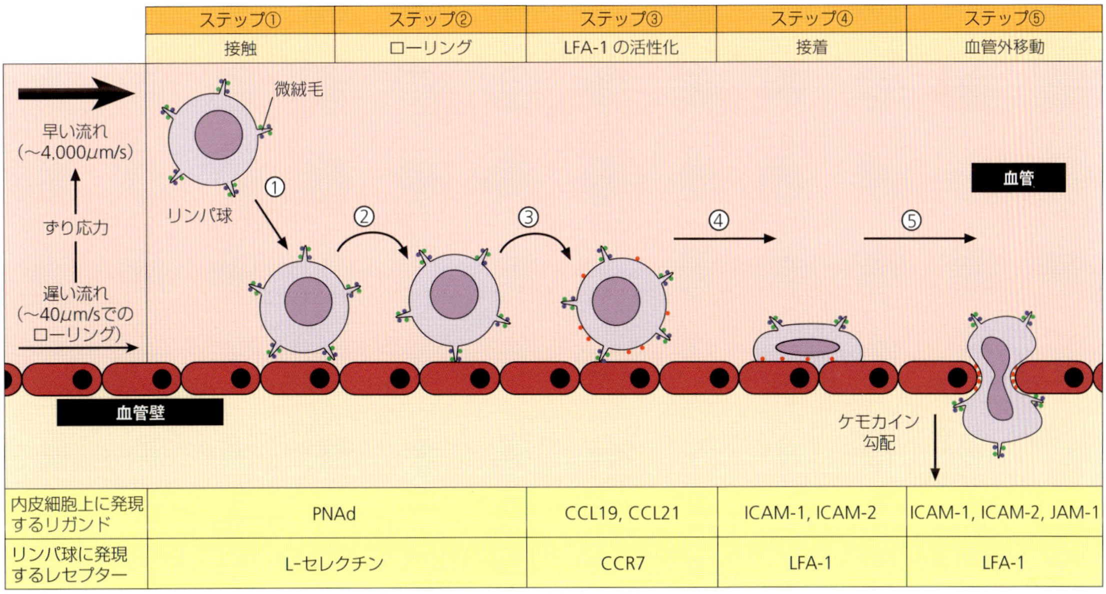

図 7.6　**末梢リンパ節へのリンパ球のホーミングと細胞移動。**血中を勢いよく流れるリンパ球は，リンパ球の絨毛に発現する L-セレクチン(●)のような特定のホーミングレセプターと，そのリガンドである血管壁の HEV に発現する末梢リンパ節アドレシン(PNAd)の相互作用を介して，組織の血管壁に接触する(ステップ①)。PNAd には CD34 や GlyCAM-1 などの分子があり，これらはフコシル化，硫酸化，シアル化したルイス^{x}糖鎖構造をもつ。さまざまなケモカインレセプター(●)もこれらの T 細胞，B 細胞に発現する。内皮細胞の表面をローリングした後(ステップ②)，ケモカインによる刺激に反応して LFA-1 インテグリン(●)(表 7.2)が活性化される(ステップ③)。T 細胞では，このステップは主に CCL19 と CCL21 が CCR7 に結合することで制御され，B 細胞では CXCL13 の CXCR5 への結合が付加的なシグナルを与える。LFA-1 はリンパ球の微絨毛先端ではなく微絨毛間に発現し，内皮細胞に発現する ICAM-1/2 と結合することで強固な接着が起こる。この過程で，リンパ球は停止して扁平化する(ステップ④)。その後，リンパ球内皮細胞の間隙を通過する(ステップ⑤)。この過程は血管外遊出と称され，LFA-1 の ICAM-1/2 との結合だけでなく，内皮細胞間に発現する JAM-1 との結合も関与する。

▶ リンパ組織以外へのリンパ球ホーミング

活性化リンパ球やメモリーリンパ球の非リンパ組織へのリンパ球ホーミングは，リンパ組織へのホーミングと同様のプロセスを経るが，異なるレセプターとリガンドが関与する。皮膚や腸管へのホーミングは比較的よく解析されているが，肺や肝臓へのホーミングについては一部しかわかっていない(図

表 7.2 **インテグリンスーパーファミリー。**一般的に，インテグリンは細胞間結合と細胞外基質との結合に関与する。その多くが細胞内シグナル伝達にも関与する。インテグリンは，18 種類のα鎖と 24 種類のβ鎖の組合せにより，24 種類の異なる$\alpha\beta$鎖のヘテロ二量体を形成する。VLA サブファミリーの名称は，T 細胞を *in vitro* で活性化したとき，2～4 週間後という「非常に遅い時期に発現する抗原（very late antigen）」である VLA-1，VLA-2 から名づけられた。しかし，同じファミリーである VLA-3，VLA-4，VLA-5 は，それほど後期には発現せず，リンパ球，単球，血小板，造血幹細胞などにそれぞれ異なる発現量を示す。多くのインテグリンには I ドメインと称される金属イオン依存性結合部位（MIDAS）をもつ構造が存在する。この構造は，マグネシウムイオン（Mg^{2+}）の存在下において，細胞接着に重要なリガンドに存在する Arg，Gly，Asp（RGD）配列との結合に関与する（訳注：β_2インテグリンの接着は RGD 配列非依存性である）。

インテグリン	CD 名	発現	リガンド
$\alpha_1\beta_1$(VLA-1)	CD49a/CD29	広範	LM，CO
$\alpha_2\beta_1$(VLA-2)	CD49b/CD29	広範	LM，CO，CHAD，MMP-1
$\alpha_3\beta_1$(VLA-3)	CD49c/CD29	広範	FN，LM，CO，EN
$\alpha_4\beta_1$(VLA-4)	CD49d/CD29	広範	FN，VCAM-1，OP
$\alpha_5\beta_1$(VLA-5)	CD49e/CD29	広範	FN
$\alpha_6\beta_1$(VLA-6)	CD49f/CD29	広範	LM
$\alpha_7\beta_1$	—/CD29	広範	LM
$\alpha_8\beta_1$	—/CD29	広範	VN，FN，TN，NN，OP
$\alpha_9\beta_1$	—/CD29	広範	TN
$\alpha_{10}\beta_1$	—/CD29	広範	CO
$\alpha_{11}\beta_1$	—/CD29	筋骨格	CO
$\alpha_V\beta_1$	CD51/CD29	巨核球	FN，VN
$\alpha_L\beta_2$(LFA-1)	CD11a/CD18	巨核球	ICAM-1，ICAM-2，ICAM-3
$\alpha_M\beta_2$(CR3[Mac-1])	CD11b/CD18	好中球，単球，Mϕ	ICAM-I，C3bi，FG，FX
$\alpha_X\beta_2$(p150，95)	CD11c/CD18	IDC，IEL，NK 細胞，単球，Mϕ	C3bi，LPS
$\alpha_D\beta_2$	CD11d/CD18	Mϕ	ICAM-3
$\alpha_{IIb}\beta_3$(GPⅡb/Ⅲa)	CD41/CD61	巨核球，血小板	FN，VN，FG，VWF，THR
$\alpha_V\beta_3$	CD51/CD61	広範	VN，FN，FG，VWF，THR，TN，OP
$\alpha_6\beta_4$	CD49f/CD104	上皮細胞，内皮細胞，シュワン細胞，T 細胞	LM
$\alpha_V\beta_5$	CD51/—	広範	VN
$\alpha_V\beta_6$	CD51/—	上皮細胞	FN，TN
$\alpha_4\beta_7$(LPAM-1)	CD49d/—	T 細胞，B 細胞	MAdCAM-1，VCAM-1，FN
$\alpha_E\beta_7$	—/—	IEL	E-カドヘリン
$\alpha_V\beta_8$	CD51/—	ニューロン	FN，LM，CO

CHAD：コンドロアドヘリン，CO：コラーゲン，CR3：補体レセプター 3，EN：エンタクチン，FG：フィブリノーゲン，FN：フィブロネクチン，FX：ファクター X，GPⅡb/Ⅲa：インテグリン糖タンパクⅡb とⅢa，ICAM：細胞内接着分子，IDC：interdigitating 樹状細胞，IEL：腸管上皮内リンパ球，LFA：リンパ球機能関連抗原，LM：ラミニン，LPAM：リンパ球パイエル板接着分子，Mϕ：マクロファージ，MAdCAM：粘膜関連細胞接着分子，MMP：マトリックスメタロプロテアーゼ，NK：ナチュラルキラー細胞，NN：ネフロネクチン，OP：オステオポンチン，THR：トロンボスポンジン，TN：テネシン，VCAM：血管細胞接着分子，VLA：後期抗原（すべてが後期に発現するわけではない），VN：ビトロネクチン，VWF：フォン・ヴィレブランド因子，＊CD 抗原については p.154 で説明，—：CD 番号が決定されていないもの。

7.7)。最近の研究から，特定の組織由来の樹状細胞がナイーブ T 細胞を活性化する際にリンパ球側に選択的に正しい行き先を刷り込む(インプリンティング)と考えられている。たとえば，粘膜免疫に関与する細胞は刷り込みを受けてパイエル板の HEV と選択的に結合するようになる。リンパ球が正常非リンパ組織あるいは炎症組織へ遊走する場合には，HEV 内皮細胞とは異なる扁平な血管内皮細胞に結合し，その組織内へと移動していく。

リンパ節

リンパ節は被膜で覆われ，その内部では細網細胞と細網線維により網目様構造と洞が形成されている。これらの構造は，体組織から排出されるリンパ液をろ過するフィルターとして働く。外来性抗原を含むリンパ液は，輸入リンパ管から辺縁洞へ入り，リンパ皮質に拡散してリンパ球と接触し，髄洞のマクロファージに触れた後に(図 7.8 a，b)，輸出リンパ管からリンパ節外に排導される(図 7.4，図 7.8 b)。リンパ節の組織像として注目すべきは，T 細胞，B 細胞が解剖学的に完全に異なる領域に分離していることで，これにはケモカインが関与する。T 細胞領域ではリンパ節ストローマ細胞と interdigitating 樹状細胞が CCL19，CCL21 を分泌し，CCR7 を発現する T 細胞を誘引する。これに対し，B 細胞領域では CXCL13 が発現し，CXCR5 を発現する B 細胞を誘引する。抗原刺激の際には，B 細胞で CCR7 の発現が上昇するため，B 細胞は T 細胞領域に誘導され，T 細胞と B 細胞の相互作用が起こる。

B 細胞領域

B 細胞が集合した濾胞は，皮質に見られる特徴的な構造である。抗原刺激を受けていないリンパ節では，**一次リンパ濾胞**と称される球状の細胞集合が存在する。抗原刺激を受けると，**二次リンパ濾胞**ができ，外側に冠状または外套状に休止 B 細胞が集合する。これらの B 細胞は細胞表面に IgM と IgD を発現し，胚中心 germinal center とよばれる薄く染まる領域を取り囲んでいる(図 7.8 c，d)。胚中心には，増殖する大型の B 細胞芽球，少数の T 細胞，リンパ球を貪食したことによって可染小体を含む細網マクロファージ，および緊密なネットワークを形成する濾胞樹状細胞 follicular dendritic cell (FDC) などが存在する。FDC は間葉系細胞由来であり，貪食能をもたずリソソームをもたない細胞であるが，非常に長い突起をもつためにリンパ球と密接に相互作用することができる。FDC は TNF ファミリーのメンバーである B 細胞活性化因子(BAFF)を産生し，胚中心で増殖している B 細胞のアポトーシスを抑制することで B 細胞の生存を促進する。胚中心は二次

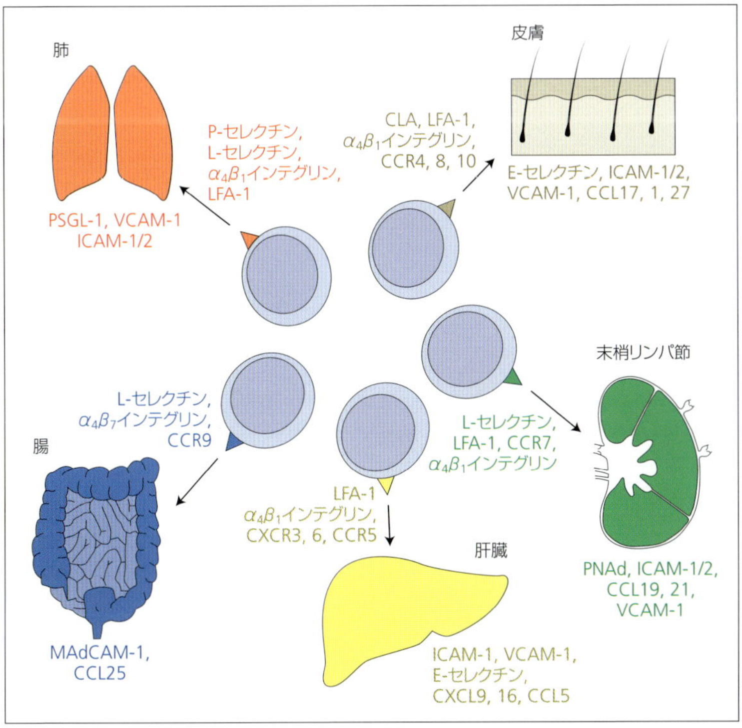

図 7.7 **目的組織に移動するためには正しい住所が必要である。**T 細胞(と樹状細胞)は，細胞表面分子の組合せによって，自分が行くべき場所の血管内皮細胞に発現する特定のリガンドを認識し，目的地に移動する。LFA-1 と ICAM-1，ICAM-2，あるいは$\alpha_4\beta_1$(VLA-4)インテグリンと VCAM-1 の結合のように，目的地にかかわらずリガンドの組合せが同じ場合もある。それ以外は，特定の場所に発現するリガンドとそれに対する接着分子を利用して相互作用する。つまり，L-セレクチンは末梢リンパ節の HEV 内皮細胞では PNAd(末梢リンパ節アドレシン)を認識するが，腸管の HEV 内皮細胞では MAdCAM-1(粘膜型アドレシン)を認識する。MAdCAM-1 は$\alpha_4\beta_7$インテグリンによっても認識される。L-セレクチンと P-セレクチンは両方とも肺内皮細胞に発現して PSGL-1 (P-セレクチン糖タンパク質リガンド)と結合する。E-セレクチンは CLA(皮膚リンパ球抗原)によって認識され，皮膚のリンパ球を正しい場所に動員する。ケモカインレセプター(表 9.3 参照)は組織特異的ケモカインを認識する。

抗体反応時に顕著に増大し，B 細胞の成熟とメモリー細胞産生の場となる。

抗原刺激がない状態では，一次リンパ濾胞は網目状に存在する FDC と，その網目の空間を埋める循環性の休止 B 細胞からなる。T 細胞依存性抗原（すなわち，抗体の産生にヘルパー T 細胞の助けが必要な抗原，p.177 参照）を一回投与すると，B 細胞芽球が指数関数的に増殖し，3 個の芽球から約 10^4個の中心芽細胞が生まれて FDC のネットワークを埋めつくす。もともとその場所にいた休止期 B 細胞は外側に押し出されて冠状の濾胞を形成する。中心芽細胞は高い増殖活性をもち，細胞表面には IgD や IgM をほとんど発現しない。そして，増殖能をもたない明領域中心細胞へと分化し，細胞表面に免疫グロブリンを発現しはじめる。このステージでアポトーシスが激しく起こり，濾胞内のマクロファージ内には死細胞由来の断片化 DNA が可染小体として観察できる。生き残った細胞は，明領域の先端で最後の免疫学的なトレーニングを受ける。メモリー細胞の経路に入った細胞は冠状領域に住み着いて，一部は循環 B 細胞のプールに加わる。その他の細胞は明瞭な小胞体とゴルジ体，そして細胞質内イムノグ

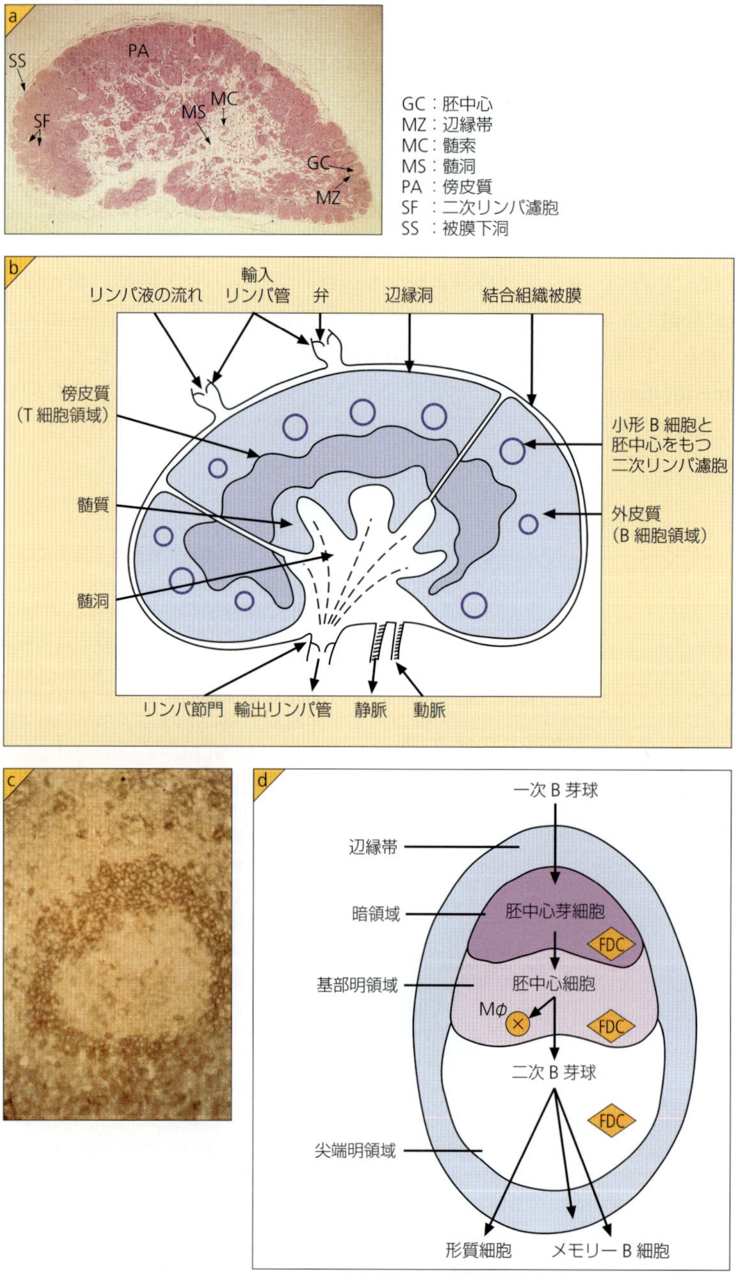

図 7.8　**リンパ節。**(a)ヒトリンパ節の低倍率像，(b)リンパ節の横断面の図解，(c)二次リンパ濾胞：胚中心が帽状の小型 B 細胞に取り囲まれている。小型 B 細胞は西洋ワサビペルオキシダーゼ（HRP）標識された抗ヒト IgD 抗体によって染色される（茶色）。中心部には IgD 陽性細胞はほとんど存在しないが，IgM 陽性 B 細胞はどちらの領域にも存在する。(d)活性化胚中心における B 細胞分化とその移動経路。FDC：濾胞樹状細胞，Mφ：マクロファージ，x：アポトーシスを起こした B 細胞。(〈a〉Prof. P. M. Lydyard，〈c〉Dr. K. A. MacLennan 提供)。

ロブリンを有する形質芽細胞に分化する。これらの細胞は髄洞間につき出た髄質網に移動し，形質細胞に分化する（図 7.8 b）。脾臓でも，抗体産生細胞の成熟は，抗原刺激の場所から離れた場所で起こり，形質細胞の大部分は辺縁帯に存在する。このような細胞動態は，胚中心の局所で高濃度の抗体が産生されることによって抗原が中和され，その結果免疫応答が不完全なまま終わってしまう危険性を避けるためだと考えられる。

皮質の胚中心以外の部分は，基本的に B 細胞領域であり，T 細胞は散在的に存在する。

T 細胞領域

T 細胞は主に傍皮質または胸腺依存性領域とよばれる場所に限局している（図 7.8 a，b）。T 細胞欠損の小児患者から採取したリンパ節や，新生仔期に胸腺切除したマウスのリンパ節では（図 14.6 参照），傍皮質のリンパ球がまったく存在しない。2 光子レーザー生体顕微鏡の技術により，リンパ節内でのリンパ球の動態が観察できるようになり，傍皮質内の T 細胞がすばやくランダムに動き回りながら，必死に同族抗原をもつ IDC を探すようすが観察された。T 細胞レセプターが同族 MHC-ペプチド複合体を認識する際には，T 細胞の LFA-1 と IDC の ICAM-1 が結合することで，安定な結合が起こる。免疫シナプスが形成され，36 時間から 48 時間接触が維持されることで T 細胞の完全な活性化が起こる。

脾臓

新鮮な脾臓の切片では，赤血球で満たされた赤脾髄の中に，円状あるいは細長い形をした灰色の白脾髄が見られる（図 7.9 a）。赤脾髄はマクロファージで裏打ちされた脾索と静脈洞から構成される。リンパ節と同様，T 細胞領域と B 細胞領域は分離している（図 7.9 b）。脾臓は非常に効率のよい血液のフィルターであり，壊れつつある赤血球や白血球を取り除くとともに，血中に存在する粒子状の抗原に活発に反応する。形質芽細胞と成熟した形質細胞は赤脾髄に広がる辺縁帯に存在する（図 7.9 c）。

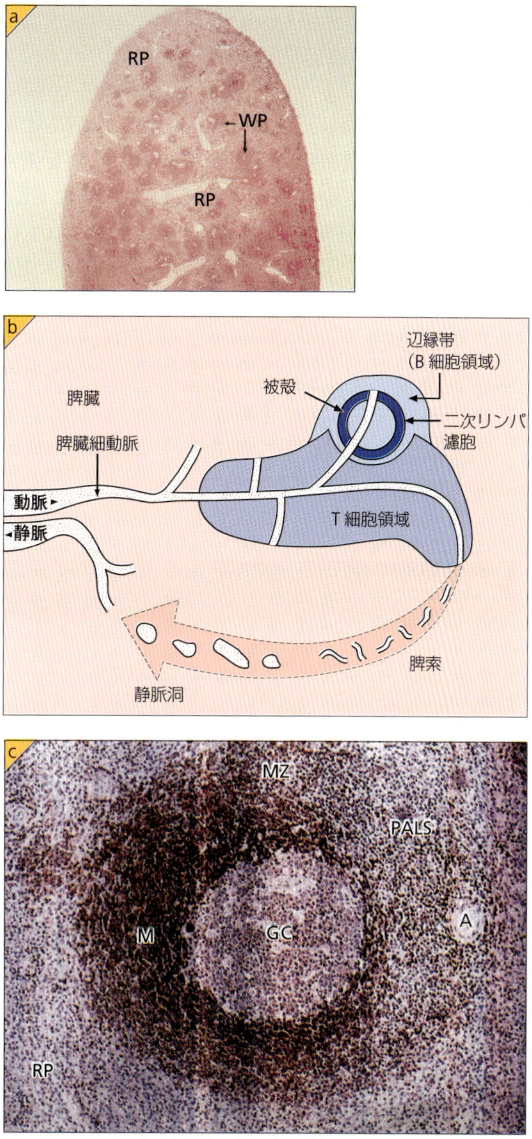

図 7.9　**脾臓。**（a）白脾髄（WP）と赤脾髄（RP）の低倍率像，（b）赤脾髄に囲まれる白脾髄の概略図，（c）辺縁帯（MZ）と赤脾髄（RP）に囲まれた胚中心（GC）と帽状リンパ球（M）の拡大図。濾胞に近接する細動脈（A）は，主に T 細胞で構成される動脈周囲リンパ球鞘（PALS）で囲まれている。辺縁帯が二次リンパ濾胞の上側にのみ存在することに注意。（〈a〉Prof. P. M. Lydyard，〈c〉Dr. I. C. M. MacLennan 提供）。

皮膚の免疫システム

病原体はまず体表面，すなわち皮膚あるいは粘膜（以下参照）から侵入する。体表面には感染に対抗するためにさまざまな防壁が備わっており（図 1.2 参照），それらが破られたときのみ免疫システムが働きだす。通常状態，つまり非炎症時の表皮にはランゲルハンス細胞と T 細胞が備わっており，その下の真皮には樹状細胞，T 細胞，マクロファージ，マスト細胞が存在する。白血球は常時血液から皮膚に移行し，感染の兆候を探しながらリンパ系やリンパ節から血液に戻る。もし病原体が皮膚に炎症反応を引き起こした場合には，好中球，単球，抗酸球，形質細胞などの免疫細胞が即座に出現する。アトピー性皮膚炎などの疾患では，皮膚における白血球数がかなり増加する。皮膚炎はいくつかの接着分子によって引き起こされ，その中でも LFA-1，$\alpha_1\beta_1$インテグリン，$\alpha_4\beta_1$インテグリンと，皮膚白血球抗原 cutaneous lymphocyte-associated antigen（CLA）が，状況に応じて細胞動員が起こるように重要な役割を果たす。ケモカインレセプター CCR4 は大部分の CLA 陽性 T 細胞に発現し，リガンドである CCL17（TARC：thymus and activation regulated chemokine）は皮膚の血管壁に発現する。ほかにも，CCL27（CTACK：cutaneous T-cell-attracting chemokine）はケラチノサイトに発現し，リガンドである CCL10 は CLA 陽性 T 細胞セブセットに発現する。皮膚に存在する CLA 陽性 T 細胞の一部は $CD4^+CD25^+Foxp3^+$の制御性 T 細胞である。

粘膜免疫

多くの病原体は食物摂取，吸入，性的接触などにより，粘膜表面から侵入する。腸管，気道，泌尿生殖器管は，免疫細胞や被膜構造をもたないリンパ組織が上皮下に集積することにより，免疫学的に保護されている（図 7.10）。肺や腸管の粘膜固有層ではこのような免疫細胞の集積が見られ，リンパ球，形質細胞，貪食細胞の集合像や（図 7.10 c），発達した濾胞をもつ，しかるべき構造をもつリンパ組織（粘膜付属リンパ組織 mucosa-associated lymphoid tissue〈MALT〉）が見られる。ヒト粘膜のリンパ組織としては，舌扁桃，口蓋扁桃，咽頭扁桃，小腸パイエル板（図 7.10 a），虫垂などがある。腸管のリンパ組織はタイトジャンクションをもつ円柱上皮細胞層と粘膜層により，内腔から隔離されている。この上皮層には M 細胞 microfold cell が散在している（図 7.10 b，図 7.11）。この細胞は特殊な抗原運搬細胞であり，短い不規則な微絨毛と，強い非特異的エステラーゼ活性をもつ。M 細胞は上皮内リンパ球とマクロファージを覆うように存在する（図 7.11 b，c）。

粘膜免疫に関与する細胞と組織が一体となって粘液と抗体を産生する機能的分泌系が形成され（図 7.12），この機能系の中を IgA（および IgE）を産生する B 細胞が循環している。一方，女性および男性生殖器では，他の粘膜組織とは異なり，主に IgG が産生される。

腸管の免疫応答はパイエル板で誘導される

M 細胞に取り込まれた細菌などの外来物質は，パイエル板の抗原提示細胞に受け渡され，そこで適切なリンパ球が活性化される。このように，パイエル板は腸管において免疫応答誘導の場を提供する。活性化されたリンパ球はリンパから腸間膜リンパ節に移動し，そこでさらに活性化と増殖が起こる。パイエル板や腸間膜リンパ節由来の樹状細胞は，末梢リ

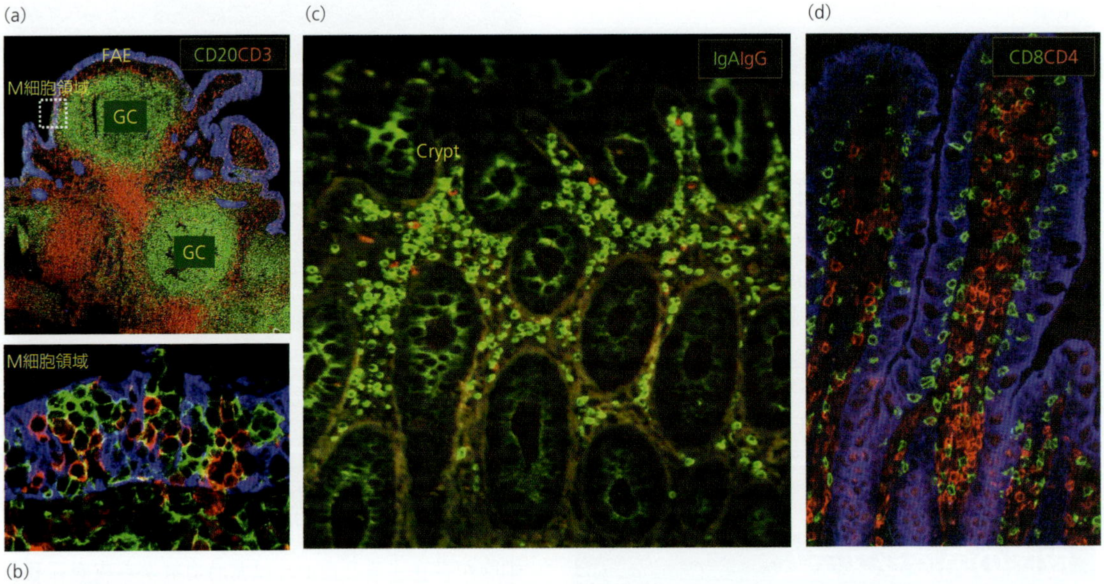

図 7.10　**腸管関連免疫。**（a）ヒト小腸パイエル板における B 細胞（抗 CD20 抗体：緑），T 細胞（抗 CD3 抗体：赤）および濾胞関連上皮細胞（FAE）（抗サイトケラチン：青）の免疫染色像。（b）抗原を取り込む M 細胞領域の詳細。（c）ヒト大腸粘膜切片における IgA（緑），IgG（赤）の染色像。小窩上皮細胞が IgA を選択的に取り込んでいる。少数散在する IgG 産生細胞が，多数の IgA 形質細胞とともに粘膜固有層に観察される。（d）ヒト十二指腸粘膜における CD4（赤）と CD8（緑）T 細胞の染色。上皮細胞の絨毛は青色に染色されている（サイトケラチン）。バックグラウンドに観察される弱い CD4 発現細胞はマクロファージか樹状細胞である。（Brandtzaeg P., Pabst R.〈2004〉*Trends in Immunology* **25**, 570-577 より転載）。

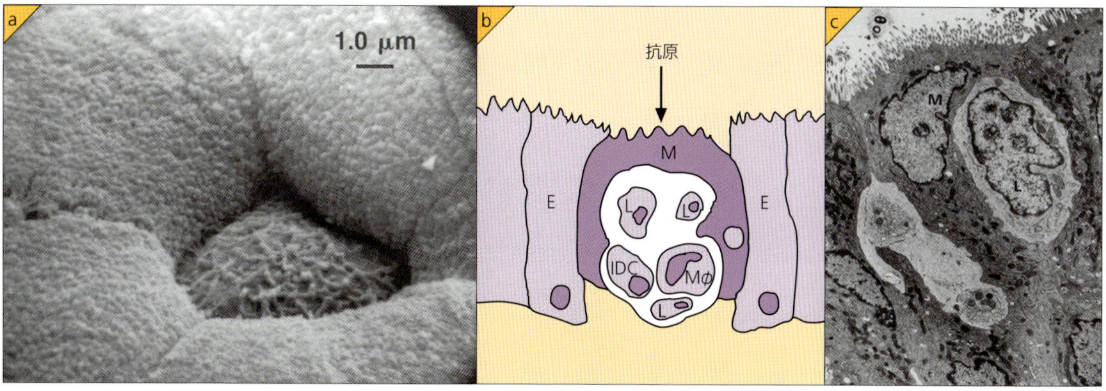

図 7.11　**パイエル板上皮の M 細胞。**(a)パイエル板上皮表面の走査型電子顕微鏡像。抗原捕獲する M 細胞(図の中心)が，規則正しく密に並んだ絨毛で覆われた吸収上皮細胞に取り囲まれている。M 細胞の不規則で短い微小隆起に注目(Dr. Kato T. & Dr. Owen R. L.〈1999〉提供，Ogra R. *et al.*〈eds.〉*Mucosal Immunology*, 2nd edn. Academic Press, San Diego)。(b)M 細胞(M)によって捕捉され細胞の反対側に輸送された後，抗原はマクロファージや樹状細胞によって分解され，パイエル板や腸間膜リンパ節の T 細胞に提示される。E：腸細胞，IDC：樹状突起をもつ樹状細胞，L：リンパ球，Mφ：マクロファージ。(c)M 細胞(核内に M)ととなりのリンパ球(核内に L)の走査型電子顕微鏡像。隣接する上皮細胞が両方とも典型的な刷子縁をもつ吸収上皮細胞であることに注目。M 細胞表面のプロテアーゼが病原体に働いて，細胞への結合と取込みが起こりやすくなることもある。病原性サルモネラ菌は M 細胞に侵入して破壊し，穴をつくるので，他の細菌が下層組織に侵入できるようになる(鉛クエン酸と酢酸ウラン。×1,600 倍)。(〈b〉Sminia T. & Kraal G.〈1998〉より。Delves P. J. & Roitt I. M.〈eds.〉*Encyclopedia of Immunology*, 2nd edn, p.188. Academic Press, London)。

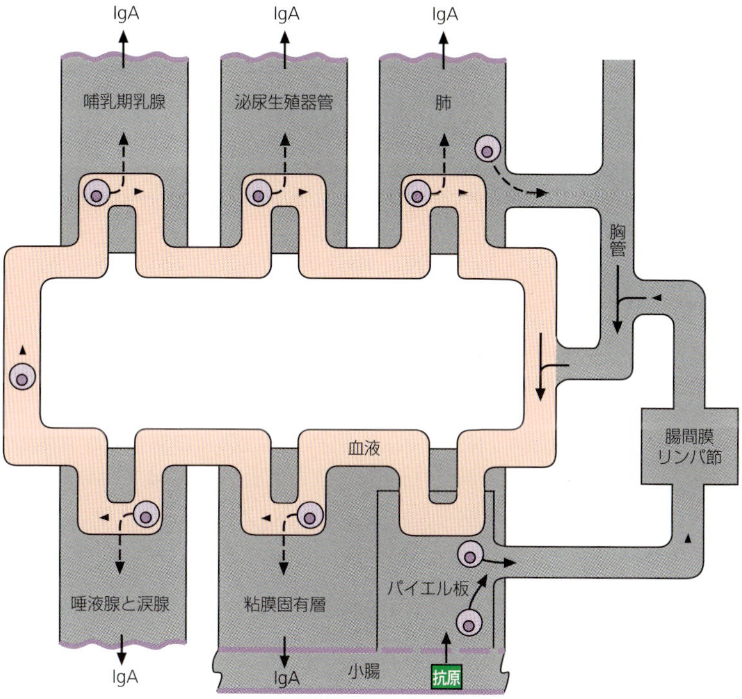

図 7.12　**粘膜付属リンパ組織(MALT)におけるリンパ球循環。**抗原によって活性化された細胞は，パイエル板から移動し，粘膜固有層や他の粘膜表面(〜)へ移住することで，いわゆる共通粘膜免疫と称される機能系を形成する。

ンパ節や脾臓の樹状細胞と異なり，ビタミン D をレチノイン酸に変換する酵素を発現している。レチノイン酸は T 細胞に働きかけて腸管ホーミングレセプターの発現を誘導する(訳注：**インプリンティング** imprinting という)。次に，活性化されたリンパ球は胸管から血液に入り，最終的に粘膜固有層に移動する(図 7.12)。この**応答部位**，すなわち**粘膜固有層**において，腸に移住したリンパ球が IgA 産生性 B 細胞をヘルプし，腸全体が防御抗体で守られるようになる。T 細胞と B 細胞もまた，特定のホーミングレセプターと適切な HEV アドレシンとの相互作用により，肺や他の粘膜のリンパ組織に誘導される。このようなことから，経鼻的に免疫すると，泌尿生殖器官で効果的に抗体産生が誘導される。

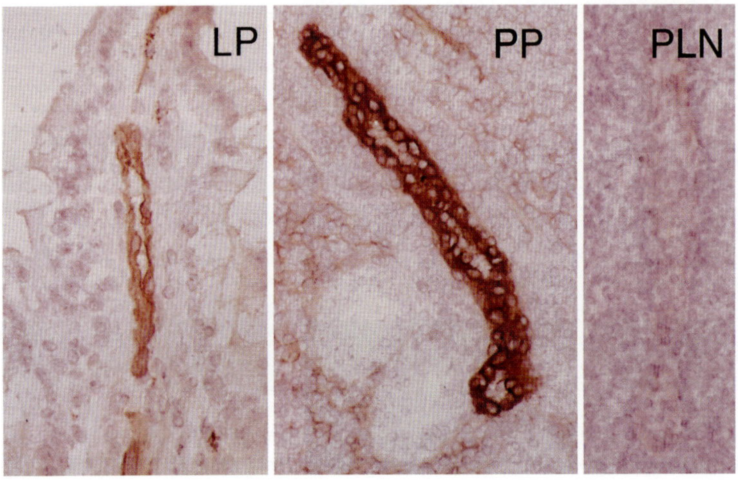

(a) (b) (c)

図 7.13 **粘膜血管のアドレシンであるMAdCAM-1は胃腸部位へのリンパ球ホーミングに関与する内皮細胞に選択的に発現する。** 免疫組織学的解析から，MAdCAM-1は(a)小腸粘膜固有層の後毛細管細静脈と(b)パイエル板HEVに発現するが，(c)末梢リンパ節HEVには発現しないことがわかる(Butcher E. C. *et al.*〈1999〉*Advances in Immunology* **72**, 209)。MAdCAM-1は泌尿生殖器管，肺，唾液腺と涙腺ではほとんど発現が見られないが，乳腺の血管内皮細胞には発現する。このことから，腸管へのリンパ球移動に関与する一部の分子は，共通粘膜免疫系においても働く(図7.12参照)。

腸管のリンパ球

腸管の粘膜固有層の後毛細管細静脈ではMAdCAM-1が発現しているため，そのリガンドである$\alpha_4\beta_7$(LPAM-1)インテグリン(表7.2)を高発現する活性化T細胞は，粘膜固有層に移住する(図7.13)。このT細胞は末梢血リンパ球とフェノタイプが類似しており，95%以上が$\alpha\beta$型T細胞レセプターを発現してCD4：CD8の割合が7：3である。不要な免疫反応は，誘導性の制御性T細胞から分泌されるIL-10やTGFβにより抑制されると考えられている。粘膜固有層には多くの活性化B芽球と形質細胞が散在し，分泌されたIgAはポリIgレセプターを介して腸の内腔へ運搬される(p.51参照)。

腸管上皮内リンパ球 intraepithelial lymphocyte (IEL)は，他のリンパ球とはまったく別物である。IELのほとんどがT細胞であるが，ヒトにおいてはその約10%が$\gamma\delta$型T細胞レセプターを発現し，他の動物種ではその割合が40%にのぼる場合もある。$\alpha\beta$型T細胞レセプターをもつ細胞は，ほとんどがCD8陽性であり，2つの集団に分類される。その1/3は，CD8α鎖とCD8β鎖のヘテロ二量体からなる通常のCD8を発現する。しかし残りの2/3は，ほとんどIELでしか見られないCD8$\alpha\alpha$のホモ二量体を発現する。CD8$\alpha\beta$の$\alpha\beta$型T細胞IELが古典的なMHCクラスⅠ拘束性の抗原認識であるのに対し，CD8$\alpha\alpha$の$\alpha\beta$型T細胞IELはMHCクラスⅠノックアウトマウスでも効率よく産生される。これらの細胞がTLやQa1などの非古典的MHC分子に拘束性を示すのか(p.83参照)は不明である。上皮内リンパ球や上皮内樹状細胞は，腸管の上皮細胞に発現するEカドヘリンのリガンドである$\alpha_E\beta_7$インテグリンを高発現する。

多くの動物種では腸管に$\gamma\delta$型T細胞レセプターをもつT細胞が多数存在し，これらの細胞の大部分もIELに特徴的なCD8$\alpha\alpha$を発現する。これらの細胞は体表面で比較的初期の防御に働くと考えられている。成人の腸管の内腔には，おおよそ10^{14}個の細菌が存在することを考えていただきたい。信じがたいほどの膨大な数である。しかし，粘膜上皮の杯細胞から産生されるムチンによるバリアーと分泌IgA抗体による防御帯とともに，腸管のリンパ球集団が重要な防御壁を形成している。マウスでは，小腸IELの数はリンパ組織全体のT細胞の約50%にも及ぶ。

このように，腸管では常在性T細胞で構成される局所的な免疫系が存在するが，同様な仕組みをもつ組織は他にもある。前述したが，皮膚にも常在T細胞が存在し，ヒトの肝臓にも10^{10}個のリンパ球が存在し，その多くが寿命の長いメモリーT細胞であり，NKやNKT細胞も比較的高い割合で存在する。非古典的MHC抗原はこれらの特殊な場所で重要な役割を果たしているらしい。MHCクラスⅠ鎖関連ファミリーメンバーであるMICAやMICB(p.83参照)はヒト$\gamma\delta$型T細胞レセプター発現(陽性)IELの活性化に関与し，CD1dは肝臓NK T細胞への糖脂質の提示に関与する。

骨髄は主要な抗体産生部位になりうる

二次免疫応答の数日後には，活性化されたメモリーB細胞は骨髄に移動して形質細胞に成熟する(図7.14)。骨髄は血清Igの主要な産生源であり，100週齢のマウスでは総Ig産生細胞の80%が骨髄に存在する。末梢リンパ組織が抗原に対して即座に，

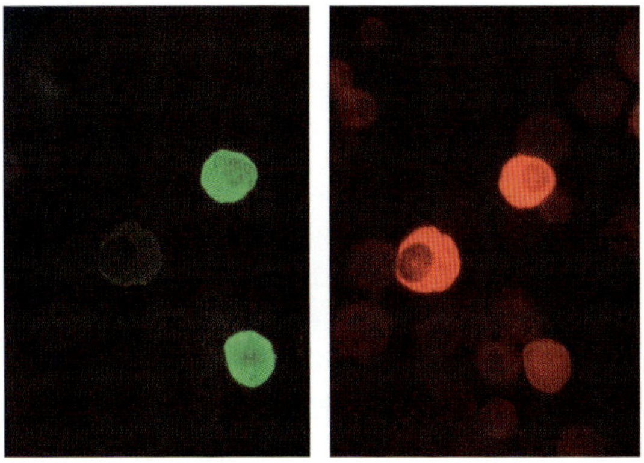

図 7.14　**ヒト骨髄の形質細胞。** サイトスピン標本をローダミン (IgA H 鎖：オレンジ) とフルオレセイン (L_λ 鎖：緑) で染色した。1 つの細胞は IgAλ 鎖陽性であり，もう 1 つは IgAλ 鎖陰性，3 つ目は非 IgA 陽性で λ 鎖陽性である。(Dr. Benner, Dr. Hijmans, Dr. Haaijman 提供)。

けれども比較的短い時間しか応答しないのに対して，骨髄は，宿主をくり返し攻撃する抗原に対してゆっくりと応答を開始し，長期間持続することで大量の抗体を産生する。

特権部位の享受

脳，前眼房，睾丸などの組織は，抗原が存在しても，組織に対する免疫応答が誘導されないことから，**免疫学的特権部位 immunological privileged site** とよばれる。これらの場所では，たとえば外来角膜移植片が長期保持されることや，動物の脳を用いて種々のウイルスをくり返し継代できることが知られている。

一般的に特権部位は，血液組織関門が強く，親水性物質や担体媒介性の輸送システムに対する透過性が低いことにより外界から保護されている。また，補体のレベルが機能的に十分な値に達しないために，急性炎症反応が起こりにくく，IL-10 や TGFβ (p.186 参照) のような免疫制御分子の濃度が著しく高いためにマクロファージが免疫抑制的に機能するようになる。免疫学的特権は，自己反応性細胞が Fas (CD95) 誘導性にアポトーシスを起こすことによっても維持されていると考えられている。Lesley Brent は以下のように述べている。「生物にとって，前眼房や角膜，脳が炎症の戦場とならないことは有益だと考えられる。なぜなら，免疫応答は時に抗原が与えるよりも強い組織損傷を与えるからである。」

抗原処理

体内に入ると抗原はどこへ行くのだろう。抗原が組織を通りぬけた場合，最終的に所属リンパ節に到達する。上気道あるいは腸に入った抗原は局所の MALT で捕獲され，血液に入った抗原は脾臓で反応を起こす。肝臓内マクロファージは，周囲にはリンパ組織が存在しないので，免疫応答を誘導することなく血中の抗原の濾過，分解を行う。

▶ マクロファージは一般的な抗原提示細胞である

「古典的」には，リンパ組織に入った抗原はマクロファージによって捕獲される，と考えられていた。これらの抗原は，ファゴリソソーム内で完全にあるいは部分的に破壊される。可溶性抗原はマクロファージから逃れて他の抗原提示細胞に取り込まれ，その一部は比較的大きなタンパク質断片すなわちプロセシングを受けたペプチドの形として MHC クラス II 分子に結合した形で細胞表面に再び現れることがある。休止期の常在性マクロファージは MHC クラス II を発現していないが，微生物感染時には細菌性リポ多糖 (LPS) のようなアジュバント効果をもった分子が TLR4 を介してマクロファージを活性化することにより，MHC クラス II 発現が誘導される。

▶ interdigitating (指状嵌入) 樹状細胞は T 細胞に抗原を提示する

マクロファージは優れた抗原提示能をもつが，ナイーブリンパ球を活性化することはできない。二塩化メチレン二リン酸を含むリポソームを投与すると，マクロファージに選択的に取り込まれてマクロファージが除去されるが，そのような動物でも，T 細胞依存性抗原に対して十分な免疫応答が見られる。このことから，ヘルパー T 細胞を活性化するのはマクロファージではなく，interdigitating 樹状細胞 (IDC) であると一般に考えられている。この骨髄由来の細胞は，自分自身の 4 倍の体積の細胞外液を 1 時間で処理することができ，それによって抗原を捕捉して，MHC クラス II 分子が多量に存在する細胞内画分 (MIIC，p.98 参照) で抗原のプロセシングを行う。

IDC は抗原提示細胞として非常に高い能力をもち，抗原刺激してから動物に投与すると，驚くほど強い免疫応答が誘導されるようになる。この点，注目すべきは，末梢血にGM-CSF（p.186参照）とIL-4を添加すると樹状細胞を大量に分化増殖させられることで（GM-CSFはIDCの増殖を促進し，IL-4はマクロファージの過増殖を抑制する），これを利用し，たとえば患者の腫瘍抗原で刺激した自己の樹状細胞を患者に再移入し，免疫応答を活性化するなどの免疫療法の試みが現在行われている。

血液中の樹状細胞前駆細胞が皮膚に移住すると，ランゲルハンス細胞に分化するが，これらの前駆細胞は皮膚白血球抗原（CLA）を発現して，皮膚のT細胞と同様，血管内皮細胞に発現するE-セレクチンを介して皮膚にホーミングする。ランゲルハンス細胞や他の組織の樹状細胞は，抗原捕捉細胞として働く。これらの細胞の貪食能はそれほど高くはないが，非常に強いエンドサイトーシス活性をもつ。樹状細胞には，マンノースレセプターやIgGやIgEに対するFcレセプターなどの抗原捕捉に関与するレセプターが発現している。分化初期の樹状細胞ではMHCクラスII分子，接着分子，共刺激分子の発現は低い。しかし，一人前の抗原提示細胞に分化するに従い，MHCクラスII分子の急激な増加が起こり，このとき貪食能やエンドサイトーシス活性，抗原捕獲に関与する分子の発現レベルは低下する。この時期には，樹状細胞の遊走能や抗原提示能に貢献すると考えられるICAM-1分子とともに，CD40, CD80（B7.1），CD86（B7.2）などの共刺激分子の発現も上昇する。樹状細胞はCD4やケモカインレセプターであるCCR5, CXCR4（表9.3参照）を発現するためにT細胞領域に誘導され移動するが，かえってこのためにHIVに対して感染しやすい状態となる（p.331参照）。

まだ不明な点が多いが，IDCには異なる集団が存在するらしい。2つの別々の分化過程が報告されている。1つは骨髄系細胞由来で，CD11c陽性樹状細胞とランゲルハンス細胞はこの経路に依存する。もう1つはリンパ球系細胞由来で，CD11c陰性の形質細胞様樹状細胞はこの経路に由来するらしい。さらに，このような分化の過程でいくつもの樹状細胞サブセットが出現するらしい。樹状細胞は，活性化されなければ未成熟の状態で維持され，CD80やCD86などの共刺激分子の発現も上昇しない。このような樹状細胞は「**寛容誘導性 tolerogenic**」とされ，このような樹状細胞によって提示された抗原は，T細胞のアナジーやクローン除去を引き起こすほか，IL-10やTGFβなどの免疫抑制型サイトカインを分泌する制御性T細胞を誘導する。また，ある場合には，T細胞はトリプトファン非存在下でアポトーシスを起こすが，半成熟状態の樹状細胞はトリプトファン分解を触媒するインドールアミン2,3-ジオキシゲナーゼ indoleamine 2,3-dioxygenase（IDO）を分泌して制御性に働くことがある。

樹状細胞は，ある意味で「残忍な微生物破壊屋」であるマクロファージと異なり，さほど貪食活性が高くなく，その機能には大きな抗原を処理するマクロファージの助けを必要とする。マクロファージを除いた動物では樹状細胞の反応は完全に消失する。

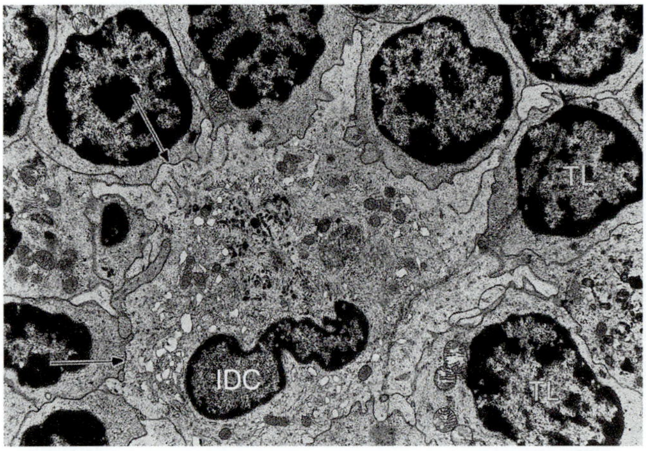

(a)

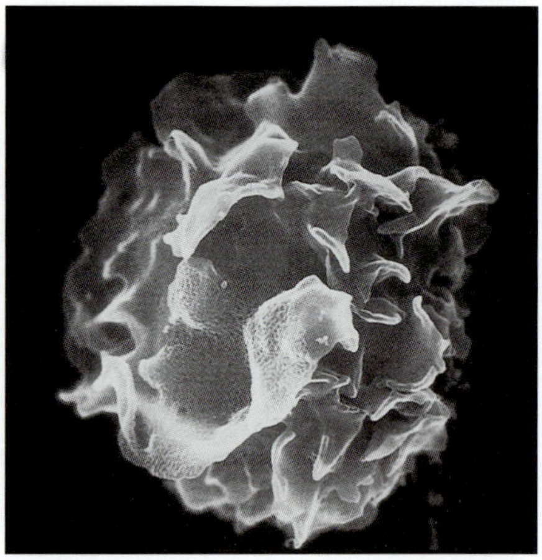

(b)

図7.15　**樹状抗原提示細胞。**(a)ラットリンパ節胸腺依存領域の樹状突起をもつ樹状細胞（IDC）。これらの抗原提示細胞は，皮膚のランゲルハンス細胞や他の組織の間質に存在する樹状細胞に由来し，無数の表面突起に抗原を結合した“ベール細胞”として輸入リンパ管からリンパ節へと移行する。表面の膜（⟶）でまわりのT細胞（TL）と密に接触する（×2,000倍）。(b)ベール細胞の走査型電子顕微鏡像。これらの樹状細胞は抗原をT細胞に提示するが，対照的に濾胞樹状細胞は胚中心でB細胞を刺激する。(〈a〉Kamperdijk E. W. A., Hoefsmit E. Ch. H., Drexhage H. A., Balfour B. H.〈1980〉提供。Van Furth R.〈ed.〉Mononuclear Phagocytes, 3rd ed. Rijhoff Publischers, The Hagueより許可を得て転載。〈b〉Dr. G. G. MacPherson 提供)。

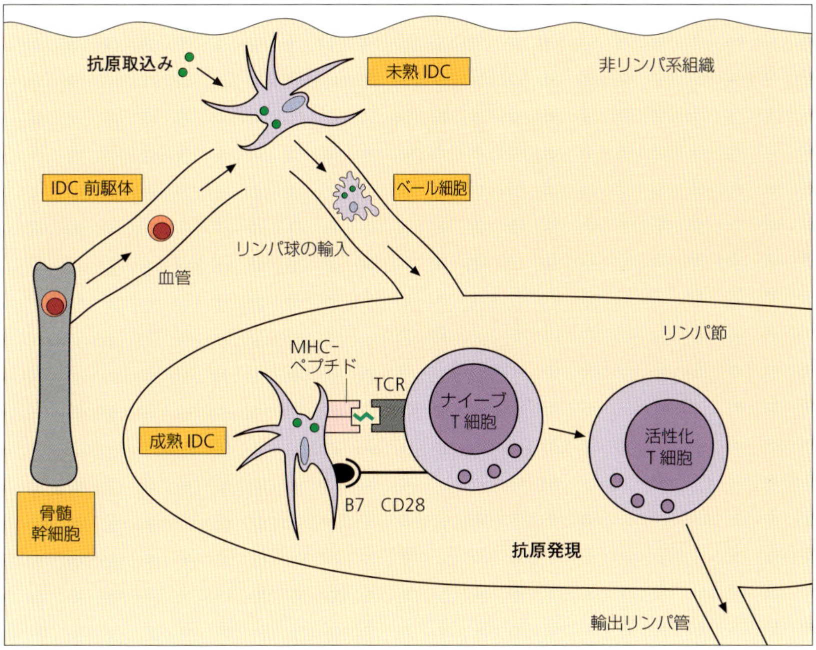

図 7.16 interdigitating 樹状細胞（IDC）の遊走と成熟。 IDC の前駆細胞は骨髄幹細胞由来で，血液を介して非リンパ系組織に移住する。これらの未熟 IDC，たとえば皮膚のランゲルハンス細胞は抗原の取込みに特化した機能をもつ。これらの細胞はその後，ベール細胞（図 7.15b 参照）として輸入リンパ管を介して二次リンパ組織に住み着き（図 7.15a 参照），そこで MHC クラスⅡ分子と B7 などの共刺激分子を高発現するようになる。これらの細胞はナイーブ T 細胞の活性化を専門に行う。活性化された T 細胞はリンパ節で機能するか，しかるべきホーミング分子を発現するようにインプリンティングされた場合には，他の適切な組織へと再循環するようになる。

まとめると，T 細胞活性化の経路は以下のとおりである。抗原の取込みと処理を行うのは，皮膚のケラチノサイトに E カドヘリンを介して結合しているランゲルハンス細胞（図 2.6 参照）などの末梢に存在するまだ未熟な樹状細胞である。これらの細胞では，成熟に従って E カドヘリンの発現は低下し，コラゲナーゼを産生することによって基底膜をこえて移動しやすくなる。そして，リンパ液中をベール細胞（図 7.15 b）として移動し，所属リンパ節の傍皮質 T 細胞領域に IDC として定住する（図 7.15 a）。そこで成熟が完了し（図 7.16），IDC は抗原と共刺激分子を介したシグナルによってナイーブ T 細胞を活性化するとともに，一度活性化された特異的 T 細胞を刺激する。後者の T 細胞は大きな表面積を利用して IDC 表面の MHC-ペプチド複合体に結合する。

IDC については，11 章で再び解説する。そこで，IDC が自己ペプチドを自己反応性 T 細胞に提示することでアポトーシスを誘導するという，胸腺における IDC の中心的役割に関して解説する（一般的にクローン除去とよばれる。p.241 参照）。

▶ 濾胞樹状細胞は免疫複合体に結合し，B 細胞を活性化する

非貪食性の MHC クラスⅡ陰性濾胞樹状細胞（FDC）は，FcγRⅡ，FcεRⅡおよび CR1（CD35）や CR2（CD21）補体レセプター（p.266 参照）を介して，抗原複合体（訳注：抗体が結合した抗原のこと）を効率よく捕捉し，長い間そのままの形で細胞表面に保持することができる。これにより，メモリー B 細胞は特異抗原を認識し，さらに自らの細胞上の CD21 を介して FDC 上に結合した補体断片を認識することにより（p.179 参照），共刺激を受ける。しかし，これらの複合体が，B 細胞活性化のための抗原保持にどの程度寄与するかについてはいまだ議論が分かれるところである。

古典的には，二次応答は IDC やマクロファージに取り込まれた抗原単独あるいは複合体により，ヘルパー T 細胞が刺激を受けることで開始すると考えられる。しかし，FDC が細胞表面に免疫複合体を捕捉することにより別の経路も利用できるようになる。二次抗原刺激から 1〜3 日後，免疫複合体が結合した濾胞樹状細胞上の線維状突起には，「免疫複合体被覆体（iccosome）」とよばれるビーズ構造を形成されるようになる。iccosome は胚中心 B 細胞に結合し，エンドサイトーシスによって細胞内に取り込まれてプロセシングを受けた後に，B 細胞の MHC クラスⅡ分子によって細胞表面に提示される。これにより，ヘルパー T 細胞の活性化が起こり，二次応答が始まる。

まとめ

免疫システムにおける細胞表面マーカー

- 個々の細胞表面分子には，モノクローナル抗体の反応特異性によって決定される分化クラスター（CD）番号が付与されている。

特異的な構造をもつリンパ組織

- 複雑な免疫応答は，リンパ組織の精巧な組織構造によって可能になる。
- リンパ節は体内を循環するリンパ液をろ過して抗原のスクリーニングを行うのに対し，脾臓は血液のろ過を行う。
- B 細胞領域と T 細胞領域はお互いに分かれて存在し，これはケモカインの働きに一部依存する。
- B 細胞領域は，リンパ節皮質に存在する一次リンパ濾胞であるが，これが抗原刺激を受けると，胚中心をもつ二次リンパ濾胞が出現する。
- 胚中心には濾胞樹状細胞の網状構造があり，二次抗原刺激で産生された B 芽球が増殖し，メモリー細胞や抗体を産生する形質細胞に分化する。

粘膜免疫

- 抗原の輸送能をもつ M 細胞は，粘膜リンパ組織に抗原を運ぶ役割をする。
- 腸管を防御するリンパ組織（扁桃，パイエル板，虫垂）は，その外側に被膜をもたない。腸管の粘膜固有層にも種々の細胞集団が分散して存在する。上皮内リンパ球の大部分は T 細胞で，その中に CD8$\alpha\alpha$ 細胞のような細胞サブセットがある。これらの細胞は抗原提示のための拘束性分子として非古典的 MHC 分子を用いる。
- 気道や泌尿生殖器管の粘膜表面を裏打ちする上皮内の細胞集団は，リンパ組織とともに共同して「分泌免疫系」を構成し，防御抗体を分泌して体表面を覆う。

他の組織

- 皮膚の T 細胞は皮膚リンパ球抗原（CLA）とケモカインレセプター CCR4 を発現する。
- 骨髄は抗体産生の主要な場である。
- 気道と肝臓には多数のリンパ球と貪食細胞が存在する。
- 脳，前眼房，睾丸は免疫学的特権部位であり，抗原は免疫系から隔離された状態で存在する。

リンパ球トラフィキング

- 血液と組織間のリンパ球再循環は高内皮細静脈の表面に発現する特定のホーミングレセプターによって媒介される。
- リンパ球に発現するセレクチン，インテグリン，ケモカインレセプターと内皮細胞表面リガンドの選択的相互作用により，リンパ球は内皮細胞表面に接触した後，ローリングする。LFA-1 の活性化によるリンパ球の強固な接着の結果，細胞は扁平化し，内皮細胞からの血管外遊出が起こる。

抗原処理

- マクロファージは活性化リンパ球に対する一般的な抗原提示細胞であるが，ナイーブ T 細胞を活性化することはできない。
- ナイーブ T 細胞の活性化には骨髄系樹状細胞が必要で，これらの細胞は，抗原処理を行い，所属リンパ節に移動して interdigitating 樹状細胞として定着する。樹状細胞は抗原由来ペプチドをナイーブ T 細胞に提示して，T 細胞の初期反応を効率よく誘導できる。
- 胚中心に存在する濾胞樹状細胞は，免疫グロブリンレセプターおよび C3b レセプターを介してその表面に免疫複合体を結合する。複合体が長期間保持されることで，抗原刺激による B 細胞の活性化が維持される。

ウェブサイト（www.roitt.com）に多肢選択問題を掲載しているので参照されたい。

文献

Barclay A.N. *et al.* (1997) *The Leucocyte Antigen Factsbook*, 2nd edn. Academic Press, London.

Bos J.D. (ed) (2004) *Skin Immune System (SIS): cutaneous immunology and clinical immmunodermatology*, 3rd edn. Boca Raton. CRC Press.

Brandtzaeg P. & Pabst R. (2004) Let's go mucosal: communication on slippery ground. *Trends in Immunology* **25,** 570–577.

Caligaris-Cappio F. (1998) Germinal centers. In Delves P.J. & Roitt I.M. (eds) *Encyclopedia of Immunology*, 2nd edn, pp. 992–995. Academic Press, London.

Cheroutre H. (2004) Starting at the beginning: new perspectives on the biology of mucosal T cells. *Annual Reviews of Immunology* **22,** 217–246.

Iwata M., Hirakiyama A., Eshima Y. *et al.* (2004) Retinoic acid imprints gut-homing specificity on T cells. *Immunity* **21,** 527–538.

Kraehenbuhl J.P. & Neutra M.R. (2000) Epithelial M cells: differentiation and function. *Annual Reviews of Cell and Developmental Biology* **16,** 301–332.

Lefrançois L. & Puddington L. (2006) Intestinal and pulmonary mucosal T-cells: Local heroes fight to maintain the status quo. *Annual Review of Immunology* **24,** 681–704.

McHeyzer-Williams L.J., Driver D.J. & McHeyzer-Williams M.G. (2001) Germinal center reaction. *Current Opinion in Hematology* **8,** 52–59.

Pribila J.T., Quale A.C., Mueller KL & Shimizu Y. (2004) Integrins and T cell-mediated immunity. *Annual Reviews of Immunology* **22,** 157–180.

Wardlaw, A.J., Guillen C. & Morgan A. (2005) Mechanisms of T cell migration to the lung. *Clinical and Experimental Allergy* **35,** 4–7.

8 リンパ球の活性化

はじめに

適応免疫応答はBリンパ球またはTリンパ球と特異的な抗原とが出会うことにより始まる。抗原は典型的には“リンパ球の活性化”を引き起こし，リンパ球は休止期の未分裂状態からより活発な分裂状態へと急激な変化を起こす。これにより，同時に2つの目的が達成される。1つは，特定の抗原に反応する細胞数が増加(クローン増幅)すること，もう1つは，これらの新しく動員されてきた細胞が多様なサイトカインや抗体を産生できるようになり，侵入者を排除する手助けをすることである。この際に不適切なリンパ球の活性化(自己または無害な物質に対する)が起こるといけないので，T，B細胞の活性化を促進するシグナルは通常，他の免疫細胞による共刺激を必要とする。この共刺激の必要性により，リンパ球活性化の閾値が上がり，これが自己免疫疾患を起こりにくくしている(18章参照)

前章で，T，B細胞が抗原を“認識”するために，それぞれ，お互いに似てはいるが明らかに異なる抗原レセプターを用いることを学んだ。それぞれの抗原レセプターを介してT細胞，B細胞が刺激されると，プロテインキナーゼに大きく依存するシグナル伝達カスケードが誘導される。プロテインキナーゼとは，リン酸基をタンパク質に付加できるタンパク質である。T，B細胞からのシグナルを中継する特異的なキナーゼは，それぞれ，その性質に相違点もあるが，多くの類似点もある。どちらの場合にも，これらのシグナル伝達現象を介して，多くの共通の転写因子が活性化され，細胞分裂周期への移行や，活性化を受けたリンパ球による新しいタンパク質の発現などが起こる。

膜レセプターのクラスター形成は，レセプターの活性化を誘導する

すべての細胞は周囲の環境から情報を得るために細胞膜上のレセプターを用いる。この情報はシグナル伝達物質によって細胞内へと伝播され，これにより細胞は適切な反応を起こすことができる。たとえば，(細胞運動を促進するための)細胞骨格の再構成，新しい遺伝子産物の発現，細胞接着の強化などのいずれか，あるいはこれらのすべてが起こることもある。多くの場合，レセプターがその特異的なリガンド(増殖因子，ホルモン，または抗原など)と結合すると，レセプターの凝集が起こり，レセプターまたはレセプターの細胞質側末端に結合しているタンパク質が相互作用できるようになる。多くの細胞膜レセプターはプロテインキナーゼそのものであったり，あるいは特異的なリガンドとの結合によりプロテインキナーゼを動員できる構造をもつことから，レセプターの凝集が起こると，典型的にはレセプターあるいはレセプターに結合するタンパク質のリン酸化が誘導されるようになる。T細胞およびB細胞レセプターの場合，レセプターは内因性に酵素活性をもたないが，特別なキナーゼと相互作用できる多型性のないアクセサリー分子と会合している(T細胞レセプターの場合は CD3$\gamma\delta\varepsilon$ およびζ鎖であり，B細胞レセプターの場合は Ig-α/β 複合体である)。これらの相互作用において基本的に重要なのは，アクセサリー分子細胞質側末端内の **ITAM** (immunoreceptor tyrosine-based activation motif：免疫受容活性化チロシンモチーフ)とよばれる特別なモチーフの存在である(p.62参照)。TCR(T細胞レセプター)やBCR(B細胞レセプター)刺激によりITAM中のチロシン残基がリン酸化されると，リン酸化されたチロシンモチーフに対して親和性をもつアダプタータンパク質の一群と相互作用できるようになり，これによりシグナル伝達が誘導される。ここでは，T細胞，B細胞が抗原と出会うことによ

り起こるシグナル伝達現象を順を追って見ていく。

Tリンパ球と抗原提示細胞はいくつかのアクセサリー分子を通して相互作用する

TCRにより誘導されるシグナル伝達現象をくわしく見る前に，まずT細胞は主要組織適合抗原複合体(MHC)分子のペプチド結合部位に抗原が提示されたときにのみ抗原を認識できることを思い出してほしい。さらに，TCRはT細胞がMHC-ペプチド複合体と相互作用するための最も重要な分子であるが，T細胞は同時にMHCに対する補助レセプター(CD4，CD8)も発現し，その補助レセプターの種類により機能的なサブセットに分類される。CD4分子はMHCクラスⅡの補助レセプターとして機能し，B細胞や細胞傷害性T細胞の"活性化"や成熟の手助けをするヘルパーT細胞上に発現する(図8.1)。CD8分子はMHCクラスⅠ分子の補助レセプターとして機能し，ウイルス感染した細胞，または前癌性の細胞を殺す細胞傷害性T細胞に特徴的な分子である(図8.1)。しかし，ここで注意すべきは，それぞれのMHC-ペプチド複合体に対する特異的なTCRの親和性は比較的低いことである(図8.2)。すなわち，抗原提示細胞(APC)との十分に安定した結合は，お互いに相補的な構造をもつLFA-1/ICA-1

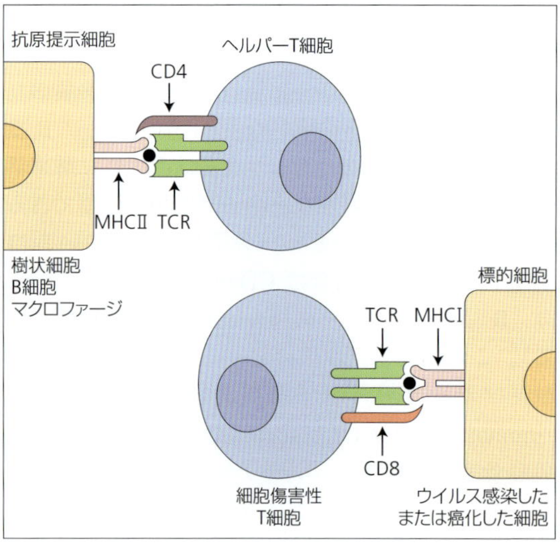

図8.1 **ヘルパーT細胞および細胞傷害性T細胞の反応性はMHC分子により拘束される。**ヘルパーT細胞上のCD4はMHCクラスⅡに対する補助レセプターであり，TCRとMHC-ペプチド複合体との相互作用を安定化させることに役立つ。細胞傷害性T細胞上のCD8は，MHCクラスⅠ分子と結合して，同様の働きをする。

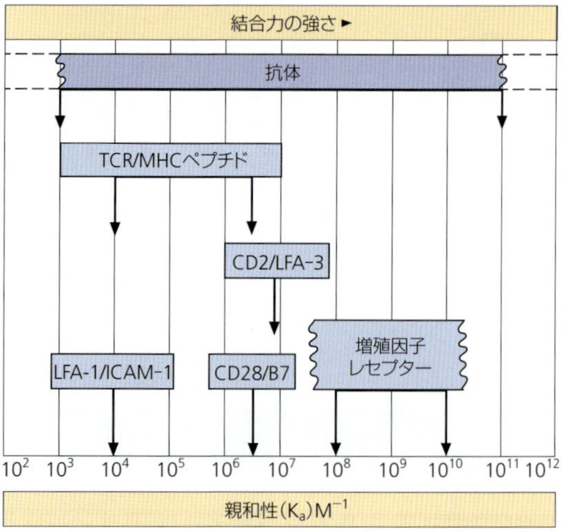

図8.2 **T細胞と抗原提示細胞(APC)との相互作用に関与する分子間の相対的親和力。**増殖因子とそのレセプターの親和性，さらに抗体の親和性の強さを比較として示した。(Davies M. M. & Chien Y.-H.〈1993〉*Current Opinion in Immunology* **5**, 45に基づく)。

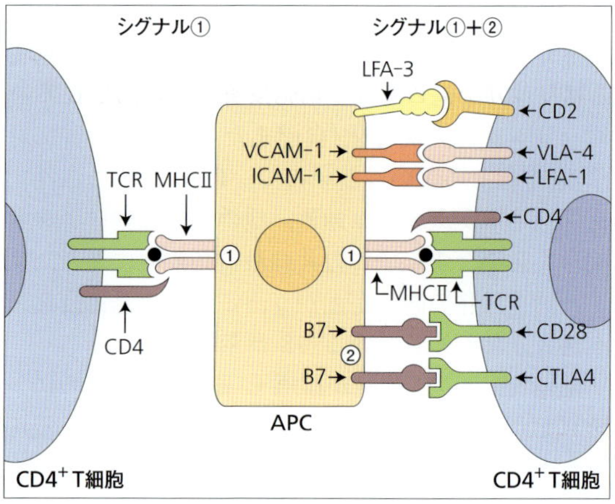

図8.3 **休止期T細胞の活性化。**休止期T細胞が抗原提示細胞(APC)とT細胞レセプター(TCR)と抗原-MHC複合体との結合を介して相互作用する際に，共刺激分子の相互作用が働くと，T細胞の活性化が誘導される。TCRシグナル1だけが提供されて共刺激シグナル2が提供されないと，T細胞はアナジーとなる。ヘルパーT細胞とは異なり，細胞傷害性T細胞では，もちろん，CD8とMHCクラスⅠの結合が関与する。シグナル2は，主に，APC上のB7.1またはB7.2がT細胞上CD28と結合することにより，休止期T細胞に伝達される。CTLA-4はB7のリガンドであるCD28と競合的に結合し，CD28よりはるかに強い親和力をもつ。CTLA-4とB7が結合すると，シグナル1を減弱させる。ICAM-1/2：intercellular adhesion molecule-1/2，LFA-1/2：lymphocyte function-associated molecule-1/2，VCAM-1：vascular cell adhesion molecule-1，VLA-4：very late antigen-4。

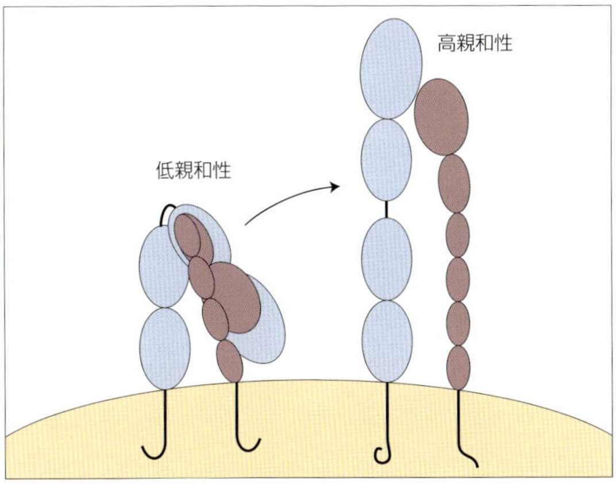

図 8.4　**インテグリンの活性化。** LFA-1 をはじめとするインテグリンは，立体構造の変化によりその親和性が変化する。頭の部分が曲がった構造のときにはリガンドに対する親和性が低いが，活性化シグナルがインテグリンαとβのサブユニットの細胞質末端に働くと，即座に立体構造がのびて，高親和性をもつようになる。この過程は，"inside-out" シグナル伝達とよばれる。

や CD2/LFA-3 などのアクセサリー分子が相互作用してはじめて得られるのである（図 8.3）。しかし，これらの分子は必ずしも細胞接着のみに関与しているのではなく，ある場合にはリンパ球活性化に必須な共刺激を与える。

刺激を受けていないリンパ球は典型的には非接着性であるが，ケモカインや抗原に遭遇するとすぐに細胞外基質成分または他の細胞（抗原提示細胞など）と結合できるようになる。この現象には，LFA-1 や VLA-4 のようなインテグリンが重要であると考えられている。リンパ球の接着性の変化は，インテグリンの立体構造が閉じた低親和性状態から開いた高親和性状態へと高次構造を変化できる能力によるものであるらしい（図 8.4）。すなわち，T 細胞が適当な MHC-ペプチド複合体を提示する抗原提示細胞に出会うと，ICAM-1 に対する LFA-1 の親和性が急速に増加し，これにより T 細胞と抗原提示細胞との相互作用を安定化するようになる。この複合体は，最近は**免疫学的シナプス** immunological synapse とよばれる。インテグリンの急速な接着性の変化には，TCR 刺激により起こる低分子量 GTP 加水分解酵素 **Rap1** の活性化が重要な役割を果たすらしい。Rap1 がどのようにしてインテグリンの活性化に関わるかの詳細は不明であるが，インテグリンの細胞外ドメインの構造変化には細胞質側末端で見られる変化が重要であると考えられている。この経路は "inside-out" シグナルと名づけられている。

T 細胞の活性化には 2 つのシグナルが必要である

MHC-ペプチド複合体による TCR への刺激（これは抗 TCR 抗体または抗 CD3 抗体で代用できる）だけでは，休止期ヘルパー T 細胞を十分に活性化することはできない。しかしここにインターロイキン 1（IL-1）が添加されると，RNA 合成やタンパク質合成が始まり，細胞は芽細胞様に変化し，インターロイキン 2（IL-2）産生が始まり，T 細胞は G_0期から細胞分裂周期 G_1期へと移行する。このように，休止期ヘルパー T 細胞の活性化には 2 つのシグナルが必要である（図 8.3）。

抗原が抗原提示細胞上の MHC クラスⅡ分子と結合していると，明らかにこれらの要求を満たすことができる。MHC-ペプチドが TCR と複合体を形成すると，CD3 複合体を介してシグナル 1 が供給され，このシグナルは MHC と CD4 との結合により大いに増強される。これと同時に T 細胞には，抗原提示細胞からの共刺激（シグナル 2）がもたらされる。IL-1 がこれを代用できるが，もっとも強力な共刺激は T 細胞上の CD28 と相互作用する抗原提示細胞上の B7 によるようである。すなわち，休止期 T 細胞の活性化は抗 B7 抗体で阻害され，驚くことにこれにより T 細胞の**アナジー** anergy が誘導される。アナジーとはその後の抗原刺激に対する不応答性状態のことをさす。後述するように，2 つのシグナルで活性化されるが，1 つのシグナルではアナジーが誘導されるという抗原特異的細胞の特性は，免疫抑制治療のターゲットとなりうる。しかし，休止期 T 細胞とは異なり，**活性化 T 細胞は 1 つのシグナルだけで反応して増殖する。**

ICAM-1, VCAM-1 や LFA-3 のような接着分子は，本質的には共刺激分子ではなく，他のシグナルの影響を増大するという重要な性質をもつ（図 8.3）。シグナル伝達の初期においては，コレステロールやスフィンゴ糖脂質が豊富に含まれる膜サブユニットによって構成される**脂質ラフト**の凝集が見られ，活性化に関連する細胞膜分子はこのラフトに動員され，局在するようになる。

T 細胞シグナル伝達の初期にはタンパク質のチロシンリン酸化が見られる

これから示すように，TCR の刺激により生じたシグナル伝達カスケードは非常に複雑であるように見

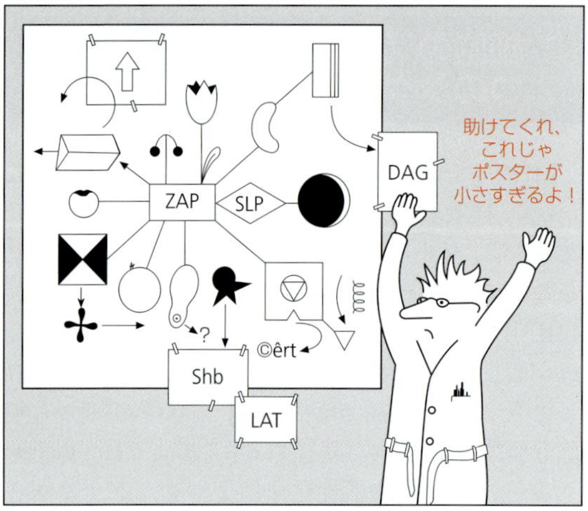

図 8.5　**シグナル伝達経路は非常に複雑である。**（Zolnierowicz S. & Bollen M.〈2000〉*EMBO Journal* **19**, 483 より許可を得て転載）。

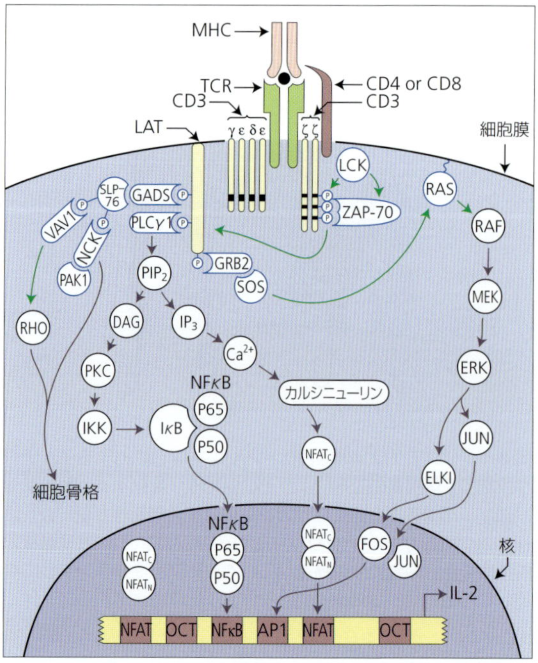

図 8.6　**T 細胞シグナル伝達により活性化が誘導される。**MHC-抗原複合体（シグナル 1）と共刺激分子 B7（シグナル 2）を介するシグナルが細胞内に入ると，タンパク質キナーゼが順番に活性化され，細胞内カルシウムが上昇する。これにより，G_0期から細胞周期への移行や IL-2 および他の多くのサイトカインの発現を制御する転写因子が活性化される。TCR 複合体に CD4 または CD8 が安定的に動員されると，CD3ζ 鎖内の直列に配置された ITAM モチーフのリン酸化を介してシグナル伝達カスケードが誘導され，CD3ζ 鎖内の ITAM モチーフには ZAP-70 キナーゼに対する結合部位ができる。その後の現象は，ZAP-70 により媒介される LAT のリン酸化を介して順次誘導される。いくつかのシグナル伝達複合体が LAT へ動員されると，Ras/MAPK や PLCγ1 シグナル伝達経路の引き金が引かれる。後者の経路が動くと，NFκB，NFAT そして Fos/Jun ヘテロ二量体を含む種々の転写因子の活性化が起こるようになる。他の分子もこの経路に関わるが，この図式ではわかりやすくするために省略した（詳細は本文を参照のこと）。DAG：ジアシルグリセロール，ERK：extracellular regulated kinase，IP_3：イノシトール三リン酸，LAT：linker for activated T cell，NFκB：nuclear factor κβ，NFAT：nuclear factor of activated T-cells，OCT-1：octamer-binding factor，Pak1：p21-activated kinase，PIP_2：ホスファチジルイノシトール二リン酸，PKC：プロテインキナーゼ C，PLC：ホスホリパーゼ C，SH2：Src ホモロジードメイン 2，SLAP：SLP-76 結合ホスホプロテイン，SLP-76：SH2-domain containing leukocyte-specific 76 kDa phosphoprotein，ZAP-70：ζ-chain associated protein kinase ⟶正のシグナル伝達経路。

える（図 8.5）。しかし，1 つずつ順番にこなしていけば，見かけ上無秩序に見えるものから，一定の原則が見えてくる。

TCR と MHC-ペプチド複合体との相互作用は，MHC の補助レセプターである CD4, CD8 が局所に動員されてくると，著しく増強される。さらに，CD4 や CD8 の細胞質側末端は恒常的に Lck と結合している。Lck とは TCRζ 鎖内の直列に並んだ 3 つの ITAM モチーフをリン酸化できるプロテインチロシンキナーゼ（PTK）である。このために，TCR と MHC-ペプチド複合体へ CD4 あるいは CD8 が動員されると，Lck とζ鎖上の基質が安定して会合するようになる（図 8.6）。

Lck によりζ鎖がリン酸化されると，他の PTK である **ZAP-70**（zeta chain associated protein of 70 kDa）の結合領域が Lck 上に形成され，TCR シグナル伝達複合体へ動員される。すると，ZAP-70 は Lck によりリン酸化され，活性化される。その結果，ZAP-70 は 2 つのアダプタータンパク質，すなわち **LAT** および **SLP76** をリン酸化し，これらの分子は多岐にわたる下流のシグナル伝達カスケードをより促進させる（図 8.6）。

LAT は，その後さらにいくつかの分子を TCR 複合体へと動員させる構造基盤として重要な役割を果たす。LAT は多くのチロシン残基をもち，これらが ZAP-70 によりリン酸化されると，リン酸化チロシン残基に結合するモチーフ（SH2 ドメインとよばれる）を介して他のアダプタータンパクと結合するようになる。すなわち，LAT がリン酸化されると，SLP76 と恒常的に会合している **GADS**（**GRB2 関連アダプタータンパク質** GRB2-related adapter protein）が動員される。SLP76 は Vav1 および NCK と結合できるため，細胞骨格の再編成に関与するらしい（図 8.6）。TCR 刺激により見られる細胞の形態変化は，TCR シグナル伝達複合体への SLP76 動員によるものと思われる。

リン酸化 LAT は，さらに 2 つのリン酸化チロシン結合タンパク質も局所に動員する。1 つは，ホス

ホスホリパーゼ **C**(**PLC**)γ1 アイソフォームで，もう 1 つはアダプタータンパク質 **GRB2**(growth factor receptor binding protein 2)である。この経路以降に，少なくとも 2 つの異なるシグナル伝達カスケード **Ras-MAPK** 経路とホスファチジルイノシトール経路が働くようになる。

TCR シグナル伝達の下流経路

▶ Ras-MAPK 経路

Ras は細胞膜と恒常的に会合する低分子量 G タンパク質で，細胞分裂をうながす。さまざまな刺激に応じて頻繁に活性化される(図 8.7)。Ras は GTP 結合型(活性型)と GDP 結合型(非活性型)の 2 つの状態で存在する。すなわち，GDP と GTP の交換により Ras が活性化され，Ras の下流現象エフェクター分子の 1 つである Raf が動員される。それでは，TCR 刺激はどのようにして Ras を活性化するのだろうか？ Ras が活性化される経路の 1 つに，Ras に結合した GTP と GDP の交換を促進する **GEF**(グアニンヌクレオチド交換因子 guanine nucleotide exchange factor)の活性を介して起こるものがある。GEF の 1 つ，SOS(son of sevenless)は，リン酸化チロシン結合タンパク質 GRB2 を介してリン酸化された LAT へ動員される(図 8.6)。したがって，ZAP-70 による LAT のリン酸化は細胞膜へ GRB2/SOS 複合体の動員を直接引き起こす。細胞膜では GDP と GTP の交換促進が起こり，Ras の活性化が誘導される。

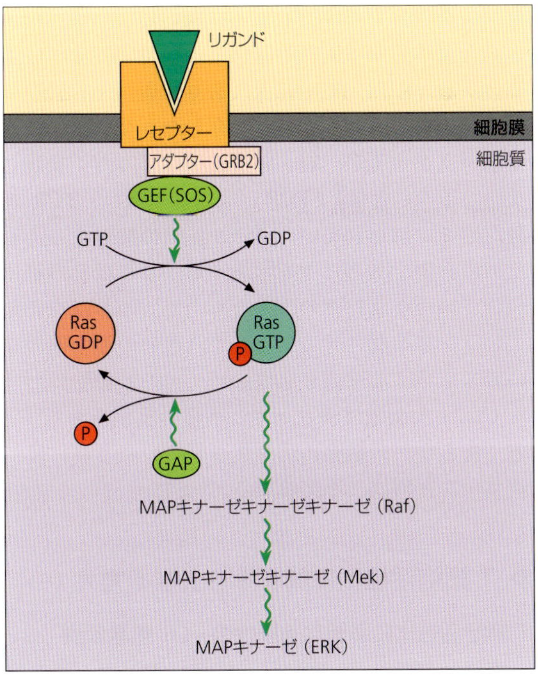

図 8.7 **Ras の活性制御はキナーゼの増幅を調節する。**多くの細胞膜レセプターは Ras によって制御される経路を介してシグナルを伝える。Ras は，不活性化 Ras-GDP と活性化 Ras-GTP の変換反応を行い，この反応は，Ras-GDP から Ras-GTP への転換を促進するグアニンヌクレオチド交換因子(GEF)と Ras の固有の GTP 分解酵素活性を高める GTP 分解酵素活性タンパク(GAP)によって調節されている。レセプター上にリガンドが結合すると，レセプターのチロシンキナーゼが Grb2 のようなアダプタータンパク質分子群や SOS のような GEF タンパクを細胞膜に動員する。これらの現象により，Ras-GTP が産生され，Raf が活性化される。(Olson M. F. & Marais R.〈2000〉*Seminars in Immunology* 12, 63 より許可を得て改変)。

Ras は GTP 結合状態では，キナーゼの 1 つ **Raf**(**MAPKKK**：mitogen-associated protein kinase kinase kinase ともよばれる)を細胞膜へ動員する。この際に，細胞膜ではさらなる一連のキナーゼの活性化反応が起こり，転写因子 Elk1 のリン酸化が誘導される。Elk1 はリン酸化により核へ移行し，そして別の転写因子 Fos の発現を誘導する。Fos は Jun とともにヘテロ二量体を形成して AP-1 複合体をつくる。AP-1 は他の多くの遺伝子と同様に，IL-2 プロモーター上に結合領域をもち，IL-2 プロモーターから AP-1 結合領域を欠損させると IL-2 エンハンサー活性が 90%抑制される(図 8.6)。

▶ ホスファチジルイノシトール経路

ZAP-70 によって LAT がリン酸化されると，LAT への GRB2/SOS 複合体の会合が促進されるだけでなく，**ホスホリパーゼ Cγ1** アイソフォーム(PLCγ1，図 8.6)が動員される。PLCγ1 はこのシグナルカスケードをさらに増幅する際に重大な役割を担う。PLCγ1 はリン酸化により活性化され，活性化 PLCγ1 は膜リン脂質である**ホスファチジルイノシトール二リン酸**(**PIP_2**)を加水分解して，ジアシルグリセロール(DAG)とイノシトール三リン酸(IP_3)を生成する(図 8.6)。IP_3が小胞体内の特異的なレセプターに結合すると，細胞内への Ca^{2+}の放出が起こり，さらに細胞外カルシウムの流入も誘導される。T 細胞内での Ca^{2+}濃度の上昇は少なくとも 2 つの意義をもつ。第一に，Ca^{2+}は，DAG と協働して**プロテインキナーゼ C**(PKC)を活性化する。第二に，Ca^{2+}は**カルモジュリン**と協働して**カルシニューリン**活性を増強する。カルシニューリンはプロテインホスファターゼ，IL-2 産生に必要である重要な転写因子(NFAT)の活性を促進する。

DAG による Ca^{2+}依存的な PKC の活性化は別の転写因子である NFκB の活性化に必須である。実際，NFκB は複数の転写因子からなり，(IL-2 のような)サイトカインを含むさまざまな遺伝子の転写調節や，アポトーシスを促すシグナルを阻害することにより細胞生存を促進する遺伝子群の転写調節に関わる。

▶ IL-2 遺伝子の転写制御

IL-2 の転写はシグナルを受けた T 細胞がアナジーに陥ることを防ぐ重要な要素の 1 つであり，プロモーター領域に多数の転写因子結合することによって制御される(図 8.6)。

カルシニューリンの影響下に **$NFAT_c$**(nuclear factor of activated T cell の細胞質成分)が脱リン酸化され，これにより $NFAT_c$が核へ移行する。$NFAT_c$は核内で恒常的に発現する $NFAT_n$と二量体を形成する。NFAT 複合体は異なる 2 カ所の IL-2 調節領域と結合する(図 8.6)。注目すべきは，カルシニューリンの影響は T 細胞免疫抑制剤，シクロスポリンやタクロリムスにより阻害されることである(16 章参照)。PKC 依存的経路とカルシニューリン依存的経路は協働して多サブユニットからなる IκB キナーゼ(IKK)の活性化に働き，阻害性キナーゼである IκB をリン酸化する。その結果，IκB はユビキチン化され，その後プロテアソームで分解されるようになる。IκB-NFκB 複合体から IκB が消失すると，転写因子 NFκB 上の核局在化シグナルが働き，NFκB は迅速に核へ移行するようになる。これに加えて，広範に発現する転写因子である **Oct-1** が特異的なオクタマー結合配列モチーフと相互作用するようになる。

ここでは T 細胞活性化の早期における中心的な現象として IL-2 の転写に焦点を当ててきたが，実際には T 細胞活性化後 4 時間以内に，70 以上の遺伝子があらたに発現し，その結果，T 細胞の増殖，およびいくつかのサイトカインやそれらのレセプターの合成などが起こるようになる(9 章参照)。

▶ CD28 の共刺激は TCR シグナルを増幅させる

すでに述べたように，ナイーブ T 細胞が適切に活性化されるためには，通常 2 つのシグナルを必要とする。1 つは TCR 結合由来のシグナルであり(シグナル 1)，もう 1 つは，抗原提示細胞上の B7.1 または B7.2(図 8.3)と T 細胞上 CD28 との同時結合により供給されるシグナルである(シグナル 2)。実際，CD28 欠損マウス由来の T 細胞，または抗 CD28 阻害抗体により処理された細胞では，*in vivo* そして *in vitro* において TCR 刺激に対する増殖能力が著しく減少する。さらに，CD28 欠損により T 細胞の分化や B 細胞に対するヘルプに必要なサイトカインの産生も阻害される。同様の影響は B7.1 や B7.2 の発現を阻害した際にも見られる。では，CD28 レセプターはいったいどのような役割を果たすのだろうか？

当初，CD28 を刺激すると TCR を介するシグナルとは質的に異なるシグナルが誘発されると報告されていたが，最近の研究によるとこれは誤りであるようである。最近の研究では，CD28 を刺激すると，TCR 単独刺激では起こせないシグナル経路(たとえば，ホスファチジルイノシトール 3 キナーゼ[PI3K]経路)の活性化が T 細胞で起こることが示唆され，CD28 を介した共刺激のもっとも重要な点は，NFκB や NFAT など TCR が用いるのと同様な転写因子群に働いて，TCR シグナルを量的に増幅することのようである。この見解を支持するものとして，TCR 単独の刺激，または CD28 共刺激存在下のもとでの TCR 刺激により，発現量を増幅した遺伝子をマイクロアレイ解析すると，驚いたことに，両者の場合，本質的に同様の遺伝子が発現増強していることがわかった。TCR 刺激により発現がオンになった多くの遺伝子は，CD28 を介したシグナルにより発現が亢進するが，新しい遺伝子はまったく発現しない。このことは，CD28 による共刺激は，TCR 刺激だけでは得られないシグナル伝達の閾値をこえるために必要であることを示唆する。これは昔の車についていたチョークのようなもので，いわば冷えたエンジンを始動させるためにより燃料の混合率の高いガスを与える役割をもつ。ナイーブ T 細胞における CD28 共刺激はチョークと同様の役割をもち，一方，あらかじめ細胞が活性化されていたときには，チョークと同様，不要になる。

▶ T 細胞活性化に関するさらなる考え

T 細胞活性化に必要な連続性の TCR 刺激仮説

前述したように，抗原提示細胞と T リンパ球を結合する強力な結合力は，ICAM-1/LFA-1 や LFA-3/CD2 のような相補的なアクセサリー分子群によるもので，相対的に低親和性の TCR/MHC-ペプチド結合によるものではない(図 8.3)。しかし，TCR による特異抗原の認識は T 細胞活性化のために必要不可欠である。それでは，抗原提示細胞上でわずか 100 個程度の MHC-ペプチド複合体が，低親和性の TCR を介して，どのようにして十分な細胞活性化に必要な 60 分もの間，細胞内カルシウム流入を維持しつづけるのであろうか。たとえば，抗

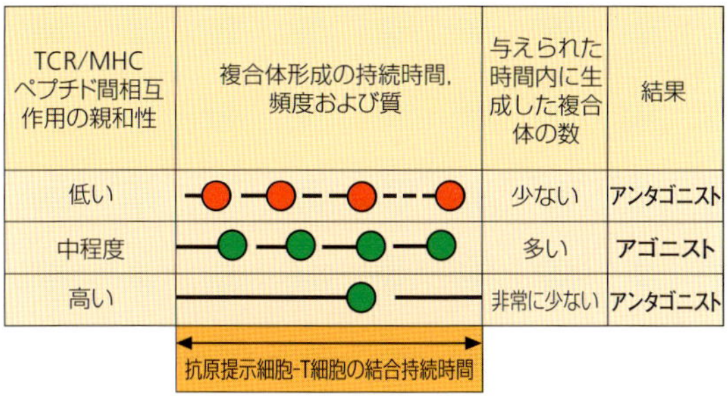

TCR/MHC
ペプチド間相互
作用の親和性
複合体形成の持続時間,
頻度および質
与えられた
時間内に生
成した複合
体の数
結果
低い
少ない
アンタゴニスト
中程度
多い
アゴニスト
高い
非常に少ない
アンタゴニスト
抗原提示細胞-T細胞の結合持続時間

図 8.8　**TCR 活性化の連続的誘導モデル**（Valitutti S. & Lanzavecchia A.〈1995〉*The Immunologist* 3, 122）。中程度の親和性をもつ MHC-ペプチドと TCR との複合体が一定時間以上存在すると TCR からのシグナルを伝達するが，その後，MHC-ペプチド複合体は解離して他の TCR に結合するようになる。このように多数の複合体が継続してできると，完全な T 細胞の活性化が起こる。低親和性の複合体の生存時間は短く，TCR に対してまったく作用しないか，またおそらく ζ 鎖の部分的リン酸化により不活性化を起こす（●：十分な TCR の活性化，●：TCR の不活性化，—：影響なし〈横線の長さは複合体の存在時間を示す〉）。低親和性のために，すぐにリサイクルされて，多数の TCR を結合して不活性化する。高親和性複合体では，非常に長時間結合してなかなか解離しないために，十分な活性化が起こらない。このように，ペプチドを修飾して低または高親和性のリガンドをつくると，リガンドが未結合の TCR に一定数以上のアゴニストが結合するのを阻害するアンタゴニストとして機能する。一部の修飾ペプチドは，状況によって T 細胞活性化に異なる影響を与えうる部分的アゴニストとして機能する。たとえば，ヘモグロビン内の 1 つのアミノ酸残基を変化させると，IL-4 分泌は 1/10 に減少し，T 細胞増殖は完全に阻害される。このメカニズムはおそらく，TCR への結合時間が短くなったこと，MHC-TCR 複合体形成に対するアロステリックな影響，または複合体内でペプチドが間違った方向性で結合してしまった，などの理由により，リン酸化による活性化経路が不十分にしか働かなくなったためと考えられる。（Hogrefe & Huber Publishers の許可を得て転載）。

MHC 抗体を添加するとカルシウム流入が低下するが，そうなると $NFAT_c$ は核から細胞質へと戻り，その結果，活性化のプロセスは破綻する。

驚くことに，Valitutti と Lanzavecchia は，抗原提示細胞上にわずか 100 個ほどの MHC-ペプチド複合体が存在すると，T リンパ球に働いて細胞膜上の 18,000 分子もの TCR の発現を消失させることができることを示した。彼らによれば，個々の MHC-ペプチド複合体は連続的に TCR 200 分子と次々に結合できるとのことである。彼らのモデルでは，二量体の MHC-ペプチドが 2 分子の TCR との結合によりシグナル伝達が起こり，CD3 に会合する ζ 鎖のリン酸化やその下流のリン酸化が起こり，次に TCR の発現低下が見られる。MHC-ペプチド複合体の結合が中程度の親和性であるために複合体は TCR から解離しやすく，解離した複合体は別の TCR と結合して活性化を誘導し，このようにして長時間細胞内の活性化が維持されると考えられる。このようなアゴニスト説により，高親和性ペプチドあるいは低親和性ペプチドがなぜ**アンタゴニスト**として働きうるのかが説明できる（図 8.8）。修飾されたペプチドが部分アゴニストとして働いて T 細胞活性化に重要な影響を与えうることについては，図 8.8 の説明で述べた。

免疫学的シナプス

MHC-ペプチドと ICAM-1 分子を異なる蛍光色素で標識し，ガラス上の平面脂質二重層に挿入した実験により，T 細胞の活性化は**免疫学的シナプス**の中で起こることが示唆された。インテグリンが密接して凝集し，これにより，細胞どうしの結合を強化するアンカーとして作用する。はじめは，TCR-MHC の不安定な相互作用がインテグリンの外側でリング状に起こる。その後，MHC-ペプチド複合体分子がシナプスの中心へと移動し，インテグリンはその外側にリング状に集積するようになる（図 8.9）。免疫シナプスは TCR を介したシグナルがある閾値に達した後に初めて起こり，その形成は細胞骨格の再構成に依存し，これによりシグナルが増強されるという。

▶ T 細胞活性化の減衰

これまで何度か指摘してきたことであるが，生物は自己を維持すべく，T 細胞のような増殖する細胞集団に対しては必然的に制御機構を働かせる。

CD28 は T 細胞に恒常的に発現し，一方，CTLA-4 は休止期の細胞には発現せず，活性化されると急速に発現が上昇する。CTLA-4 は CD28 に比べて B7.1 と B7.2 に対して 10〜20 倍高い親和性を有し，B7 と結合すると T 細胞活性化が抑制される。CTLA-4 が T 細胞の活性化を抑制する機構は不明な点が多く，CD28 を介したシグナル伝達における場合と同じ一群のタンパク質（たとえば PI3K）がその細胞内領域に動員されてくる。しかし CTLA-4 は，通常，多くのシグナル関連タンパク質が集積してくる脂質ラフトへの TCR 複合体の動員を抑制するらしい。

T 細胞活性化に関しては，多くのアダプター分子が同定されている。これらのアダプター分子には，SLAP, SIT や Cbl ファミリー分子などがある。Cbl-b は T 細胞活性化の際に，CD28 依存性の IL-2 産生に影響を与え，これはグアニンヌクレオチド交換因子の Vav を介して起こるようである。Cbl ファミリーに属する Cbl-c は，Syk と ZAP-70 を負に制御し，これにより T 細胞と B 細胞，両方の抗原レセプターの閾値を変化させるらしい。

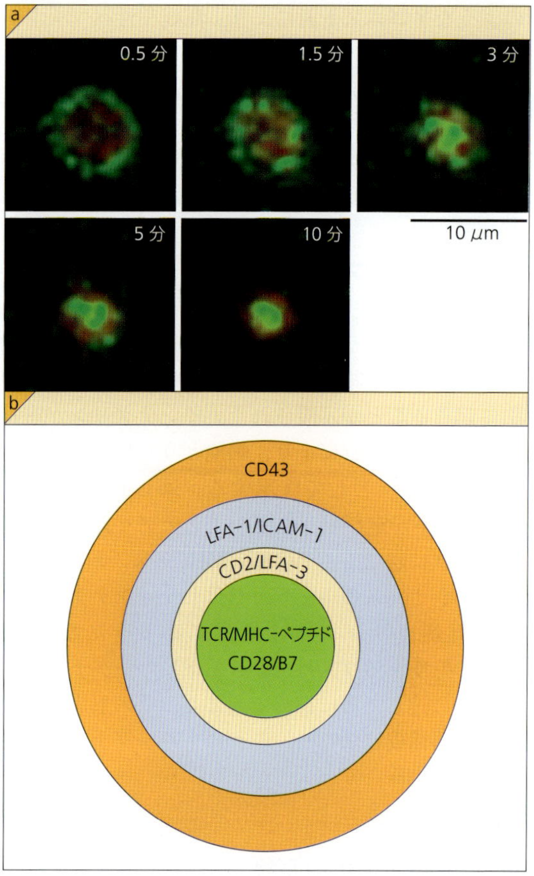

図 8.9 **免疫学的シナプス。**(a)免疫学的シナプスの形成。T 細胞は平面状の脂質二重層と密着し，写真内に表記した時間で MHC-ペプチドの結合(緑)と ICAM-1 の結合(赤)が見られる(Grakoui A., Dustin M. L. *et al.*〈1999〉*Science* **285**, 221. © American Association for the Advancement of Science)。(b)シナプスの模式図。シナプス内では，もともと中心に局在していた CD2/LFA-3 や LFA-1/ICAM-1 などの接着分子ペアが外側に移動して，TCR と MHC-ペプチド間のシグナル伝達相互作用および CD28 と B7 間の共刺激相互作用を行う中心部位を取り囲む形となる。CD43 分子は ICAM-1 や E-セレクチンに結合し，その結合により IL-2 の mRNA，CD69 および CD154(CD40L)の発現を誘導し，AP-1，NFκB，NFAT などの転写因子の DNA 結合性を活性化するとされる。

必ずしも脱リン酸化酵素がリン酸化カスケードの抑制に関わるとはかぎらない。当初，CD45 欠損変異 T 細胞はシグナル伝達能力をもたないことが報告され，これは不可解な知見だと思われた。というのは，CD45 は脱リン酸化活性をもち，それによりシグナル伝達を抑制する分子と考えられていたからである。しかし，CD45 欠損 T 細胞の Lck キナーゼでは 505 番目のチロシン残基がリン酸化され，この部分はキナーゼ活性に対する負の調節領域であることがわかった。すなわち，CD45 による脱リン酸化により Lck 酵素が活性化されるのであり，これによって上記の矛盾は解決された。

B 細胞は 3 種類の異なるタイプの抗原に反応する

1：I 型胸腺非依存性抗原

細菌性リポ多糖のような特定の抗原は，高濃度であれば，Ig レセプターの超可変領域の抗原特異性にかかわらず，ポリクローナルにかなりの B 細胞を活性化する能力がある。このような抗原は，特定の細胞表面分子に結合し，抗原特異的レセプターにより媒介されるシグナル経路の初期部分をバイパスして B 細胞を活性化する。このような分裂促進性バイパス分子への結合を介したポリクローナル活性化を誘導できないような低濃度では，これらの抗原に対する特異的な Ig レセプターをもつ B 細胞群のみにおいて，抗原が選択的にかつ受動的に B 細胞表面に濃縮され，活性化プロセスが誘導される(図 8.10 a)。

2：II 型胸腺非依存性抗原

体内で容易に分解されず，適度な間隔での高度なくり返し抗原決定基をもつ直鎖状分子，たとえば肺

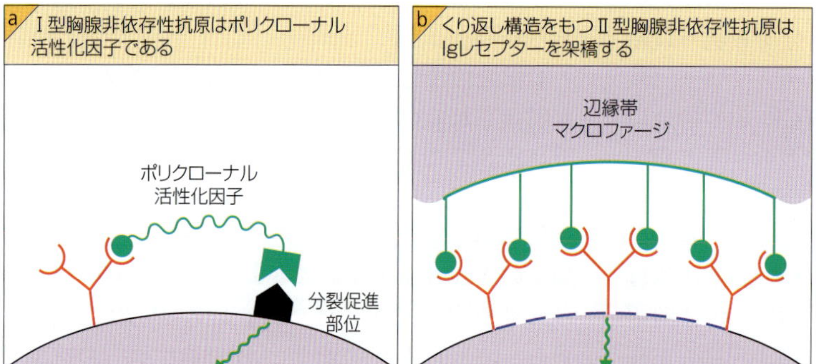

図 8.10 **B 細胞による I 型(a)と II 型(b)胸腺非依存性抗原の認識。**このタイプの分子は半減期が長いため，形成された複合体は持続性シグナルを B 細胞に伝達する。⟿活性化シグナル，表面免疫グロブリンレセプター ---レセプターの架橋結合。

炎球菌由来の糖鎖，フィコール，D-アミノ酸重合体，ポリビニルピロリドンなどの分子も，胸腺非依存型で，T 細胞の関与なしに直接 B 細胞を刺激できる。これらの抗原は脾臓の辺縁帯やリンパ節の被膜下洞に局在する特別なマクロファージの表面に長期間存在し，それと相補的な Ig レセプターに対して多価結合をすることにより，高親和性に抗原特異的 B 細胞と結合することができる（図 8.10 b）。

一般的には胸腺非依存性抗原により，低親和性 IgM の産生が誘導され，マウスではある程度の IgG3 反応が起こり，一方，あまり強い免疫記憶は誘導されない。新生児の B 細胞のⅡ型抗原に対する反応は弱く，このことは幼児に対する糖鎖ワクチンの効力を考える上で考慮すべきことである。

▶ 3：胸腺依存性抗原

ヘルパー T 細胞との協調の必要性

多くの抗原は胸腺依存性であり，新生仔胸腺摘出によりこれらの抗原に対する抗体産生がほとんど，あるいはまったく誘導されず，T 細胞数が減少する（道しるべ 8.1）。胸腺依存性抗原は，直接 B 細胞を刺激するために必要な分子的な条件を有していない。つまり，それぞれの抗原決定基に対して一価であり，食細胞により容易に分解される。そして，細胞分裂誘導活性をもたない。これらの抗原が BCR に結合しても，ハプテンのように表面に存在するだけで，B 細胞を活性化できない（図 8.11）。

ハプテンの定義を思い返してみよう。ハプテンと

道しるべ 8.1　抗体産生に必要な T，B 細胞の協力

1960 年代，胸腺の謎がゆっくりと解き明かされる中で，マウス新生仔で胸腺除去すると皮膚移植片の細胞免疫による拒絶だけでなく，一部の抗原に対する抗体産生ができなくなることが発見された（図 M 8.1.1）。その後の研究により，そのような**胸腺依存性抗原**に対する抗体反応には胸腺細胞と骨髄細胞の両方が必要であることが明らかになった（図 M 8.1.2）。この移植の際に染色体マーカー（T6）を有する細胞を用いることにより，抗体産生細胞は骨髄由来であることが証明された。これにより，胸腺由来リンパ球には‘T’，骨髄由来の抗体産生前駆細胞には‘B’という文字がつけられるようになった。この便利な命名法は，骨髄には T 細胞前駆細胞を含むものの，免疫を担当する T，B 細胞はそれぞれ胸腺と骨髄で分化することから，現在でもそのまま使われている（11 章参照）。

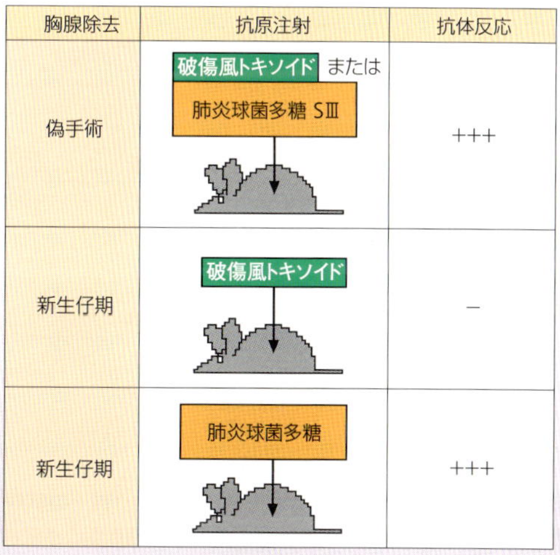

胸腺除去
抗原注射
抗体反応
偽手術
破傷風トキソイド
または
肺炎球菌多糖 SⅢ
+++
新生仔期
破傷風トキソイド
−
新生仔期
肺炎球菌多糖
+++

図 M 8.1.1　**一部の抗原に対する抗体反応は胸腺依存性であり，それ以外の抗原に対しては胸腺非依存性である。**新生仔期に胸腺除去を受けた動物では，胸腺細胞の注射により破傷風トキソイドに対する抗体反応が回復する。

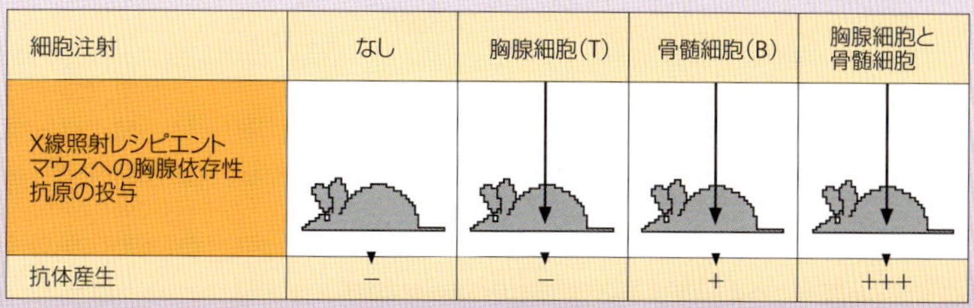

細胞注射
なし
胸腺細胞（T）
骨髄細胞（B）
胸腺細胞と
骨髄細胞
X 線照射レシピエント
マウスへの胸腺依存性
抗原の投与
抗体産生
−
−
+
+++

図 M 8.1.2　**胸腺依存性抗原に対する抗体反応は 2 つの異なる T 細胞集団を必要とする。**あらかじめ X 線照射をしてリンパ球が反応できないようにしたレシピエントに対して，同じ組織適合性をもつ正常な（つまり同じ H-2 ハプロタイプの）マウスから異なる細胞集団を回収し，移入した。そして，そのレシピエントマウスをヒツジ赤血球のような胸腺依存性抗原（つまり新生仔期に胸腺除去を受けた動物では反応できない抗原。図 8.1.1）により免疫して，2 週間後に抗体産生を調べた。骨髄細胞だけを移入された動物では少量の抗体産生が見られたが，これは投与した細胞中に胸腺前駆細胞が含まれ，これがレシピエントマウスの正常胸腺中で分化したためである。

は，ジニトロフェニル(DNP)基のような小さな分子であり，あらかじめつくられた抗体(抗原特異的なB細胞表面に存在するレセプター)に結合できるが，抗体産生(言い換えればB細胞を活性化する)を誘導することはできない。前述したように，ハプテンは，適当なキャリアータンパク質と結合した場合に免疫原性をもつようになる(p.88参照)。すでにT細胞およびB細胞が胸腺依存性抗原に対する抗体反応に必要であることを述べたが，キャリアータンパク質はヘルパーT細胞を刺激し，ヘルパーT細胞はB細胞に対してアクセサリー刺激を与えることによりハプテンに反応できるようにする(図8.11)。また，図8.11で示されているように，典型的なタンパク質抗原では1つの抗原決定基がB細胞との結合においてハプテンのように機能し，別の決定基がキャリアー機能を果たすことによりヘルパーT細胞が動員されるようになる。

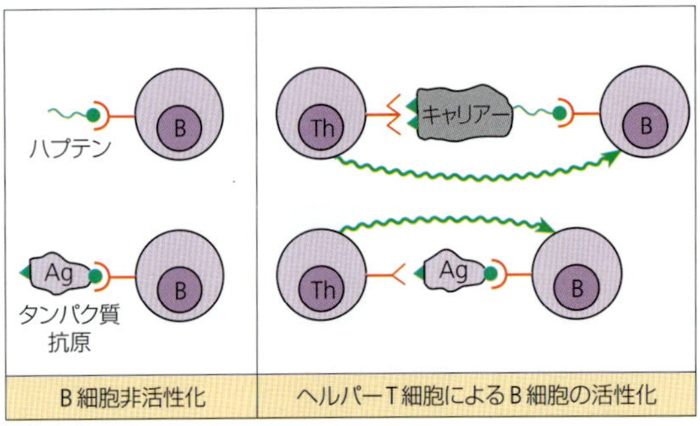

図8.11　**ヘルパーT細胞はキャリアータンパク質上の抗原決定基との相互作用を介して，補助シグナルを供給することにより，B細胞のハプテンに対する反応，あるいは同様の抗原決定基に対する反応を促進する**(単純化のために，MHCの構造やT細胞認識におけるエピトープのプロセシングなどは示していない)。

B細胞による抗原処理

ハプテンとキャリアーの機能にはお互いの物理的な会合が必要であるが，これは，ヘルパーT細胞が必要なアクセサリー刺激シグナルを供給するためには反応性B細胞上に存在するキャリアー決定基を認識する必要があるということを強く示唆する。しかし，T細胞はMHC分子会合性のプロセシングされた膜結合抗原のみを認識するのであり，図8.11に描かれているのとは少し異なり，単にB細胞のIgレセプターに結合した未消化抗原は認識できない。しかし，これで話が全部だめになるというわけではなく，実際には，**感作されたB細胞はヘルパーT細胞に対して抗原を提示できる**のである。B細胞は細胞表面のレセプターを介して抗原を集めることができるため，通常の抗原提示細胞よりずっと低い抗原濃度で機能する。B細胞表面のIgに結合した抗原はエンドソーム内に取り込まれ，エンドソームは次にインバリアント鎖とMHCクラスII分子を含む小胞と融合する。タンパク抗原のプロセシングは5章(図5.16参照)で説明したとおりであり，その結果生じた抗原ペプチドはクラスII分子と結合した状態でB細胞表面に提示され，特異的ヘルパーT細胞により認識されるようになる(図8.12，図8.13)。

現在，ハプテンとキャリアーの物理的結合の必要性については，次のように説明される。すなわち，ハプテンは抗ハプテン抗体をつくるためにプログラムされた細胞に働いてキャリアーのプロセシングを誘導する。そして，このプロセシングされたキャリアーによって活性化されたヘルパーT細胞から刺激が入ることにより，B細胞はそのプログラムを実行し，最終的にハプテンに働く抗体を産生するようになる(自然の巧みな策略には果てしないものがある)。

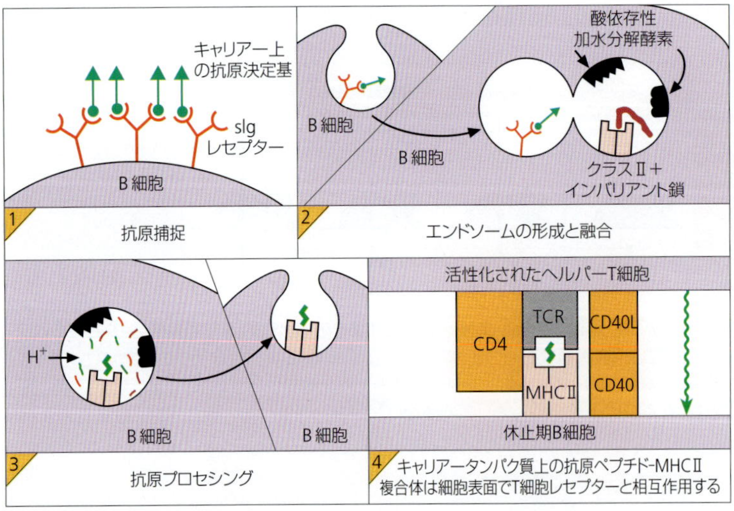

図8.12　**B細胞による胸腺依存性抗原の処理。**膜型免疫グロブリン(sIg)レセプターにより捕捉された抗原は，エンドソーム内に取り込まれ，プロセシングされた後，MHCクラスIIとともに表面に提示される(図5.16参照)。ヘルパーT細胞が休止期B細胞を活性化する際には，CD40-CD40L(CD152)相互作用を介した補助シグナルが必要である。二次応答時の胚中心では，濾胞樹状細胞上の補体を含む複合体とBリンパ芽球が相互作用するとき，抗原提示細胞表面上では抗原によるsIgの架橋が起こると考えられる。〜〜▶活性化シグナル　レセプターの架橋結合。

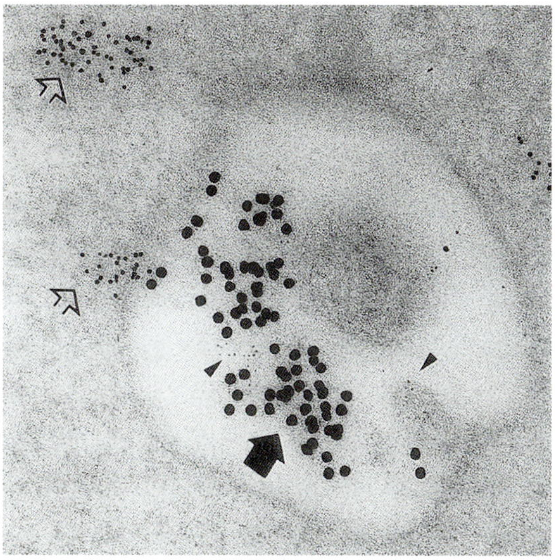

図 8.13　**エンドサイトーシスされた B 細胞膜型 Ig レセプターは抗原プロセシングを行う細胞質小胞に取り込まれる。** 膜型 IgG を，ヤギ抗ヒト Ig 抗体と 15 nm 金粒子ビーズ標識ウサギ抗ヤギ Ig 抗体と架橋した(➡)。2 分後，切片を作成し，抗 HLA-DR インバリアント鎖(2 nm 金粒子で標識►)と抗カテプシンプロテアーゼ抗体(5 nm 金粒子で標識⇳)を用いて染色した。すなわち，取り込まれた IgG はクラスⅡ分子を含む小胞体内でタンパク質分解されることがわかる。インバリアント鎖が存在することは，クラスⅡ分子は細胞表面由来ではなく小胞体やゴルジ体に由来することを示している。ここでは，異なるサイズの金粒子をたくみに用いて，さまざまな小胞体内タンパクの局在を示している。(Guagliardi L. E. *et al.*〈1990〉*Nature* **343**, 133. Ⓒ 1990 Macmillan Magazines Ltd より許可を得て転載)。

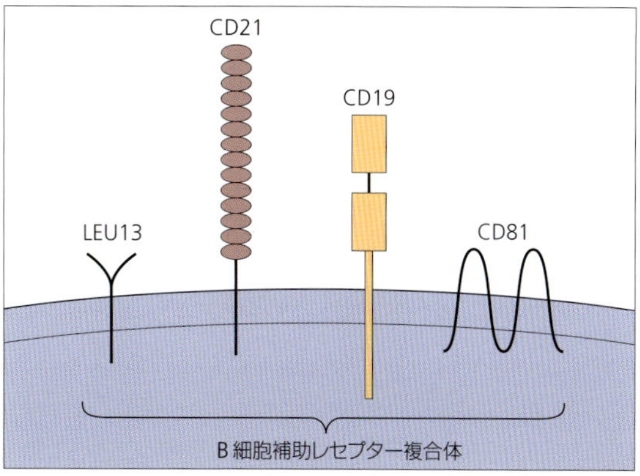

図 8.14　**BCR 補助レセプター複合体。** BCR 補助レセプター複合体は，多種のシグナル伝達分子を動員して B 細胞活性化に必要な補助シグナルを供給する。シグナル伝達分子には，ホスファチジルイノシトール 3 キナーゼや Vav が含まれ，これらの分子は BCR を通して惹起されるシグナルを増幅できる。成熟 B 細胞上では，CD19 は，CD21(補体レセプタータイプ 2)，CD81(TAPA-1)，LEU13(インターフェロン誘導性膜貫通型タンパク 1)という 3 種類のタンパク質と四量体を形成する。

B 細胞活性化の本質

T 細胞と同様に，未感作または休止期の B 細胞は非分裂性で，B 細胞レセプター(BCR)を介して刺激が入ると，細胞周期の回転が始まる。T 細胞レセプターの場合と同様に，BCR(膜型 Ig)は内因性の酵素活性をまったくもたず，シグナルを伝達するのは B 細胞に活性化シグナルを伝達する抗原レセプターと結合したアクセサリー分子群である。4 章で述べたように，BCR 複合体は，膜にアンカーされた免疫グロブリンとジスルフィド結合により会合した Ig-α と Ig-β ヘテロ二量体からなり，Ig-α と Ig-β の細胞質側末端は ITAM モチーフをもつ(図 4.3 参照)。後でさらにくわしく述べるが，抗原によって BCR が架橋されると，PTK によるシグナル伝達カスケードが動き始めるが，その始まりは Ig-α/β の ITAM を介したシグナルであり，これにより種々の転写因子が活性化されて，B 細胞は休止状態から覚醒状態になる。

▶ B 細胞が効率よく活性化するためには共刺激が必要である

B 細胞も，効率よいエフェクター反応を開始するためには共刺激を必要とする。T 細胞では CD28 がもっとも重要な補助分子であるが，B 細胞では一群の補助分子複合体が本質的に同様の働きをする(図 8.14)。成熟 B 細胞における補助レセプター複合体は，4 つの成分，CD19，CD21(補体レセプタータイプ 2：CR2)，CD81(TAPA-1)そして LEU13(インターフェロン誘導性膜貫通型タンパク質 1)からなると考えられている。この B 細胞補助レセプター複合体がどのようにして B 細胞レセプターのシグナルを増幅するかは現在，研究中であるが，特に CD19 がこの過程において重要であることは明らかである。

CD19 は B 細胞特異的な膜貫通型タンパク質で，プロ B 細胞から形質細胞の段階にまで発現し，比較的長い細胞内領域を有する。BCR からの刺激が入ると，CD19 の細胞内領域では(BCR に結合したキナーゼにより)多数のチロシン残基がリン酸化される。これにより，CD19 上にはチロシンキナーゼ Lyn やホスファチジルイノシトール 3 キナーゼ(PI3K)などの数種のタンパク質に対する結合領域が形成される。T 細胞上の CD28 と同様に，B 細胞補助レセプターは BCR を介するシグナルを約 100 倍に増幅する。抗原提示細胞上に結合した抗原-C3d 複合体によって Ig と CR2 レセプターが会合

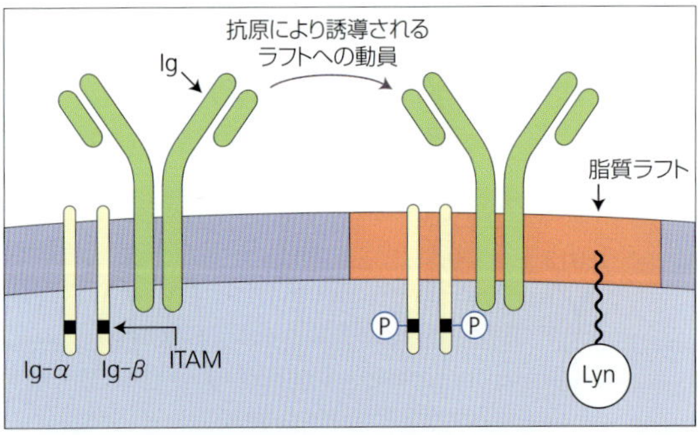

図 8.15　**レセプターの架橋により，BCR が脂質ラフトへと動員される。** BCR は通常，コレステロールが豊富な脂質ラフト領域から排除されているが，抗原によりレセプターの架橋が誘導されると，チロシンキナーゼ Lyn のようなシグナル伝達分子が存在する細胞膜ラフトへと動員されるようになる。BCR がラフトへと継続的に動員されると，Ig-α および Ig-β アクセサリー分子の細胞質末端内に存在する ITAM が Lyn によりリン酸化される。Ig-α および Ig-β は BCR により誘導されるシグナル伝達カスケードを惹起する分子である。

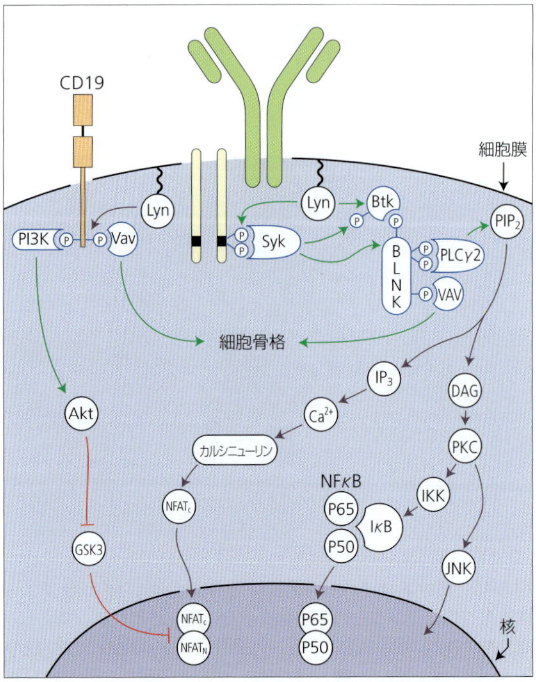

図 8.16　**抗原により誘導される B 細胞レセプターの下流のシグナル伝達カスケード。** 抗原が結合すると，BCR は脂質ラフトへ動員され，そこで Ig-α および Ig-β ヘテロ二量体内の ITAM が Lyn によりリン酸化される。これに引き続いて，Syk および Btk キナーゼの動員と活性化が起きる。B 細胞アダプタータンパク質の BLNK がリン酸化されると，さまざまなタンパク質に対する結合領域が形成され，その 1 つに PLCγ2 がある。PLCγ2 は，PIP_2 の加水分解を促進し，一連のシグナル伝達現象を誘導して最終的に転写因子である NFAT および NFκB の活性化を引き起こす。CD19 補助レセプター分子もまた Lyn によりリン酸化され，PI3K/Akt 経路を介して，NFAT に対する GSK3 の阻害効果を抑制しうる。BCR を介する刺激により，Vav の活性化を介して細胞骨格の再構成を誘導される。Vav は Rac や Rho のような低分子 G タンパク質に対するグアニンヌクレオチド交換因子として働く。

すると，CD19 と CR2(CD21)分子は会合するようになる。すなわち，抗原により BCR と B 細胞補助レセプターとがクラスターを形成するようになると，BCR に会合するキナーゼが補助レセプターの近くに動員されることになり，B 細胞の活性化閾値が低くなる。補助レセプター複合体上のこれらのリン酸化酵素の役割は，BCR レセプターから起こるシグナルを増強するようなシグナル伝達経路を動かすことである。

▶ B 細胞は膜型 Ig が架橋されることにより活性化される

B 細胞の活性化は，抗原が膜型免疫グロブリン(sIg)と相互作用することにより起こる。通常，細胞表面 Ig は脂質ラフトから排除されるが，Ig が架橋されるとラフトへと速やかに動員されるようになることから，BCR の脂質ラフトへの動員は B 細胞の活性化において重要な機能を果たすと考えられる(図 8.15)。Lyn は恒常的に脂質ラフトと結合しているので，この現象はおそらく，BCR に会合した Ig-α/β 二量体の細胞内領域の ITAM の近傍への PTK **Lyn** の動員に有用である。この動員により，Lyn は Ig-α/β 複合体細胞内領域中の ITAM のチロシン残基へリン酸基を付加する。これに続いてすぐ，ITAM には PTK である Syk の結合が起こり，さらに別のキナーゼである **Btk**(Bruton's tyrosine kinase, **ブルトン型チロシンキナーゼ**)が結合するようになる。活性化された Lyn は，CD19 補助レセプター分子内の残基もリン酸化して，BCR を介する反応を増強するシグナルを始動させる(図 8.16)。

Syk は B 細胞の活性化経路において重要な役割を果たす。マウスにおいて Syk 遺伝子を破壊すると，B 細胞シグナル伝達の下流に大きな影響を与え，B 細胞発生に異常が見られるようになる。この点においては，B 細胞の Syk の働きは，T 細胞の ZAP-70 と同様である。活性化された Syk は，**BLNK**(**B 細胞リンカー**，SLP65，BASH，BCA ともよばれる)をリン酸化して，BLNK を BCR 複合体へと動員する。Syk によるリン酸化により，BLNK は**ホスホリパーゼ Cγ2**(**PLCγ2**)，Btk，**Vav** と結合できるようになる。Btk は PLCγ2 の近傍に動員されると，PLCγ2 をリン酸化し，その活性を増加させる。T 細胞シグナル伝達経路の場合と同様に，活性化された PLCγ2 は PIP_2を加水分解してジアシルグリセロールやイノシトール三リン酸の産生を誘導し，その結果，細胞内カルシウムの増加や PKC の活性化が起こる（図 8.16）。T 細胞の場合と同様に，PKC の活性化は転写因子である **NFκB** や **JNK**（c-jun N terminal kinase）の活性化を誘導し，細胞内カルシウムの増加により **NFAT** の活性化が誘導される。

グアニンヌクレオチド交換因子である Vav ファミリーは少なくとも 3 つのアイソフォーム（Vav-1, Vav-2, Vav-3）からなり，Rac1 の活性化や BCR 架橋後の細胞骨格変化の調節を介して B 細胞シグナル伝達に重要な役割を果たす。Vav-1 欠損 B 細胞は BCR 架橋により誘導される増殖が異常である。Vav もまた Lyn のリン酸化により CD19 補助レセプター分子へと動員され，Lyn によりリン酸化されて同様に CD19 へ動員される PI3K とともに，セリン/スレオニンキナーゼ **Akt** の活性化に関わる。Akt はまた，NFAT に対する **GSK3（グリコーゲン合成キナーゼ 3）**の阻害効果を中和することにより，NFAT の活性化を促進する。GSK3 は Myc や Cyclin D をリン酸化して不安定化し，これは細胞周期を開始するために必要不可欠であることから，Akt の活性化は活性化 B 細胞のリン酸化に正の影響を与える（図 8.16）。

BCR 架橋モデルは，Ⅱ型胸腺非依存性抗原による刺激作用を理解するのに都合がいいように見える。というのは，Ⅱ型抗原は抗原決定基のくり返しをもつために B 細胞表面上の複数の Ig レセプターへの強い結合や架橋を可能にして，BCR を凝集させるからである。これらの BCR 集合体は抗原の半減期が長いために持続的に存在し，活性化に必要な細胞内カルシウム高濃度を維持する。一方，Ⅰ型の胸腺非依存性抗原による刺激では Ig-α および Ig-β がリン酸化されないことから，T 細胞に対するポリクローナル活性化因子のように，おそらく特異的なレセプター経路をバイパスして，ジアシルグリセロールやプロテインキナーゼ C のような下流分子群に直接働きかけるのであろう。

▶ B 細胞活性化の減弱

FcγRⅡb，CD22，PIRB（ペア型免疫グロブリン様レセプター）などの細胞表面レセプターは，チロシンホスファターゼ SHP-1 を細胞質側末端の ITIM（immunoreceptor tyrosine-based inhibitory motif）に動員することにより，B 細胞の活性化の抑制に関与する。SHP-1 は，Syk や Btk に対する Lyn キナーゼの作用に拮抗することで BCR シグナル伝達を阻害する。SHP-1 はこれらのタンパク質を脱リン酸化して BCR 複合体への PLCγ2 の動員を阻害する。BCR が上述のレセプターとともに架橋されると，B 細胞の活性化を阻害されるようになる。

▶ ヘルパー T 細胞は休止期 B 細胞を活性化する

胸腺依存性抗原は今まで述べてきたこととは異なり，B 細胞レセプターに対しては，通常，一価であり，それぞれのエピトープは単量体のタンパク質上に 1 個だけ存在する。その結果，これらの抗原は B 細胞 sIg を架橋できない。しかし，前述したように，B 細胞レセプターにより捕捉された抗原は細胞内に取り込まれ，プロセシングされて，ペプチドとして MHC クラスⅡと複合体をつくり，細胞表面に提示される（図 8.12）。提示された抗原は，キャリアー特異的ヘルパー T 細胞の TCR によって認識され，CD40 とそのリガンド CD40L の相互作用により共刺激が入り（図 8.12），B 細胞の活性化が起こる。

実際上，B リンパ球は抗原提示細胞として働き，前述したように，B 細胞は sIg に抗原を濃縮できることから，効率よく抗原提示ができる。しかし，すでに活性化を受けたヘルパー T 細胞は休止期 B 細胞と相互作用しても活性化するが，休止期 T 細胞は休止期 B 細胞によっては活性化されず，B7 共刺激分子を発現する活性化 B 細胞によって活性化される。

おそらく，二次濾胞内の胚中心の濾胞樹状細胞上に存在する免疫複合体は，B 細胞により捕捉されてヘルパー T 細胞に提示される。しかし，それだけでなく，免疫複合体はさらに B 芽球上の sIg を架橋して，胸腺非依存的に B 芽球の増殖を誘導する。この現象は，B 細胞上の補体レセプター（CR2）が分裂促進性に働くために，免疫複合体中に C3 が存在することにより，促進される。

まとめ

免疫応答性細胞である T 細胞，B 細胞は多くの点において異なる

- 抗原特異的レセプターとして，T 細胞は TCR/CD3，B 細胞は表面 Ig(sIg)を発現する。
- T 細胞と B 細胞は，C3d，IgG やある種のウイルスに対するレセプター発現が異なる。
- ポリクローナル活性化物質としては，T 細胞に対しては PHA，抗 CD3，一方，B 細胞に対しては抗 Ig，エプスタイン–バー Epstein–Barr(EB)ウイルスなどがある。

T リンパ球と抗原提示細胞(APC)はアクセサリー分子を介して相互作用する

- T 細胞と抗原提示細胞との会合は，相補的な構造をもつ細胞表面分子の組合せ，たとえば，MHC II /CD4，MHC I /CD8，VCAM–1/VLA–4，ICAM–1/LFA–1，LFA–3/CD2，B7/CD28(および CTLA–4)などによる強い相互作用に依存する。
- B7/CTLA–4 の相互作用は抑制的であり，一方，B7/CD28 の相互作用は促進的である。CTLA–4 は，多くの膜結合性シグナル伝達タンパク質が存在する脂質ラフトへの TCR の動員に対して拮抗的に働く。

T 細胞の活性化には 2 つのシグナルが必要である

- T 細胞に 2 つのシグナルが働くと活性化を誘導し，1 つのみでは不応答状態(アナジー)を引き起こす。
- 1 つのシグナルは，TCR–MHC とそれに対応するペプチドの低親和性の相互作用により提供される。
- 2 つ目のものは補助シグナルで，CD28 と B7 との結合を介して提供され，TCR–MHC の相互作用を介して起こるシグナルを強く増幅させる。
- 以前に活性化を受けた T 細胞は，TCR を介したシグナルだけで効果的な活性化が見られる。

タンパク質のチロシンリン酸化は T 細胞のシグナル伝達の初期に見られる

- TCR は内在性の酵素活性をもたないが，プロテインチロシンキナーゼ(PTK)を動員するアクセサリータンパク分子群と会合する。
- TCR を介したシグナルは，PTK の酵素カスケードにより，伝達，増幅される。
- TCR 複合体に CD4 または CD8 が動員されると，CD4 と会合した Lck PTK により CD3ζ 鎖上の ITAM 配列がリン酸化される。リン酸化された ITAM は ZAP–70 に結合して ZAP–70 キナーゼを活性化する。

TCR シグナル伝達に伴う下流現象

- 酵素活性をもたないアダプタータンパク質群は，種々のリン酸キナーゼとグアニンヌクレオチド交換因子(GEF)とともに多量体の複合体を形成する。
- ホスホリパーゼ Cγ1 または Cγ2 により，ホスファチジルイノシトール二リン酸塩が加水分解されると，ホスファチジル三リン酸塩(IP_3)とジアシルグリセロール(DAG)が生成される。
- IP_3は細胞内へのカルシウム流入を誘導する。
- DAG と増加したカルシウムにより，プロテインキナーゼ C が活性化される。
- 増加したカルシウムは，カルモジュリンとともにカルシニューリン活性を亢進させる。
- グアニンヌクレオチド交換因子 SOS により Ras が活性化されると，Raf，MAP キナーゼキナーゼ MEK および MAP キナーゼ ERK を介したキナーゼカスケードが始まる。CD28 もまた PI3K を介して MAP キナーゼを活性化する。
- 転写因子である Fos と Jun，NFAT，NFκB は，それぞれ，MAP キナーゼ，カルシニューリンおよび PKC により活性化され，IL–2 プロモーターの調節部位に結合する。
- 少数の MHC–ペプチド複合体ができると，次々とより多くの数の TCR を活性化し，これにより，活性化に必要な持続的なシグナルが供給される。
- インテグリンが最初に結合すると，免疫学的シナプスの形成が促進され，その中心に MHC–ペプチドと相互作用する TCR が動員され，インテグリンは外側に移動する。
- Cbl ファミリーのアダプター分子群は，負のシグナル伝達経路に関与する。
- CD45 上の脱リン酸化酵素ドメインは，キナーゼ上の抑制部位のリン酸基を除くために必要である。

B 細胞は 3 つの異なるタイプの抗原に反応する

- I 型胸腺非依存性抗原は，sIg レセプターに結合して特異的な B 細胞上でレセプターを凝集させ，活性化するポリクローナル活性化因子である。
- II 型胸腺非依存性抗原は，多数の sIg レセプターを架橋できる多量体分子で，半減期が長いために，B 細胞に持続的なシグナルを供給する。
- 胸腺依存性抗原は，ヘルパー T 細胞と協力して，B 細胞による抗体産生を誘導する。
- 特異的 sIg レセプターに結合した抗原は，B 細胞に取り込まれてプロセシングされた後，MHC II 分子と会合するペプチドとして細胞表面に提示される。
- この複合体はヘルパー T 細胞により認識され，抗原を認識したヘルパー T 細胞は休止期 B 細胞を活性化する。
- キャリアータンパク質があるとハプテンに対する抗体産生が誘導されるが，これは T 細胞がキャリアーを認識し，B 細胞がハプテンを認識して，相互作用を行うことにより起こる。

B 細胞活性化の仕組み

- sIg レセプターの架橋(たとえば，Ⅱ型胸腺非依存性抗原による架橋)が起こると，B 細胞が活性化される。
- ヘルパー T 細胞は，MHC Ⅱ-キャリアーペプチド複合体を認識して，さらに CD40L-CD40 の相互作用による(T 細胞活性化の際の B7-CD28 による二次シグナルに類似した)共刺激を提供することにより，休止期 B 細胞を活性化する。
- B 細胞の共刺激は，CD19，CD21，CD81 そして LEU13 からなる B 細胞補助レセプター複合体によっても供給される。

文献

Abraham R.T. & Weiss A. (2004) Jurkat T-cells and development of the T-cell receptor signaling paradigm. *Nature Reviews Immunology* **4,** 301–308.

Acuto O. & Cantrell D. (2000) T-cell activation and the cytoskeleton. *Annual Review of Immunology* **18,** 165–184.

Acuto O. & Michel F. (2003) CD28-mediated costimulation: a quantitative support for TCR signaling. *Nature Reviews Immunology* **3,** 939–951.

Bromley S.K., Burack W.R., Johnson K.G. *et al.* (2001) The immunological synapse. *Annual Review of Immunology* **19,** 375–396.

Collins M. *et al.* (2005) The B7 family of immune-regulatory ligands. *Genome Biology* **6,** 223.

Grakoui A. *et al.* (1999) The immunological synapse: a molecular machine controlling T-cell activation. *Science* **285,** 221–227.

Jenkins M.K., Khoruts A., Ingulli E. *et al.* (2001) In vivo activation of antigen-specific CD4 T-cells. *Annual Review of Immunology* **19,** 23–45.

Kinashi T. (2005) Intracellular signaling controlling integrin activation in lymphocytes. *Nature Reviews Immunology* **5,** 546–559.

Kurosaki T. (2002) Regulation of B-cell signal transduction by adaptor proteins. *Nature Reviews Immunology* **2,** 354–363.

Michel G. (ed.) (1999) *Biochemical Pathways: An Atlas of Biochemistry and Molecular Biology*. John Wiley & Sons, New York.

Niiro H. & Clark E.A. (2002) Regulation of B-cell fate by antigen-receptor signals. *Nature Reviews Immunology* **2,** 945–956.

Olson M.F. & Marais R. (2000) Ras protein signaling. *Seminars in Immunology* **12,** 63–73.

Schraven B. *et al.* (1999) Integration of receptor-mediated signals in T-cells by transmembrane adaptor proteins. *Immunology Today* **20,** 431–434.

9 エフェクター分子の産生

はじめに

ここまでの章ではT細胞やB細胞が，抗原に対するそれぞれの膜レセプターを通じてうまく活性化できるためには何が必要なのかを探ってきた。刺激を受けたT細胞は活性化に必要な閾値をこえると，細胞周期に入り，クローン増殖を起こし，エフェクター細胞への分化を起こす。T細胞が活性化すると，種々の遺伝子が相ついで発現するようになる。活性化後30分以内に，インターロイキン2(IL-2)の発現や細胞内のプロトオンコジーン *c-myc* を制御するFos/Jun，NFAT (nuclear factor of activated T cell) などの核内転写因子が発現し，次の数時間で種々の可溶性サイトカインやその特異的レセプターが発現するようになる。しばらく経つと，細胞分裂に関与するトランスフェリンレセプターや，活性化T細胞を感染部位の血管内皮細胞への結合を媒介する接着分子VLA-1のような後期活性抗原 very late antigen の発現が見られる。活性化T細胞がエフェクターになると，マクロファージを活性化する能力，サイトカインを介してB細胞による抗体産生を促進する能力，アポトーシスを誘導してウイルスに感染した標的細胞を排除する能力などをもつようになる。後述のように，活性化T細胞は，反応を引き起こす病原体(細胞内であれ細胞外であれ)の性質に幅広く応じて，お互いに若干異なる経路にそって分化し，異なるサイトカインを分泌する別個のエフェクターT細胞集団を生み出す。

活性化したB細胞も同様に細胞周期に入り，クローン増殖を行って次の段階へと入る。活性化B細胞の中には，最終的に形質細胞に分化して骨髄へと移動し，そこで比較的長い間，大量の抗体を産生・分泌するものもある。本章では，TおよびBリンパ球によるエフェクター機能獲得にまつわる主要な問題ならびにエフェクターリンパ球が免疫応答で果たす役割について考える。

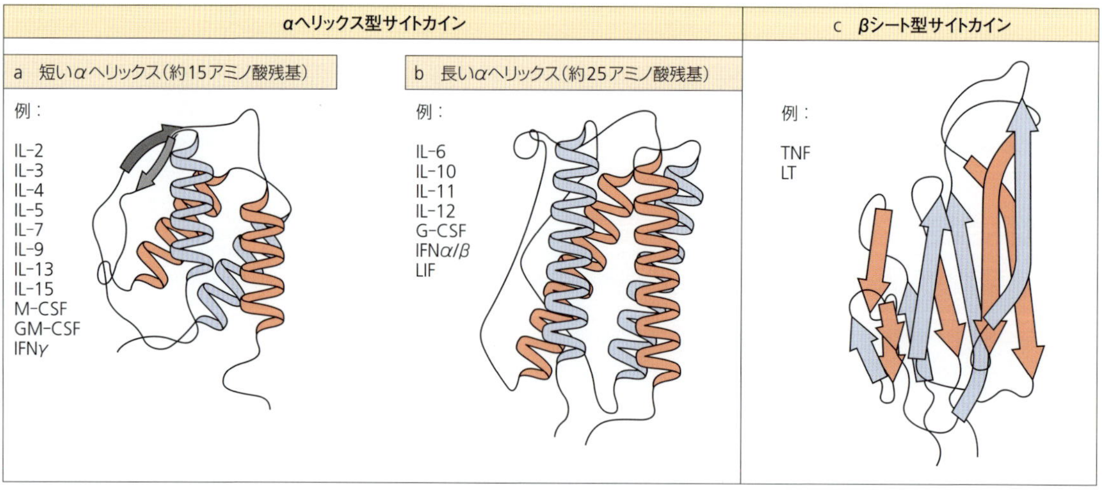

図9.1 **サイトカインの構造。**サイトカインはいくつかの異なる構造グループに分類される。ここでは，主要な3種類のタイプとそれらのタイプに含まれるサイトカインの例を示す。(a)4本の短いαヘリックス(～15アミノ酸)，(b)4本の長いαヘリックス(～25アミノ酸)，(c)1つのβシート構造。(Michal G. ed.〈1999〉*Biochemical Pathways : An Atlas of Biochemistry and Molecular Biology.* John Wiley & Sons, New York より許可を得て転載)。

サイトカインは細胞間メッセンジャーとして作用する

T 細胞および T 細胞依存的な B 細胞の初期の活性化には，樹状細胞 dendritic cell（DC）との密接な接触が必要であるが，それに続く反応の増殖および成熟は，サイトカインとよばれる複数の分泌タンパク質によって統御を受ける（図 9.1）。本質的には，サイトカインはあるタイプの細胞から別のタイプの細胞へとシグナルを伝達するメッセンジャー分子であり，とりわけ，シグナルを受け取った細胞に対して，増殖，分化，さらなるサイトカインの分泌，移動および細胞死を誘導することができる。今日までに，多くの異なるサイトカインが報告されており，さらに未発見のものがあると思われる（表 9.1）。免疫学者が考える最も大切なサイトカインのグループはインターロイキン・ファミリーであり，これには白血球間の情報伝達を行うサイトカインが含まれる。インターロイキン・ファミリーのメンバーにはある程度の多様性があり，構造的に異なるものが含まれる。というのは，当初，このファミリーのメンバーを決定するときには，遺伝子配列や構造の相同性よりも白血球に対する生物学的活性が基準として用いられたからである。実際，その後さらに複数のインターロイキン・ファミリー相同性分子が見つかっているが，今後これらの分子がインターロイキンメンバーとして認められるかについては，白血球に対して機能性をもつかどうかによる。今日まで，およそ 30 種類のインターロイキンが報告されているが（IL-1～IL-33），IL-14 の地位は疑わしいと考えられている。

他のサイトカインファミリーは，造血系前駆細胞の増殖を支持する能力（コロニー刺激因子）や，不死化細胞に対する細胞傷害活性（腫瘍壊死因子），ウイルスの複製を妨げる（＝インターフェアする）能力（インターフェロン）に基づいて確立されてきた。しかし，重要なことは，サイトカインはしばしば，実際の名前（しかもしばしば誤解を招く名前）以上の機能をもつことである。実際，サイトカインはそのシグナルが伝えられる状況によって異なる機能を発揮することがある。すなわち，細胞の分化段階や細胞周期（静止期か増殖期か），他のサイトカインの存在などによってサイトカインに対する応答性は変わる。

▶ サイトカインの作用は一過性で，通常かぎられた範囲にのみ働く

サイトカインは典型的な低分子量（15～25 kDa）分泌性タンパク質であり，細胞分裂や炎症，免疫，分化，移動，修復を媒介する。サイトカインは免疫-炎症反応の規模および持続期間を制御することから，厳密に異物の侵入に呼応して一過性に生産されなくてはならない。ネクローシスは典型的に病的状況で見られる細胞死の様式であり，典型的には感染性因子や組織損傷により惹起されるが，サイトカイン産生は，ネクローシス細胞から出る内因性「危険シグナル」に反応して惹起されることもある。この一過性のサイトカイン産生は，多くのサイトカイン mRNA に見られる 3′末非翻訳領域の AU（アデニンとウリジン塩基）に富む領域がサイトカイン mRNA の迅速な分解を促進することによるもので，このため適切な刺激がないとサイトカイン産生は急速に減少する。内分泌性のホルモンと異なり，大部分のサイトカインは通常，局所的に，すなわちパラクラインにあるいはときにはオートクラインに作用する。このように，リンパ球由来のサイトカインは通常，血液中には存在せず，細菌産物により非リンパ系細胞からサイトカイン放出が誘発されると，このサイトカインは血流中で検出され，宿主へ害をなすに至る。たとえば，敗血症性ショックは生命が脅かされる状態であるが，これは細菌感染に応答して TNF や IL-1 のようなサイトカインが過剰に産生されることによるものである。このことは，サイトカインの産生には厳密な統制が必要であることを明らかに示している。ある種のサイトカイン，たとえば IL-1 や腫瘍壊死因子 tumor necrosis factor（TNF）は，膜結合型としても存在し，可溶性にならなくても刺激効果を発揮できる。

▶ サイトカインは細胞表面レセプターを介して作用する

サイトカインは非常に効力が高く，しばしばフェムト（10^{-15}）モル濃度でも作用し，少数の高親和性の細胞表面レセプターと結合することで作用細胞の RNA およびタンパク質合成のパターンを変化させる。一般的にサイトカインレセプターは，細胞内領域に特定のタンパク質-タンパク質相互作用ドメインまたはリン酸化モチーフを有し，レセプターを介した刺激によって適切なアダプタータンパク質の動員を促進する。リガンドの結合により誘導されるサイトカインレセプターの二量体化あるいは三量体化は，レセプターの活性化経路によく見られる現象である。これにより，レセプターの細胞内領域が相互作用を起こして一時的に会合し，細胞内へのシグナル伝達を促進する。サイトカインレセプターには，主要な構造ファミリーが 6 種類存在する（図 9.2）。

表 9.1　サイトカイン，その産生細胞と機能。

サイトカイン	産生細胞	エフェクター機能
インターロイキン		
IL-1α，IL-1β	Mono，Mφ，DC，NK，B，Endo	IL-2 などのサイトカインとそのレセプターの発現を亢進させることにより T 細胞活性化を補助/B 細胞の増殖と成熟や NK 細胞の細胞傷害性を促進する/マクロファージによる IL-1，IL-6，IL-8，TNF，GM-CSF や PGE_2の産生を誘導/内皮細胞上にケモカイン，ICAM-1 や VCAM-1 の発現を誘導して炎症促進的に働く/発熱や APP を誘導し，破骨細胞による骨吸収を促進
IL-2	Th1	活性化 T，B 細胞の増殖を誘導し，NK 細胞傷害性を亢進させ，単球やマクロファージによる腫瘍細胞や細菌に対する傷害性を促進
IL-3	T，NK，MC	造血前駆細胞の増殖，分化/マスト細胞の増殖
IL-4	Th2，Tc2，NK，NKT，γδT，MC	Th2 細胞の誘導/活性化された B，T 細胞，マスト細胞の増殖を刺激/B 細胞，マクロファージ上の MHC クラスⅡ発現の亢進/B 細胞上の CD23 発現亢進/IL-12 産生阻害による Th1 細胞分化の抑制/マクロファージの食作用亢進/IgG1，IgE へのクラススイッチ促進
IL-5	Th2，MC	好酸球，B 細胞の増殖誘導/IgA へのクラススイッチ促進
IL-6	Th2，Mono，Mφ，DC，BM ストローマ	骨髄系幹細胞の分化/B 細胞の形質細胞への分化/急性期タンパク質の誘導/T 細胞増殖の亢進
IL-7	BM，胸腺ストローマ	リンパ球系幹細胞から T，B 前駆細胞への分化誘導/成熟 T 細胞を活性化
IL-8	Mono，Mφ，Endo	好中球のケモタキシスと活性化を媒介
IL-9	Th	胸腺細胞の増殖誘導/マスト細胞増殖の促進/IL-4 と相乗的に働いて IgG1，IgE へのクラススイッチ誘導
IL-10	Th（マウス Th2），Tc，B，Mono，Mφ	マウス Th1 細胞で IFNγ産生の抑制/ヒト Th1 細胞で IL-2 産生の抑制/単球，マクロファージ，樹状細胞の MHC クラスⅡ発現と IL-12 などのサイトカイン産生の抑制とこれによる Th1 細胞の抑制
IL-11	BM ストローマ	B 前駆細胞と巨核球の分化促進/急性期タンパク質の誘導
IL-12	Mono，Mφ，DC，B	Th1 分化に必須のサイトカイン/Th1 細胞，CD8 T1 細胞がγδT 細胞と NK 細胞の増殖と IFNγ 産生誘導/NK 細胞と CD8 T 細胞の細胞傷害性亢進
IL-13	Th2，MC	マクロファージの活性化とサイトカイン産生の抑制/B 細胞増殖の補助刺激，B 細胞，単球上での MHC クラスⅡと CD23 の発現亢進/IgG1，IgE へのクラススイッチ誘導/内皮細胞上の VCAM-1 発現誘導
IL-15	T，NK，Mono，Mφ，DC，B	T 細胞，NK 細胞，活性化 B 細胞の増殖誘導/NK 細胞と CD8 T 細胞のサイトカイン産生と細胞傷害性の誘導/T 細胞のケモタキシス/腸管上皮細胞の増殖刺激
IL-16	Th，Tc	CD4 T 細胞，単球，好酸球のケモタキシス/MHC クラスⅡ発現誘導
IL-17	T	炎症誘導性/TNF，IL-1β，IL-6，IL-8，G-CSF の産生誘導
IL-18	Mφ，DC	T 細胞の IFNγ 産生誘導/NK 細胞の細胞傷害性亢進
IL-19	Mono	Th1 活性の修飾
IL-20	Mono，ケラチノサイト	皮膚炎症反応の調節
IL-21	Th	造血の調節/NK 分化/B 細胞活性化/T 細胞の共刺激
IL-22	T	Th2 細胞の IL-4 産生抑制
IL-23	DC	Th1 細胞の増殖/IFNγ 産生の誘導/メモリー T 細胞の増殖誘導
IL-24	Th2，Mono，Mφ	TNF，IL-1，IL-6/抗腫瘍活性の誘導
IL-25	Th1，Mφ，マスト細胞	IL-4，IL-5，IL-13 と Th2 関連病態の抑制
IL-26	T，NK	上皮細胞の IL-8，IL-10 産生の抑制
IL-27	DC，Mono	Th1 反応の誘導/IFNγ 産生の亢進
IL-28	Mono，DC	タイプⅠ IFN 様活性/ウイルス増殖を抑制
IL-29	Mono，DC	タイプⅠ IFN 様活性/ウイルス増殖を抑制
IL-31	T	皮膚炎症反応の促進
IL-32	NK，T	炎症促進的/活性化依存性 T 細胞アポトーシスに作用
IL-33	DC，Mφ	IL-4，IL-5，IL-13 の誘導
コロニー刺激因子		
GM-CSF	Th，Mφ，Fibro，MC，Endo	単球，好中球，好酸球，好塩基球の前駆細胞の増殖刺激/マクロファージの活性化
G-CSF	Fibro，Endo	好中球前駆細胞の増殖刺激
M-CSF	Fibro，Endo，Epith	単球前駆細胞の増殖刺激
SLF	BM ストローマ	幹細胞の分裂促進（c-*kit* リガンド）
腫瘍壊死因子		
TNF（TNFα）	Th，Mono，Mφ，DC，MC，NK，B	腫瘍に対する傷害性/悪液質（体重減少）/サイトカイン分泌誘導/内皮細胞上での E-セレクチンの発現誘導/マクロファージ活性化/抗ウイルス性
リンホトキシン（TNFβ）	Th1，Tc	腫瘍に対する傷害性/好中球/マクロファージの貪食促進/リンパ組織形成に関与/抗ウイルス性
インターフェロン		
IFNα	白血球	ウイルス複製の抑制/MHC クラスⅠ分子の発現亢進
IFNβ	線維芽細胞	ウイルス複製の抑制/MHC クラスⅠ分子の発現亢進
IFNγ	Th1，Tc1，NK	ウイルス複製の抑制/MHC クラスⅠ，Ⅱ分子の発現亢進/マクロファージ活性化/IgG2a へのクラススイッチ/IL-4 の種々の作用の阻害/Th2 の増殖阻害
その他		
TGFβ	Th3，B，Mφ，MC	単球，マクロファージのケモタキシスによる炎症促進/リンパ球増殖抑制による抗炎症/IgA へのクラススイッチ誘導/組織修復の促進
LIF	胸腺上肢，BM ストローマ	急性期タンパク質の発現誘導
Eta-1	T	マクロファージによる IL-12 の産生促進と IL-10 の産生抑制
Oncostatin M	T，Mφ	急性期タンパク質の発現誘導

B：B 細胞，DC：樹状細胞，Endo：内皮細胞，Epith：上皮細胞，Fibro：線維芽細胞，GM-CSF：顆粒球・マクロファージコロニー刺激因子（granulocyte-macrophage colony-stimulating factor），IL：インターロイキン，Mono：単核球，Mφ：マクロファージ，NK：ナチュラルキラー細胞，SLF：steel locus factor，T：T 細胞，TGFβ：トランスフォーミング成長因子β（transforming growth factor-β）。インターロイキン 14 は存在しないことに注意。IL-14 の名称はある活性に対して与えられたが，その後の研究でその活性が単一サイトカインに起因することを確定できなかった。IL-30 の割り当ても未定である。IL-8 はケモカインファミリーに属する。このサイトカインのメンバーについては，表 9.3 に別途記載した。

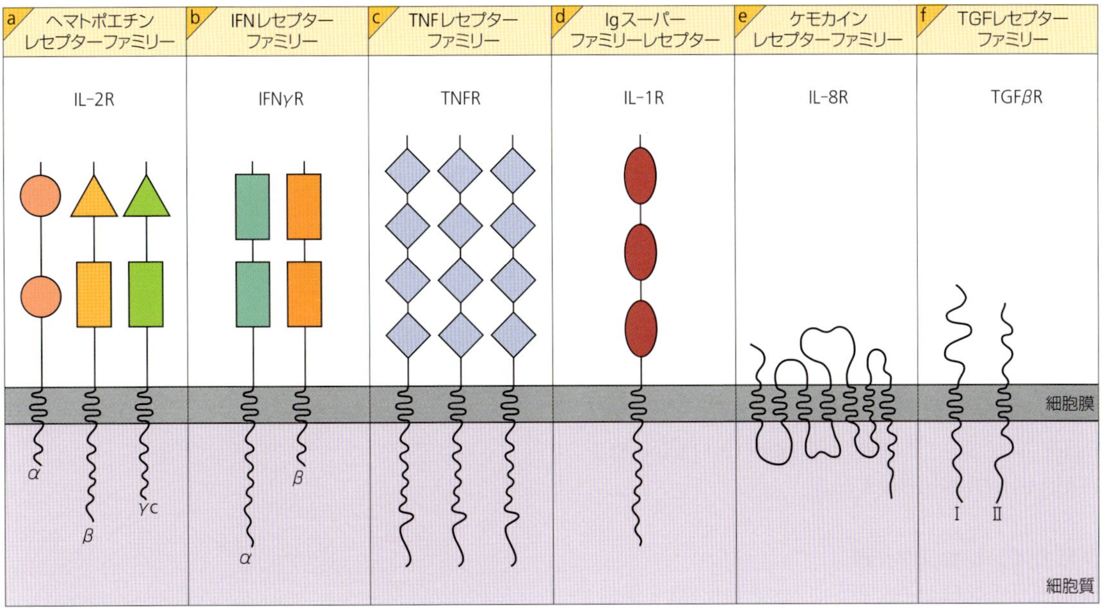

図 9.2 **サイトカインレセプターファミリー。** それぞれのファミリーに対して 1 例ずつ図示する。(a)ヘマトポエチンレセプターは細胞内部へのシグナルを変換する共通サブユニット(サブファミリーにより，γc，βc または gp130)を通じて作用する。サイトカインがレセプターに結合すると，共通サブユニットを含むヘテロ二量体またはホモ二量体が形成され，シグナル伝達プロセスが始まる。サイトカインは，可溶性型と膜結合型のどちらのレセプターに結合することでも活性をもつことがある(たとえば IL-6)。IL-2 レセプターはそのリガンドと興味深い結合様式を示す。IL-2 レセプターα鎖(CD25，Tac モノクローナル抗体と反応)は，2 つの補体制御タンパク質様構造ドメインを有し，IL-2 と低親和性で結合する。β鎖(CD122)は細胞膜の近傍にⅢ型フィブロネクチン構造ドメインと，膜から離れた部分にサイトカインレセプター構造ドメインを有し，類似の構造機構をもつ共通γ鎖(CD132)と会合する。β鎖は IL-2 と中程度の親和性で結合する。IL-2 はα鎖と非常に速く結合・解離するが，β鎖の場合，同じ過程でも 2〜3 桁遅いスピードで起こる。α，βおよびγ鎖が重合して 1 つのレセプターを形成すると，α鎖は IL-2 と急速に結合し，β鎖上の離れた部位への IL-2 結合を促進する。β鎖に結合した IL-2 はゆっくりした速度でしか解離できない。最終的な親和性(K_d)は会合に対する解離の速度定数との比に基づくので，$K_d = 10^{-4}\mathrm{s}^{-1}/10^{7}\mathrm{M}^{-1}\mathrm{s}^{-1} = 10^{-11}\mathrm{M}$という非常に高い親和性となる。γ鎖自体は IL-2 に結合せず，シグナル伝達に寄与する。(b)インターフェロンレセプターファミリーはヘテロ二量体分子であり，それぞれが 2 つのⅢ型フィブロネクチンドメインを有する。(c)TNF とその関連分子のレセプターは 4 つの TNFR ドメインをもつ単一のポリペプチドからなる。レセプターはリガンドの結合に伴って三量体を形成し，可溶性型にもなりうる。可溶性型は他のいくつかのレセプターでも共通して見られ，活性化に伴って細胞から放出されると，アンタゴニストして作用しうる。(d)他のレセプターは，レセプターにより異なる数の Ig スーパーファミリードメインを含む。(e)一方，ケモカインレセプターは G タンパク質共役型レセプタースーパーファミリーであり，7 つの疎水性膜貫通ドメインを有する。(f)最後のファミリーとして示した TGF レセプターは，シグナル伝達が起きるためにⅠ型 TGFR およびⅡ型 TGFR とよばれる 2 つの分子間の会合を必要とする。

ヘマトポエチンレセプター群

ヘマトポエチンレセプター群は最も大きなファミリーで，時として単にサイトカインレセプタースーパーファミリーとよばれることもある。この名前は最初に定義されたこのファミリーのメンバー，ヘマトポエチンレセプターにちなんで名づけられた。これらのレセプターは，サイトカインとの結合に使われる 1 つまたは 2 つのポリペプチド鎖と，シグナル伝達に関わる共通のポリペプチド鎖(共通鎖あるいは c 鎖)で構成される。γc 鎖(CD132)は IL-2 レセプター(図 9.2 a)および IL-4，IL-7，IL-15，IL-21 レセプターに用いられ，βc 鎖(CDw131)は，IL-3，IL-5，顆粒球-マクロファージ刺激因子 granulocyte-macrophage colony-stimulating factor (GM-CSF)レセプターに，gp130(CD130)は IL-6 および IL-11，IL-12，オンコスタチン M，毛様体神経栄養因子，白血病阻止因子 leukemia inhibitory factor (LIF)レセプターに共通に用いられる。

インターフェロンレセプター群

これらのファミリーも 2 つのポリペプチド鎖からなり，IFNα，IFNβ，IFNγ レセプター(図 9.2 b)の他に IL-10 レセプターが含まれる。

TNF レセプター群

TNF ファミリーレセプターのメンバーは，システインに富む細胞外領域を有し，多くの場合，あらかじめ三量体を形成しており，リガンドが結合すると細胞内ドメインが構造変化を起こす。このメンバーには腫瘍壊死因子(TNF)レセプター(図 9.2 c)やこれと関連のある Fas(CD95/APO-1)や TRAIL レセプターが含まれる。このファミリーにはリンホトキシン lymphotoxin (LT) や神経成長因子 nerve growth factor (NGF) レセプターの他，活性化 T 細胞による B 細胞や樹状細胞の共刺激に重要な役割を果たす CD40 レセプターも含まれる。

Ig スーパーファミリーサイトカインレセプター群

免疫グロブリン(Ig)スーパーファミリーのメンバーは細胞生物学の広い局面で使用され(p.253 参照)，IL-1 レセプター(図 9.2 d)やマクロファージコロニー刺激因子 macrophage colony-stimulating factor (M-CSF)，幹細胞因子 stem cell factor (SCF/c-kit) レセプターが含まれる。

ケモカインレセプター群

ケモカインはケモタキシス(化学走化性)を促進するという共通の機能的特徴を備え，ケモカインレセプターはおよそ 20 種類の異なる G タンパク質共役型 7 回膜貫通型のポリペプチド(図 9.2 e)からなるファミリーを構成する。それぞれのレセプターのサブタイプは，そのファミリー内に含まれる複数のケモカインと結合することができる。たとえば，CXC レセプター 2 (CXCR2) は CXC リガンド (CXCL) 中の 7 種類の異なるリガンドと結合することができる。

TGF レセプター群

TGFβ レセプター(図 9.2 f)のような TGF (transforming growth factor) に対するレセプターは，細胞内にセリン/スレオニンキナーゼ活性のあるシグナル伝達ドメインを有する。

▶ サイトカインレセプターを介したシグナル伝達

リガンドの結合によって誘導されるサイトカインレセプターサブユニットのホモあるいはヘテロ二量体化は，サイトカインによるシグナル伝達に共通する現象である。利用される 2 つの主要なルートは Janus キナーゼ(JAK)-STAT および Ras-MAP キナーゼ経路である。サイトカインレセプタースーパーファミリーメンバー(ヘマトポエチンレセプター)は触媒ドメインを欠損するが，恒常的に 1 つかそれ以上の JAK と会合している(図 9.3)。哺乳類の JAK ファミリーには 4 種類のメンバー，JAK1，JAK2，JAK3 および Tyk2 (tyrosine kinase 2) が存在し，これらはみな下流の基質のチロシン残基をリン酸化する。遺伝子ノックアウトマウスを用いた研究

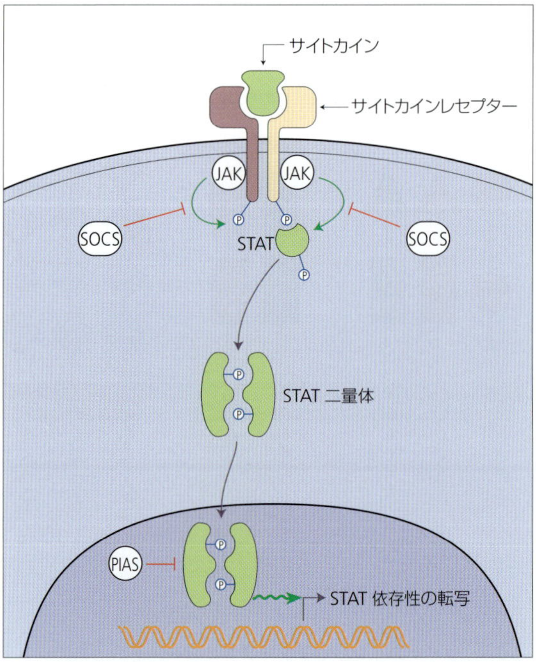

図 9.3 **サイトカインレセプターを介した遺伝子転写経路。**サイトカインにより誘導されたレセプターの二量体または三量体化は，恒常的にレセプターの細胞内領域に会合している JAK キナーゼを活性化する。活性化に伴い JAK キナーゼは，レセプターの細胞内領域に存在するチロシン残基をリン酸化し，その結果，STAT 転写因子の結合領域が生じる。次に STAT はレセプター複合体に動員され，JAK によりリン酸化される。STAT のリン酸化は，レセプターからの解離を引き起こし，STAT の二量体形成を促進する。STAT 二量体は核内に移行し，プロモーター領域に適切な結合モチーフをもつ遺伝子の転写を指示する。SOCS ファミリーのメンバーは阻害因子として働き，JAK キナーゼ活性を直接阻害するか，またはポリユビキチン化とプロテアソームを介した JAK の分解を促進することによって，サイトカインのシグナル伝達を抑制する。STAT インヒビターである PIAS ファミリーは，STAT タンパク質と複合体を形成することができ，結果的に STAT の DNA に対する結合を低下させるか，STAT を介した転写を妨げる転写のコリプレッサーを動員する。サイトカインレセプターは，MAP キナーゼや PI3 キナーゼのシグナル経路カスケードを活性化できる Shc，Grb2 や Sos といった別のアダプタータンパク質を動員することもできるが(図 8.7 参照)，ここでは簡略化のため省略した。

から，種々の JAK は高い特異性をもつことが示されており，これらの動物は，リンパ系の発生欠陥や赤血球生成の異常，病原体に対する過敏性反応といった致死性の，または重篤な表現型を示す。

サイトカインによりレセプターの二量体化が誘導されると，JAK は相互にリン酸化しあうことでお互いを活性化する。活性化した JAK はレセプターの細胞内領域にある特定のチロシン残基をリン酸化し，SH2 ドメインを含む転写因子，**STAT** (signal transducer and activator of transcription) ファミリーメンバーの結合部位をつくりだす。STAT は非活性

状態では細胞質に存在するが，SH2 ドメインを介してサイトカインレセプターに動員されると，JAK によりリン酸化され，二量体を形成した後にレセプターから解離する。二量体化した STAT は核に移行し，そこで種々の遺伝子の転写を活性化して，細胞を有糸分裂周期へ導くのに大切な役割を果たす（図 9.3）。これまでに 7 種類の STAT が報告され，これらは異なるサイトカインのシグナル経路において，お互いに比較的重複することなくその役割を果たしている。個々のサイトカインは通常 2 種類以上の STAT を用いて生物学的効果を発揮する。これはヘマトポエチンレセプター群が 2 つの異なるポリペプチド鎖からなっており，それぞれが別々の STAT タンパク質を動員することができるためである。また，STAT はお互いにヘテロ二量体を形成することができるため，単一のサイトカインが複数の STAT の組合せを使うことにより，さらに複雑な転写効果を発揮しうる。

JAK は，src ファミリーキナーゼを通じて作用することもできるため，Ras-MAPK 経路を介して他の転写因子を生成しうる（図 8.7 参照）。サイトカインの中には，ホスファチジルイノシトール 3 キナーゼ phosphatidylinositol 3-kinase（PI3K）やホスホリパーゼ Cγ phospholipase Cγ（PLCγ）を活性化するものもある。

JAK-STAT 経路におけるシグナル伝達の負の調節は SOCS（suppressor of cytokine signaling）および PIAS（protein inhibitor of activated STAT）ファミリーに属するタンパク質によって行われる（図 9.3）。SOCS タンパク質は STAT 依存的に誘導される。つまり，サイトカインのシグナルは，自分自身のシグナル伝達カスケードを妨げるようなタンパク質の発現を誘導するという，フィードバック抑制機構をもつ。SOCS ファミリーには 8 種類のメンバー（すなわち CIS および SOCS1～SOCS7）があり，これらのタンパク質は，サイトカインのシグナルを負に調節するために 2 つの異なる仕組みを用いている。まず，SOCS タンパク質は，他のシグナル伝達タンパク質である Vav と同様，JAK と相互作用することができ，これらのタンパク質をユビキチン-プロテアソーム経路（p.97）による分解の標的とする。あるいは SOCS ファミリータンパク質は JAK キナーゼドメインの活性化ループの中にある SH2 ドメイン結合部位と相互作用することができ，JAK が下流の基質に接近するのを妨げる（図 9.3）。SOCS ファミリーメンバーの CIS（cytokine-inducible src homology domain 2[SH2]-containing）のように，サイトカインレセプターに存在する STAT 結合性 SH2 ドメインと直接相互作用することで，STAT 分子がレセプター複合体に動員されるのを妨げるものもある。種々の SOCS 遺伝子欠損マウスを作成することにより，通常のシグナル伝達におけるこれらタンパク質の重要性が明らかになってきた。*SOCS-1* 欠損マウスは著しい成長遅延とリンパ球減少症を示し，炎症関連性の多臓器不全 multiple organ failure（MOF）により，生後 3 週間で死亡する。SOCS タンパク質の役割がサイトカインシグナル伝達における負の調節因子であることに一致して，*SOCS-1* 欠損マウス由来のリンパ球は，病原体のない条件でも自発的な活性化を起こす。*RAG2* 欠損バックグラウンドで作成された *SOCS-1* 欠損マウスは，正常な遺伝子バックグラウンドで観察されるような表現型をまったく示さない。このことは *SOCS-1* が主としてリンパ球においてその効果を発揮することを裏づけている。

PIAS ファミリーは 4 種類のメンバー（PIAS1，PIAS3，PIASX および PIASY）からなり，STAT 誘導性の転写活性を抑制するように作用する。これは，PIAS が STAT と相互作用することにより，STAT が結合する DNA プロモーターとの相互作用を阻害したり，あるいは STAT 転写複合体にヒストン脱アセチル酵素のような転写コリプレッサーを動員することによる（図 9.3）。

JAK-STAT 経路は他のメカニズム，たとえばチロシン脱リン酸化酵素により媒介される JAK 活性の拮抗作用によっても制御されている。

▶ サイトカインは多様な効果を発揮する

一般に，サイトカインは多面的に作用する。すなわち，多種類の細胞に対して多様な効果を示し（表 9.1），個々の機能はかなり重複する。このことは，レセプターの構成成分が共有されていることと，共通の転写因子を利用していることから，部分的に説明できる。たとえば，IL-4 の生物学的活性の多くは，IL-13 の活性と重複する。しかし，実質的にすべてのサイトカインは，少なくともいくつかは独自の特性を備えていることを指摘しておく。

T 細胞や B 細胞におけるエフェクター分子の産生および慢性的炎症反応の制御におけるサイトカインの役割は，本章で後に詳述することにして（図 9.4 a，b），ここでは，造血制御におけるサイトカインの重要な役割について注目する（図 9.4 c）。幹細胞が骨髄中で血液を構成する細胞へと分化するには，ストローマ細胞から産生されるサイトカインが重要である。この種のサイトカインには GM-CSF，G-CSF（顆粒球コロニー刺激因子），M-CSF，IL-6，IL-7 および LIF（白血病阻害因子）が含まれ（表 9.1），その

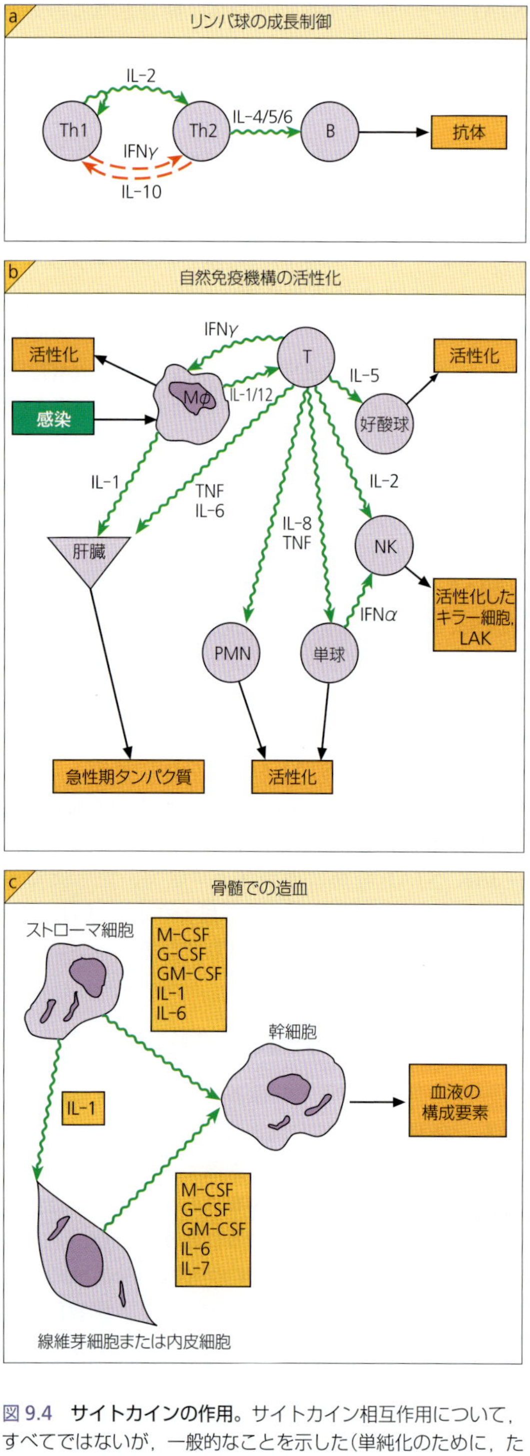

図 9.4　**サイトカインの作用。**サイトカイン相互作用について，すべてではないが，一般的なことを示した（単純化のために，たとえば，IL-10 の単球に対する抑制的効果や IL-12 による NK 細胞の活性化は省略した）。LAK：リンホカイン活性化キラー細胞 lymphokine-activated killer，Mφ：マクロファージ，NK：ナチュラルキラー細胞，PMN：多形核好中球 polymorphonuclear neutrophil。

多くは T 細胞やマクロファージからも産生される。したがって，慢性的な炎症が起こったときに産生されるサイトカインが，新しい前駆細胞を造血細胞へと分化させることは驚くにあたらない。注目すべきは，サイトカインの 1 つである IL-3 が，IL-6 や G-CSF と協調して，この経路における初期細胞を支えるのに特別な能力を示すことである。

▶ ネットワーク相互作用

異なるサイトカイン間での複雑かつ統制のとれた関係は，複数の細胞により媒介される。IL-3，IL-4，IL-5 および GM-CSF の遺伝子はすべて，5 番染色体上にあり，M-CSF とそのレセプターおよび他のいくつかの増殖因子とそのレセプター遺伝子を含む領域に密接に並んでいる。サイトカインの相互作用としては，あるサイトカインが別のサイトカイン産生を誘導するカスケード，あるサイトカインが別のサイトカインレセプターの発現を調節するトランスモデュレーション，あるいは同時に作用する 2 つのサイトカインによる協調作用または拮抗作用などがあげられる（図 9.5）。組合せ可能なサイトカインのパターンが非常に多い。さらに，ほぼ毎年のように新しいサイトカインが発見されるため，標的細胞がどのようにこの多様な可溶性因子により誘導される刺激の複雑なパターンを統合し，解釈しているのかを解明するにはまだ時間がかかるだろう。

異なる T 細胞サブセットは，異なるサイトカインパターンをつくり出す

▶ Th1/Th2 という二極性の概念

ヘルパー T 細胞クローンは主に 2 つの表現型 Th1 と Th2 に分類でき，これらの細胞サブセットは異なるサイトカインの分泌パターンを示す（表 9.2）。このことは生物学的に重要な意味をもつ。つまり，IFNγ のようなサイトカインを産生する Th1 細胞は，特にマクロファージ内で増殖するようなウイルスや微生物による**細胞内感染**に対して効果的であるが，Th2 細胞は B 細胞に対する非常に優れたヘルパー細胞であり，IL-4 によってクラススイッチを起こした IgE，IL-5 誘導性の好酸球増加，IL-3/4 刺激によるマスト細胞の増殖に対して感受性をもつ寄生虫や，その他の**細胞外病原体**に対する防御に適応しているようである。病原性原生動物である *Leishmania major* をマウスに感染させた研究によ

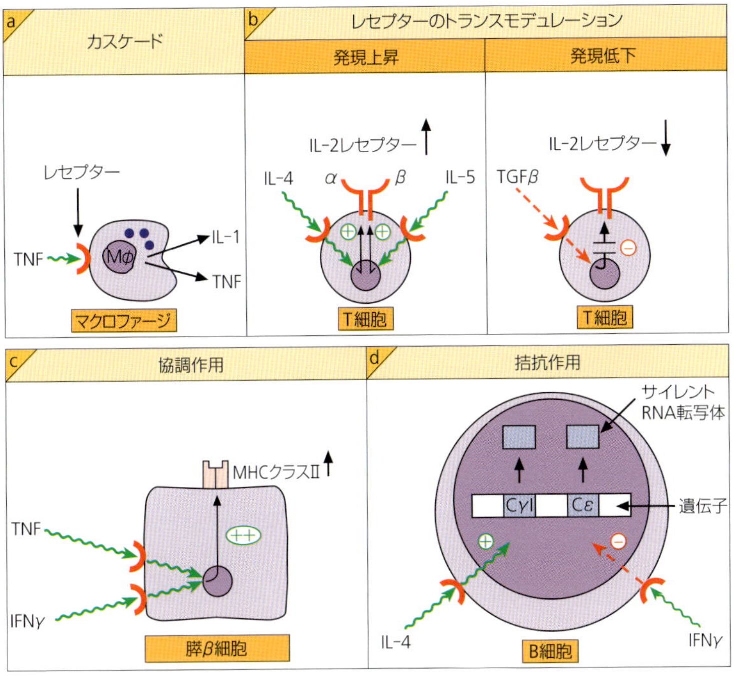

図 9.5 **サイトカインのネットワーク相互作用。**(a)カスケード：この例では，TNF はマクロファージに作用して IL-1 および TNF 自身(すなわちオートクライン機構により)の分泌を誘導する(この図における模式図は単純化されており，実際には核への効果は細胞表面レセプターを介したシグナル伝達物質による)。(b)レセプターのトランスモデュレーション：それぞれのサイトカインは，活性化 T 細胞において高親和性 IL-2 レセプターを構成する α 鎖，β 鎖の発現上昇を誘導する。TGFβ は，IL-2 レセプターの発現を減少させる。(c)協調作用：TNF と IFNγ は協調的に働き，膵臓のインスリン産生培養細胞において，細胞表面 MHC クラス II の発現を上昇させる。(d)拮抗作用：IL-4 と IFNγ はアイソタイプスイッチに関わるサイレント mRNA(タンパク質に翻訳されない mRNA)の転写に拮抗的に働く。

表 9.2 **ヘルパー T 細胞クローンのサイトカイン分泌パターン。**インターロイキン 10 は表にあげていない。IL-10 はマウスでは Th2 サイトカインに分類されるが，ヒトでは Th1 および Th2 の両者によって産生される。

T 細胞クローンのサイトカインパターン		
	Th1	Th2
IFNγ	++	ネガティブ
IL-2	++	ネガティブ
リンホトキシン(TNFβ)	++	ネガティブ
TNF(TNFα)	++	+
GM-CSF	++	+
IL-3	++	++
IL-4	ネガティブ	++
IL-5	ネガティブ	++
IL-6	ネガティブ	++
IL-13	ネガティブ	++

++　+　ネガティブ

Th1/2：ヘルパー T 1/2

ると，死んだリーシュマニア原虫を前もって静脈あるいは腹腔投与しておくと，生きた原虫を接種したときに IFNγ mRNA を高発現し，マウスは感染から防御される。このとき IL-4 mRNA の発現量は低い。逆に，この原虫を皮下に投与した場合には，IFNγ はあまり発現しないが，IL-4 が高発現し，防御は成立しない。さらに，事前に死んだ原虫を投与せずに，生きた原虫を感染させた場合でも，IFNγ と抗 IL-4 抗体を投与することによって，マウスは生存することができた。これらの結果は，細胞内寄生体に対して防御効果をもつ IFNγ 分泌性 Th1 細胞集団は，経腹腔的または経静脈的に免疫すると選択的に増殖し，防御効果をもたない IL-4 産生 Th2 細胞は，皮下投与した場合に増殖するという知見と合致する。典型的 Th1 サイトカインである IFNγ が Th2 クローンの増殖を抑制し，Th2 由来の IL-4 や IL-10 が Th1 細胞の増殖および Th1 細胞によるサイトカイン放出を抑えるのである(図 9.6)。

Th1 と Th2 サブセットを最初に分類したのは Mosmann と Coffman であったが，彼らのデータは長期培養により維持されたクローンから得られたものであったことから，*in vitro* 条件下における人為的な結果である可能性があった。その後，サイトカイン特異的なモノクローナル抗体を用いた細胞内蛍光染色や，分泌性分子を検出するための ELISPOT アッセイ(p.145 参照)を用いても，Th1/Th2 の二分法は正しく，*in vivo* でも適用できることが立証された。しかし，Th1/Th2 の概念にこだわりすぎないこ

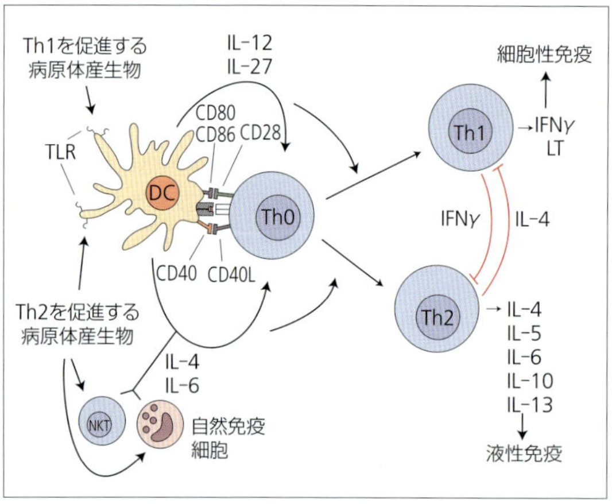

図 9.6 **Th1 および Th2 CD4 サブセットの産生。** T 細胞に最初の刺激が入ると，一定のサイトカイン産生パターンをもった細胞が出現してくる。病原体の性質や感染初期段階における自然免疫系の細胞応答の種類によって，ヘルパー T 細胞は Th1，Th2 というまったく異なる 2 つの細胞集団へと分化する。Th1 への分化を促進する病原体産物（LPS など）は，樹状細胞（DC）やマクロファージ上の TLR と結合して，IL-12 や IL-27 といった Th1 誘導性サイトカインの分泌を誘導する。これらのサイトカインは Th1 細胞の発生を促進し，Th1 細胞は細胞性免疫に特徴的なサイトカインを産生する。IL-4 は，おそらく微生物が NKT 細胞上のレクチン様 NK1.1 レセプターと相互作用することによって，あるいは Th2 への分化を促進する病原体産物が DC 上の TLR と相互作用することによって産生され，Th2 細胞が発生するように免疫反応を偏向させる。Th2 細胞が産生するサイトカインは，B 細胞による抗体分泌を上昇させ，液性免疫を促進する。分化した Th1 および Th2 細胞集団が産生するサイトカインは相互に抑制するよう働く。LT：リンホトキシン（TNFβ），Th0：サイトカイン産生に幅のある初期ヘルパー細胞。他の略語については表 9.1 を参照。

とが大事で，活性化 T 細胞は潜在的に全範囲のサイトカインを産生する能力をもっており（Th0，図 9.6），抗原刺激の性質に依存して Th1，Th2 パターンのどちらにも傾きうると考えるのが最も適切であろう。他のサイトカインを産生するサブセットも同様に存在すると考えられ，特に腫瘍壊死因子β（TGFβ）や IL-10 を産生する Th3/Tr1（T-regulatory-1）細胞は，免疫抑制的な効果をもたらし，粘膜における免疫寛容の誘導に関与する（p.459 参照）点で重要である。

▶ 自然免疫細胞との相互作用が Th1/Th2 反応に影響を与える

感染初期段階において自然免疫系の細胞により確立されたサイトカイン環境は，適応免疫応答に大きな影響を与える。一般的に，T リンパ球がクローン増殖およびエフェクター細胞への成熟を始めるためには，樹状細胞（DC）もしくは他の抗原提示細胞（APC）による刺激を必要とするため，感染初期においては自然免疫応答が優位な状態にある。抗原特異的な T 細胞がリンパ節に移動し，そこで微生物病原体に出会ってあらたに成熟した樹状細胞と接触する場合，樹状細胞は出会った病原体の産生物によって，特定のサイトカインを分泌するような極性を与えられる。その結果，T 細胞は Th1 または Th2 表現型のどちらかの極性をもつように分化していく。ここまでの話から，効率的な T 細胞の活性化には抗原提示細胞からの 2 種類のシグナルが必要であることに，読者は十分気づいておられるだろう。シグナル 1 は TCR を介した刺激により与えられ，シグナル 2 は CD28 を介した共刺激により与えられる。T 細胞が Th1，Th2，もしくは他の細胞のいずれに分化するかはシグナル 3 によって決定され，このシグナル 3 の性質は抗原提示細胞が感作を受ける条件に強く影響される（図 9.6）。

IL-12 と最近発見されたその近縁分子 IL-23 および IL-27 は，Th1 細胞の表現型の発現に補助的な役割を果たす。これに対して，IL-4 は Th2 の表現型を生み出すのに中心的な役割を果たす。“誘導性”の制御的表現型をもつ T 細胞（Th3/Tr1）の誘導も，IL-10 および TGFβ の影響を受けて，この時期に起こる。食細胞に細胞内病原体が侵入すると，大量の IL-12 の分泌を誘導し，一方，IL-12 は NK 細胞を刺激して IFNγ を産生させる。DC 上の既知の Toll 様レセプター（TLR）の多くは，微生物の産生物（LPS，二本鎖 RNA や細菌 DNA など）と結合することで樹状細胞の成熟と IL-12 の産生を引き起こし，Th1 反応を誘導する。細菌による刺激もまた，樹状細胞上の CD40 レセプターの発現を誘導することで活性化 T 細胞に発現する CD40L との反応性を増加させ，最適な IL-12 合成を誘導する。また，IL-12 は活性化 T 細胞において IFNγ を特に効率よく誘導し，T 細胞による IFNγ の分泌は樹状細胞による IL-12 の産生と分泌をさらに増強する。すなわち，これは IL-12 の産生を増強させ，反応をさらに Th1 側へ傾けるための典型的なポジティブ・フィードバック・ループとして機能する。

IL-12 および IFNγ は，Th1 反応を促進する一方，Th2 反応の抑制も行う（図 9.6）。しかし，IL-4 の効果は IL-12 よりも優位に作用するようなので，Th0 細胞が Th1，Th2 のどちらに分化するのかを決定するためには，IL-12 および IFNγ の量に対する IL-4 の量が何よりも重要である。IL-4 は IL-12 の反応に必要な IL-12R β_2サブユニットの発現を減少させ，さらに Th2 優位へと傾ける。自然免疫からのシグナルによって T 細胞が Th2 反応へと方向づけられるのか，それとも，これが Th 細胞のデフォルト分化経路であって，IL-12 や IFNγ のような Th1

に傾けるシグナルによる抑制がないかぎり Th2 に分化するのかはいまだ不明である。$NK1.1^+$マーカーを有する特別な細胞集団 NKT 細胞は，刺激によって IL-4 を主体とする複数のサイトカインをすばやく放出する。この細胞は変わった特徴を多く有する。この NKT 細胞は $CD4^-8^-$または $CD4^+8^-$であり，インバリアントα鎖と非常にかぎられた種類のβ鎖からなる T 細胞$\alpha\beta$レセプターを低レベルで発現する。これらのレセプターの多くは，非古典的な MHC 様 CD1 分子を認識する。この細胞はその形態と顆粒の中身から考えると，T 細胞と NK 細胞の中間といえる。NKT 細胞は TCR$\alpha\beta$を発現するが，原始的な特性をもち，微生物の糖鎖の認識に関与するレクチン様 NK1.1 レセプターを有することから，自然免疫システムの一部に分類されることが多い。

最近の知見から，Th1 または Th2 いずれの集団に分化するかを決める専門化した樹状細胞サブセットが存在することが示唆されるが，一方，樹状細胞には比較的柔軟性があるようで，出会った微生物や組織由来の感作シグナルに応じて，Th1 または Th2 に分化させる能力をもつようになるのかもしれない。しかし，これまでの議論から明らかなように，重要なのは T 細胞のすぐ近傍で産生されるサイトカインらしい。たとえば，Cantor らは，サイトカイン *Eta-1*（オステオポンチン）遺伝子を相同組換えによって欠損させたマウスを作成し，この動物で単純ヘルペスウイルスおよび細胞内細菌 *Listeria monocytogenes* 感染に対する免疫が重度に損なわれていることを見出した。これは IL-12 および IFNγの産生減少によって Th1 免疫がうまく成立しないことと，IL-10 の産生増強によるためであった。活性化 T 細胞が Eta-1 を産生すると，マクロファージ系細胞による IL-12 の産生が誘導され，IL-10 産生が低下する。興味深いことに，T 細胞は，Eta-1 のセリンがリン酸化されたものとリン酸化されていないものの両方を分泌する。Eta-1 の IL-12 に対する効果はリン酸化依存的であるのに対し，IL-10 に対する効果はリン酸化非依存的であることから，Eta-1 の活性はリン酸化によって調節されうることが示唆される。

▶ 制御性 T 細胞は免疫応答を減弱させ，自己免疫から保護する

他の T 細胞サブセットとして，**自然発生型の制御性 T 細胞 naturally occurring regulatory T cell**（**Treg**）が近年，注目されている。この細胞は $CD25^+$ $CD4^+$T 細胞で，自己反応性 T 細胞の免疫応答を抑制する。その抑制メカニズムはまだくわしく解明されていないが，サイトカインは関係していないようである。この T 細胞は，“誘導型”の制御性 T 細胞とは対照的に，“自然”発生的な細胞集団であり，TGFβを分泌する Th3 や IL-10 を分泌する Tr1（図 10.10 参照）とは異なる。現在では，この自己抗原反応性 T 細胞は胸腺の中で発達し，機能的に成熟した細胞として胸腺から放出され，おそらく抗原提示細胞により提示された自己抗原を競合することによって，もしくは Treg から抗原提示細胞への CTLA-4 を介したシグナルによって，胸腺における負の選択を回避した自己反応性 T 細胞が活性化されるのを抑制すると考えられている。IL-2 は自然発生型の Treg の維持に非常に重要であるが，Treg は活性化 T 細胞とは異なり，自身で IL-2 をつくれず，自分自身の生存をパラクライン性の IL-2 にほぼ完全に依存する。したがって，この細胞は *IL-2* および *IL-2R* ノックアウトマウスでは大幅に減少し，その結果，これらのマウスのリンパ球は過剰に増殖し，致死的な自己免疫症状に陥る。Treg の維持に必要な IL-2 の供給源は解明されていないが，Treg と同じ樹状細胞と相互作用する自己反応性 T 細胞，または抗原活性化 T 細胞に由来するのかもしれない。

自然発生型の制御性 T 細胞とは対照的に，Th3/Tr1 細胞は，ナイーブ T 細胞が末梢において樹状細胞に提示された抗原と出会った後に生み出される。樹状細胞がどのような条件下で Th3/Tr1 細胞への極性化を行うのかは不明であるが，このような樹状細胞は半ば成熟した表現型を有しており，低レベルの CD40 および ICAM-1 を発現するというエビデンスもある。樹状細胞による IL-10 産生を誘導し，IL-12 産生を抑制するような病原体分子は Th3/Tr1 反応を惹起するのに寄与すると考えられる。

▶ 細胞傷害性 T 細胞も Tc1/Tc2 に分類できる

限界希釈法でヒトの細胞傷害性 T 細胞クローンを得ると，特定のサイトカインを分泌する特徴をもっている。すなわち，Tc1 は IFNγを分泌するが，IL-4 を分泌しない。一方，Tc2 は IL-4 を分泌するが，IFNγを分泌しない。これらのクローンは，細胞傷害機能に差異はないが，$CD4^+$T 細胞と共培養すると Tc1 クローンは Th1 細胞を誘導し，Tc2 クローンは Th2 細胞を誘導する。

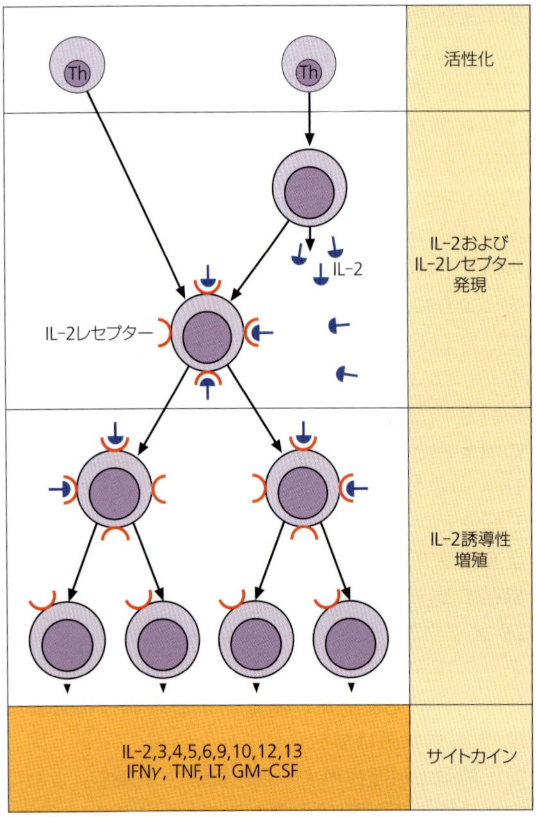

図 9.7　**IL-2 に対する表面レセプターを発現する活性化 T 細胞芽球は，自身あるいは他の T 細胞が産生する IL-2 に応答して増殖する。**増殖は IL-2 自身による IL-2 レセプターの発現低下により制御される。増殖した集団は広い範囲に及ぶ生物活性を有するサイトカインを分泌し，その中で IL-4 も T 細胞増殖を増強する。

活性化 T 細胞はサイトカインに反応して増殖する

T 細胞に関するかぎり，活性化にともなう増殖は IL-2 に強く依存する（図 9.7）。このサイトカインは分子量 15.5 kDa の単一ペプチド鎖であり，高親和性 IL-2 レセプターを発現する細胞にのみ作用する。このレセプターは静止期の細胞表面には存在しないが，活性化されると数時間以内に合成される。

活性化 T 細胞集団を高親和性および低親和性 IL-2 レセプターを発現する集団に分離した研究から，IL-2 依存性の細胞増殖には一定数以上の高親和性レセプターの発現が必須であることが明らかになった。細胞表面における高親和性レセプターは，抗原および IL-2 の作用によりその数が増加するが，抗原量が減ると減少しはじめ，これに伴い，IL-2 への応答性も減少する。重要なことは，IL-2 は免疫学的には T 細胞非特異的な成長因子であるが，未刺激 T 細胞は IL-2 レセプターを発現しないため，結果として特異的な反応に対してのみ適切に機能することである。

活性化 T 細胞は IL-2 以外の他のサイトカインも多数産生し，IL-2 の増殖効果は IL-4 または，ある程度 IL-6 の作用によって補強される（IL-6 は分裂中の T 細胞上のレセプターに作用する）。ここで見落としてはならないのは，制御メカニズムの重要性であり，その役割を果たす候補分子は TGFβ である。TGFβ は IL-2 誘導性の増殖（図 9.5 b）ならびに TNF（TNFα）やリンホトキシン（TNFβ）産生を阻害する。また，他の候補分子であるサイトカイン IFNγ，IL-4，IL-12 は，Th1/Th2 サブセット間の相互拮抗作用を媒介する。

細胞性免疫における T 細胞のエフェクター分子

サイトカインは慢性炎症反応を媒介する

T 細胞サイトカインは，適応免疫応答における役割に加え，細胞内寄生虫（図 9.4 b，図 9.8）を処理する抗原特異的な慢性炎症反応においても重要である。これに関与する因子のパターンは状況により異なる（p.283 参照）。

初期の現象

最初に起こる出来事は，病原菌により引き起こされる組織損傷に対する局所的な炎症反応で，これによって炎症巣の血管内皮細胞上の VCAM-1（vascular cell adhesion molecule）や ICAM-1 などの接着分子の発現が誘導される。これらの接着分子は，メモリー T 細胞が VLA-4 や LFA-1 のようなホーミングレセプター（p.158 参照）を介して炎症部位へと移行するために用いられる。細胞内寄生虫由来のプロセシングされた抗原が T 細胞と接触することにより，抗原特異的 T 細胞が活性化され，分泌性サイトカインの放出が誘導される。TNF は内皮細胞のアクセサリー分子の発現をさらに増強し，循環血中のメモリー細胞が炎症を惹起する抗原に出会う機会を増加させる。

ケモタキシス（化学走化性）

T 細胞やマクロファージの炎症部位への動員（図 9.8）は，**ケモカイン**（chemokine，chemoattractant cytokine）と名づけられた走化性サイトカインの作用によって，著しく増大する。ケモカインは種々の細胞から産生され，4 つのシステイン残基のうち最初（N 末端）の 2 つの配置によって 4 つのファミ

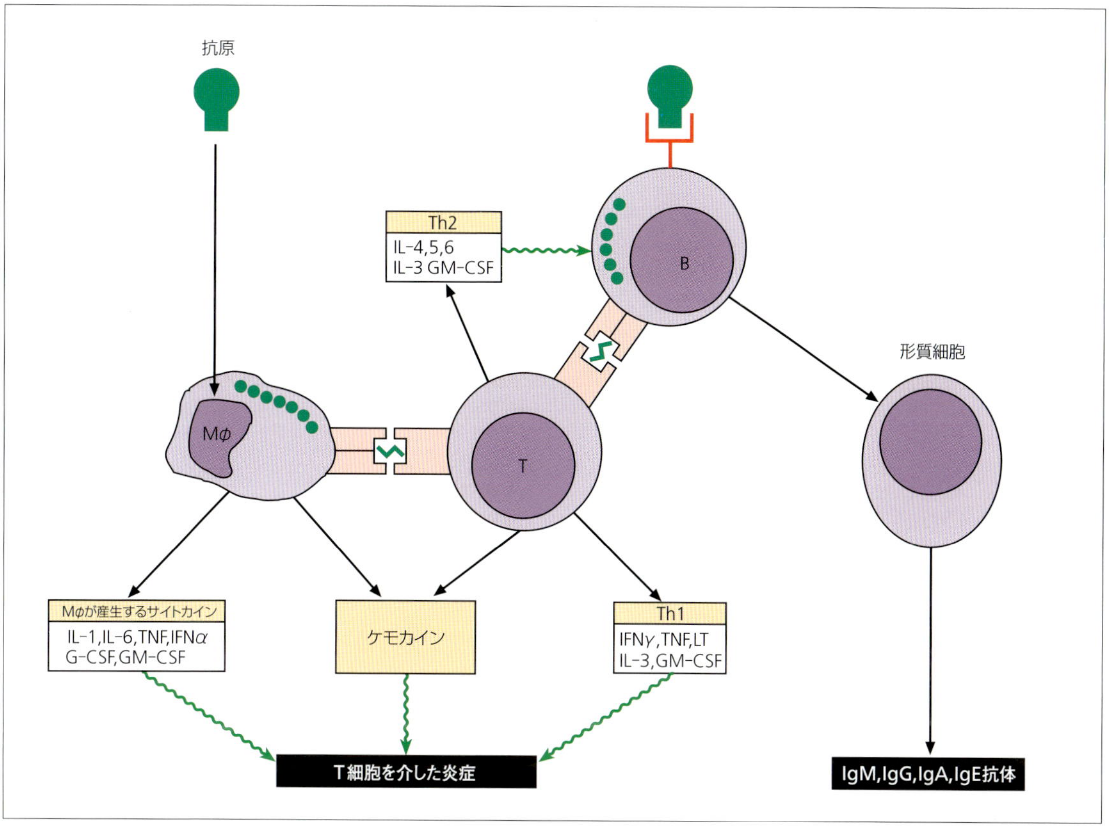

図 9.8　抗体および T 細胞を介した炎症反応を制御するサイトカイン。略語は表 9.1 を参照。

リーに分類される(表 9.3)。CXC ケモカインは 2 つのシステイン間に 1 つのアミノ酸を，CX3C ケモカインは 3 つのアミノ酸を有する。CC ケモカインはこの位置におけるシステインが 2 つ隣接し，C ケモカインは他のケモカインに見られる 1 番目と 3 番目のシステインを欠く。ケモカインは G タンパク質共役型 7 回膜貫通レセプター(図 9.2)に結合する。単一のケモカインはしばしば 2 つ以上のレセプターに結合でき，さらに，単一のレセプターが複数のケモカインと結合できるにもかかわらず，ケモカインは組織およびレセプターに対する強い選択性を示す。ケモカインは炎症，リンパ系器官の発生，細胞の動員，リンパ系組織における細胞の区画化，Th1/Th2 の発生，血管新生および創傷治癒に重要な役割を果たす。

マクロファージの活性化

細胞内病原体を保持したマクロファージは，IFNγ，GM-CSF，IL-2 および TNF などの因子によって活性化され，殺菌力をもつようになる。マクロファージの中にはこの過程で死滅したり(おそらく細胞傷害性 T 細胞の力を借りて)，生きた寄生虫を放出するものもあるが，これらの寄生虫はケモタキシスによりその部位へと動員され，局所のサイトカインによってあらたに活性化されたマクロファージによって処理されて殺される。マクロファージは活性化により分化し，寄生虫からの細胞傷害性抑制作用を受けにくくなる(p.270 参照)。

ウイルス感染との戦い

ウイルスに感染した細胞は自己防御のために異なる戦略を必要とする。その 1 つとして，内在的な IFN のメカニズムを利用してウイルスが細胞の複製機構と相互作用できないようにするというものがある。IFNγ，TNF およびリンホトキシンはすべて，ウイルス防御に関与するタンパク質，2′-5′(A)シンセターゼを誘導する。TNF はこれとは別に，感染細胞を殺すこともできる。この方法は，ウイルスが複製する前に感染細胞が死ぬために，宿主にとって明らかに有利である。TNF の細胞傷害能力は当初，腫瘍細胞を標的として用いることで確認された(それゆえ，腫瘍壊死因子という名前がついた)。IFNγ は TNF レセプター形成を誘導することにより細胞破壊を引き起こすので，IFNγ とリンホトキシンは，相乗的に作用しうる。しかし，たいていの場合，TNF は壊死（ネクローシス）よりもアポトーシスを誘導することにより，細胞を死に至らしめる。

▶ キラー T 細胞

細胞傷害性 T 細胞の産生

細胞傷害性 T 細胞 cytotoxic T cell（Tc）は細胞傷害性リンパ球 cytotoxic T lymphocyte（CTL）ともよ

表 9.3　**ケモカインとそのレセプター。** ケモカインはシステイン残基の配置により分類される（本文参照）。L の文字はリガンド（つまり個々のケモカイン）を指し，R の文字はレセプターを指す。（　）で囲んだ名前はヒトのケモカインに対するマウスのホモログで，ヒトとマウスで名称が異なるもの，もしくは，ヒトでは相当するものが同定されていない場合，マウスのケモカインのみ示してある。

ファミリー	ケモカイン	代替名	ケモタキシスを示す細胞	レセプター
CXC	CXCL1	GROα/MGSAα	好中球	CXCR2>CXCR1
	CXCL2	GROβ/MGSAβ	好中球	CXCR2
	CXCL3	GROγ/MGSAγ	好中球	CXCR2
	CXCL4	PF4	好酸球，好塩基球，T	CXCR3-B
	CXCL5	ENA-78	好中球	CXCR2
	CXCL6	GCP-2/(CKα-3)	好中球	CXCR1，CXCR2
	CXCL7	NAP-2	好中球	CXCR2
	CXCL8	IL-8	好中球	CXCR1，CXCR2
	CXCL9	Mig	T，NK	CXCR3-A，CXCR3-B
	CXCL10	IP-10	T，NK	CXCR3-A，CXCR3-B
	CXCL11	I-TAC	T，NK	CXCR3-A，CXCR3-B
	CXCL12	SDF-1α/β	T，B，DC，単球	CXCR4
	CXCL13	BLC/BCA-1	B	CXCR5
	CXCL14	BRAC/Bolekine	?	DC，単球
	CXCL15	Lungkine	好中球	?
	CXCL16	None	T，NKT	CXCR6
C	XCL1	Lymphotactin/SCM-1α/ATAC	T	XCR1
	XCL2	SCM-1β	T	XCR1
CX3C	CX3CL1	Fractalkine/Neurotactin	T，NK，単球	CX3CR1
CC	CCL1	I-309/(TCA-3/P500)	単球	CCR8
	CCL2	MCP-1/MCAF	T，NK，DC，単球，好塩基球	CCR2
	CCL3	MIP-1α/LD78α	T，NK，DC，単球，好酸球	CCR1，CCR5
	CCL4	MIP-1β	T，NK，DC，単球	CCR5
	CCL5	RANTES	T，NK，DC，単球，好酸球，好塩基球	CCR1，CCR3，CCR5
	(CCL6)	(C10/MRP-1)	単球，Mφ，T，好酸球	CCR1
	CCL7	MCP-3	T，NK，DC，単球，好酸球，好塩基球	CCR1，CCR2，CCR3
	CCL8	MCP-2	T，NK，DC，単球，好塩基球	CCR3
	(CCL9/10)	(MRP-2/CCF18/MIP-1γ)	T，単球	CCR1
	CCL11	Eotaxin-1	T，DC，好酸球，好塩基球	CCR3
	(CCL12)	(MCP-5)	T，NK，DC，単球，好塩基球	CCR2
	CCL13	MCP-4	T，NK，DC，単球，好酸球，好塩基球	CCR2，CCR3
	CCL14	HCC-1/HCC-3	T，単球，好酸球	CCR1
	CCL15	HCC-2/Leukotactin-1/MIP-1δ	T	CCR1，CCR3
	CCL16	HCC-4/LEC/(LCC-1)	T	CCR1
	CCL17	TARC	T，DC，単球	CCR4
	CCL18	DCCK1/PARC/AMAC-1	T，DC	?
	CCL19	MIP-3β/ELC/Exodus-3	T，B，DC	CCR7
	CCL20	MIP-3α/LARC/Exodus-1	DC	CCR6
	CCL21	6Ckine/SLC/Exodus-2/(TCA-4)	T，DC	CCR7
	CCL22	MDC/STCP-1/ABCD-1	T，DC，単球	CCR4
	CCL23	MPIF-1	T	CCR1
	CCL24	MPIF-2/Eotaxin-2	T，DC，好酸球，好塩基球	CCR3
	CCL25	TECK	T，DC，単球	CCR9
	CCL26	SCYA26/Eotaxin-3	T	CCR3
	CCL27	CTACK/ALP/ESkine	T	CCR10
	CCL28	MEC	T，B，好酸球	CCR3/CCR10

B：B 細胞，DC：樹状細胞，MEC：mucosal epithelial chemokine，NK：ナチュラルキラー細胞，T：T 細胞。

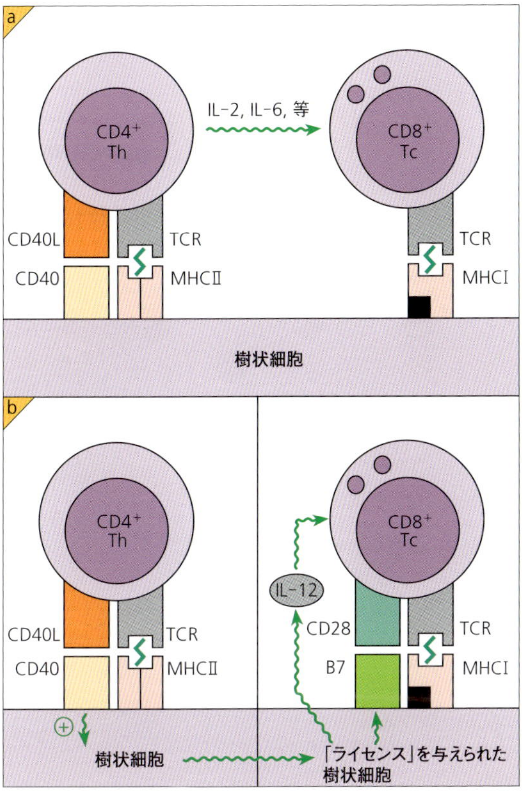

図 9.9　**ヘルパー T 細胞による細胞傷害性 T 細胞の活性化。**樹状細胞による $CD4^+$ヘルパー T 細胞の活性化には，CD40-CD40 リガンド(CD154)の共刺激シグナルや T 細胞レセプターにより提示された MHC クラスⅡ上のペプチド認識が必要である。(a) もし，Th と細胞傷害性 T リンパ球(Tc)が同時に存在するのであれば，活性化 Th 細胞から放出されたサイトカインが，$CD8^+$前駆細胞を MHC クラスⅠ拘束性の活性化 Tc へと分化するよう刺激する。しかし，(b)に示すように，Th と Tc が同時に抗原提示細胞と相互作用をする必要はない。この場合，Th 細胞は樹状細胞に「ライセンス」を与え，将来の Tc 細胞との相互作用のための準備状態を誘導する。Th 細胞は CD40 と結合することで，樹状細胞を休止状態から活性化状態へと誘導し，B7.1 や B7.2(それぞれ CD80 および CD86)のような共刺激分子を発現上昇させて，特に IL-12 のようなサイトカインの産生を増加させる。

ばれ，細胞性免疫応答におけるもう 1 つの主要な武器となる。この細胞は戦略的に重要で，ウイルスに感染した細胞を殺傷し，癌細胞に対する監視メカニズム(仮定上のものだが)に寄与している可能性がある(p.391 参照)。

CTL の前駆細胞は，主要組織適応抗原複合体(MHC)クラスⅠ分子と結合した細胞表面上の抗原を認識し，B 細胞と同様に，通常 T 細胞からの手助けを必要とする。しかし，手助けを受け取るメカニズムはまったく異なる。前述したように(p.178 参照)，効率のよい T-B の共同作業は通常，「同族 cognate」相互作用によるもので，これは共同作業を行う細胞が物理的に連続する(つまり，通常同じ分子上に存在する)2 つのエピトープを認識することを指す。前に説明したように，B 細胞はその表面の Ig レセプターを介してナイーブな抗原を捕捉し，細胞内部でプロセシングを行い，ペプチドとして MHC クラスⅡと結合した形で Th に提示する。一方，抗原上でつながった 2 つのエピトープは Th と細胞傷害性 T 細胞の前駆細胞(Tc_p)間の協調作用にも必要とされているが，T 細胞認識の性質上，たとえ細胞が MHC クラスⅡを発現していても抗原はプロセシングを受けるために，抗原がそのままの形で Tc_p 上のレセプターに捕捉されることはないし，また，MHC クラスⅡの発現は，休止期 T 細胞では見られない。Th と Tc_p は同じ抗原提示細胞に結合すると考えるのが最も妥当であり，抗原提示細胞はウイルス抗原をプロセシングし，プロセシングされたウイルスペプチドをその細胞表面上のクラスⅡ(Th 細胞に対して)およびクラスⅠ(Tc_p に対して)の両方に結合した形で提示する。その例として樹状細胞があげられる。なお，抗原提示細胞自身がウイルスに感染した細胞になる可能性もある。活性化された Th からのサイトカインは，抗原-MHC シグナルを受ける Tc_p の近傍に放出され，IL-2 および IL-6 の影響のもとに，Tc_p は Tc へと分化増殖する(図 9.9 a)。しかし，抗原提示細胞と Th および Tc 細胞との結合は，一時的に解離することもあり，この場合，ヘルパー T 細胞は，将来，その樹状細胞と細胞傷害性 T 細胞と相互作用できるように，樹状細胞に「ライセンス」を与えるらしい。すなわち，CD40 を介して樹状細胞が活性化され，共刺激分子の発現上昇とサイトカイン産生量の増加(特に IL-12)が起こる(図 9.9 b)。完全に Th 非依存的な Tc 活性化のメカニズムも存在するらしい。これは，たとえば，免疫活性化 DNA 配列(ISSI：immunostimulatory DNA sequence)のような強力なアジュバントとともにタンパク質抗原が投与されたときに見られるもので，おそらくアジュバントによって誘導された炎症誘発性サイトカインや細胞表面の共刺激分子が関与すると考えられる。

細胞死に至るプロセス

細胞傷害性 T 細胞(Tc)のほとんどは CD8 サブセットに属し，MHC クラスⅠ分子上に提示されたペプチドを，TCR を介して認識することにより，標的細胞に結合する。この結合は，クラスⅠの補助レセプターである CD8 および CTL と標的細胞間の相互作用の親和性を増加させる LFA-1 や CD2 のようなアクセサリー分子によって強化される(図 8.3 参照)。

Tc は独特な分泌細胞であり，一連の傷害性タンパ

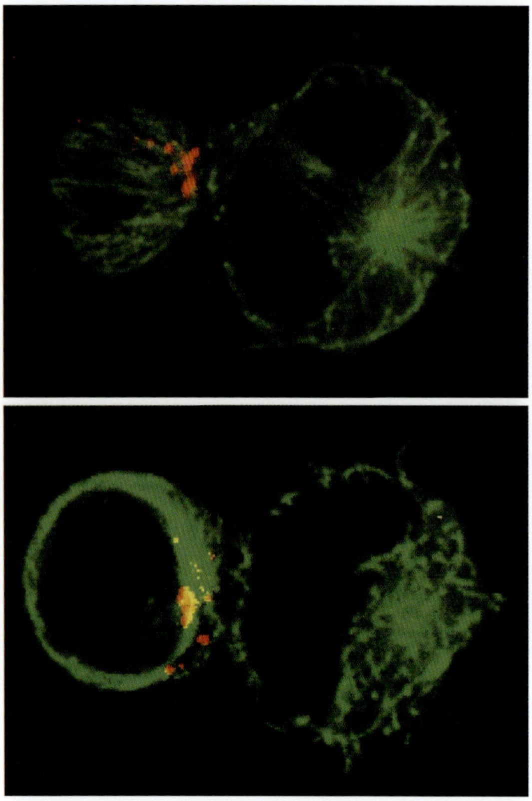

図 9.10　**細胞傷害性 T 細胞（左側）の標的細胞への結合。**ここでは，マウスのマスト細胞腫が標的細胞との接触点に向かって顆粒を偏在させるようすを示す。両方の細胞の細胞骨格はチューブリン（緑）に対する抗体を用いて，傷害性顆粒はグランザイム A（赤）に対する抗体を用いて，蛍光免疫染色法により検出された。結合して 20 分後，標的細胞の細胞骨格に変化は認められなかったが（上図），その後，これは急速に破壊された（下図）。（Dr. Gillian Griffiths 提供）。

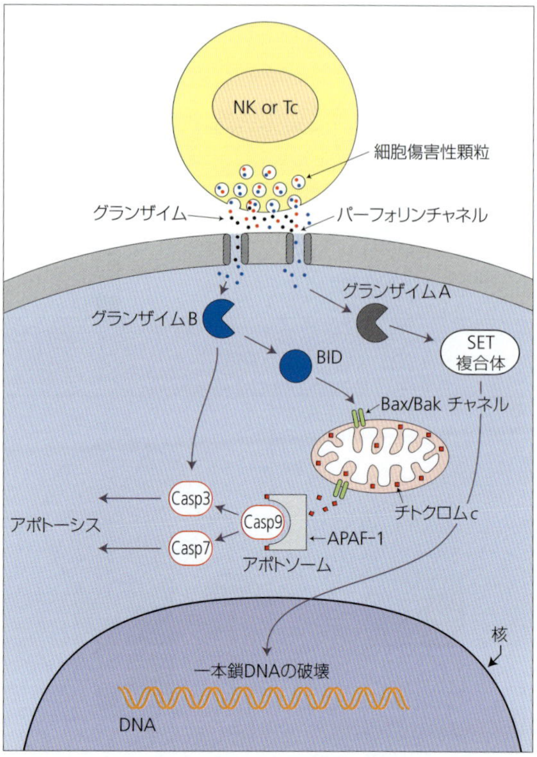

図 9.11　**細胞傷害性顆粒に依存した細胞傷害性 T 細胞および NK 細胞による標的細胞の細胞死。**Tc および NK 細胞は，しかるべき刺激があると，その細胞傷害性顆粒の内容物を標的細胞の表面に輸送する。細胞傷害性顆粒のタンパク質パーフォリンは標的細胞の細胞膜で重合し，他の顆粒成分が標的細胞中に通過できるような小孔を形成する。この顆粒成分にはセリンプロテアーゼ（グランザイム）が含まれる。グランザイム B は標的細胞に入ると，BID の切断および活性化によってアポトーシスを統合する。BID はミトコンドリアに転移し，Bax や Bak からなるミトコンドリア外膜内の小孔またはチャネルを開口する。後者のチャネルは，ミトコンドリアの膜管腔から細胞質にチトクロム c を放出し，チトクロム c は細胞質でカスパーゼ 9-活性化複合体（アポトソーム）を組み立てるための補助因子（コファクター）として作用する。アポソームは下流のカスパーゼであるカスパーゼ 3 やカスパーゼ 7 などの活性化を促進し，これらのカスパーゼは何百もの基質タンパク質を限定分解することで，アポトーシスを起こす。グランザイム B はタンパク質分解を伴うプロセシングを行うことで，カスパーゼ 3 やカスパーゼ 7 を直接活性化することもでき，これはより直接的なカスパーゼ活性化経路となる。別の顆粒タンパク質であるグランザイム A は SET 複合体（小胞体関連タンパク質複合体）中のタンパク質を切断できる。これにより，ヌクレアーゼ（NM23-H1）が核分画へと移行し，一本鎖 DNA の切断を触媒するようになる。細胞傷害性顆粒中には，標的細胞を殺すのに寄与する以外の他種類のグランザイムも存在するが，これらのプロテアーゼの基質はまだ同定されていない。

ク質を備えた，変わったリソソームをもつ。Tc の活性化に伴い，細胞傷害性の顆粒は非常にゆっくりと（せいぜい 1.2 μm/秒まで），微小管系を移動し，Tc とその標的細胞の接触点にまで輸送される（図 9.10）。これにより，TCR が標的細胞を認識した際に特異的な細胞傷害が起こり，さらにキラー細胞自身を含む周辺細胞への付随的な傷害が起こりにくくなる。NK 細胞も同様の顆粒をもち（p.18 参照），細胞傷害性顆粒を細胞外に放出して，種々の細胞傷害性タンパク質を標的細胞の細胞質に送り込み，アポトーシスの誘導を促進する。顕微鏡解析から，Tc 細胞は何人もの相手を続けて殺す連続殺人犯であることがわかった。つまり，Tc 細胞は相手に「死の接吻」をした後，標的細胞から離れ，新しい顆粒を急速に合成しながら次の犠牲者を探すのである。

細胞傷害性 T 細胞の顆粒は，パーフォリンとよばれる補体の C9 成分に似た小孔形成タンパク質や，**グランザイム granzyme** とよばれるカテプシンに似た一群のタンパク質分解酵素を含有する。パーフォリンは，他の顆粒構成成分が標的細胞に入り込むのを促進する。その過程の詳細はいまだはっきりしないが，パーフォリンが細胞傷害を起こす過程に不可欠な役割を果たすことはまちがいない。したがって，パーフォリン欠損マウスは，ウイルス性病原体を除去する能力が著しく減少している。どのようにしてすべてのグランザイムが標的細胞の細胞質へ運搬されて細胞死に寄与するかは明らかではないが，グランザイム A および B が，この過程で特に重要な役割を果たすことが知られている。グランザイム A はヌクレアーゼ阻害酵素を分解することによりヌクレアーゼの活性化を促進し，その結果，標的細胞の中で多数の一本鎖 DNA の切断が起こる（図 9.11）。グランザイム B は，システインプロテアーゼである**カスパーゼ**ファミリーのメンバーを直接プロセシングし，活性化する。カスパーゼファミリーは，標的細胞内の何百ものタンパク質を限定分解することにより，速やかにアポトーシスを開始することができる。グランザイム B はカスパーゼの活性化を間接的にも促進でき，これは，ミトコンドリアの膜透過性を促進させ，ミトコンドリア内のチトクロム *c* を細胞質中に放出させるタンパク質，Bid を活性化することで行われる。この一連の反応によって，「アポトソーム apoptosome」とよばれるカスパーゼ活性化複合体が形成され，この複合体は下流における複数のカスパーゼの活性化を促進する（図 9.11）。他にも何種類かのグランザイムが細胞傷害性顆粒から見つかっているが，Tc の細胞傷害におけるこれらの正確な機能的役割については，現在検討が進められている。すなわち，一連のグランザイムが標的細胞に入ることで，非常に速い（およそ 60 分以内）細胞死が引き起こされ，この過程には，複数の並行するアポトーシス経路が関与しているらしい。Tc は，自身の顆粒の内容物がもつ致死的な効果から自分を守れるように，PI-9 のようなプロテアーゼインヒビターも発現している。

Tc によって誘導されるアポトーシスにはネクローシスと異なり，多くの利点がある。アポトーシスを起こした細胞は，細胞膜がアポトーシス特有の変化を起こすことで，迅速にマクロファージやその他の貪食細胞により認識され，細胞内の内容物が漏れ出す前に貪食される。これは近傍の細胞に対して，付随的な傷害を最小限にする効果があり，感染細胞からウイルス粒子が逃れるのを防ぐことにもなる。さらに，アポトーシスを起こした標的細胞の中で活性化したヌクレアーゼおよびカスパーゼといったタンパク質分解酵素は，ウイルスの核酸および構造タンパク質を分解し，感染性をもったウイルス粒子の放出を最小限にとどめるのに寄与する。

Tc には，Fas とそのリガンドによる第 2 の殺傷メカニズムが存在する（p.18 参照）。この場合，Tc の細胞膜上の Fas リガンドが三量体 Fas レセプターと結合することにより，標的細胞内でのシグナル伝達が始まり，レセプター複合体へのカスパーゼ 8 の動員および活性化が起こる。カスパーゼ 8 は活性化に伴い，前述のグランザイム B と同様に，Bid の限定分解を介して細胞死のシグナルをさらに拡大し，あるいはカスパーゼ 3 などの下流のカスパーゼを直接プロセシングして活性化することができる。しかし，パーフォリン欠損マウスはウイルスを効率的に除去できないことから，ウイルス感染細胞の殺傷には分泌顆粒が主要な役割を果たすことが示唆される。CD8 細胞は，IFNγ などのサイトカインを合成し，これらには抗ウイルス効果があることも忘れてはならない。

▶ 炎症は抑制される必要がある

炎症反応によりひとたび炎症誘引物質が除去されれば，生体はその反応を終息させる必要がある。IL-10 は強い抗炎症効果および免疫調節効果を有し，マクロファージや Th1 細胞に働きかけて，IL-1 や TNF などの因子の放出を抑制する。IL-10 は，TNF の内因性インヒビターとして働く可溶性 TNF レセプターの放出を誘導し，膜表面の TNF レセプターの発現を低下させる。炎症時に放出される可溶性 IL-1 レセプターは，IL-1 をおびき寄せる「おとり」として作用しうる。IL-4 は Th1 細胞を抑えるために作用するだけでなく，IL-1 の天然インヒビターである IL-1 レセプターアンタゴニスト（IL-1Ra）の産生を上昇させる。TGFβ は状況によって，炎症を亢進したり抑制したりする効果があり，その役割ははっきりしないが，炎症の消退後に組織修復を促進に関与することはまちがいない。

B 細胞の増殖および成熟はサイトカインにより媒介される

Th 細胞が B 細胞の活性化を起こす際には，MHC に結合した抗原ペプチドを TCR が認識することに加えて，共刺激分子である CD40L-CD40 による相互作用が重要で，この活性化により B 細胞表面の IL-4 レセプターの発現が上昇する。そして IL-4 が Th から局所的に大量放出され，活性化 B 細胞集団のクローン増殖が強く誘導される。IL-2 および IL-13 もこの過程に関与する（図 9.12）。

IL-4 や IL-13 の影響下に増幅したクローンは IgE 産生細胞へと分化，成熟しうる。TGFβ や IL-5 は IgA にクラススイッチさせることができる。IL-4 と IL-5 の影響下に IgM 産生形質細胞が出現し，IL-4，IL-5，IL-6，IL-13 および IFNγ などの

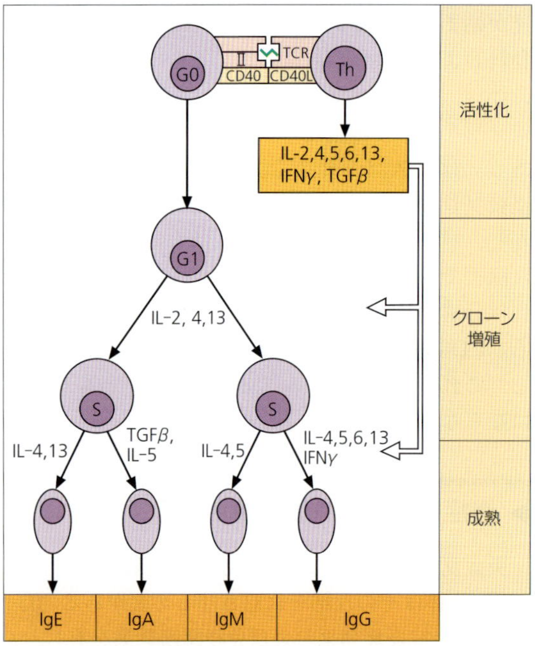

図 9.12　**胸腺依存性(TD)抗原に対する B 細胞の反応：T 細胞由来可溶性因子の影響下における活性化 B 細胞のクローン増殖および成熟。** CD40L-CD40 の相互作用による共刺激は，TD 抗原に対する一次および二次免疫応答に不可欠であり，また，胚中心および免疫記憶の形成にも不可欠である。*c-myc* の発現は，抗原または抗μ抗体による刺激後 2 時間で最大に達し，成長因子に対する感受性と並行して増加する。また，*c-myc* の遺伝子導入は，抗μ抗体による刺激で置換することができる。

影響のもとに IgG 産生細胞が生じる(図 9.12)。

タイプ 2 の胸腺非依存性抗原は，B 細胞を直接活性化できるが(p.176 参照)，その効率的な増殖および Ig 産生にはさらにサイトカインが必要である。おそらく，これらのサイトカインは，レクチン様レセプターを有する NK 細胞や NKT 細胞のようなアクセサリー細胞に由来すると考えられる。

胚中心では何が起きているか

二次濾胞は顕著で独特の細胞構造をもち，中心には薄色の胚中心があり，その周囲には小型リンパ球からなる冠 corona または帽状域 mantle がある。まず，8 章で述べたことを思い出していただきたい。抗原または免疫複合体が 2 回目に投与されると，**胚中心** germinal center が大きくなるとともにあらたな胚中心が形成されるようになり，メモリー B 細胞が出現して高親和性 Ig 産生細胞が形成される。胚中心に移行した B 細胞は，**中心芽細胞** centroblast となり，6 時間という非常に短い周期で分裂する。その後，明領域の基底部で，分裂を起こさない**中心細胞** centrocyte になり，この細胞の多くはアポトーシスによって死ぬ(図 9.13)。生き残った中心細胞は成熟するにつれて，抗原がなくても Ig を分泌する**免疫芽球型の形質細胞の前駆細胞** immunoblast plasma cell precursor か，**メモリー B 細胞**のどちらかへと分化する。

では，全体のシナリオはどのようなものであろうか。抗原が二度目に投与されると，感作 B 細胞は，interdigitating(**指状嵌入**)**樹状細胞**あるいはマクロファージと傍皮質部の Th 細胞により活性化され，胚中心に移行する。ここで B 細胞は濾胞樹状細胞(p.167 参照)上の抗原-抗体複合体と，抗原提示を行う B 細胞に反応して，T 細胞から放出されるサイトカインから強力な刺激を受けて分裂する。このときに特に強い細胞分裂が起こり，B 細胞の Ig 遺伝子で**体細胞超変異** somatic hypermutation が起こる。この細胞ではのちに **Ig クラススイッチ** Ig class switch も起こる。その後，B 細胞は中心細胞に変化し，脆弱で死にやすくなり，濾胞樹状細胞上の抗原と結合して救済されないかぎり死滅し，マクロファージによって「ティンジブル・ボディ tingible body：可染性小体」として，取り込まれることになる。濾胞樹状細胞によって B 細胞が救済される際には，膜型 Ig(sIg)レセプターが架橋され，アポトーシスから細胞を保護する Bcl-x や Bcl-2 の発現が誘導される。胚中心 B 細胞の維持には，ヘルパー T 細胞上の BAFF(B-cell-activating factor of the tumor necrosis factor family；BlyS ともよばれる)と B 細胞上のレセプター TACI(transmembrane activator and calcium modulator and cyclophilin ligand[CAML]interactor)の相互作用も重要である。Th 細胞に抗原提示を行う間に，CD40 や TACI からのシグナルも中心細胞の寿命を延長すると思われる。いずれの場合にしても，変異した Ig レセプターに抗原が結合しているかぎり，あるいは抗原濃度が徐々に下がったとしてもレセプターが高親和性であるかぎり，この相互作用は継続する。言い換えると，このシステムはいわばダーウィンの適者生存的プロセスであり，Ig 遺伝子が超変異を起こし，できた抗体のうち抗原と最も強く結合するものが選択され，その結果，高親和性抗体が生み出されるというものである(図 9.14)。抗体量が減少する反応後期において抗体の親和性が増すことは，生体にとって明らかに有益である。というのは，少数の高親和性抗体は多数の低親和性抗体と同等の仕事ができるからである(ボクシングで，数少ない「大当たり」が平凡な多数のパンチに匹敵するのと同様である)。

この後もさらに分化は続く。B 細胞は周囲のサイトカインや他のシグナルに依存して，形質細胞が豊

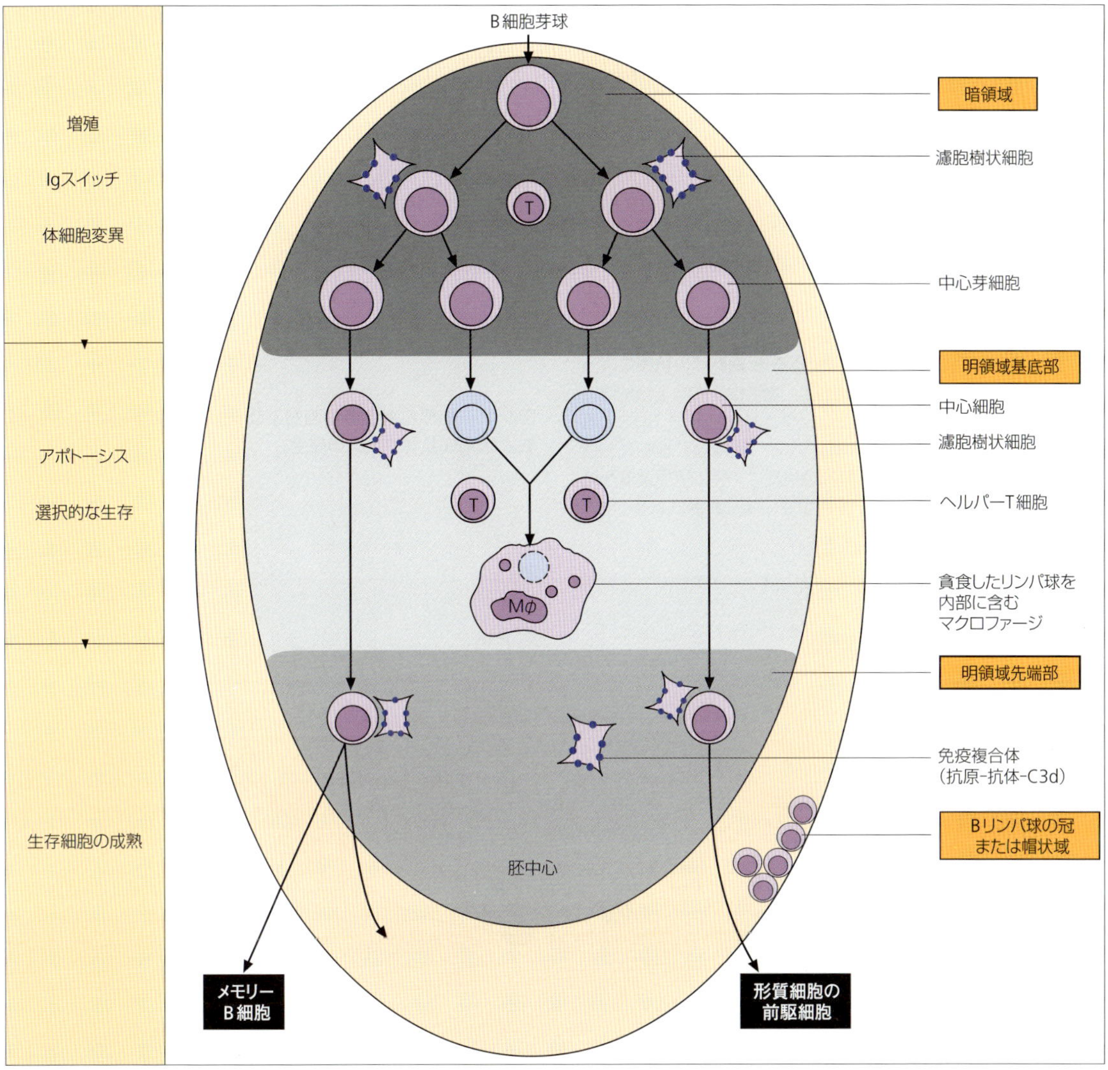

図 9.13　**リンパ器官の胚中心で起こる事象。**胚中心の B 細胞はピーナッツ凝集素レクチンに高親和性を示すことから，これを利用して単離できる。胚中心 B 細胞は抗体遺伝子に数多くの変異を有する。胚中心では，B 細胞上の LFA-1 と濾胞樹状細胞（FDC）上の ICAM-1 を介して接着する。濾胞の基底部における中心芽細胞は CD77 強陽性である。Th 細胞は CD57 というめずらしい分子を特徴的に発現する。すべての FDC は CD21 と CD54 を発現する。先端部の明領域に存在する FDC は CD23 強陽性であるが，基底部の明領域に存在する FDC は CD23 をほとんど発現しない。FDC は抗原および C3 を含む免疫複合体と細胞表面のレセプターを介して結合する。これらのレセプターが抗原や C3（CR2）と結合すると，活性化に必要な閾値が下がり，非常に効率よく B 細胞が活性化されるようになる。共刺激分子である CD40 や B7 は，中心的な役割を果たす。CD40 に対する抗体は胚中心の形成を阻害し，抗 CD40L 抗体は 12 時間以内に既存の胚中心を破壊することができる。抗 B7.2 抗体は，免疫応答の初期に与えられると胚中心の形成を阻害し，高頻度変異の開始時に投与されるとその過程を抑制する。

富に存在する部位（たとえばリンパ節髄質）に移行するか，またはメモリー B 細胞集団へと分化，増殖する。T 細胞上の CD40 リガンドが CD40 に結合すると B 細胞はメモリー細胞へと誘導される。

抗体産生

図 9.15 に分泌型 Ig がつくられる過程を連続的に示す。通常の抗体産生細胞では，L 鎖の代謝回転速度は早く，L 鎖が少し余分に存在する。ミエローマ細胞では制御がうまくいかないことが多く，L 鎖が過剰に産生されるか，H 鎖の合成が完全に抑えられることがある。

可変および定常領域は，核を離れる前の mRNA で一緒にスプライシングされる。それぞれが別々の機構でスプライシングされるが，このために，同じ V 領域をもつ膜型 IgM および IgD が 1 つの細胞上

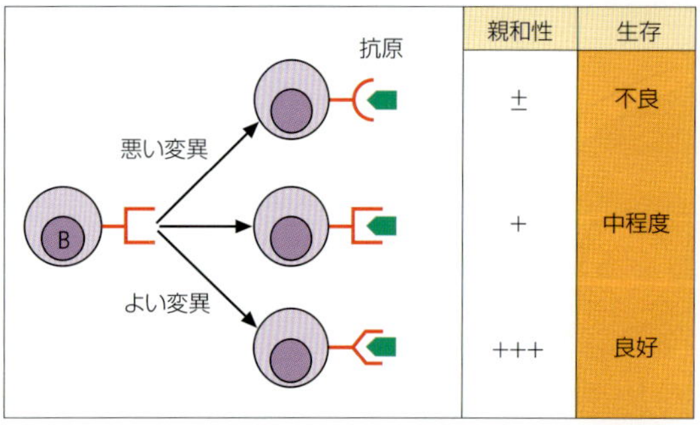

図 9.14　**高親和性の変異抗体を産生する B 細胞は，抗原によって適者生存の選択を受ける。** B 細胞は，濾胞樹状細胞上の抗原による sIg の架橋，あるいはプロセシングされた抗原の Th による認識と CD40 を介したシグナルによって，胚中心で細胞死を免れる。いずれの場合にしても，抗原の捕捉は，特に抗原濃度が減少すると，細胞表面レセプターの親和性に強く影響される。

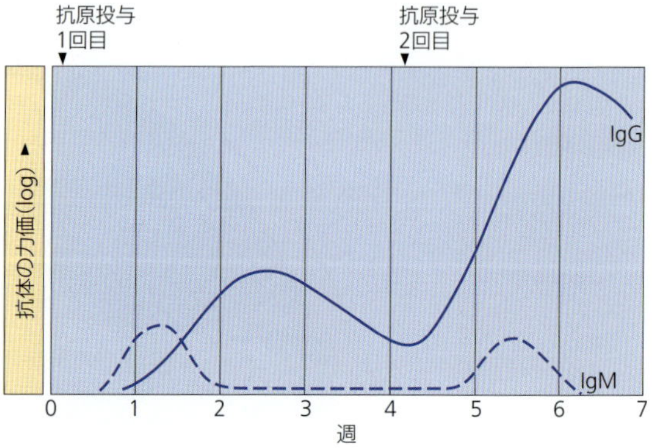

図 9.16　**抗原に対する初回および 2 回免疫応答における IgM および IgG 抗体クラスの産生。**

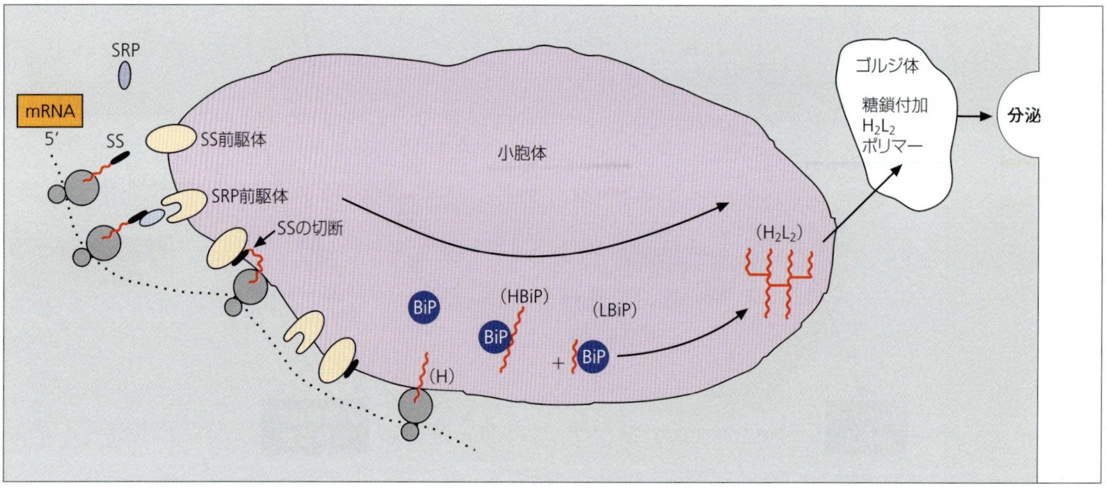

図 9.15　**免疫グロブリンの合成。** mRNA がリボソームで翻訳されるのに従い，N 末端のシグナル配列 signal sequence(SS)はシグナル認識顆粒 signal recognition particle(SRP)に結合し，SRP は小胞体中外膜上のレセプターに結合して，初期 Ig 鎖を小胞体内腔に移行させる。SS は特定の膜レセプターに結合し，切断される。残った Ig 鎖は，伸張するにつれ分子シャペロン BiP(heavy chain-binding protein)と複合体を形成する。BiP は H 鎖の C_H1 および V_L ドメインに結合して，タンパク質の折りたたみを制御する。うまく会合できなかった Ig 鎖は酸化して，完全な H_2L_2 分子として解離する。会合した H_2L_2 分子は小胞体を離れ，ゴルジ体で糖鎖修飾を受けてから最終的に分泌される。細胞膜レセプター Ig は，その疎水性配列により，合成されるにつれて小胞体膜に挿入される。

で共発現することや，抗体産生細胞において抗原特異性を変化させずに膜貫通型 IgM レセプターが分泌型 IgM 産生へと変化することが可能になる(図 4.1，図 4.2 参照)。

免疫グロブリンのクラススイッチは，個々の B 細胞で起きる

さまざまな免疫グロブリンクラスに属する抗体の産生は，それぞれ異なる速度で進行する。通常，初期に見られる IgM 反応は急速に落ち込む傾向がある。IgG 抗体の産生は，より長い時間をかけてプラトーに達する。抗原を 2 回目に投与すると，IgM 反応の進行速度は初回投与時と同様であるが，これとは対照的に，IgG 抗体の産生は急速に増加して初回投与時よりもはるかに高い力価に達し，その後，血清中の抗体量は比較的ゆっくりと低下する(図 9.16)。これはおそらく IgA でも同様で，IgG と IgA の 2 つの免疫グロブリンクラスは外来抗原の侵入に対して主要かつ迅速な防御を行うと考えられる。

個々の細胞は，IgM 産生から IgG 産生へとスイッチすることができる。たとえば，あらかじめ放射線照射したレシピエントに比較的少数のリンパ系細胞

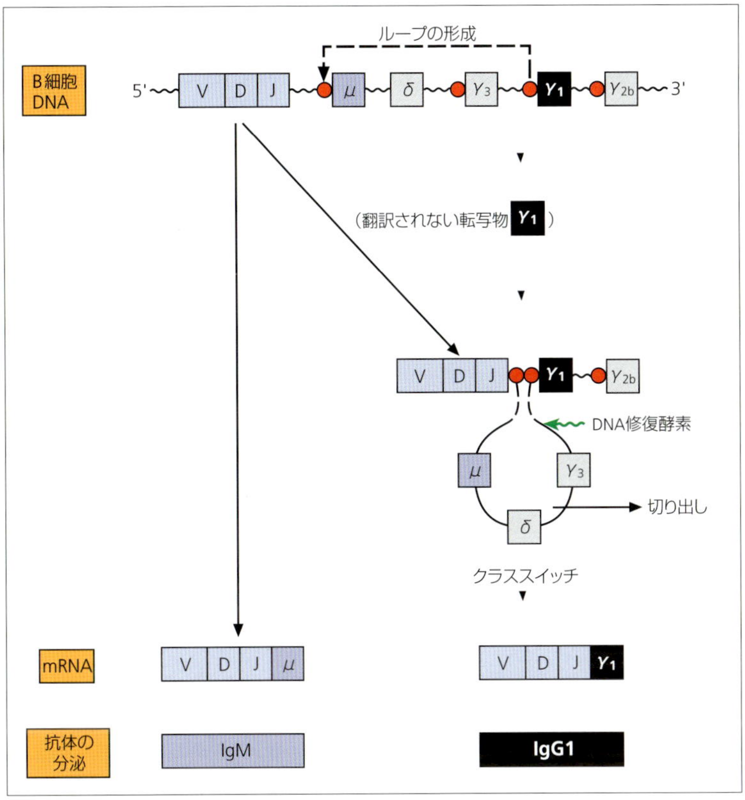

図 9.17 クラススイッチにより同じ特異性であるが異なる免疫グロブリン・アイソタイプを有する抗体が産生される(この例では IgM～IgG1)。この現象は，特異的なスイッチ配列(●)を用いた組換え過程によるもので，その結果，介在する DNA ループ(μ，δおよびγ3)が欠損する。それぞれのスイッチ配列は，長さが 1～10 キロ塩基対であり，グアノシンに富む 20～100 塩基対のくり返しからなる。それぞれの C_H遺伝子と会合するスイッチ配列は，独特のヌクレオチド配列をもつため，組換えは相同的には起こらず，おそらく非相同的な末端再結合に依存して起こると考えられる。Ku70，Ku80 および DNA 依存性タンパク質キナーゼ(DNA-PK_{CS})の触媒サブユニットを含む DNA 修復タンパク質が，この過程に関与する。

を移植して，さらに抗原を投与すると，脾臓で抗体産生細胞が生じる。産生される抗体はそれぞれ異なるクラスの H 鎖をもつが，そのイディオタイプは 1 つである。これは，それぞれの抗体が単一の前駆細胞に由来し，その子孫の細胞が異なるクラスの抗体を形成するためである。

ほとんどの Ig クラスの抗体産生は，T 細胞からのヘルプが必要である。このため，T 細胞を除去した動物では IgG1, IgG2a, IgA, IgE および一部の IgM 抗体反応が著しく減少する。胸腺非依存性抗原であるリポ多糖(LPS)エンドトキシンのようなポリクローナル活性化因子は，IgM とある程度の IgG2b および IgG3 産生を誘導する。完全フロイントアジュバントは，水相に抗原，油相に結核菌死菌の懸濁液を含む両親媒性の懸濁液であり(p.312 参照)，その免疫賦活化作用の少なくとも一部は Th 細胞を活性化することにあり，T 細胞依存的なクラスの抗体産生を刺激するらしい。事実，T 細胞非依存性抗原(たとえば，肺炎球菌の多糖，p.177)に対する反応はフロイントアジュバントによって増強されない。さらに，前述したように，これらの T 細胞非依存性抗原は，新生仔期胸腺除去により T 細胞を欠損する宿主に投与された T 細胞依存性抗原と同じく，主に IgM 抗体を誘導し，免疫学的記憶をほとんど残さない。

このように，少なくともげっ歯類では，IgM から IgG および他のクラスへの Ig クラススイッチは，T 細胞の制御下にあり，主に CD40 およびサイトカイン(p.200 参照)が働くらしい。ここで別の視点から，膜型 IgM 陽性の小型 B 細胞が LPS により刺激を受ける場合を見てみよう。前述したように，非特異的なマイトジェンは単独でも，IgM, IgG3 および多少の IgG2b の産生を惹起する。ここに IL-4 を添加すると，IgM から IgE および IgG1 産生へのクラススイッチが起こるが，一方，IFNγ は IgM から IgG2a へのクラススイッチを誘導し，TGFβ は IgM から IgA または IgG2b へのスイッチを誘導する。これらのサイトカインは生殖細胞系列の遺伝子で非翻訳転写産物の形成を誘導し，この転写産物は，これからスイッチが起こる抗体クラスのスイッチ(S)領域における I (開始)エキソンの 5′から始まり，関連 C_H遺伝子の 3′末端におけるポリアデニル化部位までを含む(図 9.17)。この転写産物は翻訳されないが，そのかわりに鋳型 DNA と結合したまま，その DNA 上の S 領域で RNA-DNA ハイブリッドを形成する。S 領域は組換えの過程に関与する酵素の標的として働く。リコンビナーゼの作用により，生成した *VDJ* 遺伝子セグメントは，μδ から新しい定常領域の遺伝子へ転移し(図 9.17)，同じ特異性をもちながら別のクラスの抗体を生み出す。

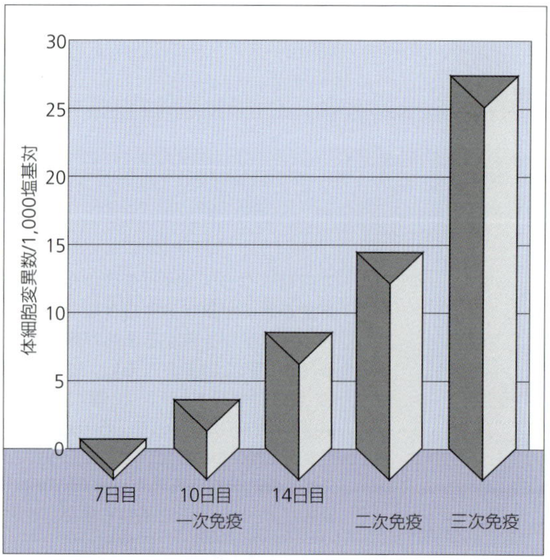

図 9.18　**免疫に優性な生殖系列抗体では体細胞変異が増加する。**この現象は，フェニルオキサゾロンを反復免疫した動物からハイブリドーマを調製することにより観察された。(Berek C. & Apel M.〈1989〉Melchers F. *et al.*〈eds〉*Progress in Immunology* 7，99. Springer-Verlag, Berlin)。

▶ クラススイッチを起こした B 細胞は，一次応答の後，超変異を起こす

この概念は，4 章で多様性の生成を論じた際に，胚中心はきわめて強く変異が誘発される部位として同定されたと述べた。通常の B 細胞の V 領域における変異率は，細胞分裂あたりおおよそ 10^{-5}/塩基対であるが，抗原刺激の結果，10^{-3}/塩基対にまで上昇する。図 9.18 にフェニルオキサゾロンに対する免疫応答の間，免疫優性の V_H/V_κ 抗体における体細胞変異がいかに蓄積するかをまとめた。時間とともに，そして追加免疫するごとに，変異率は著しく上昇することがわかる。超変異は，相補性決定超可変ループ complementarity determining hypervariable loop（図 9.19）内またはその近傍で選択的に起こり，このためにもとの親細胞とは異なる結合親和性をもつ抗体産生細胞が生み出される。ランダムに変異が起きた細胞は，抗原に対してより高い親和性をもつものや，変わらないか，より低い親和性をもつもの，あるいはまったく親和性を示さなくなるも

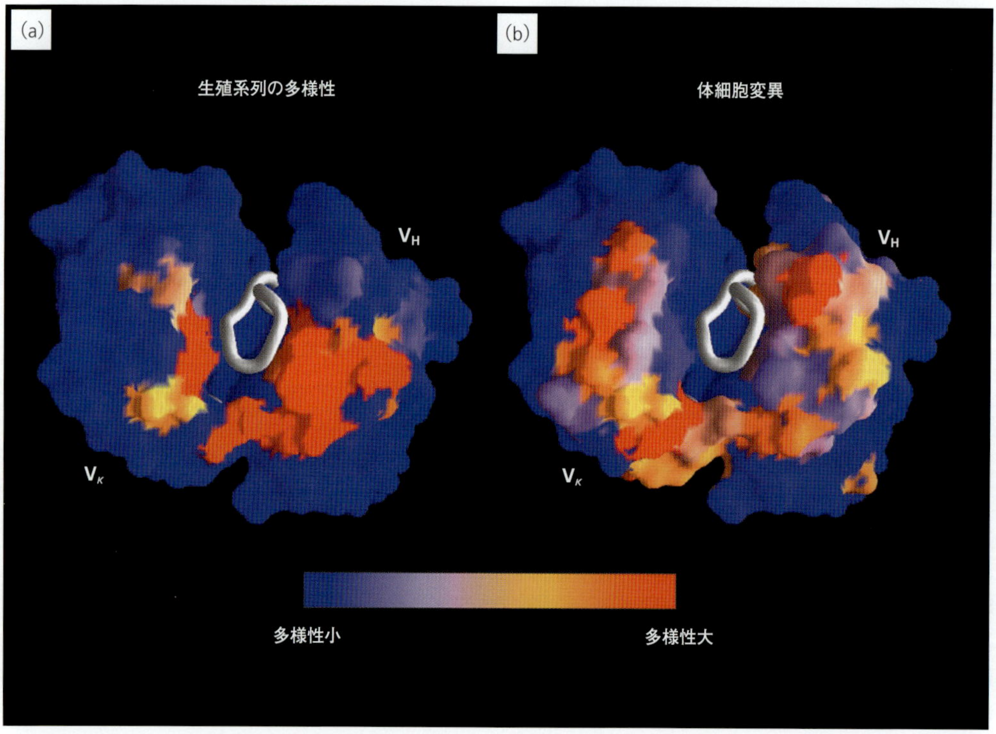

図 9.19　**抗原側から見たヒト抗体の配列多様性。**配列の多様性を青色（保存性が高い）から赤色（多様性が高い）の配色で示す。両図ともに V_H ドメインは右側，V_K ドメインは左側である。(a) 体細胞超変異が起こる前の生殖系列の多様性は，抗原結合部位の中心部に集中している。(b) 体細胞超変異が起こると，多様性は生殖系列の *V* 遺伝子レパートリーでは高度に保存されている抗原結合部位の末端領域にまで拡大する。したがって体細胞超変異は，生殖系列の多様性を補完すると考えられる。抗原結合部位の中心に位置する V_H CDR3 はこの分析に含まれておらず，したがって灰色のループ構造で示している。V_K CDR3（この部分も省略）は抗原結合部位の中心に位置し，この模式図では見えない。(Tomlinson I. M. *et al.*〈1996〉*Journal of Molecular Biology* **256**，813 より許可を得て転載)。

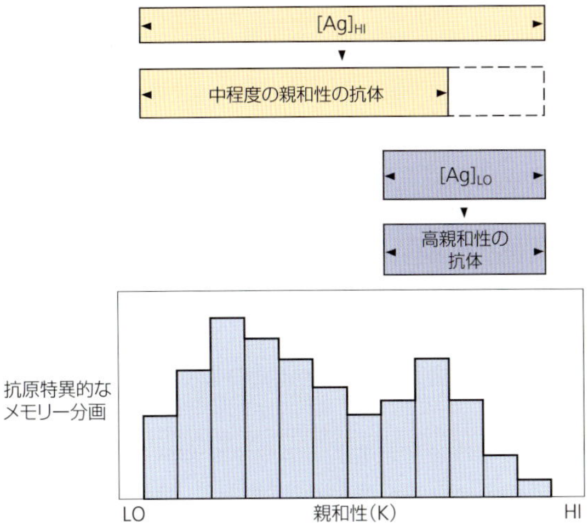

図 9.20　**抗原濃度と産生抗体の親和性の関係。** 低濃度の抗原($[Ag]_{LO}$)は，高親和性のメモリー細胞に結合し，刺激を与え，その結果生じる抗体は高親和性である。高濃度の抗原($[Ag]_{HI}$)は，低親和性の細胞にも十分結合でき，刺激を与えられる。一方，最も親和性の高い細胞は，過剰な抗原に結合し，寛容化する(破線)。その結果生じる抗血清は，低～中程度の親和性の抗体が集まったものになる。

のもある(図 9.14)。同様に，フレームワーク領域における変異は「サイレント」であるか，もしくは，もしその変異がタンパク質の折りたたみを妨害するようなものであれば，まったく機能しない分子が生み出される。これと関連して，胚中心 B 細胞で「サイレント」変異が起きる比率は，免疫応答の初期では高いが，時間とともに劇的に減少する。このことは，初期の多様化が起こった後に，抗原との反応性が良好で刺激を受けやすいような変異クローンが選択的に増殖することを示唆する。

免疫応答において抗体の親和性に影響を与える因子群

▶ 抗原量の効果

他の条件が等しければ，抗原の B 細胞表面レセプターに対する結合の強さは，次の反応の親和性定数により決定される。

抗原＋(細胞表面)抗体 ⇔ 抗原–抗体複合体

それぞれの反応体は，熱力学の法則に従って振るまう(p.90 参照)。

十分量の抗原分子が細胞表面のレセプターに結合し，プロセシングされて T 細胞に提示されると，リンパ球は刺激を受けて，抗体産生クローンへと発達すると思われる。抗原が少量しか存在しない場合には，高親和性レセプターをもつリンパ球のみが十分量の抗原と結合して刺激を受け，その娘細胞ももちろん高親和性抗体を産生するであろう。抗原–抗体の平衡式は，抗原濃度が上昇すれば，比較的，低親和性の抗体でも多数の抗原と結合することを示している。したがって抗原量が多いと，低親和性レセプターを発現するリンパ球も刺激を受ける。そして，図 9.20 で示すように，低親和性レセプターをもつリンパ球は，高親和性のレセプターをもつリンパ球よりも多く存在する。さらに，最も高い親和性をもつ細胞は大量の抗原と結合し，免疫寛容に至る可能性が高い(p.249 参照)。つまり，少量の抗原は高親和性抗体を産生し，一方，抗原濃度が高くなると低～中親和性抗体ができる。

▶ 親和性成熟

二次応答は，一次応答に比べて迅速にかつ強く起こり，親和性の高い抗体が産生されやすい。初回刺激の後にこのような親和性の成熟が見られるのは，おそらく主に 2 つの理由がある。1 つは，初回応答が起こって抗原濃度が低下すると，高親和性の細胞のみが十分量の抗体に結合することになり，増殖が維持されるためである。もう 1 つは，この段階の細胞は胚中心で高頻度に変異を起こし，偶発的に高親和性を得た変異細胞は濾胞樹状細胞上の抗原と強く結合し，正の選択を受け，持続的なクローン増殖を行うようになるからである。抗体特異性が体細胞突然変異によって変化することにより，ゆるやかな多様性が生まれ，B 細胞がクローン増殖する間，この多様性に対して親和性の正の選択が起こるのである。

胸腺非依存性抗原では，あまり変異が起こらず，メモリー細胞はほとんどできず，この親和性成熟は見られない。まとめると，ポリクローナル活性化を起こさないような非重合性の抗原に対しては，Th が反応して，クローン増殖を誘導し，クラススイッチに影響を与え，抗体がより高い親和性をもつように反応を微調整する能力をもつ。Th のこの能力のおかげで，われわれはより強力で，より質のよい，そしてより柔軟な免疫応答を行うことができるのである。

メモリー細胞

免疫応答がおさまってくると，新しく増殖したエフェクター細胞は大規模なアポトーシスを起こして淘汰(とうた)される。しかし，一部の細胞集団はこの淘汰過程を逃れて，同じ抗原に再曝露されると，**メモリー細胞**となってより急速でより効率的な二次免疫応答を媒介するようになる。メモリー細胞集団は，エフェクター細胞の段階を迂回した亜集団だという可能性もあるが，この考え方には議論の余地が残る。メモリー細胞発生の過程は，ワクチン接種の概念の根幹をなすものであることから，メモリー細胞を対象とする多くの研究がこれまでに行われてきた。

生殖系列の遺伝子にコードされた変異を起こしていない抗体は，しばしば一般の病原体に対する特異性を示し，血清中のいわゆる「自然抗体」分画において見出されることから，進化によって形成された1種の免疫学的記憶ともいえる。適応免疫応答において記憶が獲得されるためには，抗原との接触および抗原特異的なメモリー細胞の増殖が必要で，たとえば，オスのH–Y抗原をメスに免疫すると，細胞傷害性T細胞の前駆細胞が20倍増加するというのはその例である。

麻疹のような疾患では初期感染に対するメモリーは長期間持続し，その説明として，(1)メモリー細胞が長く生存するようになる，(2)消えずに残っている抗原によってメモリー細胞がくり返し刺激されている，あるいは，(3)症状は出ないが再感染したためである，などの可能性が考えられる。1847年のFanumの報告によれば，1846年にファロー島で起きた麻疹の流行ではほぼすべての住人が感染したが，65年前に感染したことのある老人だけは感染を免れたとのことである。このことは，メモリー細胞が長命であることを支持する。一方，放射線照射された同系統のレシピエントに移植したB細胞のメモリー機能は，抗原投与されないかぎり，あるいはドナーが*bcl-2*遺伝子のトランスジェニックマウスでないかぎり，1カ月以内に失われてしまう(胚中心では，中心細胞のB細胞アポトーシスを抑制するシグナルは，*bcl-2*の発現も上昇させることを思い出していただきたい)。B細胞メモリーは動的な状態であり，メモリー細胞の生存は，唯一の長期抗原貯蔵庫である胚中心の濾胞樹状細胞からの反復シグナルによって維持されると考えられる。

マウスモデルにおいては，少なくとも原則的には，メモリーT細胞は抗原がなくても生存できる。リンパ球性脈絡髄膜炎ウイルス lymphocytic choriomen-ingtis virus(LCMV)を免疫して数カ月後にマウスからT細胞を分離し，遺伝的操作により内因性T細胞を欠損するマウスと，T細胞欠損に加えてMHCクラスⅠを発現しないようなマウスの2つの群にそのT細胞を移植した。そして10カ月間放置後に*in vivo*での解析を行ったところ，両方の群で機能的なウイルス特異的$CD8^+$T細胞は生存しており，その数には差がなかった(クラスⅠ$^-$マウス由来のT細胞はTCRからの抗原提示がないにもかかわらずである)。これらのT細胞は，実際は生体内で抗原非依存的，MHC非依存的な増殖を行い，少なくともその一部は，IL–15からの増殖誘導性シグナルおよび局所で放出されたIL–2からの細胞死誘導性シグナルとのバランス(これら2つのサイトカインは両者ともIL–2R β鎖に結合する，図9.2)によって，その数が制御されている。さらに最近の知見では，ヘルパーT細胞のメモリーも，持続した抗原またはMHCの存在を必要とせず，少なくともある場合には，Th細胞記憶は細胞分裂なしでも維持されるらしい。

これらのトランスジェニックマウスや遺伝子ノックアウトマウスを用いた実験では，免疫学的記憶は抗原なしに維持されうることを明確に示しているが，通常の場合，抗原が濾胞樹状細胞上で免疫複合体として存在しつづけるということを忘れてはいけない。したがって，胚中心に存在する抗原提示細胞は，この免疫複合体化した抗原を捕捉，プロセシングしてメモリー細胞に提示する能力を有する。しかし，最近の知見では，この機能を促進するのは胚中心のB細胞ではなく，ある種の樹状細胞であると考えられている。さらに話を複雑にするのは，メモリーT細胞の維持機構は，マウスという比較的，寿命が短い動物とヒトでは必ずしも同一ではないらしいことである。ヒトでは，T細胞メモリーの維持には特異的抗原がより重要な役割を果たすらしく，これは主に，多様な抗原に出会うことで特異的な新しいメモリー細胞がメモリー分画に入りつづけ，このためにメモリー細胞間での競合が生じるからである。ナイーブ細胞とメモリー細胞のプールはだいたい一定の大きさに維持されていることから，抗原から断続的に再刺激を受けるメモリー細胞は，抗原に再び出会わない細胞よりも，生きながらえるらしい。

一方，マウスではメモリー細胞間の競合はまったく見られないか減弱しているようである。その理由は，マウスは通常，人為的に清潔な状態に管理された環境で維持され，そのように甘やかされた環境では，新しい特異的T細胞がメモリー分画へと移行する割合が減少し，したがって，メモリー細胞間の競合も減少するのだと思われる。ヒトではT細胞メモリーは特定の抗原に曝露後何十年も持続するという報告がある一方，実際の免疫応答は時間が経つにつれて減衰することから，T細胞反応の半減期は8〜15年の間だと考えられる。ヒトは実験マウスよりもはるかに寿命が長いため，メモリー細胞の保持という問題は，実験室マウスよりもはるかに重要な問題である。高齢者では抗原による再刺激がないためにメモリーT細胞が減少し，感染症の増加や重篤化につながっている可能性がある。また，高齢者では帯

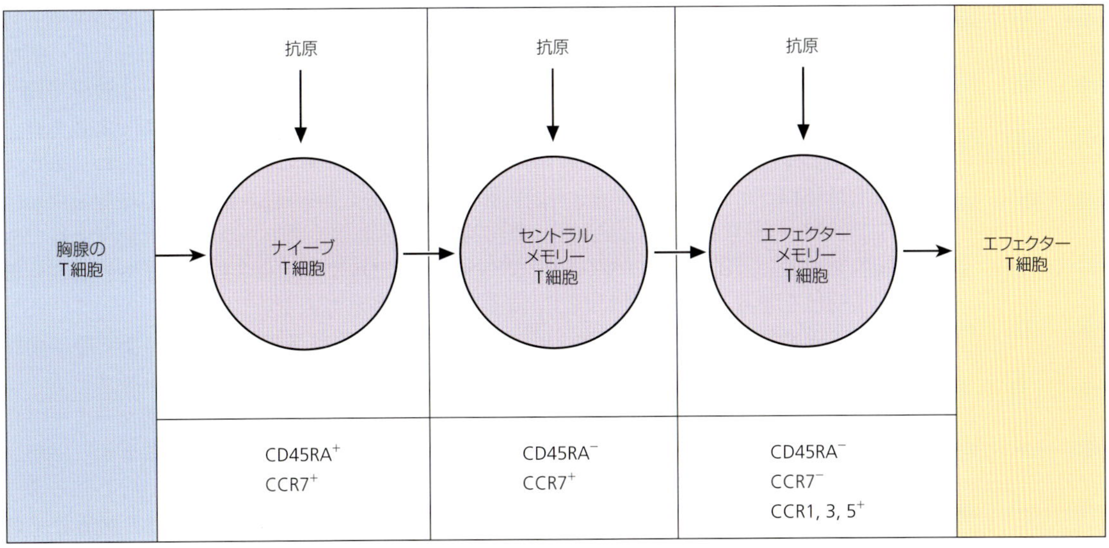

図 9.21 **セントラルメモリーおよびエフェクターメモリー T 細胞。** ナイーブ T 細胞は CD45 分子のスプライシング変異体である CD45RA を発現し，CCR7 に結合するケモカイン，CCL19(MIP-3β) や CCL21(6Ckine/SLC) の影響を受けて，胸腺から二次免疫器官に引きよせられる。抗原と出会うと，これらの細胞の一部は一次免疫応答のエフェクター細胞となり，残りは CCR7 ケモカインレセプターを保持したまま，CD45RA の発現を欠いたセントラルメモリー T 細胞へと分化する。抗原に再び出会うと，この細胞はエフェクターメモリー細胞となって，CCR7 のかわりに CCR1，CCR3 および CCR5 などのケモカインレセプターを発現する。これにより，エフェクター細胞のホーミングの特性が変化し，CCL3(MIP-1α) や CCL4(MIP-1β)，CCL5(RANTES) を含む多くのケモカイン(表 9.3 参照) の影響を受けて，サイトカイン分泌性 T 細胞または細胞傷害性 T 細胞のように，エフェクターメモリー T 細胞は炎症部位へと移行する。これらの細胞の活性化およびそれに続く分化は抗原依存的であるが，セントラルメモリーおよびエフェクターメモリー T 細胞は両者ともに，抗原の非存在下でも生存可能と考えられている点に注意する。

状疱疹ウイルス(ヒトヘルペスウイルス 3)のような潜伏性ウイルスが初回感染後何年もしてから再活性化するが，これも同様のことかもしれない。

▶ メモリー細胞集団は対応するナイーブ細胞が単に増殖したものではない

一般的に，メモリー細胞は高親和性を有するため，ナイーブ細胞に比べて，一定量の抗原投与で容易に刺激される。B 細胞の場合，本書では二次リンパ濾胞の胚中心で起こる突然変異と抗原による選択の両者により高親和性のメモリー細胞が生み出されると説明してきた。メモリー T 細胞の場合も抗原に対するレセプターも同様に高親和性を示すが，T 細胞では初回抗原投与反応にたいした体細胞変異は起こらないことから，**ナイーブ細胞集団の中で比較的高親和性のレセプターを有する細胞が抗原と優先的に結合することによって，そのような細胞が選択的に増殖するらしい。**

T 細胞の場合，体細胞変異によって高親和性を得る B 細胞ほどには高い親和性は獲得できないと思えるが，実際にはメモリー T 細胞は，アクセサリー接着分子である CD2，LFA-1，LFA-3 や ICAM-1 の発現を上昇させることにより，抗原提示細胞との結合親和性を増大させることができる。これらの接着分子の中には，シグナル伝達の増強能をもつものがあることから，メモリー T 細胞は対応するナイーブ細胞よりも迅速に反応しうる。実際，メモリー細胞はナイーブ細胞よりも早く細胞分裂を開始して，サイトカインを分泌するようになる。さらに，ナイーブ細胞よりも多種類のサイトカインを分泌するようである。

ナイーブ細胞とメモリー細胞の間では，スプライシングの違いにより，異なる白血球共通抗原 CD45R のアイソフォームを発現する。CD45RA はナイーブ T 細胞に選択的に発現し，CD45RO は抗原に再反応性のメモリー細胞に選択的に発現する。しかし，CD45RO サブセットのほとんどは実際には**活性化細胞**を示す細胞であり，CD45RO 細胞は CD45RA の表現型へと逆戻りできる。したがって，おそらくメモリー細胞は，抗原刺激がないときには活性状態を失って，休止細胞集団の仲間入りをすると考えられる。ナイーブ細胞とメモリー細胞を区別する別のマーカーとしては，CD 番号の 1 つ若い接着分子である CD44 があり，ナイーブ T 細胞は CD44 を低発現するが，メモリー T 細胞は高発現する。

Lanzavecchia らは，CCR7 ケモカインレセプターの発現によってメモリー細胞を細分化し，ナイーブ

T 細胞から分化する CCR7$^+$「セントラルメモリー」T 細胞と，セントラルメモリー T 細胞から生じる CCR7$^-$「エフェクターメモリー」T 細胞の存在を提唱した（図 9.21）。両者ともに長命である。セントラルメモリー細胞は抗原感作を受けてクローン増殖した細胞集団であり，CCL21（SLC）ケモカイン（表 9.3 参照）の影響を受けて二次リンパ器官に移行し，抗原に再び出会うと樹状細胞を刺激し，B 細胞がエフェクター細胞になるのを手助けをする。これとは対照的に，エフェクターメモリー T 細胞は，炎症誘発性ケモカインに対する CCR1, CCR3 および CCR5 レセプターを発現し，組織に移住して炎症反応や細胞傷害を媒介する。

最近，末梢 T 細胞の生存および恒常的ターンオーバー制御の鍵を握る分子として，IL-7 が注目されている。共通 γ 鎖（CD132）を認識する他のサイトカインと異なり，IL-7 は構成的に少量産生され，ヒト血清中で検出される。さらに，恒常的な細胞分裂を刺激して，抗原非依存的な CD4 および CD8 メモリー T 細胞の維持に寄与するらしい。MHC 欠損マウスを用いた研究から，ペプチドと MHC の相互作用はメモリー T 細胞の持続には必須ではないが，IL-7 の非存在下では CD4 T 細胞が急速に減少することがわかった。IL-7R の発現量は休止期細胞で最も高く，したがってこれらの細胞は活性化したエフェクター T 細胞よりも IL-7 を効率的に利用できる。実際，TCR を介した刺激は，IL-7 レセプターの発現低下を誘導し，エフェクター T 細胞は，免疫応答時に産生されるサイトカイン（IL-2 や IL-4, IL-7, IL-15, IL-21 など）による影響下に置かれる。免疫反応が収まるにつれて，一部の T 細胞は生存しつづけて再び IL-7 に依存するようになる。このように，現在では，IL-7 が抗原刺激の非存在下で T 細胞が恒常的に分裂させ，T 細胞の抗原非依存的な維持に寄与すると考えられている（図 9.22）。IL-15 も CD8 T 細胞の維持のために非常に重要であるらしい。IL-15 または IL-15Rα 鎖欠損マウスでは CD8 T 細胞メモリーが減少するが，正常マウスにこの細胞を移入するとこの減少が阻害される。すなわち，IL-7 および IL-15 はメモリー T 細胞を維持するために協調的に働き，IL-15 は特に CD8 メモリー T 細胞の維持に重要である（図 9.22）。

メモリー細胞の維持は，たとえば**染色体のテロメア**の長さなどの物理的要因にも左右される。テロメアの長さは，ほとんどの哺乳細胞において細胞分裂回数の上限を規定する。いわゆる**ヘイフリック限界** Hayflick limit である。細胞分裂するたびに染色体テロメアの短縮が進み，細胞はいやおうなしに老化状態に陥る。この状態の細胞はそれ以上分裂することができなくなり，機能的にも低下し，免疫系でもほとんど役に立たなくなる。多くの細胞種は，一般的に 40〜50 回の細胞分裂でヘイフリック限界に達するが，リンパ球ではテロメア伸長酵素である**テロメラーゼ**が活性化とともに発現上昇するため，もう少し多く細胞分裂できるらしい。CD8 T 細胞を同じ抗原で 4 回刺激するとテロメラーゼが発現上昇できなくなるが，CD4 T 細胞はこの能力をもっと長く維持すると報告されている。

ナイーブ B 細胞はメモリー細胞になる際に細胞表面の IgM および IgD を失い，レセプターアイソタイプが切り替わる。このような表面マーカーの発現変化に着目して，B，T 細胞ともにナイーブサブセットとメモリーサブセットの分離が行われるようになってきた。メモリー B 細胞では共刺激分子の B7.1（CD80）や B7.2（CD86）の発現が急速に上昇し，このために T 細胞に対する抗原提示能力が高まり，二次免疫応答は活発で強力なものになる。図 9.21 で T 細胞と類似する機構が B 細胞分画においても存在することを示す。B220 マーカーを発現する初期のメモリー細胞集団は，B220$^-$メモリー B 細胞へと発達し，さらに抗体を産生するエフェクター細胞が生み出されるようになる。

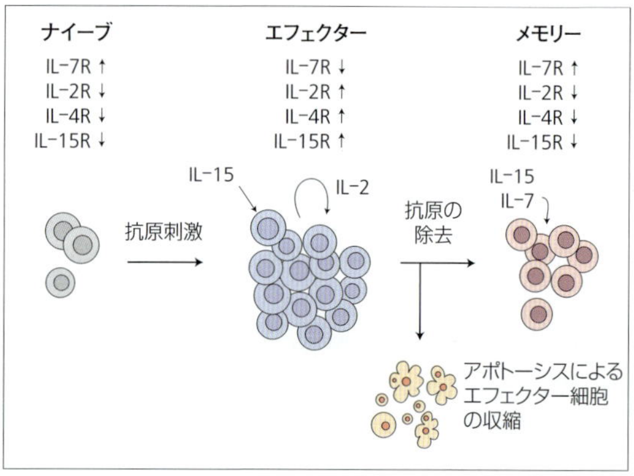

図 9.22　**T 細胞の増殖と生存は，サイトカインレセプターの発現およびサイトカイン発現により制御される。**ナイーブ CD4 および CD8 T 細胞は，IL-7 レセプターを高発現するが，T 細胞の増殖および生存に影響を与える IL-2 や IL-4，IL-15 など他のサイトカインに対するレセプターの発現は低い。抗原刺激は IL-7 レセプターの発現低下および IL-2 および IL-4，IL-15 に対するレセプターの発現上昇を誘導し，これらのサイトカインは，免疫応答のエフェクター期における T 細胞のクローン増殖および生存を維持する。免疫応対が収まる過程で，エフェクター細胞分画に大量のアポトーシスが起こり，「最も適した」細胞のみがメモリー細胞になる。メモリー細胞分画の長期の生存は IL-7 に依存するらしい。特にメモリー CD8 T 細胞の維持には IL-15 も必要である。

まとめ

T細胞の活性化に伴い，種々の遺伝子の発現が次々と上昇する

- 15～30分以内に，G_0期をG_1期に進行させる転写因子やIL-2を制御する転写因子の遺伝子が発現するようになる。
- 14時間以内に，**サイトカイン**とそのレセプターが発現する。
- その後，細胞分裂および細胞接着に関係した種々の遺伝子が発現上昇する。

サイトカインは細胞内メッセンジャーとして作用する

- サイトカインは一過性で，通常かぎられた範囲で作用する。しかし，血液中のIL-1およびIL-6は，肝臓から急性期タンパク質の放出を媒介する。
- サイトカインは，おおむね低分子量タンパク質であり，6種類の構造ファミリーに属する細胞表面レセプターを介して作用する。
- サイトカインによって，主要な(ヘマトポエチン)レセプター群における個々のサブユニットの二量体化が誘導されると，JAKを含むチロシンキナーゼが活性化され，転写因子STATのリン酸化および活性化が起こる。
- サイトカインによるシグナル伝達は，その阻害因子であるSOCSおよびPIASファミリーメンバー分子によって抑制される。SOCSおよびPIASファミリー分子は，それぞれJAKの活性およびSTAT依存的転写の作用を抑制する。
- サイトカインは次のような多様な効果を発揮する。(1)リンパ球の増殖制御，(2)自然免疫機構(炎症を含む)の活性化，(3)骨髄における造血制御(図9.4)。
- サイトカインは連続的に作用する。たとえば，あるサイトカインは別のサイトカイン産生を誘導する，または別のサイトカインレセプターを誘導する(トランスモデュレーション)。複数のサイトカインが協調的または拮抗的に作用することもある。
- *in vivo*におけるサイトカインの役割は，遺伝子ノックアウト，遺伝子導入，特異的抗体による阻害作用によって知ることができる。

異なるT細胞サブセットは，異なるサイトカインの産生パターンを示す

- 感染初期段階に一定のサイトカイン環境がつくられ，その後どのようなサイトカインがTh細胞集団により分泌されるかに大きく関わる。
- 免疫応答が進行すると，Th細胞は2つのサブセットができてくる。Th1細胞は炎症過程やマクロファージ活性化，遅延型過敏症に関与し，IL-2，IL-3，IFNγ，TNF，リンホトキシン，GM-CSFなどを産生する。Th2細胞は，B細胞の抗体産生を手助けし，IL-3，IL-4，IL-5，IL-6，IL-13，TNF，GM-CSFなどを産生する。IL-10はマウスではTh2細胞により産生されるが，ヒトではTh1およびTh2サブセットの両者により産生される。
- マクロファージや樹状細胞がToll様レセプター(TLR)や他のパターン認識レセプターを介して抗原と相互作用した際に，IL-12やIL-27を産生するとT細胞反応をTh1タイプに偏向させ，IL-4を産生するとTh2反応へと偏向させる。
- 抑制性細胞としては，自然発生型のTregの他に，TGFβを産生する誘導型のTh3(Tr1)制御性T細胞のような他のサブセットも存在すると思われる。
- 細胞傷害性T細胞はTc1(IFNγ)およびTc2(IL-4)細胞集団に区別できる。

活性化T細胞はサイトカインに反応して増殖する

- IL-2はT細胞の成長因子で，Th1に対してはオートクラインに作用し，Th2に対してはパラクラインに作用する。IL-2はTh1，Th2細胞のIL-2レセプターの発現を上昇させる。
- サイトカインは，適切なサイトカインレセプターを発現する細胞に作用する。

細胞性免疫におけるT細胞のエフェクター分子

- サイトカインは慢性炎症反応を媒介し，内皮細胞や種々の上皮細胞，多くの腫瘍細胞株におけるMHCクラスII分子の発現を誘導する。これにより，T細胞と非リンパ系細胞との相互作用を促進する。
- 好中球，マクロファージ，樹状細胞，T細胞およびB細胞は，それぞれ異なるケモカインレセプターが発現し，このために細胞サブセットに選択的に局所に動員される。
- 細胞死の誘導にはTNFとIFNγが相乗的に作用する。
- 細胞傷害性T細胞は，細胞内由来のペプチドが細胞表面MHCクラスIに結合した細胞(たとえばウイルス感染細胞)に対して生み出される。細胞傷害性T細胞はパーフォリン，グランザイム，TNFを含む溶解性顆粒を用いて細胞死を誘導する。
- 細部傷害性顆粒依存的なアポトーシスの経路は，グランザイムBによって統合されている。グランザイムBはセリンプロテアーゼで，ミトコンドリア膜の透過性を促進するタンパク質Bid，および細胞死プロテアーゼであるカスパーゼファミリーのメンバーを活性化する。グランザイムAも顆粒依存的な細胞死において重要な役割を果たす。
- T細胞を介した炎症は，IL-4およびIL-10により，強く抑制される。

B細胞の増殖反応は，サイトカインにより媒介される

- 初期増殖はIL-4によって媒介され，IL-4はIgE産生も手助けする。
- IgAの産生は，TGFβおよびIL-5によって誘導される。
- IL-4とIL-5はIgM産生を促進し，IL-4，IL-5，IL-

6，IL-13 および IFNγ は IgG 産生を刺激する。

胚中心で起こる現象

- 暗領域の中心芽細胞でクローン増殖，アイソタイプスイッチおよび体細胞変異が起こる。
- B 細胞中心芽細胞は，*bcl-2* を発現上昇させる特定のシグナルによって救済されないと，アポトーシスにより死滅する。特定のシグナルとは，濾胞樹状細胞上の複合体による膜型 Ig(sIg)の架橋や，B 細胞をメモリーサブセットへと誘導する CD40 レセプターを介した結合により生じるものである。
- 抗原による体細胞変異体の選択により，高親和性 B 細胞が生み出される。

抗体の産生

- 可変領域および定常領域の RNA は，核を離れる前に一緒にスプライシングされる。
- 異なるスプライシング機構によって，同じ V 領域をもつ膜型 IgM および IgD が単一の細胞に共発現することができ，また膜貫通型 IgM が分泌型へスイッチすることもできる。

免疫グロブリンのクラススイッチは，個々の B 細胞で起きる

- 反応初期で産生された IgM は，特に胸腺依存性抗原により IgG へとスイッチする。このスイッチは，主として T 細胞の制御下にある。
- IgG 反応は 2 回目の抗原投与で増強するが，IgM 反応は変わらない。

免疫応答時における抗体の親和性

- 高親和性の B 細胞は少量の抗原で選択され(それゆえ抗体も選択される)，高親和性 B 細胞だけが胚中心で死滅を免れる。
- 同じ理由により，免疫応答時に抗原濃度が低下するにつれ，親和性成熟が見られる。

メモリー細胞

- 抗原を生み出したその供給源が消失すると，大半のエフェクターリンパ球はアポトーシスにより除去される。抗原に反応する細胞分画は維持され，おそらく抗原に最も高い親和性をもつ細胞はメモリーサブセットを形成する。
- マウスのメモリー T 細胞は抗原がなくても維持されるが，ヒトのメモリー T 細胞は抗原による断続的な再刺激を必要とする。
- 胚中心に存在する濾胞樹状細胞上の免疫複合体は，長期にわたって抗原を供給する。
- メモリー細胞はナイーブ細胞よりも高い親和性をもっている。これは，B 細胞の場合は体細胞変異を介して起こり，T 細胞の場合は，高親和性レセプターをもつ細胞の選択的な増殖と CD2 や LFA-1 などの関連分子の発現上昇を介して起こる。これらの分子は，抗原提示細胞とのアビディティ(つまり機能的な親和性)を増加させる。
- 活性化したメモリー T 細胞とナイーブ T 細胞は，CD45 のアイソフォームによって区別できる。前者は CD45RO の表現型を有し，後者は CD45RA の表現型を有する。CD45RO 細胞集団の一部は，静止期メモリー細胞として CD45RA 細胞に戻る。$CD45RA^-$ メモリー細胞は，$CCR7^+$ セントラルメモリー細胞と $CCR7^-$ エフェクターメモリー細胞に分けられる。
- メモリー T 細胞は特徴的に CD44 を高発現し，ナイーブ T 細胞は CD44 発現が低い。
- CD4 T 細胞集団が長期間，生存するのには IL-7 が不可欠であり，IL-7 は選択的に静止期 T 細胞に結合する。メモリー CD8 T 細胞は長期の生存には IL-15 が必要である。

文献

Beverly P.C.L. (2004) Kinetics and clonality of immunological memory in humans. *Seminars in Immunology* **16,** 315–321.

Bradley L.M., Haynes L. & Swain S.L. (2005) IL-7: maintaining T-cell memory and achieving homeostasis. *Trends in Immunology* **26,** 172–176.

Camacho S.A., Kosco-Vilbois M.H. & Berek C. (1998) The dynamic structure of the germinal center. *Immunology Today* **19,** 511–514.

Fujimoto M. & Naka T. (2003) Regulation of cytokine signaling by SOCS family molecules. *Trends in Immunology* **24,** 659–666.

Kapsenberg M.L. (2003) Dendritic cell control of pathogen-driven T-cell polarization. *Nature Reviews Immunology* **3,** 984–993.

Kinoshita K. & Honjo T. (2000) Unique and unprecedented recombination mechanisms in class switching. *Current Opinion in Immunology* **12,** 195–198.

Lanzavecchia A. & Sallusto F. (2002) Progressive differentiation and selection of the fittest in the immune response. *Nature Reviews Immunology* **2,** 982–987.

Mills K.H.G. (2004) Regulatory T-cells: friend or foe in immunity to infection? *Nature Reviews Immunology* **4,** 841–855.

Moser B. & Loetscher P. (2001) Lymphocyte traffic control by chemokines. *Nature Immunology* **2,** 123–128.

Sallusto F., Mackay C.R. & Lanzavecchia A. (2000) The role of chemokine receptors in primary, effector, and memory immune responses. *Annual Review of Immunology* **18,** 593–620.

Schluns K.S. & Lefrançois L. (2003) Cytokine control of memory T-cell development and survival. *Nature Reviews Immunology* **3,** 269–279.

Shuai K. & Liu B. (2003) Regulation of JAK-STAT signaling in the immune system. *Nature Reviews Immunology* **3,** 900–911.

Sprent J. & Surh C.D. (2001) Generation and maintenance of memory T-cells. *Current Opinion in Immunology* **13,** 248–254.

Tough D.F., Sun S., Zhang X. & Sprent J. (1999) Stimulation of naive and memory T-cells by cytokines. *Immunological Reviews* **170,** 39–47.

Trinchieri G. (2003) Interleukin-12 and the regulation of innate resistance and adaptive immunity. *Nature Reviews Immunology* **3,** 133–146.

Zlotnik A. & Yoshie O. (2000) Chemokines: a new classification system and their role in immunity. *Immunity* **12,** 121–127.

10 免疫制御機構

はじめに

獲得免疫機構は，感染病原体への曝露があってはじめて機能するように進化してきた。抗原が侵入すると，しかるべき抗原特異的細胞が反応し，しばしば局所リンパ組織のリンパ球のかなりを占めるほどにまで増殖し，エフェクター細胞が抗原を除去すると反応が終息し，他の感染に対しても十分に反応できるようになる。免疫応答においては**フィードバック機構** feedback mechanism が作動する必要があり，この機構がないと抗原刺激とともに無制限に T 細胞や抗体産生細胞やその産物が増え，これは生体にとって不都合なことになる。この例としては，多発性骨髄腫ではリンパ球の増殖制御ができなくなるために免疫不全となる。免疫応答においては，**抗原自身が主要な制御因子である**ことは理にかなっていて，リンパ球の応答は抗原により誘導され，抗原濃度の低下につれてその応答が減弱する（図 10.1）。実際に多くの実験結果がこの考えを支持している。たとえば，抗原刺激により特定のリンパ球の増殖を *in vitro* で誘導でき，免疫応答中に過剰量の抗体を *in vivo* に投与して抗原を体内から排除すると抗体産生や抗体分泌細胞の数は劇的に減少する。

抗原は互いに干渉しあう

複数の抗原の混合物を用いると，1 つの抗原が他の抗原に対する免疫応答を大幅に減少させることができる。これは特定の分子内の複数のエピトープに関しても当てはまり，たとえば，IgG の Fab フラグメント上にあるエピトープに対する反応は，Fc 領域が抑制的な性質をもつために，IgG 全体ではなく Fab フラグメントのみを免疫原にしたほうがはるかに強い。一般に特定のエピトープの免疫優位性を決定する要因にはいくつかのものがある。まず，その抗原上の異なるエピトープに対する抗原レセプターをもつ B 細胞の前駆細胞頻度や，これらの抗原レセプターの対応エピトープへの相対的な親和性，抗原–抗体複合体の細胞内移行後に起こるタンパク分解の際に抗体が抗原エピトープを保護する度合い，さらに，プロセシングされた抗原由来ペプチドの主要組織適合抗原複合体（MHC）結合溝に対する競合の度合いなどがある。この競合的結合に関しては，異なるエピトープの間には一定の階層性が認められ，それを規定する要素として，タンパク質の高次構造がほどけるときのタンパク質分解酵素との会合のしやすさ，MHC に対して高結合性を示すペプチドを多量につくりだすようなアミノ酸配列の存在や欠如などがこの階層性に影響する（図 10.2）。これらのことから，Sercarz は種々のエピトープをいくつかのクラスに分類でき，MHC 結合溝に優先的に結合するもの（**優性エピトープ** dominant epitope），それほどには強く結合しないもの（**準優性エピトープ** subdominant epitope），MHC 結合性ペプチドをほとんどつくれず，潜在的に反応性をもつナイーブ T 細胞に無視されてしまうようなもの（**陰性エピトープ** cryptic epitope）などがあるとした。

混合抗原中の特定の抗原や特定抗原上の特定のエピトープがしかるべき防御的な免疫応答に対して阻害的に働くということは，ワクチンの開発において当然のごとく重要な問題である。一方，MHC 結合溝と非常に高い親和性をもつ抑制性のペプチドを同定できれば，生体に不都合な過敏性反応を抑制できる治療薬を開発できるはずである。

補体と抗体も制御的な役割を果たす

通常，感染部位では自然免疫機構がまず働き，補体第 2 経路が活性化されて C3d が微生物に結合するようになる。C3d が結合した抗原は B 細胞により認識され，B 細胞レセプターと CD21 補体レセプターが架橋されて CD19 シグナル伝達分子と会合すると，B 細胞活性化が増強される（図 10.3 a）。一方，B 細胞レセプターが FcγRIIb1（p.47 参照）と架橋すると，CD19 のチロシンリン酸化が抑制されて負のシグナルが生じる(図 10.3 b)。たとえば，免疫応答中に血漿分離交換法により血中の抗体を除去すると，抗体産生は増加し，一方，IgG 抗体を投与すると抗体産生細胞数が減少するが(図 10.4)，これは抗体自身が全体的な抗体レベルに対してフィードバック制御をするという概念に一致する。

逆に，IgM 抗体を投与すると免疫応答が増強される(図 10.4)。これはおそらく sIgM(膜型 IgM)レセ

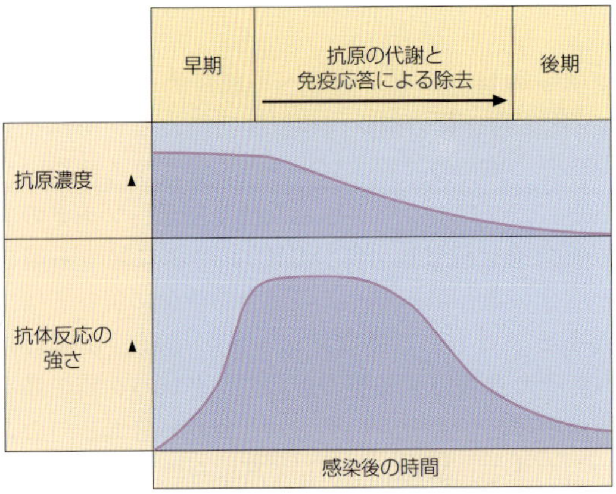

図 10.1　**抗原が免疫応答を誘導する。** 抗原が代謝されたり，抗体の存在によって濃度が低下すると免疫応答は弱まるが，胚中心内の濾胞樹状細胞の表面に抗原が捕捉された形で存在するので，免疫応答は当分の間，低レベルのままつづく。

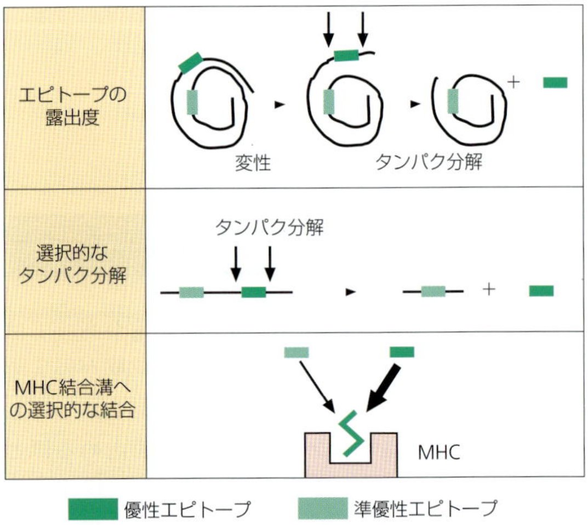

図 10.2　**MHC から見た特定のエピトープが優位になる(エピトープ優位性)機構。** これ以外に特定のエピトープの優位性を決める因子として，反応性 T 細胞の存在の有無がある。これらのことが除外できた場合には，他の可能性として，交差性の自己抗原による免疫寛容の誘導，すなわち，MHC 結合溝に選択的に結合したペプチドが免疫応答を起こせないという可能性がある。

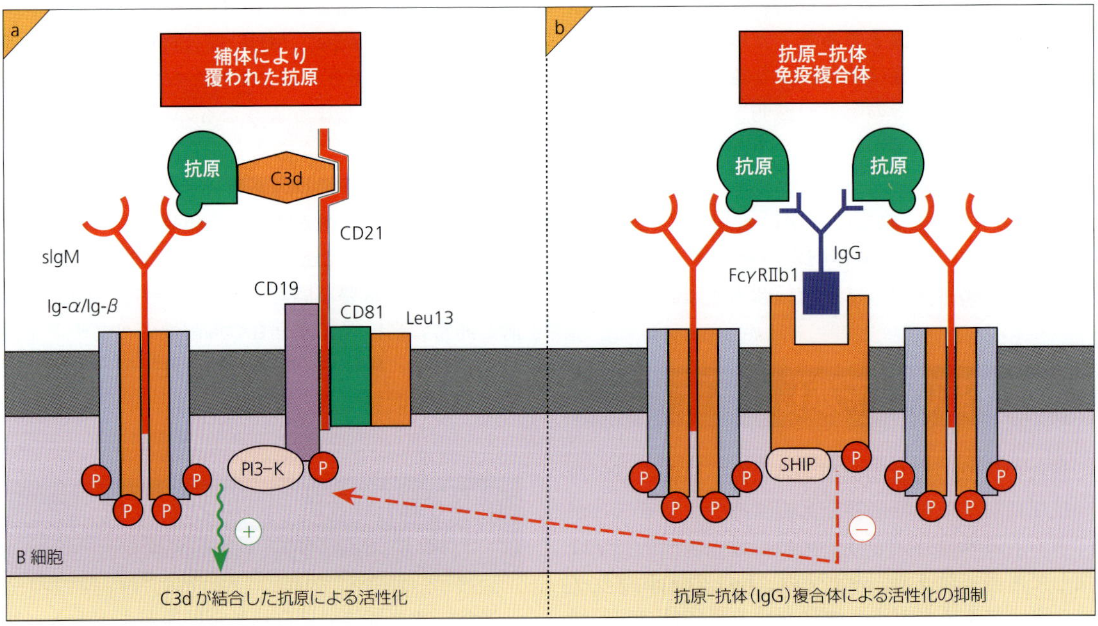

図 10.3　**膜型 IgM(sIgM)抗原レセプターが CD21 補体レセプターとともに架橋されると B 細胞が活性化され，Fcγ レセプターの FcγRⅡb1 と架橋されると活性化が阻害される。** (a)補体の活性化に伴い，C3d が微生物表面に共有結合を介して結合する。CD21 補体レセプターは C3d と結合し，会合する CD19 とともに細胞内にシグナルを伝達する。CD21 は CD81(TAPA-1：Leu13)分子とともに B 細胞の補助レセプターを形成し，この複合体が B 細胞レセプター(BCR)である sIgM と架橋されると，CD19 のチロシンリン酸化とホスファチジルイノシトール 3-キナーゼ(PI3K)の結合が起こり，その結果，B 細胞の活性化が起こる。(b)FcγRⅡb1 分子は細胞内に ITIM(immunoreceptor tyrosine-based inhibitory)モチーフをもち，sIgM とともに架橋されると，リン酸化されてイノシトールポリホスフェート 5′-ホスファターゼ SHIP と結合する。これにより CD19 のリン酸化が抑制され，B 細胞活性化が阻害される。

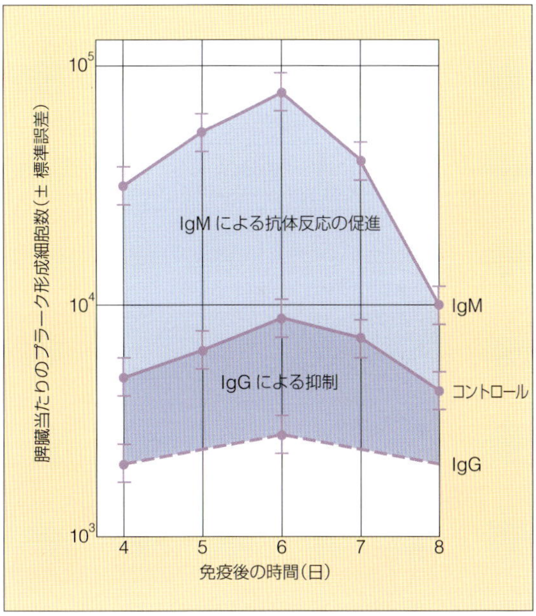

図 10.4　**ヒツジ赤血球（SRBC）に対する抗体反応の推移。あらかじめ作成した IgM 抗体投与による促進と IgG 抗体投与による抑制。**マウスに抗 SRBC IgM モノクローナル抗体，抗 IgG モノクローナル抗体あるいは培地のみを投与して 2 時間後に 10^5 個の SRBC を投与した。（J. Reiter, P. Hutchings, E. Lydyard, A. Cooke 提供）。

プターに結合した抗原が Fcγ 抑制性レセプターを活性化せず，また，補体活性化古典的経路を通じて C3d が生成されるためであろう。一般に，IgM 抗体は広い反応性をもつ自然抗体としてはじめから存在するか，抗原刺激後早期に確実に現れるので，初期反応を促進する役割をもつと考えられる。

活性化により誘導される細胞死

免疫系により抗原が体内から排除されると，抗原レセプターからのシグナルがなくなるためにリンパ球の増殖が抑制される。一方，抗原の存在下であっても，継続的な細胞増殖が起こるのではなく，何らかの防御機能が働かないかぎり，アポトーシスによる**活性化誘導型細胞死** activation induced cell death（AICD）が起こる。すなわち，T 細胞では活性化とともに，細胞死に関するレセプターとリガンドの発現が亢進する。このリガンドが細胞表面に発現するものであれば，隣接細胞をアポトーシスに導くことができる。しかし，このリガンドは，多くの場合，タンパク質分解酵素によって細胞表面から遊離して，可溶型の状態となる。この可溶型のリガンドの中には活性を保ちつづけるものもあり，たとえば TRAIL/Apo2L（TRAIL：TNF-related apoptosis inducing ligand）は TRAIL-R1 というレセプターを介してシグナルを伝達する。このような可溶型リガンドはパラクライン型，もしくはオートクライン型の細胞死を *in vivo* で仲介するので，腫瘍に対する治療薬として有望である。細胞死を誘導するレセプターは，TNF レセプターファミリーに属し，TNFR1，CD95（Fas），TRAMP（TNF receptor apoptosis mediating protein），前述の TRAIL-R1（death receptor DR4），TRAIL-R2（DR5），DR3 や DR6 などがある。これらのレセプターを介したアポトーシスにおいては，まず不活性型のシステインプロテアーゼプロカスパーゼ 8 が切断されて活性型のカスパーゼ 8 が生じる。最終的にはこの活性化経路は細胞ストレスによるアポトーシスの経路と合流し，双方とも下流のエフェクターとなるカスパーゼを活性化する（図 10.5）。また，膜結合型の TRAIL-R3（DcR1），TRAIL-R4（DcR2），TRAIL-R5（osteoprotegerin）などのいくつかのおとり（デコイ）レセプターも存在し，これらの分子はアポトーシスを誘導するリガンドと結合するが，シグナル伝達はしない。

T 細胞は，はじめはアポトーシスに対して耐性であるが，MHC-ペプチド複合体により活性化されると，徐々にアポトーシス感受性となる。一方，アポトーシスから細胞を守る分子もある。たとえば，bcl-2 と bcl-X_Lはアポトーシス促進性のタンパク質がミトコンドリアから放出されるのを防ぐ番犬的な役割をする。これに対して，細胞死レセプターを介した AICD に特に促進的に働くのが FLIP（FLICE inhibitory protein，FLICE はカスパーゼ 8 の旧名である）である。FLIP はカスパーゼ 8 に類似した構造をもち，カスパーゼ 8 が**細胞死誘導シグナル複合体** death-inducing signaling complex（DISC）に取り込まれるのを競合的に阻害する（図 10.5）。すなわち，細胞死関連レセプターがそのリガンドと会合したときには，FLIP の濃度は細胞の運命を決定するが，ストレス誘導性のミトコンドリア経路によるアポトーシスには FLIP は影響を与えない（図 10.6）。

T 細胞を介した制御

ヘルパー T 細胞の特異性

これまでの報告から，ヘルパー T 細胞は異なる機能をもついくつかのサブセットからなるらしい。抗体産生においては，パイエル板由来の T 細胞株は，脾臓由来の株に比べて，パイエル板 B 前駆細胞からの IgA 産生型 B 細胞の分化をより効率よく増強す

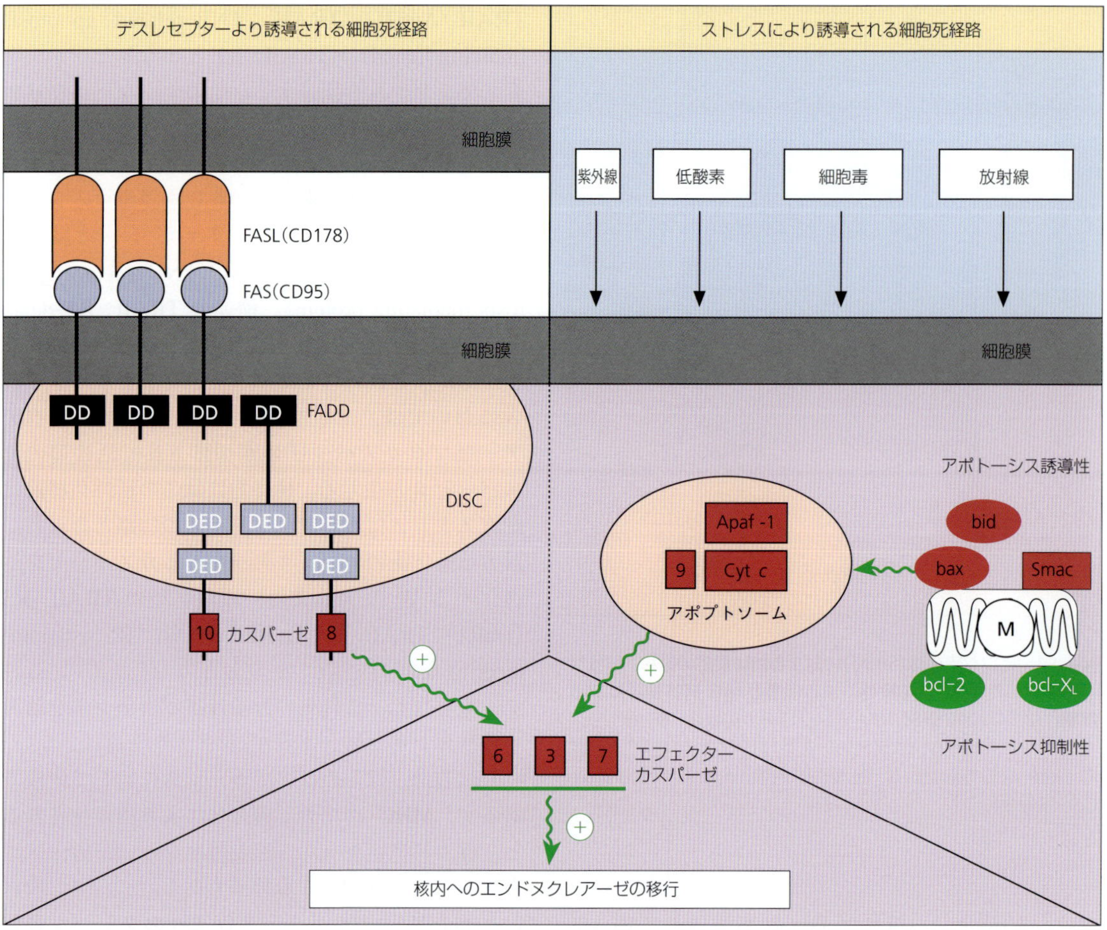

図 10.5　**活性化誘導型細胞死(AICD)**。細胞表面のレセプターを介した細胞死は，三量体リガンド(Fas リガンド)が TNF-R ファミリー分子(Fas)を三量体化することにより誘導される。レセプターの三量体化により細胞内のデス・ドメイン(DD)がお互いに近接し，そこに種々のデス・エフェクター・ドメイン(DED)をもつアダプター分子群が集合し，細胞死誘導シグナル複合体(DISC)が形成される。関与するレセプターにより用いられるアダプター分子が異なり，たとえば，Fas には FADD(Fas-associated protein with death domain)が会合する。DISC にはカスパーゼ 10 が会合して不活性型のプロカスパーゼ 8 の切断により活性型のカスパーゼ 8 がつくられ，さらに下流のエフェクター・カスパーゼ群が活性化する。この過程に引きつづいて，細胞質内の ICAD(CAD インヒビター)という会合タンパク質から CAD(caspase-activated DNase)というエンドヌクレアーゼが遊離し，核内に移行する。もう 1 つのアポトーシス誘導の経路は，しばしば細胞ストレスにより誘発され，チトクローム c，Smac/DIABLO や bcl-2 ファミリー分子である bax などのミトコンドリア関連分子群が関わる。この経路では，カスパーゼ 9 の活性化が重要で，これには Apaf-1 などの複数の分子のカスパーゼ 9 への結合が必要である。できた複合体にはチトクローム c が取り込まれたものをアポプトソームとよぶ。活性化されたカスパーゼ 9 はプロカスパーゼ 3 を切断する。当初，これらのデスレセプター経路とミトコンドリア経路は図で示すように別々のものと考えられていたが，お互いに相互作用をする。すなわち，カスパーゼ 8 が bcl-2 ファミリー分子 bid を切断し，これによりミトコンドリアからチトクローム c が遊離する。bcl-2 ファミリーに属する別の分子の bcl-2 や bcl-X_Lは，おそらくミトコンドリアからのアポトーシス誘導分子の遊離を阻害することにより，アポトーシスを抑制する。M：ミトコンドリア。

る。しかし，パイエル板由来 T 細胞は脾臓由来 B 細胞の IgA 産生は増強しないことから，IgA へのクラススイッチを促進するのではなく，IgA 産生をするはずの B 前駆細胞に対して働きかけているらしい。ただし，前述の AICD に関する話からわかるように，ヘルパー T 細胞は B 細胞やキラー T 細胞を無限に増殖させることはしない。

▶ T 細胞を介した抑制

免疫応答を促進する機能的な T 細胞の集団が進化とともに出現してきたが，当然，ヘルパー T 細胞を調節するための制御性細胞集団も進化とともに出現してきた。T 細胞を介した抑制は，Dick Gershon が発見し，「**感染性の免疫寛容 infectious tolerance**」と名づけた現象により，免疫学分野で初めて真剣に注目されるようになった。非常に驚くべきことに，

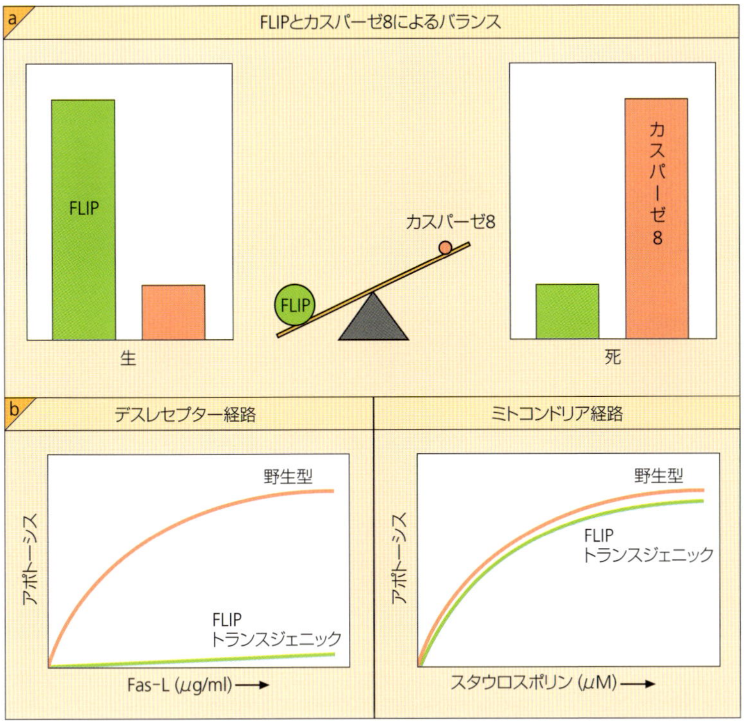

図 10.6　細胞死の決定。(a)アポトーシス抑制性の FLIP とアポトーシス誘導性のカスパーゼ 8 の相対的な量が細胞の運命を決定する。(b)トランスジェニックマウスで FLIP を過発現させると，FLIP が Fas リガンド依存性デスレセプター経路により誘導される AICD を抑制するが，スタウロスポリンで誘導されるミトコンドリア経路を介した細胞死は誘導しないことがわかる。(J. Tschopp ら提供のデータに基づく)。

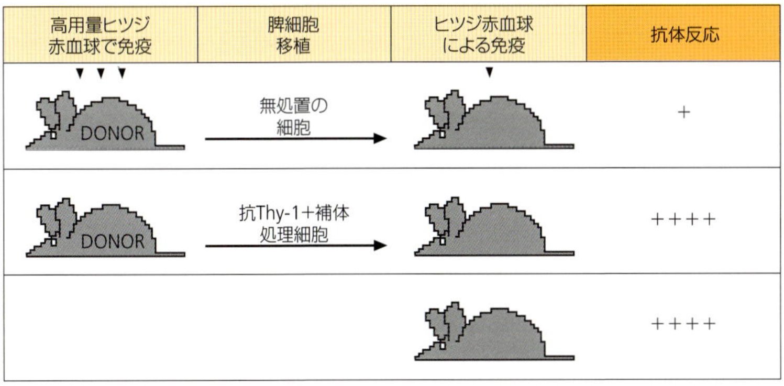

図 10.7　抑制性 T 細胞の存在を示す実験。ある系統のマウスをヒツジ赤血球で免疫すると強い抗体反応が誘導される。しかし，あらかじめ高用量のヒツジ赤血球で免疫しておいた別のマウスからの脾細胞を投与すると，通常量の抗原に対する抗体反応を抑制することができる。この活性は，脾細胞をあらかじめ抗 T 細胞血清(抗 Thy-1)と補体で前処理することにより失われることから，抑制性の細胞が T 細胞であることがわかる。(Gershon, R. K. & Kondo, K. 〈1971〉*Immunology* **21**, 903-914)。

大量のヒツジ赤血球 sheep red blood cell(SRBC)投与により無反応性になったマウスから T 細胞を正常マウスに移植したところ，レシピエントマウスで SRBC に対する特異抗体産生が抑制されたのである(図 10.7)。これがどうしてそれほど驚くべきことだったかというと，当時は抗原により誘導される免疫寛容は本質的には積極的な抑制によるものではなく，T 細胞クローンの欠乏かサイレントになる負の現象と考えられていたからである。その後，T 細胞を介した抑制はさまざまな液性免疫応答や，遅延型過敏症，細胞傷害性 T 細胞，抗原特異的 T 細胞増殖などの細胞性免疫応答も調節することが相ついで報告され，専門的な抑制性 T 細胞が存在するかについては熱い議論が交わされてきた。

抑制性エピトープとヘルパーエピトープはそれぞれ別に存在しうる

マウスでのトリ卵白リゾチームなどの抗原に対する免疫応答の詳細な解析から，マウスの系統によっては特定の抗原エピトープがヘルプではなく非常に強い抑制を誘起することがあり，また，特定のエピトープに対する T 細胞を介した抑制が同一分子上の他のエピトープに対するヘルパー細胞や抗体の反応をも抑制しうることが明らかになった。すなわち，$H\text{-}2^b$ハプロタイプのマウスでは抑制が優位になり，リゾチームに対して弱くしか反応しないが，抗原の N 末端から 3 つのアミノ酸残基を除去すると，非常に強い反応を示すようになる。つまり，N 末端領域に関連したエピトープに対する T 細胞の調節が，この抗原の他のエピトープに対する反応にも及んでい

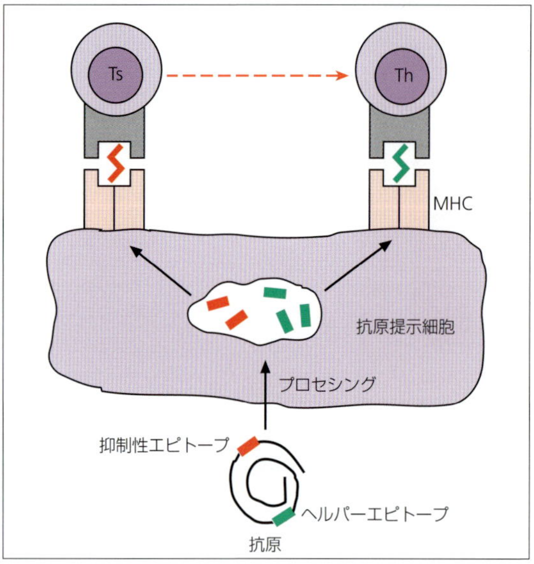

図 10.8 **抑制性エピトープとヘルパーエピトープの物理的架橋の必要性を示す模式図。** ヘルパー細胞と抑制性細胞は，抗原提示細胞の表面で近接して結合する。抗原提示細胞は抗原をプロセシングして，細胞表面の異なる MHC 分子上に異なるエピトープを提示する。

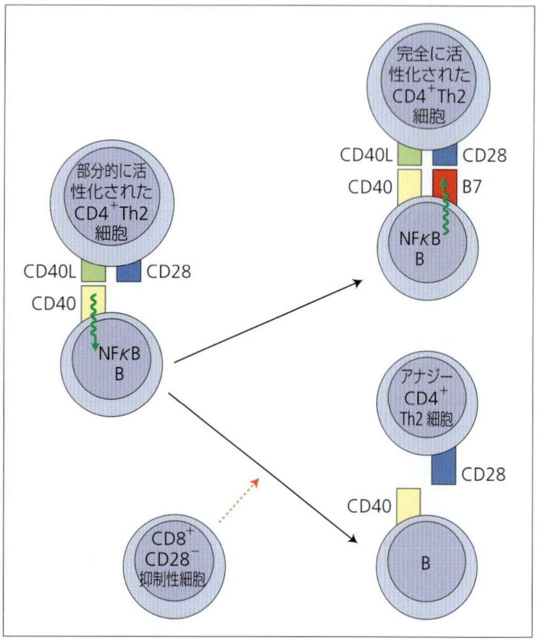

図 10.9 **CD8$^+$抑制性 T 細胞は B 細胞による T 細胞の活性化を抑制する。** MHC-ペプチド複合体により T 細胞レセプターを介して刺激すると，部分的に活性化された Th2 細胞上の CD40 リガンド（CD40L，CD154）の発現が上昇する。CD40L が B 細胞上の CD40 と結合すると，NFκB を介して B 細胞上の B7.1（CD80）と B7.2（CD86）の発現が上昇し，B7-CD28 相互作用を介してヘルパー T 細胞が活性化される。CD8$^+$CD28$^-$抑制性細胞が存在すると，B7 の発現上昇が起こらず副刺激が提供されないことから，Th2 細胞はアナジーに陥る。他の T 細胞とは異なり，静止期のアナジー T 細胞は CD40L を発現しない。

たのである。他にもいくつかの系で同様な結果が得られている。これはすなわち，抑制性 T 細胞が他のエピトープに反応する細胞と抗原自身を介して相互作用をすることを意味し，たとえば 1 つの可能性としては，1 種類の抗原提示細胞がプロセシングされた数種類の異なる抗原エピトープを同時に発現して，これらのエピトープを抑制性 T 細胞とヘルパー T 細胞がそれぞれ認識して相互作用をする（図 10.8）。

T 細胞を介した抑制の特徴

当初，マウスの抑制性 T 細胞は Ly2（現在の CD8α）と Ly3（現在の CD8β）を細胞表面にもつとされてきた。その後，CD8$^+$抑制性 T 細胞は MHC 領域内に存在する *I-J* 遺伝子の産物を発現し，しばしば抗原特異的である可溶型抑制因子を産生できると報告されるようになった。しかし，これらの抑制性因子は生化学的に明らかにならず，MHC 全体をクローニングしても I-J 領域は存在しなかったのである。このために，抑制性 T 細胞の存在自体に非常に懐疑的な目が投げかけられるようになったのは無理からぬところである。しかし，抑制性 T 細胞に関する研究はこの 10 年ほどで再び勢いを盛り返し，現在では，抑制性 T 細胞の多くは CD8$^+$T 細胞ではなく CD4$^+$T 細胞であると考えられるようになり，制御性 T 細胞（Treg）とよばれるようになった。ただし，Treg にはいくつかの異なるサブセットが存在するようで，この点はさらなる解析が必要である。あるものは抑制機能を発揮するために細胞どうしの接着を必要とするが，別のサブセットでは可溶型のサイトカインを必要とするらしい。

それではまず，CD8$^+$抑制性 T 細胞について見てみよう。B10.A（2R）というマウスでは乳酸脱水素酵素 β（LDHβ）に対して低反応性で，このマウスでは，*H-2Eβ* 遺伝子が b ではなく k ハプロタイプである。このマウスを LDHβ で免疫してリンパ球を採取すると，k 抗原を加えても *in vitro* では増殖しないが，CD8$^+$細胞を除去すると残りの CD4$^+$細胞はかなり強い反応を示し，しかも CD8$^+$細胞を加えなおすと再び積極的な抑制が起こる。ヒトでも抑制性 T 細胞が CD8 サブセットに含まれることを示す報告がある。すなわち，抗原を提示する B 細胞がヘルパー T 細胞上の CD40 リガンドから CD40 を介してシグナルを受け取る際に，CD8$^+$，CD28$^-$の T 細胞が抑制的に働いて，共刺激分子 B7 の発現上昇を抑制するという（図 10.9）。この後，抗原提示細胞はヘルパーT細胞に働いてアナジーを誘導する。B7発現に対する抑制効果には抗原提示細胞でのNFκBの活性化が必要であり，NFκB活性化がないとB7.1（CD80）とB7.2（CD86）遺伝子の転写が阻害される。

これらの実験から$CD8^+$T細胞が抑制を媒介することは明らかであるが，現在では$CD4^+$の制御性T細胞が抑制の主要なエフェクターであると考えられている。BALB/cマウスのリンパ節や脾臓から抗CD25抗体と補体により$CD25^+$細胞を除去し，残った$CD25^-$細胞を胸腺欠損BALB/cマウス（ヌードマウス）に移植すると，レシピエントは種々の自己免疫疾患を発症する。しかし，$CD25^-$細胞の移植の直後に$CD4^+$，$CD25^+$細胞を投与すると，自己免疫疾患を発症せず，このことから，$CD4^+$，$CD25^+$の細胞集団にTregが存在することが示唆される。その後，数多くの同様な実験により，$CD4^+$，$CD25^+$T細胞は確かに自己免疫，同種移植片拒絶やアレルギー反応を抑制するTreg細胞を含むことが確認された。しかし，CD25（IL-2レセプターのα鎖）は細胞活性化の一般的なマーカーであり，これだけでは制御性細胞の定義はできない。自然に発生してくるTregでは，CTLA-4，OX40，GITR（glucocorticoid-induced TNF receptor family related molecule），細胞表面TGFβ，そしてフォークヘッド転写因子であるFoxp3を発現する。これらの分子は個別にも制御性細胞の同定に用いられてきたが，現在では制御性T細胞を一義的に定義するのはFoxp3の発現である。*Foxp3*遺伝子を$CD4^+$，$CD25^-$のナイーブT細胞に導入すると，これらの細胞は複数の動物モデルで自己免疫疾患の発症を抑制する。

$CD4^+$，$CD25^+$，$Foxp3^+$の自然発生型Tregは通常，抗原特異的に活性化されるが，その後他の抗原に対する反応も抑制することができるようになり，この状態を**連鎖的抑制** linked suppressionという。これらの細胞が最初の抗原や他の抗原への免疫応答

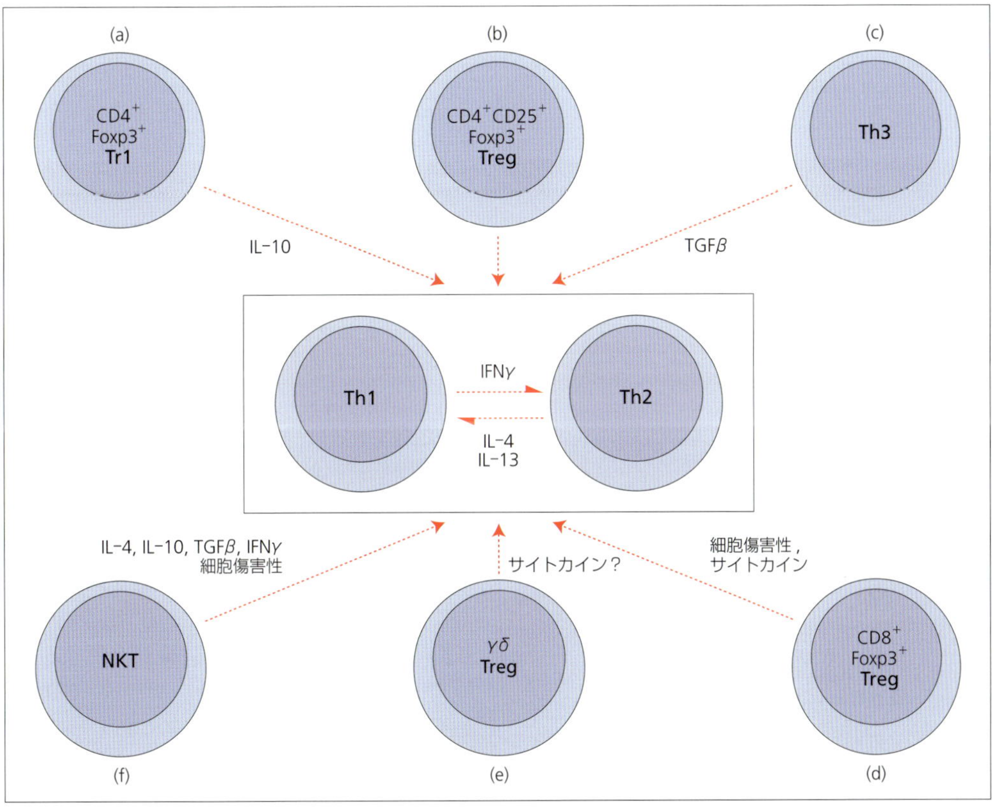

図10.10　**T細胞を介した免疫応答の制御。** Th1細胞とTh2細胞は，産生するサイトカインのいくつかがお互いに拮抗的に働くために，お互いに拮抗するように働く。これに加えて，次のような何種類もの抑制性/制御性T細胞サブセットが存在する。(a)活性化の際にCD25を発現するIL-10産生性Tr1細胞，(b)胸腺で発生して恒常的にCD25，Foxp3を発現する制御性T細胞，この細胞は通常，細胞間接着を介して抑制を及ぼし，その際にはおそらく細胞膜に結合したTGFβを用いる，(c)TGFβを産生して抑制的に働くTh3細胞，(d)細胞傷害性やサイトカインを介して抑制的に働くCD8細胞，(e)γδ TCRを発現する抑制性T細胞，(f)細胞傷害性やサイトカインを介して抑制的に働くと考えられるNKT細胞。これらの抑制性のT細胞はエフェクターT細胞を介して働くと考えられているが，樹状細胞を介して働く可能性もある。

を抑制する機構は不明であるが，通常，調節する側と調節される側の細胞どうしの接触が必要になる。また，他の種類の Treg も複数発見され，多くは細胞どうしの接着を必要としない(図 10.10)。ヒトの $CD4^+$ 細胞は IL-10 存在下で抗原刺激をすると Tr1 細胞に分化し，それ自体が免疫抑制性サイトカインである IL-10 を産生するようになる。これらの細胞は恒常的に Foxp3 を発現するが，活性化したときにのみ CD25 を発現するようになる。Th3 細胞は免疫抑制性サイトカインである TGFβ を分泌する細胞として定義される。免疫制御性の γδT 細胞は活性化により誘導される非古典的 MHC 分子，たとえばマウスのクラス Ib 分子である T22 と T10 を認識するが，この細胞の正確な役割は不明である。一部の γδT 細胞は IL-10 と TGFβ を分泌し，そのような細胞は免疫抑制性能力をもっている可能性がある。今後，種々の制御性細胞の役割が明らかになってくると思われる。

免疫抑制は制御性の現象である

すでに説明したように，1 つの抗原提示細胞上で抗原を介して T 細胞どうしの相互作用が起こりうる(図 10.8)。また，Th1/Th2 と同様に，$CD8^+$ 細胞においても Tc1 と Tc2 というサブセットが存在する。さらに，Th1 細胞と Th2 細胞はお互いに抑制しあう。可能性としては，IL-4 を産生する 2 型の $CD8^+$ 細胞が Th1 細胞を抑制し，IFNγ を産生する 1 型の $CD8^+$ 細胞が Th2 細胞を抑制し，これが 1 つの抗原提示細胞上で起こると考えられる(図 10.11)。このモデルでは，免疫応答がある特定のタイプになると，たとえば Th1 による細胞性免疫が起こるようになると，Th2 型の反応，たとえば T-B 相互作用は産生されるサイトカインを介して阻害されるようになる。これも T 細胞を介した抑制の一種であるが，これらの細胞を専門的に特化した抑制性細胞とみなすことはできない。というのは，このような抑制はいわばこれらの細胞機能の副産物であるからである。ちょうど，IgG がフィードバック制御により B 細胞を制御するように，これらのサイトカイン分泌型のキラー T 細胞もヘルパー T 細胞の過剰増殖の防止のために必要なのかもしれない。

Treg の活動はある程度までは樹状細胞によって制御され，静止期の樹状細胞は Treg の分化を促進する。パターン認識レセプターが微生物と会合して樹状細胞が活性化されると，IL-6 や他の可溶型メディエーターが産生され，微生物に対する反応が必要なときには Treg の分化が抑制される。

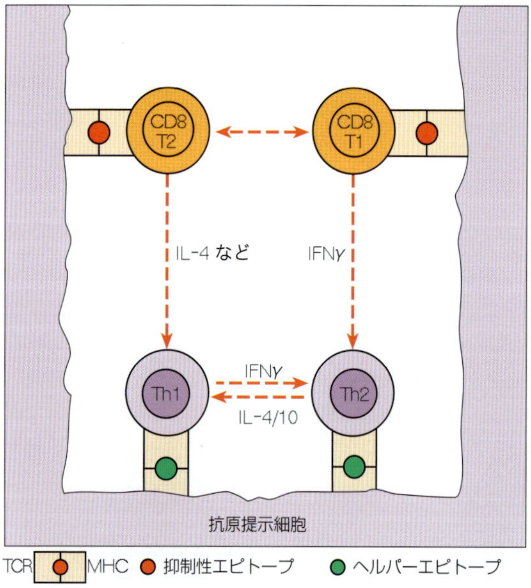

図 10.11　**T 細胞サブセット間の拮抗作用。** 抗原提示細胞上で異なる T 細胞サブセットがプロセシングされた抗原を間接的に介して，それぞれが各々のメカニズムで抑制をする(Bloom, B. R., Salgame P. & Diamond B.〈1992〉*Immunology Today* **13**：131-136)。これ以外のメカニズムもある。マウス以外の哺乳類の多くでは，活性化 T 細胞の多くに MHC クラスⅡ分子が発現する。これらの細胞がプロセシングされた抗原を提示すると，$CD4^+$ の抑制機能をもつ細胞傷害性 $CD4^+$ T 細胞が誘導される。TGFβ は T 細胞増殖を抑制するが，このサイトカインがどのようにして抑制性細胞が産生するようになるかは明らかではない。

イディオタイプネットワーク

Jerne のネットワーク仮説

1974 年に発表した「免疫系のネットワーク説について」という論文において，ノーベル賞受賞者である Niels Jerne は，抗体の可変領域で構成される構造(抗体のイディオタイプ)は他の抗体の可変領域を認識し，イディオタイプと抗イディオタイプの間の相互作用に基づいたネットワークが存在すると提唱した。B 細胞は抗体分子を抗原レセプターとして用いることから，このことは異なる B 細胞クローンは相互作用してそれぞれが個別に調節を受ける可能性を示す(図 10.12)。この概念は，その後，$CD4^+$T 細胞と $CD8^+$T 細胞上の T 細胞レセプターのイディオタイプにも適用可能と考えられるようになった。イディオタイプネットワークが体内に存在することや，抗原によって誘導される免疫応答中に抗自己イディオタイプができることはまちがいないと思われる。たとえば，ある系統のマウスに肺炎球菌ワクチンを投与すると，ホスホリルコリンに対する抗体産生が起こり，生殖系列にコードされたイディオタイプである T15 に対して主に反応が起こる。そして，

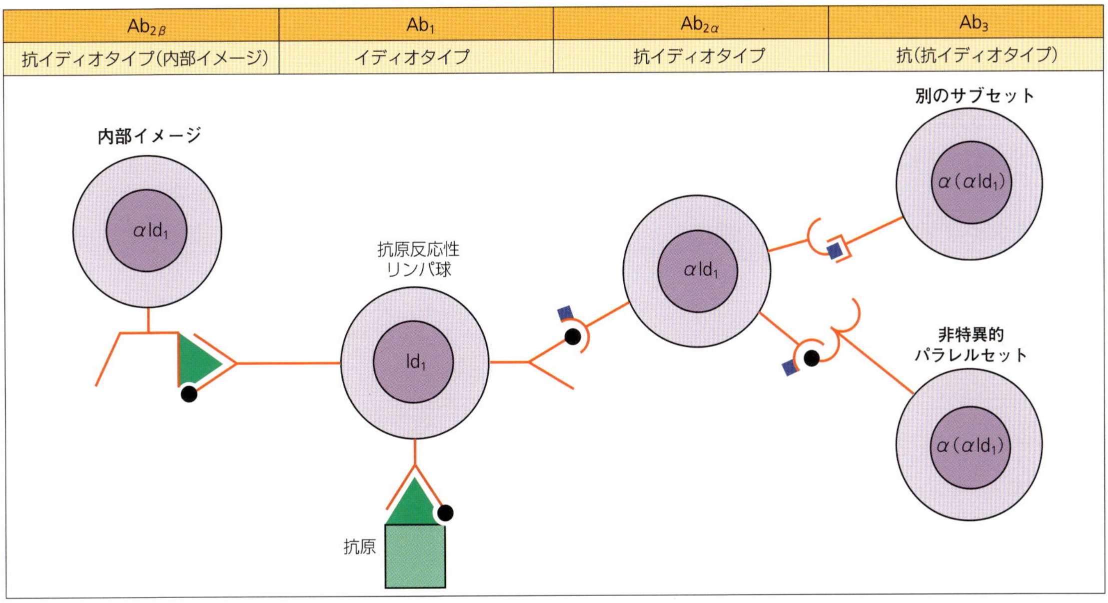

図 10.12　**イディオタイプネットワークの構成成分。**このネットワークにおいては，1 つのリンパ球上の抗原レセプターが別のリンパ球上の抗原レセプターのイディオタイプを認識する。ヘルパー T 細胞，抑制性 T 細胞や B 細胞はいずれもイディオタイプ-抗イディオタイプ相互作用を介してお互いに活性化したり，抑制したりする。T-T 細胞間相互作用は相互の T 細胞レセプターを直接認識することでも起こるが，通常は MHC に結合したプロセシングされたペプチドを認識することによって起こる。抗イディオタイプレセプターの 1 つである $Ab_2\beta$ には抗原と同様の形をしたエピトープが存在することから抗原の内部イメージとして働く。同一のイディオタイプが異なる特異性の抗原レセプター間で共有されている可能性もあり，このリンパ球を非特異的パラレルセットとよぶ(複数の可変領域からはいくつものエピトープができる可能性があり，特定のエピトープがエピトープ結合部位の一部分，すなわち，パラトープになるとはかぎらない)。このことから，抗イディオタイプ(anti-Id1)がもとの抗原と結合するとはかぎらない。Id＝イディオタイプ，Ab_1＝特定のイディオタイプをもつ抗原レセプター，$Ab_2\alpha$＝パラトープをもたない抗イディオタイプ，$Ab_2\beta$＝内部イメージとなる抗イディオタイプでパラトープをもつ，Ab_3＝抗(抗イディオタイプ)。

$T15^+$細胞と抗 T15(抗自己イディオタイプ)$^+$の細胞が交互に見られるようになる。この他にも，種々の実験系で T 細胞の抗イディオタイプ反応性が報告されている。たとえば，CDR2，CDR3 や他の T 細胞レセプターのフレームワーク領域などに由来するペプチドを認識する抗イディオタイプ T 細胞が正常なヒトの T 細胞レパートリーに存在するらしい。

イディオタイプネットワークはすでに胎生期に存在する

免疫グロブリンを分泌しはじめたばかりのマウス胎仔の脾臓を用いてハイブリドーマを作成すると，正常では考えられないほど高い頻度でイディオタイプ-抗イディオタイプの関係にあるものが見られる。このような高い頻度のイディオタイプ連結性はこれ以降の年齢では見られないことから，若い B 細胞，特に $CD5^+$B-1 サブセット(p.245 参照)が生殖系列遺伝子にコードされた抗体をつくり，それらがお互いにネットワーク関係をもつことを示唆している。

プライベートイディオタイプとパブリックイディオタイプ

プライベートイディオタイプとよばれるものは特定の単一特異性をもつ抗体にしか存在しないが，パブリックイディオタイプとよばれる交差反応性のイディオタイプは異なる特異性をもつ多様な抗体(つまり B 細胞レセプター)の上に存在する。このように高い頻度で存在し，通常，生殖系列にコードされているパブリックイディオタイプに対しては簡単に抗イディオタイプ反応が誘導されることから，このようなイディオタイプは一定条件下で制御性に働く制御性イディオタイプとしての役割をもつのかもしれない。「**抗原原罪** original antigenic sin」とよばれる現象は，最初に出会った微生物の特定のエピトープに対してだけ免疫応答が起こることを指し，その後，抗原性が似ている微生物と出会っても，その免疫的に優位な正常エピトープまで無視してしまうような状態である。抗原の侵入によりメモリー B 細胞を含む細胞集団が増殖して特定の抗原に対して競合的に働くことも一種の免疫制御だが，この現象にはイディオタイプ特異的なメモリーヘルパー T 細胞も関与しているかもしれない。

また，イディオタイプネットワークにおいては，ネットワーク内のリンパ球間がお互いに軽く刺激しあうことにより免疫応答を動かし，さらにはメモリー細胞集団の維持にも関わっているかもしれない。

イディオタイプを介した免疫応答の操作

特定の抗原に対する反応において，わずかナノグラム程度の非常に低用量の抗イディオタイプ抗体ができると当該イディオタイプの発現量を大幅に増強するが，マイクログラム程度の量ではかえって当該イディオタイプ発現を抑制するという現象が見られる（図 10.13）。すなわち，このイディオタイプネットワークをうまく利用すると，免疫応答，特に自己免疫疾患やアレルギー，移植片拒絶などの免疫過剰状態を操作できる可能性がある。しかし，B 細胞の反応は通常，非常に多様で，たとえ特定のパブリックイディオタイプが優位性をもつ免疫応答であっても，その特定のイディオタイプに対する抗イディオタイプ抗体で免疫抑制をするのは難しいと思われる。というのは，たとえ免疫応答がパブリックイディオタイプ優位でそのイディオタイプが抑制されたとしても，他のイディオタイプをもつクローンが代償性に増殖し，全体の抗体価がほぼもとどおりになるからである（図 10.13）。ヘルパー T 細胞はよりかぎられた種類のイディオタイプを発現することから，イディオタイプに対する自己免疫によって抑制を受けやすい可能性があるかもしれない。実際に，脳や甲状腺の抗原に特異的なヘルパー T 細胞株に放射線照射して「ワクチン」として投与すると，当該臓器に対する実験的自己免疫性炎症の誘導が抑制されることが報告され，これは将来的に有望なアプローチかもしれない。これとは異なる方法としては，一連の「抗原の内部イメージ」セット（図 10.12）に対するモノクローナル抗イディオタイプを用いて抗原特異的な制御性 T 細胞を刺激し，それによって同一抗原上の他のエピトープに反応性の B 細胞をも抗原自身による橋渡し効果によって抑制してしまうことも考えられる（図 10.8）。

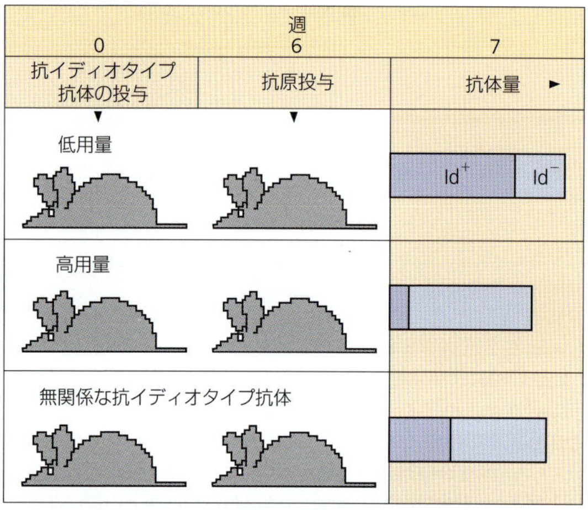

図 10.13　**抗原で誘導された抗体反応における主要イディオタイプが抗イディオタイプによって変化する。** 無関係な抗イディオタイプ抗体と抗原を投与されたマウスでは，産生された抗体のかなりの部分に特定のイディオタイプが存在することがわかる（パブリックイディオタイプあるいは交差性エピトープとよばれるもの：一番下の図，本文 p.52 参照）。このような条件のもとで，10 ng のモノクローナル抗イディオタイプ抗体を前投与すると，そのイディオタイプをもつ抗体の産生が上昇する。一方，10 μg 前投与するとそのイディオタイプをもつ抗体の産生が完全に抑制されるが，いずれの場合にも全体の抗体産生量は変わらず，これは代償的にイディオタイプ陰性抗体の産生が見られるからである。

適切な条件下では抗イディオタイプ抗体が抗体産

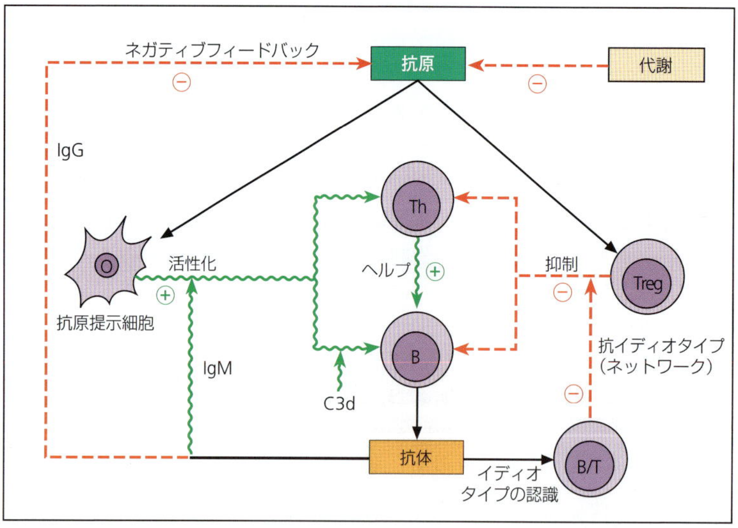

図 10.14　**免疫応答の制御。** 細胞性免疫における T 細胞によるヘルプも同様の制御を受ける。これらの機構の一部はお互いに働きあう。たとえば，Th 細胞や B 細胞上のイディオタイプに特異性をもつ制御性 T 細胞が存在する可能性がある。図では単純化するために，抗イディオタイプ活性をもつ Th 細胞による B 細胞の動員については矢印を省略した。Th：ヘルパー T 細胞，Treg：制御性 T 細胞。

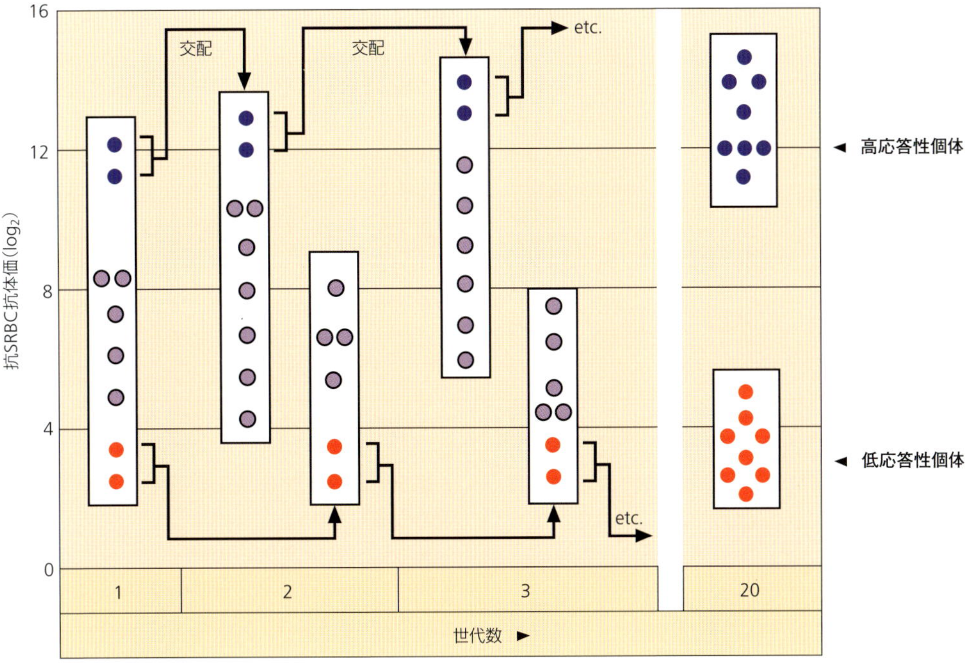

図 10.15　**交配による高応答性個体と低応答性個体の作成**(Biozzi ら)。もとの野生型マウス(遺伝子は複数のものが，抗体の応答性もばらばら)を多数の抗原決定基をもつヒツジ赤血球(SRBC)で免疫する。それぞれのマウスにおける抗体価を丸で示す。もっとも高い抗体価を示すオスとメスのマウス(●)を交配して，その子孫をさらに免疫した。もっともよく反応した個体どうしを交配し，これを 20 代にわたって続けたところ，すべてのマウスが SRBC だけでなく他の抗原に対しても高応答性になった。同様のことを低応答性個体(●)に対して行ったところ，低応答性個体だけができた。両系統は血中からの食作用による墨汁や SRBC の除去能力は同等だったが，高応答性個体からのマクロファージの抗原提示能力は低応答性個体に比べて高かった(p.165 参照)。一方，低応答性個体はネズミサルモネラ菌 *Salmonella typhimurium* に対する抵抗性が高く，マクロファージにおけるリステリア菌 *Listeria* の増殖は遅く(p.269 参照)，細菌に対する応答性はより高いことが示唆された。

生を刺激できることから，抗原の大量入手が困難な場合(たとえば，フィラリアなどの寄生虫抗原や，ある種の腫瘍に発現する弱い胎児抗原など)，抗原のかわりに「内部イメージ」に対するモノクローナル抗イディオタイプ抗体を免疫原として用いることができるかもしれない。この他に，化学合成や遺伝子クローニングによって得られたタンパク抗原がもとの分子の高次構造を保てないことがあるが，抗イディオタイプ抗体は抗原エピトープに対してできるものであることから，この場合にも使用可能である。

免疫応答を調節しうる主要な因子を図 10.14 にまとめておく。

遺伝因子の影響

▶ 全般的な応答性に影響を及ぼす遺伝子がある

抗体応答の強弱によりマウスを選択し，数世代にわたって交配すると，同一系統由来でありながら遺伝的に抗体応答の異なる 2 種類のマウスをつくることができる。1 つはさまざまな抗原に対して高い抗体価抗体を常時産生し，もう一方は比較的低い抗体価のものを産生する(図 10.15，Biozzi ら)。これに関わる遺伝子には 10 ぐらいのものがあるが，あるものは B 細胞の増殖や分化を増加させ，あるものはマクロファージの活性に影響を及ぼす。

▶ 抗原レセプター遺伝子は免疫応答を規定する

リンパ球の抗原レセプターである免疫グロブリンや T 細胞レセプターの *V*，*D*，*J* 領域をコードする遺伝子群は獲得免疫応答において基本的に重要である。既存の遺伝子群から抗原レセプターの多様性をつくるメカニズムは非常に強力であることから(p.68 参照)，免疫グロブリンや T 細胞レセプターの可変領域のレパートリーに欠損ができるために免疫不全が起こる，というようなことは通常は考えにくくい。ただ，まれな例としては，特定の遺伝子の欠損によってレパートリーに穴があることがある。たとえば，特定の免疫グロブリン *V* 遺伝子を欠く動物は多糖体である α1-6 デキストランに反応できない。また，T 細胞レセプター $V\alpha 2$遺伝子を欠損するマウスは，雄性 H-Y 抗原に対して細胞傷害性 T 細胞応答を起こすことができない。

▶ 免疫応答は MHC によって影響されうる

構造的に単純な胸腺依存性抗原のいくつかが MHC 遺伝子依存性に抗体産生を誘導するという事実は，当初，非常に大きな驚きをもって受け止められた。たとえば，$H\text{-}2^b$ハプロタイプのマウスは合成分枝ポリペプチドである(T,G)-A-L によく反応するが，$H\text{-}2^k$ハプロタイプのマウスは弱くしか反応しない(表 10.1)。

$H\text{-}2^b$ハプロタイプのマウスはしかるべき免疫応答(*Ir*)遺伝子をもっているため(T,G)-A-L に対して高応答性であると考えられた。一方，チロシンのかわりにヒスチジンを導入した別の合成抗原(H,G)-A-L への応答性は逆で，(T,G)-A-L 低応答性マウスが強い抗体応答を示し，高応答性マウスが弱い応答性しか示さなかったことから，特定のマウス系統の高，低応答性は個々の抗原ごとに異なることが明らかになった(表 10.1)。このような傾向は特定の構造をもつ抗原にのみ明らかで，これは，個々のエピトープに対する応答性は個々の *Ir* 遺伝子で制御され，1 つの抗原上のすべてのエピトープが同一の高応答性あるいは低応答性 *Ir* 遺伝子に支配されていることはほとんどないからである。しかし，胸腺依存性の複雑な抗原上のエピトープは多様でお互いに構造的に無関係で，そのうちのわずかなエピトープの存在によって応答性が決まることが多く(p.211 参照)，このために，全体の応答性はこれらの総計を平均したものということになる。すなわち，H-2 に連鎖した免疫応答は，比較的単純なポリペプチド鎖に対してだけではなく，たったの 1 つか 2 つのエピトープしか異物と認識されないような移植抗原や自己抗原においても見られる。しかし，複雑な抗原では，ほとんどの場合，免疫学的に優位な 1 つのエピトープのみが認識されるような非常に低い投与量を使用しないかぎり，H-2 との連鎖性を見ることはできない。このように，上述の Biozzi マウスに見られる複雑な抗原に対する応答性の違いは，*Ir* 遺伝子による免疫制御とは異なるものである。

Ir 遺伝子は *H-2I* 領域に存在し，T-B 細胞間相互作用の制御に関わる

表 10.2 に *Ir* 遺伝子のマッピングに関するデータを示す。高応答性を示す 3 系統は，もとの純系マウス由来の固有の *H-2* 遺伝子をもち，相互交配により H-2 領域の組換えを起こしたものである。これらのマウスに共通の遺伝子は A^kと D^bのみであり，D^b遺伝子をもつ B.10 系統は低応答性であることから，A^k遺伝子が高応答性に関与すると思われる。さらに，*Ir* 遺伝子の産物は I 領域によりコードされていると考えられる(訳注：I 領域には I-A と I-E が存在し，ともにマウス MHC クラスⅡ遺伝子に属する。図 10.2 で I-A，I-E は，それぞれ A，E と記載されている)。なぜなら，クラスⅡ分子の H-2A 亜領域の多型性に影響する部位に変異が起こると，胸腺依存性抗原に対する抗体の応答性が個体レベルで高応答性から低応答性に変化したからである。また，この変異マウス由来の T 細胞を抗原と適切な提示細胞によって *in vitro* で刺激すると反応はきわめて低く，抗原特異的な T 細胞増殖とホストの *in vivo* の応答性の間には強い相関が見られた。この応答性

表 10.1　人工ペプチドに対する免疫応答性に連鎖した H-2 ハプロタイプ。(T,G)-A-L：ポリリシンとポリアラニンが結合し，ポリアラニン上の側鎖がチロシンやグルタミンとランダムに入れ替わったもの。(H,G)-A-L：上のペプチドとほとんど同じでチロシンのかわりにヒスチジンが入ったもの。

抗原	H-2 ハプロタイプ				
	b	k	d	o	s
(T,G)-A-L	高	低	中間	低	低
(H,G)-A-L	低	高	中間	高	低

表 10.2　組換えマウスを用いた(H,G)-A-L に対する *Ir* 遺伝子のマッピング。

マウスの系統	H-2 領域 K	A	E	D	(H,G)-A-L に対する応答
A	k	**k**	k	b	高
A,TL	s	**k**	k	b	高
B.IO.A(4R)	k	**k**	b	b	高
B.IO	b	b	b	b	低
A,SW	s	s	s	s	低

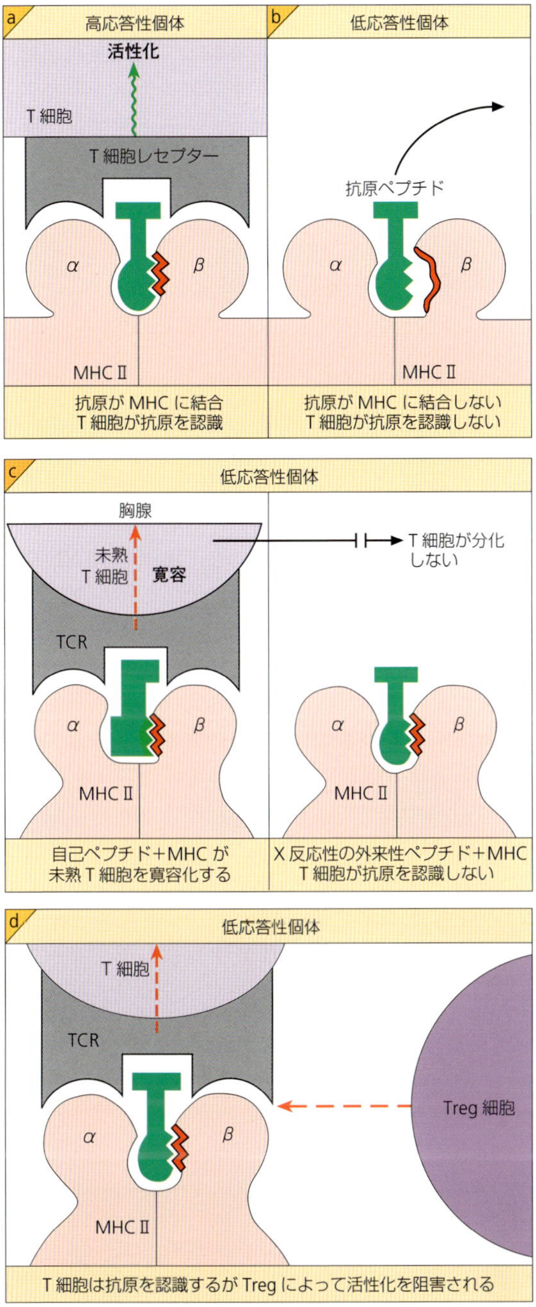

図 10.16　MHC クラスⅡ分子に結合する抗原に対する T 細胞の低応答性に関するメカニズム。

はヘルパー T 細胞の産生と関連しているらしい。というのは，放射線処理(H-2^{b}×H-2^{k})F1 マウスの免疫系を，同じ F1 マウスの抗原刺激 B 細胞と抗原刺激した H-2^{b}(高応答性)マウスの T 細胞によって再構成すると，(T,G)-A-L に対して高い反応性が見られたが，抗原刺激した H-2^{k}(低応答性)マウス由来の T 細胞ではこのような応答性は得られなかったからである。このことから，*H-2* 遺伝子の効果がなぜ胸腺非依存性抗原では見られずに胸腺依存性抗原でのみ見られるのかが理解できる。

クラスⅡ遺伝子による免疫応答性の制御には次の 3 つのメカニズムがある。

1．抗原提示がうまくいかない場合

高応答性の個体では，抗原がプロセシングされて T 細胞に提示，認識されると，リンパ球の活性化とクローン増殖が誘導される(図 10.16 a)。抗原ペプチドと結合する MHC クラスⅡの溝の特異性はややゆるいところがあるが，それでも重要な残基に変異が入ると抗原ペプチドとの結合性が変わり(p.101 参照)，反応性 T 細胞に対する抗原提示ができなくなり，このために高応答性個体は低応答性となることがある(図 10.16 b)。時には，抗原が普通にプロセシングされても，MHC 分子に適合しないようなペプチドしかできない場合もある。ある報告では，A 型インフルエンザウイルス基質タンパクの 58 番から 68 番のアミノ酸残基を認識する HLA-A2 拘束性の細胞傷害性 T 細胞クローンは，同じペプチドでパルスされた HLA-A69 発現細胞に交差反応を示したが，このクローンは A 型インフルエンザウイルスに感染した HLA-A69 発現細胞を認識できなかった。興味深いことに，HLA-A69 という MHC クラスⅠをもつ個体では，同じタンパク上の異なるエピトープに対して免疫応答を起こすのである。

2．T 細胞レパートリーに欠損がある場合

自己 MHC 分子とプロセシングされた自己抗原との複合体に対して一定程度以上の結合性をもつ T 細胞は寛容化され(p.238 参照)，その結果，T 細胞のレパートリーには「穴」ができることになる。たとえば，もしすでに寛容が誘導された自己分子と交差反応性を示す外来性抗原があるとすると，その個体ではその外来性の抗原に対する特異的 T 細胞が欠損していることになり，低応答性となる(図 10.16 c)。具体的な例としては，DBA/2 マウスは合成ペプチドのポリグルタミル，ポリチロシン(GT)に良好な応答性を示すが，BALB/c マウスは同一のクラスⅡ遺伝子をもつものの，GT に対して応答性を示さない。BALB/c マウスの B 芽細胞は GT 様の構造を発現し，自己寛容になっていると推測される。この仮説は，BALB/c マウス由来の造血系細胞を少数投与して免疫寛容となった DBA/2 マウスが高応答性から低応答性に変化したことから正しいと思われる。これを支持することに，DBA/2 マウスにポリクローナル活性化因子 LPS で活性化した BALB/c マウス由来 B 芽細胞を投与したところ，GT に対する応答性が低下した。

3．T 細胞を介した抑制

もう一度，比較的複雑な抗原で見られる MHC 拘束性の低応答性について考えてみよう。というのは，この現象(p.214 参照)は，制御性細胞の活動によってうまく説明できるからである(図 10.16 d)。このような低応答性がクラスⅡヘテロ接合体においても優位に見られることがあるが，このことは抑制活性が他のクラスⅡ分子(もう片方の分子)拘束性ヘルパー T 細胞に対しても働きうることを示唆する。この点は，上記の 1 や 2 の機構と異なり，上記のモデル 1，2 では，低応答性遺伝子由来の分子が高応答性由来分子の活性に影響を及ぼさないために，クラスⅡヘテロ接合体では高応答性が優位になるというものである。

図 10.17 に，免疫応答の遺伝的制御に関わる要因についてまとめた。

免疫内分泌系ネットワークを介した調節

免疫系に目を向ければ向けるほど，身体は単に骨髄系細胞とリンパ系細胞を入れた袋のようなものであり，免疫系は生体の生理学とは何の関係もない生体系であるかのように思いがちである。しかし，免疫系と神経内分泌系が相互作用することに次第に目が向けられつつある。

免疫系細胞の表面には種々のホルモンに対するレセプターが発現している。たとえば，グルココルチコイド，インスリン，成長ホルモン，エストラジオール，テストステロン，プロラクチン，βアドレナリン作動性物質，アセチルコリン，エンドルフィン，エンケファリンなどに対するレセプター発現が見られる。大まかに言えば，グルココルチコイドとアンドロゲンは免疫応答を抑制し，エストロゲン，成長ホルモン，チロキシン，インスリンなどは促進的に働く。

▶ 免疫応答を調節する神経内分泌フィードバック

グルココルチコイドの分泌は，極度の温度変化，恐怖，飢餓，外傷などにより誘導されるストレスに対する主要な応答である。グルココルチコイドは免疫応答の結果としても分泌され，神経内分泌系フィードバックループを介して免疫応答を制限する。すなわち，IL-1(図 10.18)，IL-6 や TNF などは視床下部-下垂体-副腎系を介してグルココルチコイド産生を刺激する。次に，これが Th1 とマクロファージの活動性を抑制し，ネガティブフィードバックループができあがる(図 10.19)。しかし，グルココルチコイドであるデキサメタゾン dexamethasone はグルココルチコイド誘導性ロイシンジッパー glucocorticoid-induced leucine zipper(GILZ)の発現を誘導して，T 細胞の活性化誘導型細胞死(AICD)を抑制する。つまり，グルココルチコイドはそれ自身で T 細胞のアポトーシスを誘導する一方，MHC-ペプチド複合体と T 細胞レセプターの相互作用によって誘導されるアポトーシスを抑制する

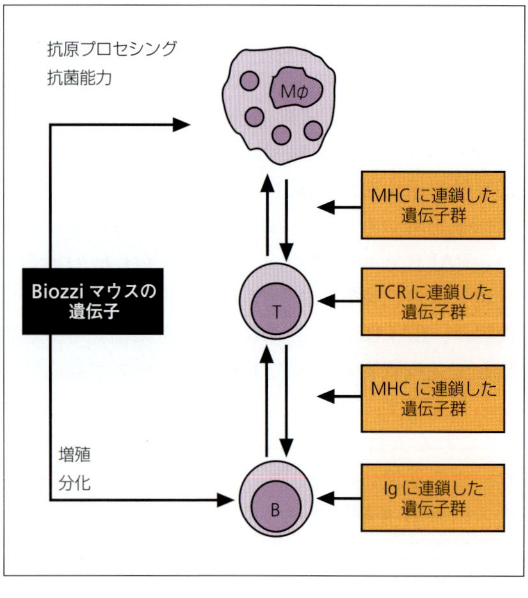

図 10.17　**免疫応答の遺伝的制御。**

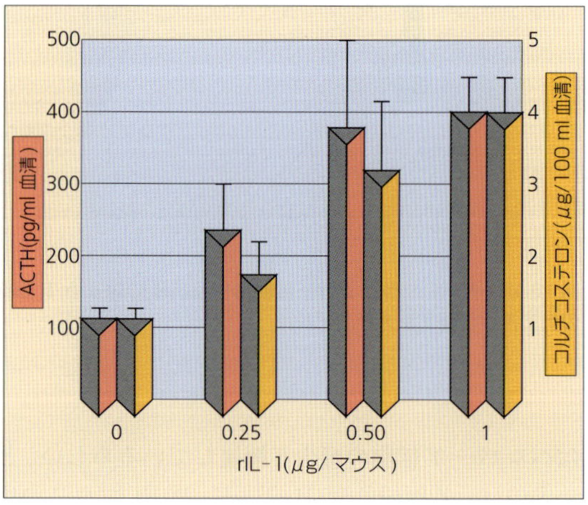

図 10.18　**C3H/HeJ マウスにおける血中 ACTH，コルチコステロンの増加。** IL-1 投与 2 時間後の値(平均±標準誤差，一群は 7〜8 匹のマウスからなる)。C3H/HeJ マウスは細菌のリポ多糖(LPS)に対するレセプターを欠損していることから，IL-1 に混在する LPS の効果によるものではない。(Besedovsky H., del Rey A., Sorkin E. & Dinarello C. A.〈1986〉*Science* **233**，652–654 より。© 1986 AAAS)。

ことから，状況はやや複雑である。すなわち，グルココルチコイドがないと，MHC–ペプチド複合体によって活性化された T 細胞は徐々に GILZ を失い，アポトーシスによる細胞死を起こす。対照的に，グルココルチコイドの存在下で T 細胞レセプターを介した活性化が起こると，GILZ の発現が増加し，これが直接 NFκB の活性化と核への移行を阻害するので，細胞が AICD から守られるようになる。

副腎摘出をすると，実験的アレルギー性脳髄膜炎 experimental allergic encephalomyelitis (EAE) からの自然回復が阻害される。EAE は進行性麻痺を伴う脱髄性疾患で，ミエリン塩基性タンパク質とフロイント完全アジュバント混合物で免疫すると発症が誘導される。この際にコルチコステロンのペレットを植え込むと，発症が阻害される。無処置の動物では

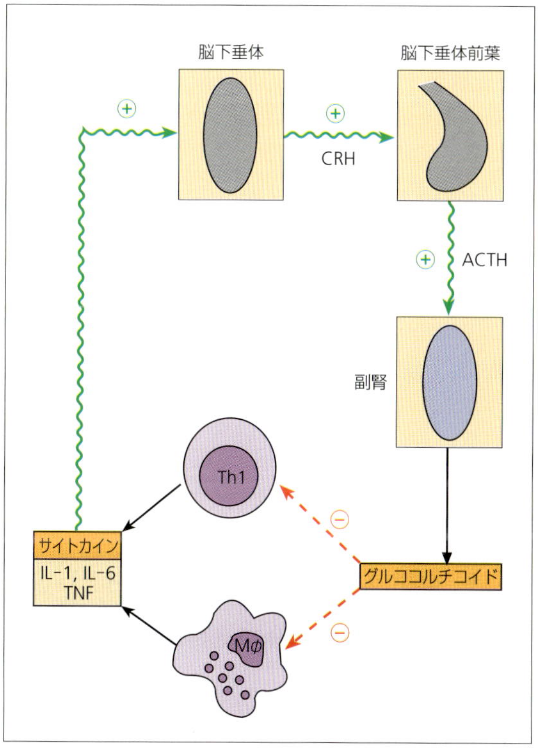

図 10.19 **サイトカイン産生に関するグルココルチコイドによるネガティブフィードバック。** 一次，二次リンパ組織中のリンパ球，骨髄系細胞はホルモンや神経ペプチドを産生し，古典的な内分泌器官やニューロンやグリアなどもサイトカインやサイトカインレセプターを発現することから，この図に示す以外の古典的神経内分泌間相互作用にもとづいた免疫制御機構が存在するはずである。胸腺細胞や末梢のリンパ球によるプロラクチンやそのレセプターの発現は重要である。たとえば，リンパ球によるプロラクチンレセプターの発現は活性化とともに上昇し，プロラクチン産生を阻害するブロモクリプチンがマウスの自己免疫疾患モデルである NZB x W マウスの SLE 症状を軽減する (p.82 参照)。CRH：コルチコトロピン遊離ホルモン，ACTH：副腎皮質ホルモン。

自発的に EAE から回復するが，この場合には，自己抗原特異的な Th2 クローンが優位となる。これは，グルココルチコイドが Th1 を抑制して Th2 を増強するためかもしれない。このようなことから，ストレスにより多量のグルココルチコイドが分泌されると，らい菌のような細胞内病原体に対する易感染性が見られるようになると予測される。細胞内病原体に対する防御には Th1 細胞が必要なのである。

新生児期に細菌性毒素リポ多糖に曝されると，内分泌系と中枢神経系の発達に長期的な影響が見られ，炎症性疾患を起こしやすくなり，内分泌系と免疫系の双方の機能的発達が「リセット」されるようである。たとえば，生後 1 週でエンドトキシンに曝露されたラットは，その後，コントロール群に比べてコルチコステロンの基礎値が高くなり，騒音ストレスに対してより強いコルチコステロン値の上昇が見られるとともに，LPS 感作により急激なコルチコステロン値の上昇が見られるようになる。

▶ 性ホルモンも制御的な役割を果たす

女性が男性よりも自己免疫疾患に対してはるかに感受性が高いことは 18 章で詳述するが，ここではリンパ球やマクロファージなどの免疫系細胞の多くにエストロゲンレセプターが発現することに着目したい。免疫応答におけるエストロゲンの役割についてはしばしばお互いに矛盾する研究結果が報告されているが，その中で比較的受け入れられているリンパ球に対するエストロゲンの効果を図 10.20 にまとめた。エストロゲンは，T 細胞増殖，B 細胞の生存や液性免疫を増強することがしばしば報告されている。逆に，思春期後期のオスマウスを去勢してアンドロゲン欠乏を誘導すると，二次リンパ組織の T 細胞が増え，T 細胞増殖が増強する。

エストロゲンは制御性細胞にも影響を及ぼし，$CD4^+$, $CD25^+$T 細胞を増殖させ，Foxp3 の発現を亢進させる。別の種類の制御性細胞であるインバリアントな T 細胞レセプターをもつ NKT 細胞は，CD1d (p.83 参照) により提示される合成糖脂質 α-ガラクトシルセラミドに反応し，Th1 サイトカインである IFNγ と Th2 サイトカインである IL-4 の双方を産生する。生理的濃度のエストロゲンの存在下で抗原刺激をすると，これらの細胞では IFNγ 産生の著しい亢進が見られる。メスマウスが抗原刺激を受けた際にオスより高く IFNγ を産生するのは，このせいかもしれない。

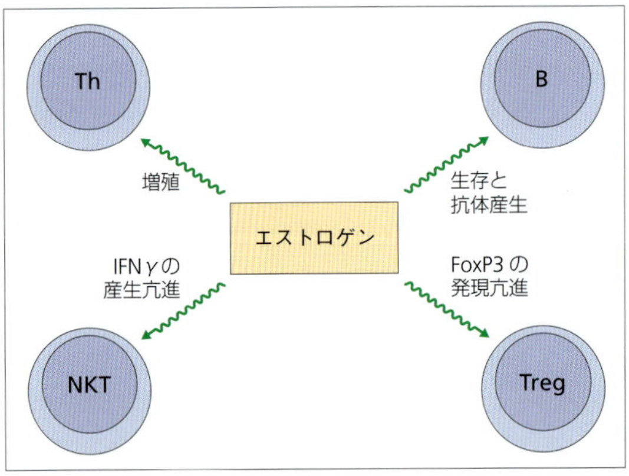

図 10.20　リンパ球機能に対するエストロゲンの効果。

▶「心理免疫学」

胸腺，脾臓やリンパ節には豊富に交感神経系末端が存在する。ドーパミンβ水酸化酵素は，ドーパミンがカテコラミン系神経伝達物質であるノルエピネフリンに変換されるのを触媒し，後者はこれらのリンパ組織で放出される。相同遺伝子組換えによってこの酵素の遺伝子を欠失したマウスは，細胞内病原体である結核菌 *Mycobacterium tuberculosis* に対して感受性亢進を示し，感染の際に Th1 サイトカインである IFNγ や TNF の産生が低下していた。これらの動物は免疫系の明らかな発達異常を認めなかったが，TNP ハプテンを KLH に結合させたもので免疫しても Th1 反応が低下していた。これらの知見はノルエピネフリンが免疫応答の強度の決定に関わる可能性を示唆する。

皮膚への神経を除去すると，組織損傷の際の皮膚への白血球浸潤が大きく減少することから，白血球の局所動員には皮膚の神経支配が影響を及ぼすことがわかる。リンパ管とリンパ節を神経支配している交感神経はリンパ流量の調節に関わり，βアドレナリンレセプター発現樹状細胞の炎症部位から局所リンパ節への移動の調節にも関与しているかもしれない。マスト細胞と神経はしばしばお互いに近傍に存在し，神経成長因子はマスト細胞を脱顆粒させる。消化管にも広範な神経支配があり，免疫系エフェクター細胞が多数存在する。この点，パイエル板のリンパ球増殖をサブスタンス P が刺激し，ソマトスタチンが阻害することは，何か関連があるのかもしれない。下垂体ホルモンであるプロラクチンの分泌をブロモクリプチンで阻害すると Th 活性が抑制される。

創傷治癒と修復部位では，炎症と神経の成長の間には相互作用があるように思われる。坐骨神経の移植部位にはマスト細胞がしばしば多数存在し，IL-6 が神経突起の成長を誘導し，IL-1 が神経成長因子の産生を増強する。また，IL-1 を側脳室に注入すると徐波睡眠を増加し，さらに IL-1 と IFN はともに体温調節中枢に働いて発熱をもたらす。

このような多様な神経内分泌的効果がどのように免疫応答の調節に関連するかは不明であるが，より生理的な現象に目を向けると，ストレスと日周性リズムは免疫系の機能に影響をもたらす。拘束を受けること，騒音，試験前の不安感などのストレス要因は，食作用，リンパ球増殖，NK 活性，IgA 分泌などの免疫機能に影響を及ぼす。驚いたことに，皮膚の遅発性過敏症であるマントー反応（ツベルクリン反応）が催眠によって影響を受けるという報告がある。神経系による制御については，パブロフの条件付けを用いた研究によっても，通常の免疫応答が抑制され，NK 細胞の活性が増強されるという見事な報告がある。古典的なパブロフの法則によれば，食べ物のような無条件にある応答（この場合は唾液分泌）を誘導する刺激を単独では同じ応答を引き起こさない中立的刺激と組み合わせつづけると，最終的には中立的刺激が条件刺激となり，食べ物がなくてもその刺激だけで唾液分泌が起こるようになる。ラットにシクロホスファミドを無条件刺激，サッカリンを条件刺激として与えつづけたところ，条件刺激であるサッカリンと抗原で免疫刺激を行うと抗体反応が抑制されたという。さらなるデータの蓄積とともに，免疫内分泌系ネットワークがアレルギーや，リウマチ，I 型糖尿病，多発性硬化症などの自己免疫疾患において役割を果たすことが明らかになりつつある。

食事，運動，外傷および年齢が免疫系に及ぼす影響

▶ 栄養不足は免疫応答の効果を減じる

栄養不良の人が感染にかかりやすいのは，不衛生な環境や個人の衛生上の問題，人口過密状態や不十分な保健教育など，さまざまな要因が考えられる。しかし，これに加え，**タンパク質カロリー栄養障害**は免疫力に大きな影響を及ぼす。この障害により，広範なリンパ組織の萎縮と血中 $CD4^+$T 細胞数の半減が見られ，**深刻な細胞性免疫能の低下**の原因となる。抗体反応は正常でも抗体の親和性は低く，食菌作用は比較的正常だが，それにつづく細胞内での細菌破壊が不良である。

ピリドキシン，葉酸，ビタミン A，C，E などが

欠乏すると，免疫応答が広く傷害される。**ビタミンDは重要な調節分子である**。ビタミンDは紫外線のあたった真皮で産生されるだけでなく，活性化されたマクロファージによっても産生される。たとえば，サルコイドーシスに合併する高カルシウム血症hypercalcemiaにより活動性肉芽腫中で活性化マクロファージがビタミンDを産生するようになる。また，ビタミンDはT細胞増殖とTh1サイトカインの産生を強力に阻害する。したがって，炎症部位では，IFNγによって活性化されたマクロファージがビタミンDを産生し，そのビタミンDがIFNを産生するT細胞を抑制するというフィードバックループを形成することになる。さらに，ビタミンDはマクロファージによる抗原提示を抑制し，慢性肉芽腫性病変での多核巨細胞形成を促進する。しかし，一方で，ビタミンDは，特に粘膜表面においてはTh2活性を促進し，これはCD4ヘルパーT細胞の潜在的な二極性を示すとともに，ビタミンDの多能性を示唆する。亜鉛欠乏もなかなか興味深く，胸腺ホルモンの生物活性に大きな影響を及ぼし，これを介して細胞性免疫を低下させる。また，フラボチトクロムNADP酸化酵素が鉄含有酵素であることから，鉄欠乏により好中球の酸化的バーストが傷害される。

もちろん，これらの話には別の側面もあり，総摂取カロリー量を制限したり，脂肪の摂取量を減らしたりすることは自己免疫疾患などの加齢関連疾患を軽減させる。*n*-3二重結合をもつ魚油などの油脂もまた，おそらく免疫抑制的なプロスタグランジンの

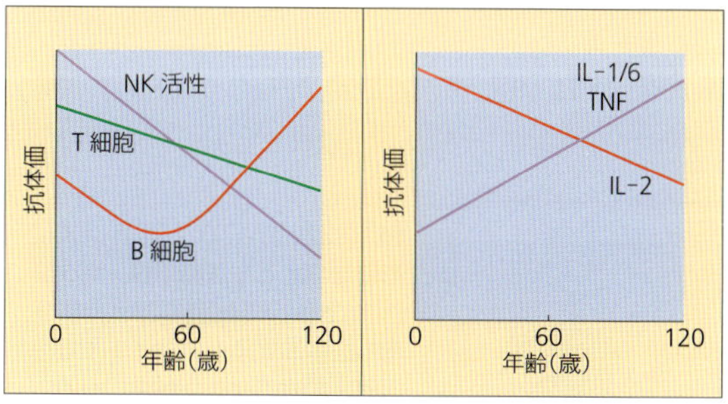

図 10.21　**加齢の免疫機能に対する影響**。（Franceschi C., Monti D., Sansoni, P. & Cossarizza A.〈1995〉*Immunology Today* **16**, 12-16に基づく）。

産生を増加させるため，これらの疾患に対して効果がある。

環境汚染の重要性を考えると，免疫に影響を及ぼすような環境汚染の度合いを監視することは重要である。一例をあげると，ポリ塩化ビフェニルなどのポリハロゲン化有機化合物が徐々に環境に広まり，親油性で安定性が高いために，海の食物連鎖の中で代謝されずに蓄積しつつある。汚染されていない大西洋産ニシンに比べ，これらの化合物で高濃度に汚染されているバルト海産ニシンを，捕獲したアザラシに食べさせると免疫系を抑制することがわかった。1988年に北西ヨーロッパ沿岸のアザラシが通常では非病原性のアザラシジステンパーウイルスによって大量死したが，このような環境による免疫系の抑制が理由の1つかもしれない。

▶ 他の因子

運動，特に過激な運動はストレスを引き起こし，細胞質内のコルチゾルやカテコラミン，IFNα，IL-1，β-エンドルフィン，メテンケファリンなどを増加させる。これはIgAの減少や免疫不全を引き起こし，感染症に対する感受性を増加させる。熱狂的なジョギング愛好家やマゾ的にまで身体に負担をかけるスポーツ愛好家は要注意である。

広範な**外傷**や手術，大きな火傷なども免疫を抑制し，敗血症のリスクを増大させる。ストレス下に産生される副腎皮質ホルモン，損傷組織から放出される免疫抑制的なプロスタグランジンE_2や腸管内細菌叢の乱れから生じる細菌内毒素などは，いずれも外傷患者の予後に悪影響を与える。

加齢のメカニズムを理解するのは非常に難しいが，より簡単な問題のはずの加齢の免疫現象に対する影響がいまだ十分に理解されていないことは残念なことである。高齢者集団には免疫能が高い人が多く，そのために長生きしているのかもしれない。たとえそうであれ，実際は，末梢血リンパ球のIL-2産生能（図10.21）や普通の皮膚テスト抗原に対する遅延型過敏性反応のようなT細胞機能などは，加齢とともに衰える。T細胞を介した免疫抑制能も同様に低下するのかもしれないが，測定が難しいので，これは推測の域を出ない。

まとめ

抗原による制御

- 免疫応答は抗原によって誘導されるといってよい。抗原の量が減ると，免疫応答の強さも減弱する。
- 抗原は互いに競合しあう。これは，プロセシングされた複数のペプチドがかぎられた数の MHC 結合溝に対して競合しあうためである。

補体と抗体によるフィードバック制御

- 早期の IgM 抗体と C3d は抗体応答を促進し，IgG は B 細胞上の Fcγ レセプターを介して阻害する。

T 細胞制御

- 活性化した T 細胞は，細胞死レセプターとして働く Fas などの TNF レセプターファミリー分子を発現し，活性化誘導型細胞死 activation-induced cell death (AICD) という過程により無制限なクローン増殖を抑制する。
- 制御性 T 細胞(Treg)は，おそらく過剰なヘルパー T 細胞の増殖に対するフィードバック制御として，ヘルパー T 細胞の活動を抑制することができる。
- 同一分子上に抑制性エピトープとヘルパーエピトープが別々に存在することがある。
- 免疫抑制のエフェクター細胞としては，自然に発生してくる $CD4^+$，$CD25^+$，$Foxp3^+$ の細胞接触依存性の制御性 T 細胞や，IL-10 を産生する Tr1 細胞，TGFβ を産生する Th3 細胞，免疫抑制性 $\gamma\delta$T 細胞，$CD8^+$T 細胞などがある。
- 静止期の樹状細胞は，優先的に制御性 T 細胞の分化を促進する。
- 抑制は抗原提示細胞表面での T-T 相互作用によって起こる。Th1 細胞と Th2 細胞がそれぞれ IFNγ と IL-4/IL-10 などのサイトカインを産生して相互を阻害するように，抑制的活性をもつ 2 種類の $CD8^+$細胞があるのかもしれない。すなわち，IL-4 を産生し Th1 を抑制する Tc2 型と，Th2 を抑制する IFNγ を産生する Tc1 型である。

イディオタイプネットワーク

- リンパ球上の抗原特異的レセプターは，他のリンパ球のレセプター上のイディオタイプと相互作用することにより，ネットワークを形成することができる (Jerne)。
- 抗イディオタイプ抗体は自分のイディオタイプによって誘導されうる。
- 主に $CD5^+$B-1 細胞によって構成されるイディオタイプネットワークは発生の早期に存在する。
- T 細胞間のイディオタイプによる相互作用も存在するらしい。
- 高頻度に存在して多くの抗体間で共有されるイディオタイプ(パブリックイディオタイプあるいは交差性イディオタイプともよばれる)は，ネットワーク内の抗イディオタイプ抗体によって制御され，あらたな免疫応答制御機構と見ることができる。
- このネットワークを利用して免疫応答の人工的操作を行い，臨床応用できる可能性がある。

免疫応答に影響を及ぼす遺伝因子

- 複雑抗原に対する抗体応答の制御には多数の遺伝子が関与する。あるものはマクロファージの抗原提示や抗菌性に関与し，あるものは分化中の B 細胞の増殖制御に関与する。
- 免疫グロブリン遺伝子と T 細胞レセプター遺伝子は，いずれも組換えにより抗原レセプターを形成するために適応性に富むが，そのレパートリーには「穴」があることもある。
- *Ir* 遺伝子は MHC クラス II 遺伝子座に存在し，T 細胞

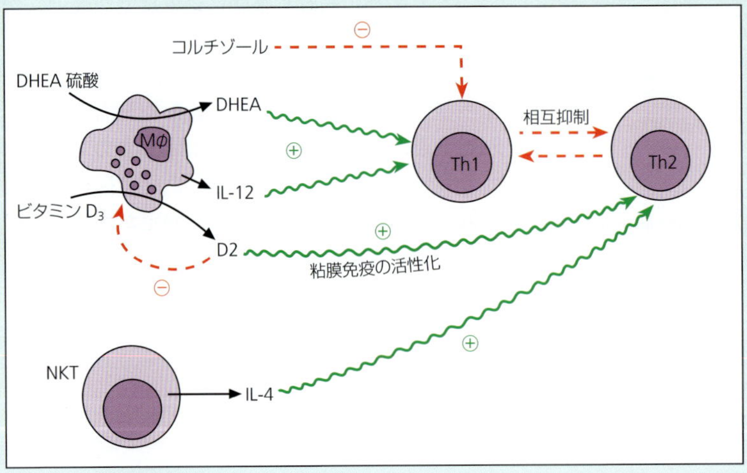

図 10.22 **Th1/Th2 バランスに影響を与える主な因子群。**ビタミン D を用いて粘膜における抗体産生を刺激すると，パイエル板への樹状細胞の移動が促進される。マクロファージの活性を減弱させると，Th1 応答が弱まる。コルチゾールとデヒドロエピアンドロステロン(DHEA)はともに副腎で産生されるが，Th1 細胞に対して相反する効果を示し，相対的な DHEA の欠損では Th1 反応が弱くなる。NKT 細胞は $\alpha\beta$ 型 TCR と NK 細胞マーカーの NK1.1 を発現し，Th2 細胞を刺激する IL-4 などのサイトカインを産生する。

と B 細胞相互作用を調節する。

- MHC クラスⅡに連鎖した高応答性や低応答性には，MHC による抗原提示の有無，MHC–自己抗原ペプチド複合体に対する免疫寛容の存在，さらには T 細胞抑制などが関与する。

免疫内分泌ネットワーク

- 免疫系，神経系，内分泌系は相互作用し，調節回路を形成している。
- サイトカインによるフィードバックは，副腎皮質ホルモンの産生を増強し，Th1 やマクロファージの活性を阻害するために重要な機構である。
- エストロゲンは T 細胞性・B 細胞性双方の応答性を増強するが，制御性細胞の活性を促進しうる。

食事や他の因子が免疫系に及ぼす影響

- タンパク質カロリー栄養障害は，細胞性免疫や食細胞の殺菌能力を強く低下させる。
- 運動，外傷，加齢，環境汚染などはすべて，免疫機能を抑制する可能性がある。末梢血細胞によって産生されるサイトカインのパターンは加齢とともに変化し，IL–2 は減少し，TNF，IL–1，IL–6 は増大する。これは，デヒドロエピアンドロステロン dehydroepiandrosterone（DHEA）の低下と関連する。

Th1，Th2 サブセットのかたよりに影響を及ぼす因子

- これらの因子については本章でもかなり多くの説明を加えたが，Th1 応答と Th2 応答のバランスに大きく影響するものについて図 10.22 にまとめる。

文献

Bevan M.J. (2004) Helping the CD8+ T-cell response. *Nature Reviews Immunology* **4**, 595–602.

Chandra R.K. (1998) Nutrition and the immune system. In Delves P.J. & Roitt I.M. (eds) *Encyclopedia of Immunology*, 2nd edn, pp. 1869–1871. Academic Press, London. (See also other relevant articles in the *Encyclopedia*: 'Aging and the immune system', pp.59–61; 'Behavioral regulation of immunity', pp. 336–340; 'Neuroendocrine regulation of immunity', p. 1824; 'Sex hormones and immunity', pp. 2175–2178; 'Stress and the immune system', pp. 2220–2228; 'Vitamin D', pp. 2494–2499.)

Cohen I.R. (2000) *Tending Adam's Garden*. Academic Press, London.

Crowley M.P. *et al.* (2000) A population of murine γδ T cells that recognize an inducible MHC class Ib molecule. *Science* **287**, 314–316.

Fearon D.T. & Carroll M.C. (2000) Regulation of B lymphocyte responses to foreign and self-antigens by the CD19/CD21 complex. *Annual Reviews of Immunology* **18**, 393–422.

Jiang H. & Chess L. (2006) Regulation of immune responses by T cells. *The New England Journal of Medicine* **354**, 1166–1176.

Krammer P.H. (2000) CD95's deadly mission in the immune system. *Nature* **407**, 789–795.

O'Garra A. & Vieira P. (2004) Regulatory T-cells and mechanisms of immune system control. *Nature Medicine* **10**, 801–805.

Randolph D.A. & Garrison Fathman C. (2006) CD4+ CD25+ regulatory T-cells and their therapeutic potential. *Annual Review of Medicine* **57**, 381–402.

Reiche E.M.V., Nunes S.O.V. & Morimoto H.K. (2004) Stress, depression, the immune system, and cancer. *Lancet Oncology* **5**, 617–625.

Shanks N. *et al.* (2000) Early life exposure to endotoxin alters hypothalamic–pituitary adrenal function and predisposition to inflammation. *Proceedings of the National Academy of Sciences of the United States of America* **97**, 5645–5650.

Steinman L. (2004) Elaborate interactions between the immune and nervous systems. *Nature Immunology* **5**, 575–581.

11 個体発生と系統発生

はじめに

造血ははじめに初期卵黄嚢で起こり，胚発生がすすむにつれて胎児肝が造血の場となり，最終的には骨髄に移り，そこで生涯続く。**血液の構成要素をつくり出す造血幹細胞** hematopoietic stem cell (HSC)(図 11.1)は多分化能をもち，各臓器に移動する。白血病抑制因子 leukemia inhibitory factor (LIF)の存在下では，ほぼ無限の自己複製能をもち，さらなる幹細胞を生み出す。したがって，致死量の放射線を浴びた場合でも骨髄細胞移植により，リンパ球系や骨髄系が再構築され，その動物は死から免れる。自己複製能は完全ではなく，テロメアの短小化やテロメラーゼの減少によって年齢とともに減少していく。テロメラーゼは細胞増殖の際に起きる染色体末端の短縮を修復する酵素である。

造血幹細胞

骨髄は少なくとも 2 種類の幹細胞を含む。1 つは前述した造血幹細胞であり，もう 1 つは間葉系幹細胞 mesenchymal stem cell (MSC)である。間葉系幹細胞は骨髄のストローマ細胞をつくり，適切なシグナルの下ではマスト細胞，骨細胞，軟骨細胞や筋細胞に分化できる。マウスの造血幹細胞は $CD34^{low/-}$, $Sca-1^{+}$, $Thy-1^{+/low}$, $CD38^{+}$, c-kit $(CD117)^{+}$, lin^{-}であり，ヒトでは $CD34^{+}$, $CD59^{+}$, $Thy-1^{+}$, $CD38^{low/-}$, $c\text{-}kit^{-/low}$, lin^{-}である。驚くことに，100 個以下の造血幹細胞でも致死量放射線照射を受けた動物の造血系を再構築することができる。

造血幹細胞は，IL-3，IL-4，IL-6，IL-7，G-CSF, GM-CSF, 幹細胞因子(SCF)，flt-3(flk-2 リガンド)，エリスロポエチン(EPO)，トロンボポエチン(TPO)などのさまざまな増殖因子を産生する骨髄ストローマ細胞がつくり出す微小環境の中で分化する。SCF は細胞外基質に結合してその場に留まり，未熟な幹細胞に対してチロシンキナーゼ型の細胞表面レセプターである c-kit を介して働く。未分化幹細胞とその分化を誘導する微小環境の相互作用の重要性は，*w* あるいは *sl* 遺伝子座のホモ変異マウスの解析により明らかになった。これらのマウスは他にも欠陥があるが，特に重篤なのは大球性貧血 macrocytic anemia である。*sl*/*sl* 変異マウスは正常な幹細胞をもつが，間質での SCF 産生が欠損し，正常な脾臓の断片を移植することによって正常な造血が回復する。*w*/*w* 変異マウスの骨髄系前駆細胞は SCF の細胞表面レセプターである c-kit を欠損し，正常な骨髄細胞を移植することにより造血が回復する(図 11.2)。造血は生理的な制御を受け，たとえば，TGFβ はサイクリン依存性キナーゼ阻害因子である p57KIP2 の誘導を介して造血幹細胞に対して抑制的に働く。

重症複合免疫不全症 severe combined immunodeficiency (SCID)マウスはヒトの胎児肝と胸腺の組織片を受け入れることができ，これらの組織片が移植されると 6〜12 カ月の間，マウスの中でヒト血液細胞が形成される。

胸腺は T 細胞分化のための場所を提供する

胸腺では，発生過程で第三鰓嚢(さいのう)の腸管内胚葉が外に押し出されて生じる上皮細胞の網目状構造が一連の小葉を形成し，皮質と髄質に分かれる(図 11.3)。この上皮細胞の網目状構造は，T 細胞分化のための微小環境を提供する。新生仔マウスや成熟マウスでは，$c\text{-}kit^{+}CD44^{+}$T 前駆細胞が骨髄から胸腺へと何度か波状に流入し，この現象は胸腺内に存在すると思われるニッチへの接近のしやすさによって制御されるらしい。この際に，CD44 やα_6インテグリンなどのさまざまな接着・ホーミング分子が細胞外基質タンパク質と複雑な相互作用をする。ケモカインも機能的に重要であり，たとえば，ヒトにおいては CXCL12(ストローマ細胞由来因子-1〈SDF-1〉)が $CXCR4^{+}$前駆細胞に対して特に強力な走化性物質

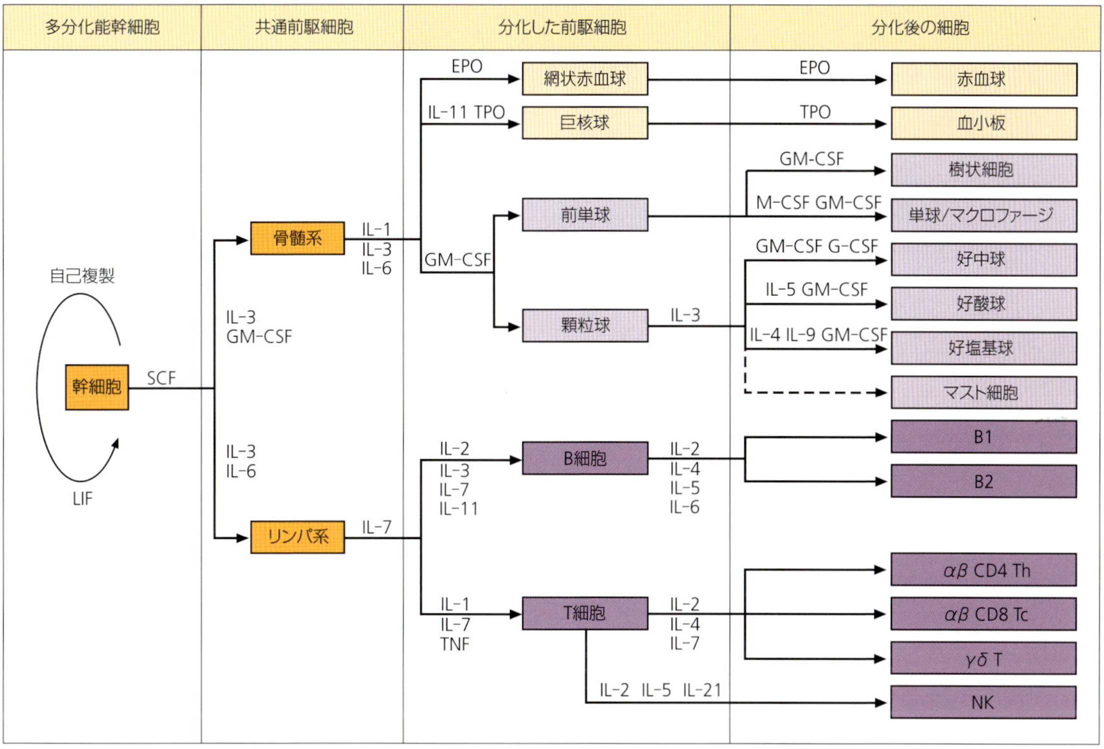

図 11.1　**多分化能造血幹細胞とその子孫**は，骨髄の微小環境で一連の可溶性成長因子の影響のもとに分化する。分化の過程には，さまざまな核内転写因子の発現が重要である。たとえば，*Ikaros* 遺伝子は Zn フィンガーをもった転写因子で，共通骨髄系/リンパ系前駆細胞から T および B，NK 細胞をつくり出すリンパ系前駆細胞への分化に必須である。SCF（幹細胞因子），LIF（白血病抑制因子），IL-3（インターロイキン 3）は血小板や赤血球，すべての骨髄系細胞の前駆細胞や B 細胞前駆細胞（T 細胞前駆細胞は違う）を刺激することから多分化能性 CSF とよばれる。GM-CSF（顆粒球マクロファージコロニー刺激因子）：骨髄前駆細胞から顆粒球，マクロファージが混在したコロニーの形成を促進することからこの名称がつけられた。このようなコロニー形成は組織培養中，もしくは放射線照射後に骨髄移植した宿主の GM-CSF 発現部位である脾臓において見られる。G-CSF：顆粒球コロニー刺激因子，M-CSF：単球コロニー刺激因子，EPO：エリスロポエチン，TPO：トロンボポエチン，TNF：腫瘍壊死因子，TGFβ：形質転換成長因子 β。

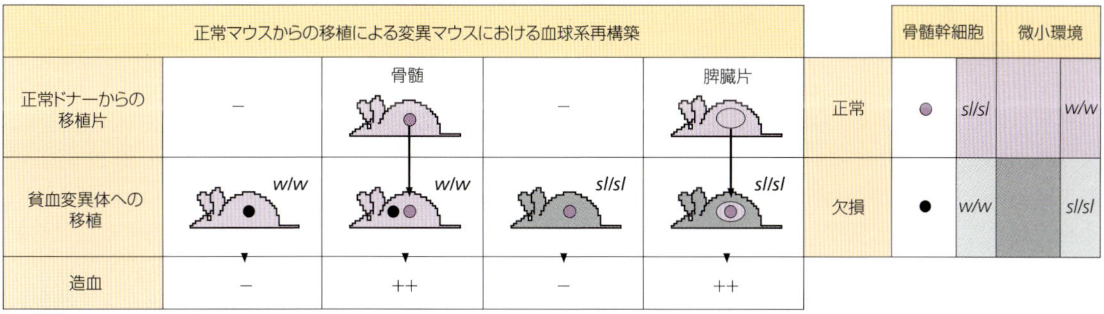
正常マウスからの移植による変異マウスにおける血球系再構築
正常ドナーからの移植片
–
骨髄
–
脾臓片
貧血変異体への移植
w/w
w/w
sl/sl
sl/sl
造血
–
++
–
++
骨髄幹細胞
微小環境
正常
sl/sl
w/w
欠損
w/w
sl/sl

図 11.2　**造血には正常骨髄細胞が正常な微小環境の中で分化することが必要である。** *w* 遺伝子座は幹細胞のチロシンキナーゼ型細胞膜レセプターである c-kit をコードする。一方，そのリガンドである幹細胞因子（SCF）は *sl* 遺伝子座にコードされる。これらの遺伝子座のホモ変異マウスは重篤な大球性貧血を呈するが，適切な正常細胞を移植することで回復する。実験の結果，*w/w* 変異マウスは正常な幹細胞を，*sl/sl* 変異マウスはこれらの分化に必要な微小環境因子を欠くことがわかった。

として働く。さらに，上皮細胞を *in vitro* で骨髄細胞と培養すると，さまざまな T 細胞機能や T 細胞分化マーカーの発現を促進させる一連のペプチドホルモンを産生する。これらホルモンの血中循環量は思春期前から減りはじめ，60 歳までにはほぼ消失する。サイミュリン thymulin，サイモシン α_1，胸腺液性因子 thymic humoral factor（THF）やサイモポエチン（およびその活性化型ペンタペプチド TP-5）などのいくつかのホルモンは，その性状や塩基配列が明らかにされている。これらのうち，thymulin のみが

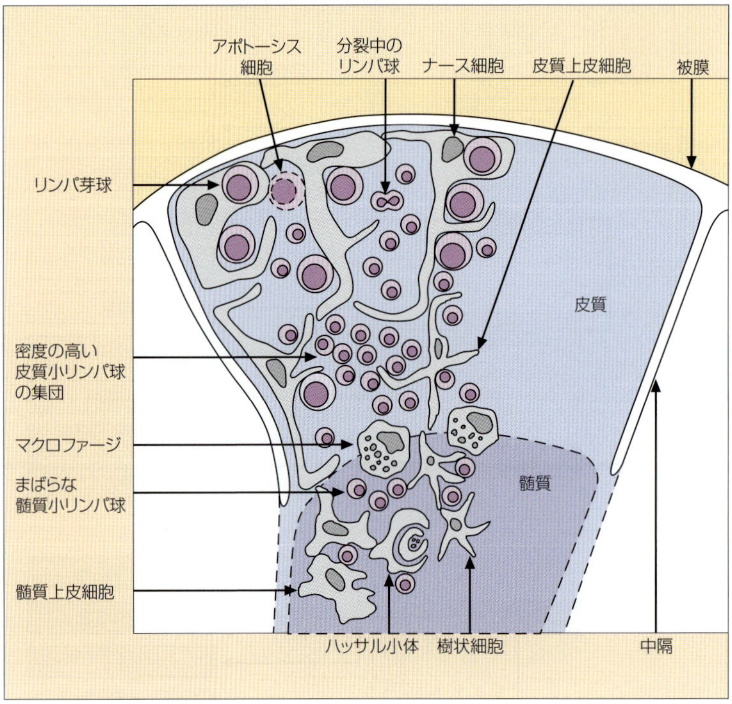

図 11.3 胸腺小葉の細胞の特徴。本文を参照。(Hood L. E., Weissman I. L., Wood W. B. & Wilson J. H.〈1984〉*Immunology*, 2nd edn., p.261. Benjamin Cummings, California より転載)。

胸腺特異的に存在する。この亜鉛依存性ノナペプチドは免疫応答のバランスを正常化させる。thymulin は，たとえば老齢マウスでは抗体のアフィニティー(親和性)や抗体産生を回復させるが，ラット赤血球への交差反応により誘導された自己免疫性溶血性貧血モデル動物では免疫抑制作用を亢進させる(p.429 参照)。また, thymulin は胸腺において分泌され，T 細胞サブセットの恒常性の維持に寄与する生理学的な免疫制御を遠隔性に行うことから，真のホルモンといえよう。

皮質外側に存在する特に大きな上皮細胞は“**ナース**”**細胞** nurse cell として知られ，長くのびた細胞膜によってつくられるポケットの中に多くのリンパ球を抱え込んでいる。皮質深部の上皮細胞は，MHC クラスII分子に富んだ枝分かれした突起をもち，デスモソームを介した細胞接合により網目を形成し，この網目を通して皮質のリンパ球は髄質に移動する(図 11.3)。皮質リンパ球は髄質リンパ球に比べて高密度に存在し，多くは分裂中で，しばしばアポトーシスを起こしている。リンパ球は髄質への移動途中に，皮質髄質接合部の“見張り役”マクロファージが形成する哨戒線を通過する。髄質には多くの骨髄由来の樹状細胞が存在し，上皮細胞は皮質のものと比べて幅広い突起をもち，MHC クラスI，IIをともに高発現する。らせん状にケラチン化した髄質上皮細胞は病理組織学的に**ハッサル小体**とよばれる。ハッサル小体は死にゆく胸腺細胞を貪食する樹状細胞を処理するシステムとして働くと考えられ，髄質のアポトーシス細胞が存在するところにのみ見られる。

胸腺と神経系との間には複雑な関係があることが明らかになりつつある。胸腺はアドレナリン作動性神経やコリン作動性神経の両者による支配を受ける。胸腺細胞や胸腺ストローマ細胞は，多くの神経伝達物質や神経ペプチドのレセプターを発現する。ソマトスタチンは皮質髄質両方の上皮細胞が発現し，この神経ペプチドのレセプターである SSTR2 を発現する胸腺細胞の流入を誘導できる。グリア細胞由来神経栄養因子 glial cell line derived neurotrophic factor (GDNF) とそのレセプターの構成因子の GFRα1 は，CD4$^-$CD8$^-$(“ダブルネガティブ”：DN)胸腺細胞に発現する。胎生期の胸腺前駆細胞は組換え GDNF 添加により無血清培地で培養可能となることから，GDNF はダブルネガティブな未熟胸腺細胞の生存に関与する可能性がある。ハイドロコルチゾン(コルチゾール)やコルチゾンなどのグルココルチコイドホルモンは古典的には副腎由来と考えられていたが，胸腺上皮細胞でも産生される。ストレス曝露により，これらのホルモンの放出が増加し，胸腺退縮や胸腺細胞のアポトーシスを直接引き起こす。性ホルモンであるテストステロンやエストロゲン，プロゲステロンも同じく胸腺退縮を引き起こす。

ヒトにおいて胸腺退縮は生後 12 カ月目から自然に始まり，中年期までは年約 3%ずつ減少しつづけ，その後は年 1%ずつ減っていく。リンパ組織が脂肪

道しるべ 11.1　胸腺の免疫学的な働き

Ludwig Gross は，白血病になりにくいマウスの新生仔中期に，白血病になりやすいマウス由来の白血病組織をろ過したものを接種すると白血病を誘導できることを見出した。白血病化の過程に胸腺が関与することは既知であったことから，Jacques Miller は，グロスウイルスが新生仔胸腺内でのみ増殖すると仮説を立て，白血病になりにくい系統に対して新生仔期胸腺摘出を行い，その後に感染実験を行うことによりこの仮説を検証しようとした。結果は予想どおりだったが，不思議なことに一系統のマウスが衰弱して死ぬことがわかった。ところが，マウスを飼育用に使っていた馬小屋からきれいな施設に移したところ，死ぬ数は減ったことから，Miller は胸腺摘出が原因でマウスが易感染性をもつようになったと考えた。

この動物を解剖してみると，リンパ組織の萎縮が見られ，血中白血球数も低下していた。そこで Miller は，胸腺摘出後，マウスが衰弱するまでの間，免疫能を調べてみた。驚いたことに，このマウスには他の系統のマウスの移植片どころかラットの移植片（図 M 11.1.1）まで生着した。成熟後に胸腺摘出を行うとこのような現象は見られなかった。この実験をまとめた 1961 年の論文（Miller J. F. A. P., *Lancet*：**ii**, 748-749）の中で，ミラーは，「胸腺は胎生期に免疫応答性細胞の前駆細胞を産生し，これらの細胞の大半は生下時に他の場所に移動する」と述べている。一流の科学者によってなされた科学的手法とその応用のすばらしい例であるといえよう。

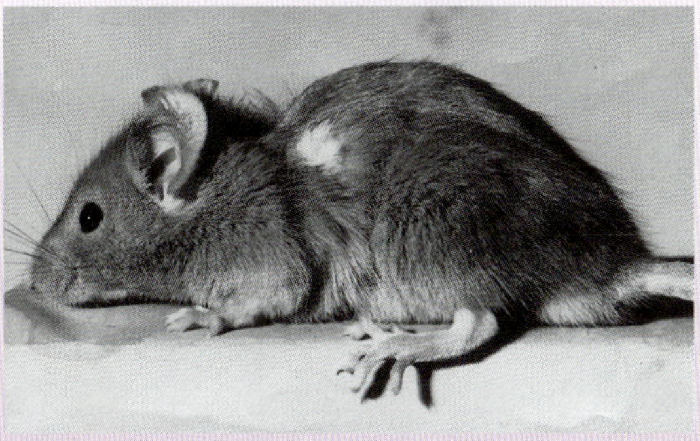

図 M 11.1.1　新生仔期胸腺摘出マウスにおけるラット皮膚移植片の生着。

組織に置換されるため，器官の大きさは退縮変化の手がかりにはならない。ある意味では，胸腺は加齢とともに不要になる。というのは，胸腺が退縮しても持続性の末梢 T 細胞プールが確立されるために免疫機能には致命的な障害が起こらないからである。ただし，**新生児期での胸腺摘出は劇的な影響を与える**（道しるべ 11.1）。一方，成体での胸腺摘出はそれに比して非常に影響が少なく，胸腺機能は年齢により異なることがわかる。しかし，成体の胸腺では皮質と髄質組織が残存し，その中には再構成された多様な TCR 遺伝子を発現する正常胸腺細胞サブセットが存在する。T 細胞を除去した骨髄細胞もしくは化学療法後の末梢血中の造血幹細胞を成熟マウスに移植すると，レシピエントの年齢に反比例した速さで新しいナイーブ T 細胞ができてくる。これらの知見から，成体においても胸腺もしくはいまだ不明の胸腺外の組織で新しい T 細胞が産生されていると考えられるようになった。胸腺外組織は新たなる T 細胞分化の場であると考えられ，消化管関連リンパ組織である小腸クリプトパッチもその 1 つらしい。

▶ 骨髄幹細胞は胸腺で免疫応答性 T 細胞になる

骨髄幹細胞が胸腺で免疫応答性 T 細胞に分化するが，これは放射線照射宿主への血液系再構築実験により明らかになった。放射線照射動物では骨髄移植により顆粒球前駆細胞がすぐに回復し，さらに時間が経つと放射線照射によって死滅した T 細胞系や B 細胞系も再構築され回復してくる。しかし，放射線照射以前に胸腺摘出をしておくと，骨髄細胞は T 細胞を再構成することができなくなる（図 6.42 参照）。

マウス胎生期の 11～12 日までに，骨髄由来のリンパ芽球様の幹細胞は上皮胸腺原基の外側の領域に定着する。この時期に胸腺を摘出して組織培養すると，きわめて多様な成熟 T 細胞が出現する。胎生 10 日の胸腺の培養ではこのようなことは見られないことから，胸腺に定着するリンパ芽球が免疫応答性の小リンパ球前駆細胞に分化することがわかる。

T 細胞の発生

▶ T 細胞の発生分化とともに細胞表面マーカーが変化する

T 細胞の前駆細胞は，皮質髄質境界の細静脈を介して骨髄から胸腺に移住する。これらの初期胸腺細胞は補助レセプターである CD4 や CD8 を発現せ

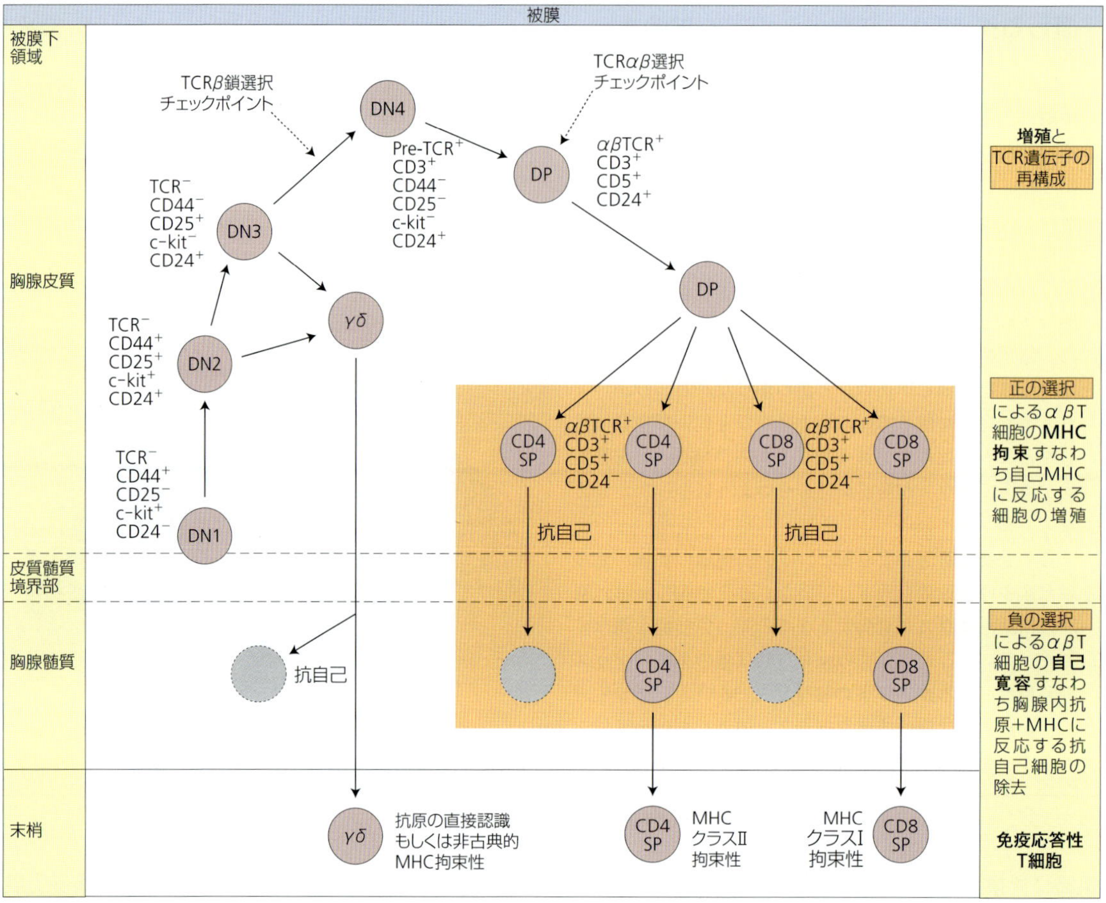

図 11.4　**胸腺における T 細胞の分化。**胸腺での $CD4^-CD8^-$(ダブルネガティブ：DN)T 細胞前駆細胞の分化過程は，CD44 や CD25，c-kit，CD24 などの分子の発現変動によって示される。DN3 細胞は，2 つの TCRβ 鎖遺伝子のうち片方が再構成に成功しないかぎり，DN4 細胞へ分化できない。また，成熟したレセプターを形成するための TCRα 鎖再構成は，初期 $CD4^+CD8^+$(ダブルポジティブ：DP) 細胞への分化に必須である。αβTCR をもつダブルポジティブ T 細胞は，正および負の選択を受けなければならない。自己反応性で負の選択を受けた細胞は灰色で示す。胸腺に発現していない自己抗原に対して特異的な自己反応性細胞は胸腺外でその抗原と出会うと，末梢性寛容が誘導される。DN2 もしくは DN3 前駆細胞から分化した γδT 細胞は，B 細胞の抗体分子とある程度似た構造により抗原を認識する。この認識は非古典的 MHC 様分子の拘束は受けるものの，おおむね直接的なものである。γδT 細胞における正，負の選択機構の詳細や選択の場所については不明である。図をわかりやすくするために省略したが，NKT 細胞もダブルポジティブ T 細胞から分化し，インバリアントαβTCR や NK1.1 マーカーをもった $CD4^+CD8^-$ や $CD4^-CD8^+$，$CD4^-CD8^-$ 細胞になる(p.106 参照)。これらの細胞は通常，CD1d によって拘束を受ける。

ず，*ダブルネガティブ* double negative(DN)細胞とよばれる。しかし，これらの細胞はケモカインレセプター CCR7 を発現し，CCL19 や CCL21 などのケモカインの作用を受けて，被膜下領域の外側部分に向かって胸腺皮質内を移動する(図 11.4)。最も未熟な前駆細胞である DN1 細胞は多分化能を残し，幹細胞マーカー CD34 を発現したままである。また，接着分子 CD44 と幹細胞因子(SCF)のレセプター(c-kit，CD117)も高発現する(p.230 参照)。DN1 細胞は DN2 細胞へと成熟するにつれて CD34 の発現を失い，IL-2 レセプターα鎖(CD25)の発現が始まる。この細胞は T 細胞やリンパ系樹状細胞へのみ分化することができる。T 細胞の分化は *Notch-1*$^{-/-}$ ノックアウトマウスでは著しく傷害されている。これは，Notch-1 シグナルが DN1 細胞や DN2 細胞の T 細胞系列へのコミットメントに必要であるからである。実際，Jagged-1，Jagged-2，δ-like-1 という変わった名前をもつ Notch-1 リガンドは，胸腺上皮細胞に高度に制御された形で発現している。前駆細胞が被膜下領域へ到達すると，DN3 細胞への分化や CCR7 発現のダウンレギュレーションが起こる。組換え活性化遺伝子 *RAG-1*，*RAG-2* が一過性に発現し，TCRβ 鎖遺伝子の片側の対立遺伝子周辺のクロマチン構造が開くと，β鎖の再構成と T 細胞系列へのコミットメントが起こる。この時点で，TCR のインバリアントなシグナル伝達複合体であるCD3の発現が見られ，一方，CD44とc-kitの発現は失われる。その後CD25が消失してDN4細胞へと分化する。DN4細胞は次に，$CD4^+$（MHCクラスII分子を認識する），$CD8^+$（MHCクラスI分子認識）である**ダブルポジティブ** double positive（DP）胸腺細胞へと分化していく。DN4細胞のとき，もしくはDP細胞になったときに，一過性にRAG-1，RAG-2が発現し，TCR α鎖が再構成される。DP細胞は再びCCR7を高発現し，皮質の方に移動し，皮質髄質接合部を越えて，最終的には髄質に到達する。そして，CD4とCD8の発現が変化して免疫応答能の異なる集団へと分かれ，**シングルポジティブ** single positive（SP）$\mathbf{CD4^+}$（ほとんど**ヘルパーT**）もしくは$\mathbf{CD8^+}$（ほとんど**細胞傷害性**）の**前駆T細胞**となる。

これらの因子に加え，胸腺細胞の発生はIL-7に決定的に依存し，IL-7はDN3細胞への分化に必須である。このサイトカインは胸腺上皮細胞で産生され，細胞外基質のグリコサミノグリカンに結合して局所にとどまると考えられている。IL-7レセプターとc-kitを介した2つのシグナルにより，TCRの再構成前にT細胞の大規模増殖が始まり，この際にIL-7レセプターα鎖結合性の分子であるTSLP（thymic stromal lymphopoietin）も補助的な役割を果たす。SCF，IL-7やTSLPは，Wnt/βカテニン/nuclear T-cell factor（TCF）の経路の活性化によってこの役割を果たし，この経路はまた，胸腺細胞がケモカイン依存性に胸腺内で移動する際に必要な接着分子群の発現を増強させる役割をもつ。胸腺上皮細胞ではWnt-4，Wnt-7a，Wnt-7b，Wnt-10a，Wnt-10bが発現し，Wntファミリー分子が胸腺細胞表面のFrizzled（Fz）レセプターに結合することによりWnt経路が活性化される。γδ細胞は，その少数がCD8を発現するが，そのほとんどは$CD4^-8^-$のダブルネガティブである。

胸腺内でどのようにしてダブルポジティブ細胞がMHCクラスII拘束性の$CD4^+$シングルポジティブ細胞もしくはMHCクラスI拘束性の$CD8^+$シングルポジティブ細胞になるのかは不明な点が多い。大別すると2種類の仮説が存在する。1つは**確率論/選択仮説** stochastic/selection theoryで，CD4もしくはCD8補助レセプターのどちらかの発現がランダムになくなり，その結果，適切なMHC-ペプチドの組合せを認識しうるTCRと補助レセプターの組合せをもつ細胞が選択的に生き残るという仮説である。一方，**指令仮説** instructive theoryは，TCRがいったんMHC-ペプチドと相互作用するとT細胞に指令が入り，そのMHCを認識できない"無駄な"補助レセプター（訳注：たとえばMHCクラスIを介した相互作用ではCD4は無駄な補助レセプターと考えられる）を発現させないようにさせるというものである。両者の仮説を支持するデータがあり，両者を合わせたものとして**シグナル強度仮説** signal strength hypothesisが提唱された。これは，$p56^{lck}$シグナル（p.172参照）がCD4細胞かCD8細胞かいずれかの系列の選択に関与し，ダブルポジティブ時におけるTCRの会合の持続期間によってCD4，CD8のどちらを発現すべきかが決定されるというものである。相対的に強いシグナルが続くとCD4細胞が産生されやすくなると考えられている（図11.5）。この過程では不適切なTCR-補助レセプターの組合せをもった細胞も生じる可能性があり，このような指令を受けた細胞は，その後正しい系列の細胞なのかチェックされて選択を受ける。その結果，誤ってCD4もしくはCD8シングルポジティブ細胞になったものは除去される。

NKT細胞はαβT細胞の中でも変わったサブセットである

NKT細胞は胸腺で発生的に比較的後期に現れる細胞で，TCRやC型レクチンタイプレセプターNK1.1などのT細胞とNK細胞の両者に関連した表面マーカーを発現している。NKT細胞のTCRは，ほとんどの場合，インバリアント（遺伝的に多型性のない）TCRα鎖（マウスではVα14Jα18，ヒトではVα24Jα18）とマウスではVβ8，ヒトではVβ11からなる。これらのTCRは，内因性にリソソームに存在するisoglobotrihexosylceramide（iGb3）やマイコバクテリア菌抗原であるphosphatidylinositol-mannosideなどの糖脂質を認識する。これらの抗原は，多型性のないMHCクラスI分子様のCD1dによりインバリアントなTCRに提示され，NKT細胞が活性化すると，IFNγやIL-4を含む，Th1型とTh2型双方のサイトカインを大量に分泌するようになる。NKT細胞は免疫制御性細胞として初期に働くと考えられる。

▶ レセプターの再構成

TCRができるためには*V*，*D*，*J*領域の遺伝子の再構成が必要である（p.66参照）。胎生15日までにマウス胸腺では，"**プレTCR**"であるαβTCRをもった細胞が見られ，その後γδTCRをもった細胞が出現する。詳細は不明だが，αβあるいはγδの系列決定には（またもや）Notch-1シグナルが働いているらしい。

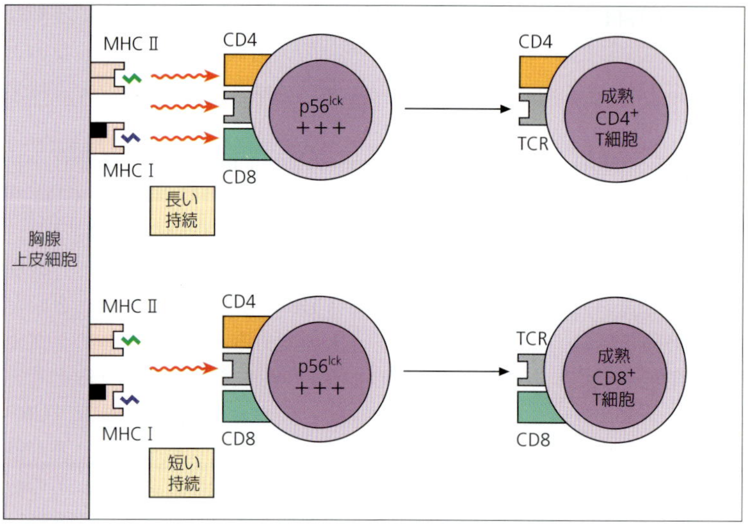

図 11.5 **CD4 系列と CD8 系列へのコミットメント。**このモデルでは，ダブルポジティブ（$CD4^+8^+$）胸腺細胞上の TCR と補助レセプターからのシグナルの持続時間により，$p56^{lck}$シグナルの強度が決まる。このシグナルが持続すれば CD4 T 細胞に，その強度が弱ければ CD8 T 細胞に分化する。

αβ レセプターの発生

TCRβ 鎖遺伝子は通常，DN3 細胞の段階で再構成され，インバリアントな α 鎖である pTα と会合し“プレ TCR”をつくる。β 鎖の機能的な再構成が DN4 細胞への分化に必要である（図 11.4）。プレ TCR を介したシグナルはリガンド非依存的に起こり，その際にプレ TCR は脂質ラフトに選択的に動員される。活性化には Ras/MAPK やホスホリパーゼ Cγ1 が関わるシグナルカスケードが関わり，Ets-1 や他の転写因子が動員される。その結果，DN3 細胞から DN4 細胞，さらにはダブルポジティブ細胞への分化と増殖が誘導され，同時にそれ以上 TCRVβ 遺伝子の再構成が進まないようにネガティブなフィードバック機構が働く。プレ T 細胞がさらに分化するためには *Vα* 遺伝子の再構成が必要で，これにより成熟 αβTCR ができる。

反対側の染色体の *Vβ* 遺伝子再構成は，プレ TCR の発現によって抑制される（各細胞には α 鎖遺伝子群と β 鎖遺伝子群をもった染色体が 2 本ずつあることに注意）。したがって，それぞれの細胞は単一の TCRβ 鎖のみを発現し，もう片方の染色体上の β 鎖遺伝子の発現は抑制される。この過程を**対立遺伝子排除** allelic exclusion という。この排除は少なくとも一部はヒストンのメチル化によるものと考えられている。このメチル化により，排除される側の TCR 遺伝子領域にリコンビナーゼが近づけないようにクロマチンの構造が閉じる。

β 鎖の場合と違い，α 鎖はいつも対立遺伝子排除を受けるわけではないので，胸腺の未熟な T 細胞の多くは 2 種類の抗原特異的なレセプターをもち，おのおのは異なる染色体由来の α 鎖と共通の β 鎖からなる。しかし，T 細胞が成熟する過程で，たいていの場合，片方の α 鎖発現が消失し，1 種類の αβTCR のみが発現することになる。ただ 2 種類の TCR をもった細胞の一部は末梢に移住して，胸腺では選択が行われなかったような外来抗原に対する特異性を示して TCR レパートリーを増やすのに寄与する可能性が考えられている。

γδ レセプターの発生

αβTCR と異なり，γδTCR は，多くの場合，MHC 分子や MHC 様分子による提示を受けなくても直接抗原に結合することができる。つまり，抗体のように抗原を直接認識するのである。γδ 系列の細胞は“プレレセプター”をつくらず，すでに再構成済みの γ 遺伝子や δ 遺伝子を導入したマウスではそれ以上の γ，δ 遺伝子の再構成が起こらないことから，γ，δ 遺伝子でも対立遺伝子排除の機構があることが示唆される。

マウス γδT 細胞は，ヒトの場合とは異なり，上皮細胞と会合しているものがほとんどである。胎児期胸腺から移住する細胞では，興味深いことにかぎられた *V* 遺伝子しか利用されない。γδ 細胞は胎児期胸腺から末梢へと波状に移住し，その第 1 波の細胞ほぼすべてが Vγ5 を発現して皮膚に定着する。第 2 波の細胞のほとんどは Vγ6 を発現して女性では子宮に分布する。成体内では，小腸上皮内 γδT 細胞は Vγ4 を選択的に発現し，被膜をもつリンパ組織内の細胞は Vγ4 や Vγ1.1，Vγ2 を発現する傾向にあるが，結合部多様性 junctional diversity（p.69 参照）の機構がよく働いているために γδ レセプターは胎児期よりははるかに豊富な多様性をもつ。紛らわしいことに，個々のマウス *Vγ* 遺伝子の番号については他の命名法もあるので，注意する必要がある。

皮膚にいる Vγ 発現細胞は熱刺激を受けたケラチノサイトに出会うとすぐに増殖して IL-2 を分泌することから，外傷性シグナルに対する監視役を担うと考えられる。末梢リンパ組織の γδT 細胞は，結核の抗原である PPD（purified protein derivative）に反応し，さらに結核菌由来あるいは自己の熱ショックタンパク hsp65 中の保存された抗原認識部位にもよく反応する。しかし，γδTCR ノックアウトマウスでの知見から考えると，γδT 細胞は成体では病原体特異的な防御機構にはあまり役に立っていないかもしれない。γδT 細胞は Th1 型のサイトカインを分泌する傾向にあることから，これらの細胞の一番の働きは αβT 細胞の調節ではないかと考えられる。

ヒトでは主要な γδ サブセットとして，Vγ9-Vδ2 と Vγ1-Vδ2 の 2 つがある。Vγ9 セットは臍帯血中では全 γδ 細胞の 25％を占めるにすぎないが，成体血中では約 70％にまで増加する。その一方で，Vγ1 の細胞集団の割合は 50％から 30％以下にまで減少する。Vγ9 の中で最も多いのが活性化メモリー細胞の表現型 CD45RO をもつものである。これはおそらくこの細胞集団が，結核菌の非タンパク質性でリン酸基を含む抗原成分，熱帯熱マラリア原虫 *Plasmodium falciparum*，ブドウ球菌のスーパー抗原であるエンテロトキシン A などの Vγ9-Vδ2TCR に共通のリガンドによって活性化を受けたためかもしれない。

▶ T 細胞は胸腺内において自己の MHC に拘束されて正の選択を受ける

自己 MHC と会合した抗原ペプチドを認識する T 細胞の能力は胸腺で発達する。($H\text{-}2^{k}\times H\text{-}2^{b}$) の F1 動物を抗原感作すると，感作 T 細胞は $H\text{-}2^{k}$もしくは $H\text{-}2^{b}$ハプロタイプのどちらかをもった抗原提示細胞上の抗原を認識できる。というのは，これらの細胞は親由来の一方のハプロタイプを抗原認識の際の拘束要素として使うことができるからである。しかし，胸腺摘出後に $H\text{-}2^{k}$マウス胸腺を移植した ($H\text{-}2^{k}\times H\text{-}2^{b}$) F1 マウスに放射線照射して同じ F1 由来の骨髄細胞を移入した場合，抗原感作された T 細胞は抗原提示細胞が $H\text{-}2^{k}$をもつ場合にのみ抗原認識が可能であり，$H\text{-}2^{b}$をもつ場合は認識できない（図 11.6）。つまり，**分化途中の T 細胞に H-2 拘束性を付与するのは胸腺の表現型である。**

図 11.6 からわかるように胸腺移植片をデオキシグアノシン処理によりマクロファージと樹状細胞などを除いた場合でも，*H-2* 拘束性はまったく影響されない。したがって，MHC 拘束性は上皮細胞によって付与されると考えられる。このことは (*b*×*k*) F1 マウスの骨髄を致死量放射線照射 $H\text{-}2^{k}$マウスに移植し，その胸腺内に $H\text{-}2^{b}$を発現する胸腺上皮細胞株を注入した実験によっても支持される。このマウスでは *b* ハプロタイプ拘束性の T 細胞が産生される。上皮細胞は表面に MHC 分子を豊富に発現し，現在の考え方によると，この自己 MHC 分子を認識できるレセプターをもった DP ($CD4^{+}8^{+}$) T 細胞が正に選択されて，$CD4^{+}CD8^{-}$もしくは $CD4^{-}CD8^{+}$の SP 細胞に分化する。この考えは，トランスジェニックマウスを用いた実験により確認されている。この分野は大変研究が盛んなので，ここではその中からいくつかの代表的な実験例を引用していく。初心者は，1 つ 1 つのハプロタイプ名に注意を払い，頭を冷やしつつ集中して理解を深めてほしい。

非常に巧妙な実験として，$H\text{-}2^{b}$メスマウスを同種

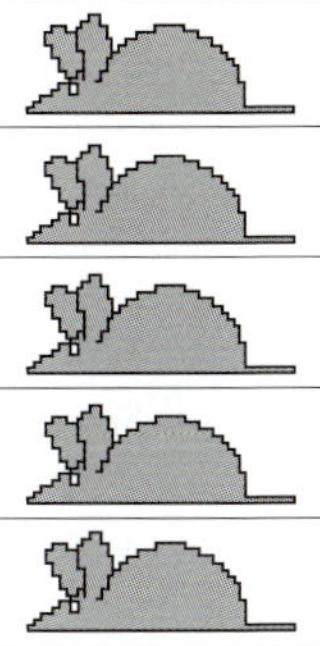

胸腺摘出した *b*×*k* マウス	移植胸腺のハプロタイプ	放射線照射後 *b*×*k* マウス骨髄で血球系再構築	KLH による感作	各ハプロタイプの抗原提示細胞上の KLH に対する感作 T 細胞の増殖応答	
				H-2^{b}	*H-2*^{k}
	b×*k*	→		++	++
	b	→		++	−
	デオキシグアノシン処理 *b*	→		++	−
	k	→		−	++
	デオキシグアノシン処理 *k*	→		−	++

図 11.6　胸腺ハプロタイプによるヘルパー T 細胞に対する *H-2* 拘束性のインプリンティング。 宿主マウスはハプロタイプが $H\text{-}2^{b}$と $H\text{-}2^{k}$の F1 雑種である。このマウスから胸腺を摘出し，胎生 14 日目の胸腺を移植した。その後放射線照射し，F1 由来の骨髄細胞を用いて血球系を再構築した。カブトガニヘモシアニン (KLH) を抗原として感作したのち，各々の親のハプロタイプをもつ抗原提示細胞上に提示される KLH に対してのリンパ節 T 細胞の増殖応答を調べた。一部の実験では胸腺をデオキシグアノシン (dGuo) 存在下で培養した。これによって，胸腺内のマクロファージや樹状細胞系細胞は破壊されたが，正の選択へは何の影響も及ぼさなかった。(Lo D. & Sprent J.〈1986〉*Nature*, **319**, 672-675)。

のオス細胞で免疫して作成した細胞傷害性T細胞クローンを用いたものがある。このクローンは *H-2D*^{b}自己MHC分子上に提示されたオスH-Y抗原を認識する。すなわち，H-2^{b}/Y複合体と反応する。このクローン細胞由来のTCRα鎖とβ鎖をSCIDマウスに導入し，トランスジェニック動物が作成された。SCIDマウスは抗原レセプター遺伝子の再構成ができないことから，このトランスジェニックマウスでは導入遺伝子由来のTCRだけを発現する。これはもちろんメスの場合で，オスでは自己反応性によりこのTCRを発現する細胞は除去されてしまう。もしこの遺伝子導入SCIDメスマウスがもともとのハプロタイプである*H-2*^{b}をもつ場合（たとえば$b \times d$ハプロタイプのF1の場合）には，H-2^{b}/Yを認識するTCRは細胞傷害性CD8^{+}前駆細胞上に十分に発現する（表11.1 a）。しかし，*H-2*^{b}ハプロタイプをもたない*H-2*^{d}遺伝子導入マウスではCD4^{+}8^{+}胸腺細胞は分化してくるが，CD4^{+}8^{-}あるいはCD4^{-}8^{+}のSP細胞は分化しない。したがって，CD4^{+}8^{+}細胞は導入TCRを発現し，このTCRが認識できるMHCハプロタイプを発現する胸腺上皮細胞と相互作用をしてはじめて免疫応答能をもつCD8^{+}細胞に分化するということがわかる。これが，自己反応性胸腺細胞の**正の選択** positive selectionである。この際には，細胞内で特定の変化が見られる。すなわち，bハプロタイプをもつDP CD4^{+}8^{+}胸腺細胞は正の選択を受けてSP CD8^{+}細胞へと成熟するが，この場合にはプロテインチロシンキナーゼであるfynやlckが細胞内で活性化される。一方，正の選択を受けられないbハプロタイプをもつ場合には，これらの酵素の活性化はほとんど見られない。

次に，ヘルパーT細胞クローン（2B4）の$\alpha\beta$鎖遺伝子を*H-2*^{k}と*H-2*^{b}発現マウスに導入した実験を例としてあげる。このクローンはMHCクラスII分子である*H-2E*$\alpha^{k}\beta^{b}$（H-2Eはα鎖とβ鎖をもつ）の上に提示された蛾のチトクローム*c*と反応する。これとは別に，このH-2E分子は，*H-2*^{k}マウスでは抗原提示細胞上に発現するが，*H-2*^{b}マウスでは発現しないことがわかっている。このような実験的条件下では，血中の2B4由来TCR発現CD4^{+}T細胞数は，*H-2*^{k}マウスのほうが*H-2*^{b}マウスに比べて10倍多い。このことからも自己胸腺MHCを認識できるDP胸腺細胞が正の選択を受けることがわかる。さらに，このような正の選択は，H-2Eが皮質上皮細胞には発現するが髄質上皮細胞には発現しないように，遺伝子改変されたマウスでのみ見られたことから，胸腺細胞が髄質に到達する以前からこの分化過程が始まることがわかる（ハンフリー・ボガートなら「もう一度読んでくれ，サム！」と言うだろう…。〈映画「カサブランカ」でのボガートによる有名な台詞より〉）。

表11.1　トランスジェニックSCIDマウスでの正および負の選択。 このトランスジェニックSCIDマウスは，オスのH-Y抗原を攻撃する*H-2D*^{b}マウスの細胞傷害性T細胞由来の$\alpha\beta$レセプターを発現する。このT細胞クローンは*H-2*^{b}ハプロタイプをもち，メス由来でオス由来の細胞に対して免疫応答を起こす。(a) SCIDマウスは*V*遺伝子の再構成をすることができないために，このトランスジェニックマウスのT細胞は再構成済みの導入遺伝子由来TCRのみを発現する。これらのT細胞は，もとのクローンが認識するMHCハプロタイプ（*H-2*^{b}）発現細胞と接触して正の選択を受けても，CD4^{+}8^{+}細胞の段階までしか分化できない。また，もとのTCRがMHCクラスI分子を認識するので，CD8細胞のみが選択される。(b) オスマウスの胸腺内のT細胞にオス抗原を攻撃する導入遺伝子が発現すると，オス抗原をもった細胞と強く会合し，除去される。（von Boehmer H. *et al.*〈1989〉In Melchers F. *et al.*〈eds〉*Progress in Immunology* : 7, p.297, Springer-Verlag, Berlin のデータに基づく）。

胸腺細胞の表現型	a 正の選択		b 負の選択	
	トランスジェニックメスマウスのハプロタイプ		トランスジェニック *H-2*^{b}マウス	
	H-2$^{b/d}$	*H-2*$^{b/d}$	オス	メス
CD4^{-}8^{-} TCR^{-}	+	++	+++	+
CD4^{+}8^{+} TCR$^{\pm}$	++	+	−	+++
CD4^{-}8^{+} TCR^{++}	+	−	−	+
CD4^{+}8^{-} TCR^{++}	−	−	−	−

＋は上記に示した表現型における胸腺T細胞のおおよその細胞数を比較したものである。

T細胞寛容

▶ 免疫寛容の誘導は自己への免疫応答を避けるために必要である

リンパ球の抗原レセプターは，本質的には，鍵と鍵穴の関係で外来抗原を認識する（p.86参照）。一方，微生物や宿主の分子を構成するものはお互いによく似ている。したがって，免疫系が微生物に反応するかわりに誤って自己に反応してしまうという悲惨な状況に見舞われないようにするためには，“自己”と“非自己”が会合したものの形状を免疫系が認識しなくてはいけない。また，個々のリンパ球はただ1つの抗原特異性をもつという制限があることから，自己寛容を確立するためには，自己反応性の

道しるべ 11.2　免疫寛容の発見

60 年以上前のことだが，Owen は二卵性のウシの双生仔を用いて興味深い発見をした。この双生仔は胎盤を共有するために血液循環がつながり，成長中にかなりの量の赤血球が一方から他方の胎仔へと流入する。一方，生下時に血液循環を共有しない場合には，成体になってから一方の赤血球を他方に投与すると，その赤血球は免疫応答によって速やかに除去されてしまう。この観察をもとにして Burnet と Fenner は，免疫学的に未熟な発生段階で特定の抗原がリンパ球と出会うと，免疫機能が成熟した段階ではなぜか当該抗原により特異的な免疫応答が抑制されると考えた。彼らは，このために身体の構成要素に対する免疫応答は抑制され，その結果，リンパ球は“自己”と“非自己”を区別できるようになると考えた。この理論によれば，免疫系の発生段階に侵入した外来細胞はどんなものであれ，宿主は生後“自己”構成因子として見なすことになる。Medawar らは，次のような人為的な方法で**免疫寛容** immune tolerance もしくはアナジー(不応答)の存在を示した。彼らは，CBA マウス由来の細胞を A 系統の新生仔マウスに投与したところ，これらの動物では通常は拒絶できるはずの CBA 移植片が拒絶できないようになっていた(図 M 11.2.1)。免疫寛容は可溶性抗原についても誘導できる。たとえば，生下時にウサギにアジュバントなしにウシ血清アルブミンを投与すると，このタンパク質に対して抗体産生ができなくなる。

免疫寛容誘導において，抗原の持続性は重要である。Medawar の実験では，移植した CBA 細胞が生き続け，移植動物は A 細胞と CBA 細胞の両方をもったキメラ動物になっていたために寛容状態が持続した。一方，可溶性ウシ血清アルブミンなどのレシピエントに長く残存しない抗原では，寛容は徐々に失われた。免疫担当細胞は一生涯，産生されつづけるが，抗原の非存在下に動員された免疫担当細胞はおそらく寛容の状態にはならないのであろう。これは胸腺摘出により免疫応答能をもつ新生 T 細胞は劇的に減少するためであるが，おもしろいことに胸腺摘出動物では寛容がずっと長く続く。

Medawar らによってなされた仕事できわめて重要なことは，免疫寛容は抗原への曝露によって起こることを示したことである。あとで述べるように，未熟な自己反応性 T リンパ球は胸腺内で特定の時期にクローン除去を受けやすい(B 細胞ではこれが骨髄内で起こる)。免疫寛容誘導が新生児期に起こりやすいということは事実で，この時期には末梢には比較的少数しか免疫担当 T 細胞がないからである。これらの細胞は成体での休止期 T 細胞と比べて寛容のなりやすさや免疫応答能の点では差がない。ただ，休止期 T 細胞はメモリー細胞よりも一般的に免疫寛容の誘導がしやすいことは留意すべきことである。

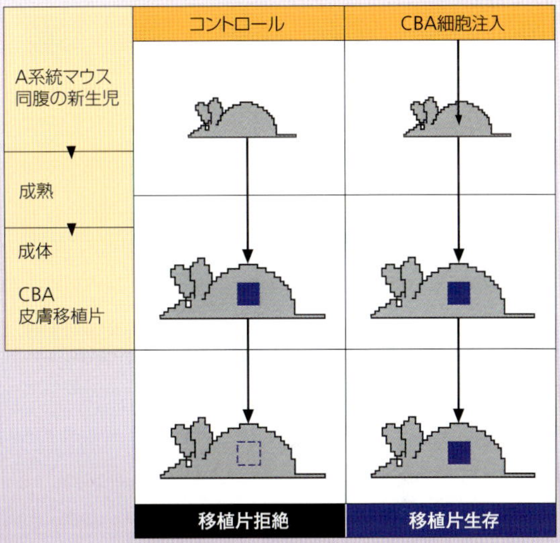

図 M 11.2.1　**新生仔期に抗原投与を受けた A 系統マウスにおける CBA 皮膚移植片への寛容誘導。**この現象は抗原依存的で，第三者の皮膚移植片には拒絶反応を示す。(Billingham R., Brent L. & Medawar P. B.〈1953〉*Nature* **172**, 603-606)。

リンパ球を機能的に除去し，他のものはそのまま残すという機構があればよい(**免疫寛容** immune tolerance)。実際のところ自己と非自己の分子の一番の根本的な違いは，発生過程のリンパ球は自己の分子とは発生初期で出会うのに対して，非自己の分子とはずっと後に，多くの場合感染が伴い，免疫系が活性化されてサイトカインが放出されているというような状況のもとで出会う。進化のプロセスはこの違いをうまく利用して**宿主の構成分子に対する免疫寛容機構**を確立していった(道しるべ 11.2)。

▶ 自己寛容は胸腺で誘導される

胸腺で T 細胞が分化することから，胸腺では T 細胞がその周囲の細胞に発現する自己抗原にさらされて免疫寛容が誘導される場を提供すると考えられる。この考えは次のような実験結果により支持される。$H\text{-}2^{k}$ハプロタイプマウスの骨髄幹細胞を $H\text{-}2^{d}$ マウスの胎児胸腺とともに培養すると，$H\text{-}2^{d}$に対して寛容な成熟細胞が見られ，混合リンパ球反応実験で $H\text{-}2^{d}$を発現するスティミュレーター細胞を加えても増殖が見られない。しかし，この場合，第三者への反応性は影響を受けない。さらに，デオキシグアノシン(dGuO)処理した胸腺を用いた実験から，寛容誘導に働く細胞はデオキシグアノシン感受性で，骨髄由来のマクロファージや樹状細胞であることがわかった。これらの細胞は皮質髄質境界に豊富に存在する(表 11.2)。

表 11.2 **胸腺のデオキシグアノシン(dGuo)感受性マクロファージや樹状細胞との培養による骨髄幹細胞への寛容誘導。**骨髄細胞は自身と同じハプロタイプに対して寛容が誘導されていることがわかる。これは，胸腺由来の寛容誘導能力をもつ細胞によって誘導されるのだが，骨髄中の未熟細胞(Jenkinson E. J., Jhittay P., Kingston R. & Owen J. J.〈1985〉*Transplantation* **39**, 331)や成体の脾臓樹状細胞を使っても同様の寛容が得られる。すなわちこれは未成熟 T 細胞であれば寛容が誘導されやすいということを示しており，胸腺中の抗原提示細胞が特別な性質をもっているためではない。(Matzinger P. & Guerder S.〈1989〉*Nature* **338**, 74)。

骨髄細胞	H-2^d胸腺と共培養	*H-2* ハプロタイプに対しての寛容誘導		
		k	*d*	*b*
k	未処理	+	+	−
k	dGuo 処理	+	−	−
k+d	dGuo 処理	+	+	−

▶ 胸腺内でのクローン除去により自己寛容が誘導される

まずまちがいなく，非常に強い自己反応性をもった T 細胞は胸腺内で物理的に除去される。表 11.1 b の実験を見ると，オス H-Y 抗原に反応する $\alpha\beta$TCR 遺伝子を導入した SCID オスマウスには，このレセプターを発現する免疫応答性胸腺細胞は存在しないが，一方，H-Y 抗原をもたないメスにはこのような細胞が存在する。つまり，分化途中の T 細胞が胸腺内で自己の抗原と反応すると，その細胞は除去される。言いかえれば，自己反応性細胞は胸腺において**負の選択** negative selection を受け，この過程で T 細胞の**中枢性寛容** central tolerance が確立する。髄質胸腺上皮細胞での転写調節(自己免疫調節)因子 AIRE(autoimmune regulator)はマスタースイッチとして働き，多くの臓器固有的な自己抗原遺伝子の転写を活性化する。これらの自己抗原の異所的な発現は自己反応性胸腺細胞の除去を引き起こす。このようなクローン除去に働く AIRE の重要性は Goodnow らによって行われたダブルトランスジェニックモデルを用いた実験で裏づけられた。このマウスでは，膜結合型のトリ卵リゾチーム hen egg lysozyme(HEL)を“あらたなる自己”抗原として発現するように遺伝子導入し(この場合，HEL は常時発現するので本質的に自己抗原となる)，さら

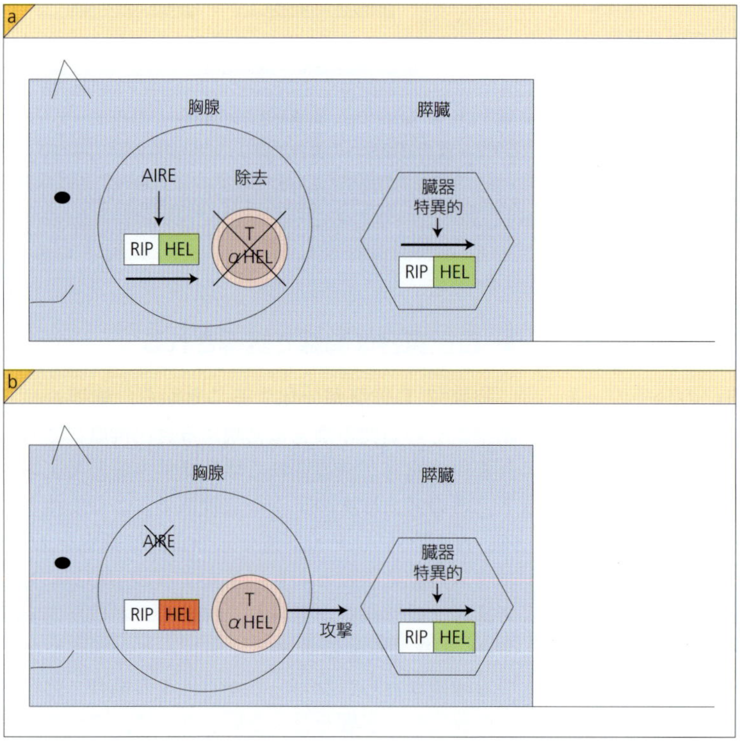

図 11.7 **AIRE は胸腺で組織特異的な抗原の発現を誘導する。**ラットインスリンプロモーターの制御下にトリ卵リゾチーム(HEL)を発現するトランスジェニックマウスと MHC クラスⅡ分子 I-A^kに提示された HEL の 46〜61 アミノ酸までを特異的に認識する 3A9$\alpha\beta$TCR を発現するトランスジェニックマウスを交配してダブルトランスジェニックマウスを作出した。これらのマウスでは，導入遺伝子を発現する胸腺 T 細胞は寛容になっているが(a)，AIRE 遺伝子欠損マウスと交配すると寛容は起こらなくなる(b)。AIRE の発現がないと I 型糖尿病の発生率が劇的に増加する。(Liston A. *et al.*〈2004〉*Journal of Experimental Medicine* **200**, 1015-1026 のデータに基づく)。

に HEL 反応性 TCR も遺伝子導入したために，HEL に特異的に反応する T 細胞が大量にできる仕組みとなっている。この際に，HEL 遺伝子を組織特異的なラットインスリンプロモーター rat insulin promotor（RIP）と連結して導入したところ，‘自己’抗原 HEL は膵 β 細胞と胸腺の両方で発現した。この条件下で AIRE を欠損させると，RIP による HEL 発現は胸腺上皮細胞では起こらず，膵島では依然として発現する。したがって，AIRE 欠損マウスでは，通常は胸腺内で除去されるはずの T 細胞が除去されないのである（図 11.7）。

胸腺細胞の除去は，細胞自身がスーパー抗原（p.107 参照）に反応性の TCR を発現する場合にも起こる。というのは，この抗原は，*Vβ* セグメントの保存されている構造を認識するために，すべての *Vβ* レセプターファミリーと反応し，その *Vβ* を発現するすべての T 細胞と反応するからである。一例としては，*Vβ17a* ファミリーに属するレセプターに反応する H-2E 分子があげられる。*Ea* 遺伝子の欠損によって H-2E を発現しないマウスでは *Vβ17a* を発現する成熟 T 細胞が見られるが，正常に H-2E を発現するマウスでは *Vβ17a* 陽性 T 細胞は除去されている。同様に，*Mls*^{a}遺伝子を発現するマウスでは *Vβ6* 陽性細胞が除去されている。*Mls* は B 細胞スーパー抗原をコードする遺伝子座で，異なる *Mls* 対立遺伝子を発現するマウスの T 細胞に対して強い増殖を誘導する。成体で *Vβ3* あるいは *Vβ8* 発現 T 細胞ファミリーを活性化するブドウ球菌エンテロトキシン B のような外因性スーパー抗原もこのような現象に関与し，*Vβ3* あるいは *Vβ8* を発現する未熟胸腺細胞にアポトーシスを誘導しうる。

胸腺での正/負の選択に関与する要素

まったく TCR を発現できない T 細胞もしくは非常に親和性の低い TCR を発現する T 細胞は，生存シグナルを受け取ることができず放置されて死に至る。その他の細胞では，正負両方の選択を受けるためには TCR と MHC-ペプチドとの結合が重要であるが，それではどのようにして同じ MHC-ペプチドからのシグナルによりまったく異なる 2 つの結果が生じるのだろう？　どうやら，正の選択では TCR との弱い結合が重要で，一方，負の選択では TCR との強い会合が重要らしい。たとえば，TCR の会合分子である CD3 に対する抗体を高濃度で胸腺細胞に作用させるとアポトーシスが起こるが（図 11.8），低濃度では起こらない。さらに，同一のペプチドであっても低濃度では正の選択を誘導し，高濃度では負の選択を誘導することが多数報告されている。これらの結果から，親和性モデルが導かれた。

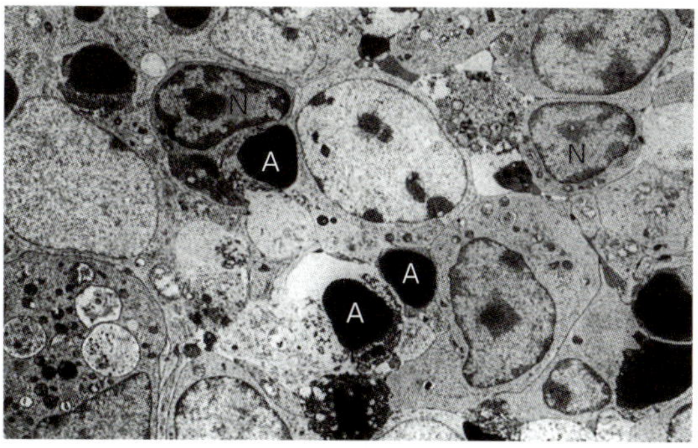

図 11.8　抗 CD3 抗体で短時間曝露した胎生期胸腺におけるアポトーシス細胞の電子顕微鏡像。 A と N はそれぞれアポトーシスしているリンパ球と正常のリンパ球を示す。アポトーシスしているリンパ球では核が強く凝集している。（Prof. J. J. T. Owen 提供。Smith *et al.*〈1989〉*Nature* **337**, 181-184. Macmillan Journals Ltd, London の許可を得て転載）。

このモデルは，T 細胞と MHC-ペプチドが低い親和性をもつ場合，DP CD4$^+$8$^+$胸腺細胞は正の選択を受け，高い親和性をもつ場合はクローン除去されるという仮定にもとづく。おそらく TCR がどのような親和性であれ，皮質上皮細胞の自己 MHC 分子と会合すると，自己 MHC 分子反応性クローンとして正の選択を受けて増殖する。しかし，TCR と髄質上皮細胞もしくは樹状細胞の自己 MHC（MHC＋自己ペプチド）との会合の親和性が高すぎたときには，負の選択を受けてクローン除去が起こる。正の選択と負の選択の間では使われる生化学的なシグナル経路が明らかに違うらしい。正の選択は，シクロスポリン感受性で Ras-MEK-ERK 経路に依存し（p.172 参照），一方，負の選択はシクロスポリン抵抗性で Ras-MEK-ERK 経路に非依存性である。どちらの経路が使われるかは，TCR や Notch，その他のレセプターからのシグナルの強度の違いが影響するのかもしれない。転写因子 Ikaros は負の選択の制御に必要であり，さらに DP 胸腺細胞が正の選択を受ける間に CD4$^+$もしくは CD8$^+$の SP 細胞のどちらになるかの決定の手助けをしていると思われる。さてここで注意すべきことに触れる。この親和性モデルはおおむね正しいと思われるが，単純化されすぎているかもしれない。たとえば，一部の Vβ ファミリーのクローン除去を誘導できるある種のスーパー抗原は，親和性モデルでは当然正の選択がかかると考えられるような超低濃度で作用させても細胞を増殖させることができない。このことから，別の説も提出されている。これはたとえば，TCR/ペプチド-MHC 結合の境界面における構造変化が重要であるとか，ペプチドがアゴニストや部分アゴニスト，アンタゴニストとしてふるまう（p.174 参照）というような説であるが，当面のところ，はっきりとした結論は出ていない(いつわかるかがわからないのがサイエンスである！)。

▶ T 細胞寛容はクローンのアナジー(不応答)によっても起こる

すでに学んだように，TCR の会合と抗原提示細胞からの共刺激シグナルの双方が T 細胞の刺激には必要であり，この共刺激シグナルが存在しないと，T 細胞は寛容や不応答(アナジー)，もしくは麻痺を起こす。胸腺外で起こる T 細胞寛容を**末梢性寛容** peripheral tolerance とよぶ。生体内において，共刺激分子をもたない細胞によって提示された末梢抗原は，胸腺外 T 細胞にアナジーを誘導する。インスリンプロモーターと連結させた $H\text{-}2E^b$遺伝子コンストラクトを，正常では *H-2E* を発現できないマウスに導入すると，$H\text{-}2E^b$導入遺伝子産物が膵 β 細胞で見られ，それに対する寛容が誘導される。通常，胸腺髄質に存在する *H-2E* 発現骨髄由来細胞により Vβ17a レセプター発現 T 細胞は除去されるが，膵臓で H-2E を発現する免疫寛容なトランスジェニックマウスではこれらの T 細胞は除去されない。すなわち，このマウスでは T 細胞は除去されずにアナジーの状態になっているのである。実際，これらの細胞は Vβ17a に対する抗体で抗原レセプターの架橋をしても増殖せず，その機能に異常があることがうかがわれる。

これらの結果は胸腺における抗原の低発現のためではないと思われる。同じように，膵 β 細胞にインフルエンザヘマグルチニンを発現するマウスでは胸腺を正常胸腺と置換してもインフルエンザヘマグルチニンに対して免疫寛容を示す。しかし，胸腺内ではアナジーを示す細胞が産生される場合もある。たとえば，K^b反応性 TCR と K^b両方の遺伝子をケラチンⅣ・プロモーター断片を用いて胸腺髄質細胞に発現できるようにしたトランスジェニック動物では，胸腺内でアナジーの細胞が産生された。

末梢での T 細胞のアナジーは，抗原への曝露のされ方によってその程度が変わりうる。たとえば，ケラチンⅣのプロモーター全長を用いて先のダブルトランスジェニック動物で実験を行うと，K^b抗原はケラチノサイトに発現して十分に寛容を誘導できる。一方，K^b遺伝子を発現しないシングルトランスジェニック動物では，導入 TCR を発現する細胞傷害性 T 細胞の前駆細胞が高頻度で見られる。K^bを神経外胚葉由来の細胞や肝細胞で発現させたダブルトランスジェニックマウスでは寛容が誘導されているが，TCR と CD8 分子には劇的なダウンレギュレーションが見られる。そして，K^b反応性 TCR と K^b両方の遺伝子のダブルトランスジェニックマウスの場合，TCR のダウンレギュレーションは *in vitro* での抗原曝露によって回復するが，K^b反応性 TCR 遺伝子のみのシングルトランスジェニックマウス(K^b遺伝子を発現しない)の場合，そのようなことは見られなかった。また，別の実験系では免疫寛容は IL-2 投与によって破綻することが確認されている。以上のことをまとめると，胸腺から末梢に移住した自己反応性 T 細胞は末梢においてアナジーが誘導され，その状態は可逆的であるらしい。

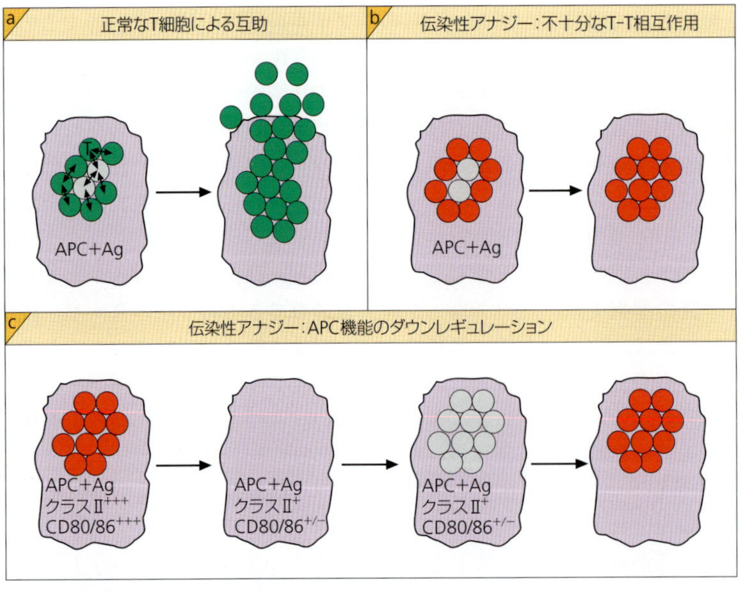

図 11.9 **伝染性アナジー。**(a)免疫応答能をもつ新しい T 細胞(灰色)のまわりに正常な T 細胞(緑)が集まると，同じ抗原提示細胞(APC)と反応し，成熟 APC の助けを受けて活性化や増殖を起こす。(b)免疫応答能をもつ新しい T 細胞(灰色)のまわりにアナジーを起こした T 細胞(赤)が集まると，近傍の細胞から刺激シグナルが入らず，新しい T 細胞もアナジーに陥る。(c)アナジーを起こした T 細胞は制御性 T 細胞として働き，APC の MHC クラスⅡ分子や CD80(B7.1)，CD86(B7.2)の発現を低下させる。この現象にはアナジー T 細胞と APC 間の細胞間接触が必要であり，IL-4 や IL-10，TGFβ などのサイトカインの中和抗体によって阻害されない。また，APC に提示されている抗原上の他の抗原決定基に対しても抑制的に働く。その後この APC に出会った免疫応答性の新しい T 細胞は，アナジーに陥る。

伝染性アナジー

ヘルパー T 細胞のクローンについて限界希釈実験(p.143 参照)をすると，抗原提示細胞(APC)上のペプチドに反応して増殖する最小単位は数個の細胞であり，ただ 1 個の細胞ではないことがわかる。このことから，数個の細胞の集団になってはじめて応答が惹起されると考えられ，その機構としてはパラクライン刺激，あるいは単一の APC 上でのリンパ球どうしの多細胞間相互作用が細胞増殖に必要であることが示唆される(図 11.9 a)。したがって，あらたに生じた胸腺外ナイーブ T 細胞がある抗原に応答性をもち，その抗原がプロフェッショナル APC に提示されていても，もし近傍にアナジーに陥った細胞が存在すると，抗原刺激が成立しないことが予想される。実際，このような場合にはナイーブ T 細胞はアナジーに陥り，その結果，伝染性のアナジーの過程が続く(図 11.9 b)。この場合，強いアナジー状態を生み出すことができる。この過程には $CD4^{+}$ $CD25^{+}Foxp3^{+}$制御性 T 細胞が重要な役割をするらしい。この細胞は APC 上の MHC クラスⅡ分子や共刺激分子である CD80(B7.1)や CD86(B7.2)の発現を減少させ，伝染性アナジーの状態をつくり出すらしい(図 11.9 c)。伝染性アナジーの場合には，アナジーに陥いる細胞と制御性 T 細胞が同時に存在する必要はない。アナジー誘導性の制御性 T 細胞は CD95-CD95L の相互作用を介して樹状細胞にアポトーシスを誘導することもでき，さらに樹状細胞による CD95 シグナル経路を介して T 細胞にアポトーシスを誘導させることもできる。これは 16 章であらためて述べるが，細胞非傷害性抗 CD4 抗体投与による移植免疫抑制の誘導は長く続く。これはアナジー誘導性の制御性 T 細胞がつくられ，免疫応答性 T リンパ球の移植抗原に対する反応性を抑制するからである。

▶ 細胞間コミュニケーションの不調によりアナジーになる

タンゴを踊るには 2 人必要である。同様に，自己分子が TCR に会合できないと，APC と T 細胞が存在しても免疫応答は起こらない。たとえば，眼の水晶体タンパク質や脳のミエリン塩基性タンパク質のような場合，解剖学的にリンパ球とは離れた部位に発現することから，リンパ球とほとんど接触することはない。まれにこれらの分子の代謝産物が微量漏れ出て，それが APC に取り込まれることもあるかもしれないが，ナイーブ T 細胞を活性化するほどの濃度はなく，免疫応答は通常起こらない。

循環中の T 細胞が組織に流入しても，組織中の細胞表面に存在する抗原ペプチド断片は量的にわずかであるので，共刺激因子 B7 の非存在下では自己反応性細胞に反応を起こさせないと考えられる。この

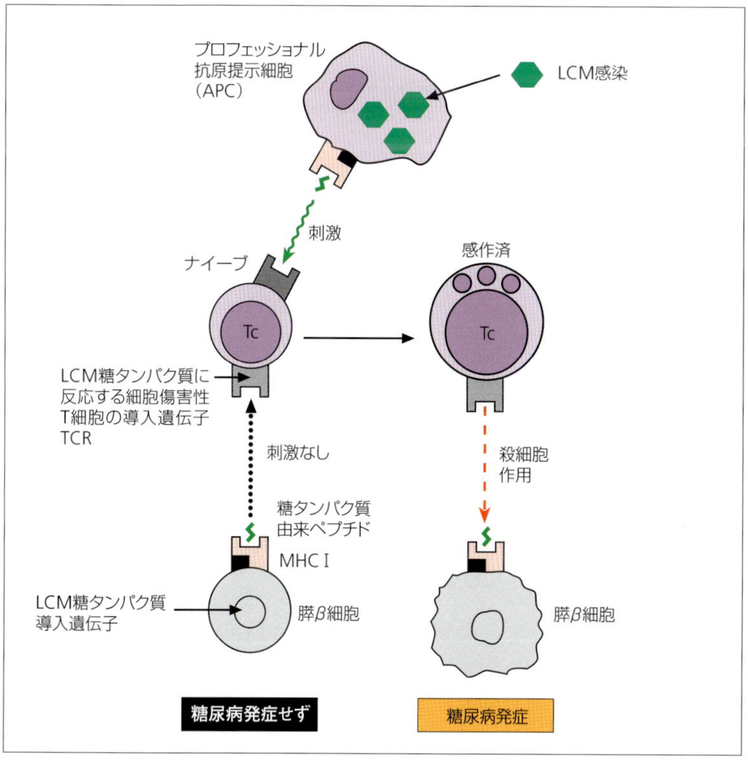

図 11.10　ナイーブ細胞傷害性 T 細胞と低濃度の抗原をもった B7 陰性標的細胞との相互無認識。自然感染によりナイーブ細胞が感作され，その後親和性が増強されたことにより，標的臓器が攻撃されるようになる。LCM：リンパ球性脈絡髄膜炎ウイルス。(Ohashi P. S. *et al.*〈1991〉*Cell* **65**, 305–317)。

ことは2つの遺伝子を導入したトランスジェニックマウスを用いてみごとに証明された。2つの導入遺伝子とは，LCMウイルス糖タンパク質に対する細胞傷害性CD8 T細胞のTCRをコードする遺伝子と，このウイルス糖タンパク質をコードする遺伝子で，後者はインスリンプロモーターの働きで膵β細胞に発現するようにしてある。その結果は驚いたことにマウスにはなにも起こらず，T細胞は除去もされず寛容にもならず，そして膵β細胞も攻撃を受けなかった。しかし，LCMウイルスが感染すると，感染によって起こるアジュバント効果のために，これらのマウスのナイーブT細胞には十分量のウイルス抗原ペプチドが提示され，活性化が見られた。これらの"感作"細胞が分裂して抗原に対して高い親和性をもつものが増えると(p.429参照)，β細胞上の少量のプロセシングされた糖タンパクでも認識することができるようになり，B7分子がなくても標的を攻撃することができるようになり，糖尿病が発症した(図11.10)。少しまわりくどく聞こえるかもしれないが，このことは交差性T細胞エピトープによって自己免疫応答が誘導されうることを示唆している。

通常MHCクラスII分子が発現しない臓器で発現する分子については，状況は異なる。というのは，これらの分子はその組織に特異的に存在するCD4ヘルパーT細胞とは相互作用できないからである。

特定の自己抗原に対するリンパ球レセプターをコードする遺伝子が欠損していれば，免疫学的不応答となる。チトクローム *c* に対する自己抗体を実験的に誘導した解析では，種間において違いがある分子の構造は自己抗原性をもつが，遺伝子が長期間変化しなかったために高度に保存された領域については自己抗原性がなかった。自己抗原への反応性は時とともに消失したと考えられる。

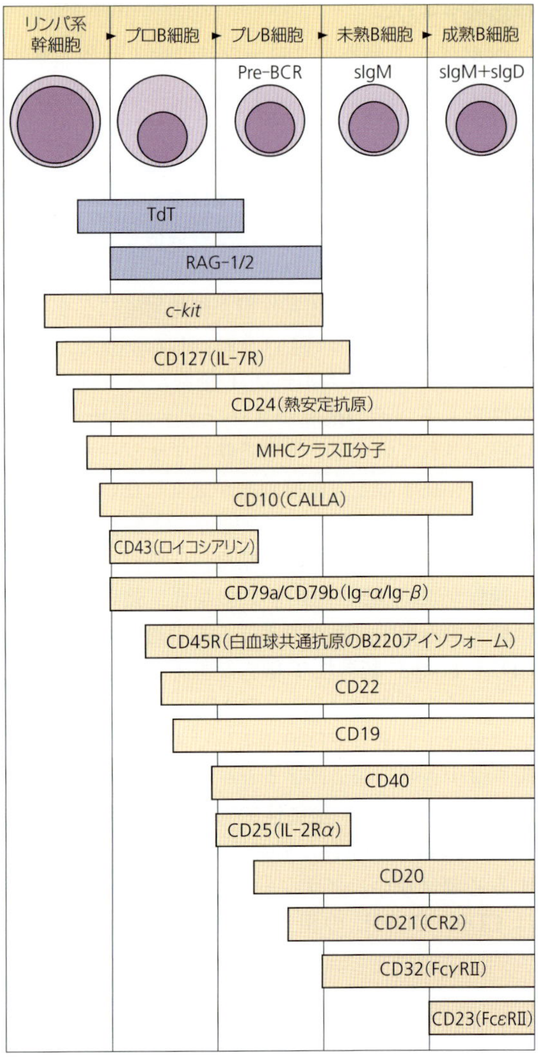

図11.11 **B細胞発生に関する分化マーカー。** Ig遺伝子の再構成と多様化に働く酵素(青い四角)とモノクローナル抗体によって定義される細胞表面マーカー(オレンジ色の四角，表7.1のCD一覧を参照)の出現時期を示す。

B細胞の分化は胎児肝で始まり，その後骨髄で継続する

B細胞の前駆細胞であるプロB細胞は，ヒトでは妊娠8〜9週，マウスでは胎生14日で胎児肝内の島状の造血細胞集団の中に出現する。その後，肝臓でのB細胞産生は次第に減弱し，骨髄での産生が主体となる。骨髄間質の細網細胞は接着分子を発現してIL-7を分泌し，長い樹状突起をのばしてIL-7レセプターをもった前駆B細胞と密接に会合する。このような状態では初期B細胞はごく少数しか存在しないが，エイベルソンマウス白血病ウイルスAbelson murine leukemia virus(A-MuLV)を用いると発生の異なるさまざまな段階の初期B細胞を解析することができる。このA-MuLVは複製機能を欠損したウイルスで，さまざまな分化段階のプレB細胞を癌化させてクローン化できる。このような解析の中から，B細胞の成熟に関係する一連の分化マーカーが確立された(図11.11)。

▶ *Pax5* はB細胞分化の重要な決定因子である

造血細胞のB細胞系列への分化は，E2Aと初期B細胞因子(EBF)の発現を必要とし，どちらが欠損してもプロB細胞からプレB細胞への分化は誘導されない(図11.12)。また，転写因子BSAP(B-cell-

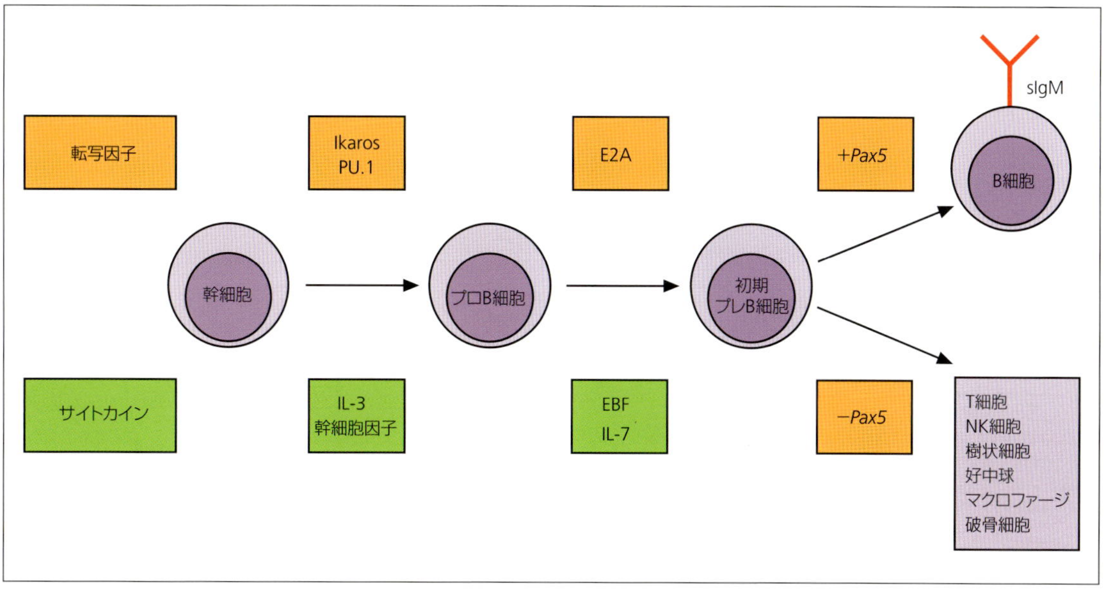

図 11.12　*Pax5* は B 細胞の分化に必須である。造血幹細胞（SC）は幹細胞因子（SCF）や IL-3，Ikaros や PU.1 などの転写因子の影響を受けてプロ B 細胞へと分化する。さらなるプレ B 細胞への分化には初期 B 細胞因子（EBF）や IL-7 とともに転写因子 E2A が必要である。E2A のホモ変異マウスはプレ B 細胞を欠損する。また，RAG-1 や Ig-α，CD19，λ_5の転写産物が著しく減少しているとともに H 鎖遺伝子座での D_HJ_H再構成が傷害されている。初期プレ B 細胞で *Pax5* の発現が欠損すると，B 細胞系列分化は突然停止する。これらの初期プレ B 細胞は再構成された IgD_H-J_Hを発現し，B 細胞にコミットされている。しかし，この後の時期に *Pax5* が欠損しても，適切なサイトカインの存在下ではこれらの細胞はさまざまな他の系列の細胞へと分化できる。実際，$Pax5^{-/-}$クローン細胞は免疫不全のマウスに移植されたときに T 細胞へと分化することができ，この場合，最初に再構成した Ig H 鎖に加え，再構成した TCR を発現する。

specific activator protein）をコードする *Pax5* 遺伝子の発現も必要である。$Pax5^{-/-}$ノックアウトマウスでは，初期プレ B 細胞（部分的に免疫グロブリン H 鎖の再構成をしたもの含む）は成熟した膜型 Ig 発現 B 細胞へと分化できない（図 11.12）。しかし，$Pax5^{-/-}$ノックアウトマウスのプレ B 細胞に適切なサイトカインを加えると，T 細胞や NK 細胞，マクロファージ，樹状細胞，好中球，そして破骨細胞にも *in vitro* で分化する。このような予想外の結果から，プレ B 細胞は一度系列決定された状態から方向転換し，他の多くの造血系細胞系列に分化しうる能力をもつことが明らかになった。しかし，これらのプレ B 細胞は，骨髄の造血幹細胞と違い多能性はもたず，致死量放射線照射マウスに投与しても救命できない。このような結果から，*Pax5* こそが B 細胞系列への分化を方向づける決定的なマスター遺伝子であり，他の系列への分化に関係する Notch-1 やミエロペルオキシダーゼ，単球/マクロファージコロニー刺激因子レセプターなどの遺伝子発現を抑制する一方で，Ig-α や CD19，アダプタータンパク質 BLNK など含む B 細胞特異的な遺伝子の発現を活性化することが明らかになった。

B-1 細胞と B-2 細胞は 2 つの異なる細胞集団である

膜型 IgM とともに CD5 を発現する B 細胞サブセットについてはすでに述べた（p.219 参照）。このサブセットの前駆細胞は，発生の比較的初期に胎児肝から腹腔へと移動する。この時期においては，B 細胞のほとんどがこのサブセットで，これらの B 細胞はイディオタイプネットワークの形成に寄与するとともに，低親和性で多反応性の IgM 自己抗体，自然抗体とよばれる細菌の糖構造に対する「自然」抗体の産生に主に関わる。このような抗体産生は通常の抗原に非依存的で，新生児期のやや後期に起こる。

B-1 細胞の表現型は，膜型 IgM^{hi}（高発現），膜型 IgD^{lo}（低発現），$CD43^+$，$CD23^-$で，$CD5^+$と $CD5^-$の 2 つの細胞亜集団からなり，それぞれ B-1a，B-1b とよばれる（図 11.13）。**B-2 細胞の表現型**（表 11.3）は，**膜型 IgM^{lo}，膜型 IgD^{hi}，$CD5^-$，$CD43^-$，$CD23^+$**で，B-1 とは異なる系列由来であるが（図 11.13），これについて少し説明しよう。B-1 細胞は B-2 表現型に変化することができ，おそらく逆もまた可能であるが，生理的条件下ではこのような変換はほとんど起こらない。B-1 細胞は主に腹腔，胸腔

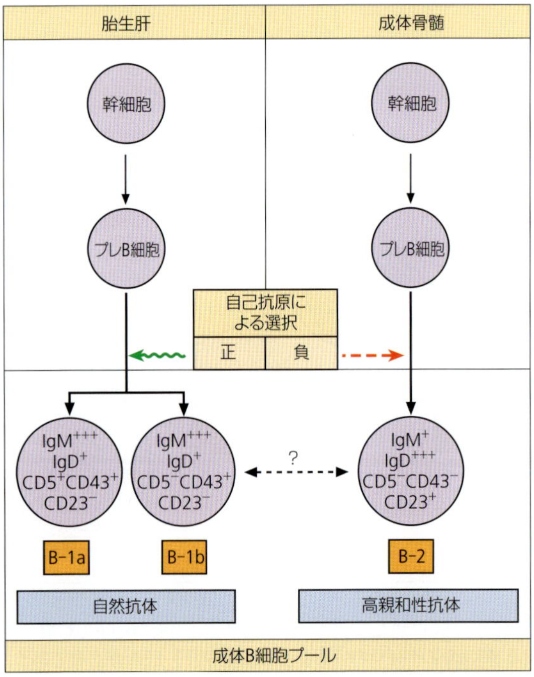

図 11.13　**B 細胞サブセットの発生。**たとえば，自己の細胞膜抗原に対して十分に高い親和性をもつ B-1 細胞は除去されるため，結局，可溶性自己抗原に対して低い親和性をもつ一連の"自己抗体"を産生する B-1 細胞が残ることになる。それに対して，B-2 細胞は自己抗原によって正の選択よりは負の選択を強く受け，高親和性 IgG 抗体の産生を引き起こす。この抗体は，ヘルパー T 細胞によってクラススイッチした B 細胞により産生される。これらの細胞は，ある状況下では互いに変換することができるが，一般的には別々の細胞系列として維持される。V_H*3609* H 鎖遺伝子をもつトランスジェニックマウスの実験により，自己抗原が B-1 細胞に正の選択に働く直接的なエビデンスが得られた。この導入遺伝子にコードされる H 鎖は内因性の V_κ21C L 鎖と会合して $CD5^+$ B 細胞による抗胸腺細胞自己抗体の産生を引き起こし，この抗体は Thy-1 上の糖鎖抗原を認識する。血中の導入遺伝子発現 B 細胞の数や自己抗体量は自己抗原の存在下でのみ高値を示し，これらは Thy-1 ノックアウトマウスではまったく存在しない。CD23：FcεRⅡ，CD43：ロイコシアリン。

に多く存在し，自己再生的にその数を維持し，新規の前駆細胞からの B-1 細胞産生はフィードバック調節によって調節される。前駆細胞は CD5 とそのリガンドの CD72 の双方を細胞表面上に発現することができ，お互いの相互作用を促進するのかもしれないが，恒常的な IL-10 の産生が自己複製の主な原因らしい。というのは生下時からマウスに抗 IL-10 抗体投与すると B-1 細胞集団が事実上消滅するからである。この細胞は，自己複製性のために白血病化しやすい可能性があり，慢性リンパ球性白血病の悪性細胞はほぼ必ず $CD5^+$である。

B-1 細胞はある特定の生殖細胞系 *V* 遺伝子を使う傾向があり，ブロメライン処理赤血球に対する自己抗体産生は V_H*11* と V_H*12* ファミリーを使った小

表 11.3　**2 つのマウス B 細胞サブセットの比較。**（Herzenberg L. A., Stall A., Melchers F. *et al.*〈eds〉〈1989〉*Progress in Immunology* 7, p.409, Springer-Verlag, Berlin）。

	B-1 細胞	B-2 細胞
表現型		
IgM	+++	+
IgD	+	+++
CD5	+ or −	−
CD23	−	+
CD43	+	−
主な場所	腹腔	リンパ組織
発生	初め胎生肝で発生	成体骨髄で発生
細胞寿命	自己複製　IL-10 の恒常的産生	骨髄で IgM^-前駆細胞で置換される
成長	増殖しやすい	死にやすい
発生障害	Xid（CBA/N）[1]	me^v（motheaten）[2]
Ig 遺伝子	変異なし N ヌクレオチドの挿入はほとんどない	変異あり N ヌクレオチドの挿入が一般的
抗体産生		
血清 IgM，IgG3	+++	+
IgG1	+	+++
IgG2a，IgG2b	+ to ++	++ to +++
自己抗体 IgM	+++	?
抗 Id IgM	+++	?
抗細菌抗体 IgM	+++	+ to +++
抗ハプテン/タンパク質	?	+++
T 細胞依存性	−	++
親和性成熟	−	++

[1]CBA/N マウスは X 連鎖性免疫不全遺伝子（*Xid*）をもち，ブルトンチロシンキナーゼ（*btk*）に変異が見られる。そして B-1 細胞の成熟がうまくいかず，Ⅱ型 T 細胞依存性抗原へはうまく応答できない。

[2]motheaten マウスはプロテインチロシンホスファターゼ 1C（*PTC-1C*）遺伝子の変異（me^v変異）をもつ。この変異遺伝子は劇的に抗原反応性を亢進させ，B-1 亜集団へと分化しやすくさせる。このマウスは何種類もの抗原に対して自己免疫応答を示し，ほとんどの B 細胞が B-1 細胞である。

さなサブセットにかぎられ，そのクローン増殖は自己抗原との反応によって引き起こされるようである（図 11.13 の説明参照）。B-1 細胞は，B-2 細胞と異なり，Ⅱ型胸腺非依存性抗原（p.176 参照）に応答しやすく，胸腺依存性抗原には反応せず，胚中心にも侵入せず，それゆえに体細胞超変異も起こさず，高親和性の抗体を形成することもない。したがって，多くの B-1 細胞から産生された害のない低親和性自己抗体は，必ずしも病的な自己抗体にはならない。あまり根拠はないが，自己抗体にはよいものと悪い

ものがあり，よいものとは壊れた自己成分のお掃除役であるという考え方がある。Pierre Grabar はこのような考え方にもとづいて自己抗体のことを“グロブリントランスポーター”とよんだ。

B-1 細胞は，自己寛容を保つためにイディオタイプネットワークの構築や保存された微生物抗原への反応や，B-2 反応のイディオタイプ調節にも関与するらしい。B-1 細胞は，“自然抗体”の供給源であることは確実で，一般の微生物に対して IgM による第 1 次の防衛線を提供する。また，腸管粘膜固有層の IgA 産生細胞の約半数は腹腔内 B-1 細胞由来で，腸管正常細菌叢を覆う粘膜 IgA の重要な供給源である。

B 細胞における特異性の形成

免疫グロブリン遺伝子再構成の順序

初期 B 細胞分化の Ig 遺伝子再構成には決まった順序がある。

- 第 1 段階：最初に，両方の H 鎖遺伝子(両親から 1 つずつ受けつぐ)の *D-J* セグメント部分が再構成される(図 11.14)。
- 第 2 段階：片側の H 鎖で *V-DJ* の再構成が起こる。もしこれが非機能的 nonproductive な再構成だったとき(すなわち，隣接したセグメントが間違ったリーディングフレームで結合するか，結合部分の下流に終止コドンができたとき)には，もう 1 つの H 鎖で 2 度目の *V-DJ* 再構成が起こる。ここでも機能的な再構成がなされなかった場合にはプレ B 細胞の運命は終わりとなる。
- 第 3 段階：機能的再構成がなされると，プレ B 細胞は μ 鎖の合成を行う。これとほぼ同時に，λ_L 鎖の V_L および C_L セグメントにそれぞれ相同性のある 2 つの遺伝子，V_{preB}(*CD179a*)と λ_5(*CD179b*)が一時的に転写されて“代替 L 鎖”となる。これは μ 鎖と会合し，機能的な B 細胞レセプターを形成するのに通常必要な Ig-α(CD79a)および Ig-β(CD79b)とともに，膜型の代替“IgM”レセプターを構築する。このレセプターの発現がさらなる B リンパ球の分化に必須である。なぜなら，ES 細胞(p.148 参照)の相同組換えによって μ 鎖遺伝子もしくは λ_5 遺伝子の膜部分エキソンを欠損させた場合，プレ B 細胞の段階で発生が止まり，成熟した B 細胞はできないからである。この代替レセプターは $\alpha\beta$TCR をもった前駆プレ T 細胞のプレ Tα/β レセプターにきわめて類似する。
- 第 4 段階：表面レセプターを介してシグナルが入る。このシグナルは，通常，外部抗原なしに細胞自律的に誘導されるのか，それともストローマ細胞上のリガンドと結合したために誘導されるのかは不明である。Ig-α/β を介してプレ B 細胞レセプターに入ったシグナルは，姉妹染色分体上の H 鎖遺伝子のさらなる再構成を抑制する。これが**対立遺伝子排除** allelic exclusion である。
- 第 5 段階：インターフェロン調節因子 IRF-4 そして IRF-8 が発現すると，V_{preB} と λ_5 の産生がダウンレギュレートされ，通常の L 鎖遺伝子の再構成が起こる。*V-J* 再構成はまず一方の κ 遺伝子で起こり，そこで機能的 V_κ-*J* 再構成が起きなければ，次に他方の κ 遺伝子で再構成が起こる。これに失敗すると，次は λ 遺伝子での機能的な再構成が起こる。これに続いて機能的に再構成された L 鎖の発現が起こるが，これは IRF-4 や IRF-8 が PU.1 や転写因子 Spi-B とともに κ もしくは λ エンハンサーに結合することによると考えられる。この時点で本来の膜型 IgM(sIgM)の合成が始まる。
- 第 6 段階：sIgM ができると，対立遺伝子排除が働き，この時点で再構成されていない L 鎖遺伝子にはその後遺伝子再構成が起こらない。H 鎖 RNA 転写物の選択的スプライシングにより，IgM H 鎖と同じ VDJ 配列をもった膜型 IgD が発現する。この時点で，ナイーブ IgM^+IgD^+B 細胞は対応抗原と出会う準備ができる。

抗原刺激により IgD は失われ，適当な T 細胞の助けがあると抗体産生が始まり，IgM から IgG や IgA もしくは IgE への抗体のクラススイッチが起こる。完全に成熟した最終段階の形質細胞は sIg をほとんど発現しない。

対立遺伝子排除の重要性

それぞれの細胞は両親由来の染色体をもつので，分化している B 細胞は 4 つの L 鎖遺伝子群と 2 つの H 鎖遺伝子群の中からそれぞれ 1 種類の遺伝子を選ぶことになる。前章では，どのようにして 1 つの H 鎖遺伝子群において *VDJ* DNA が再構成され，1 つの L 鎖遺伝子群において *VJ* が再構成されるのか，そして対立遺伝子排除によって他の 4 本の染色体上にある *V* 遺伝子が再構成を起こさないようになることを示してきた。この機構によって B 細胞はただ 1 つの L 鎖とただ 1 つの H 鎖を発現するようになる。その結果，B 細胞は 1 種類のみの抗体をつくるようになり，その抗体は抗原を認識するための表面レセプターとして用いられることから，これがクローン選択機構の働く基礎となる。さらに，この

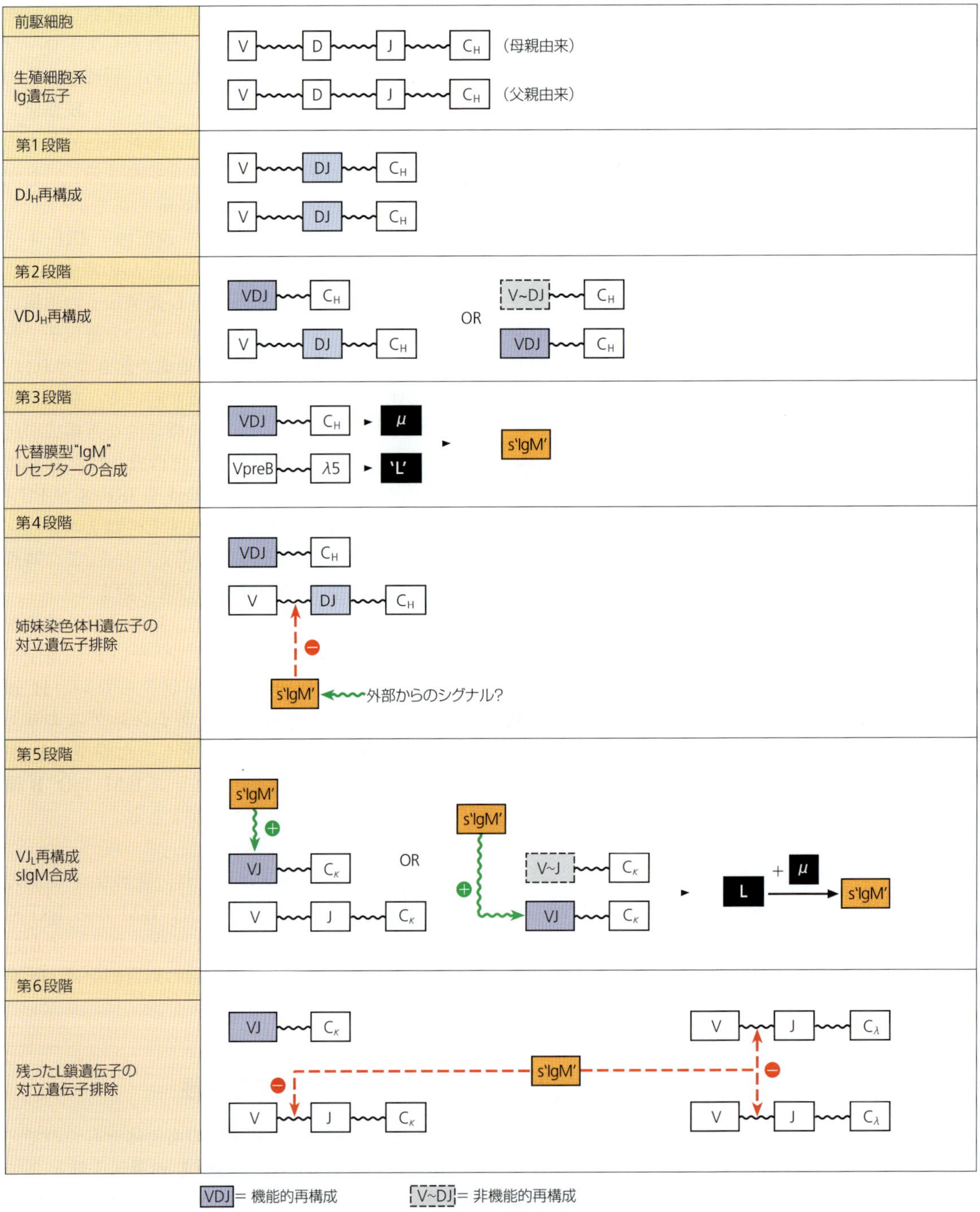

図 11.14　**B 細胞遺伝子再構成の順序と想定される対立遺伝子排除機構**(本文参照)。

遺伝子排除機構のために，異なる結合部位をもつ 2 本の L 鎖もしくは H 鎖をもつような抗体はできにくく，できたとしても大半の抗原に対しては一価でしか結合できず，非凝集性であり，その親和性は低い。

▶ 時間とともに種々の特異的反応が現れる

特定の抗原に対する反応は，新生児期において一定の順番で現れ，これは，細胞内では決まった順番で *V* 遺伝子の再構成が行われるようにプログラムされていることを示唆する(図 11.15)。発生初期では *DJ* セグメントに最も近接する V_H遺伝子が再構

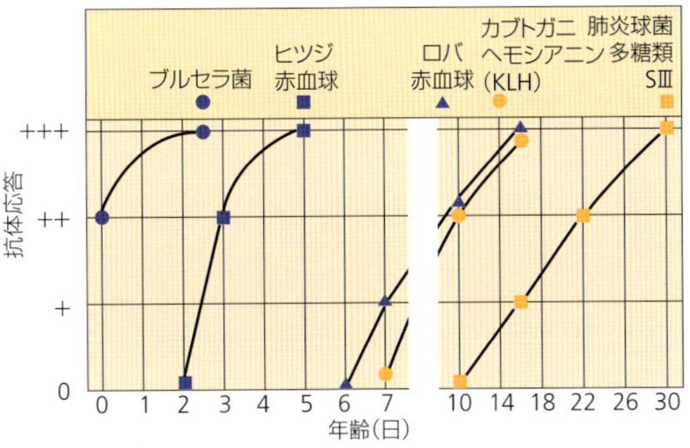

図 11.15　新生児ラットに見られる異なる抗原に対する連続的な応答性の出現。

成されやすい。

B リンパ球の寛容誘導

▶ 免疫寛容はクローン除去とクローンのアナジーによって起こる

T 細胞の場合と同様，B 細胞でも自己免疫応答回避のためにはクローン除去とクローンのアナジーという 2 つの機構が重要である。まず，寛容誘導におけるクローン除去の重要性は，IgM トランスジェニックマウスを用いた実験により示された。この IgM は *d* と *f* 以外のすべての *H-2* ハプロタイプの H-2K 分子に結合する。$H\text{-}2^d$ハプロタイプをもったマウスでは，導入遺伝子由来 IgM が血清中に豊富に存在し，全 B 細胞のうち 25～50%がトランスジェニック IgM を発現していた。一方，(*d*×*k*)F1 マウスでは，血清中においても B 細胞上においても導入遺伝子由来 IgM の発現は欠損していた。すなわち，抗 $H\text{-}2K^k$抗体を発現するように仕組まれた B 細胞は $H\text{-}2^d$マウスでは産生されたが，$H\text{-}2K^k$が自己抗原として働くマウスではクローン除去されたのである。

B 細胞の免疫寛容におけるアナジーの重要性は，水溶性リゾチームとそのリゾチームに対して高親和性をもつ抗体の双方を発現するダブルトランスジェニックマウスを用いた研究により示された。このマウスは完全に免疫寛容であり，たとえ免疫をしても抗リゾチーム抗体をつくることはなく，トランスジェニック遺伝子由来の抗体は B 細胞上には豊富に発現しているにもかかわらず，血清中では検出できなかった。このアナジーに陥った細胞はしかるべき表面レセプターを介して抗原と結合できるが，活性化されない。まるで美女の魅力に引きつけられて物欲しそうに眺めて酒を浴びる年老いた放蕩(ほうとう)者のように，この寛容になったリンパ球は抗原を“見る”ことはできるが，どうする能力ももたないのである。

自己との出会いの結果がクローン除去なのかそれともアナジーなのかは，自己抗原の濃度と Ig レセプター架橋能力によると思われる。上述した 2 つの B 細胞寛容機構のうち前者では，$H\text{-}2K^k$自己抗原は分化途中の B 細胞と接触する細胞に高発現し，効率的に Ig レセプターの架橋を起こす。一方，後者では，“自己”分子のふりをするリゾチームは当該 B 細胞レセプターに対して一価で働き，容易には架橋しない。これを裏づけるように，リゾチーム遺伝子の膜貫通疎水性セグメントを改変して細胞膜に埋め込まれた形に発現させると，高親和性抗リゾチーム抗体を発現する B 細胞は除去されるようになった。

もう 1 つの自己認識チェック機構として**レセプター編集** receptor editing がある。一度再構成が済んだ *V*(*D*)*J* セグメントの *V* セグメントが他の物によって置き換えられるというレセプター編集現象についてはすでに説明した(p.68 参照)。しかし，L 鎖を丸ごと取りかえるという大がかりなレセプター編集も存在する。その実例を示す。DNA に対する高親和性自己抗体をコードする Ig H 鎖遺伝子と L 鎖遺伝子を導入したトランスジェニックマウスでは，遺伝子のシャッフリングによってさまざまな L 鎖が産生され，これは DNA に対して反応しないような H 鎖との組合せが得られるまで続く。この結果，自己への反応性は削除されることになる。この際には，κ_L鎖がλ_L鎖遺伝子群の新しく再構成したものに置き換わることもあり，*RAG-1/2* の再発現が必要である。

マウスでは，骨髄プレ B 細胞と成熟脾臓由来 B 細胞の V_Hレパートリーを cDNA レベルで比較した結果，末梢 B 細胞のほとんどはリガンドによって選択されることが明らかになった。一度末梢に移住すると，大部分の B 細胞は安定化する。未感作マウスのリンパ節 B 細胞(と T 細胞)を同一 H-2 由来の SCID マウスに移植すると，20 週以上は生存する。

▶ 無力な B 細胞によって寛容が生じる

少なくとも可溶性のタンパク質に対しては，T 細胞は B 細胞より容易に免疫寛容となる(図 11.16)。一方，循環血中に存在する抗原量にもよるが，自己反応性 B 細胞が一定数，体内に存在する場合がある。しかし，この場合，T-B 細胞間相互作用に必要な T 細胞がすでに寛容に陥っているため，これらの細胞は T 細胞依存的な自己反応性を示すことができず，B 細胞はいわば無力(反応できない)状態にある。たとえば，自己構成成分の上にハプテンとして自己反応性 B 細胞に結合できる成分があり，もう 1 つキャリアーとして T 細胞により認識される成分があるとしよう（図 8.11 参照）。この場合にはこのキャリアーに対して T 細胞が免疫寛容状態になると，T 細胞は B 細胞に対してヘルプできないことになるので，必然的にハプテンに対しても免疫寛容となる。補体成分 C5 がその例である。C5 は生理的状態で循環血中に存在し，その濃度は T 細胞では寛容になるが B 細胞では寛容にならない濃度である。先天的に C5 を欠損するマウスの系統があるが，このマウス由来の C5 欠損 T 細胞は C5 発現マウスの B 細胞に対して抗 C5 抗体産生を誘導できる。言い換えると，C5 発現マウスには抗体産生可能な B 細

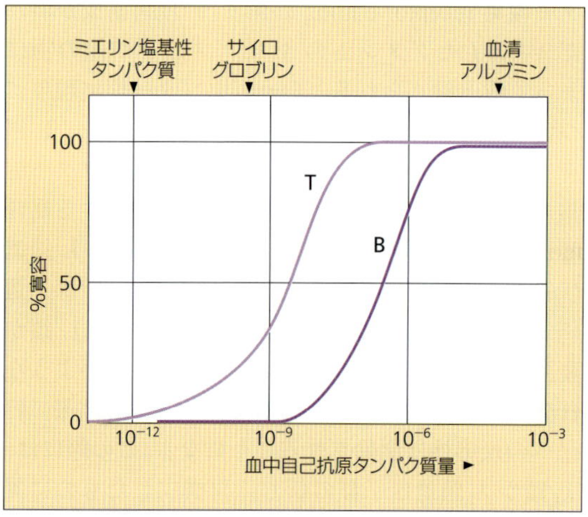

図 11.16　**循環血中の自己抗原に対する T 細胞および B 細胞寛容誘導の感受性の比較。** 低濃度で循環する分子では寛容を誘導しない。サイログロブリンのような中程度の濃度で循環する分子では T 細胞は中等度に寛容になる。アルブミンのように高濃度で循環する分子では B 細胞，T 細胞ともに寛容になる。

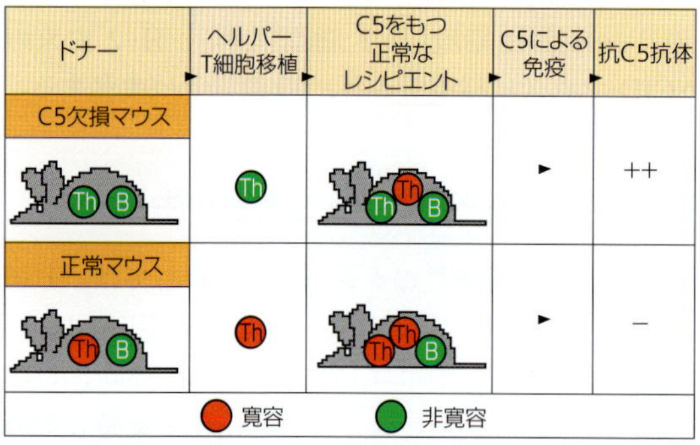

図 11.17　**循環する C5 は B 細胞ではなく T 細胞に寛容を引き起こし，無力化する。** 先天的に C5 を欠損する動物ではヘルパー T 細胞が寛容を起こしていないために，正常マウスに移入すると寛容の破綻を引き起こす。

胞が存在するが無力であり，C5 欠損系統からの非寛容 T 細胞からのヘルプにより抗体産生できるようになる（図 11.17）。無力 B 細胞による免疫寛容の一例である。

抗体産生を誘導する際に，アジュバントなしに高容量の可溶性抗原を投与するのは要注意である。なぜなら，抗原感作から数日後であっても，このようなことをすると高親和性抗体の出現が妨げられるからである。移入実験の結果から，このような操作により T 細胞が免疫寛容になっていることが明らかになった。つまり，免疫応答が進行中であっても，胚中心のヘルパー T 細胞は抗体の親和性成熟に必要な遺伝子変異を B 細胞に誘導するために必須であり，さらに当該 B 細胞が反応する可溶性抗原が高濃度に存在すると，胚中心で高頻度変異の結果できた自己反応性 B 細胞に働いて，その機能がスイッチオフされるのである。

T，B それぞれの細胞における自己寛容は，これまで論じてきたすべての機構が多かれ少なかれ関与すると考えられる。それを図 11.18 にまとめた。覚えておいてほしいのは，一生の間，あらたな幹細胞が免疫応答能をもつリンパ球に分化しつづけ，リンパ球の発生初期に起こることが宿主では後まで継続して起こるということである。つまり，発生初期に働く自己免疫寛容誘導機構は成人になっても継続して働き，ただし，プレ B 細胞に寛容を誘導するための抗原閾値濃度は成熟 B 細胞のものに比べてずっと低い。

ナチュラルキラー（NK）細胞の個体発生

NK 細胞がどのような細胞系譜に属するのかいまだ明らかではない。NK 細胞は骨髄において前駆細胞から分化する。この前駆細胞は IL-2 レセプターと IL-15 レセプターに共通の β 鎖を発現するが，成熟 NK 細胞マーカーである NK1.1, CD16（FcγRⅢ）や活性化 NK 細胞レセプターあるいは抑制性 NK 細胞レセプターを発現しない。T 細胞と共通の初期前駆細胞に由来するが，NKT 細胞（p.106 参照）と異なり，古典的な意味での NK 細胞は胸腺では発生しない。

新生児における全般的な反応

胎児のリンパ節や脾臓は，風疹やその他の細菌による先天的感染などにより子宮内で抗原に曝露され

ないかぎり，生下時には比較的未発達である。移植片拒絶や抗体産生能力は生下時にはかなり発達しているが，子宮内感染がないかぎり，IgG 以外の免疫グロブリンは低値を示す。新生児の IgG は，新生児特有の Fc レセプター FcRn（図 3.17 参照）を介して経胎盤的に母親から受けついだものである。新生児 IgG の半減期は約 3〜4 週間で，その濃度は最初の 3 カ月で減少し，新生児の血液量の増加とともにさらに減少する。その後，新生児自身の B 細胞による IgG の合成速度が母体由来 IgG の分解速度を上まわるようになり，全体として IgG 濃度は徐々に増加する。他の免疫グロブリンは胎盤を通過できない。臍帯血中には胎児によって産生された IgM がわずかだが一定量含まれる（図 11.19）。IgM 濃度は生後 9 カ月で成人と同レベルに達する。IgA や IgD，IgE は新生児の循環血中ではごくわずか存在するのみである。

免疫応答の進化

植物は感染から身を守る

植物は種々の抵抗性タンパク質を用いて病原体を見つけだす。これらのタンパク質は *R* 遺伝子にコードされ，即時性の過敏性反応 hypersensitive response（HR）を引き起こすことができる。この反応は局所的なアポトーシスを起こして，感染病原体の増殖を迅速に抑制する。また，この HR は“免疫状態”である**全身性の獲得抵抗性** systemic acquired resistance（SAR）を誘導し，最初に感染した病原体にかぎらず細菌やウイルス，真菌に対する広範な防御能力を誘導し，この状態は数週間持続する。*SAR* 遺伝子にはさまざまな殺微生物性のタンパク質をコードする一連のものがあり，その発現はサリチル酸やジャスモン酸，メチル-2,6-ジクロロイソニコチン酸などのような内因性の化学伝達物質によって誘導される。ジャスモン酸は草食性昆虫に対する抵抗性にも関わる。サリチル酸も急性防御反応に関与し，この際カタラーゼ依存的な過酸化水素の増加を誘導する。

無脊椎動物の微生物防御機構

非自己を認識して**除去**する機構は海綿のような下等な無脊椎生物にも存在する（図 11.20）。貪食作用は動物界すべてにおいて重要である（道しるべ 1.1 参照）。多くの動植物において貪食作用はアグルチニンやバクテリシジンによる異物の被覆作用により増強される。アグルチニンやバクテリシジンは，微生物の病原体関連分子パターン pathogen-associated molecular pattern（PAMP）に結合して，“非自己”認識を促進する。注目すべきは，高等な昆虫では**感染すると一連の抗菌ペプチドの合成が非常に早く誘導されること**で，この現象は転写因子の活性化により始まり，この転写因子は哺乳類での急性期反応に関与する調節領域に相同性をもったプロモーター配列

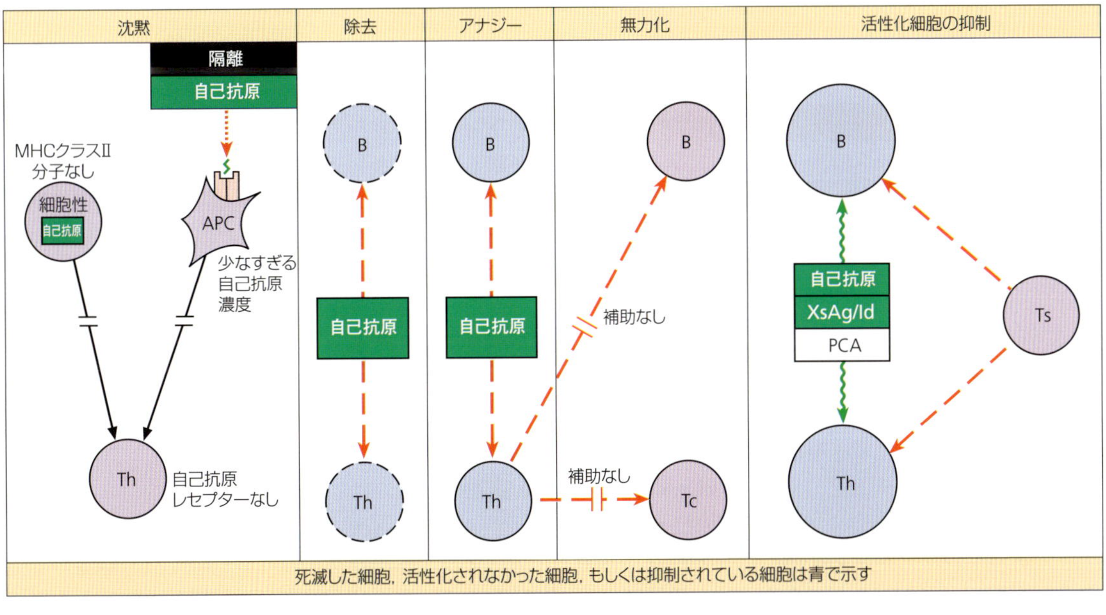

図 11.18　**自己寛容の機構**（本文参照）。XsAg/Id：交差反応抗原もしくはイディオタイプ，APC：抗原提示細胞，Th：ヘルパー T 細胞，Ts：抑制性/制御性 T 細胞，Tc：細胞傷害性 T 細胞前駆細胞。

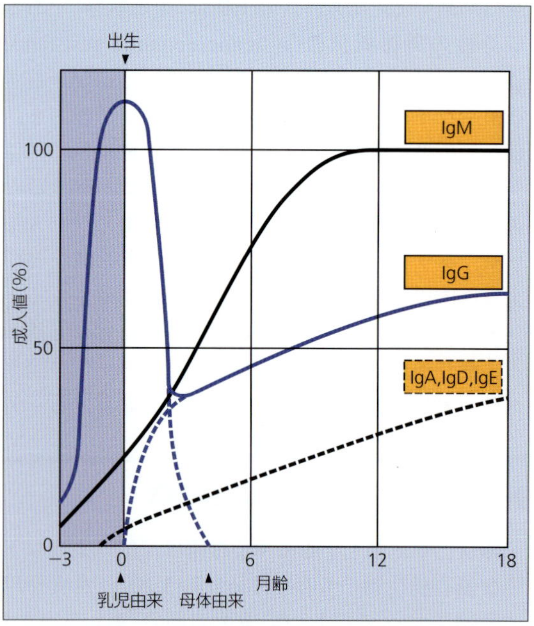

図 11.19 **ヒト血清中の免疫グロブリン量の変化。**(Hobbs J. R.〈1969〉In Adinolfi M.〈ed.〉*Immunology and Development*, p.118, Heinemann, London)。

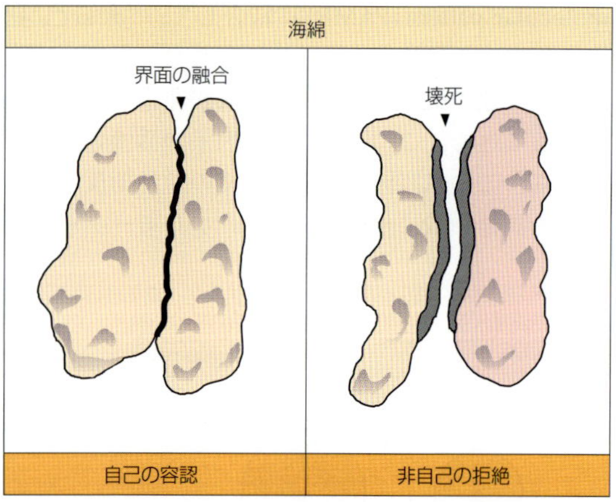

図 11.20 **非自己の認識と拒絶。**同一群体由来の海綿の組織片は永久生着するが，異なる群体由来のものは 7～9 日以内に拒絶される。

モチーフに結合する。たとえば，ショウジョウバエの toll 分子は PAMP のレセプターであり，NFκB を活性化する。機能欠失変異をもつ *toll* を発現するショウジョウバエは真菌感染を起こしやすい。昆虫が産生する抗菌ペプチドとしては，4 kDa の抗グラム陽性細菌ディフェンシンや 5 kDa の抗真菌ペプチドであるドロソマイシンといったジスルフィド結合された環状ペプチドなどがある。また，感染によって誘導される直鎖状ペプチドとして，セクロピンや一連の抗グラム陰性細菌のグリシンもしくはプロリンに富んだポリペプチド群などがある。セクロピンは哺乳類において同定されたものであり，4 kDa の強い陽電荷をもった両親媒性のタンパク質でイオンの通り道をつくり出すことで微生物の細胞膜を破壊する。

原始的な補体系が下等な生物においても存在する。カブトガニでは，α2 マクログロブリンの 1 種で，チオールエステル基を内部にもつ C3 に構造的な相同性を示すタンパク質分解酵素阻害剤が存在する。これはおそらく先祖型の C3 であると考えられ，C3 は感染部位で放出されたタンパク質分解酵素によって活性化され，微生物に沈着して貪食細胞の標的として認識させる。補体レセプター CR3 はインテグリンの一種で，昆虫の他のインテグリンと共通の祖先をもつようである。賢明な読者はカブトガニがリミュリン limulin を産生するということを覚えておられるかもしれない(p.16 参照)。リミュリンは哺乳類の急性期タンパク質である C 反応性タンパク質(CRP)と相同性を示し，細菌をオプソニン化するレクチンとして働くと考えられ，最終的に C1q やマンノース結合タンパク質，肺サーファクタントへと進化していく途中の産物であると思われる。

無脊椎動物が利用する効果的な対感染戦略としては，侵入してきた微生物を隔離，遮断することがあげられる。たとえば，タンパク質分解カスケードによってヘモリンパ液を"ゲル化"させ，侵入者を隔離することができる。

▶ 獲得免疫応答は脊椎動物に出現する

下等脊椎動物

リンパ球やいわゆる獲得免疫の T 細胞や B 細胞による反応は脊椎動物に進化するまで出現せず，最も下等な脊椎動物であるカリフォルニアメクラウナギにも存在しない。この円口類(死にかけの動物の口から入り，内部から肉を食べて餌食にする)は温度を 20 度に保つと(一般的に変温動物はより高い温度で抗体をつくりやすくなる)ヘモシアニンに応答できるが，真の免疫グロブリンは産生しない。軟骨魚類まで進化すると，はっきりとした H 鎖と L 鎖をもった 18S と 7S の免疫グロブリンが出現するが，その応答は"T 細胞非依存的"である。

T 細胞の出現

ツメガエル *Xenopus* は，トランスジェニックやクローンの作成が容易にできるという点で融通がきく動物種で，そのリンパ系は哺乳類と比較して複雑ではなく，少数のリンパ球と体細胞超変異非依存的なかぎられた抗体レパートリーをもつことが特徴であ

表 11.4　トリの免疫応答能の発生におけるファブリキウス嚢摘出と胸腺摘出の影響。(Cooper M. D., Peterson R. D. A., South M. A., Good R. A.〈1966〉*Journal of Experimental Medicine* 123, 75)。

出生後 X 線照射	末梢血中のリンパ球数	Ig 濃度	抗体	ツベルクリンに対する遅延型皮膚反応	移植片拒絶
未処理	14,800	++	+++	++	+++
胸腺摘出	9,000	++	+	−	+
ファブリキウス嚢摘出	13,200	−	−	+	+

る。さらに，カエルの胸腺では正や負の選択が起こることが証明されている。

硬骨魚類や両生類，爬虫類，鳥類，哺乳類では胸腺が存在し，同時に MHC 分子や細胞性免疫，細胞傷害性 T 細胞，同種移植片拒絶も見られる。系統的に古い T 細胞非依存的な B-1($CD5^+$)細胞と，より新しい T 細胞依存的な B-2 細胞も存在するといわれている。しかし，T 細胞依存的で高親和性をもち不均一で早い二次抗体反応は，鳥類や哺乳類などの恒温動物でのみ見られ，これは胚中心の発生に直接関係する。

抗体多様性の発生

抗体多様性を生み出す機構は，動物種によりまったく異なる。すでに説明したように，哺乳類では多くの *V*, *D*, *J* 遺伝子セグメントの組換えによって多様性が生じる。ネコザメも多くの *V* 遺伝子をもつが，個々の *V*, *D*, *J* と *C* セグメントが近接して存在するために遺伝子再構成は起こりにくく，これがこの動物種においてかぎられた抗体反応しか起きない理由らしい。ネコザメとは対照的に，トリでは L 鎖遺伝子座に機能性 *V* 遺伝子が 1 つしか存在しないが，機能しないが隣接している複数の偽 *V* 遺伝子を利用して遺伝子変換 gene conversion を起こし，その結果，大規模な体細胞変異が見られる。ラクダはラマと同様に少量の水で生活できる動物であるが，機能的な抗体のうち一部は L 鎖をもたない。H 鎖可変領域の CDR3 ループが特に長いために，L 鎖の欠如を補えるらしい。

B 細胞系列と T 細胞系列の発達は，それぞれ別の場所で分化する

新生仔期にファブリキウス嚢摘出や胸腺摘出を行うと液性免疫，細胞性免疫がそれぞれ独立に影響を受けることから，これらの機能を司るリンパ球が別々の系列に属することが明らかになった。胸腺と同様に，ファブリキウス嚢も腸管内胚葉，それも前腸ではなく後腸から突き出すようにして発生し，流入する幹細胞を免疫応答性 B リンパ球へと分化させる微小環境を提供するようになる。表 11.4 に示すように，新生仔期のファブリキウス嚢摘出は免疫グロブリンの総量や感作後の特異的な抗体産生には強く影響するが，ツベルクリンに対する細胞介在性の遅延型過敏性反応 delayed-type hypersesitivity (DTH)や移植片拒絶には影響しなかった。一方，新生仔期胸腺摘出は細胞性免疫応答を顕著に抑制し，また，ほとんどのタンパク質抗原に対する抗体産生を阻害した。

トリでは解剖学的にユニークな位置に存在するリンパ組織で B 細胞分化が起こるため，B 細胞研究には好都合であり，上に述べたような実験が行われた。しかし，哺乳類の B 細胞産生組織は長い間不明であった。その後，多くの研究の結果，骨髄自身がファブリキウス嚢相同器官であることが理解されるようになった。

細胞認識分子の多くは，免疫グロブリン遺伝子スーパーファミリーに属する

有用なタンパク質の構造(専門的には“モチーフ”という)がたまたま偶然にできると，自然界は選択的な進化を生み出す力を利用してそれを広く使おうとする。たとえば，3, 4 章で見てきた抗原認識に関与する分子は，配列上，遺伝子スーパーファミリーの一員であり，共通の祖先をもつと考えられる。Ig の H 鎖や L 鎖，T 細胞レセプターの α 鎖や β 鎖，MHC 分子，β_2 ミクログロブリンなどのこのファミリーに属するすべてのポリペプチドは，免疫グロブリンと相同性をもつ複数の構造単位からなっている。それぞれの Ig 型ドメインは約 110 アミノ酸残基の長さをもち，2 つのシステインの周囲にある保存された配列を各ドメイン内にもつことが特徴である。また，交互に並んだ疎水性アミノ酸残基と親水性アミノ酸残基により，間に短い可変領域をもった逆平行 β

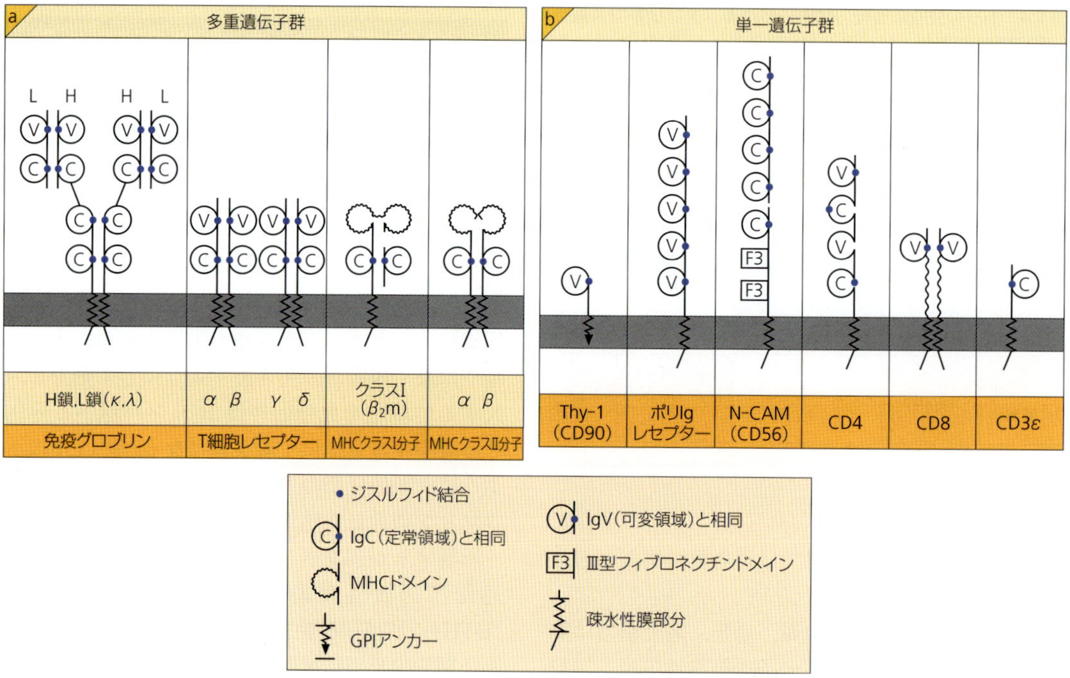

図 11.21　免疫グロブリンスーパーファミリーは，免疫グロブリン様ドメインという共通の構造を有する多くの表面分子群からなり，単一の祖先遺伝子の存在が示唆される。いくつかの分子について示す。(a)多重遺伝子群は抗原認識に働いている(β_2ミクログロブリンは単一遺伝子由来であるが MHC クラス I 分子と会合するのでここに含める)。(b)単一遺伝子群。Thy-1 は T 細胞と神経細胞に発現する。ポリ Ig レセプターは IgA の経粘膜輸送に働く。N-CAM は神経細胞どうしを結合する接着分子である。N-CAM は NK 細胞や T 細胞の亜集団で発現しているが，その働きについては不明である。(*Nature*, 323, 15. © Macmillan Magazines Ltd より許可を得て転載)。

シート構造ができる。シート間の可変領域は逆向きの折返しすなわち“**免疫グロブリンフォールド** immunoglobulin fold(p.41 参照)”という構造をつくりやすい。

Ig ドメイン構造の非常に重要な 1 つの特徴として，互いに相補性をもつことがあげられる。これはたとえば V_Hと V_Lの間や 2 つの C_H3 の間でのドメイン間非共有結合を強固なものにする。遺伝子の重複や多様化により，MHC クラスII分子と結合する CD4，MHC クラスI分子と結合する CD8，ポリ Ig レセプターに結合する IgA のような分子ファミリーが存在する(図 11.21)。同様に細胞間接着分子である ICAM-1 や N-CAM(図 11.21)は，分子内に Ig ドメインを豊富にもつ。N-CAM は細胞間認識を仲介する分子として進化の初期に現れたものであると考えられる。海綿では，Ig ドメインがチロシンキナーゼ型レセプター(RTK)の細胞外部分や細胞認識分子 cell recognition molecule(CRM)に認められ，これらの分子はいずれも同種移植片拒絶に関与していると考えられる。現在，網羅的なタンパク質配列データベース解析の結果，何百という Ig スーパーファミリー分子の存在が明らかになった。

LFA-1 や VLA を含む**インテグリン**の仲間は，構造が異なる別のスーパーファミリーに属する。インテグリンスーパーファミリーに属する分子はしばしば種々の造血細胞の細胞表面に発現し，細胞外基質タンパク質や細胞表面のリガンドと結合する。白血球を特定の臓器に移動させる働きをもつ(p.156 参照)。

まとめ

骨髄由来の多能性造血幹細胞はすべての血液構成要素を生み出す

- 可溶性の成長(コロニー刺激)因子や細網ストローマ細胞との接触により，増殖や分化をする。

T 細胞の分化は胸腺の微小環境で起こる

- 骨髄内の幹細胞から生じた前駆 T 細胞はケモカインの作用で胸腺に移動し，免疫応答能を有する T 細胞になる。

T 細胞の発生

- 免疫応答能を有する T 細胞サブセットへの分化は，細胞膜表面の表現型の変化を伴い，これはモノクローナル抗体を用いることにより解析できる。
- TCR 遺伝子は胸腺皮質内で再構成され，$\gamma\delta$TCR もしくはプレ $\alpha\beta$TCR をつくり出す。プレ $\alpha\beta$TCR はインバリアントなプレ Tα と通常の Vβ が会合したものである。その後 Vα の最終的な再構成が起こり，成熟した $\alpha\beta$TCR が形成される。
- ダブルネガティブ $CD4^-8^-$プレ T 細胞は，Notch が関与するシグナルやその他のシグナルにより増殖し，ダブルポジティブ $CD4^+8^+$細胞へと分化する。
- 胸腺上皮細胞は MHC ハプロタイプへの親和性の程度により $CD4^+8^+$T 細胞に対して**正の選択** positive selection を行う。そして，上皮細胞のハプロタイプをもとに，抗原認識の拘束性をシングルポジティブ $CD4^+$あるいは $CD8^+$細胞に対して与える。
- TCR と NK1.1 の 2 つの NK 細胞マーカーを発現している NKT 細胞はごくかぎられた TCR 可変領域をもち，MHC 様分子の CD1d で提示される糖脂質抗原を認識する。さらに，IL-4 と IFNγ を分泌し，免疫制御細胞として働くらしい。

T 細胞寛容

- **免疫寛容** immune tolerance の誘導は自己への免疫応答を避けるために必要である。
- T 細胞のうち，髄質上皮細胞や樹状細胞によって提示される自己抗原に対して高い親和性を示すものは**負の選択** negative selection を受けて除去される。MHC-ペプチドに対して低い親和性をもつ細胞は正の選択を受け，高い親和性をもつものが負の選択を受けるという考えは，おおよそは真実であろうが，今後若干の修正が必要かもしれない。
- **自己免疫調節（転写調節）因子** autoimmune regulator (AIRE) は胸腺髄質上皮細胞に多種の臓器特異的な抗原を発現させ，それらの抗原に反応する T 細胞の除去を誘導する。
- 自己寛容は**アナジー** anergy（**不応答**）によっても起こる。
- アナジー状態にある細胞は樹状細胞と会合し，抗原提示能を低下させることにより，伝染性のアナジーを誘導する。
- 制御性 T 細胞は，通常クローン除去やアナジーの機構から逃れた自己反応性 T 細胞の活性を抑制する。
- 自己寛容が効果的に起こるのは，リンパ球に自己抗原を十分に提示できないときであり，それは自己抗原が隔絶されているときや，抗原提示細胞に MHC クラス II 分子が存在しないとき，そして，MHC-ペプチド複合体が低濃度でしか存在しないときなどである（自己抗原の隠蔽）。

B 細胞は胎児肝で分化し，その後骨髄で分化する

- プロ B 細胞，プレ B 細胞，未熟 B 細胞の段階を経て，免疫応答能を有する B 細胞ができる。
- *Pax5* の発現がプレ B 細胞から未熟 B 細胞への分化に必須である。

B-1 そして B-2 細胞はそれぞれ別々の亜集団である

- B-1 細胞は $sIgM^{hi}$，$sIgD^{lo}$の小さな B 細胞サブセットである。B-1a 細胞は $CD5^+$であり，B-1b 細胞は $CD5^-$である。普通の B 細胞の大部分は B-2 細胞であり，$sIgM^{lo}$，$sIgD^{hi}$，$CD5^-$である。発生初期では B-1 細胞が多く，イディオタイプ-抗イディオタイプ抗体や，

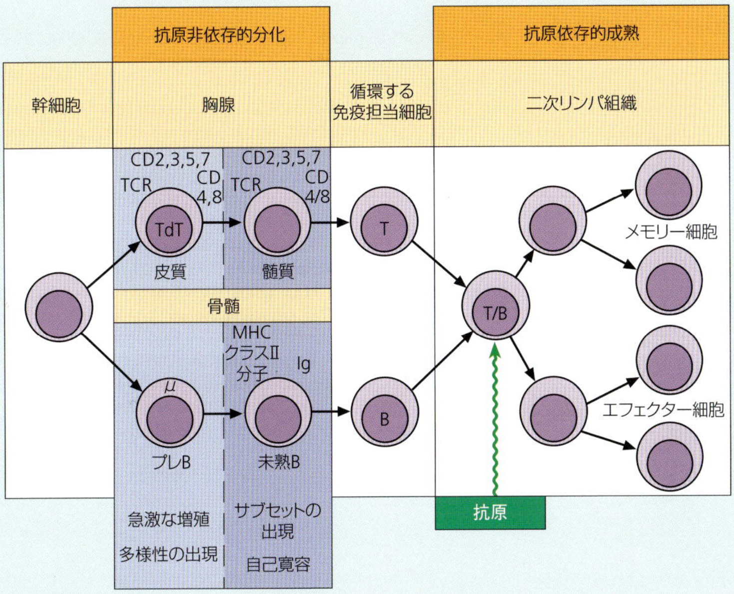

図 11.22 T 細胞および B 細胞の抗原非依存的分化と抗原依存的成熟。皮質の胸腺細胞は正の選択を受けて自己 MHC ハプロタイプを認識するようになる。TdT：ターミナルデオキシヌクレオチジルトランスフェラーゼ。

11 個体発生と系統発生

低親和性で多反応性の IgM 自己抗体，T 細胞非依存的な‘自然’IgM 抗菌抗体などの産生に関わる。

特異的 B 細胞の発達

- Ig 可変遺伝子の再構成は *DJ* から始まり，その後 *VDJ* に移る。
- *VDJ* にコードされる μ 鎖は V_{preB}，λ_5鎖と会合して，代替 sIgM 様レセプターを形成する。
- このレセプターからのシグナルは未再構成 H 鎖に対して**対立遺伝子排除** allelic exclusion を引き起こし，V-J_κの再構成を始動させる。この再構成が機能的なものでなかった場合には V-J_λの再構成が起きる。
- リーディングフレームが適切でないなど遺伝子再構成が非機能的であったときには，どの段階でも対立遺伝子の再構成が起こる。
- 対立遺伝子排除機構のために，個々のリンパ球はたった 1 種類の抗体しか産生しない。年を経るにつれて，異なる抗原に対する応答性が順番に現れる。

B リンパ球の寛容誘導

- B 細胞寛容の誘導は，クローン除去やクローンのアナジー，レセプターの再編集，B 細胞の活性化に協調すべき T 細胞が選択的に寛容を引き起こすことによって“ヘルプ”が提供されない場合などに起こる。

ナチュラルキラー（NK）細胞の発生

- NK 細胞は骨髄で生まれ，MHC クラス I 分子を認識する抑制性レセプターやさまざまな細胞表面リガンドを認識する活性化レセプターなどを発現する。

新生児における全般的な反応

- 母体 IgG は胎盤を通過し，新生児に強い受動免疫をもたらす。
  一次リンパ組織での抗原非依存的分化や二次リンパ組織での抗原特異的な成熟については，図 11.22 を参照のこと。

免疫応答の進化

- 植物は感染に対して**全身性の獲得抵抗性** systemic acquired resistance（SAR）を示す。特異性は低く，数週間持続する。
- 自己の認識は，海綿のような下等生物でも，多細胞生物においては基本的に重要である。
- 無脊椎動物は，貪食作用や非常に多くの殺菌性ペプチド，ヘモリンパ液の凝固による侵入者の隔離などの機構で身を守る。
- B 細胞および T 細胞応答は脊椎動物でよく研究され，これらの細胞系列への分化はお互いに異なる部位で起こる。
- 免疫グロブリンドメイン構造は，非共有結合により相手にうまく結合できるようなものは進化的に利用され，Ig や TCR，MHC クラス I，II 分子，β_2ミクログロブリン，CD4，CD8，ポリ Ig レセプター，Thy-1 のような認識分子などが属する非常に大きな Ig スーパーファミリーを形成するようになった。これとは別のスーパーファミリーとしてインテグリンがあり，LFA-1 や VLA 分子が含まれ，白血球が内皮細胞や細胞外基質に結合するのに関わる。

文献

Baba Y., Pelayo R. & Kincade P.W. (2004) Relationships between hematopoietic stem cells and lymphocyte progenitors. *Trends in Immunology* **25**, 645–649.

Blom B. & Spits H. (2006) Development of human lymphoid cells. *Annual Review of Immunology* **24**, 287–320.

Bona C. (2005) *Neonatal Immunity*. Humana Press, Totowa, NJ.

Busslinger M. (2004) Transcriptional control of early B cell development. *Annual Review of Immunology* **22**, 55–79.

Chien Y., Jores R. & Crowley M.P. (1996) Recognition by γ/δ T cells. *Annual Review of Immunology* **14**, 511–532.

Germain R.N. (2002) T-cell development and the CD4–CD8 lineage decision. *Nature Reviews Immunology* **2**, 309–322.

Horton J. & Ratcliffe N. (2002) Evolution of immunity. In Roitt I.M., Brostoff J. & Male D.K. (eds) *Immunology*, 6th edn, pp. 211–234. Mosby, London.

Kamradt T. & Mitchison N.A. (2001) Tolerance and autoimmunity. *New England Journal of Medicine* **344**, 655–664.

Kang J. & Der S.D. (2004) Cytokine functions in the formative stages of a lymphocyte's life. *Current Opinion in Immunology* **16**, 180–190.

Kronenberg M. (2005) Towards an understanding of NKT cell biology: progress and paradoxes. *Annual Review of Immunology* **23**, 877–900.

Montecino-Rodriguez E., Leathers H. & Dorshkind K. (2006) Identification of a B-1 B cell-specified progenitor. *Nature Immunology* **7**, 293–301.

Nutt S.L., Heavey B., Rolink A.G. & Busslinger M. (1999) Commitment to the B lymphoid lineage depends on the transcription factor Pax5. *Nature* **401**, 556–562.

Radtke F., Wilson A. & MacDonald H.R. (2004) Notch signaling in T- and B-cell development. *Current Opinion in Immunology* **16**, 174–179.

Rothenberg E.V. & Taghon T. (2005) Molecular genetics of T cell development. *Annual Review of Immunology* **23**, 601–649.

Staal F.J.T. & Clevers H.C. (2004) WNT signaling and haematopoiesis: a WNT-WNT situation. *Nature Reviews Immunology* **5**, 21–30.

Starr T.K., Jameson S.C. & Hogquist K.A. (2003) Positive and negative selection of T cells. *Annual Review of Immunology* **21**, 139–176.

Yokoyama W.M., Kim S. & French A.R. (2004) The dynamic life of natural killer kells. *Annual Review of Immunology* **22**, 405–429.

12 感染における危険回避の方法

はじめに

われわれは周囲の微生物と絶え間なく戦っているが，突然変異と進化のプロセスを介してわれわれの防衛機構を回避できるようになった微生物が出現し，これらのものが選択的に生き残る事態となった。病原体は，特に発展途上国では恐るべき数の犠牲者を生み続けている（図 12.1）。アメリカでも伝染病による死亡率はいったん低下していたものの，1981 年から 1995 年の間には年 4.8%の増加率を示している。H5NI 型鳥インフルエンザ，大腸菌 O157：H7，プリオン，レジオネラ肺炎 *Legionnella pneumophila*，HIV，エボラウイルスを含む新興感染症は，現代が抱える問題の 1 つである。さらに，デング熱，西ナイルウイルス，コレラ，ペスト，リフトバレー熱，ライム病のような古くから存在する感染症（旧興感染症）が再び出現している。20 世紀半ば，抗生物質の導入によって，伝染病を最終的に打破したかのように思えた。しかし，結核 tuberculosis，マラリア malaria，肺炎レンサ球菌 *streptococcus pneumoniae*，エンテロコッカス・フェカリス菌 *Enterococcus faecalis*，緑膿菌 *Pseudomonas aeruginosa*，メチシリン耐性黄色ブドウ球菌 methicillin-resistant *Staphylococcus aureus*（MRSA）などにおいては多剤耐性が非常に危惧されている。黄色ブドウ球菌のサルファ剤に対する抵抗性は 1940 年代に始まり，1950 年代にはペニシリンに対して，1980 年代にはメチシリンに対して，そして，2002 年にはバンコマイシンに対する抵抗性が見られるようになった。

入院から 48 時間後に起こる感染症は，病院内で感染したものと考えられ，**院内感染**とよばれるが，これは MRSA や他の多剤耐性菌によることが多い。また，ヘリコバクター・ピロリ菌 *Helicobacter pylori* と胃潰瘍や胃癌の関連，さまざまなウイルスと他の癌との関連などで見られるように，感染性物質が多くの「非感染性疾患」にも関与していることが次第に明らかになってきた。われわれと周囲の微生物は，進化の過程で種々の，時に巧妙な，相互に対する危険回避の方法をそれぞれ発達させてきたが，本章ではこれらについて解説する。

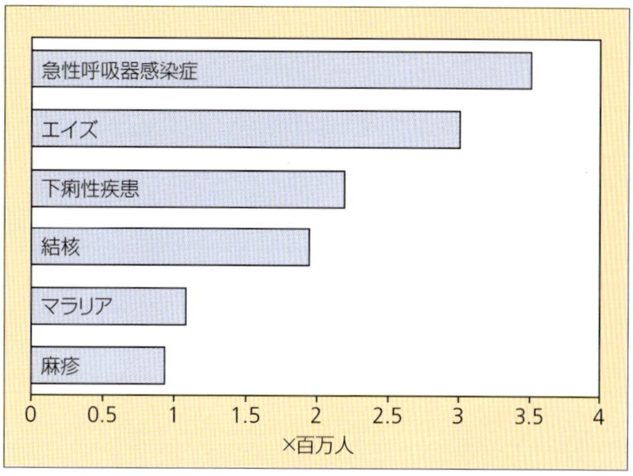

図 12.1　**感染症による死亡。**図中の 6 つの疾患による死亡は，世界中の感染症による死亡者 1,400 万人のほぼ 90%に当たる。2000 年次の統計を WHO が推測したもの。詳細は http://www.who.int/topics/infectious_diseases/en を参照。

炎症成立機構についての再考

11 章で述べたが，急性炎症では，白血球，補体，抗体，他の血漿タンパク質などが感染部位や傷口などの局所に流入する。ここでは，炎症の成立機構について，さらにくわしく解説する。1 章，2 章の当該箇所，特に図 1.15，図 1.16，図 1.17，図 2.18 を参照されたい。

▶ 炎症におけるメディエーター

急性炎症反応では，多種のメディエーターが複雑に関わる（図 12.2）。そのうちのあるものは直接的に細動脈周囲の平滑筋壁に作用し，血流を変化させる。他のメディエーターは細静脈に作用し，内皮細胞を収縮させて一過性に内皮細胞間隙を開き，その結果，血漿成分の漏出を引き起こす。メディエーターのうち，内皮細胞と白血球に発現する接着分子の発現を

メディエーター作用						
	拡張	収縮	透過性増加	接着分子発現増強		好中球遊走
				内皮細胞	好中球	
ヒスタミン	+		+	++		
ブラジキニン	+		++			
PGE_2/I_2	+++		他のメディエーターの作用増強			
VIP	+++					
一酸化窒素	+++		+++			
ロイコトリエン D_4		+				
ロイコトリエン C_4		++	+			
C5a			++	+	++	+++
ロイコトリエン B_4			++		++	+++
f.Met.Leu.Phe			++		+	+
血小板活性化因子	+		++		++	
IL-8					+++	+++
NAP-2(CXCL7)					++	++
IL-1				++	++	
TNF				++	++	

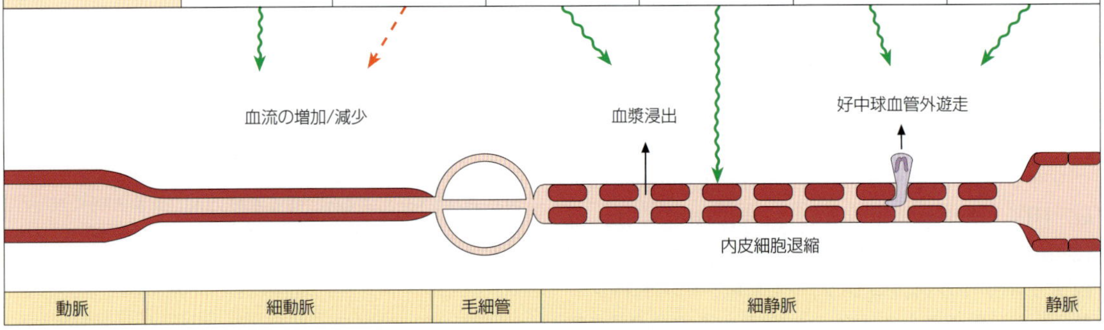

図 12.2　**急性炎症における重要なメディエーター。**マスト細胞からの種々の産物については図 1.15 を参照。IL-1 のように反応後期に働くサイトカインはほとんどがマクロファージ由来であり，これらの細胞はプロスタグランジン E_2(PGE_2)，ロイコトリエン B_4，NAP-2(neutrophil activating peptide-2/CXCL7)を分泌する。VIP：vasoactive intestinal peptide。

増強させるものは，血流からの白血球の潜り込みを促進し，白血球を炎症部位へと遊走させる役割をもつ。

▶ 白血球は相補的な接着分子群を介して内皮細胞に結合する

血流中の白血球を炎症部位へと誘導することは，パンプローナの牛追い祭り(スペインの有名なお祭り)の際に大通りをいっせいに逃げている雄牛をそっと横路地に移動させるようなもので，大変なことである。血管壁へ白血球が接着するには双方の表面分子が接着しあうことが必要で，これが白血球の組織浸潤のためには必須の段階である。数種類の分子がこの機能に関与し，そのうちのいくつかはレクチンとして働き，その相補的な相手として糖鎖リガンドを結合する。

▶ 急性炎症反応の開始

炎症の非常に早期には，炎症刺激によって放出されたヒスタミンやトロンビンが細静脈の内皮細胞に作用して，内皮細胞における P-セレクチンと血小板活性化因子 platelet activating factor(PAF)の発現が増強する。これらの分子は細胞内の小胞体から細胞表面に動員されるために，刺激後数分以内に内皮細胞表面に発現するようになる。P-セレクチン先端部に存在するレクチン様ドメインは，好中球上に発現する P-selectin glycoprotein ligand-1(PSGL1)を修飾するシアリルルイス X 糖鎖構造と結合し，これにより白血球の流速を減弱させ，その結果として白血球は内皮細胞壁上を**ローリング**するようになり，PAF が PAF レセプターと結合しやすくなる。このために細胞表面の LFA-1(leukocyte function-associated molecule-1)と Mac-1 の発現が増強し，好中

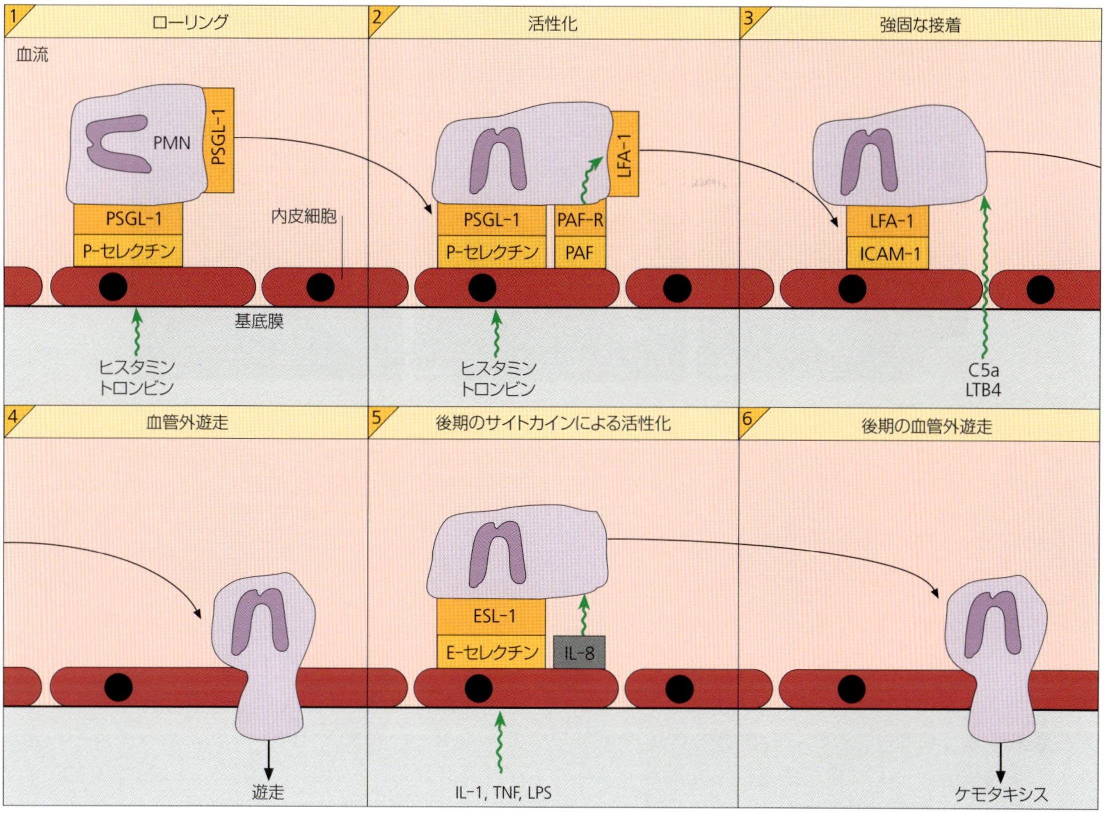

図 12.3　**好中球の局所集積と血管外遊走に影響を及ぼす炎症早期の事象。**血管壁で P-セレクチンの発現誘導が起こると，PSGL-1(CD162)のような好中球上のリガンドとの相互作用が始まり，これにより初期の白血球と内皮細胞との相互作用(ローリング)が媒介される。次に，多核白血球 polymorphonuclear neutrophil(PMN)表面のレセプターが細胞外に存在する化学走化性因子の濃度勾配を認識することにより，動きを生み出す細胞内シグナルが伝わる。好中球は細胞外基質のビトロネクチンに沿って遊走し，この遊走はインテグリン依存的な接着とカルシニューリンによって制御される脱着の非常に早いサイクルに依存している。サイトカイン誘導性に E-セレクチンが発現し，好中球上の糖タンパク質 E-セレクチンリガンド 1(ESL-1)によって認識されるようになるが，これはより後期に起こる事象である。IL-8 のような走化性因子は内皮細胞自身を含む多種類の細胞から分泌され，炎症反応の重要なメディエーターである。(図 7.6 のリンパ球のホーミングと血管外移動に関与する現象と比較せよ)。

球は強固に内皮細胞表面に結合するようになる(図 12.3)。

好中球は，活性化とともに遊走物質への反応性が増加し，C5a やロイコトリエン B_4の作用により血管内から内皮細胞間隙を通りぬけて基底膜をくぐりぬけ(**血管外遊走** diapedesis)，走化性因子の濃度勾配に従って炎症部位へと到達する。ここで好中球は微生物を貪食し，さまざまな殺傷機能を利用して病原体を破壊しようとする(p.4 参照)。さらに，好中球は好中球の細胞外トラップ neutrophil extracellular trap(NET)とよばれるものを放出し，これは獲物を罠にかけるクモの巣のような作用をもち微生物が拡散することを防ぐ(図 12.4)。NET はエラスターゼ，カテプシン G，ミエロペルオキシダーゼ，ラクトフェリンなどの抗菌性物質を含み，微生物の排除に直接的に関わる。

血管内皮細胞の損傷が起こると，基底膜が露出され，リポ多糖 lipopolysaccharide(LPS)など細菌性毒素により血液凝固と線溶系経路が活性化される。血小板は，基底膜のコラーゲンとの相互作用や発現誘導された PAF などを介して活性化され，その顆粒からヒスタミンや数種のケモカインなど多くの炎症性メディエーターが放出されるようになる。IL-1β を含むいくつかの新生メディエーターは，核をもたない血小板でも mRNA から翻訳され，タンパク質として放出される。活性化血小板は凝集を起こし，内皮細胞表面上で血小板糖タンパク質 Ib とフォン・ヴィルブランド因子 von Willebrand factor が接着することによって，**血栓** thrombus 形成が始まる。傷ついた動脈ではこのような血栓形成により出血が抑制され，一方，静脈ではハーゲマン因子 Hageman factor(第XII因子)が露出された基底膜表面に結合して内在性の凝固系の活性化を誘導し，その結果，**フィブリン凝固** fibrin clot が形成されて損

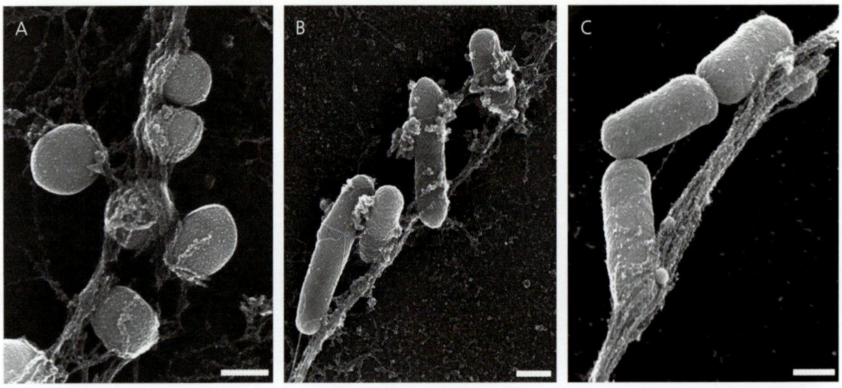

図 12.4 **好中球の細胞外トラップ。**好中球からの顆粒タンパク質とクロマチンの放出により，好中球の細胞外トラップ neutrophil extracellular trap（NET）が形成されるようになる。NET は細菌の拡散を防止し，好中球から放出される殺菌性物質が細菌のごく近傍にとどまって至適な殺菌と周囲の宿主組織に対する傷害を最小限にする役割をもつ。IL-8 により活性化された好中球から放出される NET の電子顕微鏡像を示す。（A）黄色ブドウ球菌，（B）ネズミチフス菌，（C）赤痢菌 *Shigella flexneri*。バーの長さは 500 nm。（Brinkman *et al.*〈2004〉*Science* **303**, 1532 より転載）。

傷部位が塞がれる。さらに活性化されたハーゲマン因子によって，キニンやプラズミン系が活性化され，その結果ブラジキニンやフィブリノペプチドなどが産生されるようになり，これらの物質は C3a や C5a などの補体成分とともに血管透過性を亢進させ，血管内皮細胞を活性化するトロンビンを増加させる。

▶ 炎症過程の進行

ここで見落としてはいけないのは，局所感染や損傷の刺激によってさまざまなメディエーターを分泌する組織マクロファージの役割である。特に，組織マクロファージが産生する IL-1 や TNF などのサイトカインは，ヒスタミンやトロンビンが働いた後に内皮細胞に作用して活性化を誘導し，E-セレクチンの発現誘導や P-セレクチンの発現を亢進させることにより，炎症過程を持続させる。すなわち，E-セレクチンの発現は，急性炎症発症から 2～4 時間後に始まり，遺伝子の転写活性化に依存する。E-セレクチンは好中球上の E-セレクチンリガンド 1（ESL-1）に結合する。より後期に作用する他の構成成分としては，**ケモカイン** chemokine（ケモタキシス〈化学走化性〉誘導性サイトカイン）である IL-8（CXCL8）と epithelial-derived neutrophil attractant-78（ENA-78, CXCL5）があげられる。これらは非常に効率よく好中球を遊走させる。IL-1 と TNF はさらに内皮細胞，繊維芽細胞，上皮細胞にも作用して MCP-1/CCL2 の分泌を刺激する。このケモカインは，単核球食細胞を炎症部位へと遊走させることにより感染防御反応を増強し維持する役割をもつ。

前章でケモカインがあらゆる種類の白血球を炎症中心部へと遊走させることについて触れたが（表 9.3 参照），ここでもう一度その重要性について考えてみよう。炎症性ケモカインは，典型的には LPS のような微生物産物もしくは炎症誘発性サイトカインである IL-1，TNF，IFNγ などによって，その発現が誘導される。一般的に，IL-8 のような CXC サブファミリーであるケモカインは好中球や一部のリンパ球に特異的である。一方，CC モチーフをもつケモカインは T 細胞，単球，樹状細胞，一部の NK 細胞，好塩基球や好酸球などを遊走させる。エオタキシン（CCL11）は好酸球に対して遊走能を有し，RANTES（regulated upon activation normal T cell expressed and secreted, CCL5）と一定濃度以上に共存すると，粘膜表面へ好酸球を動員するようになる。種々のケモカインはヘパリンやヘパラン硫酸グリコサミノグリカンに結合し，分泌された後，この細胞外基質への結合を足場として局所に濃度勾配を維持する。

これらの一連の反応は，侵略してくる微生物に対して免疫防御応答が起こるために明らかに重要な役割を果たす。侵入微生物は抗体や C3b，ある種の急性炎症タンパク質に取り囲まれ，好中球やマクロファージによって貪食されやすくなる。これらの細胞では炎症メディエーターの作用を受けて，補体レセプターや Fc レセプターの発現が増強し，貪食作用がさらに亢進し，強い殺傷力をもつようになり，微生物にとってはさらに都合の悪い状況が生まれる。

リンパ球が感染部位へと動員されるのは，もちろん生体にとって有益である。感染部位の内皮細胞上には VCAM-1（p.160 参照）が発現するようになり，VCAM-1 は VLA-4 陽性の活性化メモリー T 細胞に対するホーミングレセプターとして作用する。この際，多くのケモカイン(表 9.3 参照)がリンパ球を遊走させる役割をもつ。

▶ 炎症の制御と消退

進化の過程は常に慎重であり，炎症がひどくなりすぎないようにその制御機構をも同時に進化させてきた。このような制御機構として，液性レベルでは，何種類もの補体制御タンパク質が存在する。たとえば，C1 インヒビター，C4b 結合タンパク質，C3 制御タンパク因子 H および I，補体レセプター CR1 (CD35)，DAF(decay accelerating factor，CD55)，MCP(membrane cofactor protein，CD46)，immunoconglutinin および HRF20(homologous restriction factor 20，CD59)(p.319 参照)などがあげられる。α-1 antichymotrypsinogen，α-1 antitrypsin，heparin cofactor-2 および plasminogen-activator inhibitor-1 などの急性炎症タンパク質は血漿濾出液由来であり，タンパク質分解酵素阻害作用をもつ。

細胞レベルでは，PGE_2，TGFβ (transforming growth factor-β)，グルココルチコイドなどが強力な制御分子として働く。PGE_2はリンパ球増殖と T 細胞やマクロファージからのサイトカイン産生を強力に阻害する。TGFβ は活性酸素中間体の産生を阻害することによってマクロファージを不活化させ，MHC クラスⅡ transactivator(CⅡTA)を阻害し，クラスⅡの発現を低下させ，マクロファージと NK 細胞の細胞毒性を抑制する。内在性グルココルチコイドは視床下部-下垂体-副腎を介して産生され，抗炎症に関わる。これには 2 つの経路がある。1 つは，種々の炎症性サイトカインと接着分子の遺伝子レベルでの発現抑制であり，もう 1 つはリポコルチン-1，SLPI(secretory leukocyte proteinase inhibitor)や IL-1 レセプターアンタゴニストなどの抗炎症性物質の産生である。IL-10 は抗原提示，サイトカイン産生，マクロファージによる一酸化窒素を利用した細胞傷害機構を抑制し，この効果は IL-4 および TGFβ の相乗的作用によりさらに強力に促進される。

炎症反応の誘因が除去されると，これらの制御過程が働いて組織は正常化する。炎症が広範囲に強く働きすぎて組織が傷ついた場合には，TGFβ が線維芽細胞を分裂させ，あらたな細胞外基質成分を産生させることにより，組織の損傷修復に主要な働きを担う。

▶ 慢性炎症

もし炎症誘起物質が，代謝阻害剤に抵抗性を示したり宿主の免疫不全があったりして，組織に持続的に存在した場合には，異なるタイプの反応性細胞が出現する。このような慢性炎症部位には種々の形態をもつマクロファージが多数出現する。その多くは活性化した形態を示し，あるものは「上皮様」細胞とよばれるものとなり，あるものは融合して巨大細胞を形成することもある。さまざまな形態のリンパ球もしばしば認められる。このような特徴的な形態をもつ**肉芽腫** granuloma ができると，慢性炎症誘起物質は他の部位から隔離されることになる(p.362，15 章の細胞性〈Ⅳ型〉過敏症を参照)。

貪食細胞や補体の殺傷力に感受性を示す細胞外細菌

▶ 細菌が生存のために用いる戦略

すべての感染性微生物は，われわれが考えつくような感染回避策であれば，たいてい，それを回避する戦略を利用していると思われる(表 12.1)。

貪食作用の回避

細菌の細胞壁は多様で(図 12.5)，あるものは内因性に殺菌薬に対して抵抗性を示すが，多くのものはそれ以外の戦略を用いて免疫応答を回避する(図 12.6)。有害細菌が貪食細胞から逃れる共通の機構は**莢膜** capsule をもつことであり，莢膜は容易に貪食細胞に接着せず，本来ならば貪食レセプターに認識されやすい細菌表面の糖鎖分子を覆っている。たとえば，莢膜をもった肺炎球菌はわずか 10 個でマウスに対して殺作用をもつが，夾膜をヒアルロニダーゼによって分解してしまうと，同じ作用を示すためには 10,000 個もの細菌が必要である。多くの病原体は進化とともに莢膜をもつようになり，このために細菌壁に沈着した C3b への貪食細胞の接触が阻害される。

ある細菌は**貪食作用に対して積極的に抑制的に働く**細胞表面分子を発現し，さらに白血球に対して毒性を示す**菌体外毒素** exotoxin を放出するものもある。その他の戦略として，非貪食細胞の中に入り込んで貪食作用から逃れるものもある。ある種の細菌類は腸管の粘膜表面に接着して住み着くが，これにより不要に貪食細胞を活性化させるのを回避しようとしているのかもしれない。

補体系への挑戦

補体活性化の減弱：正常哺乳細胞は，C3 変換酵素を不活化する MCP や DAF などの制御タンパク

表 12.1 **微生物が宿主免疫応答を回避するために用いる機構の例。**(Merrell D. S. and Falkow S.〈2004〉*Nature*, **430**, 250 に基づく)。

免疫応答	例	機構
貪食作用	エルニシア *Yersinia*	YopT による RhoA の切断を介した貪食細胞のアクチン骨格の阻害(図 12.7)
	レジオネラ *Legionella*	dot/icm 細胞内増殖遺伝子がファゴリソソーム融合を阻害する
補体	化膿レンサ球菌 *Streptococcus pyogenes*	C4b 結合性タンパク質が M タンパク質と結合することにより，C3 変換酵素活性が低下する
アポトーシス	赤痢菌 *Shigella flexneri*	IpaB が媒介するカスパーゼ 1 活性化はアポトーシスを誘導する
	結核菌 *Mycobacterium tuberculosis*	*bcl2* と Rb の発現上昇はアポトーシスを阻害する
サイトカイン産生	コレラ菌 *Vibrio cholerae*	コレラ毒素は IL-12 分泌を阻害する
	百日咳菌 *Bordetella pertussis*	百日咳毒素は IL-1 と IL-4 の産生を促進する
抗体	黄色ブドウ球菌 *Staphylococcus aureus*	Protein A が抗体を「誤った方向」に結合し，貪食作用における Ig によるオプソニン化を阻害する
	淋菌 *Neisseria gonorrhoeae*	pilE 遺伝子内での組換えによる抗原性変異
T 細胞活性化	ピロリ菌 *Helicobacter pylori*	VacA という vacuolating cytotoxin がカルシニューリンシグナル伝達経路を阻害する

質により補体による破壊から守られている(p.319 参照)。微生物はこれらのタンパク質を欠損していることから，抗体非存在下でも，細胞表面で $\overline{\mathrm{C3bBb}}$ 変換酵素が安定化され，補体第 2 経路が活性化されてしまう。しかし，一般的には細菌莢膜は補体の活性化をあまり起こさず，変換酵素が結合しにくい表面成分をもつような莢膜を合成する細菌が進化とともに増えてきた。

補体成分の分解促進：RCA(regulator of complement activation)ファミリーには C4b 結合性タンパク質(C4bp)，H 因子，H 因子様タンパク質(FHL-1)などがあり，C3 変換酵素の活性化を抑制する。ある種の細菌表面分子のうち，特にシアル酸を豊富に有する分子は，H 因子に結合する(図 12.6)。その結合はセリンプロテアーゼ因子 I(p.10 参照)による C3b の分解をうながす。たとえば，このような作用は淋菌 *Neisseria gonorrhoeae* に見られる。同様に，ある種の化膿性レンサ球菌 *Streptococcus pyogenes*(A 群レンサ球菌属)のもつ M タンパク質の超可変領域は FHL-1(訳注：H 因子)と結合し，別の種類の化膿性レンサ球菌では C4bp と結合して補体の活性化を低下させる。FHL-1 は，ここでは，補体古典的経路の C3 変換酵素である $\overline{\mathrm{C4b2a}}$ の C4b 成分が I 因子を介して分解される際の共同因子として作用する。A 群に属するすべてのレンサ球菌属とヒト由来の B，C，G 群レンサ球菌属は C5a ペプチダーゼを産生し，これは C5a をタンパク分解し，不活化することで細菌毒性成分として作用する。

補体攻撃の偏向：ある種の細菌は，おとりタンパ

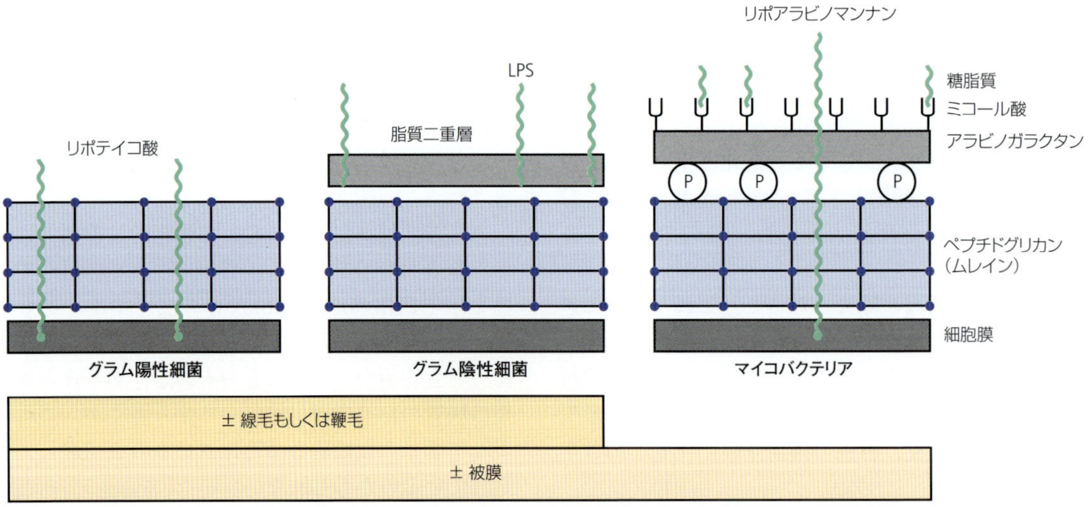

図 12.5 **細菌の細胞壁の構造。**すべての細菌は内細胞膜とペプチドグリカン細胞壁をもち，これらの細胞壁はリゾチームとリソゾーム酵素によって切断されうる。グラム陰性細菌がもつ外脂質二重膜層は補体やカチオンタンパク質に対して感受性を示し，ときにリポ多糖類(LPS，エンドトキシンともよばれ，親水性の糖鎖〈多型に富む O 特異的抗原を形成する〉がコアとなる多糖の遠位部を修飾し，このコア多糖は疎水性で膜結合型の lipid A に結合している。O 抗原の一例として大腸菌の O 179 抗原がよく知られる)。マイコバクテリア細胞壁は破壊されにくい。外膜が存在すると細菌は貪食されにくくなる。

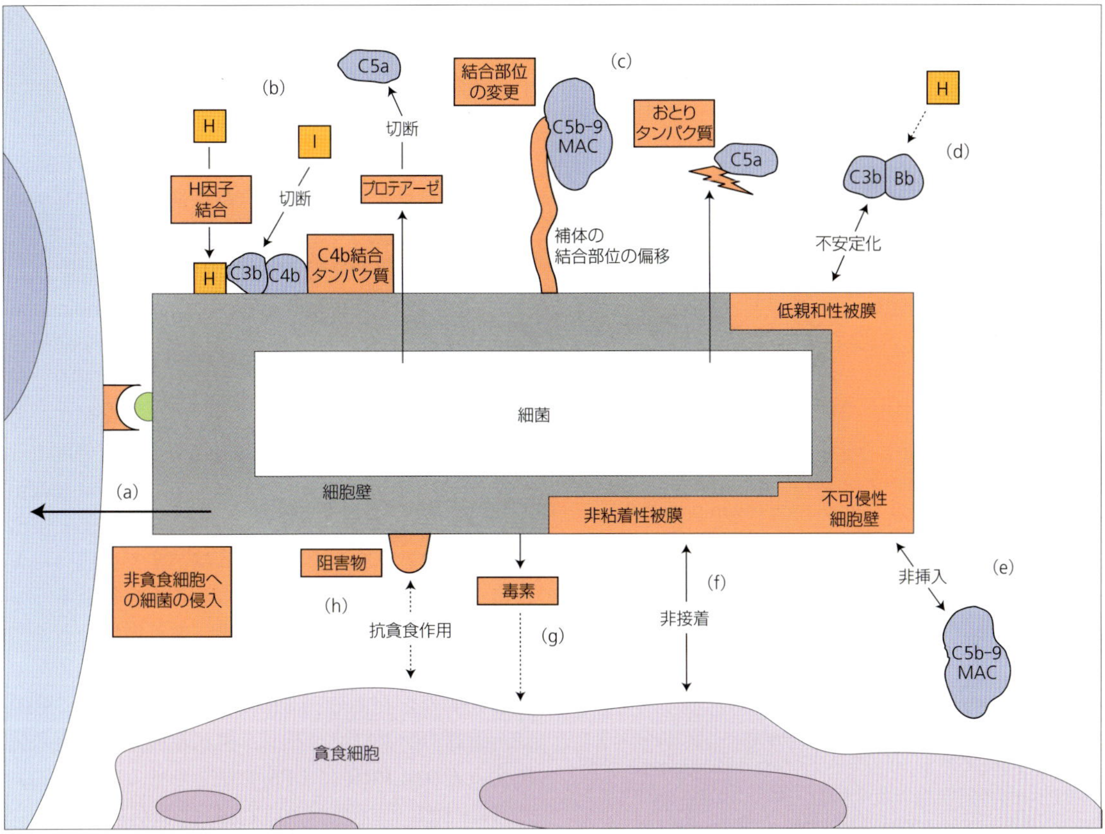

図 12.6 **細胞外細菌による生体防御回避戦略。**左から時計回り。(a)微生物は非貪食細胞の表面に接着して侵入する。(b)微生物生成物の作用による補体の分解促進。(c)補体エフェクター成分が微生物細胞壁から隔離される。(d)被膜表面に補体第 2 経路変換酵素が安定して結合しない。(e)補体膜攻撃複合体(MAC)が細胞膜に挿入されなくなる。(f)被膜の存在により貪食細胞への接着が減弱する。(g)外毒素が貪食細胞に対して有害に働く。(h)貪食細胞に対する細胞表面阻害剤。

ク質が分泌される部位に補体を結合させたり，細菌細胞膜から離れた場所に補体を結合させることにより，補体の攻撃の矛先を変えてしまうことができる。

補体最終産物の侵入抑制：グラム陽性細菌(図 12.5)は厚いペプチドグリカン層をもち，これにより C5b〜9 膜攻撃複合体 membrane attack complex (MAC)が細菌細胞膜(図 12.6)に侵入することを防いでいる。多くの細菌莢膜も同様の機能をもつ。

マクロファージ内での反応阻害

腸管に感染するグラム陰性細菌はマクロファージに対して，アポトーシスの誘導，IL-1 の産生亢進，食胞とリソソームの融合阻害，アクチン骨格系阻害など，種々の方法を用いてその活性を抑制する(図 12.7)。

抗原の多様性

個々の微生物抗原は宿主の抗体反応が起こることによって多様性をもつようになる。その例として，ライム病を発症させるスピロヘータ属のボレリア・ブルグドルフェリ *Borrelia burgdorferi* の表面脂質タンパク質で見られる多様性，カンピロバクター・ジェジュニ *Campylobacter jejuni* の表面構造を合成するのに関与している酵素の多様性や，髄膜炎菌 *Neisseria meningitidis* の線毛の多様性などがある。さらに，大腸菌 O157：H7 で見られるように新種の細菌が出現することもある。O157：H7 は溶血性尿毒症症候群の原因となり，約 50 年前に赤痢菌 *Shigella* 毒素遺伝子が大腸菌 O55 ゲノムに取り込まれてできたと考えられる。

▶ 宿主による反撃

抗体は微生物による貪食回避の試みを打ち負かすことができる。抗体は，抗食作用分子の機能を中和したり，微生物表面に結合して補体の結合する場所をつくり，これによって細菌を「オプソニン化」して好中球やマクロファージによる食作用を促したり，

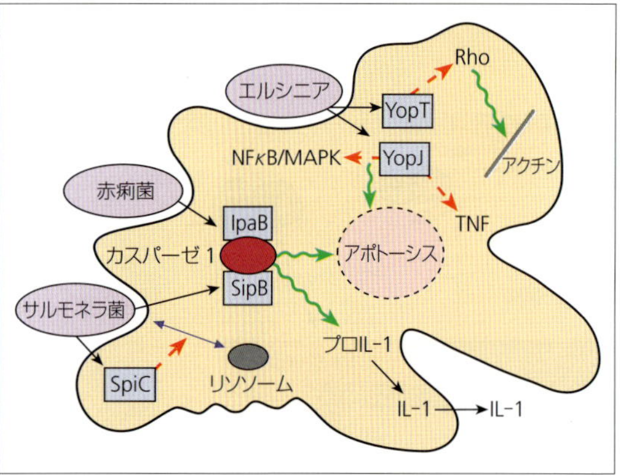

図 12.7 **腸内細菌のマクロファージ防御反応からの回避。**赤痢菌から分泌される IpaB(invasion plasmid antigen B)とサルモネラ菌から分泌される SipB(Salmonella invasion protein B)分子は，ともにカスパーゼ 1 を活性化することができ，それによりマクロファージをアポトーシスによる細胞死へと導く一連の現象が始まる。活性化したカスパーゼ 1 はさらに，プロ IL-1 を切断するタンパク質分解酵素を活性化し，その結果としてこの炎症亢進性サイトカインがマクロファージから大量に放出されるようになる。逆説的に，この現象は細菌に有利である。というのは，このために腸管内腔への好中球移動が起こることにより腸上皮細胞の間隙を弛緩し，細胞内腔から基底膜側へと細菌が侵入するようになるからである。サルモネラ菌から分泌される SpiC(Salmonella pathogenicity island C)は，細胞内小胞の輸送を阻害し，このためにリソソームの貪食小胞との融合を阻止できる。エルシニア *Yersinia* は多種類の Yop(Yersinia outer proteins)分子を産生し，貪食細胞が正常に機能するのを阻害する。例えば，YopJ は TNF 産生を阻害して NFκB と MAP キナーゼを抑制し，これにより抗アポトーシス経路を阻害し，アポトーシスを促進する。YopT はアクチン骨格系の制御に関与する GTPase RhoA を修飾することで食作用を阻止する。(Donnenberg M. S.〈2000〉*Nature* **406**, 768 に基づく)。

最終膜攻撃複合体が形成されやすいようにする(道しるべ 12.1)。しかし，B 細胞による抗体産生は通常，T 細胞の助けが必要である。T 細胞は抗原提示細胞(APC)によって活性化されることが必要である。

すでに 1 章で述べたが，重要な事項なのでここでくり返し確認するが，グラム陰性細菌がもつリポ多糖類(LPS)毒素，ペプチドグリカン，リポテイコ酸，マンナン，細菌 DNA，二本鎖 RNA，グルカンなどはいずれも PAMP(pathogen-associated molecular pattern)として機能し，宿主には発現しないが病原性微生物に広く発現する。したがって，これらの分子は免疫応答が働くためのアラームのような存在であり，一方，免疫系は抗原提示細胞の表面に発現するパターン認識レセプター pattern recognition receptor(PRR)を用いてこのような病原体の存在を検出する。そのようなレセプターには，すでに述べたように，マクロファージの細菌貪食作用を促進するマンノースレセプター(CD206)や，血液循環からの微生物の排除を媒介するスカベンジャーレセプター(CD204)などがある。LPS 結合性タンパク質(LBP)は，単球，マクロファージ，樹状細胞，B 細胞に発現する CD14 PRR に LPS を結合させる。これにより Toll 様レセプター 4(TLR4)分子が局所に集合し，LPS のシグナルを細胞内に伝達して IL-1，IL-6，IL-12，TNF などの炎症促進性遺伝子の発現促進や CD80(B7.1)および CD86(B7.2)のような共刺激分子の発現増強をもたらす。たとえば TLR2 のような他種類の TLR はグラム陽性細菌の細胞壁を認識する。これまでに同定された 11 種類の Toll 様レ

道しるべ 12.1 抗体の防御効果

細菌防御における抗体の重要性の認識につながった先駆的研究は 19 世紀晩年に集中して行われた。これらの研究の先駆けは 1888 年，パリのパスツール研究所での Roux と Yersin による発見である。彼らはジフテリア菌を培養した培養液の濾液からジフテリア毒素を分離することに成功した。1890 年，ベルリンのコッホ研究所の von Behring と北里はジフテリア毒素に対して免疫応答を起こせることを証明した。この免疫は一般に**抗体** antibody とよばれるようになった中和性物質によるものだった。彼らはさらに抗毒素を含んだ血清を他の動物へ投与することにより，その免疫が移入可能であることを示すことに成功した。血清療法の開始は，1894 年に Roux が免疫したウマ血清をジフテリア患者に投与して治療に成功したことに始まる。

1903 年に Sir Almroth Wright はロンドンで，感染後に産生が増加した抗体の主な働きは貪食細胞による食菌を増強することであると提唱した。彼はそのような抗体が細菌を貪食細胞のための食物のように調理してしまうことから，オプソニン opsonin(ギリシャ語で *opson* はドレッシングまたは風味)とよび，抗体が細菌の貪食作用を劇的に増加させることを *in vitro* で実証してみせたことより，彼の予言は実証され，みごとに自然免疫と獲得免疫がつながれていることを示したのである。

George Bernard Shaw は彼の演劇作品「医者のジレンマ Doctor's Dilemma」の中で Almroth Wright の考えについて言及している。彼はその序文の中でオプソニンの機能について次のように述べている。「身体のために細菌を攻撃し食べてしまう血球あるいは貪食細胞は，Almroth Wright がオプソニンと名づけた物質が細菌に結合して風味をつけたときにだけ，その機能を果たすことができる」(19 世紀初頭の免疫学に関するさらなる記述は Silverstein A. M.〈1989〉*A History of Immunology*. Academic Press, San Diego を参照)

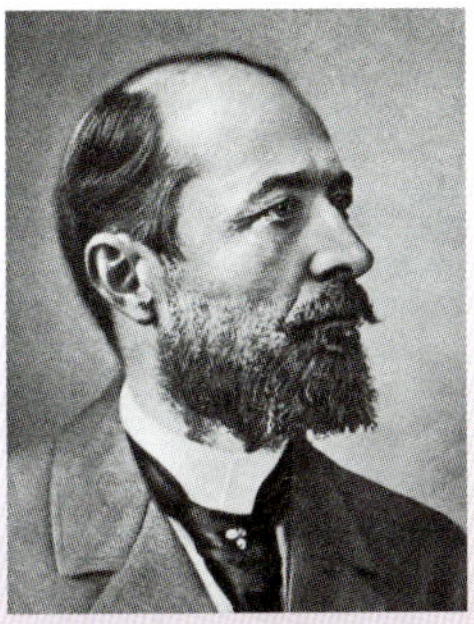

図M12.1.1　エミール・フォン・ベーリング Emil von Behring(1854-1917)。

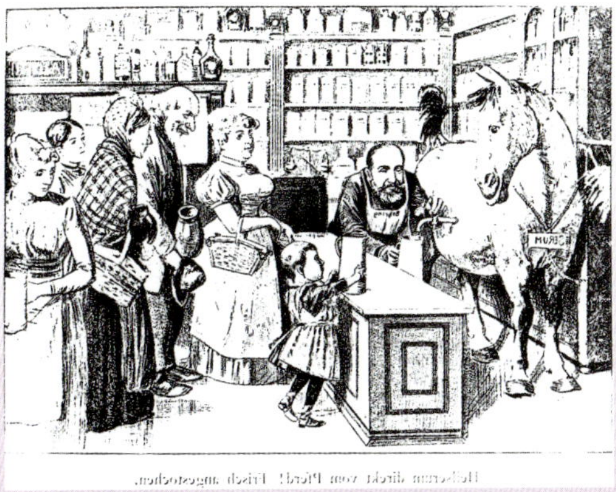

図 M 12.1.2　**蛇口を使って血清を抽出するフォン・ベーリング。** Lustigen blättern による風刺画，1894 年(説明文には「ウマから直接採取する新鮮な血清！」とある。)(The Wellcome Centre Medical Photographic Library, London 提供)。

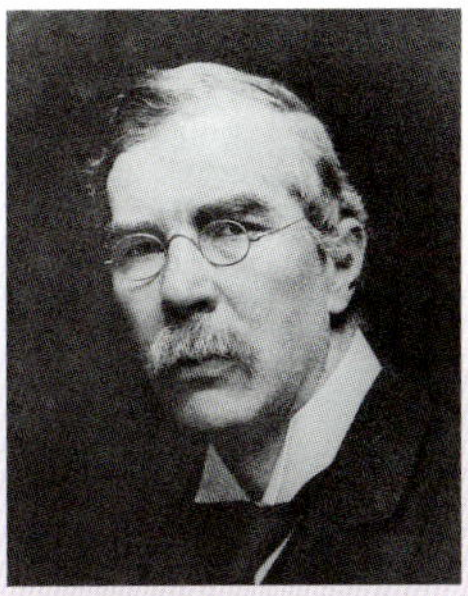

図 M 12.1.3　アルムロス・ライト Sir Almroth Wright (The Wellcome Centre Medical Photographic Library, London 提供)。

セプターは，広く発現する微生物構造を認識するが，「バーコード」のようにいくつかの PAMP の組合せを認識することによって，集合体としては異なる病原体をある程度識別していることが推測される。

毒素の中和

循環血中の抗体は，細菌から放出された可溶性の抗貪食作用分子や他の毒素(たとえばウェルシュ菌 *Clostridium welchii* のホスホリパーゼ C)などを中和することができる。毒素の生理的活性部位の近傍に結合することにより，基質との反応を立体的に阻害し，活性部位から遠位に結合するときにはおそらくアロステリックな構造変化によって中和機能を発揮する。毒素は抗体と複合体形成すると，急速に拡散できず，食作用を受けやすくなる。

細菌のオプソニン化

抗体非依存性のオプソニン化：コレクチン collectin は，C1q と似た超微細構造と C 末端レクチンドメインを有する分子群で，細菌と自己の糖鎖構造の違いを利用して結合する(p.16 参照)。マンノース結合レクチン mannose-binding lectin(MBL)はこの分子群に属し，細菌表面の非還元末端のマンノースに結合し，抗体非依存性に補体の活性化を誘導する(p.16 参照)。その他には，肺サーファクタントタンパク質 SP-A と SP-D，ウシではコングルチニンがコレクチン・ファミリーに属して糖鎖リガンドを認識し，C1q レセプターに結合することにより貪食を媒介するオプソニンとして働く(道しるべ 12.1)。

抗体によるオプソニン化の促進： 莢膜をもつ細菌は貪食作用に耐性であるが，抗体で被覆されると好中球やマクロファージに結合しやすくなり，血流から容易に除去されるようになる(図 12.8)。補体欠損動物では，細菌は抗体で被覆されても除去されにくく，オプソニン化においては抗体と補体が相乗効果を示すことがわかる。オプソニン化は，貪食細胞表

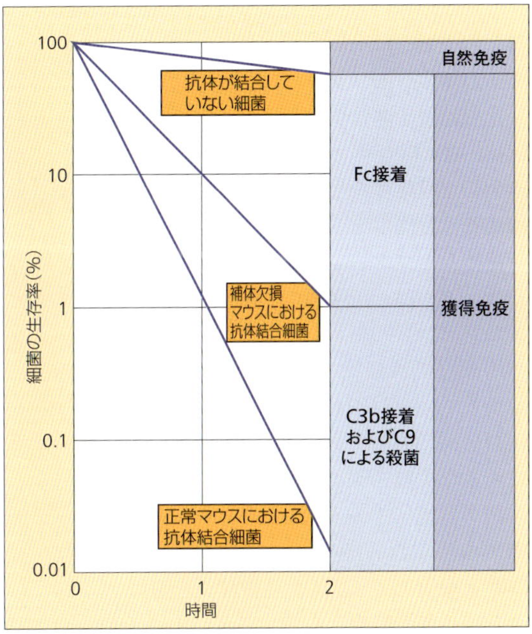

図 12.8　**血中からの有毒細菌の除去に対する補体とオプソニン化抗体の効果。** 抗体が結合していない細菌はゆっくり貪食されるが(自然免疫)，抗体が結合した細菌では貪食細胞への接着が著しく増加する(獲得免疫)。この接着増強効果は補体を一時的に除去した動物ではあまり見られない。この図は模式図であるが，実際の状況を反映したものである。ただし，細菌の自然増殖は無視して示されている。

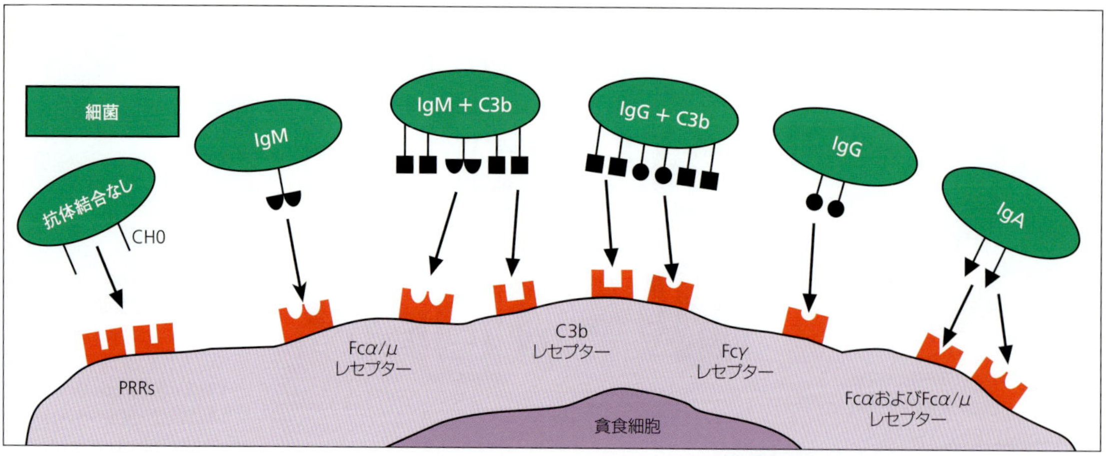

図 12.9　**免疫グロブリンと補体によって，細菌（その他の抗原）が好中球やマクロファージに強く結合するようになる。**抗体が結合していない細菌はさまざまな toll 様レセプター（TLR）やマンノース結合レセプターのようなパターン認識レセプター（PRR）に結合する。IgM（⌣⌣）が結合した細菌はマクロファージ上の Fcα/μR に結合する。マクロファージおよび好中球細胞表面上の IgG Fc（●）や C3b（CR1）や iC3b（CR3）（■）に対する高親和性レセプターは，この結合をさらに強化する。さらに補体がこの効果を増強するが，これは近接する 2 つの IgG 分子が多くの C3b 分子を結合し，マクロファージへの結合の腕の数が増加することによる（多価の増強効果については p.92 参照）。IgA（▼）によってオプソニン化された細菌は前述の Fcα/μR もしくは FcαRI（CD89）を介して貪食細胞に接着し，これらのレセプターはマクロファージと好中球の両方に発現する。

面上に発現する免疫グロブリン Fc と補体に対する特異的レセプターを介して起こる（図 12.9）。IgG Fc レセプターに強固に結合する IgG サブクラス（ヒトでは IgG1 と IgG3）には補体もよく結合できるということは生体にとって有利なことである。IgG に結合した C3b は同時に 2 つのレセプター（Fc レセプターと補体レセプター）に会合するために，オプソニン化の効率を非常に向上させる。C3b と C4b を含む抗体-補体複合体は赤血球上の CR1 レセプターに結合し，凝集塊を形成し，これらは肝臓や脾臓に運ばれて，食作用を受ける。

補体レセプター complement receptor についてもう少し述べよう。C3b に対する CR1 レセプター（CD35）は好中球，抗塩基球，単球，B 細胞，リンパ節濾胞樹状細胞 follicular dendritic cell（FDC）に発現している。CR1 レセプターは，CR3 レセプター（CD11b/CD18）とともに，C3 を含む複合体の除去に大きな役割を果たす。*CR1* 遺伝子は C4b 結合タンパク質遺伝子や H 因子遺伝子とクラスターを形成する。これらの分子はいずれも C3b もしくは C4b と結合して C3/C5 変換酵素を分解することにより補体調節機能をもち，さらに I 因子と共同して C3b と C4b をタンパク分解して不活化する。

CR2 レセプター（CD21）は iC3b，C3dg，C3d などを結合し，B 細胞，リンパ節濾胞樹状細胞などに発現して，特に胚中心における B 細胞活性化の補助シグナルを媒介する（p.200 参照）。CR2 はエプスタイン-バー Epstein-Barr ウイルスに対するレセプターとして機能し，ウイルス外被糖タンパク質の主な構成成分である gp350 と結合して B 細胞内へのウイルス侵入を促進する。この際，MHC クラスⅡ分子はウイルスの gp42 に対する補助レセプターとして働く。

CR3 レセプター（好中球，好塩基球，単球，NK 細胞上の CD11b/CD18）は iC3b，C3dg および C3d と結合する。それらは LFA-1 と CR4（CD11c/CD18，iC3b と C3dg に結合する）とともに β_2インテグリンファミリーに属する（表 7.2 参照）。CR5 は好中球と血小板で発現し，C3d と C3dg に結合する。この他の補体レセプターとしては，C1q に対してある程度の特異性をもつものや，C3a および C4a に対して特異性があるもの，C5a に対して特異性がある CD88 などが存在する。

補体のこれ以外の効果

グラム陰性細菌のある種はリポタンパク質の細胞壁を有しており，抗体を含む新鮮血清により破壊されやすい。結合した抗体は補体媒介性の傷害を起こして，血清中のリゾチームを細菌内壁のペプチドグリカンに結合させることにより，最終的に細菌を殺すとされている。抗体と細菌の結合により補体が活性化され，その結果，C3a と C5a というアナフィラトキシンが産生され，局所では，さらに多量の抗体を含む血清成分の著しい漏出や，好中球の遊走活性が増強されて貪食の促進などが見られる。これらについては急性炎症反応の項ですでに述べた（図

2.18，図 12.3 参照）。

分泌性免疫機構は腸管表面を保護する

前章では，外敵となる可能性のある細菌集団と敵対するためには粘膜バリアの存在が必須であることについて触れた。成人では粘膜上皮は 400 m^2程度の面積をもち，テニスコート 1 面から 2 面分の広さに相当する。一般的な感染性微生物，アレルゲンや発癌物質は主にこの粘膜上皮を介して体内に侵入してくることから，よく制御された効果的な腸管免疫をもつことが必要である。

腸管の粘膜面は抗原特異的および非特異的な機構で守られている。非特異的な機構としては，好中球やマクロファージだけでなく腸管上皮細胞などによる抗細菌ペプチドの産生がある。1 章で述べたように，ディフェンシン defensin とよばれる抗菌ペプチド群は細胞膜を破壊することによって細菌を溶解する。一方，特異的な免疫応答は，IgA および IgM の分泌による。腸管上部では IgA1 が主であり，大腸では IgA2 が主に発現する。その他の粘膜面も主に IgA によって防御されているが，例外として男性および女性の生殖器粘膜があり，ここでは主に IgG が産生される。これらの抗体がいかに重要な役割を果たすかは，生体における Ig 産生 B 細胞の 80％が分泌性粘膜と外分泌腺によって占められていることからもわかる。IgA 抗体は，体液，涙，唾液，鼻水，腸管や肺の内腔を覆う粘液において防御的機能を発揮し，細菌やウイルスを被覆して粘膜面の上皮細胞に結合するのを抑制する。このためウイルス感染や細菌の定着が防がれる。分泌された IgA 分子自身はもともと上皮細胞への結合力を欠乏しているが，好中球やマクロファージ表面には IgA に対して高い親和性をもつ Fc レセプターが発現しているために，IgA は貪食作用を媒介できる（図 12.10a）。

もし感染物質が IgA バリアを突き破ったときには，第 2 の防御機構である IgE の分泌が働き始める（p.162 参照）。実際，大部分の血清 IgE は粘膜組織とその所属リンパ節に存在する形質細胞由来である。IgE の体液濃度は低いが，IgE はマスト細胞の Fc レセプターに強固に結合し（p.48 参照），さらにそこに抗原が結合するとメディエーターの分泌が始まる。このメディエーターは効率よく種々の免疫応答媒介因子を動員し，局所的な急性免疫応答を起こす。たとえば，ヒスタミンは血管の透過性を増加させることによって局所に IgG と補体を滲出させる。一方，好中球と好塩基球の遊走因子は，エフェクター細胞をよび寄せ，このため特異的な IgG と C3b で被覆された微生物は貪食され，除去される（図 12.10b）。このような抗体や補体が結合した微生物が末梢マクロファージ上の Fcγ と C3b レセプターに結合すると，さらに血管透過性や遊走反応を強化する種々の因子が分泌されるようになる。一般的には，腸管における免疫的な排除は非炎症性のものであるが，腸管に侵入した微生物の免疫的な排除は炎症促進性の応答である。

オプソニン化された微生物があまりに巨大であるために貪食されない場合には，貪食細胞は抗体依存性細胞媒介性細胞傷害 antibody dependent cell-mediated cytotoxicity（ADCC，p.31 参照）を用いる。ADCC は寄生虫感染に関与することが報告されている（p.282 参照）。

腸管組織にはさまざまな T 細胞集団が存在する。しかし，これらの T 細胞は腸管上皮細胞とともに局所での抗体産生を助ける働きを担うが，細胞外病原

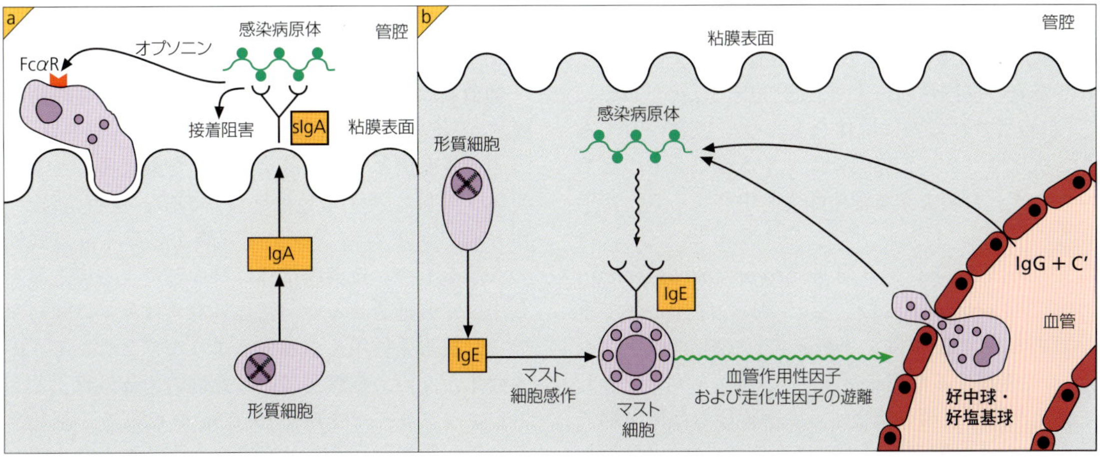

図 12.10 **粘膜面での防御。**(a)IgA は微生物をオプソニン化し，粘膜への結合を阻害する。(b)IgE はマスト細胞からメディエーターの遊離を起こさせ，免疫細胞の動員に必要な分子群を放出させる。

菌に対する防御に関してはあまり関与しない。

▶ 特別な病原菌感染について

さて，これまで述べてきたことは，どの程度レンサ球菌やブドウ球菌のような一般的な微生物による感染に対する防御にあてはまるのであろうか。β溶血レンサ球菌は Lancefield の糖鎖抗原発現分類により区別される。ヒトの疾患ともっとも重要な関連をもつのは A 群レンサ球菌である。化膿性レンサ球菌 *Streptococcus pyogenes* は最も一般的には急性咽頭炎 strepsore throat や膿痂疹（のうかしん）（とびひ）を起こすが，猩紅熱の原因でもある。この細菌はまた，非常にまれではあるがしばしば致死的となる毒素性ショック症候群 toxic shock syndrome（TSS）や注意すべき疾患である壊死性筋膜炎の原因ともなることがわかっている。感染後にしばしば起こる重篤な疾患としては，リウマチ熱や糸球体腎炎などがある。

最も重要な病原性因子は表面成分の M タンパク質である（これの変異体が Griffith 型分類のもとになっている）。このタンパク質は C3b 分解を促進する H 因子と結合する。さらにフィブリノーゲンやフィブリノーゲン断片に結合し，補体を活性化する部位を阻害する。したがって，オプソニン化が阻害されることになり，一方，M 成分に対する抗体を治療的に用いると，この作用が阻害され，貪食が著しく増加する。A 群レンサ球菌は心筋ミオシンに結合する交差反応性自己抗体を誘発し，これがレンサ球菌性自己免疫疾患の原因となる。ストレプトリシン O 外毒素（ASO）に対する抗体は，その抗体価が高いと細胞膜傷害性を示し，このような抗体があると細菌感染が最近起こったということを示している。化膿性レンサ球菌外毒素 SPE-A，SPE-C，SPE-H およびレンサ球菌分裂促進性外毒素 SMEZ-2 は，猩紅熱と毒素性ショック症候群の原因とされるスーパー抗原である。この毒素は抗体によって中和され，毒素の皮内注射により紅斑性皮内反応（Dick 反応）が観察されるのは抗体をもたない患者のみである。抗体はさらに，感染を拡大する役割をもつヒアルロニダーゼのような細菌酵素を中和することができる。

ミュータンスレンサ球菌 *Streptococcus mutans* および *S. sobrinus* はむし歯（う蝕）の原因として重要である。この細菌はショ糖をブドウ糖複合体（グルカン）に変換する酵素を発現し，このグルカンを介して細菌が歯の表面へ結合する。小規模な臨床試験ではあるが，この酵素に対するワクチン（通常は抗原として表面抗原 I / II 線維性アドヘシンの構成成分も含まれている）を用いると，ミュータンスレンサ球菌に対する唾液腺 IgA が増加し，場合によっては細菌の定着を阻害することが示されている。

ブドウ球菌 *staphylococcus* のうち毒性をもつものとして黄色ブドウ球菌 *staphylococcus aureus* がもっともよく知られるが，貪食に対して耐性を示す。ブドウ球菌とレンサ球菌はともに FcγR として作用する表面タンパク質（それぞれ，プロテイン A とプロテイン G）を発現し，これらの分子は抗体を「誤った方向」に結合することにより，抗体依存性のエフェクター機能を制限している可能性がある。黄色ブドウ球菌がコードする毒性因子として，微生物表面のアドヘシンや細菌細胞壁テイコ酸，TSST-1（toxic shock syndrome toxin-1），エンテロトキシンや種々の酵素がある。ペニシリン結合タンパク質 2a はβラクタム系抗生物質の存在下でさえ，ペプチドグリカンを合成することができる。その他の毒性因子は，溶菌性バクテリオファージから獲得されたもので，Panton-Valentine ロイコシジンや chemotaxis inhibitory protein（CHIP）などがある。黄色ブドウ球菌は，適量の抗体が存在すればただちに貪食されるが，貪食されたものの一部は細胞内で生き残り，除去されにくくなる。感染が十分に制御されなかった部位では，免疫宿主にⅣ型遅延過敏性反応が起こり，強い病変が出現することがある。このようなことから，抗体投与により受動免疫を受けたマウスにブドウ球菌を接種すると無毒であるが，感作 T 細胞を投与した場合には強い組織損傷が見られる。「とてつもない細菌」とよばれるメチシリン耐性黄色ブドウ球菌 methicillin-resistant *S. aureus*（MRSA）はすべてのβラクタム系抗生物質に対して耐性であったが，エンテロコッカス *Enterococcus* から薬剤耐性を獲得することにより，バンコマイシン耐性になりつつある。MRSA 感染に対してはリネゾイドやシナサイドのような新しい薬が使用されるが，これらの薬剤に耐性を示すようになる可能性もある。本当に恐ろしい細菌である。

細菌莢膜 bacterial capsule は固有の抗貪食作用を示すが，抗体が存在するとこの作用は打ち消される。このような例として，肺炎球菌，髄膜炎菌，インフルエンザ菌に対する免疫応答がある。炭疽菌はγ-ポリペプチドとD-グルタミン酸からなる抗貪食性の莢膜をもつ。抗莢膜抗体は好中球による取込みを効率よく亢進させるが，菌体外毒素は非常に強力なので，抗毒素作用を誘導するようなワクチンでないと効果がない。緑膿菌は，致死性の菌体外毒素とともにエラスターゼを産生し，C3a や C5a を不活化する。その結果，中和抗体が存在しなくても最小限の炎症反応しか起こさない。

補体活性化を回避する戦略をよく使うのは，グラム陰性細菌であるサルモネラ菌や大腸菌の一部で，これらの微生物はエンドトキシンの lipid-A 結合型コア多糖類に結合する O 型オリゴ糖側鎖の数が多様である（図 12.5）。長い側鎖をもつ変異体は，補体第 2 経路を介した血清による傷害作用に対して比較的非感受性であるが（p.11 参照），側鎖が短くなればなるほど，血清に対する感受性は増加する。すべての変異体は第 2 経路を活性化するが，短い側鎖をもつものや側鎖をもたないものの場合，脂質二重層の外側部分に細胞膜傷害性複合体が挿入されるようになるために，補体依存性傷害に対して抵抗性を示す（図 12.6c）。一方，抗体が存在すると，補体はそれ以外のところにも結合しやすくなることから，菌の補体感受性が高くなる。

淋菌が抗体を含む血清によって破壊されるのは抗体を介して膜攻撃複合体が形成されるためで，C8 あるいは C9 欠損患者は，まれではあるが，ナイセリア感染に対する感受性が高い。淋菌 *Neisseria gonorrhoeae* は特異的に補体タンパク質に結合し，これにより補体の外膜への挿入が阻害される。しかし，抗体が存在すると，この抗淋菌抗体は，少なくとも宿主の立場からは，あたかも万能修理人のごとく機能し，この状況を補正できる。感染のプロセスから見ると，生殖器分泌液中に淋菌に対する IgA が産生されるようになると，淋菌の線毛を介しての粘膜細胞への接着は阻害されるが，そのような IgA が存在しても再感染を防ぐことはできない。これは，線毛のピリンに遺伝子変異が起こり，その結果，抗原性の変化が起こるためであると考えられる。Opa（Gonococcal colony opacity-associated）タンパク質は，$CD4^+$ T 細胞上に発現する CD66a の細胞質部分が長い（ITIM を含む）アイソフォームに結合して，CD66a の活性化と増殖を阻害する。淋菌に対する抵抗性が獲得されにくいのは，1 つには淋菌がタンパク質分解酵素を産生して IgA1 のヒンジ部分に存在するプロリンに富んだ配列を切断するためといわれる（IgA2 にはこのような配列は存在しない）。しかし，実際にはほとんどの人にはこのタンパク質分解酵素に対する抗体が存在し，そのような抗体はタンパク分解活性を阻害すると思われる。

鼻咽頭にしばしば感染する髄膜炎菌や，肺炎球菌およびインフルエンザ菌は同様のタンパク質分解酵素をもつ。

コレラ cholera は，コレラ菌 *Vibrio cholerae* が小腸に定着してエンテロトキシンを産生するために起こる疾患である。コレラ菌毒素の B サブユニットは GM1 モノシアロガングリオシドレセプターに結合し，A サブユニットを細胞内に移動させてアデニルシクラーゼを活性化させる。cAMP 濃度が上昇すると，腸管上皮細胞では NaCl の取込みが抑制され，能動的な Cl^- 分泌が刺激されることによって，体液の損失がもたらされる。局所でコレラ菌の LPS や毒素に対する IgA 抗体ができるようになると，それぞれは独立にコレラに対する防御を担い，抗 LPS 抗体はコレラ菌の小腸壁への付着を抑制し，抗毒素抗体はコレラ菌毒素とそのレセプターの接着を阻害する。この結果に一致して，これらの抗原特異的な IgA 抗体のいずれかを高力価で含む牛乳を飲む小児は臨床的に小児コレラを発症しにくいという疫学的結果が得られている。

エルシニア菌 *Yersinia* とサルモネラ菌は，正常な**非貪食細胞宿主細胞** nonphagocytic host cell の中へ侵入し，細胞内で生存し，複製するという機構を獲得したきわめて特殊な病原体である。エルシニア菌

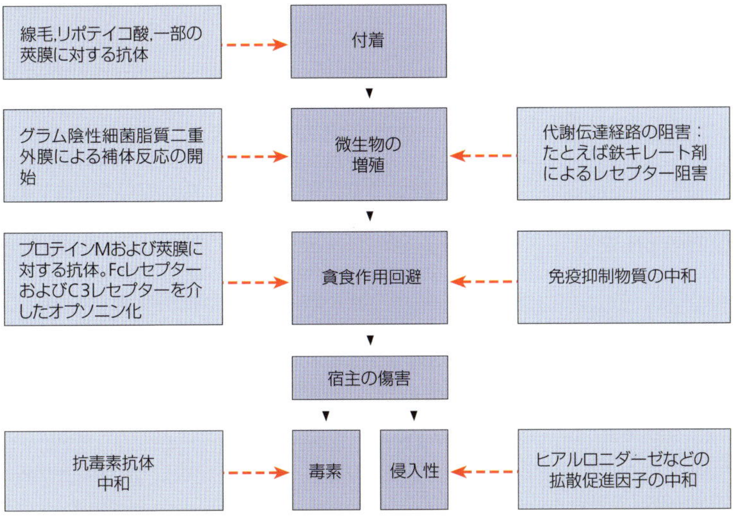

図 12.11　細菌の侵入に対する抗体を介した防御。

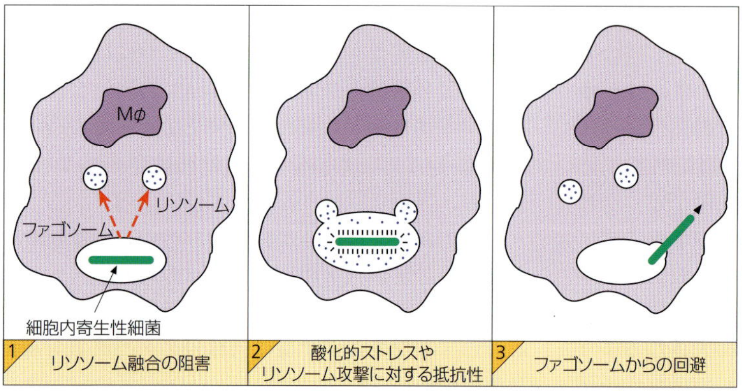

図 12.12 **細胞内細菌の貪食死からの回避。**Mφ：マクロファージ。

は外膜タンパク質インベイシンが宿主細胞の複数の β_1 インテグリンレセプターに結合することにより侵入する。サルモネラ菌は SipA（Salmonella invasion protein A）とサルモネラ外側タンパク質である SopA，SopB，SopD および $SopE_2$ などを用いて細胞骨格再編成や膜のラッフリングなどを刺激することにより，宿主細胞に侵入しようとする。

抗体がどのようにして細菌の侵入を阻止するのかは図 12.11 を参照されたい。

細胞内で増殖する細菌

細菌の戦略

結核菌 *Mycobacterium tuberculosis* やらい菌，リステリア菌 *Listeria* やブルセラ菌 *Brucella* などのある種の細菌は，マクロファージをはじめとするいわば免疫系の砦である細胞の中でずるがしこく生存することにより，免疫システムの攻撃から逃れる。単核貪食細胞は，体内を動き回ってそのような細菌を散布することができることから格好の標的といえる。そのような細菌は貪食細胞上のパターン認識レセプター（PRR）に結合し，さらにオプソニン化を受けて Fcγ や C3b レセプターを介して細胞内に取り込まれ，貪食が促進される。これらの細菌は，いったん細胞内に侵入すると，さまざまな方法で殺菌機構を阻害することにより，強力なマクロファージに対抗する。結核菌などの細菌は，食胞内の pH を中和してリソソームとの融合を阻害する（図 12.12）。リポアラビノマンナンなどのマイコバクテリア細胞壁ペプチドグリカンや糖脂質は，マクロファージの活性化を阻害する。リステリア菌は，リステリオリシン O というリシンの 1 つを用いて食胞壁を破り安全な細胞質へぬけ出してくる。ある種のリケッチアやトリパノソーマ・クルージ *Trypanosoma cruzi* は，これとは別のリシンを用いて同様のことをする。通常は細胞外に存在するある細菌でも非貪食細胞に侵入することがある。たとえば，ヘリコバクター・ピロリがその例であり，上皮細胞に住み着いて，それが再感染の際のいわば貯蔵庫となる。

細胞内感染に対する防御は T 細胞が媒介する細胞性免疫（CMI）による

Mackaness は一連の巧みな実験で，細胞内寄生体

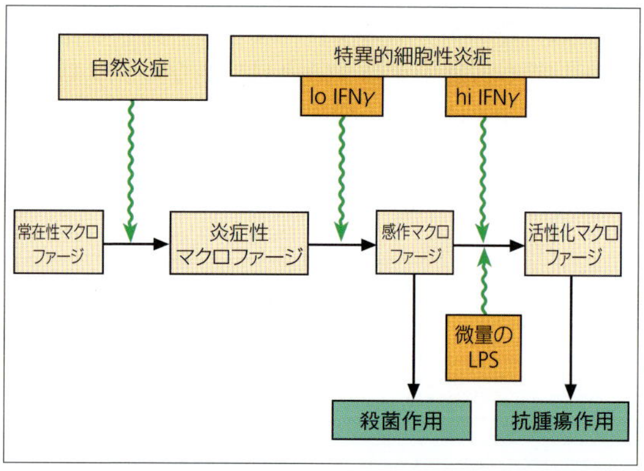

図 12.13 **殺菌機能および抗腫瘍機能におけるマクロファージの活性化段階。**補体やチオグリコレートのような非免疫刺激によって誘導された炎症部位に由来するマクロファージはそのサイズ，酸性加水分解酵素の含有量，中性タンパク質分解酵素の分泌量や貪食機能がかなり増加している。たとえば，常在性マクロファージ上の C3b レセプターは膜上を自由に移動することができず，貪食に必要な「zippering」過程が起きない（p.6 参照）。したがって，C3 結合赤血球は結合できるが細胞に取り込むことができない。一方，炎症性マクロファージは側方運動性をもつ C3 レセプターを発現し，C3 によってオプソニン化された赤血球を容易に貪食する。活性化マクロファージでは細胞内殺傷機構が劇的に亢進するとともに，細胞表面構成成分の著しい変化が起こる。マウスのマクロファージでは，MHC クラスⅡが劇的に上昇し，IgG2b に対する Fc レセプターの発現も上昇するが，反対にマンノースレセプター（CD206），F4/80 マーカー，IgG2a レセプターの発現は減少する。

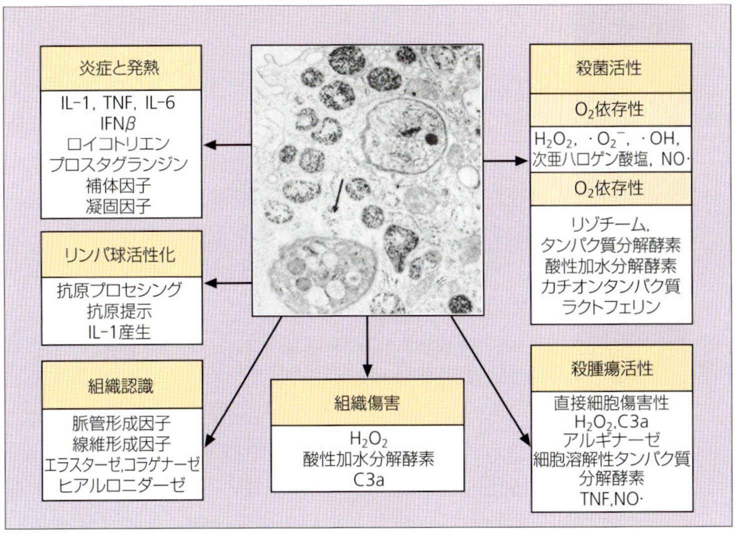

図 12.14 **慢性炎症の発症と進行，それに伴う組織の修復，殺菌，抗腫瘍細胞作用における活性化マクロファージの役割。**マクロファージは異なった分化経路をたどり，異なった機能を発揮できる。この電子顕微鏡写真は強く活性化されたマクロファージを示し，細胞内にはトロトラストの取込みにより顕示される多数のリソゾーム様構造が存在し，その 1 つがトキソプラズマ原虫 *Toxoplasma gondii* を含む食胞と融合している。(Prof. C. Jones 提供)。

の殺菌や免疫状態の成立には CMI (細胞性免疫 cell-mediated immunity) 反応が重要であることを示した。動物に中程度の量で結核菌を感染させると，感染を克服し，再感染に対する免疫ができる。その免疫は，免疫動物の T 細胞を正常レシピエントに移入することによって伝達されるが，マクロファージや血清の移入では免疫伝達は起こらない。実際，胸腺摘出と抗 T 細胞抗体投与により T リンパ球が抑制されたマウスや相同遺伝子組換えにより TCR 遺伝子を欠損するマウス (ノックアウトマウス) では結核菌やらい菌の感染に対する感受性が高く，特異的な免疫応答が T 細胞によって媒介されていることが支持される。

▶ 活性化マクロファージは細胞内寄生体を殺す

単球がまず組織に定着して「常在」マクロファージになる際には，表面レセプターの発現と機能の面から見ると，いったんその機能が抑制されるが，その後，いくつかの段階を経て活性化される (図 12.13)。しかし，これらのマクロファージが細菌の細胞内寄生を抑制できるようになるのは，IFNγ，TNF やリンホトキシンのような因子により刺激されてからであり，これらの分子は活性化 Th1 細胞から放出される。これに伴いもっとも強く誘導される殺菌機構は，活性酸素中間体と NO· によって媒介される機構である。このように活性化されたマクロファージは疑いなく恐るべき細胞で，慢性炎症反応に関与しうる約 60 種類もの物質を分泌する能力がある (図 12.14)—あまり夜道で出会いたいような相手ではない。

Mackaness の実験によって実証された T 細胞を介した免疫については，今やその機構が明らかにされている。特異的に感作された T 細胞は，マクロファージ上に存在する細胞内微生物由来の抗原に反応する。この抗原はプロセシングされたもので，マクロファージ細胞膜上の MHC クラス II 分子に結合している。次に，サイトカインが分泌され，これによりマクロファージが活性化され，貪食した細菌を殺すことができるようになる (図 12.15)。

▶ 細胞内細菌感染の例

リステリア

リステリア菌は通常，殺菌されていない乳製品のような汚染食物の摂取によりヒトの体内に入り，特に妊婦では敗血症を起こして流産の原因となる可能性がある。リステリア菌上の表面分子であるインターナリン A と上皮細胞の E-カドヘリンの相互作用が起こると，細菌は上皮細胞を通りぬけ，血流へと侵入するようになる。その後，リステリア菌は脾臓と肝臓へと伝播され，マクロファージに貪食されて細胞内に取り込まれる。肝細胞では，リステリア菌表面分子であるインターナリン B が肝細胞成長因子 hepatocyte growth factor (HGF) レセプターと結合し，リステリア菌が細胞内に取り込まれる。リステリア菌感染により誘導される ActA (actin-assembly-inducing protein A) は，細胞内伝播を促進する。NK 細胞や Th1 細胞によって分泌される IFNγ は，細胞内リステリア菌の最終的な排除に必要なマクロファージの活性化を誘導する (図 12.16)。注意すべきことは，リステリア菌は好中球に殺菌作用を誘導するとともに，生体防御に重要な IL-12 の

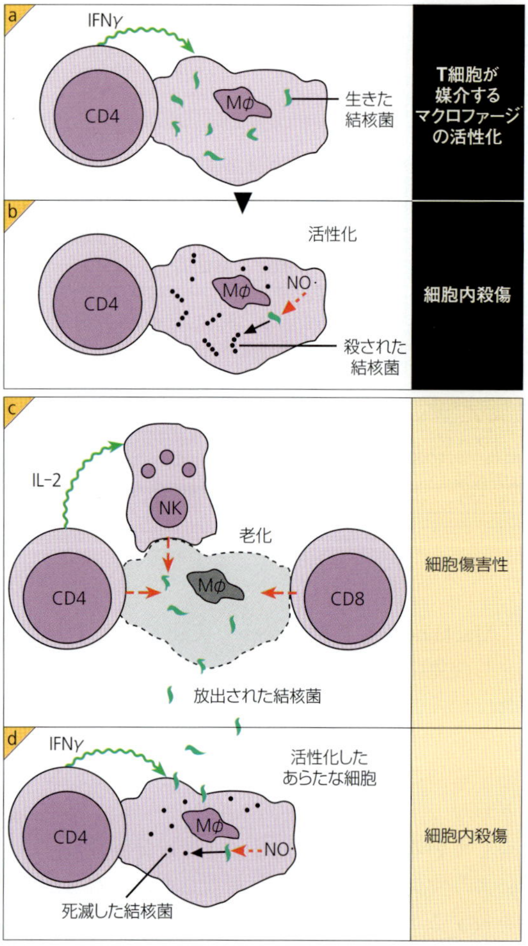

図 12.15 **「サイトカインによるつながり」: 特異的 T 細胞依存性免疫応答は非特異的マウスマクロファージの細胞内細菌を誘導する。** (a)特異的 CD4 Th1 細胞は MHC クラスⅡに会合したマイコバクテリアペプチドを認識し, マクロファージ(Mφ)を活性化する IFNγ を放出する。(b)活性化マクロファージは主に, 毒性の NO· の産生を介して細胞内の結核菌を殺す。(c)「老化」したマクロファージは細胞内細菌を破壊することができず, CD8 細胞や CD4 細胞傷害性細胞, 可能性としては IL-2 活性化 NK 細胞などによっても殺される。するとマクロファージは生きた結核菌を放出し, これらの菌は局所にあらたに動員されてきた IFNγ 感受性マクロファージによって取り込まれて殺される。(d)ヒトの単球が iNOS 合成と NO· 産生をするためには, IFNγ と IL-4 に加えて CD23 を介したシグナルによる活性化が必要である。

誘導を行い, また, CCL2(MCP-1)を誘導して TNF や NO を産生する樹状細胞を組織に動員することである。この樹状細胞や別の樹状細胞サブセットは, 感染マクロファージ由来のリステリア菌抗原を $CD8^+$ T 細胞に対して提示し, クロスプライミングすると考えられる。初期感染では, 非古典的な MHC 分子 H2〜M3 に拘束される CD8 T 細胞が特に重要な役割を果たしているように見えるが, 二次感染時には古典的クラスⅠ分子により拘束される CD8 T 細胞のほうがより貢献度が高い。αβ 細胞あるいは γδT 細胞欠損マウスを用いた解析から, 初期のリステリア菌感染に対する防御ではこの両方の T 細胞が同程度に重要であることが明らかになったが, 防御免疫の付与に関しては主に αβT 細胞が重要である。γδT 細胞は細菌増殖部位で見られる局所免疫応答に重要であり, γδ 細胞欠損マウスはリステリア菌感染時に巨大な膿瘍を形成する。

結核

結核 tuberculosis は猛威をふるいつつあり, これは多剤耐性結核菌の出現によってさらに助長されている。2002 年には 200 万人が結核により死亡した。さらに悪いことに, ヒト免疫不全ウイルス human immunodeficiency virus (HIV)感染者では CD4 細胞数が低くなると結核菌感染を起こしやすくなり, AIDS 患者の約 20%は結核で死亡する。

宿主の防御機構では, リステリア菌感染のように, 結核菌感染マウスではマクロファージが IFNγ によって活性化されると, 主に有毒性 NO· を産生するようになり細胞内マイコバクテリアを破壊する。感染マクロファージの一部は機能不全を起こして T 細胞からの指令を受けられなくなり, この状態になると, 宿主の細胞傷害性 CD8 細胞と, 時には CD4 T 細胞と NK 細胞までが, この機能不全マクロファージを殺すようになり, その結果, 生きた結核菌が周囲に放出されるという大変なことが起こる。これらの放出された結核菌はあらたに局所に流入してきた貪食細胞によって取り込まれ, これらの細胞は IFNγ によって活性化されうるので, 最終的にこれらの結核菌は殺される(図 12.15)。マウス結核において αβT 細胞と γδT 細胞が重要であることは, TCRβ 鎖欠損マウス(αβTCR 欠損)や TCRγ 鎖欠損マウス(γδTCR 欠損)が結核菌感染を制御できないことから明らかである。

ヒトでは, IFNγ によって刺激されたマクロファージが細胞内の結核菌を排除できないことから, その防御機構はより複雑である。結核菌の PAMP である 19 kDa のリポタンパク質 PAMP が TLR2 と結合すると, マクロファージが刺激されて, 炎症促進性サイトカイン, iNOS(誘導性 NO シンターゼ)や共刺激分子の発現などが促進される。しかし, ファゴソームの阻害やマクロファージ傷害性に対する耐性の発生により, 結核菌は死滅せずに一部が生き残るようになる。マクロファージ TLR2 と結核菌由来の 19kDa のリポタンパク質の会合は当初は免疫に対してポジティブに働くが, これが継続して起こると, マクロファージでは IFNγ 依存性の活性化や MHC クラスⅡの発現が抑制されるようになるらしい。したがって, 持続感染の状況では $CD4^+$ ヘル

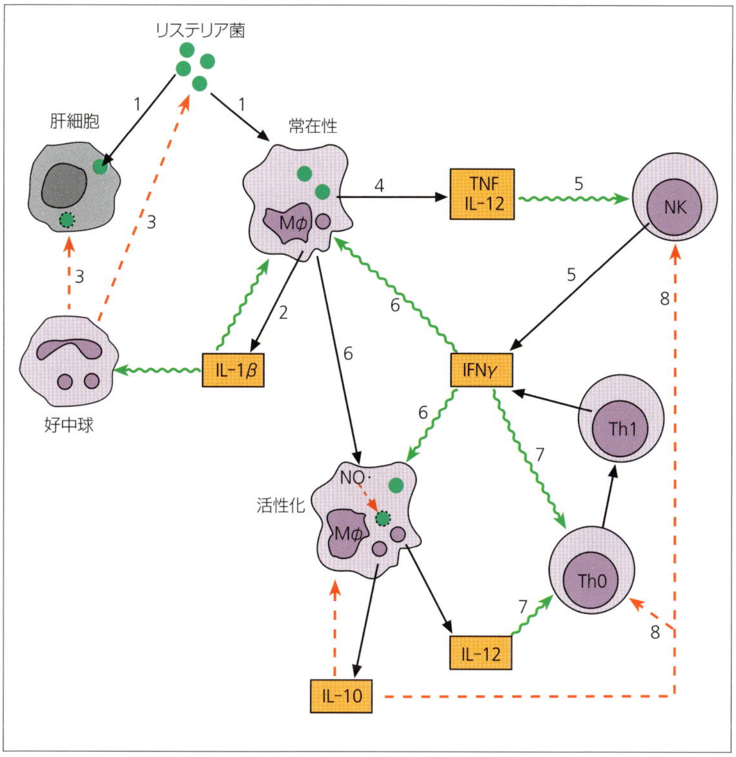

図 12.16　**リステリア菌感染におけるマクロファージの活性化。**(1)リステリア菌は常在性マクロファージと肝細胞に感染する。(2)マクロファージは好中球を活性化する IL-1β を放出する。(3)活性化好中球は直接接触することでリステリア菌を破壊し，感染した肝細胞に対して細胞傷害性を示す。(4)感染したマクロファージは NK 細胞を刺激する TNF と IL-12 を放出する。(5)NK 細胞は IFNγ を分泌し，(6)IFNγ はマクロファージを活性化して NO· を産生させ，細胞内のリステリアを殺す。(7)IFNγ とマクロファージ由来 IL-12 は Th1 細胞を動員し，Th1 細胞は IFNγ 産生を通じてマクロファージの活性化を強化する。(8)最終的に IL-10 が合成され，これは免疫複合体の形成によっても促進されるが，IL-10 がマクロファージ，NK 細胞，Th1 細胞の活動を抑制する。(Roger H. W., Tripps C. S. & Unanue E. R. The Immunologist 3, 152, 1995 に基づく)。

パー T 細胞は細胞内結核菌の存在を検出しにくくなる。

生体防御にとって促進的な側面もあり，結核菌の産物である Ag85B (mycolyl transferase) や ESAT-6 (early secreted antigenic target-6) は，CD4 細胞における IFNγ 産生の強い促進因子である。αβTCR を有するヒト T 細胞は，宿主の CD1a 分子によって提示された didehydroxymycobactin や CD1b によって提示されたミコール酸のような結核菌由来脂質抗原に反応して増殖する。ヒト $V\gamma_2V\delta_2$ T 細胞は結核菌由来のタンパク質抗原であるイソペンテニルピロリン酸やプレニルピロリン酸を認識する。

マウスではその系統により，ネズミチフス菌 *Salmonella typhimurium*，ドノバンリーシュマニア（リーシュマニア・ドノバニ）*Leishmania donovani* や種々のマイコバクテリアに対する感染感受性が大きく異なる。これらの菌に対して抵抗性を示す系統では，T 細胞非依存性にマクロファージ機能が亢進しており，酸素や窒素ラジカルを含む殺菌効果が強くなっている。さらに，抵抗性系統マウスでは，マクロファージの MHC クラスⅡ発現と respiratory burst が増加しており，IFNγ による活性化が起こりやすく，より強い T 細胞活性化が誘導される。一方，これらの菌に対して感受性をもつ系統のマクロファージは，結核菌抗原に対する T 細胞増殖を抑制する傾向をもつ。結核菌感染マクロファージは IL-6 を分泌し，周囲に存在するマクロファージの IFNγ による活性化を阻止する。マウスモデルによる結核菌感受性と耐性は多種の遺伝子に依存し，それらの遺伝子としては *SLC11A1* (solute carrier family 11 member 1，水素イオン結合性二価金属イオン輸送体，以前は Nramp1 と呼ばれていた) と *sst1* 遺伝子座 (susceptibility to tuberculosis 1，リステリア菌感染時の免疫にも関与) などがある。ヒトにおいて *SLC11A1* 遺伝子において多くの多型が同定され，これらのそれぞれの遺伝子多型と感受性の関連について現在研究が行われている。

これらの細菌を宿主が効率よく除去できないと，抗原に対する局所的な慢性性細胞性免疫が起こり，マクロファージの強い集積が見られるようになる。これらのマクロファージは血管新生因子や線維形成促進因子を放出して肉芽組織の形成を刺激し，最終的には組織の線維化を誘導する。この活性化マクロファージは，おそらく IL-4 による活性化を受けて，上皮細胞へと形質転換を起こし，融合して巨細胞となる。前に述べたように，生体は肉芽腫形成により持続感染部位を隔離しようとしている。

ハンセン病

ハンセン病には，生きたらい菌が少数存在する病変をもつ「結節型」から，マクロファージ内に多量のらい菌が存在する「らい腫型」まで，さまざまな型がある。らい病菌に対する防御には，液性免疫よりCMIが重要である。結節型では細胞性の皮膚過敏性反応とTh1型反応への偏りが見られるが，これらの反応だけではらい菌の完全除去には不十分である。らい腫型では，らい菌に対するT細胞反応とレプロミン皮膚反応の減弱が見られるが，多数の形質細胞が存在して，このために流血中に抗体価が高くTh2活性が高くなっていると考えられる。らい腫型患者の病変ではLIR-7(leukocyte Ig-like receptor-7)の発現が高く，これにより単球におけるTLR依存性の抗菌活性と炎症促進性のIL-12産生が抑制されるが，免疫抑制性のIL-10の産生は促進される。

ウイルス感染に対する免疫

ウイルスは手ごわい相手である。特にHIVやインフルエンザウイルスは遺伝子変異によりみずからの抗原をすばやく変化させることができる。これ以外にも，あたかもまったく出処がわからないようなウイルスがいる。SARS関連性コロナウイルス(SARS-CoV)が引き起こす重症急性呼吸器症候群(SARS：severe acute respiratory syndrome)がその一例である。この疾患は，2002年11月に中国の広東省でヒトへの感染として発生したが，まずまちがいなく多くの動物種で見られる同類のコロナウイルスの1つから発生していると思われる。SARSはまたたく間に香港へと広がり，その後，北京，ハノイ，そしてシンガポールにまで及んだ。その後まもなく，SARSは感染した旅行者によってトロントにもち込まれた。幸運にも，この感染は，感染者の足取りを追跡して隔離することにより迅速に制圧され，伝染の連鎖は2003年7月までに断ち切られた。WHOの統計によれば，26カ国で8,098名が感染し，そのうち774名が死亡した。HIV感染では1日で7,000名が死亡することに比べるとそれほどの死者数ではないが，それでもやはりSARSの短期間の流行は特に極東においてかなりの経済的影響を与えた。また今後，果たしてSARSが再び勃発するのか，あるいはそれがいつなのかを予測することは不可能である。

特定の個人の易感染性は，遺伝的制御を受けた体質的な因子群が重要であり，これにより宿主細胞がウイルス複製に対して非許容性になる(たとえば，ウイルスによる宿主の複製機構の乗っ取りに対して抵抗を示す)。最近の研究から，制限因子(restriction factor)とよばれる一群のタンパク質がある種のウイルスの複製を阻害する能力を与えることによりレトロウイルスに対する自然抵抗性を付与することが明らかになった。すなわち，TRIM5α(tripartite interaction motif 5α)タンパク質はサル細胞においてレトロウイルスのキャプシドを標的として結合し，このためHIV-1はヒト以外のほとんどの霊長類細胞には感染できない。APOBEC3シチジンデアミナーゼもまた制限因子として働き，この場合レトロウイルスゲノムの超変異を誘導している。

マクロファージは場合によっては敏速かつ非特異的にウイルスを取り込んで殺すことができる。しかし時には，マクロファージはウイルスの複製を許し，仮にそのウイルスがさまざまな臓器で細胞傷害性作用をもつ場合には，その感染は致死的となる可能性がある。一方，細胞傷害作用をもたないリンパ球性脈絡髄膜炎ウイルス *lymphocytic choriomeningitis*，アリューシャンミンク病ウイルスAleutian mink disease，そしてウマ伝染性貧血ウイルスequine infectious anemia virusのようなウイルスの場合には，持続感染となりうる。ウイルスは，潜伏感染や免疫学的寛容部位への避難により，宿主の免疫系を回避することができるが，一方で，一連の意地悪く狡猾な免疫応答に対する回避戦略を進化とともに獲得してきた。

▶ 抗原の変化により免疫回避が起こる

抗原の連続変異と不連続変異による変化

ウイルスは，免疫系との絶え間ない抗争の間にみずからの表面抗原を頻繁に変化させている。これは**“抗原連続変異 antigenic drift”**および**“抗原不連続変異 antigenic shift”**とよばれるプロセスによる。たとえば，インフルエンザAウイルスの表面にはヘマグルチニン(H)(感染に先立ちウイルスはこれを用いて細胞に接着する)，およびノイラミニダーゼ(N)(これは感染細胞表面のシアル酸から新しい型のウイルスを放出する)が存在し，感染防御免疫の確立に対してはヘマグルチニンがより重要である。ヘマグルチニンの抗原性の小さな変化はウイルスゲノムの点突然変異を通じて生じるが(連続変異)，大きな変化(不連続変異)は遺伝物質を鳥類(たとえば，ニワトリや七面鳥，アヒル)やブタなどの他の動物宿主に存在する別のウイルスと大幅に交換することで生じる(図12.17)。ヘマグルチニンが大きく変化してそれまでの免疫応答が無効になった場合には，あらたなインフルエンザのパンデミックが始まり，実際，1888年，1918年，1957年，そして1968年にインフルエンザAウイルスの抗原不連続性変異の後にこのようなことが起こった。1997年には香港で鳥H5N1ウイルスがヒトに感染し，これが地球上の各地に伝播し，致死的となったケースもある。以来，

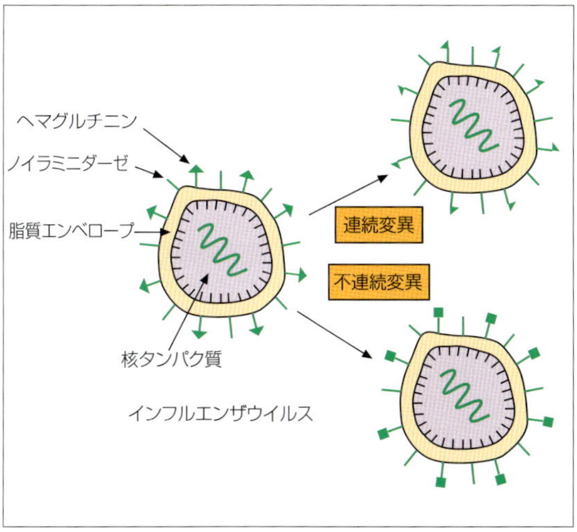

図 12.17　**インフルエンザウイルスにおける抗原連続変異と抗原不連続変異。** 連続変異により引き起こされるヘマグルチニンの構造変化は小さいために，その前に感染した型に対する免疫によって十分に防御できる可能性がある。抗原不連続変異により誘導される大規模な抗原性変化ではこのようなことは起こらず，そのためにあらたなウイルス感染が蔓延するようになる。1580 年によく知られたインフルエンザの流行があって以来，31 のインフルエンザのパンデミック（至るところで発生する広範囲の流行）が報告されている。20 世紀においては 3 つの報告があり，これらは，1918 年のスペイン風邪における H1N1（公式の学名は，ヘマグルチニンとノイラミニダーゼ各々の主要な変異体の数で命名される），1957 年のアジア風邪での H2N2，および 1968 年の香港風邪での H3N2 などに見られる抗原不連続変異と密接な関連をもち，それぞれの流行がヘマグルチニンの大規模な変化を伴っていたことが注目される。1918 年における大流行では推定 4,000 万人が死亡した。

これ以外の何種類もの鳥インフルエンザがヒトで病気や死を引き起こし，1999 年と 2003 年香港における H9N2，2003 年オランダにおける H7N7，また，2004 年カナダにおける H7N3 による感染などがこの例に当たる。

変異ウイルスは抗体からの淘汰圧を受けにくい。実際に，既知のエピトープに変異をつくり出すための最新技術の 1 つは，組織培養の際にそのエピトープと反応するモノクローナル抗体を共存させた状態でウイルスを生育させることであり，モノクローナル抗体には結合しない変異株のみが抗体からの圧力を回避して生育する。これは風邪ライノウイルス rhinovirus に特徴的な抗原性変異の原理そのものである。粘膜細胞上のウイルスレセプター ICAM-1 に接着するウイルスの部位は，キャニオンの底部に位置する疎水性ポケットである。ICAM-1 は，結合することによりウイルスの侵入を媒介するが，これはウイルスのキャプシドを広く開放した状態にして引き続いてウイルス RNA を放出させることによる。ライノウイルス感染に反応して産生される抗体は，しばしば大きすぎるためにキャニオンに侵入することができず，その多くがウイルスキャニオンの周縁に結合する。したがって，キャニオン周縁に変異が起こると抗体が効かなくなり，ウイルスは標的細胞への結合のための保存された部位に影響を受けないことから，宿主の免疫応答を回避できるようになる。しかし，一部のモノクローナル中和抗体は ICAM-1 結合部位と直接重なり合うキャニオンの重要な部位を認識することが同定されている。そのようなライノウイルスのキャニオンにはまり込むような疎水性の化合物が合成されており，これはライノウイルスのキャニオンの構造変化を引き起こして細胞との結合を阻害する。宿主のタンパク質はウイルスのキャプシド分子と非常に異なる折りたたみ構造を有することから，この化合物の細胞傷害性はわずかである。より最近に開発された薬剤はノイラミニダーゼの基質結合部位に入り込むようにデザインされており，したがってその生物学的活性を抑制する。

突然変異によりアンタゴニスト活性をもつ T 細胞エピトープがつくり出されることがある

B 型，C 型肝炎ウイルス，HIV やマラリアなどの多くの病原体は，みずからの T 細胞エピトープを変異させて TCR に対してアンタゴニスト活性を示すことができ，これは抗ウイルス性の細胞傷害性 T 細胞の活性を抑制する。突然変異によって MHC や TCR の認識に必須の残基が修飾されると，不完全なアゴニストが産生され，これは深刻で長期間にわたる T 細胞アナジーを誘導することがある（p.242 および 図 8.8 参照）。どちらの場合も持続感染の原因となりうる。

▶ 一部のウイルスは抗原のプロセシングに影響を及ぼす

種々のウイルスが，抗原プロセシングおよび MHC クラス I を介した細胞傷害性 T 細胞への抗原提示のいずれかの段階を阻害することができる（図 12.18）。ヒトサイトメガロウイルス human cytomegalovirus（HCMV）は特にこの点巧妙で，抗原プロセシングや抗原提示を阻害するありとあらゆるタンパク質を産生する。ある種のウイルスは MHC クラス II 経路も抑制することがある。HIV Nef は小胞輸送やペプチドの産生に関連するエンドサイトーシスのプロセスを阻害し，アデノウイルスの EIA タンパク質は，IFNγ 依存性の MHC クラス II 発現の増加を抑制する。

ウイルスは免疫のエフェクター機構を妨害することもある

宿主液性反応の阻害

ある種の細菌が抗体の Fc 領域に結合するタンパク質をもつように(p.268 参照), ある種のウイルスも Fcγ レセプターをもっている。1 型および 2 型単純ヘルペスウイルス(HSV), 偽狂犬病ウイルス, 水痘-帯状疱疹ウイルス, およびマウスサイトメガロウイルスはいずれもそのような分子をもち, それは抗体を“逆向きに”結合させて, 抗体の Fc 領域が媒介するエフェクター機構を抑制することができる。

細菌で見られたように(p.261 参照), ウイルスは補体により誘導される炎症反応を阻害することができ, これにより死を免れる。ワクシニアウイルス補体制御タンパク vaccinia virus complement control protein(VCP)は C3b と C4b に結合して古典的経路の C3 変換酵素($\overline{C4b2a}$)および補体第 2 経路の C3 変換酵素($\overline{C3bBb}$)が I 因子によって破壊されやすくする。一方, 1 型単純ヘルペスは表面糖タンパク質 C を介して C3b に結合して C3b の C5 やプロパージンへの結合を阻害し, 補体活性化経路を阻害

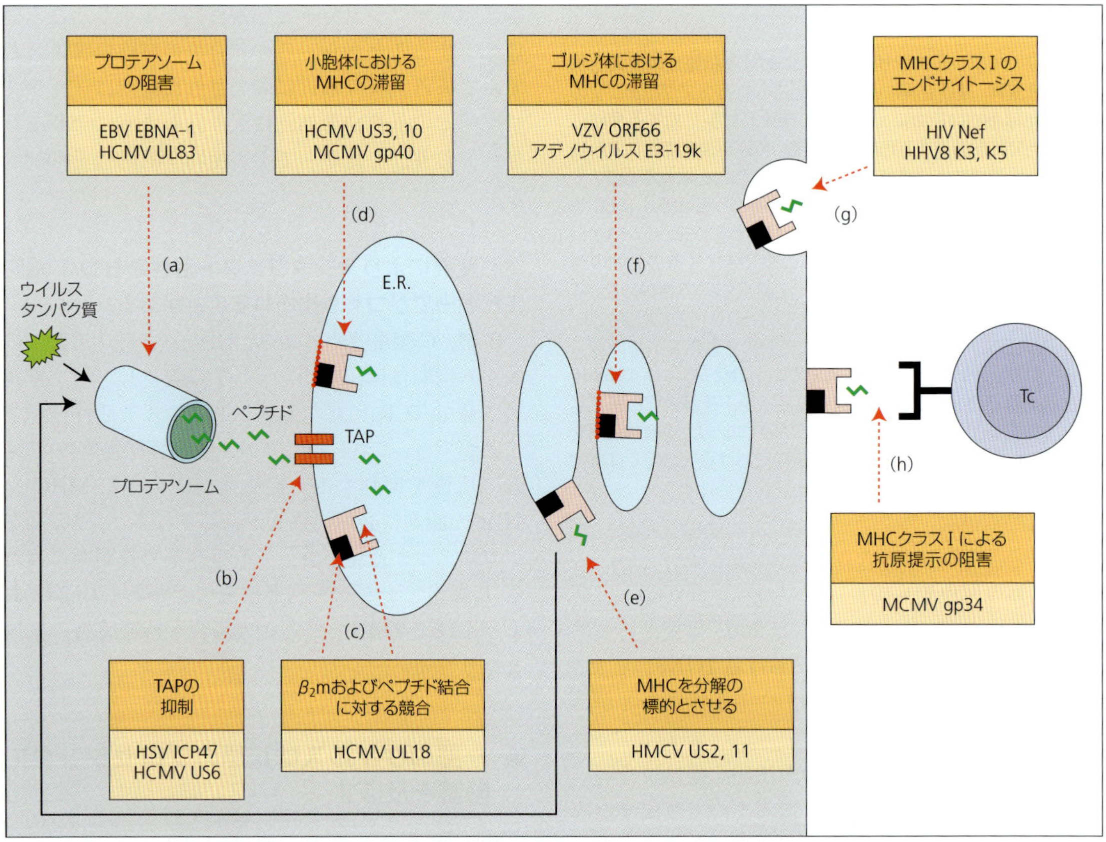

図 12.18 **抗原のプロセシングと MHC クラスⅠによる抗原提示に対するウイルスの妨害。**(a)エプスタイン-バーウイルス Epstein-Barr virus(EBV)の EBNA-1(nuclear antigen-1)はグリシン-アラニンのくり返し配列をもち, これはプロテアソーム依存性のウイルスのプロセシングを阻害する。一方, ヒトサイトメガロウイルス(HCMV)の UL83(unique long region protein 83)はウイルスタンパク質のリン酸化を誘導し, これらのタンパク質がプロテアソームへ運搬されるのを阻害すると考えられている。(b)単純ヘルペスウイルス herpes simple x virus(HSV)の ICP47(infected cell protein 47)は, ペプチドの TAP への結合を阻害し, また, HCMV の US6(unique short region protein 6)タンパク質は TAP の孔を介するペプチドの輸送を阻害する。(c)UL18 は MHC クラスⅠのホモログで, MHC クラスⅠへの β_2-ミクログロブリンやペプチドの結合を競合的に阻害するだけでなく, キラー抑制性レセプターに結合して NK 細胞依存性の細胞傷害を阻害できる。(d)HCMV の US3 および US10 は, マウス CMV(MCMV)の gp40 と同様, MHC クラスⅠの小胞体からの輸送を阻害, あるいは遅延させる。(e)HCMV の US2 や US11 タンパク質は, クラスⅠ分子の移動方向を細胞質側に変えてプロテアソームにより分解させるようにする。(f)水痘-帯状疱疹ウイルスのオープンリーディングフレーム 66(VZV ORF 66)タンパク質とアデノウイルスの E3-19k タンパク質はいずれも, MHC クラスⅠ分子をゴルジ体に滞留させ, 後者の場合は糖鎖修飾の抑制による。(g)MHC クラスⅠ分子はたとえ細胞表面にたどり着いたとしても無事ではいられない。カポシ肉腫関連ヒトヘルペスウイルス 8(HHV8)の K3 および K5 タンパク質は, HIV の Nef タンパク質と同様に, エンドサイトーシスやユビキチン化といった方法で MHC クラスⅠ分子を細胞表面から排除することができる。(h)最後に, MCMV の gp34 タンパク質は $CD8^+$ 細胞傷害性 T 細胞上の TCR による MHC-ペプチド複合体の認識を妨害する。

する。

一部のウイルスは補体レセプターを利用して細胞内に侵入し，特にマクロファージ上の補体レセプターはウイルスが結合しても呼吸バースト respiratory burst は少ししか活性化されないためにウイルスは不活化されず，ウイルスは侵入する。EBV は細胞表面の CR2 と結合して B 細胞に感染し，一方で表面が iC3b で表面を覆われたフラビウイルスは，CR3 レセプターを介して細胞内に侵入する。いやなことに，抗体や補体を結合した HIV はオプソニン化されていないウイルスよりもさらに病原性が高くなることがある。種々のウイルスが補体制御タンパク質 regulators of complement activation（RCA）ファミリーメンバーを細胞内侵入のためのレセプターとして用いる。その例として，麻疹ウイルスやヒトヘルペスウイルス 6（HHV-6）が CD46（membrane cofactor protein：MCP）を，そしてエコーウイルスやコクサッキーウイルスが CD55（decay accelerating factor：DAF）を侵入のために利用することが知られている。

細胞性免疫に対する阻害

2 型パラインフルエンザウイルスはグランザイム B の発現を低下させて，Tc 細胞を強力に抑制する（p.198 参照）。ある種のウイルスは，宿主に対するサイトカインホモログやそのサイトカインレセプターホモログを産生して免疫抑制効果を及ぼす。たとえば，EBV タンパク質 BCRF1（vIL-10）はヒト IL-10 と 84％の相同性を有し，Th1 細胞を抑制することでウイルスを IFNγ の抗ウイルス作用から回避させる。ポックスウイルス Poxvirus は，IFNα/β レセプターと IFNγ レセプターの両方に結合する可溶性ホモログを産生し，これにより 3 つすべてのインターフェロンの作用を競合的に阻害する。ヒトオルソポックスウイルスは IL-18 結合タンパク質（IL-18BP）を産生し，これは IL-18 誘導性の IFNγ 産生と NK 反応を阻害する。ヘルペスウイルスやポックスウイルスはケモカイン様タンパク質やケモカインレセプター様タンパク質を産生することが可能で，数多くのケモカインの作用を阻害することができる。このような例はあげればきりがない。IFN に対抗する作戦は特に豊富であり，多くのウイルスが IFN 誘導性の JAK/STAT 経路の活性化阻害タンパク質を産生する。また，二本鎖 RNA 依存性プロテインキナーゼやその他の IFN 誘導性の抗ウイルスタンパク質もウイルスの主要標的である。アフリカブタコレラウイルス（ASFV）がマクロファージに感染すると，その A238L タンパク質が NFκB およびカルシニューリン依存的な細胞活性化経路をともに抑制する。ASFV ゲノムはまた CD2 抗原のホモログ（vCD2）をコードする遺伝子を有し，リンパ球の機能を阻害する。

細胞内で大変快適に生存しているウイルスにとっては，細胞にアポトーシスが起こるととても都合が悪い。したがって，ウイルスがアポトーシスを回避する方法を獲得しているのは，当然ともいえよう。その例を 2 つあげる。HHV8 はカスパーゼ 8 プロドメインのホモログであるウイルス性 FLICE-inhibitory protein（vFLIP）を産生し，細胞をアポトーシスから保護する。また，ASFV は IAP や bcl2 のホモログを産生してアポトーシスを阻害する。これとは対照的に，HIV Vpr や HBV HBx などのいくつかのウイルスタンパク質はアポトーシスを誘導し，この場合はウイルス粒子の伝播を助長することとなる。

▶ 血清抗体による防御

抗体はさまざまな方法でウイルスを中和することができる。抗体は，ウイルスが細胞上のウイルスレセプターとの結合を立体的に阻害してウイルスの侵入や細胞内での複製を阻害することができ，その例としてインフルエンザヘマグルチニンに対する抗体による防御作用がある。同様に，麻疹ヘマグルチニンに対する抗体は細胞内への侵入を阻害するが，細胞間のウイルスの拡散は融合抗原に対する抗体により阻止される。抗体は補体の古典的経路の活性化によって遊離型ウイルス粒子を直接破壊したり，すでに述べたように，ウイルスの凝集や食作用を亢進させて細胞内でのウイルス死をもたらす。抗体が媒介する作用がいずれであっても，ヘルペス，牛痘やおたふく風邪の感染標的細胞については，これまでに報告されているように，ADCC（p.31 参照）の助けを必要とする。

抗体により得られるもっともはっきりした防御効果は，潜伏期間が長い疾患において見られ，このような疾患ではウイルスは最終の感染組織へたどり着くまでに血流に乗って循環する必要がある。たとえばポリオでは，ウイルスは腸管を介して体内へ侵入し，最終的には血液循環を通じて脳細胞へと到達してそこで感染する。血中では，ウイルスはきわめて少量の特異抗体により中和され，ウイルスが脳に感染するまでの間に感染宿主では二次免疫応答が生じる可能性がある。

▶ 局所因子

インフルエンザや感冒などのその他のウイルス性疾患では潜伏期間は短く，これはウイルスにとって

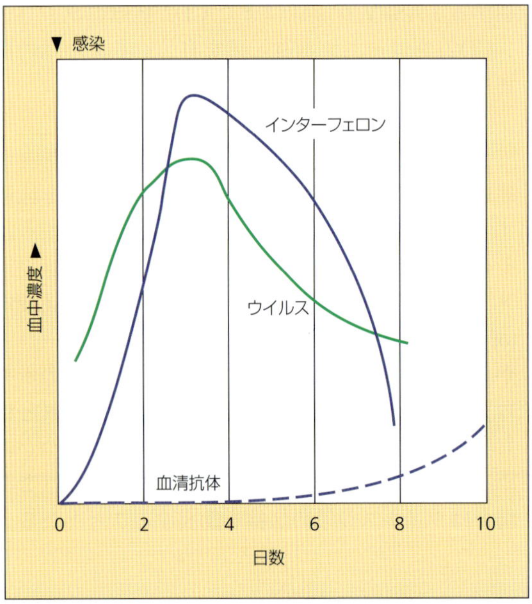

図 12.19 **マウスのインフルエンザウイルス肺感染からの回復に伴うインターフェロンおよび血清抗体の出現。**(Issacs A.〈1961〉*New Scientist* 11, 81)。

の最終の標的臓器と侵入路が同一であることに関連する。このような疾患では一次抗体応答が始まる前に感染が進むので，**迅速なインターフェロンの産生**がウイルスに対する反撃として最も重要な機構である。実験的にインフルエンザ感染したマウスでは，インターフェロン産生の最初のピーク後に，肺でのウイルス力価が急低下することが明らかになっている(図 12.19)。抗体は，血中での力価から判断するかぎり，このような状況に対応するには，その産生が遅すぎて回復の手助けにはならないように見られる。しかしながら，血中濃度は低いものの，鼻粘膜や肺などの感染表面での体液中の抗体，すなわち局所の感作細胞によって産生された**抗ウイルス抗体**(特に IgA)は上昇していて，これが**二次感染の予防**にとって特に重要である。不運なことに，感冒の場合，二次感染は抗原的に関連性のないウイルスが関与するようで，感冒に対する全身免疫の獲得は難しい。

▶ 細胞性免疫が細胞内のウイルスに対して効果を発揮する

2 章で，抗体は細胞外の感染体を処理し，細胞性免疫は細胞内の感染体を処理するという一般的な原則について述べた。抗体は細胞に対する最初のウイルス感染を防ぎ，そして細胞間のウイルスの拡散の予防を促すことができる一方で，細胞性免疫は宿主細胞の内部に潜在するウイルスを処理するために必要である(図 12.20)。ウイルスによる感染からの回復において細胞性免疫が重要であるということは，原発性免疫不全の子どもたちがこれらのウイルス感染に対抗できないことからわかる。その一方で，Ig を欠損するが細胞性免疫は無傷である患者はこの点について支障はないことから，病原体感染からの回復における細胞性免疫の重要性が特に強調される。

NK 細胞はウイルス感染細胞を殺す

ウイルスが複製する前に早く感染細胞を見つけ出して殺してしまうことは，宿主にとって明らかに利点がある。このような，すでに形成されている自然免疫を担う因子としての NK 細胞の役割の重要性は，非常にまれではあるが NK 細胞欠損患者が EBV，水痘，サイトメガロウイルス(CMV)による生死を脅かすウイルス疾患にくり返しかかることから理解できる。NK 細胞は 2 種類の表面レセプターファミリーを発現している。1 つは NK 活性化レセプター killer activating receptor であり，これはすべての細胞が発現する糖鎖構造やその他の構造と結合する。もう 1 つはキラー阻止レセプター killer inhibitory receptor であり，これは MHC クラスⅠ分子を認識して NK 活性化レセプターからのシグナルを封じる。すなわち，特定のウイルス感染や一部の腫瘍細胞では MHC クラスⅠ発現の異常や欠損が見られることがあるが，NK 細胞はこのような細胞を探し出す役目を果たす。ウイルス感染の間に産生される IFNα は，周囲の細胞を保護するだけでなく，NK 細胞を活性化する。

細胞傷害性 T 細胞はウイルスに対する免疫に不可欠の要素である

感作宿主の T リンパ球はウイルス感染細胞に対して直接的な細胞傷害性を示し，細胞傷害性 T 細胞(CTL もしくは Tc と表記される)上の特異的な$\alpha\beta$レセプターが標的細胞表面の MHC と会合したあらたなペプチド抗原を認識する。ウイルス特異的な Tc クローンはその標的細胞の認識に関して驚くほどの二重特異性をもち，ウイルス感染をしていない同種異系細胞を溶解することができるとともに，同一ウイルスタンパク質の異なる領域，同一ウイルスの異なるタンパク質，もしくは関連性のないウイルスなどとほとんど相同性のないペプチドを発現する標的細胞であっても溶解することができる。このようにして，二度目のウイルス感染によって活性化されることが記憶を維持する助けとなり，交差反応性をもつウイルス株に感染すると関連のないウイルスに対してまでも免疫状態になることがある。$\gamma\delta$レセ

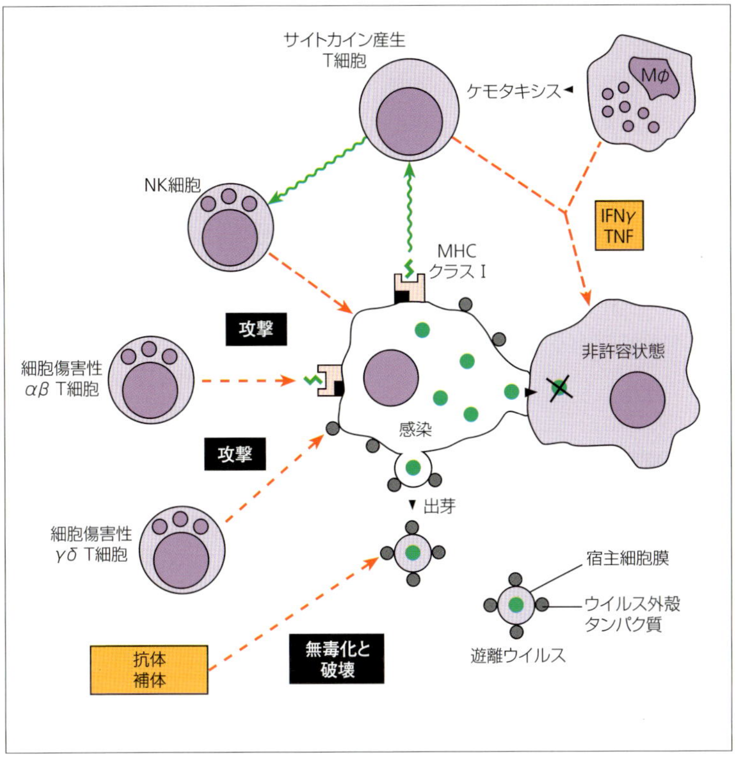

図 12.20　**被膜に覆われた（"出芽性"）ウイルスによる感染の制御。** 出芽により細胞表面から放出した遊離型ウイルスは抗体により無毒化される。特異的な細胞傷害性 T 細胞はウイルスが感染した標的細胞を直接殺す。T 細胞との相互作用によりサイトカインが放出され，これはマクロファージを誘引し，また隣接細胞に IFNγ や TNF を作用させることによりウイルス感染に対する耐性を付与し，さらには細胞傷害性 NK 細胞を活性化する。NK 細胞は IFNγ や GM-CSF を大量に産生する。NK 細胞は感染細胞膜上の MHC クラスⅠ欠損を認識するか，もしくはウイルス外殻タンパク質に対する抗体が感染細胞に結合している場合，抗体依存性細胞媒介性細胞傷害（ADCC）を示す。出芽ウイルスのうちこのグループに含まれるのは，オンコルナウイルス（たとえば，マウス白血病ウイルスなどの発癌性 RNA ウイルス），オルトミクソウイルス（インフルエンザウイルス），パラミクソウイルス（ムンプスウイルス，麻疹ウイルス），トガウイルス（デング熱ウイルス），ラブドウイルス（狂犬病ウイルス），アレナウイルス（リンパ球性脈絡髄膜炎ウイルス），アデノウイルス，ヘルペスウイルス（単純ヘルペスウイルス，水痘ウイルス，サイトメガロウイルス，エプスタイン-バーウイルス，マレックス病ヘルペスウイルス），ポックスウイルス（ワクシニアウイルス），パポバウイルス（SV40，ポリオーマウイルス），および風疹ウイルスなどである。

プターをもつ T 細胞は，ネイティブなウイルス被膜タンパク質（たとえば，単純ヘルペスウイルスの糖タンパク質）を認識することから，感染細胞に MHC クラスⅠの発現抑制があっても問題ではない（図 12.20）。

自然感染の後に，抗体と CTL の両方が産生され，その後の防御は再感染がなくても長期持続する。これは別の活性化 T 細胞が放出するサイトカインによってバイスタンダー活性化が起こるため，あるいはもしかすると上で述べた二重特異性のために無関係なウイルスの感染によりランダムな活性化が起こるために，T 細胞機能が強化されるからである。対照的に，死んだインフルエンザを注射すると，抗体は産生されるが Tc は産生されず，その防御は短期間しか続かない。

サイトカインはエフェクター細胞を動員して"非常線"を張りめぐらす

インフルエンザ，リンパ球性脈絡髄膜炎，麻疹，エクトロメリアや CMV などの感染防御移入実験から，CD4 T 細胞よりもむしろ CD8 T 細胞がウイルス感染に対する主要な防御力であることが示されている。これは条件反射的には細胞傷害性のためと考えがちだが，CD8 T 細胞はサイトカイン産生も行うことを忘れてはいけない。これは，ウイルスが細胞傷害性機構を回避した場合や，隣接細胞に感染しかかったときに重要な機構かもしれない。このような時には細胞性免疫（CMI）はいくつか新しい手を打つことができる。もし，ウイルス抗原により活性化された T 細胞が IFNγ のようなサイトカインや，マクロファージケモカインもしくは単球ケモカインを放出すると，局所に動員された単核食細胞が活性化されて TNF を分泌し，これが IFNγ と相乗的に作用して感染細胞に隣接する細胞に働いて，移行しようとするウイルスの複製ができないようにする（図 12.20）。このようにして，感染部位にはウイルス抵抗性細胞による非常線が張りめぐらされるようになる。IFNγ は，IFNα と同様，NK 細胞の感染細胞に対する非特異的細胞傷害性を増強する（p.17 参照）。このような核酸以外のウイルス構成要素により誘導される“免疫インターフェロン”（IFNγ）や TNF は，元来 I 型インターフェロン（IFNα や IFNβ）産生を誘導しないようなウイルスに対する予備防御機構として有益である。

真菌に対する免疫

真菌による日和見感染は，免疫抑制を受けている患者や広域抗生物質の長期的投与を受けて正常な腸管細菌叢がかく乱された患者などに見られる。真菌感染に対する防御としては，特に IFNγ や TNF による Th1 細胞依存性のマクロファージ活性化により起こる貪食が重要である。しかしながら，すでに特定の細菌について強調したように，真菌の中にもマクロファージ内で生存可能なものがある（たとえば *Histoplasma capsulatum*）。ほとんどの真菌に対しては，活性酸素中間体がタンパク質修飾の誘導，核酸に対する損傷や脂質の過酸化を引き起こすことにより，殺傷性を示す。これに対する真菌の反撃法としては，カタラーゼ，マンニトール，そしてメラニンを用いた呼吸バーストの抑制がある。アスペルギルス・フミガーツス *Aspergillus fumigatus* を吸入すると肺胞のマクロファージが貪食して分生子 conidia（胞子 spores）を破壊するが，真菌自身のタンパク質分解酵素は胞子を保護する役割を果たす。肺において分生子は分岐菌糸へと分化することがあるが，これに対しては好中球が放出するオキシダントや殺菌性顆粒の内容物が防御成分として働くらしい。

NK 細胞は，たとえばクリプトコッカス・ネオフォルマンス *Cryptococcus neoformans* のような真菌に対しては構成的に抗菌活性をもつことが明らかにされているが，この微生物に対する防御には CTL が誘導されることが必要である。*A. fumigatus* の場合，局所の樹状細胞により分生子や菌糸が取り込まれ，局所リンパ節で T 細胞に抗原提示されて，獲得免疫応答が活性化される。真菌細胞壁構成要素は多種類のパターン認識レセプターを通じて樹状細胞にシグナルを伝達して（図 12.21），IL-12 を放出させ，これが Th1 反応を促進する。抗体の役割は複雑で，カンジダ菌 *Candida albicans* の熱ショックタンパク質 90（hsp90）に対する抗体は進行性 AIDS 患者において防御性をもつものの，抗体がいつも防御的に働くとはかぎらない。マンノース結合タンパク質はカンジダ菌を凝集させて，補体系を活性化することができる。

多数の真菌が産生するホスホリパーゼ，タンパク質分解酵素およびエラスターゼは毒性因子として機能する。*Blastomyces dermatitidis*, *Coccidioides immitis* や *Histoplasma capsulatum* といった二形成真菌は，糸状菌から単細胞酵母へと形質転換し，一方でカンジダ菌 *Candida albicans* を含む数種のカンジダは，その感染部位に依存して酵母，出芽胞子，偽菌糸，もしくは菌糸の形態をとることができる。このような形態変化に伴って抗原性の変化が起こるが，まだきちんとは立証されていないものの，これも毒性因子として働くと推測される。最近の研究により，真菌表面のアドヘシンもまた毒性因子となりうることが示されており，膣カンジダ症の動物モデルではアドヘシンを抗体可変部分で中和すると感染が阻害される。

寄生虫感染に対する免疫

重大な寄生虫症の原因となりうる種々の寄生虫を図 12.22 にあげる。これらの寄生虫による患者数は膨大な数にのぼり，それによってもたらされる苦痛は計りしれない。寄生虫感染により，極端な場合には免疫応答が抑制されて重篤な二次感染が起こることがあり，その逆の極端な例としては，生命を脅かすほどの過剰な免疫病理学的応答が起こることもある。寄生虫は生きのびるためには，このような両極端を避けて，宿主であるヒトを殺すことなく，しかし免疫系によって破壊されないようにかじ取りをしているのである。

▶ 宿主の反応

宿主は多種多様の防御機構を用いるが，大まかには，マラリア，トリパノソーマ症のように微生物が血流に侵入すると液性免疫応答が生じ，皮膚リーシュマニア病などのように寄生虫が組織内で生育すると細胞性免疫（CMI）が働く（表 12.2）。多くの場合，慢性感染状態になった宿主はあらたな微生物の再感染に対して抵抗性をもつようになり，この状態は**随伴性免疫** concomitant immunity とよばれる。これは特に住血吸虫症やマラリアなどで見られる。常在性のものと感染性のものとではなんらかの違いがあるはずだが，詳細は不明である。

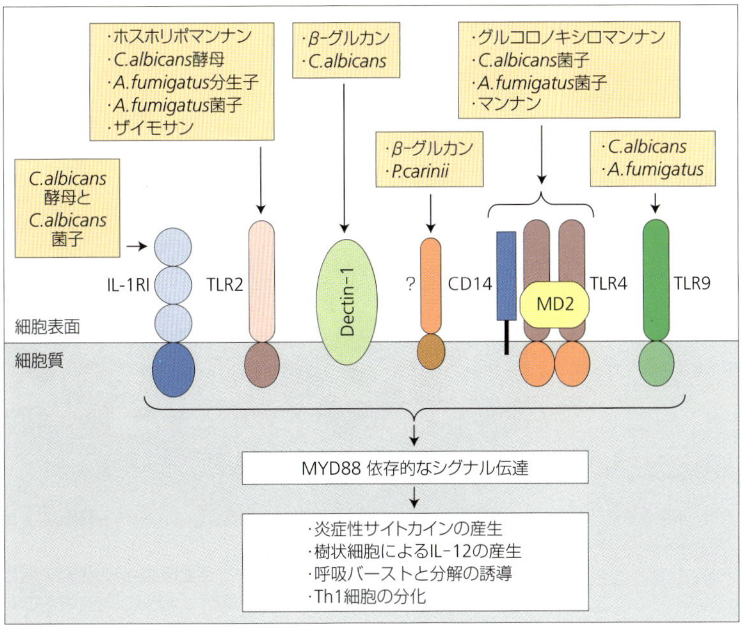

図 12.21 **パターン認識レセプター(PRR)が媒介する真菌に対する免疫の活性化。**真菌細胞壁上には多数の異なる病原体関連分子パターンが存在し，これが宿主細胞の PRR により認識されることにより，通常の MYD88 経路を介して自然免疫応答，獲得免疫応答の両方が活性化される。IL-1RI：タイプ I インターロイキン 1 レセプター。TLR：Toll 様レセプター。(Romani L.〈2004〉*Nature Reviews Immunology* **4**, 1-23 より許可を得て改変)。

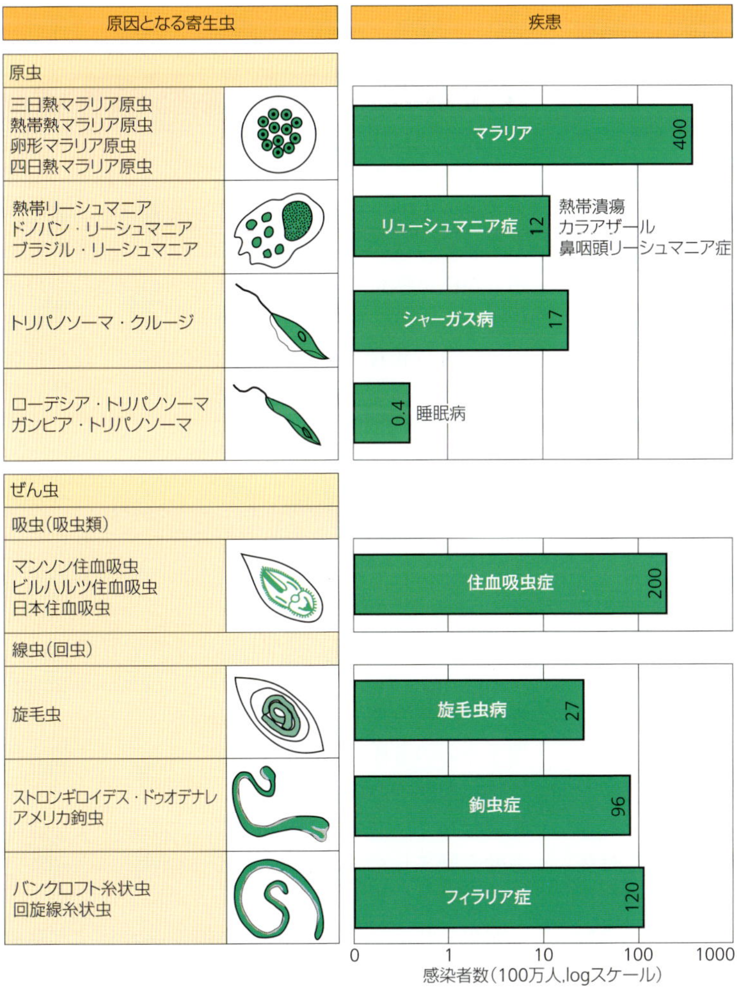

図 12.22 **ヒトにおける主要な寄生虫とその莫大な感染者数。**(WHO〈www.who.int〉のデータより抜粋)。

表 12.2　原虫感染における抗体と細胞性免疫応答の相対的重要度。

寄生虫	トリパノソーマ・ブルーセイ	マラリア原虫	トリパノソーマ・クルージ	リーシュマニア
生息場所	血中に遊離 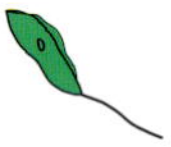	赤血球内部 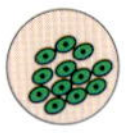	マクロファージ内部 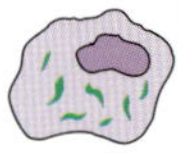	マクロファージ内部 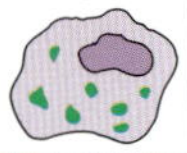
抗体				
重要度	++++	+++	++	+
メカニズム	補体による溶解 貪食のための オプソニン化	侵入の阻害 貪食のための オプソニン化	急性感染に おける 拡散の抑制	拡散の抑制
回避方法	抗原性変異	細胞内での生息 抗原性変異	細胞内での生息	細胞内での生息
細胞媒介性傷害				
重要度	−	+	+++ (慢性期)	++++
メカニズム	−	サイトカイン媒介性のマクロファージおよびNK細胞の活性化	サイトカインによるマクロファージの活性化や，TNF，O_2およびNO・代謝産物による殺傷。細胞傷害性T細胞も働く	

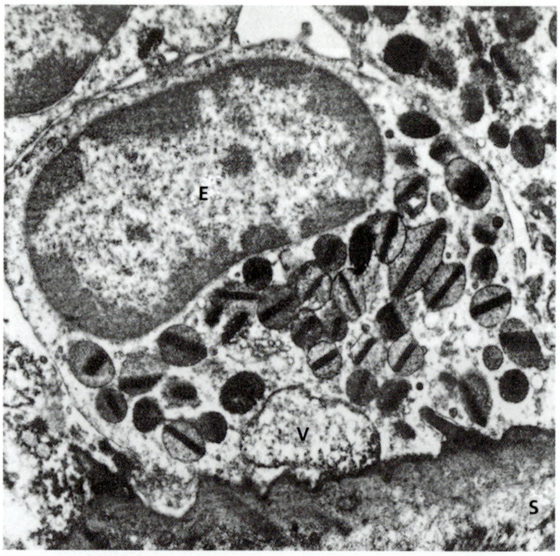

図 12.23　**特異抗体の存在下において住血吸虫(S)の表面に結合する好酸球(E)の電子顕微鏡写真。**細胞が大きな液胞(V)をつくり，そこから寄生虫に向かってその内容物を放出している(×16,500)。(Dr. D. J. McLaren, Dr. C. D. Mackenzie 提供)。

液性免疫

トリパノソーマ・ブルーセイ *Trypanosoma brucei* などの血液感染性の寄生虫およびマラリアのスポロゾイトやメロゾイトに対しては，もし適切な特異抗体と適切な濃度，親和性があれば，かなり効果的な防御がもたらされる。したがって，マラリア流行地において強い免疫状態にある人から IgG を移入すると，一時的に感染防御状態がもたらされ，そのエフェクター機構としてはオプソニン化や食作用，そして補体依存的な溶菌が働く。

ヒトでの旋毛虫 *Trichinella spiralis* 感染やラットにおける *Nippostrongylus brasiliensis* 感染などのぜん虫感染に対しては，好酸球増多と高濃度の IgE 抗体の産生という特徴的な免疫応答が見られる。ヒトでは，IgE の血清濃度は正常では約 100 ng/mL であるが，ぜん虫感染では 10,000 ng/mL 程度にまで上昇することがある。これらの変化は Th2 型サイトカイン型反応の特徴をすべて有し(p.190 参照)，重要なことにぜん虫感染動物では抗 IL-4 抗体を投与すると IgE 産生が顕著に低下し，また抗 IL-5 抗体投与により抗酸球過多が抑制される。皮膚における IL-13 は，IL-4 とともに IgE 産生のスイッチ因子となるが，住血吸虫に対して重要な防御的役割を果たすようである。IgE が結合したマスト細胞が抗原特異的な刺激を受けると，すべての主要な Ig アイソタイプをもつ防御性抗体が局所に滲出するようになり，好酸球遊走因子の放出が誘導される。IgE は住血吸虫の初期の未成熟形態である幼住血吸虫に対する ADCC を促進することができ，この現象には好酸球，単球，マクロファージや血小板などが関与しうる。幼住血吸虫は IgG が結合すると，好酸球上の FcγRⅡ レセプターを介して好酸球に結合して，ADCC が働く(図 12.23)。この際に好酸球顆粒中の MBP (major basic protein) が放出されることにより，寄生虫は傷害される。肝臓において IFNγ が住血吸虫への免疫に重要であることが示されていることを考えると，Th1 細胞の局所的な動員が必要である可能性がある。それ以外に次のことが重要である。IgE が媒介する反応は感染からの回復に不可欠であり，一方，ワクチン接種により獲得される宿主の抵抗性は接種により誘導される IgG や IgA 抗体に大きく依存する可能性がある。

細胞性免疫

ある種の細菌や真菌とまったく同様に，マクロファージが NO· を含む強力な殺菌機構を有しているにもかかわらず，一部の寄生虫はこの細胞内で生活しうる(図 12.24)。トキソプラズマ原虫 *Toxoplasma gondii*, トリパノソーマ・クルージ *Trypanosoma cruzi*, およびリーシュマニア *Leishmania* spp. などの細胞内寄生虫は，マクロファージ傷害機構を覆すための多様な策略を用いているが，この場合には結核菌感染の場合と同じく，サイトカイン産生 T 細胞がマクロファージを活性化して殺傷物質を放出させ，好ましくない侵入者をやっつけることが決定的に重要である。

産生されるサイトカインのバランスが何より重要である。マウスの *Leishmania major* 感染がこの点でわかりやすい例である。この微生物は感受性をもつマウスでは致死的な疾患を引き起こすが，他の系

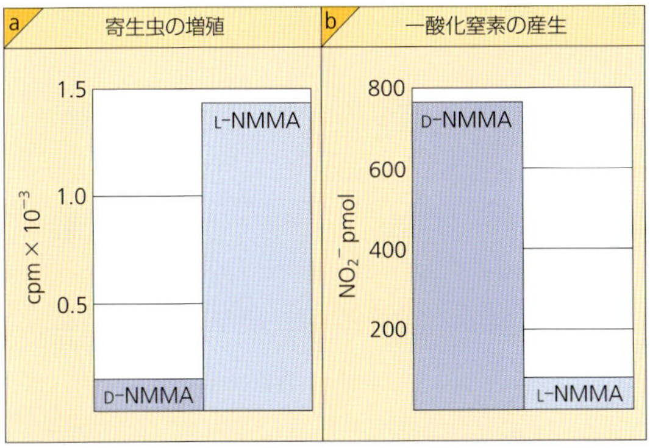

図 12.24 **マクロファージの示すリーシュマニア殺菌活性における NO・の役割。** NO・シンターゼ阻害剤 L-NMMA(50 mM)は，マクロファージ内におけるリーシュマニアの殺菌を阻害する。(a)ではリーシュマニアの増殖を[^{3}H]チミジンの取込みにより，(b)では NO 産生の抑制を 72 時間の培養上清中における亜硝酸塩(NO_2^-)の蓄積により測定した。対照として用いた D 型異性体 D-NMMA は，NO・シンターゼを抑制しない。(Liew F. Y. & Cox F. E. G.〈1991〉*Immunology Today* **12**, A17)。

統はこれに耐性である。これは SLC11A1 遺伝子座の対立遺伝子により部分的に制御されているが(p.273 参照)，9 章のはじめで述べたとおり，感受性マウスでは感染排除には役立たない IL-4 を産生する Th2 細胞が過剰に刺激され，一方，耐性マウスでは生きた原虫を細胞内にもつマクロファージからの抗原提示に反応して IFNγ を分泌する Th1 細胞が増殖するという特徴がある。感受性をもつマウスの系統に対して，リーシュマニア治療薬であるペントスタム pentostam と Th1 細胞を動員する IL-12 を合わせて投与すると，疾患を悪化させる Th2 活性を防御力のある Th1 反応に変換することができる。微生物の可溶化物のみを認識する CD4 クローンは IFNγ を産生するものの防御性はなく，これはワクチンをデザインする際に念頭に置くべきである。

マラリア原虫のような微生物や，リケッチアやクラミジアは，プロフェッショナルな食細胞でない細胞内に寄生し，細胞内防御機構が活性化されると排除されうる。しかし，防御にとって特に重要なものは IFNγ と $CD8^+$ T 細胞の誘導である。インターロイキン 12 と一酸化窒素も必要であり，NK 細胞は IFNγ をさらに産生することで補助的な役割を果たす。$CD8^+$ T 細胞は，マラリアのスポロゾイトが寄生した肝細胞に対して直接的な細胞傷害性を示す。HLA-B53 と重篤なマラリアに対する防御性が相関することが明らかになっているが，その後，B53 拘束性 CTL はマラリアの liver stage-specific antigen 由来の保存されたノナマー(九量体)配列に反応することが明らかになった。ガンビアの子どもを対象としたマラリアの大規模患者対象試験により，防御性と関連のある B53 クラスⅠ抗原は西アフリカの子どもによく見られるが，他の人種グループではほとんど見られないことが明らかになり，このことは MHC の多様性が感染性病原体による自然淘汰を介して生み出されるという仮説を支持する。

腸管に寄生する寄生虫を排除するためには，細胞性免疫と液性免疫の両方が必要である。このような研究モデルの 1 つに *Nippostrongylus brasiliensis* に対する反応がある。ラットでの養子移入実験から，抗体は寄生虫に対してある程度傷害性をもつものの，強力な排除のためには免疫動物からの T 細胞も必要である。この反応はおそらくマスト細胞が媒介する腸の蠕動運動の亢進とサイトカインによる腸管杯細胞の活性化の両方が誘導されるためである。マスト細胞と杯細胞はムチンを分泌し，ムチンが寄生虫のまわりで粘弾性ゲルを形成することで腸管内に寄生虫が侵入するのを防ぐ(図 12.25)。もう 1 つのモデルであるマウスの旋毛虫 *Trichinella spiralis* 感染の場合もやはり T サブセットによるサイトカイン反応が二重の役割をもつ。すなわち，成虫を速やかに排除できるマウスでは大量の IFNγ と IgG2a 抗体が産生するが，より感受性の高いマウスでは対照的にわずかな量の IFNγ しか産生せず，IgG1, IgA および IgE などの抗体クラスを選択的に産生する。明らかに防御の方法は感染によって異なる。

▶ 寄生虫の侵入戦略

エフェクター機構に対する耐性

寄生虫は興味深いことに補体による生体防御から免れるためにいくつかの方策をもっている。*T. cruzi* は巧妙なことに C3b の分解を促進する DAF 様分子(p.319 参照)を産生する。住血吸虫 *Schistosoma mansoni* の SCIP1 (schistosome C inhibitory protein 1) は筋タンパクで C9 結合性をもつパラミオシン paramyosin が膜表面に発現したもので，C9 の多量体化を抑制して膜攻撃複合体の形成を阻害する。Plasmodium falciparum の erythrocyte membrane protein 1 (PfEMP1) は感染赤血球表面に発現し，これが別の感染赤血球上の CR1(CD35)と結合してロゼット形成(赤血球のクラスター化)を誘導し，この機構により寄生虫は宿主の免疫系にあまりさらされずに体内で伝播していくのかもしれない。同様に，マラリア・スポロゾイトは抗体と結合すると虫体上のスポロゾイト抗原を脱ぎ捨て，さらに *Trypanosoma brucei* は表面抗原を溶液状で放出して，おとりタンパク質として機能させる(p.262 参照)。これらの表面抗原の脱ぎ捨てやおとりシステ

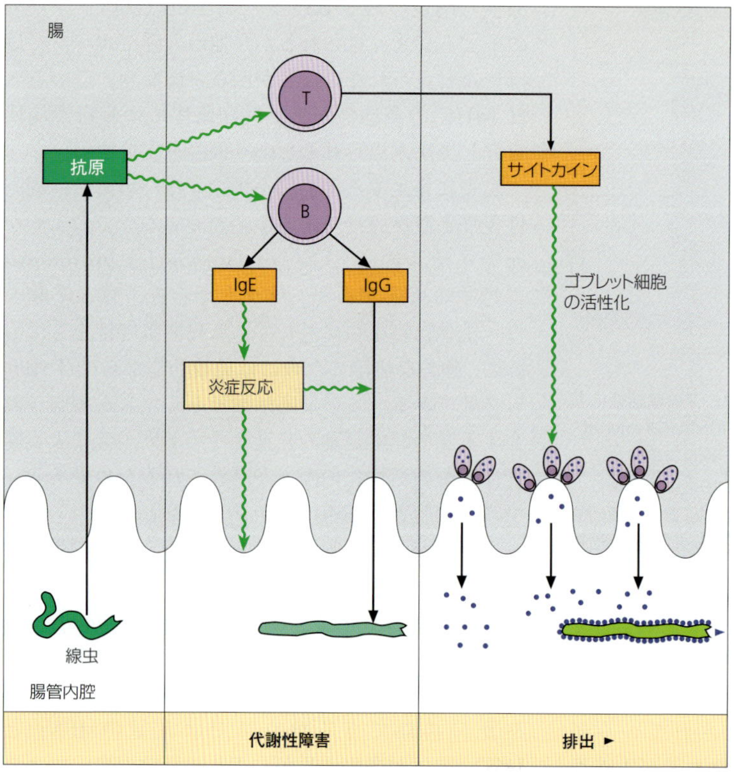

図 12.25 **腸管からの線虫の排除。**寄生虫は，おそらく IgE 依存性の炎症の結果として腸管内腔に出現してくる IgG により傷害を受け，場合によっては補助的に ADCC 機構によっても傷害を受ける。T 細胞が抗原特異的な引き金により放出する IL-4，IL-13 や TNF などのサイトカインは杯細胞の増殖や粘液の分泌を促進し，この粘液は攻撃を受けた寄生虫を被覆して体内から寄生虫が排出されるのを促す。この排出は，ロイコトリエン D_4といったマスト細胞メディエーターにより誘導される腸管の蠕動運動の亢進や，マスト細胞が放出するヒスタミンや PGE_2 依存性のグルコース依存的なナトリウム吸収の抑制のために起こる下痢によって促進される。

ムは寄生虫やその生活環での各段階に都合のよいものであり，このために寄生虫は免疫系とは短時間しか触れないことになる。

原虫はマクロファージの細胞内をあたかも駆け込み寺のように利用して抗体の影響から免れることができるが，細胞内寄生細菌と同様に殺菌機構から回避するすべをもっている（p.269 参照）。トキソプラズマ原虫 *Toxoplasma gondii* は，宿主のミトコンドリアをファゴソーム膜に沿って整列させることで，ファゴソームとリソソームの融合を阻害する。*T. cruzi* はファゴソームから逃避して細胞質に住み込み，一方，リーシュマニア *Leishmania* 寄生虫は活性酸素ラジカルをスカベンジできるリポホスホグリカンを細胞表面に発現することによって酸化バーストから身を守る。これらの寄生虫が感染すると宿主細胞では MHC，CD80 や CD86 の発現が低下し，これにより T 細胞の活性化が起こりにくくなる。

宿主による抗原認識からの回避

一部の寄生虫は宿主であるかのように**偽装をする**。たとえば，回虫 *Ascaris* 抗原はヒトコラーゲンと交差反応性を示し，宿主防御機構からの回避のために分子模倣を用いている。防御機構からのもう 1 つの回避法は，寄生虫表面を宿主タンパク質で被覆してしまうことである。住血吸虫はこれが非常に得意であり，その成虫は宿主の赤血球糖タンパク質，MHC 分子，および IgG を吸着して，宿主の腸管の血管内で阻害抗体が存在するにもかかわらずぬくぬくと生存することができる。

もう 1 つの非常に狡猾な策略として，あたかもサッカーでゴールポストを動かしてしまうほどずるい手段であるが，**抗原性変異** antigenic variation がある。これは，寄生虫が血中に存在する際にその抗原構造を変化させて抗体の細胞傷害作用から免れるというものである。完全な防御抗体ができてもトリパノソーマが宿主に感染しつづける仕組みを図 12.26 に示す。トリパノソーマは，抗体により不活化されないようにあらたな抗原性を発揮するようになり，あらたな抗原に対して次に抗体ができても再度抗原性を変化させることにより抗体からの攻撃を免れることができる。このためにトリパノソーマは血中に長期存在することができ，吸血性昆虫を介しての感染あるいは血液-血液接触を介して他人に感染をするようになる。同様の現象がマラリア原虫 *Plasmodium* spp. においても観察される。この現象のために，マラリアの蔓延地域では子どもたちは生後数年の間，何度もマラリアにかかるが，その後完全に免疫になるのかもしれない。つまり，何度か感染するうちにいろんな抗原変異株に対する免疫ができ，そのためにマラリアに対して完全に免疫になる

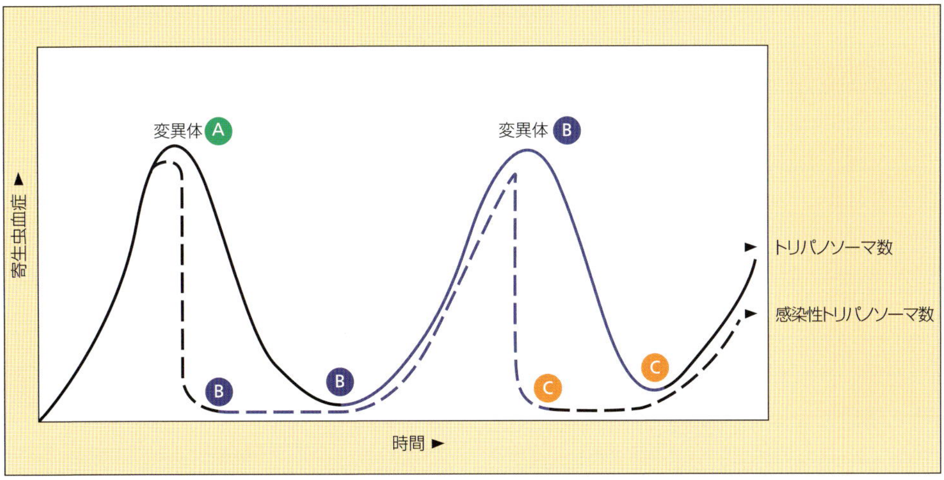

図 12.26　**慢性的なトリパノソーマ感染で見られる抗原性変異。**最初の変異体 A に対して抗体が産生されると，血中のトリパノソーマは貪食される前に抗体と複合体を形成して感染力を失い，あらたな抗原構造を獲得したもののみが少数生存する。この新しい変異体(B)も再び一次抗体反応によって中和され，次に変異体 C が出現するまでの間，増殖する。この間ずっと，変異した細胞表面糖タンパク質 variant surface glycoprotein(VSG)はただ 1 種類のものだけが発現し，これが原虫の表面を被覆してその他すべての抗原が排除された形となっている。ゲノムのおよそ 9%(約 1,000 の遺伝子)が VSG の産生にあたる。スイッチングはプロモーターに近接するゲノム上のあらたな位置に複製遺伝子が挿入されることにより起こる。

のかもしれない。実際に，完全な免疫をもつ人から IgG を子どもに移入すると，マラリア感染を完全に終結させることができることが報告されている。

宿主免疫応答の逸脱

寄生虫感染ではほとんどの場合，免疫抑制が見られる。たとえば，トリパノソーマ感染では T 細胞および B 細胞の両方がポリクローナルな活性化を起こし，このために特異抗体ができにくくなる。*T. cruzi* が分泌するプロリンラセマーゼ proline racemase(プロリンのL体とD体の相互変換を触媒する酵素)は B 細胞マイトジェン(分裂誘起物質)である。寄生虫はまた，自分たちに有利になるように T 細胞サブセットを巧みに操るらしい。そのよい例がフィラリア症であり，ミクロフィラリアの持続感染者は Th2 細胞が能動的に抑制されているために IgE や好酸球過多などの防御性の即時型アレルギー反応を起こすことができないとされる。

疫学的調査の結果から，住血吸虫症では IgE 抗体が防御性の役割をもつことが示唆されるが，一方，この吸虫症に感受性を示す集団が IgE 依存性 ADCC を阻害できる IgM や IgG4 抗体を産生しているということが明らかになっている。一部のぜん虫は IgE 産生性 B 細胞をポリクローナルに活性化できるが，これは寄生虫にとっては利益があるが宿主には不利益である。というのは，高濃度の抗原非特異的な IgE がマスト細胞に結合すると寄生虫特異的な IgE 分子が押しのけられることになり，特異抗体がマスト細胞の防衛反応開始の引き金を引きにくくなるからである。

▶ 伝染性海綿状脳症

変異型クロイツフェルト-ヤコブ病 variant Creutzfeldt-Jacob disease(vCJD)は 1996 年にはじめて報告され，ヒツジのスクレイピーや牛海綿状脳症 bovine spongiform encephalopathy(BSE)と同じく，プリオンにより引き起こされる伝染性海綿状脳症 transmissible spongiform encephalopathy(TSE)に分類される。“狂牛病”の原因である BSE プリオンは，解体された家畜の残骸を餌にしていたウシの肉を食べたヒトに感染した。この疾患は，その“伝染性”が予測不能な性質であることから，特にイギリスの感染発生地域ではかなりの不安をよび起こしている。しかしながら，2006 年初期までのイギリスにおける vCJD の死亡者数は 155 名であり，当初一部の数学モデルが予測したほどの莫大な死亡者数には実際はならないであろう。

TSE 病では，いまだにその機能不明の正常の非病原性正常プリオンタンパク質 cellular prion protein (PrP^c)が異常な折りたたみ構造をとり，これが PrP^{Sc} (“スクレイピー”タンパク質)とよばれるタンパク質分解酵素に対して比較的耐性を有する病原性をもつタンパク凝集体を生み出す。まずいことに，プリオン病では免疫系は病気をやっつけるよりも促進する役割を果たすようである。伝染性物質は通常，中枢神経系に移動する前にリンパ組織で多量に複製され，脾臓，リンパ節，およびパイエル板などの濾胞樹状細胞 follicular dendritic cell（FDC）がこの複製に関与する。これは，FDC が内因性に PrP^{c}を高発現するために TSE 誘導因子へ曝露後にこの PrP^{c}が PrP^{Sc}へと変換されるためかもしれない。この際に B リンパ球は TNF やリンホトキシンの産生を介して補助的な役割を果たし，いずれのサイトカインも二次リンパ組織内における FDC ネットワークの形成に必要で，リンホトキシンはさらに FDC の分化状態の維持に必要である。FDC に加え，マクロファージや樹状細胞も伝染性物質の貯蔵庫として機能するらしい。これらの細胞が CNS に侵入すると，伝染性プリオンが脳のマクロファージであるミクログリア細胞の活性化と増殖を引き起こす。T 細胞も CNS へ浸潤するが，さまざまのノックアウトマウスで得られたデータから考えると，プリオン病変が CNS に始まるとそれ以上の進展は T，B 細胞，インターフェロン，TNF，リンホトキシン，FcγR，TLR や補体などには非依存性であるらしい。

▶ 免疫病理学

寄生虫が免疫応答にさらされながらも持続感染を起こしている部位では，外来抗原との相互作用によりしばしば組織傷害性反応が引き起こされる。その一例が，四日熱マラリアに感染したナイジェリアの子どもたちに見られる免疫複合体誘導性のネフローゼ症候群である。TNF 濃度が上昇すると，急性マラリアでは肺水腫が，マウスでは脳マラリアが，そしてトリパノソーマ症のウシでは重篤な消耗性疾患が引き起こされる。もう 1 つの例は，住血吸虫卵周囲で IL-4 依存性肉芽腫が形成されることによって生じる肝傷害である（図 15.29 参照）。この場合，卵抗原の 1 つが B 細胞に IL-10 を直接産生させ，これが Th2 優位状態の原因となる。特記すべきは，このような過敏性反応によって寄生虫卵が腸の毛細血管から腸管内腔へと脱出して体外で生活しつづけるようになることであり，これは TNF 依存性の現象である。

寄生虫は宿主の自己と交差反応を起こして自己免疫を生じさせる可能性があり，これがシャーガス病における心筋症の原因であるとされている。寄生虫疾患では非常に広範囲に及ぶ非特異的な免疫抑制が見られ，このために細菌やウイルスの感染に対する感受性が高まる傾向がある。これに関連して，バーキットリンパ腫がしばしばマラリアと合併するのは，マラリア感染宿主がエプスタイン-バーウイルスに対して適切に反応しないためであるとされている。

まとめ

感染に対する免疫応答とは，宿主防御とそれを回避しようとする変異病原菌との間の絶え間ない戦いである。

炎症再考

- **炎症**は，感染や組織傷害によって誘導される重要な防御反応である。
- 局所で放出されたメディエーターは内皮細胞と白血球上の接着分子の発現を増加させ，これにより白血球はまず血管壁に沿ってローリングし，次に炎症部位に向かう走化性因子の濃度勾配の上昇に従って血管壁を通りぬける。
- IL-1，TNF，および IL-8 などのケモカインが，炎症過程の維持に関与する。
- 炎症は，種々の補体制御タンパク質，PGE_2，TGFβ，グルココルチコイドや IL-10 により制御を受ける。
- 炎症誘起因子が排除されないと，マクロファージが主体となる慢性炎症反応が誘導され，多くの場合肉芽腫が形成される。

貪食や補体による殺菌を受けやすい細胞外細菌

- LPS は LBP と結合した後に CD14-TLR4 複合体に移行し，その結果，APC において炎症性分子をコードする遺伝子の発現が活性化される。
- 細菌は自らを被膜で覆い，外毒素を分泌して食細胞を傷害して炎症反応を抑制し，さらに補体を無害な場所へと転位させたり，比較的食細胞が接近しにくい場所に感染することによって，貪食を回避する。
- 抗体は，細菌毒素を中和し，細菌表面での補体依存性の傷害を促進させ，Ig や C3b を介したオプソニン化によって被膜が貪食されやすいようにして，細菌による策略に対抗する。
- 分泌免疫系は粘膜の外部表面を保護する。IgA は細菌の接着を阻害し，細菌をオプソニン化できる。マスト細胞に結合した IgE は，局所への防御抗体，補体，好中球の動員を誘導することができる。

細胞内に寄生して増殖する細菌

- 結核菌やらい菌などの細胞内寄生細菌はマクロファージの内部で増殖する。これらの菌は，マクロファージ活性の阻害，ファゴソーム内 pH の中和，リソソーム融合の抑制，およびファゴソームから細胞質へ脱出することにより，殺菌機構に対抗する。

- これらの菌はCMI(細胞性免疫)によって殺される。ヘルパーT細胞は感染マクロファージと接触した際にサイトカインを放出し，これにより一酸化窒素(NO·)，活性酸素中間体 reactive oxygen intermediate(ROI)の形成やその他の殺菌機構の活性化が強力に誘導される。

ウイルス感染に対する免疫

- ウイルスは表面抗原の抗原性を変化させることにより，免疫系を回避しようとする。点突然変異により抗原連続変異が誘導されるが，大流行をもたらすような劇的な変化(抗原不連続変異)は宿主動物が異なるウイルスと遺伝子を大規模に交換することにより生じる。
- 一部のウイルスは自らに有利になるように補体系の機能を抑制する。
- ウイルスは，抗原プロセシングやT細胞への抗原提示におけるほとんどすべてのステップを阻害することができる。
- 抗体は遊離型ウイルスを中和し，ウイルスが最終目的地に到達するまで血流に乗って移動しなければならない場合には特に効果を発揮する。
- たとえば肺のようにウイルスの侵入口と感染標的細胞が同じであれば，感染からの回復にはIFNが主に働く。
- 抗体は再感染予防に重要である。
- "出芽"ウイルスは，抗体に曝されずに隣の細胞に侵入できるが，CMI(細胞性免疫)により攻撃を受ける。感染細胞は，ウイルスが侵入した直後に，プロセシングしたウイルス抗原をMHCクラスIに結合した状態で細胞表面に提示し，そして細胞傷害性$\alpha\beta$T細胞がその細胞を即座に殺すことにより，宿主細胞の複製機構に依存性であるウイルス増殖を抑制する。$\gamma\delta$Tcは標的細胞表面上にあるウイルス外殻タンパク質をそのまま認識する。NK細胞もまた細胞傷害性を有する。
- IFNγやTNFを産生するT細胞およびマクロファージは隣接する細胞に接触して，感染細胞からの横方向のウイルス拡散を抑制する。

真菌に対する免疫

- 日和見真菌感染は，免疫抑制状態の宿主でよく見られる。
- 真菌の処理において貪食が主要な役割を果たす。
- CTLとNK細胞は抗真菌活性を示す。
- 抗体は，常に有益というわけではないが，AIDS患者では全身性カンジダ感染に対する防御に役割を果たすようである。

寄生虫感染に対する免疫

- 何億もの人々が原虫やぜん虫が関与する疾患に罹患している。抗体は通常，血中に存在する寄生虫に対して有効である。IgE産生は寄生虫感染により増加し，マスト細胞依存性の局所へのIgや好酸球の動員を誘導しうる。IgGやIgEが結合した住血吸虫には好酸球が結合して，カチオン性タンパク質やペルオキシダーゼの放出を介した細胞外機構により虫を殺す。
- リーシュマニア *Leishmania* spp.，トリパノソーマ *Trypanosoma cruzi*，そしてトキソプラズマ原虫 *Toxoplasma gondii* などは，マクロファージの内部に潜んで抗体から逃れ，その生存のために細胞内寄生細菌が用いるのと同様の戦略を用い，そして細胞内細菌と同じく，細胞性免疫(CMI)で産生されるTh1サイトカインにより活性化されたマクロファージによって殺される。NO·は寄生虫に対する重要な殺傷因子である。
- CD8T細胞もまた寄生虫防御に重要である。
- 腸内寄生虫の排除は通常Th2反応に依存し，抗体の作用，サイトカインにより活性化した杯細胞からのムチンの放出，さらにはマスト細胞メディエーターにより誘導される腸管の収縮や下痢などが共同的に働くことが必要である。
- 一部の寄生虫は，分子擬態により，あるいは宿主タンパクを細胞表面に吸着することによって自らを宿主であるかのように偽装することにより，宿主による認識を回避する。
- その他の寄生虫，たとえば *Trypanosoma brucei* や種々のマラリア原虫は多量に産生される特定の抗原を発現し，最初の変異株に対して抗体が形成されるようになると，遺伝的な機構によってこれを別の抗原へとスイッチさせるという驚くべき能力をもつ。
- ほとんどの寄生虫はまた，非特異的に宿主反応を抑制する傾向を示す。
- 寄生虫抗原が持続性に存在して慢性的な免疫応答が起こると，免疫複合体性ネフローゼ症候群，肝臓の肉芽腫や心臓の自己免疫傷害などの免疫病理学的な組織傷害が生じる。全身性の免疫抑制状態によって細菌やウイルス感染に対する感受性が増大する。
- 感染応答の特徴が解析されることにより，どのようにして特異的な獲得免疫応答が自然免疫機構を増幅し，強化するよう働くのかを理解することができる。その相互関係を図12.27にまとめる。

プリオン病

- スクレイピー，牛海綿状脳症(BSE)，およびクロイツフェルト-ヤコブ病(vCJD)は，プリオンが原因となる伝染性海綿状脳症である。
- これらの疾患では，折りたたみ構造が異常でタンパク質分解酵素耐性を有する宿主のプリオンタンパク質(PrP)が生じる。
- リンパ組織の濾胞樹状細胞(FDC)が感染してからその後に伝染性因子がCNSに到達する。

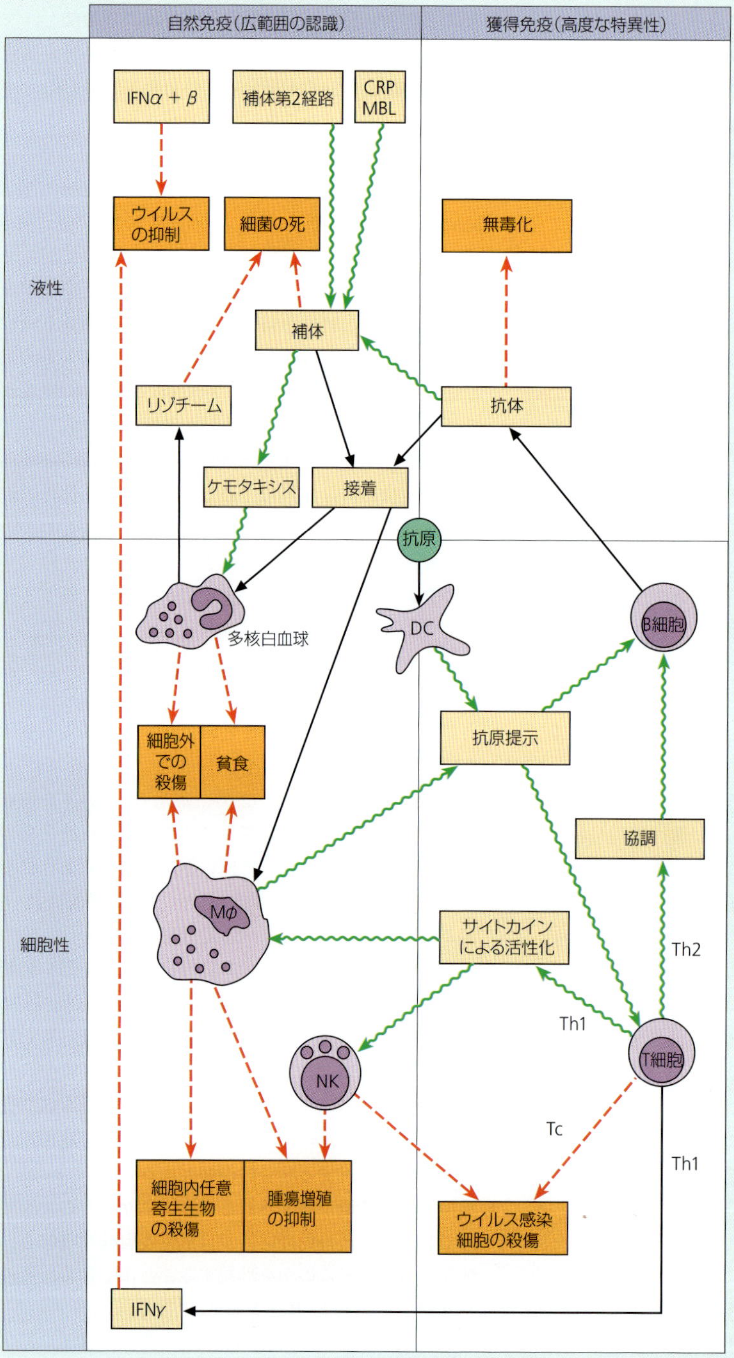

図 12.27　自然免疫と獲得免疫間の相互作用を簡潔に示した模式図。 免疫複合体を形成して B 細胞に抗原を提示する樹状細胞は，胚中心の濾胞樹状細胞(FDC)であり，一方，T 細胞に抗原を提示するのは MHC クラスⅡ陽性の interdigitating(指状嵌入)細胞 interdigitating dendritic cell である。CRP：C 反応性タンパク質 C-reactive protein, MBL：マンノース結合レクチン mannose-binding lectin。(Playfair J. H. L〈1974〉*British Medical Bulletin* **30**, 24)。

文献

Bieniasz P.D. (2004) Intrinsic immunity: a front-line defense against viral attack. *Nature Immunology* **5**, 1109–1115.

Brinkmann V., Reichard U., Goosmann C. *et al.* (2004) Neutrophil extracellular traps kill bacteria. *Science* **303**, 1532–1535.

Janeway C.A. Jr. & Medzhitov R. (2002) Innate immune recognition. *Annual Review of Immunology* **20**, 197–216.

Kaufmann S.H.E. (2004) New issues in tuberculosis. *Annals of Rheumatic Diseases* **63** (Suppl. II), ii50–ii56.

Lewis D.B. (2006) Avian flu to human influenza. *Annual Review of Medicine* **57**, 139–154.

Mims C.A., Dockrell H., Goering R. *et al.* (2005) *Medical Microbiology*, 3rd edn. Mosby, London.

Portnoy D.A. (2005) Manipulation of innate immunity by bacterial pathogens. *Current Opinion in Immunology* **17**, 25–28.

Rappuoli R. (2004) From Pasteur to genomics: progress and challenges in infectious diseases. *Nature Medicine* **10**, 1177–1185.

Romani L. (2004) Immunity to fungal infections. *Nature Reviews Immunology* **4**, 1–23.

Tortorella D., Gewurz B.E., Furman M.H., Schust D.J. & Ploegh H.L. (2002) Viral subversion of the immune system. *Annual Review of Immunology* **18**, 861–926.

Weyrich A.S. & Zimmerman G.A. (2004) Platelets: signaling cells in the immune continuum. *Trends in Immunology* **25**, 489–495.

次の疾病管理予防センターのウェブサイトには多くの情報が掲載されている。

Viral diseases:http://www.cdc.gov/ncidod/dvrd/disinfo/disease.htm

Bacteria and fungal diseases: http://www.cdc.gov/ncidod/dbmd/diseaseinfo/default.htm

Parasitic diseases: http://www.cdc.gov/ncidod/dpd/parasites/listing.htm

13 ワクチン

はじめに

感染の制御はさまざまな方法で試みられている。公衆衛生の改善，たとえば上水道，下水道の整備，個人の健康管理に関する教育などは，コレラや他の多くの感染症の蔓延阻止に貢献している。抗生物質は細菌感染症にきわめて有用であった。さらに，免疫応答を促進させるのも有効な手段である。このために，ディフェンシンや抗体などの免疫応答に関わる物質の投与やサイトカインのような免疫増強物質が利用されることがあるが，より一般的には，獲得免疫を活性化してメモリー細胞を誘導するために免疫系に抗原をさらすこと，すなわち予防接種が行われてきた（道しるべ 13.1）。ワクチン vaccine はこれまでは感染性病原体に対する防御反応の誘導を目的としていたが，悪性腫瘍に対しても研究が盛んである。

受動的獲得免疫

感染や毒素に対して一時的に生体を防御する方法として，同種もしくは異種の個体で作成された抗体を投与する方法がある（表 13.1，図 13.1）。抗生物質ができるまでは，抗破傷風毒素もしくは抗ジフテリア毒素を含むウマ血清が予防的な目的で広く用いられた。しかし，この方法は外来タンパク質に対する反応として血清病（Ⅲ型過敏症）や即時型（Ⅰ型）過敏症を合併することがあるので，現在ではほとんど使われていない。さらに，投与抗体は，抗原と反応するか通常の経路で分解されてしまうために，活性が低下する。したがって，現在ではこのような受動的獲得免疫は，ヘビの咬傷のように緊急の治療効果が求められるまれな症例のみにおいて抗毒素として用いられる。しかし，抗生物質の効かない微生物の出現やバイオテロ発生時の対処法として，感染物質に対する**受動免疫** passive immunity は再び注目されている。

▶ 母親由来の抗体

新生児のリンパ系は十分に成熟していないので，生後数カ月間の生体防御能力は，胎生期に経胎盤的に獲得した母親由来の IgG と新生児期に初乳由来の免疫グロブリンを腸から吸収することにより付与される（図 13.1）。母乳の主な免疫グロブリンは分泌型 IgA（sIgA）で，IgA は乳幼児の体内へ吸収されないが腸管内腔にとどまり，粘膜表面の防御を担う。この点，特筆すべきは，sIgA 抗体はしばしば腸管に存在する細菌やウイルス抗原に反応することであり，腸管中の抗原に反応する IgA 産生細胞は乳房組織（粘膜免疫，p.162 参照）に移住後，そこに定着し，乳汁中に含まれる抗体を産生すると考えられている。特定の感染症に対する経粘膜的ワクチン接種を妊婦に行うことは有用かもしれない。

▶ 受動免疫におけるポリクローナル抗体，モノクローナル抗体

静脈内投与用免疫グロブリン製剤（IV Ig）は，何千人もの健康なドナー由来の血漿を大量分画することにより得た IgG を精製したものである。IV Ig は，血中抗体が減少あるいは欠損した免疫不全患者に投与される。また，レンサ球菌毒素によるショックをはじめとするいくつもの感染症における合併事象の治療にも有用である。特定のドナーから分離した高力価のポリクローナル IgG は，とりわけ B 型肝炎，狂犬病，破傷風，サイトメガロウイルス，水痘-帯状疱疹ウイルスなどの治療に有効である。また，IV Ig は不思議なことに，特発性血小板減少性紫斑病，慢性炎症性脱髄性ポリニューロパチー，ギラン-バレー症候群などの自己免疫疾患や炎症性疾患の治療にも有効である。これらの免疫不全でない症例に対する IV Ig の作用機序は明らかではないが，免疫制御性があり，もしかすると抗イディオタイプ作用によるのかもしれない。

個々の病原体に特異的なモノクローナル抗体はポリクローナル抗体より優れた治療薬であり，その 1

道しるべ 13.1　ワクチン接種

重篤な感染症の生存者が再度同じ疾患にかかりにくくなる現象は，何世紀も民間伝承で語り継がれていた。Thucydides によると，ギリシャのアテネで猛威をふるったペストでは，病人の看護をしたのは主にすでにペストに感染したことがある人やペストから回復したばかりの人であった。健常人に軽い症状の疾患を誘発して計画的に感染を予防する方法は，中世の中国では一般的であった。中国では天然痘 small pox 患者のかさぶたからつくった粉を吸入することを感染予防法として用いた。インド人はかさぶたの物質を小さな傷にすりこみ，この痘痕（variolation，ラテン語の *varus* 由来/膿疱性顔症 pustular facial disease）の方法はトルコへと伝えられた。トルコでは天然痘が蔓延すると富裕層のハーレムへ魅力的な娘たちを売る商売ができなくなるために必死に天然痘の伝播を防ごうとしていたのである。

1773 年，Voltaire によると，西ヨーロッパに痘痕の方法を広めたのは Wortley Montague 女史の功績であるという。彼女はジョージ I 世の時代，コンスタンチノープルのイギリス大使夫人で，際立って積極的な女性であった。当時，牧師が天然痘の接種はキリスト教徒以外の異教徒にしか効果がないと断言したにもかかわらず，彼女はためらいもなく自分の娘に接種した。死亡率が 0.5～2%に及ぶ危険な手法にもかかわらず，イギリスでこの手法が行われた。このような恐ろしいリスクがあるにもかかわらず行われた理由は，Voltaire の記録によると，“100 人あたり約 60 人が天然痘に感染し，そのうち，20 人は人生が最も華やかなときに天然痘で死に，残りの人は一生涯顔に受け入れがたい痕を残す”とあるからであろう。

Edward Jenner（1749–1823）はイギリス・グロスターシャー州の田舎の内科医で，彼は患者を診て天然痘の可能性があると思ったが，その患者いわく，自分は乳絞りの仕事で牛痘に感染したことがあるので誤診に違いないと言った（民間伝承のとおり）。この出来事から Jenner は実験に取り組み，人に無毒である牛痘に感染させると天然痘の感染は予防できることを証明した（p.28～29 参照）。はじめは Jenner のアイデアは激しい批判を浴びたが，最終的には受け入れられ，彼は世界中から名声を得て，さまざまな学会からは名誉会員に選ばれた。ただ，おもしろいことに，ロンドンの医学会は彼に会員になるために古典の試験に合格するように求め，学士院（Royal Society）はカッコウの巣作り行動に関する彼の研究に対して名誉称号を与えたのである。Jenner はその後，グロスターシャー州バークレーの自宅の納屋で多くの人に牛痘を接種した。この場所は現在，博物館と小さなシンポジウム会場となっている（機会があれば一度訪れることをおすすめする）。

ワクチンにおける次の大きな発展は，Louis Pasteur によるもので，彼は病気が微生物によって起こると主張した。ニワトリコレラ桿菌の培養物をたまたま暑い夏に何カ月かで実験室に放置したところ，ほとんど病原性が消えてしまったが，これを投与すると新しいコレラ桿菌に対しても抵抗性を付与することができた。この**弱毒化**は炭疽菌や狂犬病でも培養や継代の条件を変えることによって再現ができた。Pasteur はこれが Jenner の研究成果と関連していることを理解して，この処置を**予防接種** vaccination とよんだ。これはまさに時の試練に耐えた言葉である。

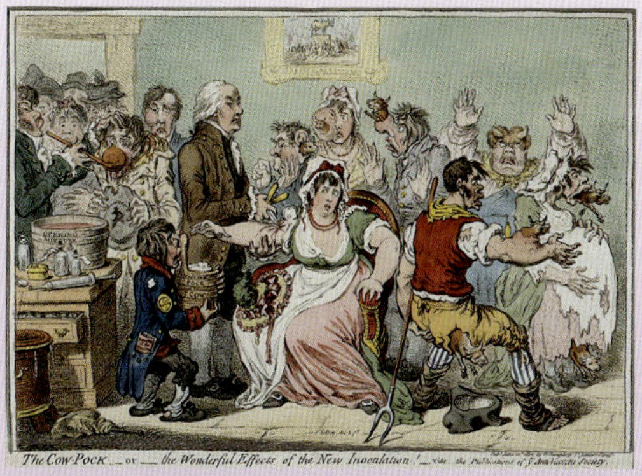
The Cow-Pock _ or _ the Wonderful Effects of the New Inoculation!

図 M 13.1.1　**Edward Jenner が St. Pancras の種痘接種病院で患者を治療している図。**（J. Gillray による銅版画，1802：The Wellcome Centre Medical Photographic Library, London 提供）。

つであるパリビズマブ palivizumab は乳幼児の RS ウイルス respiratory synctial virus に対する感染防止目的で認可されている。現在開発中のモノクローナル抗体としては，ブドウ球菌に対するリポテイコ酸キメラ抗体（ブドウ球菌を効率よくオプソニン化して好中球による殺菌を助ける）や，新生児溶血性疾患の治療のための組換えヒト IgG1 抗 RhD 抗体がある。さらに，近々上市される予定のものとして，天然痘や炭疽菌などによるバイオテロに有効と考えられる治療用抗体がある。ロタウイルス rotavirus やカンジダ菌 *Candida albicans* のアドヘシンに特異的な H 鎖領域ドメインを含むキメラ抗体は，それぞれ腸管上皮細胞や膣上皮細胞への病原体の接着を阻害し，実験モデルでは治療的に効果があることが報告されている。

▶ ディフェンシン

自然免疫の機構を忘れてはならない。好中球の顆粒内や他の免疫細胞中に含まれる広域抗菌ペプチド

表 13.1　感染症や毒素に対する受動的治療法の例。

状態	抗体の由来	使用
破傷風感染	ヒト ポリクローナル抗体	抗毒素。免疫が不完全か不確実な患者の破傷風になりやすい傷の管理
ボツリヌス中毒	ウマ ポリクローナル抗体	抗毒素。ボツリヌス曝露後の予防
ヘビ咬傷	ウマ ポリクローナル抗体	抗毒素。毒ヘビに咬まれた後に処置
クモによる刺傷	ウマ ポリクローナル，ウサギ ポリクローナル抗体	抗毒素。毒クモに刺された後に処置
麻痺性ダニによる刺傷	イヌ ポリクローナル抗体	抗毒素。麻痺性ダニに刺された後に処置
オニダルマオコゼによる刺傷	ウマ ポリクローナル抗体	抗毒素。オニダルマオコゼに刺された後に処置
クラゲによる刺傷	ヒツジ ポリクローナル抗体	抗毒素。クラゲに刺された後に処置
B 型肝炎に感染	ヒト ポリクローナル抗体	抗ウイルス。B 型肝炎ウイルスを感染しうる研究室や他の人員，さらに母親が妊娠中に感染した子ども，すでに高リスク保菌者の子どもの感染予防
狂犬病	ヒト ポリクローナル抗体	抗ウイルス。感染の可能性のある動物に咬まれた後の処置
水痘-帯状疱疹	ヒト ポリクローナル抗体	抗ウイルス。水痘ウイルスの抗体が陰性で，高い感染リスクがある人
サイトメガロウイルス感染	ヒト ポリクローナル抗体	抗ウイルス。免疫不全患者の感染予防
RS ウイルス	ヒト化マウス IgG1 モノクローナル抗体	抗ウイルス。感染しやすい児童や幼児の下気道感染の予防

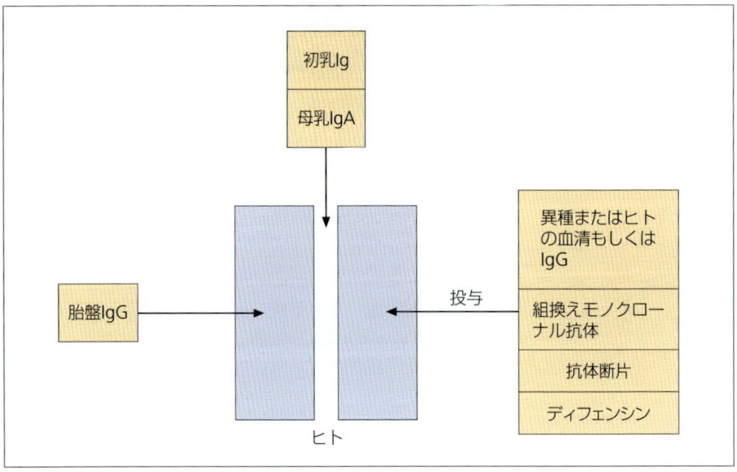

図 13.1　受動的免疫を得るには，胎盤を経由した IgG の母親から胎児へ移動，母親の初乳や母乳からの IgA の獲得，ポリクローナル抗体の投与，組換えモノクローナル抗体・ファージライブラリ由来の抗体断片(Fab や scFv)などの投与，さらに，好中球由来ディフェンシンの組換え体の投与も将来的には可能性があるかもしれない。

であるディフェンシン defensin(p.8 参照)は，通常の抗生物質に耐性を示す真菌や細菌感染の治療薬として研究が行われている。予想外ではあるが，ヒト好中球タンパク(HNP-1)ディフェンシンは炭疽菌 *Bacillus anthracis* の致死性毒素に対してマウスで防御作用を示すことから，炭疽菌が有害使用された際の解毒剤となりうるかもしれない。ディフェンシンには抗ウイルス作用もあり，組換え α-ディフェンシン 1 は HIV-1 や単純ヘルペスウイルス(HSV)-1 に対して抗菌性を示す。

▶ 細胞傷害性 T 細胞の受身移入

この方法は非常に労力を要するもので，患者本人の細胞もしくはドナーの MHC クラスⅠの遺伝子座を共有する細胞を使用しなければならない。患者本人の細胞傷害性 T 細胞を移入すると，エプスタイン-バー（EB）ウイルス特異的な免疫応答が効果的に強化され，この方法は臓器移植後のリンパ増殖性疾患患者においてウイルス力価を減らすのに有用である。

ワクチン接種

▶ 集団免疫

破傷風の場合，予防接種は個人には有益であるが，破傷風菌 *Clostridium tetani* は家畜の糞や土壌に芽胞として耐性の高い形で生存するために社会全体には効果がない。ヒトを介する伝染性疾患の場合，一部の人を免疫するだけでも疾患伝播率（感染した患者からあらたに患者が発生する数）を 1 以下に抑えることができれば，予防接種は社会全体に有益であり，このような状況ではその疾患は次第に消滅する。たとえば，ジフテリアの場合，約 75％の子どもに対して予防接種を行った地域ではほとんどその発生が見られなくなった（図 13.2）。しかし，だからといって安心せず，この接種率を維持する必要がある。これとは対照的に，宗教的な理由で予防接種に反対する集団では，麻疹の流行が見られ，親たちの間で重要な問題となる。各個人が，予防接種によりこうむりうる不利益と病気にかかりやすくなるリスクの軽重をよく考える必要がある。

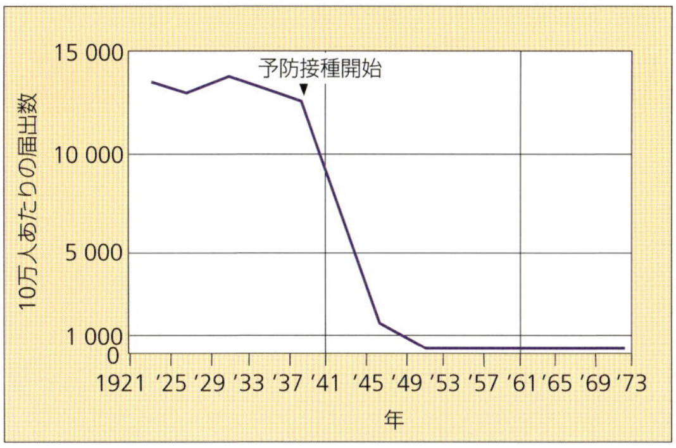

図 13.2 **イングランドとウェールズにおけるジフテリア患者の 10 万人あたりの報告数。**これは予防接種を開始して以来，劇的に減少した。（Dick, G〈1978〉*Immunisation* より許可を得て転載）。

▶ 戦略的考察

予防接種の目標は，抗体の産生と抗原接触とともにすぐに増殖するメモリー細胞の活性化を適切なレベルにまで誘導して感染に対する防御力を付与することである。破傷風感染のような場合には，高い血中抗体価を誘導することが必要であり，結核のような抗酸菌感染ではマクロファージを活性化する細胞性免疫 cell-mediated immunology（CMI）が最も効果的であり，一方，インフルエンザ感染では細胞傷害性 T 細胞が重要な働きをする。予防接種によってどこに免疫応答が誘導されるかも重要な問題である。たとえばコレラ感染では抗体が腸管内腔で誘導されることが必要で，これによりコレラ菌の腸管壁への接着と定着が抑制される。

場合によっては感染物質の根絶を期待できないこともある。マラリアを例にあげると，マラリア原虫は血液期の状態では単球から腫瘍壊死因子 tumor necrosis factor（TNF）や他のサイトカインの産生を誘導する分子を放出し，これらのメディエーターの分泌が本疾患における種々の不快な症状の原因となる。したがって，これらの分泌物質の構造的に保存されたエピトープを狙っての抗体療法は現実的な戦略となりうると考えられ，さらに，抗原変異を示す原虫にも対応できるグローバルワクチンの開発も精力的に行われている。このような状況下では，寄生虫との共生も考えうることかもしれない。

さらに，効果的な免疫を引き起こすためには，当たり前ではあるが，ワクチンの供給量が十分であることが必須である（表 13.2）。接種対象がほとんどの場合，健康な子どもたちであることを考慮すると，予防接種用の抗原は入手が容易であり，安定的に調製でき，安価で確実であり，安全でなければならない。ワクチン接種で大事なことは，接種が安全であり，活性を維持しながらも病原性をもたないような抗原を使用することである。

死菌ワクチン

病原体の抗原性を維持しながら病原性を除去するもっとも単純な方法は，病原体を適切な方法で殺してその複製を阻害することである。寄生虫や，また原生生物もある程度そうであるが，死菌ワクチンをつくるために大量に増殖させるのは困難である。ウイルスや細菌ではこのような問題はなく，一般に不活性化微生物がワクチン接種に安全な抗原として供給されている。その例として，インフルエンザ（訳注：日本では不活化ワクチンではなく，ウイルスの一部を用いたコンポーネントワクチンが使用されている），コレラ，不活性化ポリオ（ソークワクチン）が

表 13.2　よいワクチンに求められる要素。

要素	必要条件
有効性	生体防御に十分な免疫応答を惹起する 適切な部位で 生体防御反応との関連(抗体，細胞傷害性 T 細胞，Th1，Th2) 十分な持続期間
入手の可能性	ワクチンとなる抗原の全体もしくは抗原性のある部位をすばやくつくることができる
安定性	どのような気候条件でも安定であり，凍結の必要性がないことが望ましい
安さ	西洋で安いと考えられる額でも，開発途上国では高価なことがある ビル & メリンダ・ゲイツ 基金や政府の援助が必要である
安全性	すべての病原性の排除

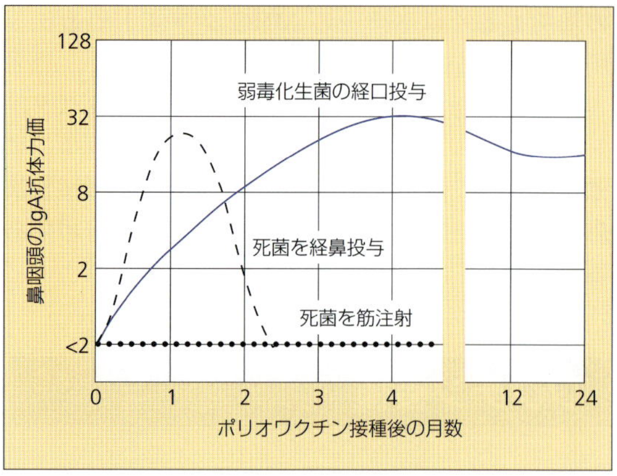

図 13.4　**ポリオワクチンに対する局所 IgA 反応。**局所での分泌型抗体の産生は，抗原との接触により直接刺激を受けた特異的な場所に限られる。(Ogra P. L. *et al.*〈1975〉In Notkins A. L.〈ed.〉*Viral Immunology and Immunopathology*, p.67, Academic Press, New York)。

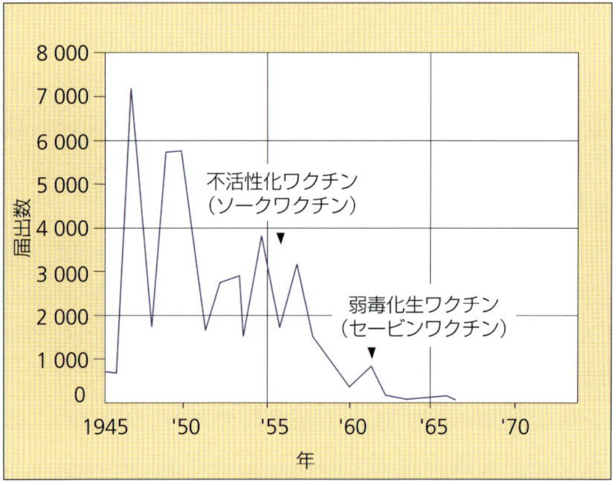

図 13.3　イングランドとウェールズにおける麻痺性急性灰白髄炎の届出数。患者数は，死菌ワクチンと生ワクチンの集団接種により明らかに減少した。(Dick, G.〈1978〉*Immunistation* より許可を得て転載)。

ある(図 13.3)。大事なことは，不活性化の処理により予防に用いる抗原が壊されないようにすることである。

弱毒化生菌はワクチンとして多くの優位な点がある

弱毒化は，重篤な病気を引き起こさずにもとの微生物と似た性質をもつ微生物をつくることである。死菌によって得られた免疫は多くの場合，たとえアジュバント(後述)を使用したとしても，生菌感染によって得られた免疫ほどは強くない。この原因の 1 つとして，生きた微生物が増殖すると宿主にとっては**大量の抗原に持続的に触れる**からで，また，出芽性ウイルスでは感染細胞が十分な**細胞傷害性 T 細胞メモリー**を確立する上で必要であるからである。生菌を利用する他の利点として，**微生物が自然感染した場合と同一の部位で免疫応答が起こる**ことがあげられる。このよい例がポリオワクチンで，ワクチン接種により鼻咽喉粘膜で IgA が産生される。死菌ウイルスを非経口的に投与する場合とは対照的に，鼻腔内へのワクチン投与は部位特異的な抗体産生を引き起こす。この場合，2 カ月ほどで免疫応答が減弱するが，経口的に弱毒化生菌ワクチンを投与すると，持続的に高い IgA 産生が誘導される(図 13.4)。

粘膜免疫を用いたワクチン戦略への関心が高まっている。粘膜免疫系は，気道，消化器，泌尿器の内腔，結膜，耳やすべての外分泌腺の導管内腔を覆う粘膜で守られ，粘膜局所での防御は sIgA による。これらの組織に常在する T 細胞は TGFβ，IL-10，IL-4 を大量に産生し，これらのサイトカインは B 細胞に IgA 産生を誘導する。ヒトの腸管上皮細胞も TGFβ や IL-10 の産生源である。

▶ 弱毒化の古典的な方法

微生物の弱毒化，すなわち自然感染よりもずっと軽い症状のみを引き起こすような微生物を作成するには，ほかにも方法がある。それは異種動物には病原性を示すが，ヒトには非病原性である亜種を同定することである。この非常によい例として，Jenner

が行った牛痘接種による天然痘の予防接種がある。それ以降，世界保健機構（WHO）が，広範に予防接種を実施するとともに疫学的な制御を地域選択的に行うという活動を全世界的に行うことで，天然痘は**完全に撲滅された**。これはすばらしい結果である。この勢いに乗り，WHO は弱毒化ポリオワクチンを用いてウイルスの伝染を阻止することによるポリオ撲滅プログラムに着手したが，このワクチンは安全上の問題があるという根拠のない流言により北ナイジェリアで一時的にワクチン接種が停止したが，近い将来にポリオは撲滅できるであろう。このキャンペーンの進捗状況はホームページで見ることができる（http://www.polioeradication.org）。

弱毒化は，もともとは実験的に微生物の培養条件を変えることによってなされた。Pasteur は生きた非病原性のトリ・コレラ菌や炭疽菌（道しるべ 13.1）を高温嫌気条件下で培養することで弱毒菌を得て，これを接種することによって免疫を得た。結核菌の病原性株の弱毒化は，1908 年にフランス・リールにあるパスツール研究所の Calmette と Guérin が菌の拡散培養を試みる中で胆汁を培養液に加えたところ，偶然に可能となった。胆汁含有培地での培養開始から 13 年経っても，株は弱毒性を保ち，子どもたちに結核抵抗性をもたせるワクチンとして使われるようになった。同じ BCG（bacille Calmette-Guérin）株は，今日では多くの国で幼児やツベルクリン反応陰性の子どもや青年を免疫するために用いられている。しかしながらその効果は差が大きく，たとえばイギリスでは予防接種した 80％が抵抗性をもつようになるが，南インドではワクチン接種の効果がほとんど見られない。この違いは完全には解明されていないが，いくつかの仮説があり，ワクチンの抗原性の違いや地域的な結核菌の系統の違い，そして人種による MHC 対立遺伝子の違いや他の遺伝的背景の違いなどがその理由としてあげられている。低温順化による弱毒化はインフルエンザや他の呼吸器系ウイルスで用いられている。すなわち，これらの病原体は上気道と同じ低温（32～34℃）で増殖することができるが，下気道と同じ温度である 37℃では増殖できないために，臨床的な症状を引き起こすことはない。低温順化インフルエンザウイルス株を用いた経鼻ワクチンはアメリカで 2003 年に認可された。

▶ 組換え DNA 技術による弱毒化

古典的な弱毒化法の多くはある程度経験則に基づくものであり，その結果は制御や予測が困難である。しかし現在では，これらの病原体の遺伝的構造を理解することにより，分子生物学的手法を用いて弱毒化に必要な変異を局所的に導入することが可能となっている。このようにして種々の弱毒化ウイルス亜種が遺伝子組換えによりつくられ，インフルエンザウイルスのように，ヒトに対して病原性は低いが鶏卵内では複製力が高い株がつくられた（これにより，あらたに流行中のウイルス株をワクチン作成用に順化させることが可能になった）。驚くことではないが，HIV-1 にもこの手法は応用され，制御遺伝子を意図的に欠損させた種々の HIV-1 株が治療用ワクチン用に開発されつつある。明らかに応用性がきわめて高い方法である。

チフスやコレラの場合には，*Salmonella typhi* や *Vibrio cholerae* の病原性遺伝子が同定され，遺伝子工学的に改変された弱毒化菌がつくられており，近い将来，これらの菌を**自然感染部位**（腸管）に集積させる技術が開発されれば，腸管での免疫を確立することが可能であると思われる。

▶ 他の遺伝子に対する微生物ベクター

ワクチンをつくる際の巧妙な方法として，ワクチンに必要な抗原をウイルスにコードさせて“運び屋”とすることである。弱毒化ウイルスベクターに，哺乳類の宿主には感染するが，効率よく複製できないような鶏痘ウイルス fowlpox，カナリア痘ウイルス canarypox や変異ワクシニアアンカラ modified vaccinia Ankara（MVA）ウイルスなどの「外来性」遺伝子を組み込むことにより，高い有用性をもつワクチンがつくられている。この場合，導入遺伝子は，増殖が困難で危険性がある病原体由来であり，遺伝子組換え産物そのものは増幅せず，ゲノムに組み込まれず，安定で比較的調製しやすい。そして，これらの遺伝子にコードされるタンパク質は，糖鎖修飾や分泌の点において *in vivo* で適切に発現し，ベクター感染細胞内ではプロセシングされて MHC を介して提示されることにより，宿主において液性免疫と細胞性免疫を効率よく誘導することができる。

ワクシニアウイルスベクターを用いての強制発現は種々の遺伝子で行われ，たとえば，その産物としてのインフルエンザヘマグルチニン，水疱性口内炎ウイルス糖タンパク質，HIV-1 gp120，単純ヘルペスウイルス糖タンパク質 D などのウイルス外被タンパク質は，適切にプロセシングされて感染細胞の細胞膜上に提示されることが示されている。B 型肝炎ウイルスの表面抗原（HBsAg）は組換えワクシニアウイルス感染細胞から特有の 22 nm の小胞として分泌される（図 13.5）。この方法はすばらしいもので，チンパンジーでは B 型肝炎ウイルスの感染予防

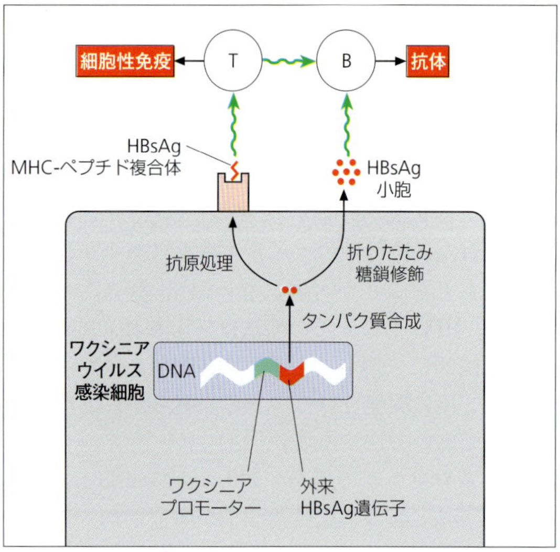

図 13.5　**弱毒化ワクシニアウイルスキャリアーを用いた B 型肝炎表面抗原(HBsAg)ワクチン。** HBsAg タンパク質は宿主の細胞内機構を用いて産生される。一部のものは抗体産生を促す HBsAg の 22 nm の小胞として分泌され，また一部は抗原処理経路により細胞性免疫とヘルパー T 細胞活性を誘導する。

が可能となり，マウスでは組換えインフルエンザヘマグルチニンの投与により細胞傷害性 T 細胞が誘導され，インフルエンザの感染防御に有効であった。

CD4 T 細胞を介した免疫応答を惹起する媒体として BCG が着目されてきた。BCG は非病原性で，強い副作用はまれであり，生後どんな時期にでも投与でき，強力な免疫賦活活性があり，1 回の投与で長期間細胞性免疫を維持できる。

サルモネラの経口投与により粘膜免疫応答が誘導できるが，これに着目して，強力な粘膜免疫刺激物である大腸菌エンテロトキシンにさまざまなタンパク質を結合した形で発現させる新しいベクターが開発されている。魅力的な可能性としては，経口的にワクチン接種をすることにより，腸管粘膜免疫を成立させるだけでなく全身性の防御も誘導できるかもしれない。たとえば，ネズミチフス菌 *Salmonella typhimurium* は腸管上皮細胞に感染するだけでなく，全身の単核貪食細胞にも感染することから，CD4 T 細胞や CD8 T 細胞に依存的な細胞性免疫とともに液性免疫や抗体産生も刺激することができる。弱毒化サルモネラ菌は，赤痢菌，コレラ，マラリアスポロゾイト由来タンパク質をはじめとする種々のタンパク質を発現することができ，これらを有効な経口ワクチンとして用いることが可能かもしれない。さらに，サルモネラは，“外来性遺伝子”を DNA プラスミドとして細胞内にもつことが可能であることから，抗原提示細胞に貪食されると，このプラスミドが組換えリステリオリシン遺伝子を発現する場合，あるいはサルモネラ細菌壁がファゴソームの中で分解されるような変異体である場合には，貪食されたプラスミドはファゴソームから細胞質内へと放出され，プラスミドが核へ移行して必要な抗原が翻訳されることになる。このような弱毒化病原体を鼻腔から吸入させると非常に効果的で，経口投与した場合に比べて，強い粘膜免疫応答とともに全身性の免疫応答を誘導することが可能である。ワクチン研究者は“**鼻の時代**”がくると確信しており，近い将来，さまざまな弱毒化ベクターの臨床治験結果が報告されると期待されている。

▶ 弱毒化ワクチンの使用上の制約

ポリオ(セービンワクチン)，麻疹，おたふく風邪，風疹，水痘，帯状疱疹，黄熱病などに対する弱毒化ワクチンはすでに一般的に使用されている。しかしながら生ワクチンの場合には，その遺伝子が宿主のゲノムに組み込まれる可能性やもとの病原性型に復帰変異する可能性がある。ただし，弱毒化株にいくつかの変異が導入されていれば復帰変異はほとんど起こらない。弱毒化株のもう 1 つの不利な点は，適切な低温保存施設を維持することが容易でなく，コストがかかることであり，特に遠隔地では問題となる。ウイルス性肝炎，AIDS，癌のような疾患では，生ワクチンが失活していると非常に困ったことになる。ほとんどのワクチンでは，非常に程度は軽いが副作用を起こすというリスクがあり，**ワクチンにより病気を予防できる確率に対するリスクのバランス**を考慮することはきわめて重要である。このリスクがある程度ある場合には，広範な予防接種をするかわりに，その感染症が蔓延する地域で局所的に必要に応じて受動免疫を行うことが推奨されることもある。

免疫不全患児に対する生菌投与には十分注意が必要であり，T 細胞反応性欠損患者の場合，BCG の投与により死に至る可能性がある。ステロイド，免疫抑制剤，放射線治療を受けた患者，悪性度の高い白血病やリンパ腫患者に対しても同様であり，また，胎児への危険性排除の理由から妊婦などにも生ワクチン接種は推奨されない。

▶ 獣医学領域でのワクチン使用

獣医学領域でワクチンを用いる場合には，軽微な副作用にはあまり留意する必要はなく，畜牛の牛疫やキツネの狂犬病に対してはすでにあるワクシニアウイルスワクチンを用いることによって非常によい結果が得られている。後者の場合，組換えワクシニアウイルスに狂犬病ウイルスの表面糖タンパク質を発現させたものを餌として空から散布し，その地域の 80%のキツネに免疫が得られている。このワクチン投与後には狂犬病の発生は見られていないが，疫学的には，ワクチン投与によりキツネの生息密度が高くなると，免疫動物の割合はより高くなることが必要とされ，このために，ワクチンの力価を増強させるか，猟によるキツネの間引きをするかのいずれかが必要となる。生態系を干渉したことによる興味深い結果である。より問題が少ないのは，このようなワクチンを稀少動物種における狂犬病の発生に対して用いる場合であり，たとえば，特定の狩猟区において絶滅の危機があるアフリカの野犬があげられる。

個々の防御抗原を有するサブユニットワクチン

前章で示したとおり，寄生虫や細菌そのものには宿主の防御反応を誘導せずに抗原に対する防御反応を抑制したり過敏性反応を引き起こしたりする抗原が多くある。防御反応に関わる抗原を用いたワクチン接種はこれらの副作用を避けられる可能性があるため，これらの防御抗原を同定すれば，抗原の大量培養が非現実的でない場合，あるいは精製が高価である場合，当該抗原を合成することが可能性として考えられる。

防御抗原の同定は，実験モデルがあれば非常に早くなる。防御反応が抗体依存的であれば，さまざまなモノクローナル抗体を作成することにより防御抗原を探索することが可能になり，抗原を精製できる抗体を見つけることにより目的が達成される。抗原変異がしばしば起こる微生物の場合には，ワクチン接種に利用可能な定常的な部位を探索することが現在活発に行われており，この場合にも多くの抗原の中から単一の特異性を示すモノクローナル抗体を同定することによりワクチン生産に必要な抗原決定基を決定する。防御反応が T 細胞活性を介するならば，受身移入により防御反応を付与できる T 細胞クローンを同定する試みがなされる。ヒトに応用するためには，実験モデルで同定した抗原が自然感染したヒトの防御に関わることを確認することが必要である。

▶ 精製物質の利用

ジフテリアや破傷風菌などが産生する細菌外毒素は予防接種のための免疫原として用いられてきた。このためにはまず免疫原をホルムアルデヒド処理により無毒化する必要があるが，幸いにもこの処理では主な免疫原性のある抗原決定基は影響を受けない（図 13.6）。したがって，この**トキソイド**（**類毒素**）で免疫すると，毒素の活性部位を構造化学的に中和して生体防御反応に関わる抗体産生が誘導され，貪食細胞による毒素の除去が促進される。トキソイドは，通常，アジュバントとして抗体の力価を高めるために用いる水酸化アルミニウムに吸収した形で投与される。さらに，トキソイドは，破傷風やジフテリアに対する防御抗体産生を誘導するワクチンとして用いられるだけでなく，その他のタンパク質，ペプチド，多糖類などに対するヘルパー T 細胞エピトープを作出するために，これらの抗原と結合した形で使用されることがある。ジフテリアトキシンの変異体である CRM197 のような無毒性の毒素変異体は，B 型インフルエンザ菌 Haemophilus influenza B タイプ（Hib）多糖類のような抗原に対するヘルパー T 細胞エピトープを作出するために用いられる。

最近のワクチン研究の方向は，抗原タンパク質を免疫学的・生化学的に同定することから個々のタンパク質の遺伝子クローニングへと向かっている。一般的には，タンパク質のサブユニットをワクチンとして使用する場合は，免疫した集団において HLA 依存的な不応答性が生じないように，十分な数の T 細胞エピトープが含まれる必要がある。メモリー B 細胞集団を一定期間以上維持するためには，抗原が濾胞樹状細胞上でタンパク分解されずに立体構造が認識されるように提示されることが必要である。タンパク質の糖鎖修飾はこの構造安定性に大きく寄与するが，T 細胞の反応性が落ちるので，ワクチンには T 細胞エピトープとなる変性抗原を別に混ぜたものを加える必要性があるかもしれない。精製多糖類ワクチンはこれとは少し異なり，それ単独ではヘルパー T 細胞を十分に刺激できずメモリー細胞も十分に誘導できないことから，通常は破傷風毒素や結核菌熱ショックタンパク質などの免疫原性の高い

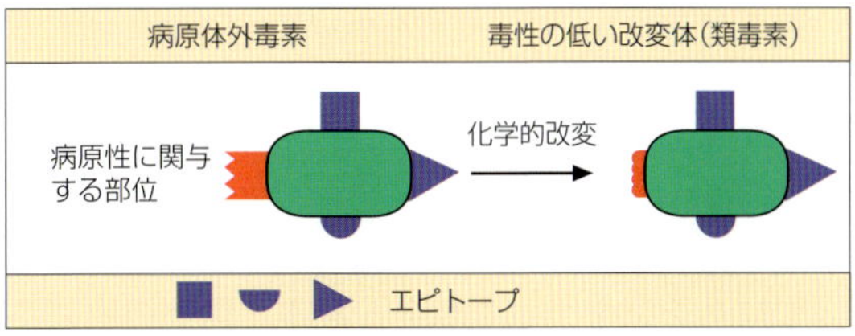

図 13.6　**抗原決定基を欠失させずに毒素を改変して類毒素を作成する。**この類毒素で抗体を作成すると，もとの毒素に対して反応する可能性が高い。

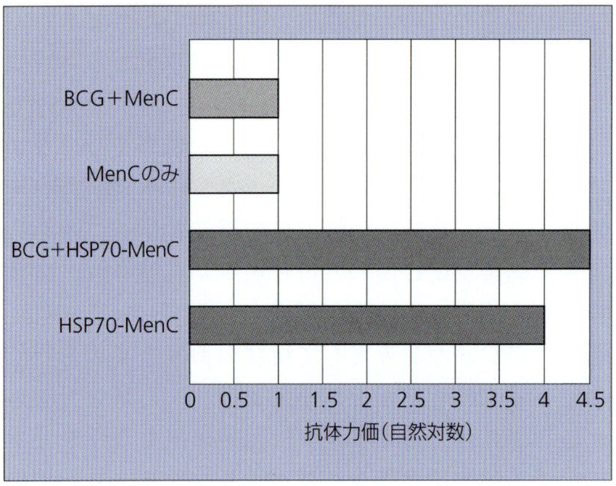

図 13.7　**アジュバント不使用時におけるマイコバクテリア熱ショックタンパク質(hsp70)のキャリアー効果。**C 群髄膜炎菌ポリ多糖(MenC)と hsp70 の複合体を弱毒化マイコバクテリア BCG 処理の有無の条件下でマウスに投与し，MenC に対する抗体産生を検討した。(Lambert P. -H., Louis J. A. & del Giudice G.〈1992〉による。Gergely *et al.*〈eds〉, *Progress in Immunology* Ⅷ, pp.683-689, Springer-Verlag, Budapest)。

キャリアーに結合させる必要がある(図 13.7)。この方法によりかなりいい抗体価が得られるが，ただし，自然感染によりさらに抗体価が上昇するためには，キャリアータンパク質が感染微生物由来かそれと近縁の微生物由来である必要がある。

▶ 遺伝子クローニングにより抗原の合成が可能になる

組換え DNA 技術により，タンパク質ペプチドの一部もしくは全体をコードする遺伝子を思い通りにつくり，それを適切なベクターに入れて発現させることができる。すでにワクシニアウイルスや他の組換えベクターに関して述べた。ほかにも，目的とする遺伝子を酵母の Ty 因子と融合させると，これが自己会合して高い免疫原性をもつウイルス様小胞をつくることができる。同様に，ペプチドを B 型肝炎ウイルス(HBcAg)のコア抗原と融合させると，自己会合が起こって 27 nm の小胞となり，T 細胞に対して刺激活性をもつようになる。HBcAg 型ワクチンに熱帯熱マラリア原虫 *Plasmodium falciparum* のスポロゾイト周囲タンパク質 circumsporozoite (CS)のエピトープを組み込んだものは，現在臨床試験が行われている。

微生物の遺伝子産物をそのままアジュバントと加えてワクチンをつくる場合もある。昆虫細胞にバキュロウイルスベクターを導入すると糖鎖修飾された組換えタンパク質を大量に産生することが可能であり，また，酵母細胞に B 型肝炎表面抗原(HBsAg)を発現させたものが現在，市販のワクチンとなっている。遺伝子組換えジャガイモやトマトを利用してタンパク質ワクチンを発現する試みも行われている。実際，HBsAg を発現する生のジャガイモを食べた被検者の約 2/3 では肝炎抗原に対する抗体の力価が上昇した。数ヘクタールの果物や野菜から世界で年間に必要とされる経口免疫原の 1 回分をつくることができるのは現実になりつつある。

▶ DNA ワクチン

J. Wolff と P. Felgner らは遺伝子治療の新しい戦略として，負に帯電した DNA を陽電荷の脂質と会合させ，負電荷である細胞表面に結合させて細胞内に取り込ませるという方法を試みた。ところが驚いたことに，脂質なしで DNA のみを投与した対照群のほうが DNA の取込み量もタンパク質の発現量も多かったことから，思いがけずも **DNA 免疫 DNA vaccination** というまったく新しい手法が生まれた。Wolff は，「何度実験をくり返しても同じ結果が得られた。4, 5 回目のところでこれは何か新しいものだと確信した。今でもその実験がうまく行くことを目の当たりにすると，背筋がぞくっとする」と言っている。まさに大発見による本当の興奮とはこういうもので，これらは多くの場合，偶然の賜物(セレンディピティ)である。その後，投与された DNA が生体内において免疫原として機能し，強力に免疫応答を引き起こすことが明らかになった。したがって，現在では世界中のワクチン研究者がこの新技術を適用できるか急いで検討しているところである。免疫の方法で用いられる DNA は**裸の DNA naked DNA** と言われ，DNA 結合性タンパク質が会合していない状態のものである。

このような DNA を発現させるためには，その cDNA にポリ A ターミネーターを付加し，さらにサイトメガロウイルスなどに由来するプロモーター領域やアジュバント活性の高い細菌の CpG 配列を付加して DNA プラスミドの中へ組み込むことが行われる。長期的なタンパク質発現を期待して，通常は筋内投与が行われる。この場合，最も重要な細胞は疑う余地もなく，樹状抗原提示細胞で，直接 DNA が遺伝子導入される可能性があり，また，筋細胞が産生して間質に分泌した可溶性抗原を取り込むことができ，さらにワクチンによって殺されたり傷害された細胞を取り込むこともできる。DNA の中でも CpG は免疫刺激能力をもち，Toll 様レセプター9 Toll-like receptor 9(TLR9)に結合して Th1 誘導性サイトカインである IFNα，IFNβ，IL-12，IL-18 の産生を誘導する。すると強い細胞性免疫が誘導され，B 細胞に特定のクラスの抗体産生を誘導し（マウスでは IgG2a），強い細胞傷害性 T 細胞も誘導する。これは目的タンパク質の細胞内合成が促進され MHC クラスⅠ経路に提示されるようになるからと考えられる。たとえば，インフルエンザの例を見てみよう。前章で触れたように，インフルエンザウイルス表面のヘマグルチニンをコードする遺伝子は点変異がよく起こるためにかなりの抗原変異（ドリフト，p.275 参照）を示すが，T 細胞依存的な免疫応答を誘導しうる主要なウイルス内タンパク質は比較的よく保存されている。このことから，インフルエンザウイルスの核タンパク質をコードする DNA は他のインフルエンザ株にも幅広く防御反応を誘導することが予想され，実際にそのような効果を示す（図 13.8）。ヘマグルチニンをコードする DNA と核タンパク質 DNA を混合投与すると（前者は法的な理由から含めざるをえない），ヒト以外の霊長類やフェレットでは感染防御に有効であるとともに，抗原的に異なる他の伝染性ヒトインフルエンザウイルス株に対しても防御効果があり，現在認可されているワクチンよりも効果があった。サルではこのワクチンによりウイルスヘマグルチニンに対する高い抗体価が得られた。DNA ワクチンの接種は，プラスミドを微細金粒子やカチオン性ポリ（ラクチド-コグリコライド）（PLG）微粒子にコートして皮膚上皮細胞に高圧“遺伝子銃”ヘリウム銃（p.146 参照）を用いて打ち込むことによっても可能である。この方法では筋に直接投与するより 10～100 倍少ないプラスミド DNA 量でワクチン接種が可能である。DNA ワクチン投与によって抗原タンパク質が少量かつ持続性に発現すると，比較的高親和性のメモリー B 細胞集団が誘導され，これはタンパク抗原で追加免疫することにより確認できる（図 13.9）。これまでに，DNA ワクチンではかなり強力な“感作投与と追加免疫”戦略が考案され，たとえば，いったん DNA ワクチンでメモリー細胞をつくり，さらに抗原タンパク質を組み込んだ非複製ウイルスベクターとして鶏痘ウイルスや変異アンカラ株ワクシニアウイルスなどを用いて追加免疫をすることがある。このような方法でインフルエンザヘマグルチニンに対してマウスを免疫すると，IgG2a 抗体が強く誘導されるために生ウイルスに対する感染防御が得られる。注目すべきは，MHC クラスⅠテトラマー染色により，循環 CD8 T 細胞の 30％もが免疫したエピトープに反応するこ

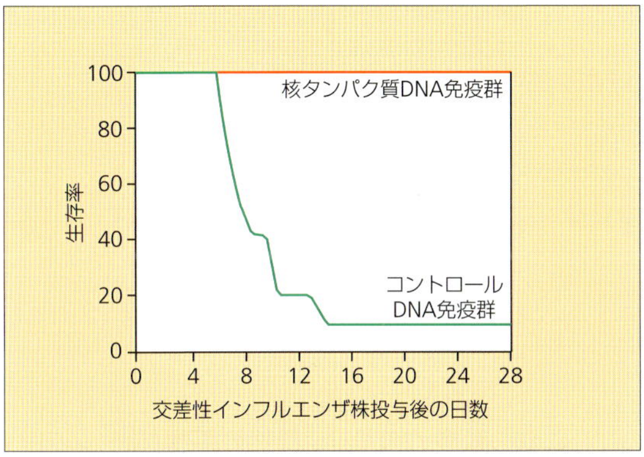

図 13.8　**インフルエンザ核タンパク質 DNA ワクチン接種後の交差性ウイルス株に対する生存率。**マウスに 200 μg の核タンパク質 DNA もしくはコントロール DNA を 3 週間ごとに 3 回免疫した。最後の免疫から 3 週間後に交差性株のインフルエンザを致死量投与した。核タンパク質 DNA 投与したマウスの生存率は，コントロール DNA を投与したマウスに比べて有意に高かった（p＝0.0005）。（Dr. Margaret A. Liu ら提供，*DNA and Cell Biology*〈1993〉**12** 777-783, Mary Ann Liebaert Inc）。

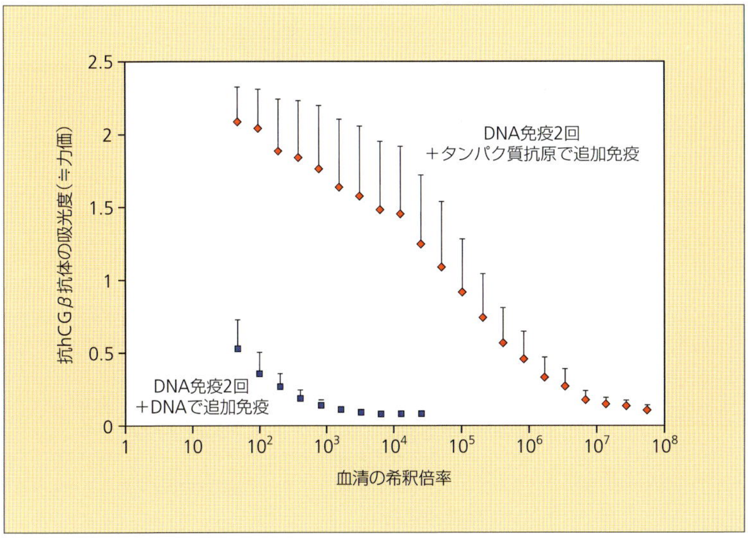

図 13.9　**ヒト絨毛ゴナドトロピン β-鎖（hCGβ）に対する DNA ワクチン投与後のメモリー細胞の誘導とタンパク質抗原による抗体産生量の増強。**（C57BL/6×BALB/c）F1 マウスを 5 群に分け，すべてのグループに 50 μg hCGβ プラスミド DNA を 0 週目と 2 週目に投与した。その後，1 群にもう一度 hCGβ プラスミド DNA を投与し，残りの 4 群には 5 μg hCGβ タンパク質抗原を Ribi アジュバント（p.312 参照）と混合して投与した。マウス血清の希釈列を hCGβ に対する ELISA 法により検討した。力価の平均と標準誤差を示した。（Laylor R. *et al.*〈1999〉*Clinical and Experimental Immunology* **117** 106）。

とである(p.144 参照)。マウスにおける *Plasmodium berghei* の実験的感染において同様の方法を用いると，IFNγ 産生性のペプチド特異的 CD8 T 細胞が強く誘導され，免疫マウスはスポロゾイト(胞子小体)感染に対して抵抗性を示すようになる。

これまで一部の DNA ワクチンや RNA ワクチンはあまり効果的ではなかったが，シンドビスウイルス，セムリキ森林ウイルス，ベネズエラウマ脳炎ウイルスなどのアルファウイルスの複製機構を DNA プラスミドに組み込んだものが次世代ワクチンとして使われている。**アルファウイルスのゲノム**は，複数の構造遺伝子をコードする一本鎖陽性 RNA と RNA 複製酵素からなり，構造遺伝子の 1 つをワクチン用の抗原遺伝子と置換することができる。このような複製可能なプラスミドを遺伝子導入すると，導入細胞はアルファウイルスとワクチン抗原を多量に産生してアポトーシスを起こし，これが抗原提示細胞に取り込まれて，細胞性免疫，液性免疫や粘膜免疫が誘導される。この方法はいくつかの感染症や癌の動物モデルにおいて有効なものとして注目されている。

多くのものが DNA ワクチン化されうる。たとえばインフルエンザウイルスでは，特定の変異株を選択することなしにワクチン用 DNA を現行の臨床原料から直接得ることができる。これは簡単にすばやくできるので，これまでワクチンの作成に 2 年かかっていたのが数カ月程度に短縮されうる。DNA ワクチンの場合，煩雑で費用もかかるタンパク質合成やサブユニットワクチン作成のために必要なタンパク質の精製が不要であり，ほとんど同一の生産施設を使ってまったく異なるワクチン候補の作成が可能である。DNA ワクチンは非常に安定な粉状に作成できることから，経口ポリオワクチンのような温度感受性のワクチンでは熱帯地域では必要な低温輸送システムが不要となる。最大の利点は，DNA ワクチンは非常に安価なことである。組換え B 型肝炎ウイルスワクチン投与には 22 ドルの経費が必要であるが，これは多くの国で 1 人分の全医療費を超える額に相当するが，DNA ワクチンの 1 回投与であればもっとずっと安価である。安全面での検討課題としてプラスミドが宿主ゲノムに永久的に組み込まれる可能性などがあり，これらは現在検討されつつあるが，現時点ではあまり問題なさそうである。現在の最大の問題は，ヒトでの臨床治験の場合，マウスでの前臨床試験での結果に比べて反応が弱いことがあることである。ヒトでの DNA ワクチンがより効果的に働くように，ウイルスベクターの使用，サイトカイン遺伝子の導入，樹状細胞の目的部位への動員と活性化などいくつかの方法が検討されている。

エピトープ特異的ワクチンの必要性

タンパク質を中心とした多くの免疫原は，種々の B 細胞エピトープや T 細胞エピトープを介して免疫系を刺激する。多くの免疫原は防御反応を誘導するが，一部のものは生体に悪影響を及ぼすことがある。たとえばトリパノソーマ・クルージ *Trypanosoma cruzi* と心筋のように自己エピトープと交差反応がある抗原は，病原性自己免疫応答を起こす可能性がある。HIV の gp120 上の V3 ループのような例では，抗原性が高いために，より免疫原性の低い保存された領域には抗体ができず，もっぱら V3 ループに対して抗体産生が起こるが，V3 ループは変異性が高いために免疫系からの攻撃を回避することができる。同様の例がマラリアや種々のウイルス由来タンパク質で見られ，免疫原性の高い主要な T 細胞エピトープが変異をするために細胞傷害性 T 細胞の攻撃を回避できる耐性株が生じてくる。このように抗原エピトープの中には悪影響を及ぼすものがあり，「**抗原原罪** original antigenic sin」とよばれる現象の原因となる。たとえば，インフルエンザの初感染と二度目の感染で免疫原性エピトープが似てはいるものの同一でない場合，二度目の感染でありな

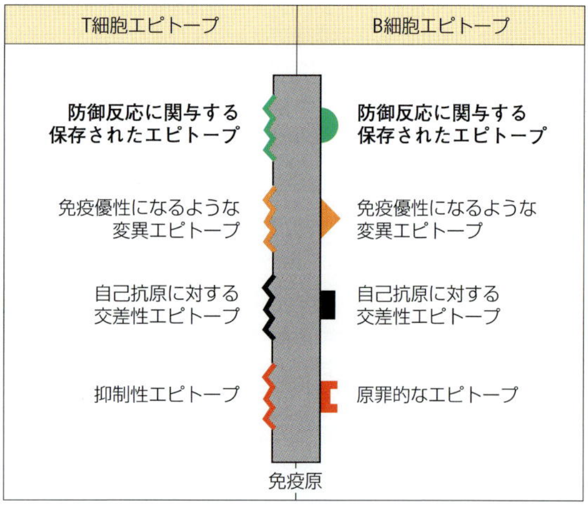

図 13.10　**タンパク質免疫原上の望ましいエピトープ(緑)と不要なエピトープ(オレンジ・黒・赤)。** 保存されたエピトープは変異株に対しても幅広く防御反応を惹起するが，微生物上に存在する場合には免疫原性が低いことが多い。望ましくないエピトープとは次のようなものである。(i)免疫優性性をもつもの。主要な免疫応答がこのエピトープに対して起こるために，病原体は変異により攻撃を回避することになる。(ii)自己抗原と交差反応をもつために，自己免疫疾患を引き起こすもの。(iii)"抗原原罪"の原因となるもの(本文を参照)。(iv)T 細胞依存性免疫応答を抑制もしくは阻害するもの。

がら初感染のエピトープのほうにより強い抗体産生が起こってしまうような現象がこれに相当する。さらに，特定のエピトープがヘルパーT細胞を不適切なサブセットに誘導したり，優先的に抑制反応，拮抗反応やアナジー（不応答）などを誘導して，同一抗原上に存在する異なるエピトープへのT細胞の反応性を抑制する可能性もある（図13.10）。

自然感染ではしばしば弱い防御性抗体反応しか誘導しないことがあり，このような場合には効果的な液性免疫を誘導するワクチン候補の探索は容易ではない。しかし，そのような場合でも，その病原体の免疫原性の低い保存領域に対するモノクローナル抗体でもいいから作成して使ってみると，防御性があることがあり，そのような例としてHIV，エボラウイルス，カンジダ感染のモデルがあげられる。つまり，防御的モノクローナル抗体を生じさせうるエピトープが病原体の一部として存在する場合には抗体反応が抑制されるが，いわば“あわせ細工”の状態からエピトープが単離されて提示されると，高い力価の防御的抗体産生を誘導できることがある。

以上のようなさまざまな状況から考えると，防御反応を抑制するような悪いエピトープを除いてよい生体防御エピトープだけにしたようなワクチンがよい。すなわち，**エピトープ特異的ワクチン**の開発が必要であり，このようなエピトープが保存された領域にあれば広範な防御性をもつワクチンとなる。このためには次にようないくつかの方法がある。

▶ 合成ペプチドで必要なエピトープを模倣できる

B細胞エピトープ

微生物抗原の重要エピトープに一致する小さなペプチド配列は容易かつ安価に合成できるが，長い配列のものの合成はかなり高価である。合成ペプチドは，アミノ酸一次配列上は正しいが，ランダムな構造をとるためにもとの抗原とは立体構造上異なり，それゆえ液性免疫を誘導するには弱いワクチンであると想像される。しかし，おもしろいことに，これは必ずしもそうではないのである。口蹄疫ウイルス特異的タンパク質（VP1）由来の20アミノ酸ペプチドは効率よく中和反応を誘導する。これはこのペプチドのX線構造解析結果から説明可能であり，“ループ”領域に存在するはずのペプチド配列が薄い電子密度を示すことから非常に可変性の構造をとっていると思われる。このペプチドの場合には，エピトープは直線的で，ループ構造が柔軟性をもつことから可溶性ペプチドで天然のVP1分子を模倣することができ，この配列をワクチンとして使ったときに防御的抗体反応を誘導できるのである（図13.11 a，b）。直線的なエピトープであっても天然型タンパク質上では近傍の構造によりその立体構造が拘束されている場合には，可溶性ペプチドによる免疫では，図13.11 cが示すように，低親和性抗体しか誘導できない。

T細胞エピトープ

短いペプチドでは構造的な問題からうまくB細胞反応を誘導できないことがあるが，T細胞はタンパク質の立体構造よりも一次配列を強く認識することから，短いペプチドでも抗原特異的T細胞反応を誘導することが可能である。もしペプチドで感作されたT細胞が細胞性免疫を媒介するとともにB細胞の抗体産生をヘルプできるのであれば，これらのT細胞は二次感染の際の効率よい備えとなり，ペプチドによる免疫は感染の有用な予防法となりうる。

すでに前章で触れたように，T細胞エピトープはしばしば主要なエピトープではあるが変異性が高く，このために防御性の細胞性免疫応答を抑制したり台なしにしたりすることがある。このようなときには，**より免疫原性の弱いエピトープや隠れた（cryptic）エピトープ（p.211参照）が効果的なワクチンとして利用できるかもしれない**。このようなタンパク質をまるごと投与しても抗原提示細胞が十分量のペプチド配列をMHCに提示できず，このために休止期T細胞を刺激できないことが多いが，このような配列を人工的に合成ペプチドとしてつくって十分量投与すれば，この問題は回避できる可能性がある。というのは，**感作T細胞は休止期T細胞**と比べてはるかに少量のMHC-ペプチド複合体で刺激され，必ずしも主な共刺激を必要としないことから，感染細胞が当該抗原を分解してその「隠れた（cryptic）エピトープ」を提示した場合には感作T細胞はそれに反応することができる。さらにこのようにして感作されたT細胞は当該抗原の保存された配列に反応することから，種々の変異株に対しても細胞性免疫を誘導することが可能である。

T細胞ワクチンとしてペプチドを用いる難しさは，多様な人種間に存在するMHC分子の多様性のためである。つまりそれぞれのペプチドが必ずしもすべてのMHCとうまく会合するわけではなく，一方，前述したように，このためにMHCが免疫応答性遺伝子（Ir）とされるゆえんでもある（p.222参照）。しかし，この問題は，もし多様なHLA型を，共通の構造的，機能的特徴に基づいて，いくつかの**スーパータイプ** supertypeに分類することができれば，かなり軽減されることになる。ただ，MHCにきわめて大きな多様性があることから特定のペプチドに対する反応性を実験的に調べて MHC の分類をすることは困難で，実際はコンピューター解析が用いられる。これまでに，11 種類のクラスⅠスーパータイプ(4 種の HLA-A, 5 種の HLA-B, 2 種の HLA-C)と 12 種類のクラスⅡスーパータイプ(5 種の HLA-DR，3 種の HLA-DQ，4 種の HLA-DP)がコンピューターにより同定され，ほとんどの人はこれらのどれかの MHC スーパータイプに属する。実際，いくつかのペプチド配列は複数の MHC スーパータイプに結合することから，ほとんどすべての人に有用な普遍的エピトープということになる。その例として，マラリアスポロゾイト周囲タンパク質の 326～345 アミノ酸残基，結核菌 MPB70 タンパク質の 106～130 残基，166～193 残基，破傷風毒素の 830～843 残基，947～967 残基などがある。これらの配列は有用な(HLA 非依存的)ヘルパー T 細胞エピトープであり，他のペプチドと結合させて有効なペプチドワクチンとなる可能性がある。

ペプチドの免疫原性を亢進させるには

ペプチドが B 細胞に対して免疫原性をもつためには，T 細胞からのヘルプに強く依存し，このペプチド上に T 細胞エピトープが存在しないと十分な抗体産生が得られない。このような例として，ウシやブタにおける口蹄疫 VP1 環状ペプチドや，ヒトでのマラリアスポロゾイト周囲抗原由来の 4 ペプチドのポリマーであるアスパラギン-アラニン-アスパラギン-プロリン(NANP)などがある(p.310 参照)。しかし，この$(NANP)_3$テトラマーリピートに一般的な T 細胞キャリアーであるスポロゾイト周囲タンパク質(上述)由来の 326～345 ペプチド残基を結合させると，すべての系統のマウスでよい抗体反応が見られるようになる。さらにこの合成ペプチドであらかじめ免疫しておくと，その後スポロゾイトそのもので追加投与することにより抗体価が上昇する。これらのことから 2 つの重要な点が浮かびあがってくる。1 つは，すでに述べたように，自然感染によって免疫を増幅させるためには T 細胞と B

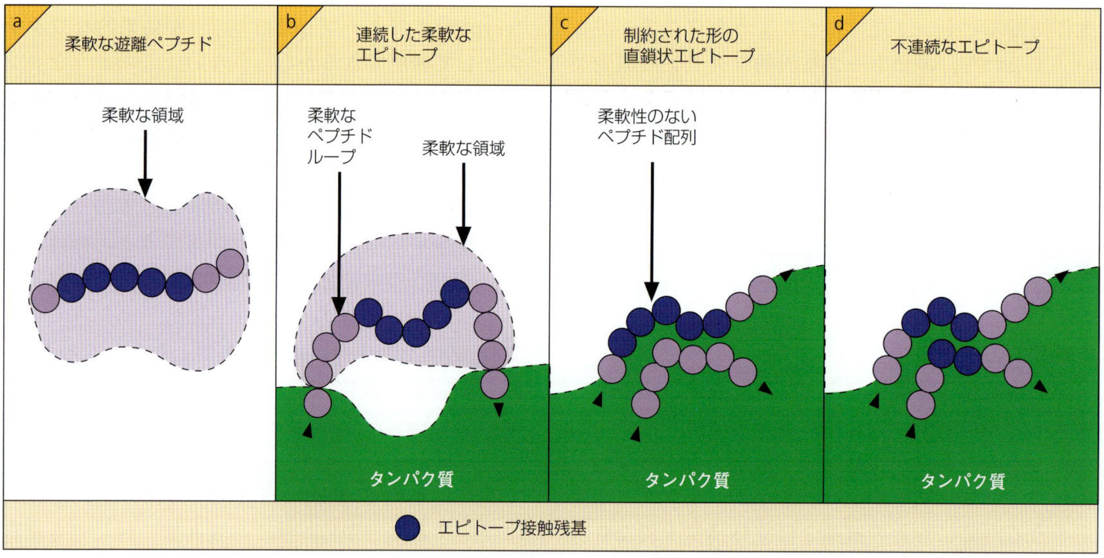

図 13.11 **ペプチドによるタンパク質エピトープの模倣の構造的基礎。** (a)遊離ペプチドは非常に柔軟なため，溶液中ではさまざまな構造をとる。(b)特定のペプチド配列が柔軟なループ状や鎖状であるタンパク質の一部にある直線状エピトープとして提示される場合，そのエピトープは規則に則った範囲で遊離ペプチドに類似したさまざまな構造をとり，免疫原(ワクチン)となる。そのため，このようなペプチドは天然タンパク質に反応する抗体の産生を誘導することができる。(c)タンパク質の直鎖状エピトープが構造的に制約を受ける(例：柔軟性がない)場合，さまざまな構造の中でもかぎられた構造しかとれないことになる。したがってこのようなペプチドを免疫原とすると，一部の B 細胞だけが相補的な天然のタンパク質に反応できず，それゆえこのようなペプチドはタンパク質抗原を含む微生物に対して抗体を誘導するワクチンとしては効力が低い(しかしながら，このような抗体はウエスタンブロットでは使える。というのは，この方法ではタンパク質はドデシル硫酸ナトリウム(SDS)により変性されて，比較的遊離の状態となるからである)。一方，タンパク質に対してつくられた抗体はペプチドに反応するが，親和性が低く，その理由はペプチドが抗体に適合するように構造を制約するためにはエネルギーが必要だからである。たとえば，ジフテリア毒素や B 型肝炎表面抗原のジスルフィド結合ループのように，ペプチドとタンパク質のどちらでも構造的な制約がある場合には，抗ペプチド血清はもとのタンパク質にそれなりによい反応性を示す。(d)もっともよく見られる例であるが，エピトープは通常，不連続であり，抗体と接触する領域の予測ができたとしても，適切な構造をもとにしたペプチド配列のデザインは困難である。ただし，新しい方法として，ランダムなバクテリオファージライブラリー由来の抗体を用いて，しかるべきペプチドを選択することが開発されつつある。

細胞のエピトープの両方が提示される必要があることである。

もう1つは，B細胞エピトープを認識するリンパ球がプロセシングを受けたT細胞エピトープを同時に認識できるようにB細胞エピトープとT細胞エピトープとがリンクしていることである（図8.12参照）。しかし，だからといって，感染源の中で両方のエピトープが共有結合をしている必要はない。事実，マウスをB型肝炎ウイルスのビリオンで感作すると，コア抗原だけでなく表面抗原に対しても強い反応性が誘導される。すなわち，構造的に何らかのリンクがあれば必ずしも1分子の中でリンクしている必要はない。これとは対照的に，B型肝炎表面抗原B細胞ペプチドとT細胞キャリアーのレンサ球菌ペプチドを結合させたものを用いて免疫すると，このワクチンで追加免疫をすることはできるが，肝炎ウイルスそのものでは追加免疫効果はない。また，結核菌熱ショックタンパク質は非常によいペプチドのキャリアーであり，アジュバントやBCGによる免疫誘導がなくてもよい（図13.7）。しばしば見られることとして，タンパク質キャリアーを用いたワクチンで感作して，同じワクチンで二度目の追加免疫をすると，抗原の競合が起こり，キャリアーに対する反応がペプチドに対する反応を抑制することがある。この点，B細胞エピトープだけでなくT細胞エピトープをも合わせもつペプチドは明らかに抗原として優れている。関連性のあることとして，口蹄疫ウイルスVP1ループ中の8残基ペプチドをポリ-L-リシン骨格に結合させて多量体構造にすると，単量体よりもはるかに強い免疫応答を誘導することができる。これは，ペプチドの多量体クラスターを中心オリゴリシン骨格に結合させて免疫原性の高い多重抗原ペプチド <u>m</u>ultiple <u>a</u>ntigen <u>p</u>eptide（MAP）にするという方法で，おそらく多重ペプチドユニットがお互いのキャリアーとなるために免疫原性が高まるものと推測される。

前述した考え方はあるものの，**タンパク質の抗原決定基は多くの場合，不連続であり**，抗原に関与するアミノ酸残基は，一次配列上は遠く離れているかもしれないが，ペプチドの立体的な折りたたみ構造によってお互いに近接して存在することが多い（図13.11d，p.301）。このような場合，一次構造で直線的な配列を示すペプチドは抗原決定基の一部でしかないことから，低親和性の反応しか誘導できない。不連続的な抗原決定基を明らかにする方法として，X線構造解析，部位特異的変異やコンピューターモデリングがあるが，時間がかかる。たとえこのような情報が得られても，当該エピトープを構成する接触部位のアミノ酸残基を立体的に模倣したペプチドの合成をするのは容易ではない。高親和性結合をもたらすペプチドエピトープを選択する方法として，最近，ランダムな6～7ペプチドのバクテリオファージ・ライブラリーを用いてつくるモノクローナル抗体が利用されるようになっている。このようなランダムペプチドはイムノグロブリン可変領域のCDR3ループと会合しやすいのが特徴である。実はこのようなエピトープについてはすでに述べている。このようなエピトープは特定の抗体に結合性をもつことから，**抗イディオタイプ**ということができ，これを免疫原として用いると**イディオタイプ**ということになる。

▶ 抗イディオタイプ抗体はエピトープ特異的ワクチンとして活用可能かもしれない

イディオタイプに対する内部イメージとしてできた抗イディオタイプ抗体は，不連続なB細胞エピトープをもつ抗原の代用となりうる。なぜなら，定義上，このような抗体は特定のイディオタイプをもつ抗体の抗原結合部位に結合できる構造をもっているからである（訳注：特定のイディオタイプをもつ抗体は，当該抗原に特異的に結合する抗体であり，この抗体の抗原結合部位に結合するものは構造的に当該抗原とよく似ていることになる）。この場合，エピトープ中に存在する抗体との接触部位の一次配列情報については何も知る必要がない。というのは，この方法では，さまざまな形の何百万種類もの抗体の中からイディオタイプ抗体に対して三次元的に強く結合する抗イディオタイプ抗体を選ぶだけだからである（図10.12参照）。このような抗体は，ハイブリドーマのクローン（p.114参照）やscFv（p.115参照）などのファージディスプレイライブラリーから選択することが可能である（図13.12）。このような内部イメージに対する抗イディオタイプ抗体は，特に子どもに対して免疫原性が低いことが知られる糖鎖などに対して有用なワクチンとなる可能性がある。他にも，B型肝炎表面抗原や酵母キラートキシンを含む多くの分子において，このようなエピトープを模倣することが可能であることが報告されている。

▶ 不要なエピトープをなくしても必要な不連続B細胞エピトープを立体的に正しく提示することが可能である

不連続なB細胞エピトープを立体的に正しく提示させるためには，通常はそのタンパク質が自発的に折りたたまれるのを待つしかない。当該タンパク

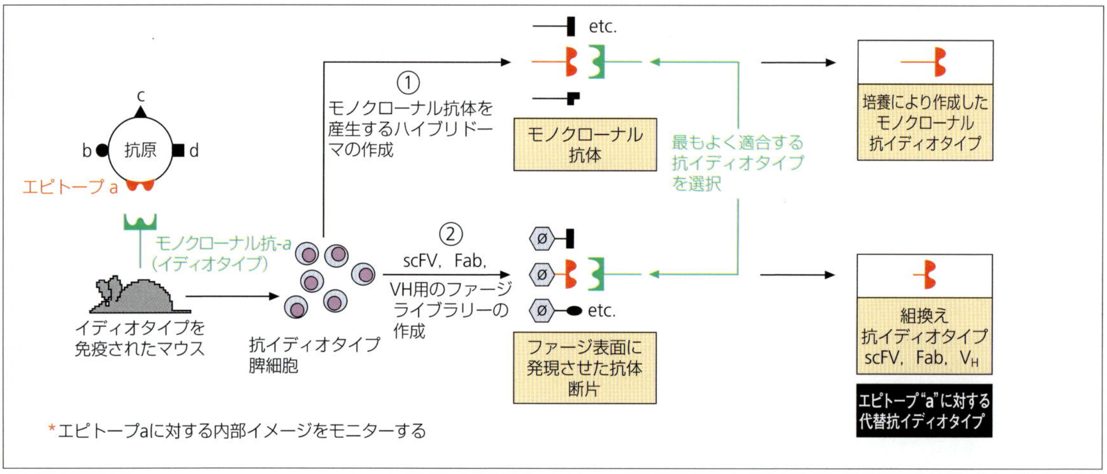

図 13.12　**B 細胞エピトープに対する抗イディオタイプ抗体の誘導。**抗原上のエピトープ"a"に特異的な高親和性モノクローナル抗体（特定のイディオタイプをもつ）をマウスに投与して，抗イディオタイプ抗体を誘導する。そして，抗体投与したマウスの脾細胞を用いて，①ハイブリドーマを作成する。すると，できたモノクローナル抗体の一部は抗イディオタイプ抗体に対する内部イメージとしての特異性を示す。②次に，免疫脾細胞上の細胞表面抗体断片を発現するファージライブラリーを作成する。これらのモノクローナル抗体およびファージライブラリー産物を，免疫原として用いたモノクローナル抗体でスクリーニングし，このイディオタイプに最もよく結合する抗イディオタイプ特異性をもつモノクローナル抗体もしくは抗体断片を選択する。そして，これらの抗体が"a"の内部イメージとして働くかを，もとのイディオタイプをもつ抗体と"a"の結合を阻害するか，また，他の抗"a"モノクローナル抗体と結合するか，他の動物種で作成された当該抗原に対するポリクローナル抗血清と結合するかなどの基準により，スクリーニングする。得られた抗体を大量に産生すれば，エピトープ"a"に対する代替ワクチンとなるはずである。

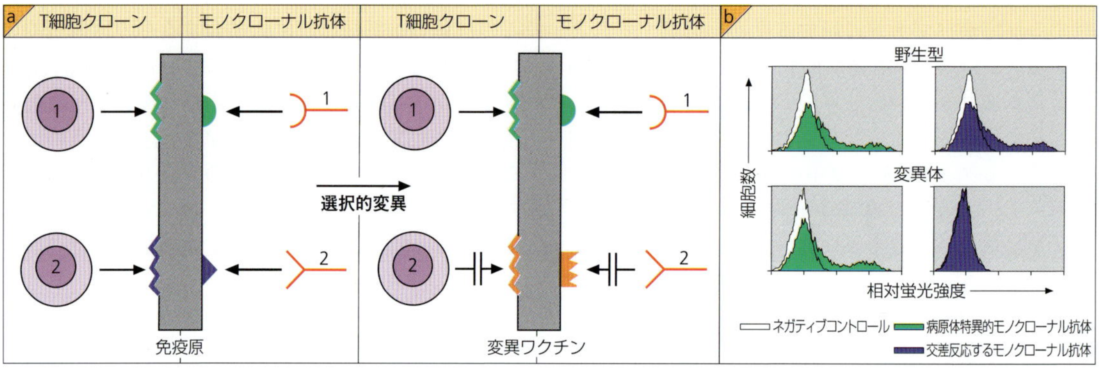

図 13.13　**(a)タンパク質ワクチン作成の際に必要なエピトープ（緑色）を保持しながら不要なエピトープ（濃紺色）に選択的に変異を入れる戦略。**このような期待すべき変異が導入されたかについては，モノクローナル抗体（B 細胞エピトープ）や T 細胞クローン（T 細胞エピトープ）に対する反応性を調べることで判定できる。この例では，不要な交差反応エピトープ（病原体と自己抗原の両方に同じエピトープがある場合など）に変異を入れて新しいエピトープ（オレンジ）をつくった。ただし，話を単純化するために，T 細胞が MHC-ペプチド複合体を認識するという事実は省いている。(b)遺伝子導入の手法を用いて，この変異タンパク質を細胞表面に発現するようにして，その細胞について FACS 解析を行った。その結果，変異導入タンパク質は病原体特異的なエピトープは保持していたが，もとの抗原に存在していた交差反応エピトープは欠失していた。

質抗原の遺伝子に変異を導入してアミノ酸置換をすれば不必要なエピトープを除去できる可能性があるが，その過程で立体構造までもとどおりに保存できていれば，当初の目的は達成されたことになる。このような変異抗原を作成する際に，果たして必要なエピトープが保存され，"遺伝子工学的修飾"で"悪い"エピトープが予想どおりに除去できたかどうかは，しかるべきモノクローナル抗体との反応性により確認できる（図 13.13）。"悪い"T 細胞エピトープは部位特異的変異によっても除去が可能である。

不要なエピトープは，時には，その配列に糖鎖修飾部位を付加すると隠れてしまう場合がある。この方法は，HIV-1 の gp120 上のエピトープのうち，ウイルス中和活性が低い抗体を誘導するものを隠すために実際に用いられており，その目的は，免疫系の矛先を gp120 上の B 細胞エピトープにのみ向けるようにして，より広範に中和活性をもつような抗体を産生させるためである。これとは別に，抗原の不要部分を大きく除去しながら残りのペプチド配列はうまく立体構造が保持されるようにする場合もある。たとえば，インフルエンザウイルス M2 抗原の保存された細胞外ドメインに B 型肝炎ウイルスコアタンパク質の N 末端を結合させたものを接種すると，実験動物では致死量のウイルスを感染させても 90〜100％の抵抗性を示すようになり，また，この抗原は保存性が高いことから，かなり広範なインフルエンザウイルス亜種に効果があると思われる。同様の方法で，マラリア原虫メロゾイト特異的タンパク質 MSP-1 の C 末端断片の 19 kDa に対してサルに免疫をすると，中和抗体ができてメロゾイト感染に対して抵抗性を示すようになる。

現在使用されているワクチン

現在使用されているワクチンとその投与スケジュールを表 13.3，表 13.4 に示す。免疫スケジュールの地域間の違いは，感染リスクだけでなく他の地域的な要素にもよる。2 歳以下の子どもは T 細胞非依存的抗原であるインフルエンザ菌莢膜多糖類にうまく反応できないことから，現在は抗原を破傷風毒素やジフテリア毒素の無毒性変異体 CRM197 に結合させてワクチンとして一般に用いられている。B 型肝炎感染の罹患率や死亡率はかなり高く，その疫学は複雑で高リスク者を同定することが難しいことから，アメリカでは生後すぐにワクチン投与をするのが一般的になっている。イギリスでは，BCG 接種が日常的に行われている。しかしながら，アメリカ以外の国では，BCG 接種によりツベルクリン反応の陽性者が増加して結核の感染検査用にツベルクリンテストが使用できなくなることを恐れて，一般的な接種はされていない。インフルエンザウイルスの場合には，常に抗原変異が起こり，時にはより大きな抗原性変化も起こる可能性があることから，各半球ごとに毎年，新規ワクチンを作成することが必要である（図 13.14）。

現在開発中のワクチン

他の外用医薬品と同様，ワクチンの開発もいくつかの段階を経て行われる。動物前臨床試験が成功すると，フェーズⅠ臨床試験が行われ，健常人ボランティアに対して安全性と免疫応答に関する評価が行われる。この結果がよければ，フェーズⅡ試験に移り，少人数の患者に対して薬の有効性を評価する。フェーズⅡ試験がうまくいって，開発担当企業と監督機関がその先に進むことを決定した場合には，より規模の大きい試験（フェーズⅢ試験）で有効性と安全性の試験を十分に行い，その後に販売承認権が得られることになる。フェーズⅣ臨床試験ではさらに多数の人に対して最終的な有効性と安全性の判断を行う。このすべての過程には 12〜15 年の年月がかかり，何百億円もの資金が必要となる。

利用できるワクチンがない，またはワクチン効果が不十分な疾患に対しては，現在，多くのワクチンが開発されつつある（表 13.5）。後者のよい例として**結核** tuberculosis がある。BCG（bacille Calmette-Guérin）は 80 年以上も使用されてきた結核ワクチンだが，効果があるのは幼児と青少年の粟粒結核と結核性髄膜炎だけであり，その効果も世界の一部にかぎられ，さらに，成人のもっとも一般的な型である肺結核にはほとんど効果がない。結核は開発途上国において非常に重要な問題であり，西欧諸国においても患者が急増している。結核は HIV/AIDS 患者では驚くほど感受性が高く，HIV 感染者の半数は結核に感染しており，世界中で多剤耐性株の出現が報告されている。このため，よりよいワクチンの開発が火急の課題となっている。BCG の効果の向上を目指す試みが現在行われ，Ag85B 分泌タンパク質遺伝子のコピー数を増やしたり，リステリオリシン遺伝子を導入する試みがある。無修飾の BCG では $CD4^+$ T 細胞反応のみが誘導されるが，リステリオリシン遺伝子を組み込んだ BCG では強力な $CD4^+$ T 細胞反応と $CD8^+$ T 細胞反応が誘導される。他にも，30 kDa 主要分泌タンパク質（rBCG30）のような結核菌から単離された抗原がワクチン候補として用いられつつある。Ag85A タンパク質をワクシニアウイルスアンカラ（MVA85A）に組み込んだものは，現在イギリスやアフリカで臨床治験中であり，BCG の初回免疫後に追加投与として用いると $CD4^+$ T 細胞や $CD8^+$ T 細胞の反応性を亢進させることがわかっている。この他に，2 種類以上の結核菌遺伝子を融合させてキメラタンパク質を作成することが行われ，たとえば，Ag85B 抗原と TB10.4 抗原のキメラタンパク質や Mtb32 抗原と Mtb39 抗原のキメラタンパク質がその例で，後者はアメリカで臨床治験が行われている。

HIV-1（14 章参照）に対しては多数のワクチン臨床試験が行われており，この恐ろしい病気の流れを食い止めることが期待されている。免疫原として，gp120，Env，Gag，Pol，Nef，逆転写酵素，Tat，

表 13.3 アメリカとヨーロッパで認可されているワクチン。

ワクチン	抗原物質	使用対象
	微生物感染(＋一部ウイルス感染の組合せ)	
炭疽	炭疽菌から精製した防御反応抗原をミョウバンと混合	感染動物や感染動物食品を扱った人。また炭疽菌の研究者
BCG	ウシ型弱毒性結核菌ワクチンは *Mycobacterium bovis* の弱毒化生ワクチンである	イギリスを含むワクチンの効果がある地域の子どもや青年。アメリカでは定期接種は行われていない
コレラ	不活性化コレラ菌と組換えコレラ毒素 B サブユニットの混合物	地方や流行地域への旅行者のための経口ワクチン
ジフテリア・破傷風・百日咳・ポリオ・B 型肝炎混合ワクチン	アラムとジフテリア毒素・破傷風毒素・無細胞百日咳・不活性化ポリオウイルス・不活性化 B 型肝炎ウイルス表面抗原を混合	子どもに定期的にワクチン接種
ジフテリア・破傷風・百日咳・ポリオ・B 型インフルエンザ桿菌	別種の混合ワクチン，B 型インフルエンザ桿菌多糖類カプセルを破傷風毒素もしくは CRM197(無毒生ジフテリア毒素変異体)に結合	子どもに定期的にワクチン接種
C 群髄膜炎菌	髄膜炎菌多糖類の 4 種の血清型をジフテリア毒素に結合	イギリスでは子どもに定期接種。イギリスで起こる髄膜炎のほとんどは B 群か C 群により起こり，ワクチンの定期接種は C 群のみである。髄膜炎菌ワクチンは A・C・W-135・Y 群に対するものがある
肺炎球菌	肺炎球菌(23 種の各種もしくは 7 種のカプセル型)の多糖類をジフテリア毒素に結合させ，アラムと混合	アメリカでは子どもに定期接種。イギリスでは感染リスクの高い人に接種(高齢者・脾臓摘出患者・さまざまな慢性疾患患者)
腸チフス	チフス菌の Vi 多糖類抗原	公衆衛生が整備されていない地域への旅行者，擬似患者の検体を扱う作業者
	ウイルス感染	
A 型肝炎	不活性化 A 型肝炎ウイルスをミョウバンに混合	ウイルスを扱う作業者・血友病患者・流行地域への旅行者など高リスクの人
B 型肝炎	組換え B 型肝炎ウイルス表面抗原(HBsAg)をミョウバンに混合	アメリカでは子どもに定期接種。イギリスでは B 型肝炎ウイルスに感染の危険性が高い人に接種
インフルエンザ(不活性型)	WHO 推奨のインフルエンザ株の 3 種を不活性化し混合	アメリカでは乳幼児に定期接種。イギリスではインフルエンザ感染による合併症の危険性が高い人に摂取
インフルエンザ(弱毒化生ワクチン)	WHO 推奨のインフルエンザ株の 3 種を弱毒化し混合	5〜49 歳でインフルエンザ感染による合併症の危険性が高い人に摂取
日本脳炎ウイルス	不活性化日本脳炎ウイルス	日本脳炎に感染する危険性が高い人
麻疹・おたふく風邪・風疹(MMR)	麻疹・おたふく風邪・風疹の弱毒化生ワクチン	子どもに定期接種
ポリオ(不活性化型・ソーク)	不活性化した 1，2，3 型ポリオウイルス	子どもに定期接種。小児麻痺の罹患は回避できるが，ポリオウイルスの拡散は防げない。(経口ポリオワクチン〈セービンワクチン〉は弱毒化生 1，2，3 型ウイルスを含むものを使用)
狂犬病	不活性化狂犬病ウイルス	感染の危険性がある人
ダニ媒介脳炎	不活性化ダニ媒介脳炎ウイルス	流行地域で仕事・ハイキング・キャンプをする，感染の危険性がある人
水痘-帯状疱疹	弱毒化生水痘-帯状疱疹ウイルス	水痘-帯状疱疹に接触の危険性がある 1 歳以上の血清陰性の健常児。患者に接触する血清陰性の医療機関で働く健常人
黄熱病	弱毒化生黄熱病ウイルス	風土病として蔓延している地域への旅行者や居住者，ウイルスや擬似患者の臨床検体を扱う作業者

混合ワクチンの個々のワクチンもそれぞれ認可されている。

表 13.4　アメリカ疾病管理予防センター(CDC)とイギリス NHS による小児期と青年期での推奨ワクチン接種スケジュール。

ワクチン	免疫スケジュール
アメリカ	
B 型肝炎	生後 0，1，6 カ月に接種(計 3 回)
ジフテリア(高用量)，破傷風，無細胞百日咳(DTaP)	生後 2，4，6，15 カ月と 4〜6 歳の間に接種(計 5 回)
不活性化ポリオウイルス(IPV)	生後 2，4，6 カ月と 4〜6 歳の間に接種(計 4 回)
インフルエンザ桿菌 B 型(Hib)	生後 2，4，(6)カ月に接種(計 2 回，ワクチン製剤により 3 回目の投与もある)
麻疹・おたふく風邪・風疹(MMR)	生後 12 カ月と 4〜6 歳の間に接種(計 2 回)
水痘	水痘に罹患していない生後 12 カ月の子どもに接種(1 回)
肺炎球菌ワクチン(PCV)	生後 2，4，6，12 カ月に接種(計 4 回)
インフルエンザ	生後 6〜23 カ月の子どもに毎年接種
ジフテリア(低用量)，破傷風(Td)	11〜12 歳の子どもに接種(1 回)
イギリス	
ジフテリア(高用量)，破傷風，百日咳，不活性化ポリオウイルス，インフルエンザ桿菌 B 型(DTaP/IPV/Hib)	生後 2，3，4 カ月に接種(計 3 回)
C 群髄膜炎菌(MenC)	生後 2，3，4 カ月に接種(計 3 回)
麻疹・おたふく風邪・風疹(MMR)	生後 13 カ月と 3 歳に接種(計 2 回)
ジフテリア(低用量[d]，高用量[D])，破傷風，百日咳，不活性化ポリオウイルス(dTaP/IPV もしくは DTaP/IPV)	3 歳に接種(1 回)
BCG	10〜14 歳のツベルクリン反応陰性の子どもに接種(1 回)。感染の危険性が高い乳児には生後すぐに接種
ジフテリア(低用量)，破傷風，不活性化ポリオウイルス(dT/IPV)	13〜18 歳に接種(1 回)

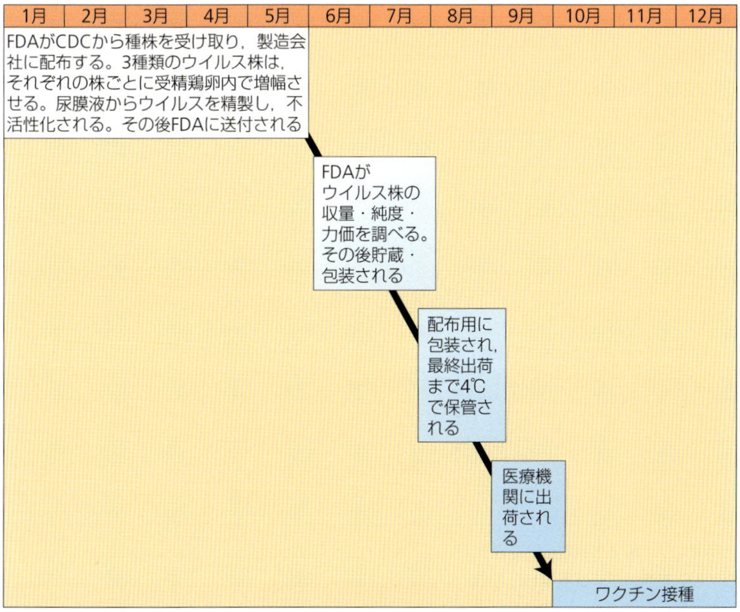

図 13.14　**インフルエンザワクチン作成のスケジュール(北半球)。** WHO の国際的インフルエンザ監視ネットワークは 83 カ国の 112 の国立インフルエンザセンターで構成され，それぞれのセンターは地域のインフルエンザウイルスを継続的に単離し，抗原同定の予備試験を行い，ウイルスの詳細な解析のためにアメリカ・イギリス・オーストラリア・日本の 4 つの WHO 共同研究センターへ送付する。これによって得られた情報をもとに，WHO は北半球や南半球で次の冬にどのウイルスが流行するかについて，半年ごとに予測を出す。この場合，2 種類のインフルエンザ A のサブタイプと 1 種類のインフルエンザ B のサブタイプが次の冬のワクチンとして選択され，その 3 種類のうち，およそ 1，2 種は前の年に流行したものと同一である。アメリカでの商業的なワクチン製造はアメリカ疾病管理予防センター(CDC)やアメリカ食品医薬品局(FDA)により管理される。

表 13.5　現在開発中のワクチン。

ワクチン	抗原	使用
微生物感染(+一部ウイルス感染の組合せ)		
ライム病菌	組換え外被タンパク質	ライム病の予防
クロストリジウムディフィシル	毒素 A と B	クロストリジウムディフィシルの感染予防
ジフテリア・破傷風・百日咳・ポリオ・インフルエンザ桿菌 B 型・B 型肝炎	6 種のワクチンと組換え B 型肝炎表面抗原を混合	乳幼児に最小限の接種。安全性の問題が懸念される
B 群髄膜炎菌	B 群髄膜炎菌の複数の株からとった外被側膜タンパク質	乳幼児の脳髄膜炎の予防
髄膜炎菌	A 群と C 群の多糖類を破傷風毒素と結合	脳髄膜炎の予防
チフス菌	経口免疫用弱毒化ワクチン	腸チフスの予防
B 群レンサ球菌	多価多糖類とレンサ球菌 C タンパク質と結合	乳幼児の B 群レンサ球菌感染による敗血症と髄膜炎の予防
肺炎球菌	膜タンパク質 D をもとにした 11 価のワクチン	子どもの罹患予防
ウイルス感染		
サイトメガロウイルス	リン酸化タンパク質 65，糖タンパク質 B，最初期 1 遺伝子産物で構成される 3 価 DNA ワクチン	先天性感染の防止
デング	1-4 血清型ウイルスで構成される弱毒化 4 価ワクチン	デングウイルス感染の予防
エプスタイン-バーウイルス(EBV)	組換え gp220/350	EBV の予防，単核球症・バーキット白血病・上咽頭癌・その他 EBV による病気の予防も含む
C 型肝炎ウイルス	組換え E1	C 型肝炎の予防
E 型肝炎ウイルス	組換え ORF2	E 型肝炎の予防
単純ヘルペスウイルス	弱毒化ウイルス	陰部ヘルペスの予防
パピローマウイルス	ウイルス様小胞 6，11，16，18 で構成される 4 価ワクチン	ヒトパピローマウイルス感染の予防，子宮頸癌の予防も含む
ロスリバーウイルス	不活性化ウイルス	ロスリバーウイルスによる流行性多発性関節炎の予防
ロタウイルス	弱毒化ウイルス	経口投与，乳幼児のロタウイルスによる下痢や脱水症の防止のため。ワクチン投与で腸重積を起こす可能性で使用中止となった RotaShield ワクチンの代替物(腸の折りたたみの違いが原因の一部と考えられる)
重症急性呼吸器症候群(SARS)-コロナウイルス	組換えスパイクタンパク質(S protein)	SARS の予防
ダニ媒介脳炎ウイルス	不活性化ウイルス	感染の危険性がある集団の予防，特にロシア・東ヨーロッパ・中央ヨーロッパを含む風土病感染地域
西ナイルウイルス	弱毒化黄熱病ウイルス外被遺伝子を西ナイルウイルス外被遺伝子に置換したもの	西ナイルウイルスの予防

Rev, Vpu など，ありとあらゆる分子が標的として用いられているが，HIV ウイルスは驚くべき変異率をもち，これを上まわる回避戦略を用いることにより免疫系の矛先をかわしている。

寄生虫病に対するワクチンは特に開発が困難である

▶ マラリア

ごく普通の治療法も役に立つ。マラリア感染を制御するための最も効果的な方法は，蚊帳と殺虫剤のピレスロイドの併用で，この方法が広まったことで熱帯熱マラリア原虫 *Plasmodium falciparum* による死亡者は 40％も減少した。しかし，薬剤耐性をもった蚊の出現により，有効なワクチンの開発が必要とされている。これはおそらく実現可能で，その理由は，マラリア蔓延地域では幼児はマラリアに対して非常に感受性が高いものの，成人では部分的には防御免疫を獲得しているからであり，これはおそらく血中のマラリア原虫に対して抗体ができるためであると考えられる。

抗原の多様性はワクチン開発に大きな問題であり，マラリア研究者の多くは**スポロゾイト**に発現する変異度の少ない抗原に目を向けつつある。スポロゾイトとはマラリア感染初期における宿主内の感染型で，スポロゾイトは感染後すぐに肝臓に移行して赤血球に感染するメロゾイトに変化する(図 13.15)。スポロゾイトは感染後 30 分で肝臓に到達することから，抗体は迅速に作用する必要があり，抗体が拡散して濃度が低くなると不活化能力が低下する。一部の研究グループは血中期の原虫上の抗原や**伝染を防ぐ**ような抗体産生を誘導できる抗原に着目している。伝染を防ぐワクチンはいわば利他的ワクチンであり，感染者よりは他の人間がマラリアにかかりにくくなることを狙ったもので，最終的には社会全体が感染しにくくなる。

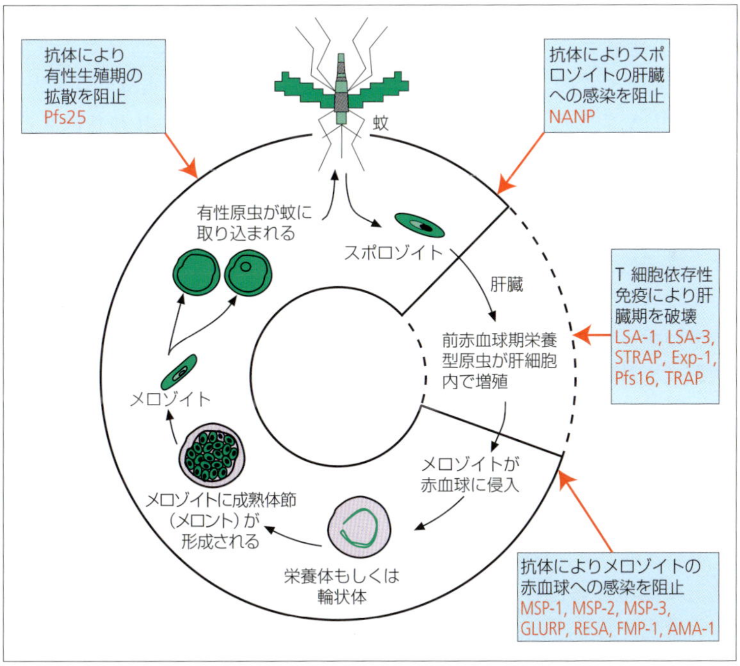

図 13.15　**マラリアワクチンの戦略。**多くのものがワクチン候補分子となるが，そのいくつかの例を示す。スポロゾイト周囲タンパク質抗原の NANP(アスパラギン-アラニン-アスパラギン-プロリン)くり返し配列に対して抗体産生を誘導すると，肝細胞への感染を防止できる。IFNγ 依存性の T 細胞依存的反応は，肝臓期のマラリアを標的として作用しうる。メロゾイト表面抗原に対するワクチンは赤血球への感染を阻止する抗体の産生を誘導できる。Pfs25 のような生殖母細胞抗原を標的とすると，伝染を阻止するワクチンができる。
AMA(apical membrane protein)：頂端膜抗原，Exp1(exported protein-1)：輸出タンパク質 1，FMP(falciparum malaria protein)：熱帯熱マラリアタンパク質，GLURP(glutamate-rich protein)：グルタミンリッチタンパク質，LSA(liver stage antigen)：肝臓期抗原，MSP(merozoite surface protein：メロゾイト表面抗原)，Pfs(*Plasmodium falciparum* surface antigen)：熱帯熱マラリア原虫表面抗原，RESA(ring-infected stage erythrocyte surface antigen)：輪状体感染赤血球表面抗原，STARP(sporozoite threonine and asparagine rich protein)：スポロゾイトスレオニン・アスパラギンリッチタンパク質，TRAP(thrombospondin-related adhesive protein)：トロンボスポンジン関連接着タンパク質。

マラリアの別の分子を標的にしたワクチンを図13.15に示す。いずれはすべての感染ステージの抗原に向けたDNAワクチンが作成されるであろう。

現在，寄生虫の生活環の特定時期を標的とした多種のマラリアワクチンが開発され，前臨床試験や臨床試験が行われている。その興味深い開発例をいくつか紹介する。RTS，Sという前赤血球期の原虫に対するワクチンは，マラリア原虫が肝細胞へ感染するのを防ぐよう設計されており，熱帯熱マラリア原虫由来のスポロゾイト周囲タンパク質のC末端領域をB型肝炎表面抗原とともに発現させたものである。このマラリアタンパク質は，免疫優性なB細胞エピトープであるNANP(アスパラギン-アラニン-アスパラギン-プロリン)という4ペプチド残基の37回くり返し構造を含むものである。このRTS, Sワクチンは今のところ，臨床試験でマラリア感染予防に有効な唯一のものである。モザンビークでの約2,000人の子どもに対するフェーズⅡ試験では，6カ月間の観察期間でワクチンにより熱帯熱マラリア原虫感染の罹患率を37%減少させた。他にもNANPを含む前赤血球期のワクチン候補としてICC-1132があり，これはNANPの3回くり返し配列と2つのヘルパーT細胞エピトープから構成され，ヘルパーT細胞エピトープの1つは前に述べたもので，さまざまなHLAクラスⅡ対立遺伝子に結合可能な普遍的配列である326～345アミノ酸残基をもち，ウイルス様小胞を形成するB型肝炎中心抗原(HBcAg)に組み込まれている。このワクチンはフェーズⅠ試験では，熱帯熱マラリア原虫特異的抗体の産生を誘導し，マラリア特異的なIFNγ分泌T細胞を誘導することがわかっている。さまざまなマウスの感染モデル実験で，IFNγに対する中和抗体投与やIFNγレセプターノックアウトマウスを用いると，マラリアに対する抵抗性が下がることから，IFNγは肝臓期のマラリア原虫に対する生体防御に重要と考えられる。IFNγはおそらく，肝細胞のMHCクラスⅠの発現を亢進させ，NK細胞やマクロファージを活性化して細胞傷害性のTNFや一酸化窒素ラジカル(NO·)産生を誘導する。

多数の抗原を有するワクチンも開発中で，その1つは，6種の前赤血球期抗原ポリタンパク質(LSA-1, LSA-3, STARP, Exp1, Pfs16, TRAP)をMVAと鶏痘ウイルスの両方とともに発現させたもので，6種の抗原すべてに対して特異的IFNγ産生T細胞を誘導することができる。血中期原虫に対するワクチンとして，組換えMSP1, MSP2, RESAを発現するものがあり，このワクチンはこれら3種の抗原すべてに対して抗体産生を誘導し，MSP-1特異的IFNγ産生T細胞を誘導し，パプアニューギニアの子どもに接種したところ，マラリア原虫の数が減少した。このように多くのワクチン候補が開発中であり，この恐ろしい病気に対する有効なワクチンができるのは時間の問題と思われる。

▶ 住血吸虫症

住血吸虫症 schistosomiasisは慢性で消耗性の疾患であるが，それは雌虫が毎日数百個もの卵を産む繁殖力をもっていることが関係している。卵は体中の粘膜や組織に産みつけられ，その周囲には肉芽腫が形成され(図15.29参照)，その結果，組織の強い線維化や不可逆的な病変が起こる。特異的IgEができると，好酸球や単核球貪食細胞がエフェクター細胞として働く抗体依存性細胞媒介性細胞傷害 <u>a</u>ntibody-<u>d</u>ependent <u>c</u>ell-mediated <u>c</u>ytotoxicity (ADCC, p.31と図12.23参照)により寄生虫を傷害し，この特異的IgEはTh1依存性細胞免疫機構とともに，寄生虫の排除に重要な役割を果たすと思われる。住血吸虫は，活性化マクロファージが産生する一酸化窒素ラジカルによっても強く傷害を受ける。薬剤により治癒した患者では，IgE, IgG, IgAの抗体レベルと再感染に対する抵抗性が相関し，一方IgAは，受身移入実験の結果から，寄生虫の生殖能力を阻害する。われわれはまだ試験管内でIgEやIgAを自由に誘導することができないが，住血吸虫のグルタチオン-*S*-トランスフェラーゼに対するモノクローナル抗体が作成され，これは酵素活性を阻害し，再感染や産卵数や生きた卵の数を劇的に減少させる。また，ビルハルツ住血吸虫の28 kDaグルタチオン-*S*-トランスフェラーゼ(Sh28-GST)をもとにしたワクチンはフェーズⅠ臨床試験に成功している。他にもワクチンとして使えそうなものとして，マンソン住血吸虫のパラミオシン(Sm97-パラミオシン)，マンソン住血吸虫のTPI(<u>t</u>riose <u>p</u>hosphatase <u>i</u>somerase)由来の複数の抗原ペプチドや，マンソン住血吸虫の脂肪酸結合タンパク質14(Sm14-FABP)を破傷風毒素断片Cと結合させた融合タンパク質などがある。

▶ リーシュマニア

リーシュマニア leishmaniasisは毎年，約150～200万人の新規感染者が存在し，HIV/AIDS感染に合併することがあり，その数は増加しつつある。ワクチン用の抗原として可能性のある分子として，LmSTI1(*Leishmania major* ストレス誘導性タンパク質)，TSA(*L. major* チオール特異的抗酸化タンパク質)，LeIF(*L. major* 開始因子4A)などがある。これらの分子はLeish-111fとよばれる多重タンパク質に結合させ，TLR4のアゴニストである一リン酸化リピドAをアジュバントと混合して用いる。Leish-111fはマクロファージや樹状細胞を活性化し，IL-1，IL-12，TNF，GM-CSFの分泌を促進し，強力にTh1反応を誘導する。このワクチンはアメリカでフェーズⅠ臨床試験が行われている。

バイオテロに対するワクチン

細菌戦争には長く暗い歴史がある。その昔には，1346年，タタール人が黒海の街カッファに対して投石器を用いてペスト患者の死体や頭を投げ込み，ジェノヴァ軍から街を奪い返そうとしたという例がある。1763年には，イギリス人がデラウェアインディアンとの戦いにおいて，天然痘が付着した毛布を"親善の証"としてインディアンに贈り，このために多くのインディアンの部族に死者が出た。20世紀になってからは，世界の国々で生物兵器の開発が進められた。特にアメリカ市民に不安を与えた事件として，2001年の後半に起こった炭疽菌の例がある。何者かが郵便物に故意に炭疽菌を混入させ，それをニューヨーク，ボカラトン(フロリダ)の報道局とワシントンDCの2人のアメリカ上院議員に送った。炭疽菌 *Bacillus anthracis*，天然痘 *variola*，や前述のペスト *Yersinia pestis* 以外にも，*Clostridium botulinum* toxin (Botulism：ボツリヌス中毒症)，*Francisella tularensis*(野兎病)，エボラ，マールブルグ熱，ラッサ熱，南米出血熱ウイルスなどがバイオテロに使用される可能性がある。特に効果的なワクチンが現存しない疾患に対しては，有効なワクチンの開発に力が注がれている。天然痘については，世界的に根絶されたことから，ワクチンの定期的接種が行われなくなったが，生物兵器として使用される可能性から，天然痘に対する定期的ワクチン接種が必要と考えられるようになった。現在では，ごく一部の研究者，重要な医療従事者，軍人などだけがワクチン接種を受けている。これは，全人口に対して定期的なワクチン接種を行うと，少数だがワクチンの副作用による死者が出ること，また，天然痘はごく一部の地域を除いて現在は"根絶された"と考えられているからである。しかしながら，有事の場合に備えて天然痘ワクチンは備蓄されている。なお，天然痘のワクチン接種はサル痘ウイルスの感染予防にも有効である。

癌に対するワクチン免疫

さまざまなヒトの癌の発症は感染と密接な関係があることが明らかとなり，ヒトパピローマウイルス(子宮頸癌)，エプスタイン-バーウイルス(バーキットリンパ腫，他のリンパ腫，上咽頭癌)，ヘリコバクターピロリ *Helicobacter pylori*(胃癌)，B型肝炎ウイルス(肝臓癌)，HTLV-1(成人T細胞白血病)，ヒトヘルペスウイルス8(カポジ肉腫)に対するワクチン接種は，関連した癌の発症率を大幅に減少させると考えられている。多くの癌関連抗原に対する癌ワクチンも開発されており，抗原として癌胎児性抗原(結腸直腸癌)，免疫グロブリンイディオタイプ(B細胞リンパ腫)，MAGE(メラノーマ)などが用いられている。これまでのところ，癌関連自己抗原を用いた場合には予想よりその効果がかなり弱いが，樹状細胞をターゲットとするような戦略によりさらなる反応性の向上が期待される。

ワクチンの他の応用法

ヒト絨毛性ゴナドトロピン(性腺刺激)ホルモン(hCG)は着床前の胚盤胞により産生され，初期の妊娠成立に必要であるが，このホルモンに対するワクチンは，免疫学的避妊法としてフェーズⅡ臨床試験が行われている。このワクチンを投与することにより中和抗体を高値に示す女性の80%で避妊効果が得られ，このワクチンは追加接種をしないかぎり効果が短いことから，可逆的な家族計画の手段の1つとなりうる。また，アレルギーや自己免疫疾患の治療に対してもワクチンが開発されている。このようなワクチンはしばしば，Th1/Th2バランスを変えたり，制御性T細胞を活性化したり，クローン除去やアナジーを誘導することにより免疫寛容を復活させたりすることを目的とする。タバコ依存症治療用のワクチンもあり，これはニコチンをバクテリオファージQbタンパク質と結合させて，180種のタンパク質モノマー複合体に取り込ませ，ウイルス様小胞(VLP)の形にしたものである。このワクチンはフェーズⅡ臨床試験で有効であり，ニコチンに対する抗体価と継続的禁煙との間に強い正の相関が見られる。抗コカインワクチンは，コカイン誘導体と組換えコレラ毒素Bを結合させたものをアラムアジュバントと混合したものであり，フェーズⅡ臨床試験が行われている。

アジュバント

実用性と経済的な理由から，予防接種は少ない免疫回数と最小限の抗原量で行えることが望ましい。弱毒化した複製可能な微生物ワクチンはこの点において非常に優位性があるが，生物以外のワクチンや特に精製物では抗原による免疫応答を強化するためにアジュバント adjuvant と抗原をあらかじめ混合するか同時に投与する必要がある（アジュバントはラテン語で“助ける”を意味する *adjuvare* に由来する）。興味深いのは，細菌自身の部分構造が主要な免疫アジュバントであることである。これはおそらく，この構造が感染における危険信号として働くためで，弱毒化サルモネラや BCG にワクチン用抗原遺伝子を組み込むときわめて有効な免疫原となるのは当然といえよう。つまり，アジュバント活性をもつためには，アクセサリー細胞上のパターン認識レセプターにより，これらのシグナルを認識することが必要なのである，以下にアジュバントの作用機構について個別に述べる。

▶ 徐放効果

たいていの場合，抗原のみでは投与した組織からすぐに拡散してしまうが，いわゆる持続性アジュバントとよばれるものの重要な点は細胞外領域もしくはマクロファージ内において抗原の拡散を妨げ，抗原を長時間，体内に持続させることである。ヒトでよく使われるアジュバントは**アルミニウム複合物**（リン酸塩もしくは水酸化物）である。経験的に，疎水性の高い物質は免疫応答を強めやすいと考えられており，抗原をパラフィンオイルエマルジョン内の水相に取り込むことで安定化させたフロイント不完全アジュバントは，使用した抗原中の多くのエピトープに対して高力価で持続性の抗体産生を誘導する。しかし，このアジュバントは，組織に一生オイルが残存することと無菌性膿瘍が生じる可能性があることから，ヒトでは通常使用されないが，例外として実験的抗腫瘍ワクチン投与の際に用いられることがある。これは，健康な子どもに対する感染症予防ワクチンと異なり，少々の副作用は許容されうるからである。さらに最近開発された水-油成分混合のエマルジョンとして，Montanide ISA720 や ISA51 などがあり，ヒトのワクチン用として安全性が改善されている。

▶ 抗原提示細胞の活性化

組織保持性の高いアジュバントを使用すると，マクロファージが肉芽腫を形成して，局所で抗原が抗体産生細胞と相互作用する場所となる。肉芽腫内では抗原濃度が一定に維持されるために，特異抗原に反応した細胞が分裂を起こす際に，その子孫の細胞はさらにその抗原によって活性化されるようになる。ほとんどすべてのアジュバントは，抗原が抗原提示細胞と接触しやすくさせて，抗原提示細胞を活性化させる。具体的には，細胞表面上のプロセシングされたタンパク質濃度を上昇させることにより抗原の免疫原性を上昇させてリンパ球に対する抗原提示能を向上させ，共刺激を与えることで直接リンパ球を刺激して免疫寛容よりも免疫応答が起こるように導き，リンパ球増殖作用をもつサイトカイン産生を誘導する。その一例として，結核菌 hsp70 は強力なキャリアー効果をもつとともに，407〜426 アミノ酸残基を介して自然免疫を刺激するアジュバント活性を示す。この部位は樹状細胞や単球の CD40 に結合して，これにより CC ケモカインや炎症性サイトカインである TNF や IL-12 の産生が誘導される。抗原提示細胞を最も強く刺激する因子の 1 つとして，グラム陰性菌のリポ多糖由来のリピド A があるが，この分子には多くの副作用があることから，現在は毒性の低い誘導体である一リン酸化リピド A（MLA）に興味が向けられている。**Ribi アジュバント**は実験でよく用いられ，これは MLA と結核菌由来トレハロースジマイコレート trehalose dimycolate（TDM）を含むエマルジョンである。

▶ リンパ球への作用

マウスでは，アラムは Th2 型のヘルパー細胞を刺激する傾向があるが，一方，フロイント完全アジュバントは Th1 型の反応を誘導する傾向がある。フロイント完全アジュバントは不完全アジュバントに結核菌死菌を加えたものであるが（p.205 参照），結核菌の免疫病理学的作用は強すぎて，通常のヒトへの投与には向かない。しかし結核菌の活性成分が幸運にも水溶性**ムラミルジペプチド** muramyl dipeptide（MDP，*N*-アセチル-ムラミル-L-アラニル-D-イソグルタミン）と同定され，この誘導体が多種類，使用されている。水溶性抗原に対して，親水性 MDP 誘導体を加えると抗体産生反応が誘導されやすくなるが，ミネラルオイルやリポソームのような疎水性環境を提供するものを加えると，細胞性免疫応答が誘導されやすくなる。

このような初期の免疫学的相互作用においては，

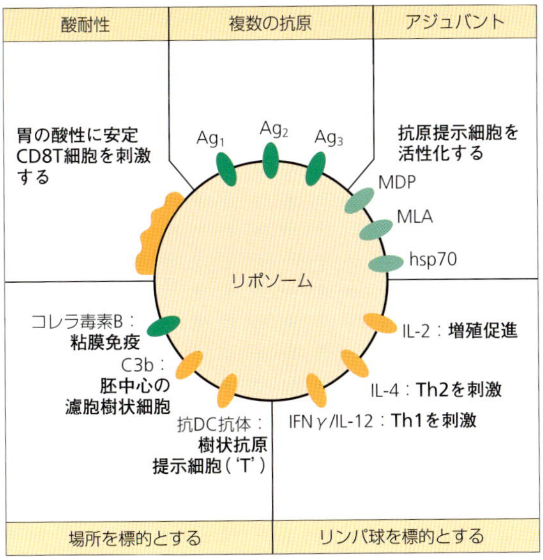

図 13.16 **"1 つですべてをこなす"全能性リポソーム粒子。** 1 回のリポソームワクチン投与ですべてがすむような全能性リポソームを模式的に示す。リポソームの内部にも化合物を徐放するように何らかの物質を封じ込めることができる。MDP（muramyl dipeptide）：ムラミルジペプチド，MLA（monophosphoryl lipid A）：一リン酸化リピド A，hsp70（mycobacterial heat-shock protein 70）：マイコバクテリア熱ショックタンパク質 70。

サイトカインが重要な免疫調節物質として機能することから，抗原投与の際にサイトカインを一緒に投与することが実験的に試みられている。たとえば，マクロファージを刺激する顆粒球マクロファージコロニー刺激因子（GM-CSF）をモノクローナル抗体と融合させたキメラタンパク質は，慢性リンパ性白血病の治療において病的細胞に対する抗イディオタイプ反応を誘導することが報告されている。IL-2 は薬剤非応答性ハンセン病患者においてアジュバント活性を有し，透析患者へ単回投与により B 型肝炎表面抗原に対して抗体陽性に転化させることができる。IL-12 を利用して Th1 反応を誘導することも実験的に行われている。

▶ 粘膜アジュバント

粘膜免疫を刺激する目的で，腸管の細胞を選択的に刺激できる大腸菌由来熱不安定性エンテロトキシン（LT）やコレラ毒素が有効なアジュバントとして用いられている。LT は経口投与の場合に非常に免疫原性が高いことから，ヒトでの使用のために 192 番目のアミノ酸残基をアルギニンからグリシンに置換した無毒化変異体（LT_{R192G}）が開発され，LT と同等の活性をもつ。コレラ毒素 B サブユニットを抗原タンパク質に結合させると，腸管上皮細胞を選択的に刺激できるワクチンとなり，唾液・涙・母乳中に IgG や IgA の産生が誘導されることから，特異的 IgA 産生前駆細胞が粘膜免疫系に動員されるようになったことが示唆される。非メチル化 CpG モチーフを有する合成オリゴヌクレオチドは有効な粘膜アジュバントであり，TLR9 に結合して Th1 型反応を惹起する。

▶ 抗原提示の新しい方法

最近の興味深い実験的方法の 1 つに，小さな脂質膜小胞（**リポソーム** liposome）を免疫系に抗原提示するために使用することがある。リポソームは，マクロファージ内で貯蔵液胞として機能する可能性やマクロファージの細胞膜と融合して適切な免疫原性複合体を形成する可能性が考えられている。抗原提示細胞内では 2 種類のペプチド分解経路があり，酸耐性のリポソーム内に抗原を封じ込めると，抗原は MHC クラス I 経路にのみ取り込まれて CD8T 細胞だけを刺激できるようになる。一方，酸感受性リポソームに抗原を封じ込めると，クラス I とクラス II の両方の分子に会合するようになる。タンパク質の疎水性部位を脂質膜にアンカーさせると，細胞性免疫を増強させることができる。一リン酸化リピド A もしくはトリパルミトイル-*S*-グリセリル-システイニル-セリル-セリン（P3CSS）を短鎖合成ペプチドと共有結合させると，抗原ペプチドの感作能力が上昇する。これらのことから，リポソームに数種類の抗原や，種々のアジュバントや特異的な標的分子などを封じ込めることができれば，すぐれた単回投与ワクチンとなる可能性がある（図 13.16）。

さらなる革新的な方法として **Iscom**（免疫刺激複合体：immunostimulating complex）がある。これは界面活性剤であるサポニンの疎水マトリックスに抗原，コレステロール，ホスファチジルコリンを含むものである。細胞膜貫通疎水領域をもつような抗原，たとえば脂質含有ウイルスの細胞表面分子のような抗原をこの小胞内に封じ込めると，非常に強力な免疫原性を発揮するようになり，細胞傷害性 T 細胞反応も惹起できることがある。Iscom は酸と胆汁酸塩に高い抵抗性を示すことから経口投与により免疫原性を発揮し，全身的な免疫応答とともに局所的な分泌性 IgA 産生を惹起する。マウスでは鼻腔内投与によりインフルエンザに対する防御免疫応答を確立できた。エゴノキ（通称シャボンノキ）の樹皮から同定されたサポニンはヒトには毒性が強すぎるが，毒性を弱めた誘導体である Quil A は獣医学領域のワクチンによく用いられており，さらに毒性の弱い誘導体である QS21 は安全性と有効性に関する臨床試験が行われている。やはり界面活性剤の非イオン性ブロックコポリマーは，疎水性のポリオキシプロピレンのブロック（鎖）が親水性ポリオキシエチレンのブロックに結合したものでヒトに使用できそうである。以前から抗原を重合させると免疫原性が高くなることが知られていたが，この点，黄色ブドウ球菌 Cowan 株由来の分子を利用して抗原を固相化することが注目されている。この分子はさまざまなモノクローナル抗体を結合できることから，さまざまな抗原分子を固相化できる。この方法を不純物の入った抗原に対して用いると，さまざまなモノクローナル抗体上の抗原結合部位に抗原を精製することが可能になり，これは多価サブユニットワクチンとなる。ここに上述の大腸菌エンテロトキシン変異体を組み込むと，粘膜免疫をよく活性化できるようになるはずである。

ワクチン投与における実用性と利便性の観点から，金微粒子の表面にワクチン抗原をコードするプラスミドをまぶして（p.299 参照），これを**遺伝子銃**（p.146 参照）を利用して投与する方法も考慮すべきである。また，*in vivo* で抗原を制御された形で徐放する方法についてはかなりの技術的な進歩が見られている。たとえば，ポリ乳酸–ポリグリコールエステルのポリマーは無毒性で生物分解性のある小胞体で，これを用いると抗原（もしくは活性化薬剤やホルモン）を数カ月間**徐放させる**ことが可能である。

注射針や銃の使用を避けるための方法として，経鼻免疫や経口ワクチンについては前述した。他の非侵襲性の方法として皮膚を介する免疫法がある。注目すべきは，モデルタンパク質として用いたニワトリ卵白アルブミンから CTL エピトープを得てイミキモド含有軟膏の形で皮膚に塗布すると，マウスではリンパ球増殖，IFNγ 産生，CTL 反応などを惹起することができる。イミキモドは皮膚基底細胞癌の治療に化学的効果がある化学物質である。このような皮膚を介した免疫が有効である理由として，抗原が皮膚の樹状細胞である膵島細胞に直接取り込まれること，またイミキモドは TLR7 のアゴニストで IL-12 や TNF の産生を誘導することがあり，おそらく両者が相まって作用することによりその有効性が発揮されると考えられる。

ワクチン開発に関しては今後大いに期待されるが，常に念頭に置かなければならないのは，どんなに実験動物での実験がうまくいっても，本当に大事なことは，本当にヒトに対して有効であるかどうかということである。

まとめ

受動的獲得免疫

- 受動免疫は母親由来の抗体や静脈内投与用免疫グロブリン製剤（IV Ig）により付与することができる。
- ウマ抗血清の使用は血清病を発症する危険性があるため，用途が限定される。
- ヒトモノクローナル抗体は組換え DNA 技術を用いて開発されている。

ワクチン接種

- 能動免疫法は，弱毒化した病原体との接触を通して生体防御反応を誘導する。
- よいワクチンの条件とは，予防接種用の抗原の入手が容易であり，安価であり，どんな気候でも安定であり，病原性がないものである。

死菌ワクチン

- ワクチンとして，細菌やウイルスを殺したものがよく用いられている。

弱毒化生菌

- 弱毒化生菌を用いる優位点は，宿主内での増殖により大量の抗原に触れられることと，自然感染と同一の部位で免疫応答が起こることである。
- 弱毒化した鶏痘ウイルスや変異ワクシニアアンカラウイルスは，弱毒化が困難な他の病原体由来遺伝子の"運び屋"として用いることができる。
- BCG は抗原特異的 CD4T 細胞の免疫応答を惹起し，サルモネラは粘膜と全身性の免疫応答を惹起すると考えられている。経鼻免疫は一般化しつつある。
- 弱毒化生菌には，病原性の復帰変異や免疫不全患者に対するリスクがある。

サブユニットワクチン

- 病原体そのものには多様な抗原がある。抗原の一部は防御反応を惹起せず，過敏症を誘導したり免疫を抑制したりすることがある。
- 不適切な免疫応答が起こる場合には，精製物を使用することが有用である。
- 精製抗原の作成には組換え DNA 技術がよく用いられる。食用植物にワクチン抗原を発現させて，非常に安価に経口免疫を行える。
- ワクチンサブユニットをコードする DNA は筋に直接投与でき，抗原タンパク質を発現して免疫応答を誘導する。DNA ワクチンの利点は，安定な物質，作成が容易，安価な点である。
- 保存された構造に基づいたエピトープ特異的ワクチン

は，免疫原に抗原分子そのものを使用する場合と比べ，広範な生体防御反応を惹起し，他のエピトープに対するしかるべきでない作用（自己免疫，T 細胞の活性を抑制，抗原原罪，免疫優性エピトープの変異による回避）を回避できる可能性がある。
- エピトープ特異的ワクチンはペプチド，内部イメージ抗イディオタイプ抗体，エピトープ除去変異体により作成できる。
- ペプチド抗原は，病原体のエピトープが構造的に直鎖状で，かつ他の部位から影響を受けない場合にかぎり，天然のタンパク質を用いたワクチン接種のかわりになれる。破傷風毒素や結核菌熱ショックタンパク質などのキャリアーはペプチド免疫原性の発現に必要とされる。直鎖ペプチドはタンパク質そのものの T 細胞エピトープを模倣できる。
- エピトープ除去変異体はワクチンとして必要な不連続 B 細胞エピトープを提示させるために，立体構造を保ちつつ不要なエピトープが置換されている。

現在のワクチン

- アメリカとイギリス両国の子どもは，ジフテリア，破傷風毒素，無細胞百日咳の混合ワクチン（DTP），麻疹，おたふく風邪，風疹の弱毒株の混合ワクチン（MMR），不活化ポリオワクチン，インフルエンザ菌 B 型（Hib）の莢膜多糖類をキャリアーに結合させたものを定期的にワクチン接種している。
- イギリスやほかの国々で BCG は 10～14 歳の間に接種され，また高リスク患児には生後まもなく接種されるが，アメリカでは定期接種は行われていない。
- 炭疽菌，日本脳炎ウイルス，A 型肝炎，黄熱病，コレラ，狂犬病のワクチンは定期的に接種されないが，旅行者や高リスク者は接種可能である。

現在開発中のワクチン

- デング熱，サイトメガロウイルス（CMV），エプスタイン-バーウイルス（EBV），ロタウイルス，SARS，西ナイル熱，他の感染性病原体に対するワクチンは現在さまざまな開発段階にある。
- マラリアの開発中ワクチンは，前赤血球期を標的としたものはスポロゾイト周囲タンパク質の NANP テトラペプチドのくり返し配列を含み，血中期を標的にしたものはメロゾイト周囲タンパク質を用いる。
- 結核菌に対する改良ワクチンは現在開発中で，これらには BCG の特質を増強させたものや改変ワクシニアアンカラウイルスに Ag85A などの結核菌由来のサブユニットを組み込んだ方法がある。
- gp120, gag, pol などのいくつかの HIV-1 抗原をもとにしたワクチンは開発されてきたが，成功していない。
- 組換えグルタチオン-*S*-トランスフェラーゼは住血吸虫の有望なワクチン候補である。
- コレラ毒素 B サブユニットやビブリオ死菌を用いた経口ワクチンは，コレラに対する粘膜免疫応答を効率よく誘導する。
- 感染性病原体が癌の進行に関与する場合には，ワクチン接種により除去できる可能性がある。癌由来自己抗原に対する効果的なワクチン開発は非常に困難である。
- 受精に必要であるヒト絨毛ゴナドトロピンに対して自己免疫応答を誘導することは，避妊に役立つ。
- ニコチンやコカインに対するワクチンは抗中毒薬として臨床試験が行われている。

アジュバント

- アジュバントは抗原を徐放したりマクロファージを活性化したりする。また，リンパ球に直接作用する場合もある。
- 結核菌の細胞壁由来のムラミルジペプチド類似物やグラム陰性菌 LPS から得た一リン酸化リピド A 誘導体のようなアジュバントは近い将来利用されるであろう。
- くり返し CpG ジヌクレオチド配列は，TLR9 を介した刺激により Th1 反応を誘導するアジュバントとして働く。
- 抗原輸送の新しい方法として，抗原を小さな脂質膜小胞（リポソーム）や特殊なグリコシドマトリクス（Iscom）に封じ込めたものがある。この輸送小胞は免疫原性や柔軟性を改善するための多くの要素が付加されている。1 つの小胞に数種類の抗原，水溶性ムラミルジペプチド（MDP）や一リン酸化リピド A（MLA）のようなアジュバント，リンパ球サブセットの免疫反応を誘導するサイトカイン，体内での部位特異的な輸送のために用いるコレラ毒素 B サブユニットや大腸菌エンテロトキシンを組み込むことができる。
- 半減期の異なるポリマーに抗原を組み込んだものは，単回投与で通常の免疫方法で複数回投与が必要だったものにかわりうる。

ワクチン接種の戦略は図 13.17 に記す。

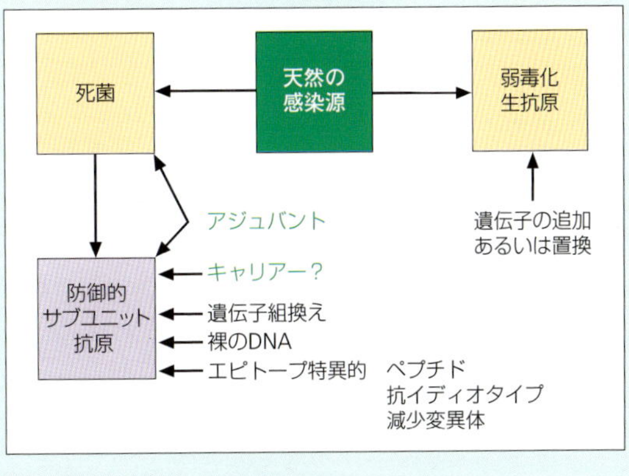

図 13.17　ワクチン接種の戦略。

文献

Casadevall A., Dadachova E. & Pirofski L-A. (2004) Passive antibody therapy for infectious diseases. *Nature Reviews Microbiology* **2**, 695–703.

Donnelly J.J., Wahren B. & Liu M.A. (2005) DNA vaccines: progress and challenges. *Journal of Immunology* **175**, 633–639.

Mims C.A., Dockrell H.M., Goering R.V. *et al.* (2004) *Medical Microbiology*, 3rd edn. Mosby, London.

Moorthy V.S., Good M.F. & Hill A.V.S. (2004) Malaria vaccine developments. *Lancet* **363**, 150–156.

Neutra M.A. & Kozlowski P.A. (2006) Mucosal vaccines: the promise and the challenge. *Nature Reviews Immunology* **6**, 148–155.

Nossal G.J.V. (2000) The global alliance for vaccines and immunization—a millennial challenge. *Nature Immunology* **1**, 5.

Petrovsky N. & Aguilar J.C. (2004) Vaccine adjuvants: current state and future trends. *Immunology and Cell Biology* **82**, 488–496.

Plotkin S.A. & Orenstein W.A. (eds) (2004) *Vaccines* 4th edn. Saunders, Philadelphia, PA.

Zinkernagel R.M. (2003) On natural and artificial vaccinations. *Annual Review of Immunology* **21**, 515–546.

14 免疫不全

はじめに

“失敗の可能性があるものはいずれ失敗する”ということわざどおり，ヒトでは多くの**免疫不全** immunodeficiency が報告され，これらの症例は遺伝性であり，環境因子に依存しない。これらのいわば“自然の実験”は，当該欠損因子の機能について貴重な手がかりを示している。前章で，化膿性（膿形成）の細菌には食細胞による菌の貪食（どんしょく）の前にオプソニン化が必要であり，感染防御のためには補体，抗体，食細胞の三者が細菌と密接に相互作用することが重要であることを強調した。このことから考えると，これらの因子のどれか 1 つにでも欠損があると，この種の感染にくり返し罹患しやすくなるのは当然である。T 細胞欠損があると，もちろん上記の場合とは著しく異なる感染パターンを示し，通常は細胞性免疫によって排除されるはずのウイルスや真菌に感染しやすくなる。

以下では，はじめにこれらの比較的まれな遺伝性の**原発性免疫不全** primary immunodeficiency のいくつかの例を示す。次に，より例数の多い**続発性免疫不全** secondary immunodeficiency とその原因となりうる感染や栄養失調のようなさまざまな環境的因子についても考察する。

自然免疫系の不全

▶ 食細胞の欠損

慢性肉芽腫症 chronic granulomatous disease（CGD）では，通常食作用により活性化される nicotinamide adenine dinucleotide phosphate（NADPH）酸化酵素系（p.8 参照）が欠損しているために単球や好中球が活性酸素中間体（ROI）の産生ができない。この系のシトクロム b_{558}成分は，91 kDa *phox* と 22 kDa *phox*（phagocyte oxidase）の 2 つのサブユニットから構成される。この疾患の X 連鎖型では，大きいほうのサブユニットをコードする遺伝子に変異がある（図 14.1）。大多数の症例ではシトクロムが産生されないが，特定の gp91 変異では一部，低レベルでのシトクロムの産生が可能である（図 14.2）。また，インターフェロンγの投与によって状態が改善する可能性がある。常染色体劣性型の遺伝性慢性肉芽腫症患者の 30％では，欠陥型の酸化酵素の発現が見られ，これはシトクロムの小サブユニットである $p22^{phox}$の変異，あるいは細胞質内の $p47^{phox}$と $p67^{phox}$分子の変異によるものである（図 14.1）。gp91 のノックアウトマウスは，予想どおり，便利な CGD マウスモデルとして用いられている（図 1.9 参照）。

不思議なことに，CGD 患者に感染する病原体は比較的かぎられている。最も一般的な病原体は**黄色ブドウ球菌** *Staphylococcus aureus* である。しかし，特定のグラム陰性細菌やアスペルギルス・フミガーツス *Aspergillus fumigatus*，カンジダ・アルビカンス *Candida albicans* のような真菌も感染を引き起こすことがある。このように感染原因が特定のものにかぎられる要因は主に 2 つある。第 1 に，多くの細菌は自己の代謝の過程を通じて H_2O_2をつくることにより自らの殺菌を促進するが，カタラーゼ陽性の細菌の場合には過酸化物は分解されるために，その細菌は生きのびることになる。このために，CGD 患者の好中球では抗体や補体の存在下でカタラーゼ陽性のブドウ球菌を容易に取り込むが，細胞内で殺すことができない。第 2 に，最も病原性の高い微生物は一般に，食細胞の酸素非依存的な殺菌機構に対して強い抵抗性を示す傾向があるからである。

β_2インテグリンの CD18 βサブユニットの欠損は**白血球接着異常症** leukocyte adhesion deficiency を引き起こす。この疾患では，好中球のケモタキシス（化学走化性）が損なわれ，反復性の細菌感染が見られる。単球，好酸球，およびリンパ球の組織への移動は正常で，これは VCAM-1/VLA-4 のβ_1インテグリン系が代償的に働くからである。**チェディアック-東病** Chediak-Higashi disease と，これとよく似た“ベージュ”マウスでは NK 細胞と好中球の

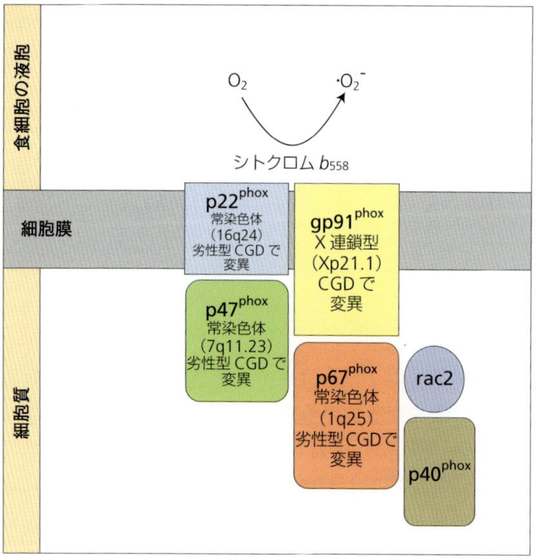

図 14.1　**慢性肉芽腫症（CGD）の原因である NADPH 酸化酵素構成要素の変異。**食細胞の膜上で発見されたシトクロム b_{558}は p22phoxと gp91phoxからなる。細胞の活性化により細胞質由来のタンパク質 p47phox，p67phox，および p40phoxが低分子量 GTP 結合タンパク質 rac2 とともにシトクロム b_{558}に会合し，活性化 NADPH 酸化酵素複合体を形成し，この結果スーパーオキシドアニオンが生成される（図 1.9 参照）。ほとんどの CGD 患者は X 連鎖型で *gp91phox*遺伝子の変異を伴う。常染色体型遺伝が見られるタイプでは NADPH 酸化酵素の他の構成要素をコードする遺伝子の変異がある。

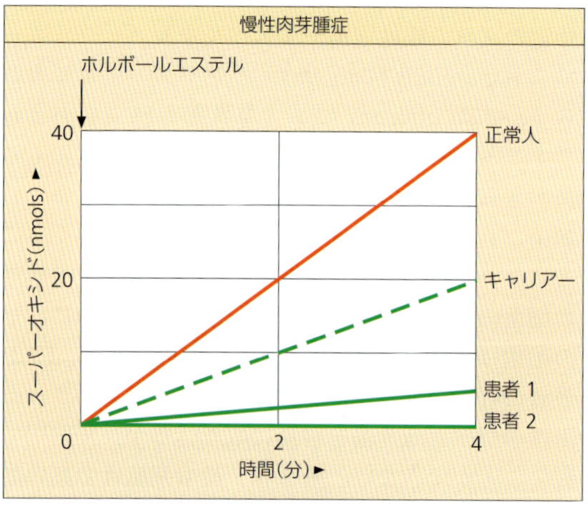

図 14.2　**慢性肉芽腫症（CGD）患者の好中球における呼吸バーストの欠如。**NADPH/シトクロム酸化酵素の活性化を，ホルボールミリステートアセテート刺激下にスーパーオキシドアニオン（$\cdot O_2^-$，図 1.9 参照）の産生を指標に測定した。患者 2 は *gp91phox*遺伝子の変異により gp91phoxタンパク質が欠損するが，患者 1 は *gp91phox*遺伝子の別の変異により，非常に低いレベルだが測定可能なレベルのスーパーオキシドアニオンを産生する。X 連鎖型のキャリアーは中程度の産生を示す。このキャリアーは，患者 2 の母親である。（Smith R. M. & Curnutte J. T.〈1991〉 *Blood* **77**, 673）。

機能不全が見られ，これは後期エンドソーム/リソーム分画のトラフィキング異常のために生じる細胞質内巨大顆粒の蓄積が直接的な原因である。本疾患の患者は時には致死的な化膿性の感染，特に黄色ブドウ球菌の感染を起こす。ほとんどの患者で，病気の進展とともに T 細胞が継続的に増殖するようになるが，これは骨髄移植によって治療できる可能性がある。

BCG または非結核性抗酸菌 nontuberculous mycobacteria に対するヒトの感受性をメンデルの法則の観点から見ると，4 つの遺伝子の劣性変異があり，そのうちの 2 個はインターフェロンγレセプター鎖（IFNγR1 および IFNγR2）遺伝子に関するもので，あとの 2 個は IL-12 p40，IL-12R β_1サブユニットの遺伝子変異によることがわかる。これらの遺伝子異常のある患者では，サルモネラ菌に対する感受性が少し高いが，他の日和見感染は観察されない。このことから IFNγ は一部の感染物質に対する防御に重要であることが示唆される。これとは別に，**自己炎症疾患** autoinflammatory disorder があり，高力価の自己抗体や自己抗原特異的 T 細胞が原因ではない内因性の炎症が見られる。そのうちの 1 つの，**TNF レセプター関連周期性症候群** TNF receptor-associated periodic syndrome（TRAPS）は優性遺伝で，TNF レセプター 55 kDa をコードする遺伝子 *TNFRSFIA* の変異によって引き起こされ，長期の発熱発作と重度の局所的な炎症が見られる。少なくとも一部の患者では，TNF レセプターの細胞外ドメインの切断が不十分であるために，潜在的なアンタゴニストとして働く可能性のある可溶性 TNF レセプターが十分に産生されず，このために持続的な炎症シグナルがもたらされていると考えられる。このような場合には，組換え型 p75 TNFR-Fcγ 融合タンパクや抗 TNF 抗体の投与が有効である。もう 1 つ遺伝性の周期性発熱症候群として，**家族性地中海熱** familial Mediterranean fever がある。これは，pyrin という炎症制御物質（主に好中球や Th1 サイトカインで活性化した単球に発現する）をコードする *MEFV* 遺伝子の変異によるものである。

補体系の欠損

▶ 補体制御タンパク質の欠損

感染防御における補体の重要性は，C3b 不活性化因子であるⅠ因子を欠損する患者がくり返し化膿性細菌の重症感染を起こすことから明らかである。C3b を不活性化できないと，フィードバック回路により補体第 2 経路 alternative pathway の継続的な活性化が起こり，C1，C4，C2 は正常だが，C3 と B 因子が非常に低濃度になる。

C3 の分子内チオールエステル結合は自発的に加水分解するために，液相第 2 経路の C3 変換酵素が形成され，これによって C3b が生じる。このため，赤血球は常時，この C3b により攻撃される可能性があるが，赤血球表面にはいくつかの補体制御性成分が存在するために，そのような攻撃から免れる。赤血球に結合した C3 変換酵素複合体は，崩壊促進因子 decay acceleration factor（DAF；CD55）や 1 型補体レセプター CR1（complement receptor type 1）（また，液相中の H 因子も忘れないように，p.10 参照）の働きにより，不活化される。その後，C3b は，CR1，細胞膜補助因子タンパク質 membrane cofactor protein（MCP）または H 因子と協力した I 因子などによって分解される（図 14.3）。膜攻撃複合体 membrane attack complex（MAC）に対しては 2 つの内因性阻害物質，HRF（homologous restriction factor）および CD59 があり，これらは C8 に結合して，C9 分子が膜に挿入するために必要な構造変化を阻害する。DAF，HRF および CD59 は，いずれもグリコシルホスファチジルイノシトールアンカー（GPI アンカー）を介して膜に結合する。**発作性夜間血色素尿症** paroxysmal nocturnal hemoglobinuria（PNH）では，これらの GPI アンカーの合成能力に欠損があり，その欠損はホスファチジルイノシトールに *N*-アセチルグルコサミンが付加するのに必要な酵素をコードする X 連鎖 *PIG-A* 遺伝子の変異によるものである。これらの補体制御因子が欠損すると，溶血が見られるようになる。DAF の欠損によりあまり重症ではないⅡ型 PNH が起こり，CD59 と HRF が欠損するとⅢ型 PNH となり，補体を介して溶血が非常に起こりやすくなる（図 14.3）。欠損分子の発現を回復させると，溶血はなくなり，赤血球は正常化する。

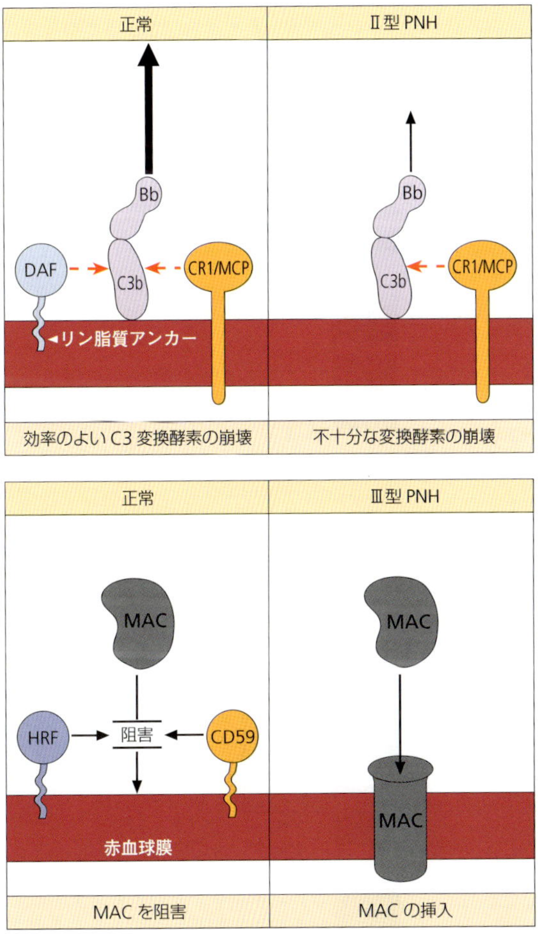

図 14.3　**発作性夜間血色素尿症（PNH）**。α-1,6-*N*-acetyl glucosaminyl transferase をコードする *PIG-A* 遺伝子の変異はグリコシルホスファチジルイノシトールアンカーの合成不能を引き起こし，赤血球膜から補体制御タンパク発現が消失する。その結果，赤血球は補体媒介性の溶解に感受性が高くなる。Ⅱ型は DAF の欠損をともなう。より重症のⅢ型では CD59 と HRF も欠損する。DAF（decay accelerating factor）：崩壊促進因子，CR1（complement receptor type 1）：1 型補体レセプター，MCP（membrane cofactor protein）：膜補助因子タンパク質，HRF（homologous restriction factor），MAC（membrane attack complex）：膜攻撃複合体。

H 因子は遺伝的に多型性を示し，特に C 反応性タンパクおよびヘパリンの結合領域に存在する 402 番目の残基がチロシンのかわりにヒスチジンとなると，**加齢性黄斑変性** age-related macular degeneration が起こりやすくなる。

活性型 C1 インヒビターが強く欠損すると，**遺伝性血管浮腫** hereditary angioedema となり，本疾患では血管作動性 C2 断片ができて限局性の急性非炎症性浮腫がくり返し見られるようになる（図 14.4）。患者はヘテロ接合体で少量の C1 インヒビターをつくるが，合成タンパク同化ステロイドのダナゾールの投与によりインヒビターレベルは正常化する。重篤な症例では，精製したインヒビターそのものを投与する。この他の治療剤として，プラスミン依存性の C2 キニンの遊離を阻害する ε-アミノカプロン酸がある。

▶ 補体経路構成要素の欠損

C1q，C1r，C1s，C4，C2 の欠損があると，全身性エリテマトーデス systemic lupus erythematosus（SLE）（p.441 参照）のような免疫複合体病を発生しやすくなる。これは，病原体感染に対する宿主の適切な応答能力が低下するか，もっと可能性があるのは，抗原-抗体複合体を効果的に除去する能力が低下するためである(p.358 参照)。SLE における自己免疫性がアポトーシス細胞表面の小突起に向けられていることを考慮すると(p.442 参照)，自己免疫により生じたアポトーシス細胞の除去には C1q がきわめて重要と考えられる。実際 C1q 欠損マウスでは高力価の抗核抗体が産生され，重度の糸球体腎炎で死亡する。

C5，C6，C7，C8 および C9 の持続的欠損はヒトで見られることがある。しかしいずれの場合にも患者は健康で，感染に対する抵抗性はほぼ正常だが，唯一，淋菌 *Neisseria gonorrhoeae* および髄膜炎菌 *Neisseria meningitidis* の播種性感染は起こしやすい。つまり，これらの補体系最終成分が完全に働かなくても，患者の生存には悪影響を与えず，主にオプソニン抗体と免疫接着機構があれば感染防御は何とか成立するようである。

人口のおよそ 5% にマンノース結合レクチン mannose-binding lectin(MBL)の低下につながる変異が見られる。ある報告では，これらの変異があると細菌とウイルス両方に対して感染しやすくなるとのことであるが，別の報告ではそのような傾向が見られない。たいていの場合，フィコリン ficolin のような他の哺乳類レクチンや抗体を介した古典的経路による補体活性化が MBL 経路の欠損を代償する。MASP-2(MBL-associated serine protease-2)の欠損では，肺炎レンサ球菌 *Streptococcus pneumoniae* 感染の感受性が増すことが報告されている。

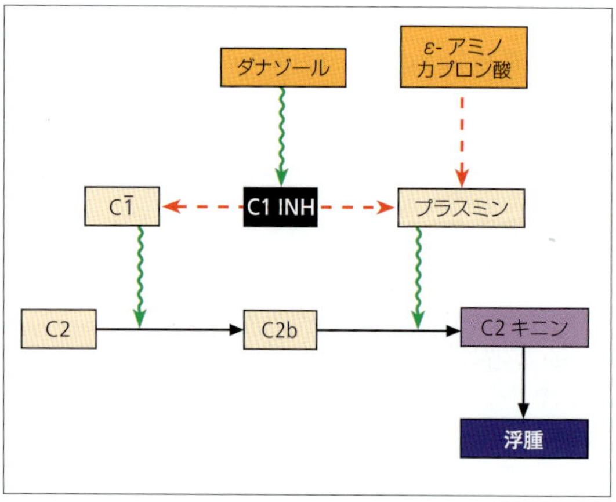

図 14.4 **C1 インヒビターの欠損と血管性浮腫。** C1 インヒビター(C1 INH)は C1，プラスミン，カリクレインや活性化ハーゲマン因子と会合することにより，これらの分子の機能を抑制するため，C1 INH 欠損により，図に示すように，血管作動性の C2 キニンの生成が起こりやすくなる。血管性浮腫を抑制する C1 INH の産生は，メチルテストステロンや，より男性化作用の少ない合成タンパクステロイドであるダナゾールの投与により増加する。血管性浮腫の発作は，プラスミン阻害剤の ε-アミノカプロン酸の投与によっても抑制できる。

原発性 B 細胞欠損

▶ X 連鎖型(ブルトン型)無ガンマグロブリン血症は初期 B 細胞の成熟不全による

X 連鎖型無ガンマグロブリン血症 X-linked agammaglobulinemia(XLA)は，原因遺伝子が X 染色体に連鎖した免疫不全症候群の 1 つである(図 14.5)。プレ B 細胞の段階で欠損が生じる。この疾患をもつ男性では，免疫グロブリン産生の強い低下が見られ，リンパ節生検ではリンパ濾胞や形質細胞はほとんど認められない。変異は，*xid* マウスと同様に，ブルトン型チロシンキナーゼ Bruton's tyrosine kinase(Btk)遺伝子に見られる。患者は，化膿性細菌(黄色ブドウ球菌，化膿性レンサ球菌 *Streptococcus pyogenes*，肺炎レンサ球菌，髄膜炎菌，インフルエンザ

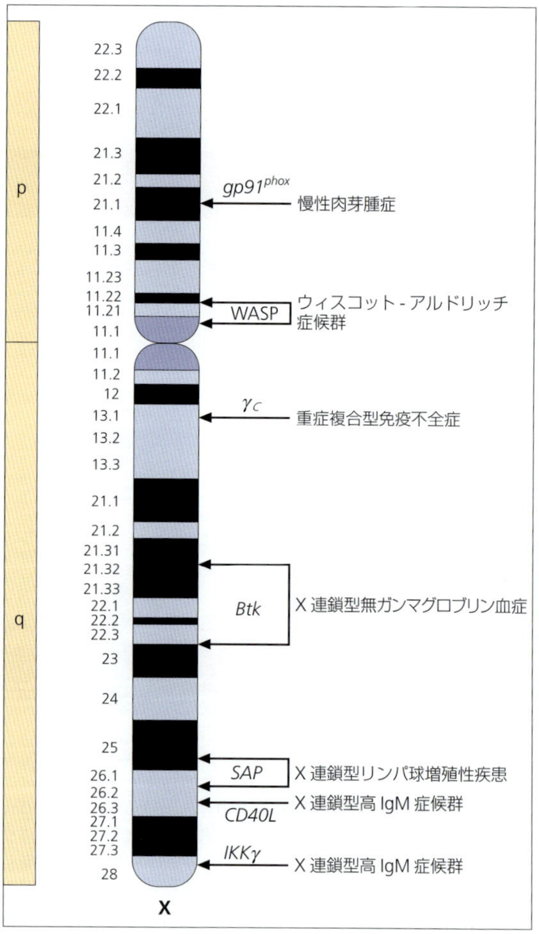

図 14.5 **X 連鎖(XL)型免疫不全症候群の遺伝子座。** 男性では X 染色体に連鎖する劣性遺伝子による影響が出やすい。なぜなら，女性では X 染色体が 2 本あるが，男性は 1 本で，劣性遺伝子の発現にはホモ接合性が不要だからである。いくつかの症例では，原因遺伝子の正確な位置がいまだ不明である。

菌 *Haemophilus influenzae*）や真菌ニューモシスチス・カリニ *Pneumocystis carinii*（異型肺炎の原因）の反復感染を起こしやすい。しかし，細胞性免疫応答は正常で，ウイルス感染はコントロールできる。

プレ B 細胞上のサロゲート（代替）IgM（p.248 参照）を構成する μH 鎖または λ_5 鎖のどちらかに変異が起こると，XLA と同様の表現形質，すなわちプロ B 細胞段階で分化が停止する。このことは *Btk* がこのプレ B 細胞レセプター複合体を介してプロ B 細胞からプレ B 細胞への分化のシグナルを供給することを示唆する。同様の表現形質を引き起こすものとして他に，シグナル伝達タンパク Ig-α（CD79a）の遺伝子変異や，*Btk* と同様にプロ B 細胞からプレ B 細胞への移行段階に必要とされる BLNK（B-cell linker）タンパクの遺伝子変異がある。

▶ IgA 欠損症と分類不能型免疫不全症（CVID）の発症機序は遺伝的に類似する

IgA 欠損症と分類不能型免疫不全症（CVID）は，原発性免疫不全症の中で，それぞれ 1 番目と 2 番目に最も一般的なものであり，著しい免疫グロブリン欠損を示す。IgA 欠損症は IgG2 欠損を伴う場合もあり，同じ家系の中に**分類不能型免疫不全症** common variable immunodeficiency（CVID）を見ることがある。この場合には，一方の疾患から他方へと徐々に転換することもある。CVID/IgA 欠損症の主要な感受性遺伝子座 *IGAD1* は MHC の HLA-DQ/DR 領域に存在する。ほとんどの患者では，抗原提示細胞の機能不全のために抗原による T 細胞のプライミングがうまくいかない。また，CD8 細胞の IFNγ 産生増加，CD4 細胞による HLA-DR と Fas の発現増加，およびアポトーシスの増加なども見られる。かぎられた T 細胞レパートリーしか発現せず，自己抗体がしばしば見られる。成人になってから CVID を発症する場合があるが，これらの患者では活性化 T 細胞に関与する ICOS（inducible costimulator）の欠失をホモ接合でもつ場合がある。CVID 患者における化膿性細菌による反復感染は，ガンマグロブリンの静脈内投与により防止が可能である。

▶ 一過性低ガンマグロブリン血症は乳児に見られる

ヒト乳児では，母親からの IgG レベルが減少するにつれて自然にある程度の免疫グロブリン欠乏が見られ，これは未熟児では非常に深刻な問題となりうる。より長期に持続するものとして**乳児一過性低ガンマグロブリン血症**があり，気道の反復感染がしばしば見られる。これは IgG 値と相関するが，多くの場合，4 歳までに IgG 値は正常に戻る。この疾患では，血中リンパ球数の減少とポークウィードマイトジェン活性化 B 細胞による Ig 産生を助ける活性が低下しているが，病気が次第に改善していくと，これらの症状も自然に消退していく。

原発性 T 細胞欠損

T 細胞の欠損あるいは T 細胞の機能不全があると，患者は日和見感染にかかりやすくなり，B 細胞機能は大部分 T 細胞依存的であるので，T 細胞欠損は液性免疫にも悪影響を及ぼす。T 細胞機能不全があると，アレルギー，リンパ系悪性腫瘍や自己免疫疾患が出現しやすくなる。自己免疫疾患が起こりやすくなるのは，おそらく胸腺でネガティブセレクションがうまくいかないか，適切な制御性細胞が産生されなかったためかもしれない。

▶ 初期の T 細胞分化に異常が見られる疾患

ディジョージ症候群 DiGeorge syndrome と**ネゼロフ症候群** Nezelof syndrome は，胚発生期での第 3，第 4 咽頭嚢からの胸腺の発生不全によるものである（ディジョージ症候群では副甲状腺欠失と重篤な心血管系の奇形を伴う）。その結果，幹細胞は T リンパ球に分化できず，リンパ組織の“胸腺依存性”領域にはまばらにしか細胞が存在しない。また，リンパ濾胞は見られるが，発達は悪い（図 14.6）。患者では細胞性免疫能は検出不能で，一般的な細菌感染には対処できるが，万が一，麻疹や BCG のような弱毒化生ワクチンが投与されると，ひどい感染を起こす。抗体は産生されるが，反応は正常より低く，このことは T 細胞が抗体産生に協調的に関与することを反映している（この疾患は，マウスでの新生児胸腺切除やニワトリでの新生児期ファブリキウス嚢切除による B 細胞欠損とよく似ていることに注目して欲しい）。新生児に治療的に胸腺移植すると免疫能の回復が見られるが，この場合には，ドナー胸腺とレシピエントの血液細胞との間である程度の MHC の適合性が見られることが必須である（p.237）。患者において胸腺の完全欠損を見ることはまれで，通常はいわば部分的ディジョージ症候群の状態で，血中リンパ球中の T 細胞の割合が出生時 6% ぐらいから 1 年後には約 30% に上がる（1 歳児での正常は 60〜70%）。抗体の産生能力は正常である。

プリン分解酵素である**プリンヌクレオシドホスホリラーゼ** purine nucleoside phosphorylase をコード

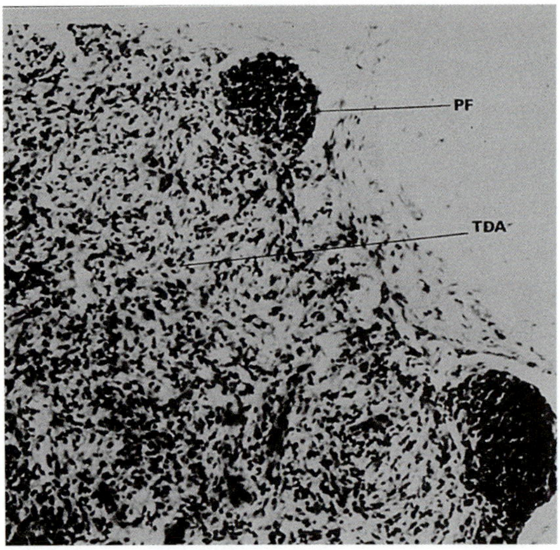

(a)

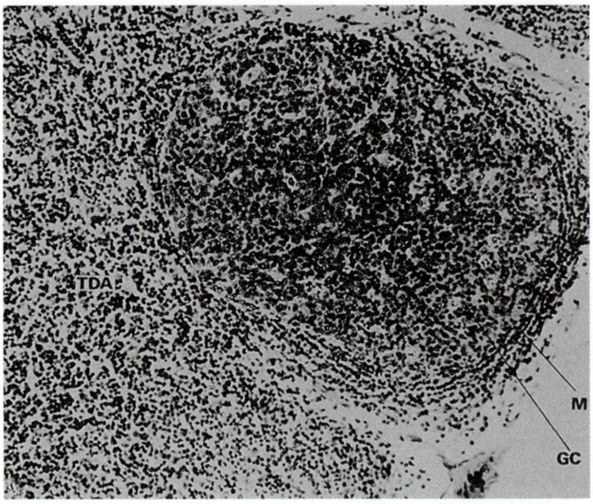

(b)

図 14.6　**リンパ節の皮質領域。**(a)ディジョージ症候群患者のリンパ節では，胸腺依存性領域 thymus-dependent area(TDA)の消失と，微小な一次濾胞 primary follicle(PF)が見られる。(b)対照的に健常者のリンパ節では，豊富な T 細胞領域と，小リンパ球で形成されるマントルゾーン(M)で包まれ，内部には淡染性の胚中心 germinal center(GC)をもつ，よく発達した二次濾胞が観察される(Dr. D. Webster 提供のディジョージ症候群患者標本。写真は C. J. Sym 提供)。マウスのモデルである無胸腺ヌードマウスでは，winged helix タンパク質に異常が見られる。

する遺伝子が変異すると，その代謝産物である deoxy-GTP の蓄積が起こり，この deoxy-GTP は DNA 合成に必要なリボヌクレオチド還元酵素を阻害するため T 細胞前駆細胞にとっては毒性を示す。この欠損が T 細胞系列で起こると，5′ヌクレオチダーゼが比較的低値となる。多少の T 細胞は産生されるが，感染防御には不十分で，骨髄移植がなされないと，通常致死的である。患者には反復性の感染に加えて神経機能障害や自己免疫疾患がしばしば見られる。

VDJ 組換えを開始するリコンビナーゼである RAG-1 および RAG-2(図 3.24 参照)に変異が起こると，通常，リンパ球の成熟した抗原特異的レセプターがまったく発現せず，重症複合免疫不全症(SCID)の原因となる(以下参照)。**オーメン症候群** Omenn syndrome では RAG の特定の変異のために，*VDJ* 組換えは起こり，ある程度の T 細胞(主として Th2 フェノタイプ)はできるが，患者は早期に死亡する。多くの場合，好酸球増加症や IgE 値の上昇，また時には皮膚と腸の自己免疫疾患が見られる。MHC クラスⅡ欠損症は別名“ベアリンパ球症候群 bare lymphocyte syndrome”といわれ，生後 1 年以内に反復性の呼吸器感染や慢性の下痢が見られ，平均 4 歳までに激しいウイルス感染のために死亡する。この疾患は，クラスⅡ遺伝子の 5′非翻訳領域に結合するプロモータータンパク質(クラスⅡトランスアクチベーター class Ⅱ transactivator (CⅡTA)，RFXB，RFX5 や RFXAP など)の変異による。胸腺上皮細胞上のクラスⅡ分子の発現が弱いために，CD4 ヘルパー T 細胞のポジティブセレクションが阻害される。また，CD4 ヘルパー T 細胞ができても，抗原提示細胞上のクラスⅡ分子がないために，抗原刺激を受けられない。*TAP-1* または *TAP-2* 遺伝子に変異が起こると，まれな疾患であるが，MHC クラスⅠベアリンパ球症候群 MHC class Ⅰ bare lymphocyte syndrome が起こる。

T 細胞機能異常を生じる欠損

毛細(血)管拡張性運動失調症 ataxia telangiectasia の患者では血小板減少症と湿疹が見られ(**ウィスコット-アルドリッチ症候群** Wiskott-Aldrich syndrome〈WAS〉)，細胞性免疫が低下している。Wiskott-Aldrich syndrome protein(WASP)はシグナル伝達経路とアクチン細胞骨格を物理的に会合させる分子で，GTP アーゼ Cdc42 やアクチン重合を司る Arp2/3(actin-related protein)複合体を介してアクチンと結合する。このことから，*WASP* 遺伝子に変異が起こると，T 細胞の運動性，食細胞のケモタキシス(化学走化性)，樹状細胞のトラフィキングや，T-B 細胞相互作用の際の B 細胞への T 細胞の極性化，変形などに異常が起こる。その結果，患児では強い細胞性免疫と抗体産生の障害が見られる。

毛細(血)管拡張性運動失調症の 1 つである**染色体切断症候群** chromosomal breakage syndrome は小児の常染色体劣性遺伝病で，プルキンエ細胞の変性による進行性小脳性運動失調症，X 線に対する高感受性と，非常に高い発癌率を特徴とする。ataxia telangiectasia mutated(*ATM*)遺伝子は，ホスファチジルイノシトール 3-キナーゼ phosphatidylinositol 3-kinase ファミリーの 1 つである Atm というプロテインキナーゼをコードする。正常では，紫外線や電離放射線のあと，*ATM* 遺伝子は癌抑制タンパク質 p53 と p21 を介して細胞周期を G_1～S 期で停止させるように作用し，また，Chk2 キナーゼおよび Cdc25 を介して G_2～M 移行期で阻害するように作用する。おそらく，細胞の DNA 修復機構がこのときに作動する。Atm キナーゼはさらに，酸化ストレスを阻害することにより造血幹細胞の自己再生に必要である。また，免疫機能不全，放射線感受性と高い発癌率を特徴とする別の疾患として Nijmegen breakage syndrome(ナイミーヘン染色体不安定症候群)がある。この疾患では *NBS1* 遺伝子に変異があり，このために二本鎖 DNA 修復複合体の構成要素 nibrin が欠損する。Atm と nibrin の両者は，ともに B 細胞での効率のよいクラススイッチに必要な分子である。

病気の分子的な基礎が次第に解明されていくのを見ることは刺激的なことであり，自然がその秘密を明かした優れた例として**高 IgM 症候群** hyper-IgM syndrome の研究がある。高 IgM 症候群はまれな疾患で，反復性細菌感染や IgG，IgA，および IgE の低値あるいは欠損が見られ，血清中 IgM，IgD 値は正常か上昇する。ほとんどの患者は X 染色体連鎖型で，T 細胞上の CD40L(CD154)の点突然変異や欠失が見られる。これらの変異は，B 細胞が発現する CD40(p.181 参照)との相互作用に必要な部分に存在し，このために T 細胞は B 細胞での免疫グロブリンのクラススイッチに必要なシグナルを伝達できない。あまり多くはないが，X 連鎖の IKK(inhibitor of kappa light chain enhancer kinase)γ 鎖遺伝子の変異や常染色体の *CD40* 遺伝子，activation-induced cytidine deaminase(*AID*)遺伝子，uracil-DNA glycosylase(*UNG*)遺伝子などによっても免疫不全症が起こる。これらの場合，異常はヘルパー T 細胞よりも B 細胞に見られる。

制御性や寛容系の機構に影響を及ぼすような“免疫不全”では，特定の免疫応答が強くなりすぎて障害が起こる可能性がある。たとえば，制御性 T 細胞の誘導因子である *Foxp3* 遺伝子の機能喪失変異が深刻な影響をもたらすことは当然ともいえよう。この疾患は IPEX(immune dysregulation, polyendocrinopathy, enteropathy, X-linked)症候群とよばれ，T リンパ球が無統制に増殖して多臓器性で，多くの場合，致死的な自己免疫疾患が見られる。これより若干重症度の低いものとして，APECED(autoimmune polyendocrinopathy-candidiasis-ectodermal dystrophy［自己免疫性多腺性内分泌不全症-カンジダ症-外胚葉性ジストロフィー］)があり，この疾患では *AIRE* 遺伝子の変異により T 細胞の胸腺での寛容誘導が障害されている。

この他にまれな T 細胞機能異常として，CD3 複合体の γ 鎖や ZAP-70 キナーゼ(p.172)の変異によるものがある。

複合免疫不全症

前述した原発性 T 細胞欠損では，成熟した T 細胞が若干は見られるが，機能的には欠損している。しかし，**重症複合免疫不全症** severe combined immunodeficiency(SCID)では，普通は T 細胞分化が完全に欠損し，それゆえ，もっとも重症な原発性

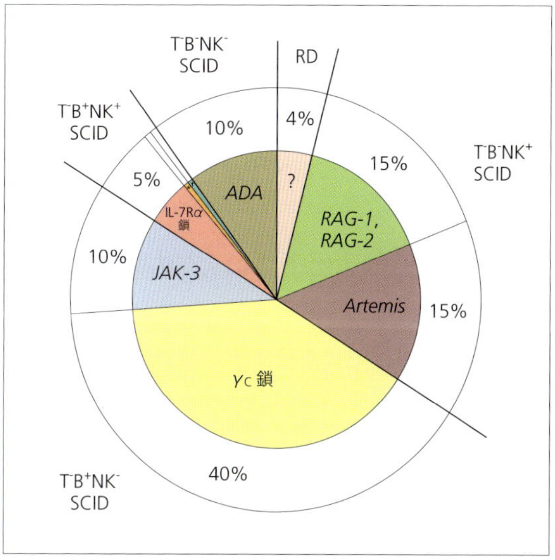

図 14.7 **重症複合免疫不全症(SCID)の原因となる遺伝子の欠損。**図に示す以外の遺伝子に変異のある SCID である CD45 の変異，あるいは CD3δ，CD3ε のいずれかの変異は，それぞれ SCID 症例の 1%以下である。SCID の表現型は原因となる特定の遺伝子欠損に依存する。たとえば，*Artemis* 遺伝子の変異によって引き起こされる SCID 症例の 15%は T 細胞と B 細胞の両方の完全な欠如があるが，NK 細胞は存在する(すなわち，$T^-B^-NK^+$ SCID)。reticular dysgenesis(RD)(p.324)は T 細胞，B 細胞，NK 細胞，骨髄細胞，および血小板のすべてがさまざまな程度で影響を受ける状態だが，その原因となる遺伝子の欠損はまだ同定されていない。ADA(adenosine deaminase：アデノシンデアミナーゼ)。

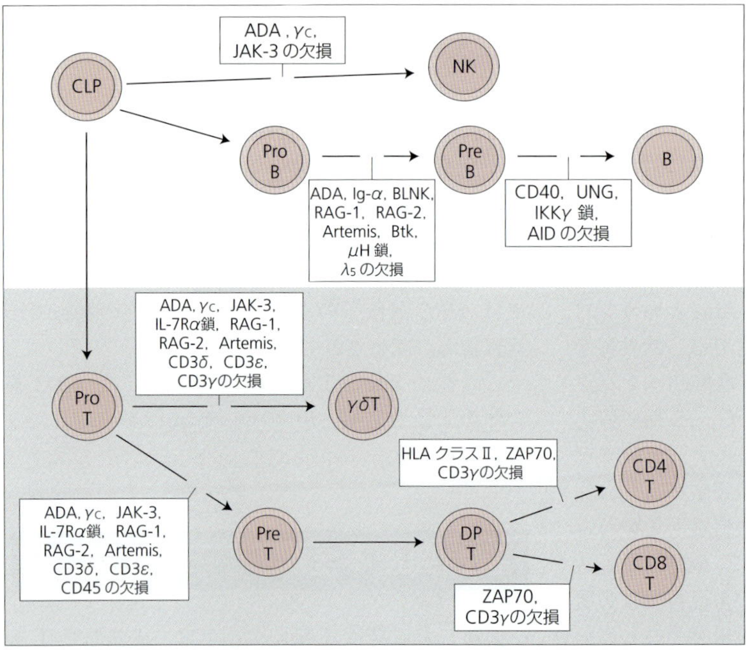

図 14.8　リンパ球分化の阻害により免疫不全が起こる。遺伝子上の変異の位置と性質により，その産物の機能障害の程度が決まる。たとえば，変異遺伝子のホモ接合体遺伝形質は，しばしば当該リンパ球集団の分化を完全に阻害するが，いくつかの変異では部分的阻害のみが見られる。さらに，機能喪失型変異でも，リンパ球分化の部分的阻害だけが見られることがある。CD3γ 鎖欠損と HLA クラスⅡ欠損がその例で，これらでは，通常，他の多くの免疫不全症よりも重症度が低い。CLP（common lymphoid progenitor）：共通リンパ系前駆細胞，DP（double positive）：ダブルポジティブ。

免疫不全である。イギリスでは出生児の約 8 万人に 1 人の割合で見られる。これらの症例では，細胞性免疫と液性免疫が完全に欠損し，生後 1 年以内に重篤な反復性日和見感染により死亡する。胃腸の感染による長期の下痢症状やニューモシスチス・カリニによる肺炎が一般的である。口内や皮膚で，カンジダ・アルビカンスの異常増殖が見られる。万が一，弱毒株によるワクチン接種を受けると，通常，進行性の感染症を起こして死亡する。

SCID の原因遺伝子はいくつか存在する

SCID の原因として，いくつかの異なる遺伝子変異がある。SCID では直接的または間接的に B 細胞欠損と T 細胞分化の欠損が見られる。なかには NK 細胞分化も阻害される例もある（図 14.7）。

サイトカインシグナル伝達経路の欠損

SCID 患者の約 40％は，インターロイキン（IL）-2，IL-4，IL-7，IL-9，IL-15，IL-21 のレセプターの**コモン γ 鎖** common γ chain（γ_c）の変異が原因である。これらのうち，IL-7 レセプター（IL-7R）がリンパ球分化に最も重要で，固有の **IL-7 レセプター α 鎖**の欠損や，γ_cのシグナルを伝達する ***JAK-3*** の変異も SCID の原因となる（図 14.8）。

SCID は *VDJ* 組換えの著しい欠損により生じる

RAG の部分的欠損により若干の T 細胞がつくられるオーメン症候群とは異なり，SCID では RAG に大きな欠損があるために成熟リンパ球ができない。RAG はリコンビナーゼで，二本鎖 DNA を切断して，*V*，*D*，*J* セグメントの組換えを可能にする（図 14.8）。*Artemis* 遺伝子変異によっても，*VDJ* 組換え機構の機能不全による SCID が見られ，患者の細胞は著しく放射線高感受性である。Artemis は，DNA 依存性プロテインキナーゼ複合体の必須の構成要素で，RAG により生み出される遺伝子セグメントの末端を再編成，修復する機能をもつ。

SCID の他の原因遺伝子

SCID 患者の 10％では，プリン分解酵素であるアデノシンデアミナーゼ adenosine deaminase（ADA）の遺伝的欠損をもつために，初期のリンパ球前駆細胞に有毒な代謝産物である dATP の集積を生じ，免疫不全が起こる（図 14.8）。T 細胞レセプター複合体の CD3δ 鎖か ε 鎖に変異があると，T 細胞分化が阻害される。これは前にも述べたが，CD3γ 鎖欠損が T 細胞分化を阻害することなしに T 細胞活性化が障害されるのと比べて明らかに異なる。プロテインチロシンホスファターゼ CD45 の変異は，まれに SCID の原因となることがある。**細網異形成症** reticular dysgenesis はその遺伝子的な基礎は不明であるが，骨髄系，リンパ球系前駆細胞の両方の欠損を示す重症複合免疫不全で，急速に進行し致死的である。

▶ 遺伝性のリンパ球機能制御異常により生じる複合免疫不全症

伴性劣性リンパ球増殖症候群 X-linked lymphoproliferative disease (XLP)(ダンカン症候群 Duncan's syndrome ともいう)は進行性の免疫不全症で，発熱，咽頭炎，リンパ節腫脹，異常ガンマグロブリン血症(すべての抗体アイソタイプではなく，1 つかそれ以上の選択的欠損)を特徴とする。患者は特にエプスタイン-バーウイルス Epstein-Barr virus (EBV) 感染に感受性が高い。変異は SAP (signaling lymphocytic activation molecule [SLAM]-associated protein)をコードする *SH2DIA/SAP* 遺伝子に存在する。SAP はその SH2 ドメインを介して SLAM に結合する。SLAM の活性化は T 細胞において強い IFNγ 産生を誘導し，また，B 細胞に作用してその増殖を促進してアポトーシスへの感受性を高める。このことから，SLAM の活性化を阻害する SAP に変異が起こると，B 細胞でのウイルス複製が宿主 T 細胞によって強く抑制される EBV 感染に対して免疫応答が低下する。

免疫不全の診断

免疫グロブリンの欠損の程度は定量的測定により評価でき，正常下限は任意に 2 g/l と定義されている。液性免疫応答は，まず血清中の自然抗体(A, B 型同種赤血球凝集素，ヒツジ赤血球に対する異種抗体，大腸菌に対する殺菌素)の有無によりスクリーニングし，次に，ジフテリア，破傷風，百日咳や，不活化ポリオなどのワクチンによる能動免疫によって調べる(ただし，生ワクチンは危険なので使わない)。B 細胞数は，CD19，CD20 や CD22 に対する抗体を用いた免疫蛍光染色により算定する。

T 細胞欠損の場合には，ツベルクリン，カンジダ，および流行性耳下腺炎(ムンプス)ウイルスのような抗原に対する皮膚テストにおいて低反応もしくは無反応性である。ジニトロクロロベンゼン 2,4-dinitro chlorobenzene を用いて能動的に皮膚感作が行われる場合もある。末梢血単核球細胞のフィトヘマグルチニン phytohemagglutinin (PHA) に対する反応性も，一方向性混合リンパ球反応(16 章参照)と同様に，T リンパ球反応性のよい指標である。T 細胞数の計測は CD3 に対するモノクローナル抗体を用いたフローサイトメトリーで容易に行うことができる。

補体や好中球の殺菌力や他の機能は *in vitro* の試験により調べることができる。ニトロブルーテトラゾリウム Nitroblue tetrazolium (NBT) の還元反応や，スーパーオキシドの産生は，積極的な食作用と関連する酸化酵素の測定のために用いられる。

原発性免疫不全の治療

抗生物質を用いた早期の治療は非常に重要で，それとともに，予防的に抗生物質を長期間低用量投与することもあり，これは反復性の中耳炎やその合併症(例：聴覚障害)を未然に防ぐために行われる。すでにこれまでに述べたように，もし適合したドナーが得られれば骨髄移植や造血幹細胞移植が有効な治療法である。これにより，SCID，白血球接着異常症，チェディアック-東病，およびウィスコット-アルドリッチ症候群などのさまざまな原発性免疫不全患者の免疫応答を再構築することができる。ADA 欠損 SCID 患者(ADA-SCID)で適合したドナーが得られない場合には，欠損酵素に対する補充療法としてポリエチレングリコールに結合させたウシ ADA を 1 週間に一度，筋肉内投与する。ADA の生物学的半減期は数分であるが，ポリエチレングリコール結合型 ADA を用いると，48〜72 時間と著しい延長が見られる。

液性免疫応答の欠損は，3〜4 週間ごとに免疫グロブリンを静脈内投与 intravenous immunoglobulin (IV Ig) することにより，ある程度は補正できる。慢性肉芽腫症のように自然免疫応答に欠損がある場合には，食細胞を刺激するためにインターフェロン γ 投与のようなサイトカイン療法が有用となる。

組織適合した移植ができない場合の理想的な治療は，遺伝子治療である。原発性免疫不全のための最初の遺伝子治療の試みが始まったのは 1990 年代であり，その後このアプローチはいくつかの挫折があったものの，着実に進歩してきた。遺伝子治療を受けたのはほとんどが ADA-SCID 患者で，レトロウイルスベクターを用いて正常 ADA 遺伝子が患者の $CD34^+$ 幹細胞に導入された(図 14.9)。このアプローチは最近，γ_c 遺伝子欠損 SCID 患者での γ_c 遺伝子置換にも用いられるようになってきた。しかし，この場合には，非常に少数ではあるが，治療を受けた患者の中に白血病を発症した症例があったことから，より慎重な対応が必要である。しかし，ADA 欠損，γ_c 遺伝子欠損の SCID のどちらにおいても，遺伝子治療によって一般の病原体に対する免疫応答が回復し，臨床的には持続的な恩恵がもたらされている。今後は，遺伝子導入の効率と安全性を高めるためのベクターデザインの改良や遺伝子組込み位置のより正確なターゲティング技術の開発が必要であ

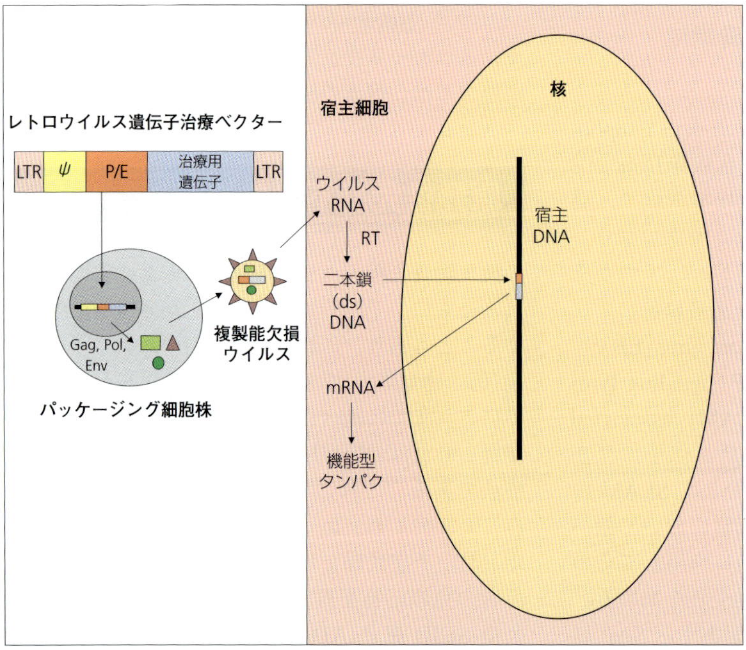

図 14.9 **遺伝子治療**。典型的なレトロウイルスベクターでは，Gag（コアタンパク）遺伝子，Pol（逆転写酵素［RT］）遺伝子および Env（ウイルスエンベロープ）遺伝子のかわりに，適切なプロモーター（P），エンハンサー（E）調節配列に連結した治療用の遺伝子が挿入される。5′と 3′の末端反復配列 long terminal repeat（LTR）には遺伝子組込みに必要な配列が含まれる。また ψ 配列はウイルス核酸のパッケージングを可能にする。パッケージングに必須の Gag，Pol，および Env タンパクはベクターが導入されるパッケージング細胞株の中のものが利用されるが，産生されるウイルス粒子はこれらのタンパクの遺伝子を欠損するため，宿主 T 細胞に治療用遺伝子導入後に感染性粒子を産生しつづけることはできない。患者の細胞内で，ウイルス RNA は逆転写されて二本鎖 DNA（dsDNA）になり，続いて宿主の染色体 DNA の中に組み込まれる。その後，導入遺伝子は転写されて，欠損していたタンパク質を補充するための mRNA が産生される。

ろう。組織特異的プロモーターを組み込んだ自己不活型レンチウイルスベクター（レンチウイルスとはレトロウイルスのサブファミリーであり，HIV もこの中に含まれる）も使われはじめているが，その効率や安全性はいまだ立証されていない。

続発性免疫不全

免疫応答は多くの因子により非特異的に抑制されうる。特に細胞性免疫（CMI）は，栄養不良により障害されることがあり，これは程度はあるが，比較的豊かな都市部でも起こりうる。特に鉄欠乏は，亜鉛やセレンの欠乏と同じく，重要である。

ウイルス感染ではしばしば免疫抑制が見られる。**麻疹感染**では強い細胞性免疫の低下が見られ，これは単球表面の CD46（膜補助因子タンパク質；p.319 参照）のウイルスにより架橋されて IL-12 産生が特異的に抑制されるためと考えられる。最も悪名高い免疫抑制性のウイルスは**ヒト免疫不全ウイルス** human immunodeficiency virus（HIV）であり，これについては次の項で詳述する。らい腫ハンセン病 lepromatous leprosy やマラリア感染では正常なリンパ球のトラフィキング経路が阻害され，その結果，免疫応答抑制が起こるというエビデンスがある。そのうえマラリアでは，マクロファージの機能が異常のようである。感染の結果，Th1 と Th2 のバランスの歪みが生じると，免疫防御に必要なサブセットの力を減弱することもある。

X 線，抗癌剤やステロイドホルモンなどの多くの治療上役立つ薬剤は，免疫系に甚大な影響を与える可能性がある（p.400 参照）。慢性リンパ球性白血病，骨髄腫，およびワルデンシュトレーム・マクログロブリン血症 waldenström macroglobulinemia のような B リンパ球増殖性疾患では，さまざまな程度の低ガンマグロブリン血症や抗体産生障害が合併することがある。これらの患者では化膿性細菌による感染が一般的であるが，対照的にホジキン病患者では細胞性免疫が低下して，結核菌，ブルセラ菌，クリプトコッカスや帯状疱疹ウイルスなどに易感染性を示す。

後天性免疫不全症候群（AIDS）

後天性免疫不全症候群 acquired immunodeficiency syndrome（AIDS）は，2005 年末までに 2 千万人以上の人々が死亡した破滅的な疾患である。2005 年の UNAIDS 報告では，AIDS の原因であるヒト免疫不全ウイルス human immunodeficiency virus（HIV）に感染し，生存している人が約 4 千万人存在する（図 14.10）。さらに，2005 年だけで 500 万人に近い数のあらたな感染者が報告されている。流行の中心はサハラ砂漠以南のアフリカで，世界中の

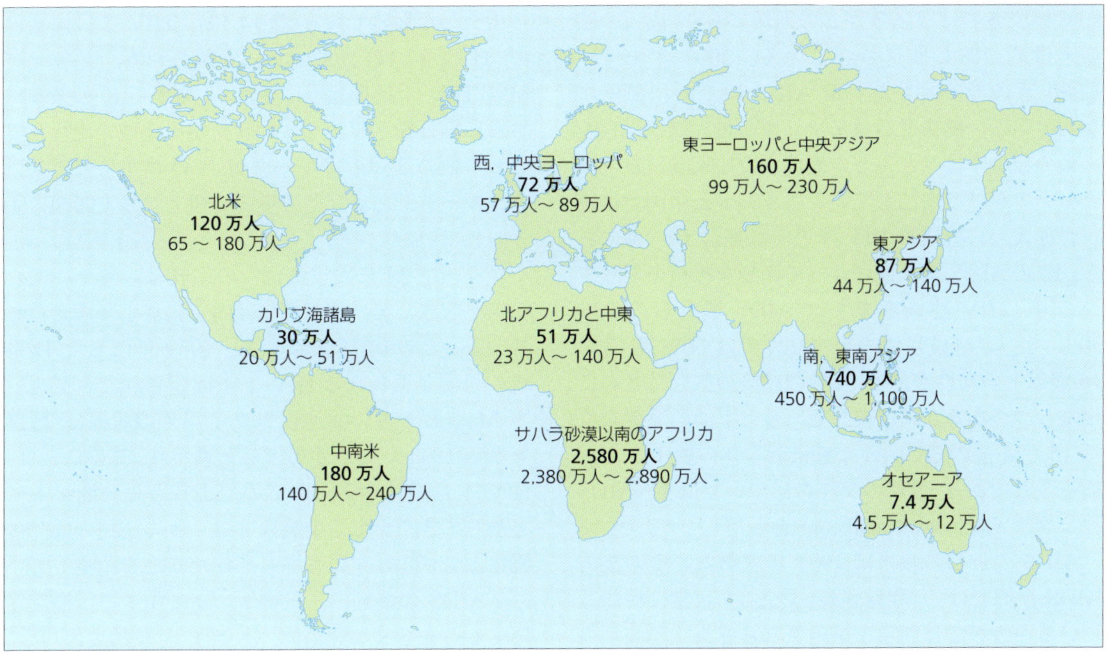

西，中央ヨーロッパ
72 万人
57 万人～ 89 万人
東ヨーロッパと中央アジア
160 万人
99 万人～ 230 万人
北米
120 万人
65 ～ 180 万人
東アジア
87 万人
44 万人～ 140 万人
カリブ海諸島
30 万人
20 万人～ 51 万人
北アフリカと中東
51 万人
23 万人～ 140 万人
南，東南アジア
740 万人
450 万人～ 1,100 万人
サハラ砂漠以南のアフリカ
2,580 万人
2,380 万人～ 2,890 万人
中南米
180 万人
140 万人～ 240 万人
オセアニア
7.4 万人
4.5 万人～ 12 万人

図 14.10　**2005 年末における世界各地域の推定 HIV 感染者数。**総計 4,030（3,670～4,530）万人の人々が感染していると推定される（UNAIDS ウェブサイト：www.unaids.org）。

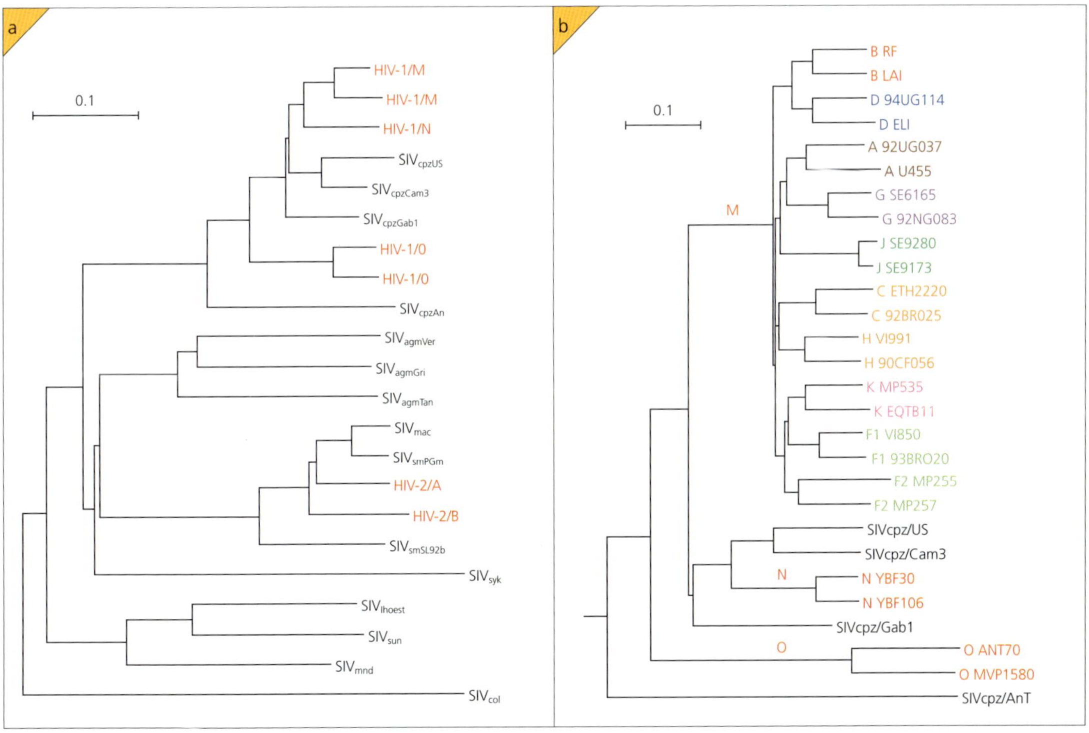

図 14.11　**AIDS ウイルスの進化。**2 つの進化系統樹を示す。スケールバーは 10%のアミノ酸配列の相違を表す。(a)霊長類のレンチウイルスの起源を示す系統樹。SIV 株はその由来種を下付き文字で示す。たとえば SIV_{cpzUS}はアメリカで捕獲されたチンパンジー由来の SIV を示す。HIV-1 と HIV-2（赤字で示す）の起源は別個であることが明白である。この系統樹は Pol タンパク質配列の比較による。(b)HIV-1 のグループと系統，および SIV_{cpz}の間の関係を示す系統樹。この系統樹は Env タンパク質配列の比較による。（Paul Sharp 提供。P. M. Sharp〈2002〉Origins of human virus diversity, *Cell* **108**, 305-312）。

HIV 感染者のほぼ 2/3 がこの地域におり，成人の感染率は約 7% と推定されている。2003 年末で，1,200 万人の子どもたちが AIDS のために孤児になっている。感染者数はアフリカが最大だが，HIV 感染の発生率はほとんどの地域，特に東ヨーロッパと中央アジアで増加している。インドと中国では流行が拡大し，妊婦の HIV 罹患率は推定 1〜2% である。HIV/AIDS は女性にとって深刻な様相を呈しつつあり，HIV 感染者または AIDS 罹患者のほぼ 50%（サハラ砂漠以南のアフリカでは 60% 近く）を 16 歳以上の女性が占め，女性の感染の割合はさらに増加しつつある。人口統計上，もう 1 つの重要な点は 15〜24 歳の若い人々が感染者全体の約 1/3 を占めることである（最新のデータについては UNAIDS ウェブサイト www.unaids.org を参照）。

AIDS の最初の報告は 1981 年である。その後の AIDS 症例では，日和見感染（すなわち正常に機能している免疫系では簡単に撃退される感染），浸潤型のカポジ肉腫または B 細胞性リンパ腫の発症と，$CD4^+$T 細胞の枯渇などが特徴的に見られた。AIDS は体液との接触を介して伝播することから，未知のウイルスにより引き起こされると推測された。そして 1983 年に HIV-1 が単離，同定された。実際には HIV-1 と，それよりも病原性の低い HIV-2 という 2 つの密接に関連した HIV が存在し，これらは起源と配列の点で，お互いに異なる。AIDS 症例の大部分は HIV-1 によって引き起こされ，HIV-2 感染例は主に西アフリカで見られる。

HIV-1, HIV-2 はともに，ヒト以外の霊長類に起源をもつ。サル免疫不全ウイルス simian immunodeficiency virus（SIV）との配列の類似性から判断すると（図 14.11），HIV は 20 世紀の初期から中期にヒト以外の霊長類宿主からヒトに伝染した近縁 SIV の進化の産物らしい。HIV-1 に最も近縁のウイルスは SIV_{cpz}で，その本来の宿主はチンパンジー *Pan troglodytes* である。HIV-2 はスーティーマンガベイ *Cercocebus atys*（訳注：オナガザル科に属すサル）由来の SIV_{smm}のほうにより近縁である。系統発生のマッピングや配列解析により，過去 100 年の間に SIV_{cpz}と SIV_{smm}によるヒトへの感染例がいくつかある。感染した動物の血液がヒトの皮膚または粘膜にさらされることによって，SIV_{cpz}や SIV_{smm}がヒトに伝播したというのが主な仮説である。このシナリオは，野生動物の食用肉の売買で猟師が定期的に直接霊長類の血液に接触していることからも考えられる。

ウイルスの配列に基づき，HIV-1 は M（main），O（outlier）と，N（non-M，non-O）の 3 つのグループに分類され，それぞれは別々の動物原性感染症から由来したものである（図 14.11）。HIV-2 は同様に A〜H の 8 つのグループに分類される。グループ M の HIV-1 は世界中に蔓延し，A から K の系統にさらに副分類され，それぞれ異なる地域で流行している。他の 2 つのグループ N と O は主にガボン，カメルーン，およびその近隣の西アフリカ諸国にかぎられている。

グループ M における個々の系統は，種をこえた伝染が起きた後にヒト個体群内で起きたと考えられている。この仮説に一致して，1959 年に B と D 系統の祖先と思われる HIV-1 が同定された。グループ M の最も古い共通祖先ウイルスの起源は 1915 年から 1941 年にさかのぼると思われ，このことは，HIV-1 は当初考えられていたよりも長い間ヒトに感染してきていて，中央西アフリカの住民の間では臨床上気づかれずに存在していたことを示唆している。AIDS の蔓延は，当初は，ウイルスの伝播を促進するさまざまな経済的，社会的，行動的要因（たとえば，注射や予防接種のために滅菌されていない針が使われていたことなど）などに依存していたと思われる。

HIV は通常，感染後すぐに AIDS を引き起こすのではない。ウイルスがどのようにして免疫系を破壊するのか，そして HIV-1 感染者はすべて AIDS を発症するのか，などについてはさまざまな議論がある。HIV の同定以来，AIDS 研究は大きく進歩したが，治療法やワクチンの開発までにはまだ道が長い。

▶ 病気の臨床経過：感染から AIDS へ

HIV の感染は一般に，感染者の体液に曝露されることによって起こる。HIV は精液，膣分泌液，および母親の乳汁中に，遊離のウイルス粒子や感染細胞として見られる。現在，世界中で最も一般的な伝播経路は，性交を介するものである。また，静脈注射による薬剤投与の際の汚染された注射針の使用や，治療目的のための血液や血液製剤の使用も，一般的な HIV 感染の経路である。先進国では，供給血液をスクリーニングすることにより，HIV 感染ヒト血液は除去され，不注意な投与を介した伝播は事実上見られなくなってきている。もう 1 つの重要な伝播経路は，感染した母親から子どもへの感染である。母親は出産中あるいは母乳養育中に HIV を子どもに伝播する可能性がある。アフリカでは周産期での伝播率はおよそ 25% である。もし母親が抗レトロウイルス薬療法を受ければ，周産期での伝播の機会は有意に引き下げることができる。

感染後 2〜8 週の間に 80% の人々に急性ウイルス血症が見られる（図 14.12）。症状はインフルエン

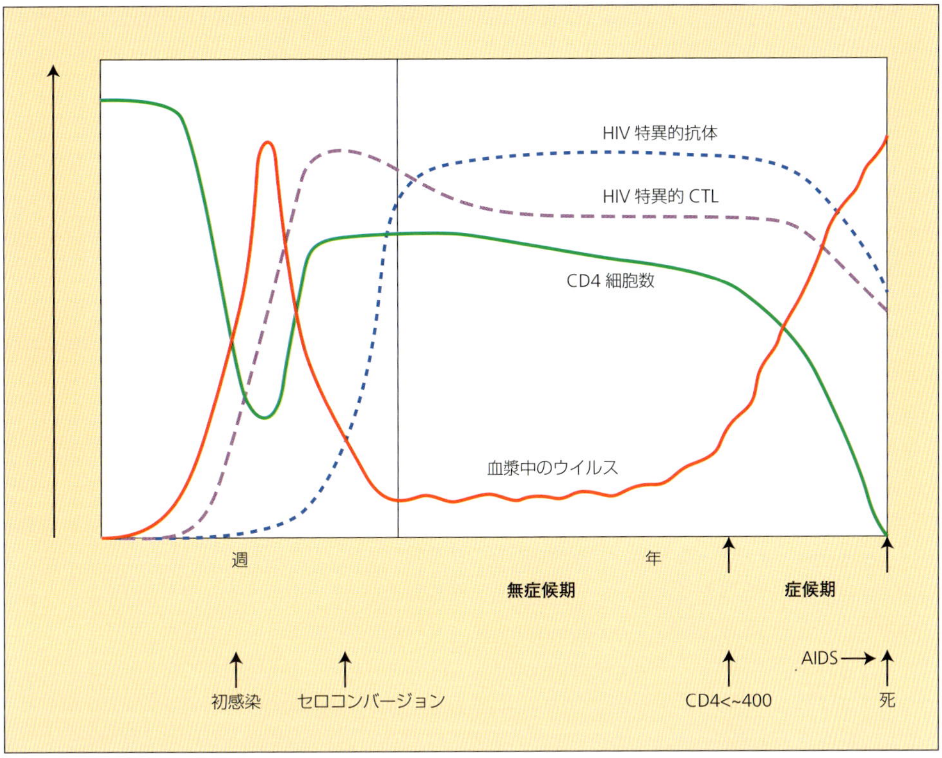

図 14.12 **HIV 感染の典型的経過。** 初感染では，血漿中のウイルスの急速な上昇と末梢血 $CD4^+T$ 細胞の急速な低下によって特徴づけられる。血漿中ウイルスはピーク値を示した後，一定の低いレベル（“セットポイント”）に低下する。これ以降に病気が発症する。$CD4^+T$ 細胞数はやや回復するが，感染前のレベルよりは低い。ウイルス量が最高値を示すにつれて，HIV 特異的 $CD8^+T$ 細胞応答が活性化され，これは初感染の抑制におそらく重要な役割を果たす。HIV 特異的抗体反応の開始はやや遅れ，セロコンバージョンが起きる。中和抗体反応が始まるのはさらにいっそう遅れる（図 14.20 参照）。潜伏感染状態は 10 年単位で継続する。この間は，明らかな症状は見られないが，リンパ系組織で $CD4^+T$ 細胞が持続的に続く。最後には，$CD4^+T$ 細胞の減少が非常に顕著となり，日和見感染に対する抵抗力が弱くなり，最終的には免疫系が完全に破綻して死に至る。薬剤投与により血漿中ウイルス量が検出限界以下となり，$CD4^+T$ 細胞の減少が阻害される。

ザ様で，急な高熱，咽頭炎，頭痛，およびリンパ節腫脹などである。これは急性レトロウイルス症候群とよばれ，その症状は通常 1～4 週間で自然に治まる。この急性期の間に，特に腸管の $CD4^+T$ 細胞で爆発的なウイルスの複製が起こり，これに呼応して血中の $CD4^+T$ 細胞の著しい減少が起こる。この時点で，ほとんどの人では感染細胞を障害する強力な HIV 特異的な $CD8^+T$ 細胞応答が始まり（図 14.12），HIV 特異的抗体の産生（セロコンバージョン seroconversion，“血清陽転化”ともいう）が引き続いて起こる。$CD8^+T$ 細胞は最初のウイルス血症の抑制に重要であると考えられている。ウイルス価は急上昇した後，$CD4^+T$ 細胞数の回復につれて減少する。しかし $CD4^+T$ 細胞数はなお正常値（1,200 個/μl）以下である（800 個/μl）。急性ウイルス血症消退後に血液中に残存するウイルスのベースライン値（セットポイントとよばれる）が，感染者の予後を示すもっともよい指標である。

一次感染の後に，臨床上の潜伏期（ほとんど症状がないか無症状）が見られ，この間に HIV は複製を続け，$CD4^+T$ 細胞は機能的にも数的にも徐々に減少する。HIV 感染における $CD4^+T$ 細胞の枯渇の原因として，3 つの主要な機構が考えられている。1 番目は，宿主 T 細胞に対するウイルスの直接的な細胞障害である。2 番目は，感染細胞のアポトーシスに対する感受性の増加である。そして 3 番目は，MHC クラス I によって提示されたウイルスペプチドを認識する $CD8^+T$ 細胞によって感染 $CD4^+T$ 細胞が排除されることである。

HIV 感染者の大多数は，数年の期間を経て AIDS になる。無症候性の期間は典型的にはおよそ 2 年から 15 年である。しかしその後，機能的 $CD4^+T$ 細胞数は閾値（約 400 細胞/μl）以下に落ち，日和見感染が出現するようになる。$CD4^+T$ 細胞数が 200 細胞/μl 以下に低下すると，患者は AIDS 発症者として分類される。

AIDS の初期段階では，抑制された細胞性免疫のために日和見感染が始まり，典型的にはカンジダ *Candida* や結核菌 *Mycobacterium tuberculosis* により，それぞれ口腔カンジダ症，結核が見られるようになる。もっと後期の段階では，以前に罹患した水痘から潜伏感染した水痘-帯状疱疹ウイルス varicella zoster virus が活性化されて，帯状疱疹がしばしば見られる。EBV 感染による B 細胞性リンパ腫や内皮細胞の悪性腫瘍であるカポジ肉腫の発症も一般的に見られる。カポジ肉腫の原因は，既存の HIV 感染とこれらの腫瘍で発見された新しいヘルペスウイルス（HHV-8）の両方に対して種々のサイトカインが分泌されるためらしい。C 型肝炎ウイルスと HIV の共感染も一般的で，C 型肝炎により病気の進行は加速される。真菌のニューモシスチス・カリニによる肺炎はしばしば見られ，効果的な抗真菌療法が出回る前は致死的となることが多かった。AIDS の最終段階では，トリ（型）結核菌 *Mycobacterium avium* とサイトメガロウイルス cytomegalovirus が主要な病原体で，呼吸器感染が主な死因となる。このような感染症や悪性腫瘍は典型的だが，すべての AIDS 患者で見られるわけではなく，例数は少ないが，その他の腫瘍や感染症が見られることもある。

HIV 感染から AIDS への進展に必要な時間は，ウイルスと宿主の両方，またはそのいずれかの遺伝子の差異により大きく変化する。たとえば，ウイルスの中には自然に弱毒化されているものもあり，病気の進展はゆるやかである。宿主の HLA が重要であることもある。HLA クラスⅠ遺伝子がホモ接合性であると，病気の進展が早く，これはおそらく感染に対する T 細胞応答が多様でないことによる。また，特定の HLA 型が病気の進展と相関する。たとえば，HLA-B57 と HLA-B27 では病気の進展が遅いが，HLA-B35 では早い。後で述べるが，HIV の補助レセプターであるケモカインレセプター CCR5 に変異がある人たちは HIV 感染に対して非常に抵抗性である。

研究上，特に興味があるのは，HIV 曝露後に病気を発症しない人たちがいることである。一群の人たちでは，明らかに HIV に感染しているがウイルスの複製は非常に低く，AIDS に進行しない。もう一群の人たちでは，多量のウイルス曝露にもかかわらず，血清反応が陰性のままである。つまり，くり返し HIV に曝されているにもかかわらず，病気にならず，ウイルスが検出されないのである。興味深いことに，後者では，HIV 特異的 $CD8^{+}T$ 細胞を検出

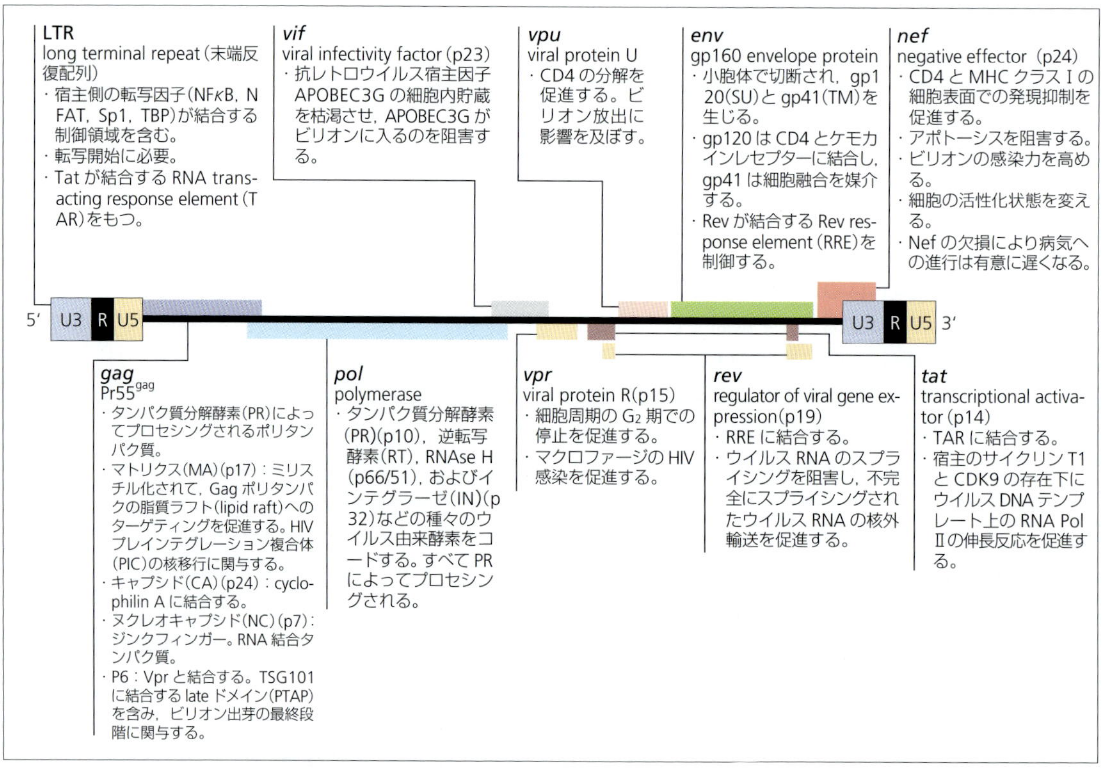

図 14.13　**HIV-1 のゲノム。** HIV ゲノムの構成と遺伝子産物の機能が要約されている。（Warner Greene 提供。Greene W. C. & Peterlin B. M.〈2002〉Charting HIV's remarkable voyage through the cell：basic science as a passport to future therapy. *Nature Medicine* **8**, 673-680）。

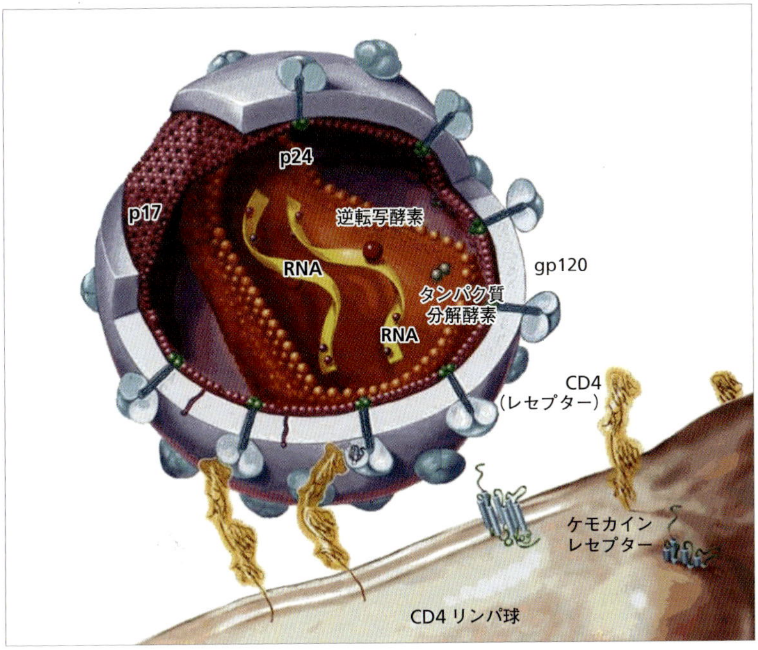

図 14.14 **HIV-1 とウイルスが侵入するためのレセプター。** ウイルスのキャプシドの中には，2 コピーの RNA ゲノムが逆転写酵素，インテグラーゼやウイルスのタンパク質分解酵素とともに存在する。マトリクスタンパクはウイルスのエンベロープ膜中に存在し，キャプシドを包む。ウイルスの表面には，細胞表面糖タンパク質 gp120 と膜貫通タンパク質 gp41 からなる二量体がヘテロ三量体化したスパイクが存在する。スパイクは標的 T 細胞表面上の CD4 分子と結合する。gp120 に構造変化が誘導され，ケモカインレセプターとの結合が可能になり，ウイルスと細胞膜とを融合させる反応が誘導される。これによりウイルスのゲノムが標的 T 細胞の中に侵入できるようになる。

できる場合があり，このことは HIV に以前に曝されたこと，あるいは少なくとも非感染性の HIV 抗原に曝されたことがあることを示唆する。このような免疫応答が HIV 感染排除の原因であるかは不明であるが，これらの人々はワクチンの設計や開発のために有用な情報を提供するであろう。

次項では，ウイルスの細胞指向性，ゲノムや，生活環など，ウイルス自身の重要な点について述べる。

▶ HIV-1 のゲノム

HIV-1 はレトロウイルスで，RNA のゲノムが複製の際に逆転写酵素により DNA に変換される。HIV はレンチウイルス亜科とよばれるレトロウイルスの 1 グループに属する。レンチウイルスの名は，これらのウイルスによる病気の経過が遅いことから“ゆっくりとしたウイルス slow virus”を意味するラテン語の *lentus* に由来する。HIV-1 のゲノムはおよそ 9 kb の RNA で構成され，それは 15 のタンパクをコードする 9 つの異なる遺伝子からなる。2 コピーの一本鎖ゲノムが，いくつかの酵素，アクセサリータンパクとともに，ウイルス粒子中に存在する。3 つのリーディングフレームがあり，それぞれは gag（グループ特異的抗原），pol（ポリメラーゼ），および env（エンベロープ）ポリタンパク質をコードする。そしてこれらのタンパク質はタンパク分解作用で切断され，別々の構造タンパクや酵素となる（図 14.13）。gag は切断されて，MA（マトリクス），CA（キャプシド），NC（ヌクレオキャプシド），および p6 という 4 つの構造タンパクを生じる。一方，env は切断されて，SU（表面糖タンパク gp120）と TM（膜貫通糖タンパク gp41）の 2 つになる。pol は切断されて PR（タンパク質分解酵素），RT（逆転写酵素）および IN（インテグラーゼ）を生じ，これらはウイルス粒子の中に取り込まれる。いくつかのアクセサリータンパクもコードされていて，それらのうち vif，vpr，および nef の 3 つはウイルス粒子の内側に取り込まれる。残りのアクセサリータンパクは，tat，rev，および vpu である。HIV のタンパクの機能については図 14.13 にまとめた。次に，これらの 15 個のタンパク質の機能を HIV の生活環に関して説明する。

▶ HIV-1 の生活環

ウイルスの侵入

ウイルスと細胞の最初の接着は，主として，ウイルスの表面にあるエンベロープスパイク envelope spike と標的となる T 細胞表面分子との間の非特異的結合を介すると考えられている。エンベロープスパイクは，非共有結合で結合した細胞表面糖タンパク質（gp120）と膜貫通糖タンパク（gp41）のサブユニットからなるヘテロ二量体が三量体化したものと推測される。おそらく，gp120 上の糖鎖部分およびプラス電荷を帯びた領域が，標的細胞上のレクチンおよびマイナス電荷を帯びたヘパラン硫酸プロテオグリカンとそれぞれ結合する。

最初の特異的なレセプターを介した結合は，ウイルスエンベロープスパイク中のgp120が，標的となるT細胞表面上のCD4と出会うときに初めて起こる(図14.14)。HIV-1は，Tリンパ球，マクロファージや樹状細胞などのCD4発現細胞に特異的に感染する。CD4と複合体形成したgp120の構造解析の結果，CD4はgp120の凹んだ部位に高親和性で結合する。この結合によりgp120には複数の立体構造変化が起こり，補助レセプターとの結合部位が形成されるようになる。補助レセプターとは，ほとんどの場合，ケモカインレセプターCCR5あるいはCXCR4である。これらのレセプターは，免疫細胞がケモカインの濃度勾配に従って炎症部位に移行する際のケモタキシス(走化性)のために用いられる。HIV-1はしばしばその補助レセプターの種類により分類される。R5ウイルスはCCR5を用い，X4ウイルスはCXCR4を用いる。二重の指向性をもつR5X4ウイルスはCCR5とCXCR4の両方を用いる。R5ウイルスの感染には標的T細胞表面上のCD4発現は低くてもよいが，X4ウイルスの感染にはCD4の発現が高くないといけない。このように，CD4と補助レセプターの発現の違いにより，X4またはR5ウイルスが感染する細胞サブセットが決まる。すなわち，X4ウイルスはナイーブ$CD4^+$T細胞や成熟樹状細胞に感染し，一方，R5ウイルスの*in vivo*での標的細胞は，未熟樹状細胞，マクロファージや活性化エフェクター，あるいはメモリー$CD4^+$ T細胞などである。当初は，*in vitro*で増殖できる細胞株の種類に基づいてウイルスの変異株が分類され，R5ウイルスは"マクロファージ指向性"，同様に，X4ウイルスは"リンパ球指向性"と考えられた。しかし，R5ウイルスはリンパ球にも感染することから，このようなよび方は誤解を与える。現在は，用いられる補助レセプターの種類を示す呼び方が用いられている。

補助レセプターとの結合により，膜貫通糖タンパクgp41に構造的変化が起こり，それまでスパイク構造の中に埋まっていたgp41の疎水性の強いN末端融合ペプチドが露出されるようになる。この融合ペプチドは銛(もり)のように宿主T細胞膜の中に突き刺さり，標的T細胞膜を不安定にするとともに"プレヘアピン中間体"とよばれるgp41のαヘリックスがのびた状態の融合中間体ができる。この中間体は不安定で，たやすく壊れて外側の3つのαヘリックスとそれに逆平行に整列した内側の3つのαヘリックスからなる6ヘリックスバンドルまたは"ヘアピン"を形成する。現在入手できる唯一の高解像度のgp41構造は，この融合後と思われる形態のものである。gp41の構造がつぶれて非常に安定な6ヘリックスバンドル構造をとることにより，細胞融合に必要な熱力学的駆動力を提供すると考えられる。この6ヘリックスバンドルは，他のウイルス由来あるいは細胞由来の融合タンパクの間で共通に見られる構造モチーフで，他にも，インフルエンザウイルス，SARS(重症急性呼吸器症候群)，およびエボラウイルスなどで見られる。6ヘリックスバンドルの形成がどのようにして細胞膜とウイルスの膜との融合を可能にするのかは不明であるが，gp41の外側のαヘリックス競合結合するペプチドアナログを用いてバンドル形成を阻害すると，融合も阻害される。そのようなペプチドの1つはウイルス侵入を阻害する新しい薬剤としてHIVの実験的治療に使われている。

融合は分単位で起こる非常に制御されたプロセスで，数種類のスパイクが対応するレセプターや補助レセプターと結合する必要があるらしいが，その詳細は不明である。

融合後，ウイルス粒子はその外側のエンベロープを失い，ウイルスコアすなわち逆転写酵素複合体が残る。この複合体は，2つのウイルス由来RNA，RT(逆転写酵素)，IN(インテグラーゼ)，$tRNA^{Lys}$，マトリクス(p17)，ヌクレオキャプシド(p7)，キャプシド(p24)とvprなどから構成される。

逆転写と組込み

逆転写酵素(RT)は，核への移行途中で，ウイルスコア中の2つの一本鎖RNA分子を鋳型として，ウイルスゲノムを二本鎖cDNAのコピーに変換する。RTは校正機構をもたず，1回の逆転写で1ゲノムあたりおよそ1つの変異が起こる。マイナス鎖DNAが合成される過程でRNAse HがRNA鋳型を分解し，DNAポリメラーゼが二本鎖のウイルスcDNAゲノムの生成を触媒する。

逆転写の過程で，RNAゲノムは置換されてあらたに合成されたcDNAゲノムとなるが，それ以外は，逆転写酵素複合体は以前と本質的に同じ構成を示す。この複合体は**プレインテグレーション複合体** preintegration complexともよばれ，大型の複合体であることから，おそらく微小管を介して核に移行すると考えられるが，その機構の詳細は不明である。

ウイルス由来のcDNAゲノムが宿主T細胞ゲノムへ組み込まれるが，これはインテグラーゼといくつかの宿主タンパク質の作用によって媒介される(図14.15)。組込みにはウイルスのLTR配列が必要とされ，活発に転写されている領域が優先的に組み込まれやすい。組込みにより，ウイルスcDNAは潜伏感染や転写活性化が可能になり，**プロウイルス** provirusとよばれる。活動性のプロウイルスはウイルスの複製と転写の鋳型として機能する。潜伏感染があるために，これまでの治療法では感染者から完全にウイルスを除去することはできず，治療上の大きな難題となっている。感染者における潜伏性の感染細胞の数は非常に少なく，10^5～10^6程度である。

複製

ウイルスの複製 replication は，ゲノムへの組込み後，細胞由来の RNA ポリメラーゼが初期のウイルス転写産物を産生することから始まる（図 14.16）。転写はウイルスのゲノムの両端の LTR 配列に結合するタンパクにより制御される。たとえば，T 細胞の活性化により転写因子の NFκB が発現する。NFκB は 5′LTR 中のプロモーターを始め，いくつかの細胞由来のプロモーターに結合する。

ウイルスタンパクの産生は二相性である。初期段階（rev 非依存的段階ともよばれる）では，ウイルスの転写産物は完全にプロセスされ（すなわちすべての内部スプライス部位が利用され），そしてポリアデニル化され，他のすべての細胞由来の転写産物と同じく，細胞質へと輸送される。これらの転写産物が翻訳されて，3 つの遺伝子産物 tat, rev と nef ができる。他のウイルスと同様に，HIV-1 も単一の鋳型を最大限利用し，上記以外の遺伝子をきちんと発現するためには，選択的スプライシングを行う（4 つの異なる 5′スプライス部位と 8 つの異なる 3′スプライス部位が存在する）。しかし，これは核内で rev が決定的な閾値に達してはじめて見られるようになる。rev には N 末端に核移行シグナルがあり，翻訳後，細胞由来因子の importin β の助けで，核に戻る。このアルギニンに富んだ領域は，rev response element（RRE）の結合部位としても機能する。RRE は，不完全にスプライシングされたすべての mRNA の env イントロン中に位置する RNA 配列である。細胞由来のスプライシング因子による HIV 転写産物のスプライシングは効率が悪く，その間に rev が RRE に結合し，rev はこれらの RNA 上で多量体化する（最大 12 量体が見られる）。この rev-RRE 複合体は rev の C 末端の核外輸送シグナルを介して

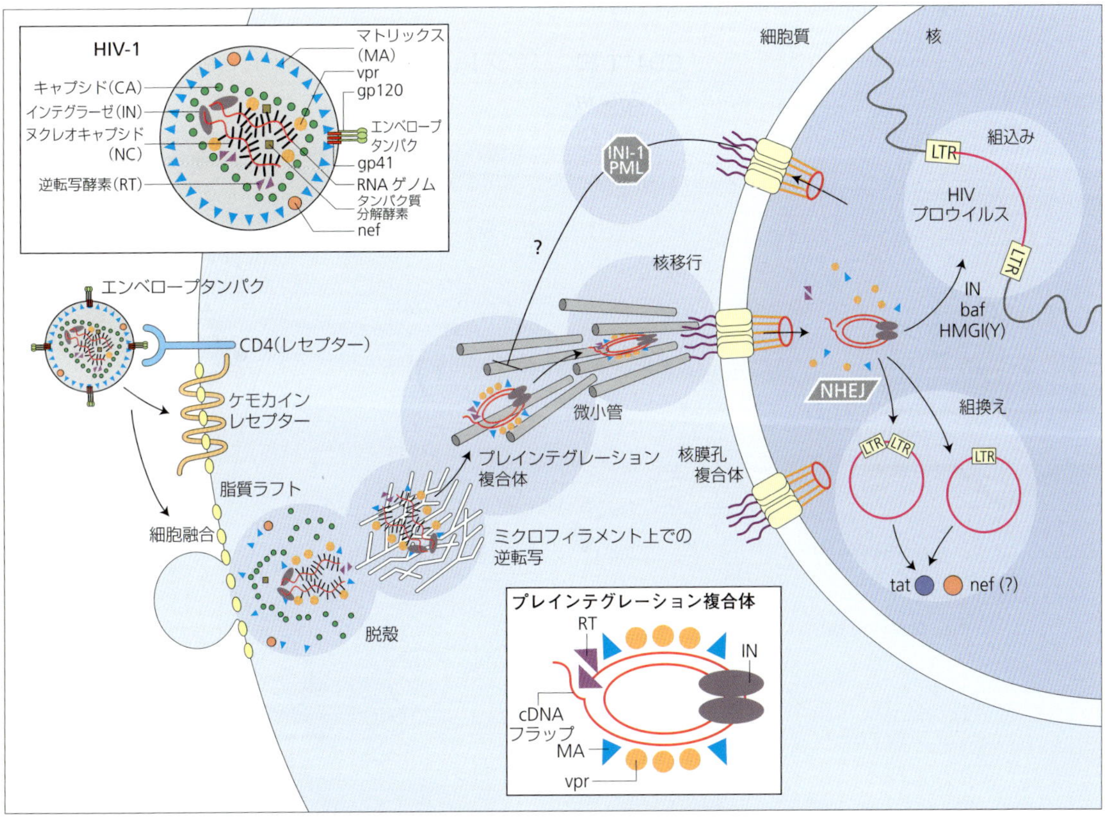

図 14.15　**ウイルスの侵入，逆転写，および組込み。**ウイルスのスパイクと CD4 やケモカインレセプターとが結合すると，細胞融合と宿主 T 細胞の細胞質中へのヌクレオキャプシドの注入が誘導される（図 14.14 参照）。ヌクレオキャプシドの脱殻の後，逆転写とウイルス cDNA を含んだプレインテグレーション複合体（PIC）の形成が見られる。PIC は核内に輸送され，ウイルス cDNA が宿主染色体の中に組み込まれプロウイルスとなる。PIC の一部は，図に示すように LTR 環状体となる。（Warner Greene 提供。Greene W. C. & Peterlin B. M.〈2002〉Charting HIV's remarkable voyage through the cell : basic science as a passport to future therapy. *Nature Medicine* **8**, 673-680）。

exportin/crm-1と結合する。これによって，部分的にスプライシングされた転写産物やスプライシングされていない転写産物が核から細胞質へと効率よく輸送されるようになり，これは細胞由来のスプライシング因子で転写産物が処理される前に起こる。

revによるこれらの働きにより，第2段階の遺伝子発現が始まり，部分的にスプライシングされたmRNAとスプライシングされていないmRNAは翻訳されてenv，vif，vpr，vpuとgag，gag-polなどが生成される。イントロンのある転写産物はプロセシングされなければ，通常は保留され，分解されるので，このことはウイルス側からすると非常に重要な適応機構といえる。revがないと，HIV-1は多数のイントロンを含む遺伝子材料を輸送できず，あらたに合成されたウイルス粒子の組立てがうまくいかなくなる。実験的にrevをゲノムから除くと，できてくるウイルスクローンは複製能力をもたない。

HIVの複製には，tatとnefも非常に重要である。tatが欠如すると，転写は始まるが，ポリメラーゼはウイルスゲノムに沿って効率よく伸長反応を行うことができない。tatはRNA上の特定の領域に結合し，elongation factorを局所に動員し，ウイルス複製速度を促進する。nefは，tatやrevとは違う働きをする。すなわち，nefは直接ウイルスRNAに結合せず，感染細胞の環境に作用して複製が起こりやすい状況をつくる。具体的には，nefはシグナルカスケードに影響を及ぼし，感染細胞表面のCD4の発現を抑制し，より感染性の高いビリオンの産生やウイルスの伝播を促進する。さらに，nefはHIVに対する免疫応答を抑制し，アポトーシスの阻害により，感染細胞の寿命が長くなり，ウイルス複製が促進される。

HIVは驚くほどの数の機構を駆使して自らの複製を促進する。その結果，HIVの複製は非常に早く，不正確である。このウイルスは，ヒトとの相互関係の中で，莫大な数のタンパク-タンパク，タンパク-核酸相互作用を試験的に用いることにより，自らの生存と伝播のために必要なものを見つけ出してきた。このような進化の速度は，これまで知られているものよりずっと速い。

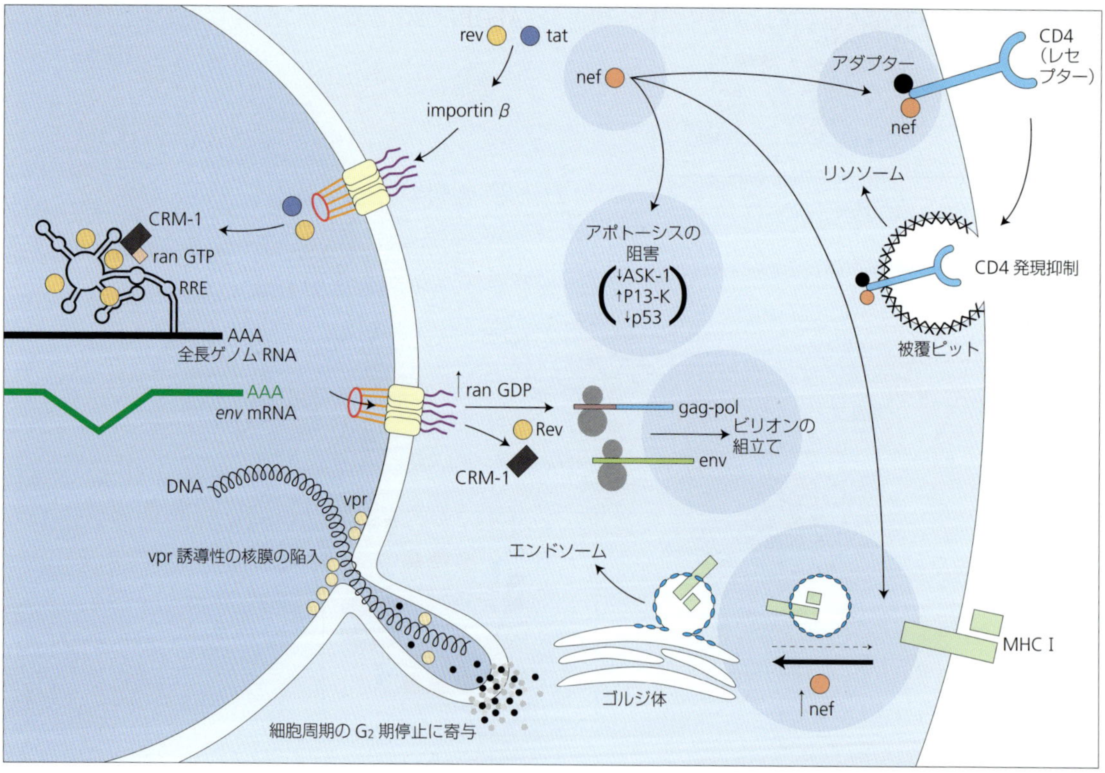

図14.16 **ウイルスタンパク質によるウイルス転写のための細胞内環境の最適化。** nefはCD4とMHCクラスIの発現を抑制し，アポトーシスを阻害する。vprは細胞周期のG_2期での停止をもたらす。revは，新しいビリオンのウイルスゲノムや構造タンパク質，酵素タンパク質をコードするスプライス途中のウイルス由来転写産物の核内輸送を促進する。(Warner Greene提供。Greene W. C. & Peterlin B. M.〈2002〉Charting HIVs remarkable voyage through the cell : basic science as a passport to future therapy. *Nature Medicine* **8**, 673-680)。

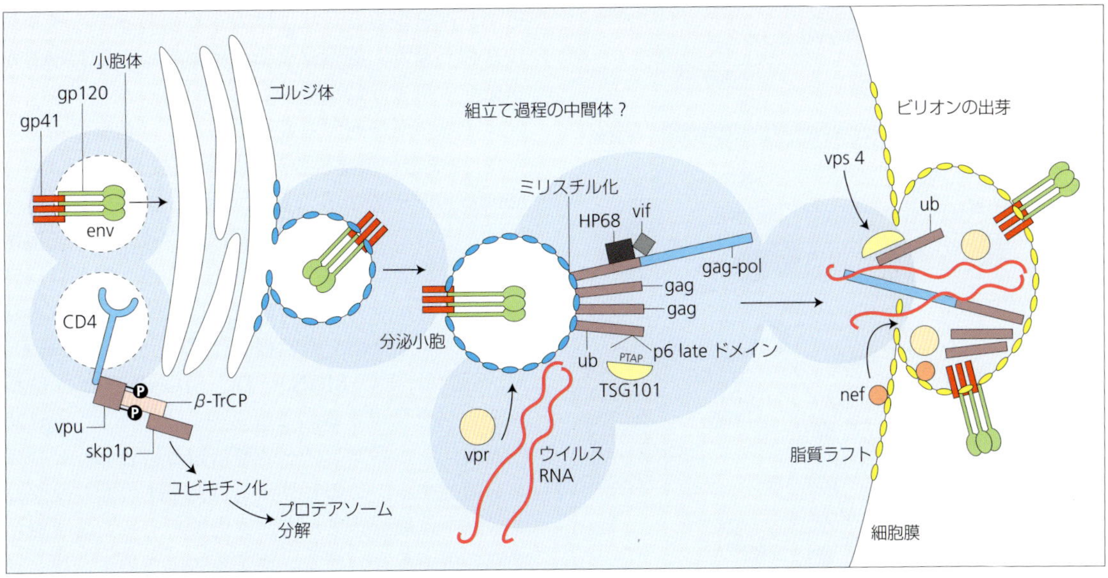

図 14.17 **あらたなビリオンの組立て。**ビリオンの組立ては，主として細胞膜で起こるが，細胞膜に行く途中の分泌小胞で開始される場合もある。この場合には，TSG101 のような液胞タンパク質選別経路関連タンパク質が重要な役割を果たす。(Warner Greene 提供。Greene W. C. & Peterlin B. M.〈2002〉Charting HIV's remarkable voyage through the cell : basic science as a passport to future therapy. *Nature Medicine* **8**, 673-680)。

ウイルス粒子の組立て，出芽，成熟

新しいウイルス粒子の組立ては，感染細胞の細胞膜で起こる(図 14.17)。ウイルス遺伝子発現の後期にいくつかのウイルスタンパクが細胞質で翻訳されるが，その 1 つに gag 前駆タンパク p55 がある。p55 は細胞膜あるいは後期エンドソームに移行して脂質二重膜に結合し，そこで gp41 の細胞膜貫通部分と糖タンパク env が結合する。この結合は細胞由来タンパク質の HP68 に依存性であり，HP68 は p55 に結合して未熟なウイルスコアの形成が促進される。他のウイルス構造タンパクもここで会合して，2 コピーのウイルス RNA ゲノム，RT，タンパク質分解酵素，およびインテグラーゼなどが未熟ウイルス粒子内に取り込まれる。その中の構造タンパクとして重要なものの 1 つに p6 がある。p6 は，細胞膜および後期エンドソーム上のウイルス出芽部位においてウイルスコアとエンドソーム選別複合体を結合させる。出芽直前には，APOBEC3G のような細胞質由来のウイルス抑制因子などの宿主因子がビリオンの中に組み込まれる可能性がある。細胞膜から未熟ビリオンが出芽する際に，キャプシドのタンパク質分解が起こり，成熟したウイルス粒子が産生される。

APOBEC3G は興味深い分子で，DNA のシチジン脱アミノ化を行うことによってウイルス複製を抑制し，ウイルスゲノムの機能を喪失させる。HIV-1 タンパクの vif は，APOBEC3G に結合してそれを分解系にターゲティングすることにより，APOBEC3G がビリオンの中に入るのを抑制する。APOBEC3G は HIV 複製が起きない細胞に発現する。もう 1 つの重要な HIV-1 抑制因子として Trim5α があり，霊長類細胞に対して種々のレトロウイルス感染に対する抵抗性を付与する。具体的には，Trim5α はレトロウイルスのキャプシドタンパク質に結合し，逆転写より前の段階で感染の初期段階を阻害する。

最後に，重要なことは，HIV-1 の *in vivo* での感染伝播は，多くの場合，おそらく遊離ウイルス粒子よりは細胞から細胞へのウイルスの伝播によることである。感染細胞表面上の env タンパク質は隣接した標的 T 細胞上のレセプターに結合するが，HIV-1 が移動するためには，さらにウイルスの出芽が必要である。HIV-1 粒子の移動には一定の方向性があるらしい。T 細胞と樹状細胞が相互作用をする際には免疫シナプスという構造を介するが，それと同様に，感染 T 細胞と非感染 T 細胞との接触部位にはウイルス・シナプスとよばれる構造ができて，HIV はここを通り道として方向性をもって未感染細胞内に移動するらしい。感染マクロファージと T 細胞の間では，nef がそのようなシナプス形成を促進する。

▶ HIV の膣からの伝播と感染の初期段階

ほとんどの HIV 感染は異性間の性交渉によるも

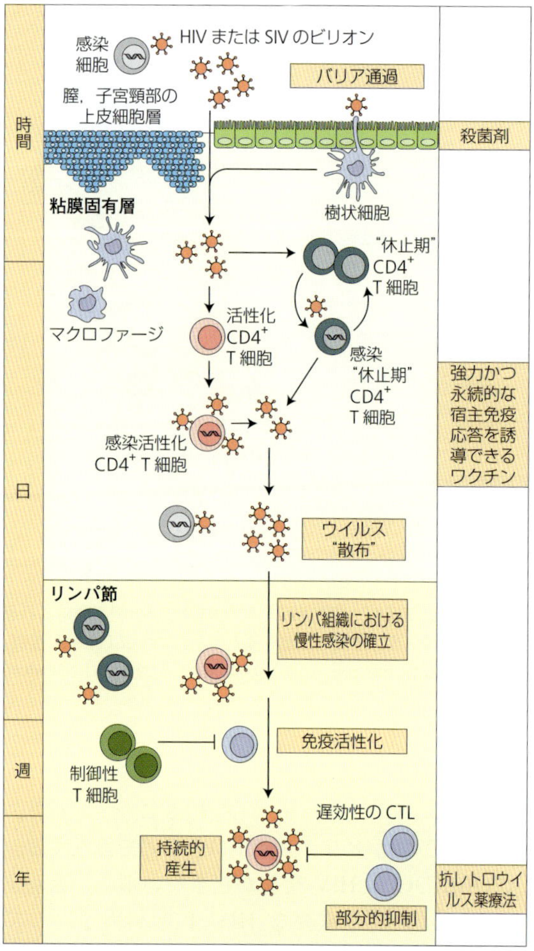

図 14.18　**HIV および SIV の腟からの感染とその後の経過。**ウイルスと感染細胞のいずれか，あるいはその両者は，バリアの破綻した部分を介して，あるいは樹状細胞の助けにより，感染後の最初の数時間以内に腟部，子宮頸部の粘膜バリアをこえる。その後，ウイルスは粘膜固有層で $CD4^+$T 細胞，マクロファージや樹状細胞に感染する。粘膜固有層には多数の T 細胞が存在することから，感染は主に休止期 $CD4^+$T 細胞に起こると思われる。活性化 $CD4^+$T 細胞では感染が起こりやすいが，粘膜固有層にはその数が少ない。感染した細胞は少数のものから多量のウイルスが放出され，離れたリンパ組織へとウイルスが移行する。リンパ組織では，多数の活性化 $CD4^+$T 細胞が密集して存在するために，ここでウイルスが爆発的に増殖し，一次ウイルス血症が誘導される。しかるべき殺菌剤やワクチンは，これらの初期感染細胞集団に働いて，ウイルスの侵入や，全身性感染の確立に必要な遠隔部位での効率のよいウイルス播種を防止できる可能性がある。(Ashley Haase 提供。Haase A. T.〈2005〉Perils at mucosal front lines for HIV and SIV and their hosts. *Nature Reviews Immunology* **5**, 783-792)。

ので，一番多いのは女性が腟を介して感染するケースである。このため，腟からのウイルス伝播機構や伝播抑止法に関する理解の重要性が近年，指摘されつつある。この点，SIV とサルの実験モデルが非常に有用であることがわかってきた(図 14.18)。HIV は感染の初期段階は苦労するようだが，一度感染の足がかりを得ると，状況は大きく変わってウイルスに有利となり，薬剤による治療処置なしには AIDS が発症するようになる。

ウイルスが遭遇する最初のバリアは粘膜である。ただ，生殖器の潰瘍性疾患や細菌性腟炎があったり，nonoxynol-9 のようないくつかの殺菌剤の使用後には，このバリアが損傷を受け，ウイルスが伝播する可能性が著しく増大する。一方，バリアがほぼ無傷ならばウイルス侵入の可能性は低く，侵入するとすれば，小さな傷や樹状細胞(DC)を介してである。樹状細胞は，DC-SIGN や DC-SIGNR などの C 型レクチンを発現する。これらのレクチンは，gp120 の表面にある高マンノース型糖鎖と結合し，ビリオンを捕捉する。このビリオンは低 pH の非リソソーム区画中に取り込まれて，感染性をもったまま樹状細胞の中で生きのびる。ウイルスはこのように，ひとたびバリアをこえると，遊離ウイルスとして粘膜固有層の $CD4^+$T 細胞，マクロファージや樹状細胞に感染する。樹状細胞中の感染性ウイルス粒子は DC-T 細胞間のシナプスを介して休止期 $CD4^+$T 細胞や活性化 $CD4^+$T 細胞に侵入し，シナプスでは著しいウイルス複製が観察される。これに加えて，HIV-1 由来の nef が樹状細胞で DC-SIGN と β ケモカインの発現を上昇させ，これによりリンパ球が凝集してウイルスの伝播が促進されるらしい。別の研究では，nef は感染マクロファージに働いて，ウイルス伝播を促進することが示唆されている。

しかし，この段階では感染細胞はきわめて少数で，粘膜内で徐々に感染を広げていく。この時点では，感染は弱く，おそらく治療により抑止可能である。その後，1 週間以内に，ウイルスは活性化 $CD4^+$T 細胞が豊富に存在するリンパ組織にたどり着く。こうなると，周囲の状況はウイルスに好都合に働く。というのは，リンパ組織には多数の標的 T 細胞が密集して存在し，その結果，ウイルスの増殖は著しく増加し，その結果，血中のウイルス価はピークを示すようになる。非常に重要なリンパ組織として腸管粘膜固有層があり，ここではウイルスによる直接の障害作用あるいはアポトーシスを介して $CD4^+$メモリー T 細胞の大規模な細胞死が見られる。宿主の免疫系による反応は，あまりにも遅く不十分である。

▶ HIV-1 に対する治療

感染者における HIV 複製の抑制や AIDS への進行抑制や阻害については，近年，研究の進歩がめざましい。多くの薬剤が開発されつつあり，その標的として次のようなウイルスの生活環における多くの段階が考えられている。(ⅰ)侵入，(ⅱ)融合，(ⅲ)

逆転写，(iv)組込み，(v)転写/転写活性化，(vi)組立て，および(vii)成熟，などである。

現在，3つの段階を標的とする4種類の薬剤が臨床で用いられている。最初に利用可能となった抗レトロウイルス剤は，ヌクレオシド/ヌクレオチド類似体による逆転写酵素阻害剤である。これらのヌクレオシド/ヌクレオチド類似体は伸長中のウイルスDNA鎖に組み込まれ，その結果，DNA鎖の伸長停止と非感染性ウイルスの産生が起こる。2番目のものとして，非ヌクレオシド/ヌクレオチド類似体による逆転写酵素阻害剤がある。このクラスの薬剤は逆転写酵素の基質結合部位から離れた部位にアロステリックに結合する。3番目のものとして，ウイルスプロテアーゼ阻害剤があり，gagとpolのポリタンパク質の切断を阻害する。最後のものとして，細胞融合阻害剤があり，2003年にアメリカ食品医薬品局(FDA)によりエンフュービルタイド enfuvirtide がはじめて承認された。この薬剤は，ペプチドでgp41に結合して細胞融合を阻害する。

HIV治療における大きな問題は薬剤耐性である。感染者の体内では，エラーが起こりやすい逆転写が見られ，大量のウイルスが存在し，さらにウイルスが急速に複製されるなどのことから，大量のHIV変異体が生まれることになる。さらに薬剤投与により，薬剤抵抗性の変異体が選択されるようになるらしい。タンパク質分解酵素阻害剤の多くや，より強力なヌクレオシド類似体系薬剤の一定のものに対しては，数日のうちに薬剤耐性が出現する。というのは，これらの酵素に単一変異が起こっただけで多くの薬剤に耐性となるからである。一方，ジドブジン zidovudine(ZDV，アジドチミジン azidothymidine ともいう AZT)のような他の抗レトロウイルス剤では，耐性が出るまでに複数の変異(AZT耐性出現のためには3～4カ所)が必要で，このために薬剤耐性の出現にはより長い時間がかかる。すべてのHIV治療薬では，単剤投与により比較的急速に耐性が出現するので，併用療法が現在必要とされている。**抗レトロウイルス療法 antiretroviral therapy**(ART)といわれるものでは，核酸系逆転写酵素阻害剤に加えて，非核酸系逆転写酵素阻害剤とタンパク質分解酵素阻害剤の両方，またはそのどちらかによる組合せによる薬剤投与が必要とされる。また細胞融合阻害剤である enfuvirtide も用いられることがある。

ARTは，感染者において非常に効果的にウイルス価をコントロールする。最初の2週間の薬剤投与により，感染細胞からのウイルス産生が阻害され，血中の遊離ウイルスのクリアランスは早いため(半減期約6時間)，血漿中のウイルス価は非常に急速に低下する。この結果から，感染力をもつ細胞の半減期は約2日間であることが示唆される。投与後2週間目には，血漿のウイルスレベルは95%以上低下し，これは感染力を有する $CD4^+$T細胞がほぼ完全に消失したことを意味する。これに呼応して末梢血 $CD4^+$T細胞数の増加が見られる。この増加の原因としては，リンパ組織から循環血中へ $CD4^+$メモリー細胞が再分配されるようになること，$CD8^+$T細胞による感染細胞の障害が低下して異常な免疫活性化が抑制されること，および胸腺からあらたにナイーブT細胞が供給されることなどが考えられている。

ARTにより遊離ウイルスは急速かつほとんど完全に排除されるのが第1期で，第2期はゆっくりとウイルス産生量が減少するが，これは，樹状細胞やマクロファージのような長命のウイルス貯蔵細胞や活性化された潜伏感染メモリー $CD4^+$T細胞などからのウイルス産生が非常にゆっくりと減少するからである。第3期も存在するようで，これは，感染したメモリーT細胞やその他の長命細胞に組み込まれたプロウイルスの再活性化に起因するものである。濾胞樹状細胞は免疫複合体の形としてウイルス

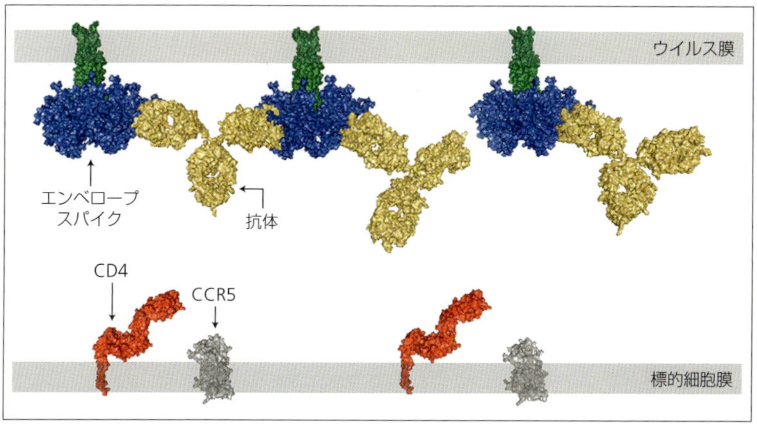

図14.19　**抗体によるHIVの中和モデル。** 抗体分子はHIVのエンベロープスパイクの分子体積にほぼ等しい分子体積をもつ。それゆえ，抗体分子がスパイクに結合すると，ウイルスの接着と細胞融合のいずれか，あるいは両方に対して，強力な立体障害を示すと思われる。(Poignard *et al.*〈2001〉*Annual Review of Immunology*, 19, 253-274)。

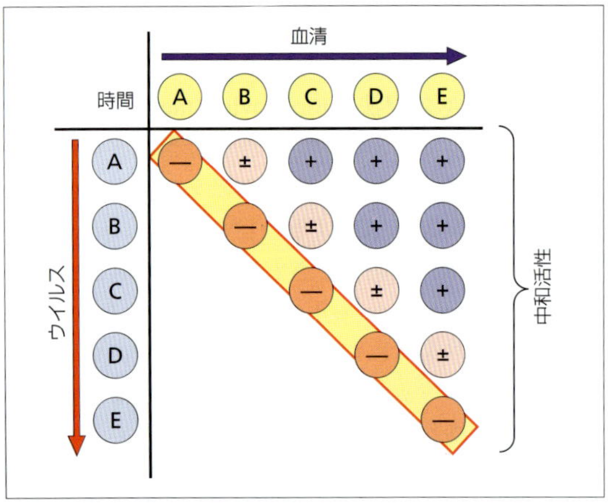

図 14.20 **HIV 感染における中和抗体反応の変化。** A から E は，1 人の人の感染経過中にそれぞれの時点で採取したウイルスと血清を表す。A の時点で採取された血清は，その時点で感染者血漿から単離されたウイルスに有意の中和活性を示さない。B の時点で採取された血清はいくらか弱い活性を示す。C 以降の時点で採取された血清は，A の時点で単離されたウイルスに対して明瞭な中和活性を示す。特定のウイルス変異株に感染し，血清中の中和抗体価がある閾値に達すると，選択機構が働いて，感染者中の多数の変異株の中から中和抗体に抵抗性を示すものが出現するようになる。この株に対して，中和抗体反応が再び起こり，同じことがその後くり返される。(Doug Richman 提供。Richman D. D. *et al.*〈2003〉Rapid evolution of the neutralization antibody response to HIV-1 infection. *Proceedings of the National Academy of Sciences of the USA* **100**, 4144-4149)。

表 14.1 **マカク属のサルの SIV 感染における種々のワクチンの効果。** さまざまな病原性 SIV およびさまざまな接種経路を用いたインドアカゲザルへの接種実験から得られたデータが含まれる。弱毒化(Δ)ウイルスは次のとおりである。Δ*nef*：*nef* 欠失 SIV，Δ3：*nef* と *vpr* 欠失 SIV，Δ5 G：gp120 のアスパラギンに変異を導入し，22 個の *N*-グリカンのうちの 5 個が除去された SIV。(Wayne Koff 提供。W. C. Koff *et al.*〈2006〉HIV vaccine design: insights from live attenuated SIV vaccines. *Nature Immunology* **7**, 19-39)。

ワクチン	効果が見られた頭数
弱毒化生ワクチン：Δ*nef*	63 頭中 59 頭
弱毒化生ワクチン：Δ3	12 頭中 12 頭
弱毒化生ワクチン：Δ*5 G*	3 頭中 3 頭
弱毒化生ワクチンの要約	78 頭中 74 頭(95%)
他のすべてのワクチン計画†	256 頭中 18 頭(7%)†

*少なくとも 6 カ月以上，通常はもっと長期間持続して血漿中ウイルス量を 1/1000 以下に抑制したことを防御とみなす。血漿中ウイルス量の定量化が利用可能になる前の初期の研究では，末梢血単核球細胞での PCR の結果が陰性もしくは低レベルであることと，接種後に末梢血単核球細胞からウイルスを単離できないことの両方，またはそのどちらかによって防御が判定された。

†ここでの 256 頭のサルは以下の投与群からなる。DNA 単独投与(n=11)，DNA とベクター(n=22)投与，ポックスウイルスベクター投与(n=101)，他のベクター投与(n=93)，ベクターの組合せ投与(n=8)，および完全不活性化 SIV，もしくはタンパクとペプチドの両方またはそのどちらかの投与(n=21)。タンパクまたはベクター化ワクチンで免疫した 256 頭のサルのうち，200 頭(78%)では血漿中ウイルス量が減少したが，その程度は初期値の 1/10 以内であった。

を保持し，感染性ウイルスの潜在的な供給源となる。これらの潜伏性のものは長期持続し，現在の抗 HIV 薬剤療法に対しては抵抗性である。

HIV-1 ワクチン

HIV-1 の世界的流行を抑制するために最も効果的な手段がワクチンであることは，疫学者の意見の一致するところである。ところが，そのようなワクチン開発は現在のところ難航中で，それには，ウイルスの高い変異性，エンベロープスパイクの性質や，宿主染色体の中に組み込まれて潜伏状態となることなどが問題となっている。

ほとんどのウイルスワクチンは，自然のままの感染をまねて中和抗体の産生を誘導することにより，その効果を発揮する。血中に存在する中和抗体は，骨髄中の長命の形質細胞が産生したもので，ウイルス粒子をただちに不活化する(図 14.19)。実際，ワクチンの効果判定の予測は，しばしば血清中の中和抗体価を調べることにより行う。これに加えて，ワクチンによって誘導されたメモリー B 細胞がウイルスに遭遇すると活性化されて，中和抗体を分泌する。サルを用いた研究から，HIV 感染は中和抗体により防御可能であることが示唆されている。サルに中和抗体を比較的高用量で投与した後にヒト(HIV)/サル(SIV)ハイブリッド型ウイルスを接種すると，感染の徴候はまったく見られず，ウイルスが排除されたことを示す。しかしながら，このような高い中和抗体価をワクチン接種によって得るのは非常に困難であると思われる。これに加え，ワクチン接種で誘導される中和抗体には，種々の HIV 変異株に対して広く活性を示すこと(いわゆる，反応スペクトルが広い中和抗体)が必要である。そのような抗体は実際に存在するものの，このような抗体を人工的に作成させるための免疫原の設計はうまくいっていない。実際，HIV の自然感染では，反応スペクトルが広い中和抗体はあまり誘導されず，このことからも適切な免疫原を見つけることの難しさがわかる。自然感染では，変異株に特異的な中和抗体が誘導される傾向がある(図 14.20)。このような抗体が一定の閾値に到達すると，抵抗性をもつウイルスが出現する。すると，この抵抗性ウイルスに対する中和抗体反応が誘導され，再びあらたな抵抗性ウイルスが出現する。どうやらウイルスは，中和抗体反応よりいつも一歩先んじているらしい。

前述したように，反応スペクトルが広い中和抗体産生を誘導してウイルスを完全に排除するような

HIVワクチンの設計は，難しいと思われる。他のウイルスワクチンでも，完全排除免疫を与えるとは考えられていない。むしろ，これらのワクチンは十分な血清力価を示す中和抗体の産生を誘導して感染を弱め，その後，細胞性免疫や自然免疫によって感染が抑えられ，臨床症状が軽減するのである。言い換えると，ワクチン接種は感染を予防するというよりは，病気を予防するのである。

動物モデルでの研究結果から，多くのウイルスでは細胞性免疫の誘導が病気の防御に重要であることがわかっている。HIVのワクチン研究では，当面，反応スペクトルが広い中和抗体を誘導するためのよい方法がないことから，細胞性免疫応答を1つの標的としている。その一番の理論的根拠は，ワクチンによって強いT細胞性免疫応答が誘導できれば，初感染後の$CD4^+$T細胞に対する障害が減少し，血中のウイルス量を減らせるはずということである。血中のウイルス量はAIDSへの移行時間と相関することから，ワクチン接種は効果があるはずである。さらに，血中のウイルス量とウイルスの伝播率を相関することから，ワクチン接種により伝播の可能性が低くなる。このように，ワクチン接種は多くの人々に恩恵を与えるはずである。また，初感染における$CD4^+$T細胞傷害を食い止めることができれば，その他の病原体に対する免疫応答を維持する助けともなる。

いわゆる“T細胞ワクチン”に関する研究は主にサルを用いて行われ，その結果はまちまちである。Elispot（エリスポット）の結果のみから判定すると，もっともよい$CD8^+$T細胞応答性を与えるのは，HIV/SIV遺伝子産物を発現させた組換えウイルスベクターを用いたものである。特に，アデノウイルスベクターは単独または他のベクターやDNAワクチン処理との組合せで，有意のT細胞性応答を誘導し，これによって，一部のサルで感染防御が見られた。T細胞ワクチンは現在，ヒトでの臨床試験が行われている。

サルでは，弱毒化生SIVを用いたワクチン接種により感染防御が得られている（表14.1）。弱毒化は，nefや複数のアクセサリー遺伝子の欠失，あるいは*Env*遺伝子を操作することによって可能になる。感染防御は，弱毒化生SIVが接種したSIVと同一株由来のときにもっともはっきりと見られ，時間とともに免疫効果が顕著になる。これらのことは，病気の防御には自然免疫よりもむしろ獲得免疫が重要であるを示しているが，その仕組みは依然として謎のままである。

まとめると，HIVワクチンの開発は明らかに現代医療が取り組むべき主要な難題の1つである。その成功のためには，強力で反応スペクトルが広い中和抗体と細胞性免疫応答の両方の誘導ができる免疫原の開発が必要である。

まとめ

原発性免疫不全状態（表14.2）

- **原発性免疫不全**はまれな疾患で，免疫系のいずれかの分化段階の欠損による。
- X染色体に連鎖した変異（**伴性劣性免疫不全症**）は男性に見られる。
- 食細胞，補体第2経路，あるいはB細胞系が欠損すると，オプソニン化や食作用により処理される細菌に対して特に感染しやすくなる。
- T細胞欠損があると，通常は細胞性免疫（CMI）によって除去されるウイルスや真菌に感染しやすくなる。
- 機能的なT細胞が欠如すると，B細胞応答が障害される。このことは，T細胞分化が完全に阻害されている**重症複合免疫不全症** severe combined immunodeficiency（SCID）で特に顕著に見られる。

続発性免疫不全

- 免疫不全は，栄養失調，リンパ球増殖性疾患，X線や細胞傷害性薬物のような因子やウイルス感染などの二次的な要因により起こることがある。

後天性免疫不全症候群（AIDS）

- **後天性免疫不全症候群** acquired immunodeficiency syndrome（AIDS）はレンチウイルスのHIV-1またはHIV-2の感染によって起こる疾患である。世界的にはHIV-1のほうがはるかに多く流行している。
- HIV-1は，$CD4^+$T細胞，マクロファージや樹状細胞などの$CD4^+$細胞に感染する。
- 初感染では，特に腸管で$CD4^+$T細胞の劇的な減少が見られ，その後数年間は臨床症状は見えないが，ゆっくりと$CD4^+$T細胞の減少が進み，これが免疫系の機能不全を引き起こす。その結果，日和見感染を起こしやすくなる（AIDS）。
- HIV-1はレトロウイルスの1つで，そのエンベロープスパイクと標的細胞上のCD4やケモカインレセプターのCCR5，CXCR4と結合することにより，細胞内に侵入する。細胞内ではRNAゲノムが逆転写され，その結果生じるウイルスcDNAが宿主T細胞の染色体中に組み込まれる。
- 染色体に組み込まれたプロウイルスDNAは，非常に長期間，潜伏した状態となり，このためにウイルスの

表 14.2　主要な原発性免疫不全状態のまとめ。

欠陥遺伝子産物	疾患
補体系の欠損	
MBL, MASP-2	反復性細菌感染
C1 インヒビター	血管性浮腫
PIG-A 糖転移酵素	発作性夜間血色素尿症
C3，H 因子，I 因子	化膿性反復感染
C5，C6，C7，C8	反復性ナイセリア菌感染
食細胞の欠損	
NADPH 酸化酵素	慢性肉芽腫症
CD18(β_2-インテグリン β 鎖)	白血球接着異常症
CHS	チェディアック-東病
IFNγR1/2，IL-12 p40，IL-12Rβ1	マイコバクテリアに対する感受性はメンデルの法則に従い，左の 4 つの遺伝子の劣性変異であることが多い(本文参照)
原発性 T 細胞欠損	
?	ディジョージ症候群，ネゼロフ症候群，胸腺分化異常
RAG-1, RAG-2	オーメン症候群，*VDJ* 遺伝子再構成部分異常
MHC クラスⅡプロモーター	MHC クラスⅡ欠損症(ベアリンパ球症候群)
Atm	毛細(血)管拡張性運動失調症，DNA 修復異常
CD154(CD40L)	高 IgM 症候群
CD3γ, ZAP-70	重症 T 細胞不全
PNP	T 細胞毒性を示すプリンヌクレオシドホスホリラーゼ欠損
WASP	ウィスコット-アルドリッチ症候群：細胞骨格制御異常
重症複合免疫不全症	
γ_c, JAK-3	$T^-B^+NK^-$ SCID
RAG-1, RAG-2, Artemis	$T^-B^-NK^+$ SCID
ADA	$T^-B^-NK^-$ SCID
IL-7Rα, CD45, CD3δ, CD3ε	$T^-B^+NK^+$ SCID

完全排除は難しく，したがって HIV-1 感染からの完全治癒は困難である。

- プロウイルス DNA は転写され，いくつかのウイルスアクセサリータンパクの助けで新生ウイルス粒子を産生する。これらウイルス由来のアクセサリータンパクは，ウイルス自身の複製を促進するとともに，宿主 T 細胞に働いてウイルス複製が起こりやすいようにする。
- HIV の主要な特徴は，個々の感染者内でも著しい多様性が見られることであり，これは RNA ゲノムからの逆転写に誤りが多いこと，ウイルスの増殖が著しく速いこと，感染者内のウイルス量が非常に多いことなどが原因である。
- HIV に対する薬剤療法においてもっとも難しいのは，ウイルスの多様性と潜伏感染性である。しかし，薬剤設計はそれなりに成功していて，複数の薬剤を組み合わることにより，永久ではないにしても，何年間もウイルスを抑えておくことができるようになってきている。
- このウイルスの多様性の問題はワクチンの設計に関しても難題を投げかけている。多くの研究がなされ，有望な手がかりは得られつつあるものの，種々の HIV 株に対して広い特異性を示す特異抗体や十分に強い T 細胞応答を誘導するような免疫原は，今のところまだ設計されていない。

ウェブサイト(www.roitt.com)に多肢選択問題を掲載しているので参照されたい。

文献

Austen K.F., Burakoff S.J., Rosen F.S. & Strom T.B. (eds) (2001) *Therapeutic Immunology*, 2nd edn. Blackwell Science, Oxford.

Bonilla F.A. & Geha R.S. (2006) Update on primary immunodeficiency diseases. *Journal of Allergy and Clinical Immunology* **117** (2 suppl):S435–441.

Buckley R.H. (2002) Primary immunodeficiency diseases: dissectors of the immune system. *Immunological Reviews* **185,** 206–219.

Burton D.R. *et al.* (2004) HIV vaccine design and the neutralizing antibody problem. *Nature Immunology* **5,** 233–236.

Cavazzana-Calvo M., Lagresle C., Hacein-Bey-Abina S. & Fischer A. (2005) Gene therapy for severe combined immunodeficiency. *Annual Review of Medicine* **56,** 585–602.

Chapel H., Haeney M., Misbah S. & Snowden N. (2006) *Essentials of Clinical Immunology*, 5th edn. Blackwell Publishing, Oxford.

Daar E.S. & Richman D.D. (2005) Confronting the emergence of drug-resistant HIV type 1: impact of antiretroviral therapy on individual and population resistance. *AIDS Research Human and Retroviruses* **21,** 343–357.

Davis C.W. & Doms R.W. (2004) HIV transmission: closing all the doors. *Journal of Experimental Medicine* **199,** 1037–1040.

Goulder P.J. & Watkins D.I. (2004) HIV and SIV CTL escape: implications for vaccine design. *Nature Reviews Immunology* **4,** 630–640.

Greene W.C. (2004) The brightening future of HIV therapeutics. *Nature Immunology* **5,** 867–871.

Greene W.C. & Peterlin B.M. (2002) Charting HIV's remarkable voyage through the cell: basic science as a passport to future therapy. *Nature Medicine* **8,** 673–680.

Haase A.T. (2005) Perils at mucosal front lines for HIV and SIV and their hosts. *Nature Reviews Immunology* **5,** 783–792.

Johnson W.E. & Desrosiers R.C. (2002) Viral persistence: HIV's strategies of immune system evasion. *Annual Review of Medicine* **53,** 499–518.

Kaufmann S.H. & McMichael A.J. (2005) Annulling a dangerous liaison: vaccination strategies against AIDS and tuberculosis. *Nature Medicine* **11,** S33–S44.

Koff W.C. *et al.* (2006) HIV vaccine design: insights from live attenuated SIV vaccines. *Nature Immunology* **7,** 19–23.

Letvin N.L. & Walker B.D. (2003) Immunopathogenesis and immunotherapy in AIDS virus infections. *Nature Medicine* **9,** 861–866.

McMichael A.J. & Hanke T. (2003) HIV vaccines 1983–2003. *Nature Medicine* **9,** 874–880.

Ochs H.D., Smith C.I.E. & Puck J.M. (eds) (2000) *Primary Immunodeficiency Diseases—A Molecular and Genetic Approach.* Oxford University Press, Oxford.

Shattock R.J. & Moore J.P. (2003) Inhibiting sexual transmission of HIV-1 infection. *Nature Reviews Microbiology* **1,** 25–34.

Simonte S.J. & Cunningham-Rundles C. (2003) Update on primary immunodeficiency: defects of lymphocytes. *Clinical Immunology* **109,** 109–118.

Stiehm E.R., Ochs H.D. & Winkelstein J.A. (eds) (2004) *Immunological Disorders in Infants and Children*, 5th edn. W.B. Saunders, Philadelphia.

Stevenson M. (2003) HIV-1 pathogenesis. *Nature Medicine* **9,** 853–860.

15 アレルギー(過敏症)

はじめに

一度抗原刺激を受けた個体が二度目に抗原にさらされると，二次免疫応答が起こる。しかし，抗原が大量に存在したり，体液性免疫や細胞性免疫による免疫力が高い場合，過剰な免疫応答(過敏症)となり，組織に強い変化が起こることがある。このような組織傷害まで引き起こすようなゆきすぎた免疫応答のことを特に**過敏性反応** hypersensitivity reaction という。しかし，基本的にはこれは，12 章で述べた感染時に生体内で起こる通常の反応と同じ機構によるものである。また過敏性反応は，原因物質が獲得免疫系ではなく自然免疫系の構成成分と直接相互作用することによって誘導されることがある。

アナフィラキシー過敏症(I 型)

▶ アナフィラキシー現象

外来抗原による不適切な免疫応答のうち，もっとも歴史的に早く記述されたのが**アナフィラキシー** anaphylaxis である(道しるべ 15.1)。この現象はモルモットで容易に誘導でき，モルモットもヒトと同様にアナフィラキシーに対する感受性が高い。モルモットでは卵白アルブミンなどの抗原 1 mg を 1 回注射しても顕著な影響はないが，2〜3 週間後に再度注射すると，感作動物は劇的に反応して全身にアナフィラキシー症状を示す。具体的な症状としては，感作直後に呼吸が荒くなり，数分のうちに窒息する。このモルモットを解剖してみると，小気管支や気管支に著しい狭窄が見られる。これは，(i)平滑筋の収縮と，(ii)毛細血管の拡張のためである。ヒトでもこれと同様の反応が起こる。したがって，アレルギーを起こしやすい人は虫刺され(ハチなど)，花粉，食べ物，ペニシリンなどの薬剤等，これらの物質に注意しながら生活する必要がある。エピネフリン epinephrine をタイミングよく注射すると，多くの場合，死から免れることができる。エピネフリンには，平滑筋収縮と血管拡張に作用するヒスタミン histamine の作用を速やかに抑える働きがある。場合によっては，エピネフリンと注射器を携行し，必要に応じて自己投与できるようにするのがよい。

Henry Dale は，ヒスタミンがアナフィラキシーによる全身の変化と似た症状を引き起こし，さらに感作されたモルモットの子宮が抗原にさらされるとただちに収縮し，それに伴いマスト細胞が激しく脱顆粒を起こすこと(図 1.14 参照)から，このマスト細胞の脱顆粒がヒスタミンやその他多くのメディエーターの放出の原因であることを見出した(図 1.15 参照)。

▶ マスト細胞上の IgE レセプターの架橋により，アナフィラキシーが誘発される

げっ歯類では，主に 2 種類のマスト細胞が確認され，腸管粘膜に存在するものと，腹膜およびその他結合組織に存在するものがある。これらのマスト細胞は多くの点でお互いに異なる。たとえば，顆粒中のタンパク質分解酵素とプロテオグリカンの種類が異なり，IL-3 刺激により誘導される増殖，分化能力も異なる(表 15.1)。しかし両者は，共通の前駆細胞由来で，環境に応じて相互変換することができる。粘膜マスト細胞MC_t(t：トリプターゼ tryptase)は IL-3 により選択的に誘導され，結合組織マスト細胞 MC_{tc}(tc：トリプターゼ tryptase とキマーゼ chimase)は高濃度の SCF(stem cell factor：幹細胞因子)(c-kit リガンド)により誘導される。ヒトにおいては，腸管粘膜と肺胞に存在するマスト細胞(粘膜マスト細胞)はトリプターゼのみを発現するが，皮膚や腸管粘膜下およびその他結合組織に存在するマスト細胞(結合組織マスト細胞)ではトリプターゼ，キマーゼ，カルボキシペプチダーゼを発現する。また，これ以外に，ごくまれにキマーゼのみを発現するマスト細胞があり，鼻粘膜と腸管粘膜下組織のみに存在する。

マスト細胞，および循環血中のマスト細胞に対応

道しるべ 15.1　アナフィラキシーの発見

普通は無害な環境物質に対して一部の人が過敏性反応を示すことは昔から知られていた。この過敏性反応について科学的興味をもち，研究したのが Charles Richet と Paul Portier であった。モナコのアルバート王子が大西洋をヨットでクルージング中に有毒性のクラゲの一種カツオノエボシ *physalia*（ポルトガルのキャラベル船に似た浮き袋と触手をもつクラゲ）に刺され，ひどい目にあったという。1902 年，Richet と Portier はこの話に関して次のように話している。「王子のヨットでの事件後，カツオノエボシの触手由来の水溶性グリセリン様抽出物を投与したところ，アヒルとウサギに対してきわめて強い毒性を示した。フランスに帰国後，私はカツオノエボシを入手できず，イソギンチャク *Actinaria*（海のアネモネとも言われる）の触手の研究をすることとした。抽出物の毒性発現試験を行ったところ，投与後数日間は生存するイヌがいることを見出した。私たちはこのような初回の毒性試験から回復したイヌを用いて二度目の実験を行った。すると，驚くべき知見が得られた。最初の試験から回復したイヌはその後少量の抽出物を投与しただけで数分後には死んでしまったのである。すこぶる健康な状態のイヌを用いて得られたデータは次のようである。すなわち，初回に 0.1 ml のグリセリン抽出物を投与したところ，イヌには何も異常が起きなかった。22 日後，イヌが完全に健康状態であることを確認後，私は同量の毒素を再び投与した。するとそのイヌの容態は数秒後には急激に変化し，呼吸が荒くなり，痙攣を起こし倒れて下痢しはじめ，吐血し，25 分後にはついに死んでしまったのである。

見かけ上は無害なものに対して実際には感作が起こることを，彼らは prophylaxis（予防）という言葉に対比させて，anaphylaxis（アナフィラキシー）と名づけた。

表 15.1　2 種類のマスト細胞の比較。

特徴	粘膜マスト細胞	結合組織マスト細胞
概略		
略称	MC_t	MC_{tc}
組織分布	胃，肺	マスト組織**
分化誘導物質	IL-3	SCF
T 細胞依存性	+	−
高親和性 Fcε レセプター	2×10^5/細胞	3×10^4/細胞
顆粒		
アルシアンブルー/サフラニン染色	青/茶色	青
超微細構造	渦巻き状	格子状
プロテアーゼ	トリプターゼ	トリプターゼ，キマーゼ，カルボキシペプチダーゼ
プロテオグリカン	コンドロイチン硫酸	ヘパリン
脱顆粒		
ヒスタミンの放出	+	++
LTC_4と PGD_2の放出割合（LTC_4：PGD_2）	25：1	1：40
クロモグリク酸/テオフィリンによる阻害	−	+

*顆粒中のプロテアーゼに基づく。
**定常状態の皮膚および腸管粘膜において多数存在する。

する細胞である好塩基球は，**高親和性レセプター FcεRⅠ**（$K_a=10^{-10}$ M）を発現する（表 3.2 参照）。このレセプターは，膵島細胞，単球，血小板や好酸球に比較的低い発現が見られる。好塩基球とマスト細胞（そしておそらくは好酸球も）に存在するレセプターは，α鎖，4 回膜貫通型のβ鎖，および 2 つの S-S 架橋をもつγ鎖からなり，一方，それ以外の細胞ではβ鎖は発現しない。α鎖は細胞外領域に 2 つの Ig 様ドメインを有し，これにより IgE の Cε3 部分に結合するが（図 15.1），β鎖とγ鎖はどちらも，細胞内にシグナルを伝える ITAM（immunoreceptor tyrosine-based activation motif）モチーフをもつ。IgE の非結合下では，FcεRI 発現レベルは大きく低下する。しかし IgE が結合すると，マスト細胞上ではその発現レベルは亢進し，また，γ鎖がマスト細胞 RcγRⅢA と競合するために，IgG Fc レセプターの発現は低下する。マスト細胞表面にある IgE 抗体とアレルゲンによって FcεRⅠが架橋されると，メディエーター放出の引き金が引かれ，アナフィラキシーが誘導される（図 15.2）。決定的に重要なのは，架橋によってレセプターが凝集することで，二価の抗体だけが FcεRⅠに直接結合してマスト細胞の活性化を起こす能力をもつ。

FcεRⅠα鎖の凝集によりβ鎖に会合する Lyn タンパク質チロシンキナーゼが活性化され，凝集が持続すると，凝集を起こしている FcεRⅠレセプターの間でトランスにβ鎖とγ鎖のリン酸化が引き起こされ，また，Syk キナーゼが動員されてくる（図 15.3）。この後，何段階ものリン酸化による活性化段階が連続して起こることによってマスト細胞の脱顆粒が起こり，あらかじめ顆粒に貯蔵されていた種々のメディエーターが放出されるとともに，シクロオキシゲナーゼとリポオキシゲナーゼ経路によりアラキドン酸代謝物がつくられる（図 1.15 参照）。まとめると，顆粒から放出される貯蔵型の成熟型メディ

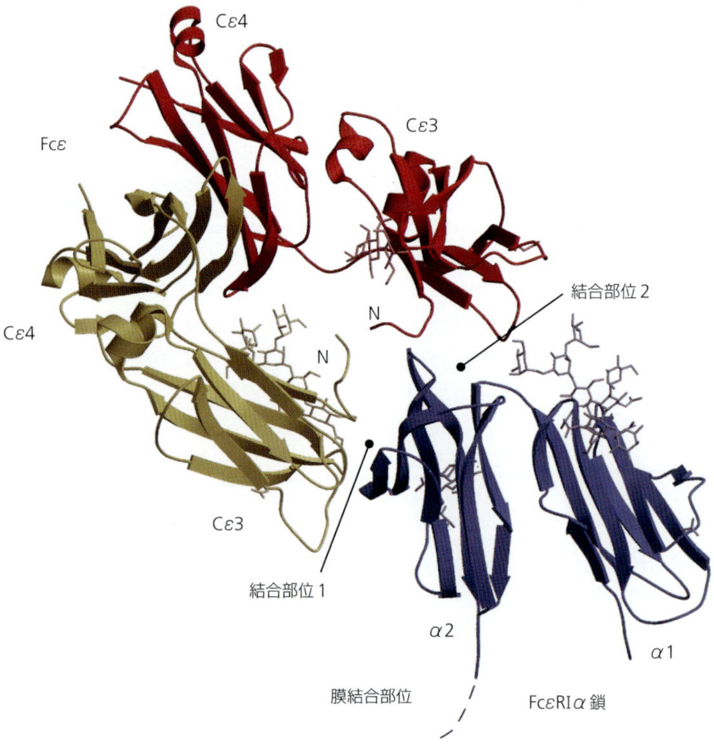

図 15.1 **IgE–FcεR I 結合の構造的基礎。** 2 つの Fc 鎖（黄色，赤）と FcεR I α 鎖（青）の複合体の側面からの像。糖側鎖を棒状に示す。IgE の H 鎖二量体の 2 つの Cε3 ドメインがレセプターの α 鎖と 2 カ所で非対称的に相互作用する。Cε3 の β ループが α2 ドメインの側鎖と結合し，一方，表面のループ構造とともに別の Cε3 鎖上の Cε2–Cε3 リンカー部分が α1–α2 界面の上部と結合する。この結合はストイキオメトリー上 1：1 で，1 つの IgE が 2 つのレセプター分子と結合するようにはならず，細胞表面の IgE が抗原で架橋されたときにのみ，α–α 凝集が誘導される（図 15.2 参照）。（写真は Dr. Ted Jardetzky 提供，Nature Publishing Group の許可を得て転載）。

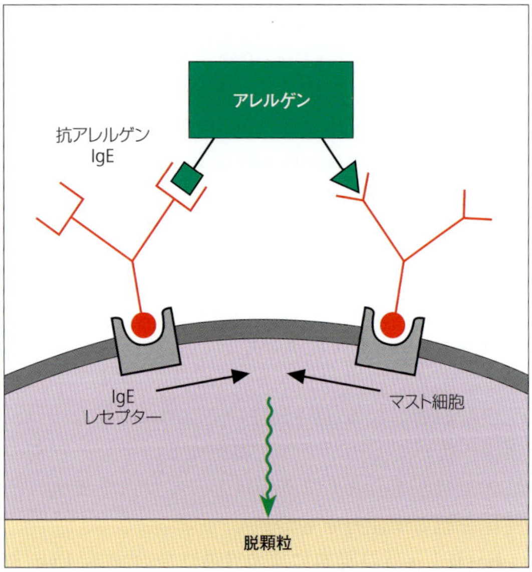

図 15.2 **IgE レセプターのクラスタリング。** 多価のアレルゲンやレセプターに対する抗体によってマスト細胞の脱顆粒が誘導される。

エーターには，ヒスタミン，ヘパリン，トリプターゼ，キマーゼ，カルボキシペプチダーゼ，好酸球・好中球・単球遊走因子，血小板活性化因子，そしてヒトでは見られないが，げっ歯類においてはセロトニンなどがある。これと対照的に，ロイコトリエン LTB_4，LTC_4，LTD_4，プロスタグランジン PGD_2，トロンボキサンなどはすべてが新しく合成される。Th2 型サイトカインである IL–4，IL–5，IL–6，IL–9，IL–10，IL–13 や，IL–1，IL–3，IL–8，IL–11，GM–CSF（granulocyte-macrophage colony-stimulating factor），TNF，CCL2（MCP–1），CCL–5（RANTES），CCL 11（エオタキシン eotaxin）なども放出される。通常は，これらメディエーターは，防御的な急性炎症反応が協調的に起こるように促進的に働く（これに関して忘れてはならないのは，C3a と C5a の補体断片もまた，補体レセプターを通してマスト細胞活性化の引き金となることである）。これらのメディエーターが，アトピー疾患のときのように異常時に大量に放出されると，気管支が収縮し，毛細血管拡張が起こり，非常に危険な状態になる。

▶ アトピー性アレルギー

外因性アレルゲンに対する臨床症状

西洋諸国では，成人の 30% と子どもの 45% ほどが，多かれ少なかれアレルギーを抱えているといわれ（日本では約 30%），植物の花粉，動物のフケ，ハウスダスト中にあるダニの糞（図 15.4）などがアレルゲンとなり，局所的なアナフィラキシー様の反応が起こる。大多数の人々がアレルギーに悩まされており，またアレルギーになる人が今なお増加中であることは疑いがない。アレルゲンの多くは現在遺伝

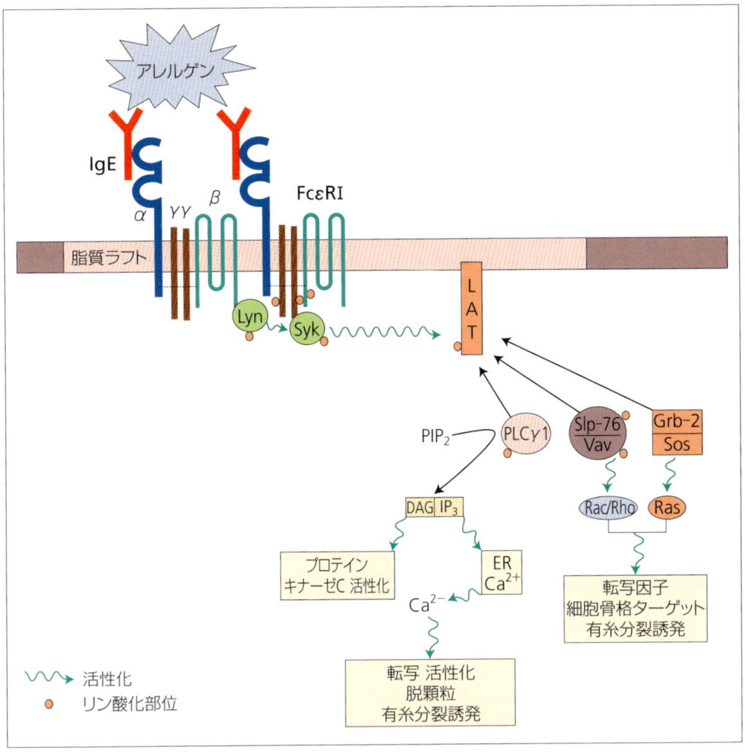

図 15.3 マスト細胞の活性化。高親和性 IgE レセプターである FcεR I を通して細胞内にシグナルが伝達されるようすを単純化した図。IgE に多価性アレルゲンが結合すると，脂質ラフト中で FcεR I α鎖の凝集が起こり，レセプターのβおよびγ鎖を介して，Lyn と Syk タンパク質チロシンキナーゼが活性化される。これらのチロシンキナーゼは膜アダプタータンパク質 LAT をリン酸化および活性化し，その結果，局所に Cγ1（PLCγ1）と GTPase/キナーゼ活性化カスケード関連アダプター分子が動員されてくる。PLCγ1 の活性化により，PKC を活性化するジアシルグリセロール diacylglycerol（DAG）が産生され，一方，イノシトール 3 リン酸（IP_3）が ER ストアからカルシウムイオンを放出させて細胞内 Ca^{2+}イオンが増加する。カルシウムイオン濃度の上昇により転写因子が活性化され，その結果，脱顆粒が起こる。Grb-2/Sos と Slp-76/Vav の複合体も LAT アダプターに会合して，Grb-2/Sos は Ras を活性化し，Slp-76/Vav は Rac/Rho GTPase 誘導性キナーゼカスケードを活性化する。その結果，種々の転写因子が活性化され，アクチン細胞骨格の再構築が起こる。（図は，Tuner H. & Kinet J.-P〈1999〉*Nature*〈supplement on Allergy and Asthma〉**402**, B24 に基づいて Dr. Helen Turner 作成）。

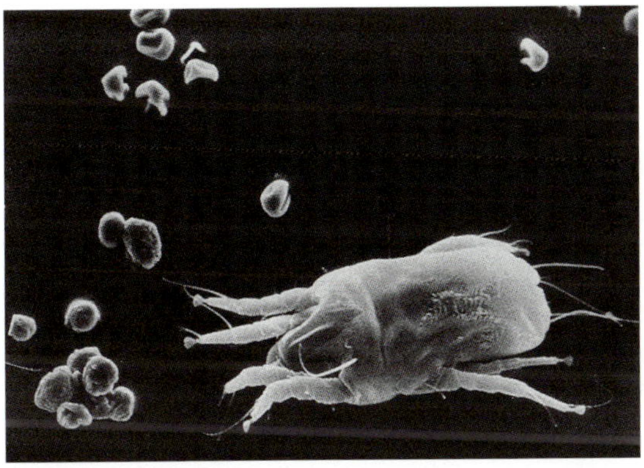

図 15.4 ハウスダスト中のダニ。ハウスダスト中のダニはアレルギー疾患の主な原因の 1 つである。電子顕微鏡上のみかけはあまりよくないが，*Dermatophagoides pteronyssinus* というダニ（右下）とその糞（左下）を示す。通常，ダブルベッドには 2 億匹のダニが存在し，それぞれのダニは一日におおよそ 20 個の糞をし，それぞれの糞にはそれぞれ 0.2 ng の活性型 Der p1 がアレルゲンとして含まれる。比較のため，左上に両凹型の花粉粒を示した。花粉は飛散して肺に到達するサイズであるが，ダニ自身は大きすぎて飛散することはない。（Dr. E. Tovey 提供）。

子クローニングがなされ，人工的発現が可能となり（表 15.2），そのうちのいくつかは酵素であることがわかっている。たとえば，Der p1 とは気管支粘膜の透過性を上昇させる働きのあるシステインプロテアーゼである。この働きにより，自身のみならず他のアレルゲンが内皮細胞を通りぬけるのを促進して，免疫系細胞との接触と感作を誘導する。B 細胞上の低親和性 IgE レセプター（FcεRⅡ）である CD23 は，抗原を結合した IgE が結合して架橋されると，IgE 産生を抑制する。しかしながら，Der p1 は CD23 に働いてタンパク分解するために，IgE 産生に対する抑制作用を減少させる。さらに，Der p1 は T 細胞上の CD25（IL-2 レセプターα鎖）も切断するため，Th1 細胞の活性化を抑制し，Th2 依存性 IgE 産生が亢進するように免疫応答をシフトさせる。アレルゲンを精製するための近道としては，IgE を用いて cDNA 発現ライブラリーをスクリーニングすることである。この方法は，オーストラリアトビキバアリ *Myrmecia pilosula* の毒液からアレルゲンを単離するために有効だった。これまでの方法であれば，何 kg というアリを集めなければならなかったのであるから，この方法はいわば天からの賜物ともいえよう。

アトピー患者の皮膚に抗原を注射すると，局所的なアナフィラキシー反応である丘疹と発赤が起こり（図 15.5），抗原投与後 30 分以内に症状が増強し，およそ 1 時間で消失する。これに引き続いて，好酸球の浸潤をともなう後期の反応が見られることがあ

表 15.2　アレルゲンの例。

分類	起源	アレルゲン	作用例
昆虫	イエダニ(*Dermatophagoides pteronyssinus*)の糞	Der p1–Der p14	Der p1：システインプロテアーゼ
	ミツバチ(*Apis mellifera*)毒	Api m1–7	Api m1：ホスホリパーゼ A_2
	ゴキブリ(*Blattella germanica*)	Bla g1–6	Bla g2：アスパラギン酸プロテアーゼ
愛玩動物	ネコ(*Felis domesticus*)	Fel d1–7	Fel d4：リポカリン
	イヌ(*Canis domesticus*)	Can f1–4	Can f3：アルブミン
樹木	カバノキ(*Betula verrucosa*)	Bet v1–7	Bet v7：シクロフィリン
	ハシバミ(*Corylus avellana*)	Cor a1–11	Cor a8：脂質輸送タンパク質
雑草や植物	オオアワガエリ(*Phleum pretense*)	Phl p1–13	Phl p13：ポリガラクツロナーゼ
	多年生ライグラス(*Lolium perenne*)	Lol p1–11	Lol p11：トリプシン阻害剤
	ブタクサ(*Ambrosia artemisiifolia*)	Amb a1–7	Amb a5：ニューロフィシン
カビ	アスペルギルス・フミガーツス(*Aspergillus fumigatus*)	Asp f1–23	Asp f12：熱ショックタンパク質 p90
	Cladosporium herbarum	Cla h1–12	Cla h3：アルデヒド脱水素酵素
食物	ピーナッツ	Ara h1–8	Ala h1：ビシリン
	牛乳(*Bos domesticus*)	Bos d1–8	Bos d4：α-ラクトアルブミン
	鶏卵(*Gallus domesticus*)	Gal d1–5	Gal d2：オブアルブミン
薬物	ペニシリン	—	アモキシリン
	フルオロキノン	—	シプロフロキサチン
職業性アレルゲン	トルエンジイソシアネート	—	—
	ラテックス(ゴムの木 *Hevea brasilliensis* からとれる物質)	Hev b1–13	Hev b1：伸長因子

詳細は国際免疫連合アレルゲン命名委員会ホームページ http://www.allergen.org/を参照。

り，約 5 時間後にピークを迎える。アレルゲンが細胞結合型の IgE と気管支において結合すると，鼻粘膜や結合組織からはアナフィラキシーを起こすメディエーターが放出され，喘息あるいはアレルギー性鼻炎と結膜炎などの花粉症症状が誘導される。気管支へのアレルゲンの侵入により一部の患者では遅延型応答が誘導され，最終的には慢性喘息を発症する。世界中では 3 億人もの人が喘息に苦しんでおり，アメリカだけでも年間総額 60 億ドルもの治療費がかかっている。WHO(世界保健機関)の推測では，世界における喘息に関係する経済的負担は，結核と HIV/エイズを合わせたものよりも大きいとされる。仕事場で抗原にさらされて誘導されたものは職業性喘息とよばれる。スプレー塗料中のトルエンジイソシアン酸，電子産業で発生するはんだフラックス蒸気,動物業者での動物のフケ(動物の毛や古い角質層)などがアレルゲンとなりうる。大多数の喘息患者は，外因性喘息とともにアトピー atopy("out of place"という意味をもつギリシャ語の *atopos* が語源)，すなわち外因性アレルゲンに対して特異的な IgE を過剰反応するという遺伝的素因をもつが，一部の患者はアトピー性素因をもたず，この場合には内因性喘息もしくは特発性喘息とよばれる。

喘息患者の気管支生検と気管支洗浄の結果を見る

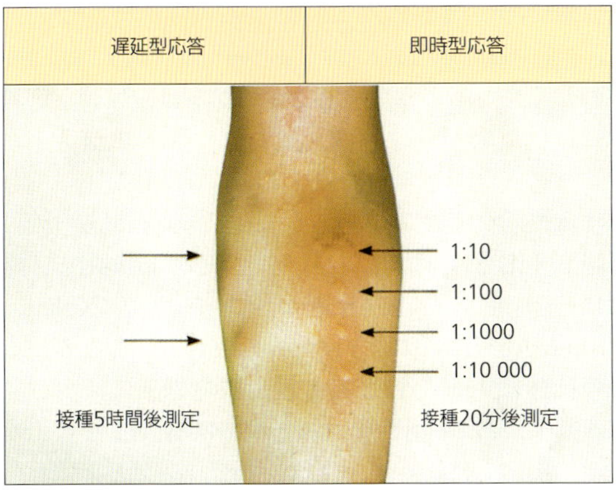

図 15.5　**アトピー性アレルギー。**典型的な夏花粉症患者に皮膚プリックテストを行ったもの。皮膚テストは写真撮影の 5 時間前(左)と 20 分前(右)に行われた。右ではアレルゲン接種濃度依存性に I 型の即時型膨疹・紅潮反応が見られる。左では 5 時間後に後期反応を示し，特に強い即時型応答が起こった部分に見られる。図中の数字は抗原の希釈率を示す。

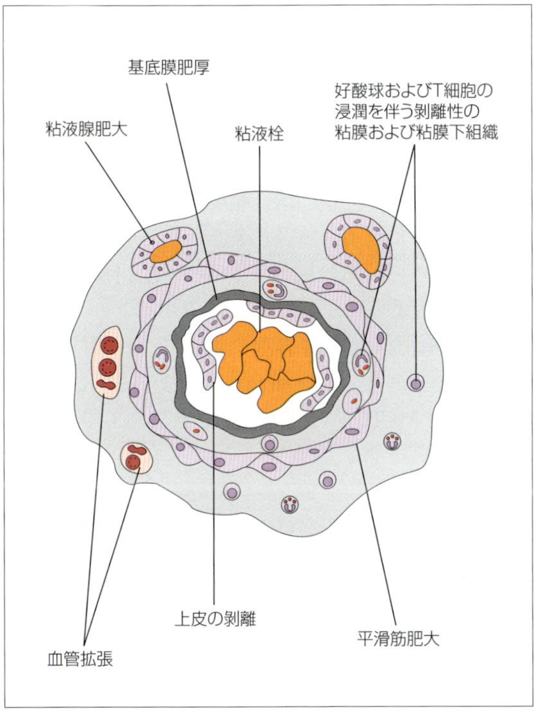

図 15.6　**喘息時の病理的変化。**重症喘息時の気道断面の模式図を示した。

と，マスト細胞と好酸球が主なメディエーター分泌細胞であり，一方，T 細胞は喘息の主な組織像である慢性炎症反応を維持するための微小環境を提供する細胞であることがわかる(図 15.6)。その結果見られる気道閉鎖と気管支の過敏性反応は，程度の差こそあれ，本疾患の主な臨床的，生理学的な特徴である。

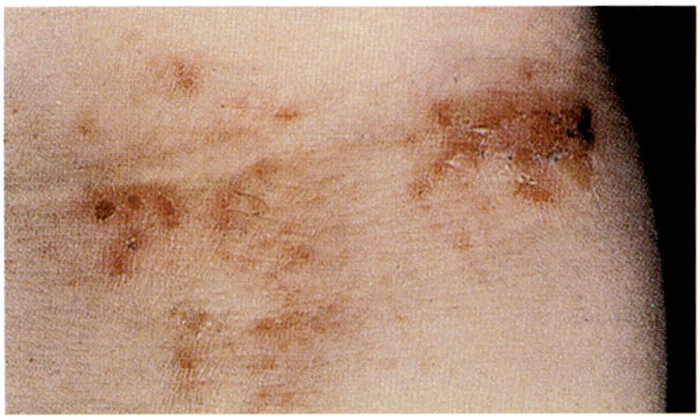

図 15.7　**アトピー性湿疹。**米と卵にアレルギーをもつ子どもの膝の背部に見られたアトピー性湿疹。(Prof. J. Brostoff 提供)。

アトピー性素因のある人は**アトピー性皮膚炎** atopic dermatitis になりやすく(図 15.7)，ハウスダストであるダニ，家猫，ゴキブリなどが環境的な外因となる。これらのアトピー性湿疹患者において Der p1 による皮膚パッチテストをすると，喘息時の炎症のように，好酸球，T 細胞，マスト細胞，好塩基球の浸潤が見られる。アトピー性皮膚炎の患者数は，喘息患者数と同じぐらい多い。アトピー性湿疹患者に対して，カルシニューリン阻害剤であるシクロスポリン cyclosporine や，最近では，局所的にタクロリムス tacrolimus を投与することが有効であることから，T 細胞が病因に重要な役割を担っていることが明らかになってきた。

近年，腸管において食物アレルゲンに対する IgE 感作の重要性が明らかになってきた。粘膜防御機構，特に IgA の働きがしかるべく確立する前に，牛乳や卵，落花生，甲殻類などに含まれるアレルゲンに触れる機会があると，新生児のアトピー発生率が上昇する。平均的には母乳で育てられた子どもはアレルギーの発生率は低いが，食餌性アレルゲンへの感作は母乳で育てられた乳幼児でも見られることがあり，これはアレルゲンが母乳を通して子どもの口に入るためである。子どもが食物アレルギーにならないためには，授乳期間中，母親はこれらのアレルゲンを口にしないほうがいいという説もある。

ピーナッツアレルギーは子どものおよそ 1%に見られ，他のアレルゲンの場合と同じように，時として生命を脅かし，最悪の場合，死に至ることがある。

亜硫酸化物のような食品添加物もまた，有害な反応を起こすことがある。マスト細胞上の特異的 IgE とアレルギー性食品が消化管で接触すると，腹痛，痙攣，下痢，嘔吐などの症状が見られたり，あるいは，メディエーターの放出により腸管の透過性が亢進して，その結果，アレルゲンが体内に入ることが

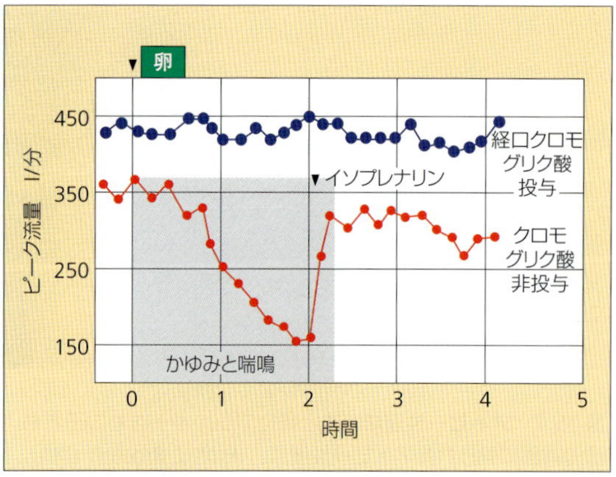

図 15.8　**食物アレルゲンによる喘息の際の腸管感作の役割**。卵の摂取により感作患者では数時間のうちに，最大呼気量が低下し，喘息を起こすようになる。皮膚の発疹や気道の喘鳴は β レセプターアゴニストのイソプレナリンで阻害されたが，抗原特異的マスト細胞の脱顆粒を抑制するクロモグリク酸ナトリウム（SCG）の経口投与によっても卵摂取により誘導される喘息発作が抑制された。しかし，アレルゲンを吸入した後の喘息に対しては SCG 経口投与は無効である。（Brostoff. J.〈1986〉と Brostoff J. & Challacombe S. J.〈eds.〉*Food Allergy*, p.441。Baillière Tindall , London より許可を得て転載）。

ある。するとアレルゲンは抗体と複合体を形成して，たとえば関節に沈着するなどして体内のどこかで傷害を起こしたり，あるいはこの免疫複合体が皮膚（図 15.7）や肺などの他の感作された部位に拡散して，さらに強い局所的アナフィラキシー反応を引き起こすことがある。したがって，イチゴを食べただけで蕁麻疹（じんましん）が現れたり，一度卵で感作を受けたことのある人が次に卵を食べると喘息が出たりする。感作を受けた腸管からアレルゲンが侵入してくるのは，マスト細胞の安定化剤であるクロモグリク酸塩の経口投与により食物摂取誘導性喘息が予防できることからも強く支持される（図 15.8）。

アナフィラキシー性の薬剤アレルギーの典型例は**ペニシリン** penicillin によるもので，ペニシリンはハプテンとして生体内タンパク質に共有結合して複合体をつくり，IgE 産生を誘導することによりアナフィラキシーを起こす。ペニシリンの場合，β-ラクタム環がリシンの ε-アミノ基に結合してペニシロイル基をつくりだす。IgE 抗体は，類似物質の少しの違いも認識しわける高い特異性をもち，たとえばペニシリン類似物質であるアモキシシリン amoxicillin に対するアレルギー患者は，ベンジルペニシリンに対しては寛容を示すことがある。アモキシシリンとベンジルペニシリンはごくわずかに側鎖修飾が異なるだけである。

喘息における病理学的機序

次に，喘息が慢性化する機序についてもう少しくわしく見てみよう。重要なポイントは，気管支応答には抗原吸引により誘発されるマスト細胞メディエーターが関与する初期反応と，好酸球が主に関与する後期反応の 2 つがあることである。どちらの段階も IgE 依存性で，どちらの反応もヒト化モノクローナル抗 IgE 抗体オマリズマブ（Xolair, RhuMAb-E25）により強く抑制される。ちなみにこの抗体は IgE をほとんど検出限界以下に減少させる効果がある。活性化マスト細胞は IL-11 を産生する。IL-11 によって，気道リモデリングとよばれる喘息に随伴する組織の構造変化が引き起こされ，気道壁の肥厚，外膜，粘膜下組織，平滑筋の増殖などが誘発される。マスト細胞はまた，内皮細胞，上皮細胞，線維芽細胞や平滑筋細胞上で F2RL1（coagulation factor-2 receptor-like 1），PAR-2（protease-activated receptor-2）を活性化するトリプターゼの分泌を誘導することにより，好酸球を局所に誘導する。F2RL1 レセプターの活性化により，TNF，IL-1，IL-4 の産生が誘導され，その結果，血管内皮細胞接着分子である VCAM-1，ICAM-1，P-セレクチンの発現が促進され，好酸球や好塩基球の局所動員が起こる。この後期応答における重要な引き金は，肺胞マクロファージの活性化であり，これはアレルゲンと結合した IgE が FcεRⅡ と弱く結合することによるもので，その結果，TNF や IL-1β が著しく産生されるようになる。これらのサイトカインは気管支上皮細胞や線維芽細胞に働いて，好酸球遊走因子であるエオタキシン eotaxin（CCL11），RANTES（CCL5），MCP-5（CCL12）（p.196 表 9.3 参照）の放出を促す。さらに重要なことに，エオタキシンと RANTES は，IgE 非依存性に好塩基球の脱顆粒を促して，直接，局所炎症に寄与する。

ここで，あらたに T 細胞という役者を紹介しよう。感作を受けた T 細胞は炎症部位に移動し，エオタキシンによって局所に強く引きよせられる。喘息では T 細胞反応が Th2 サブセット側に偏移していることから（図 15.9），アレルゲン誘導体タンパク質が抗原提示細胞と出会うことによって IL-4，IL-5，IL-13 の産生が促進されるのであろう。IL-4 はさらにエオタキシン放出を促し，一方，IL-5 は好酸球上のケモカインレセプターを活性化し，生理的なアポトーシスを阻害することにより好酸球の生存を促し，長期的には骨髄からの局所への好酸球動員に関与する。

こうなると，気管支組織にとっては不都合な状態となり，次に示すような多くの因子がアレルゲン誘導性の気道機能不全に関わるようになる。（ i ）究極

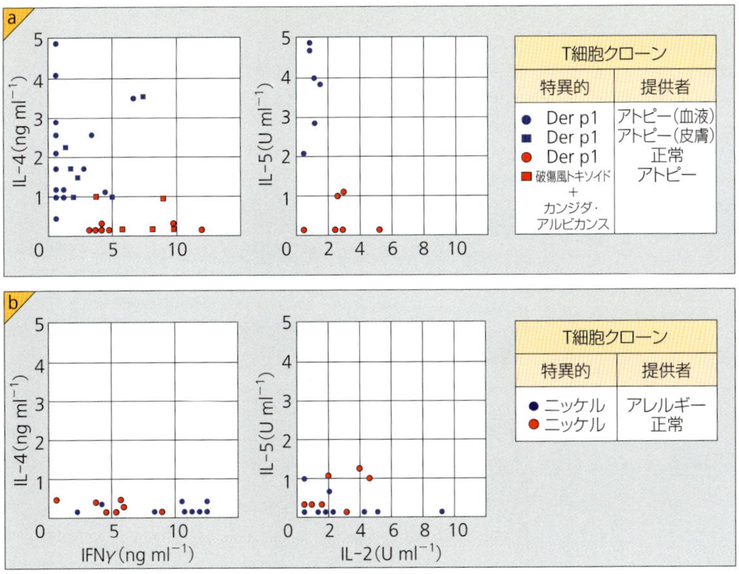

図 15.9 **アトピー性アレルギーでは，抗原特異的 CD4^{+}T 細胞クローンが放出するサイトカイン発現パターンから，Th2 型応答が優位であることがわかる。**(a) I 型アトピー性アレルギー患者と(b) IV 型接触過敏症患者を，正常者と比較したもの。それぞれの点は各人由来のクローンでの値を表す。典型的な Th1 クローンは IFNγ と IL-2 が高値，IL-4 と IL-5 は低値を示し，Th2 クローンはその逆を示す。IL-4 が高値を示すと，B 細胞によって IgE が産生されるようになり，Th2 に偏る。(Kapsenberg M. L., Wierenga E. A., Bos J. D. & Jansen H. M 〈1991〉*Immunology Today* **12**, 392)。

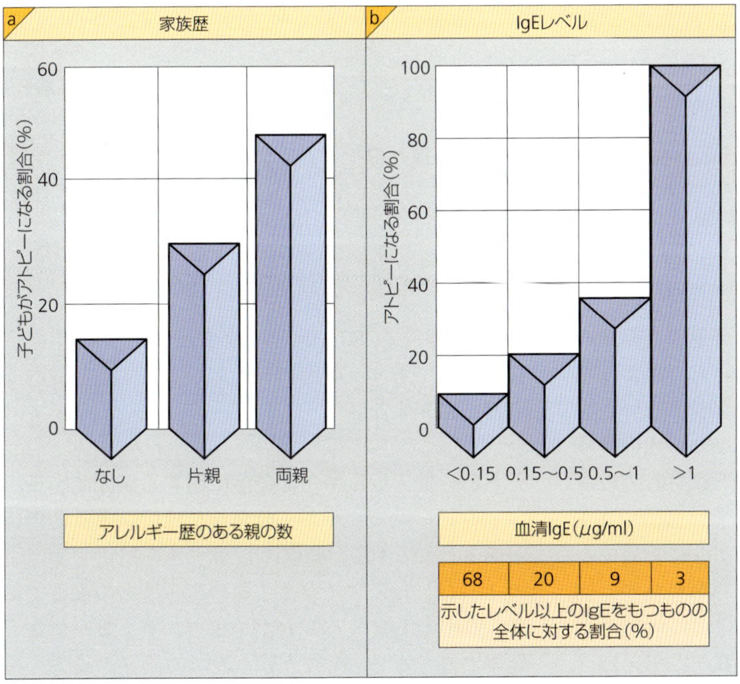

図 15.10 **アレルギーのリスクファクター。**(a) 家族歴，(b) IgE 値。血清 IgE 濃度が高いほどアトピーになる確率が高い。

の気管支収縮物質であるロイコトリエンが産生されて平滑筋細胞に働くようになる。(ii) 気道壁に浮腫が起こる。(iii) 好酸球の主要塩基性タンパク質 major basic protein (MBP) が神経端末上の M2 自己レセプターに結合することによってアセチルコリンの放出が増加し，神経支配の変調が起こり気道の収縮状態が変化する。(iv) MBP の傷害作用により気道上皮細胞の剥離が起こる。実際に，肺胞洗浄液中の剥離細胞数と MBP 濃度は強い相関が見られる。(v) 大部分は IL-13 と一部は IL-4 の作用で，ロイコトリエンと血小板活性化因子が粘膜下腺組織とそれを支配する神経組織に働き，粘液の過剰分泌が起こる。そして最後に，(vi) FGF (fibroblast growth factor) や TGFβ，PDGF (platelet-derived growth factor) などの産生が促進する修復型応答があり，この反応ではコラーゲンの沈着，瘢痕化，線維組織の形成や平滑筋増殖が起こり，さまざまな環境刺激を受けて著しい気道狭窄が引き起こされる (図 15.6)。肺上皮細胞や内皮細胞により産生される多様なサイトカインやメディエーターは，慢性喘息患者では感作

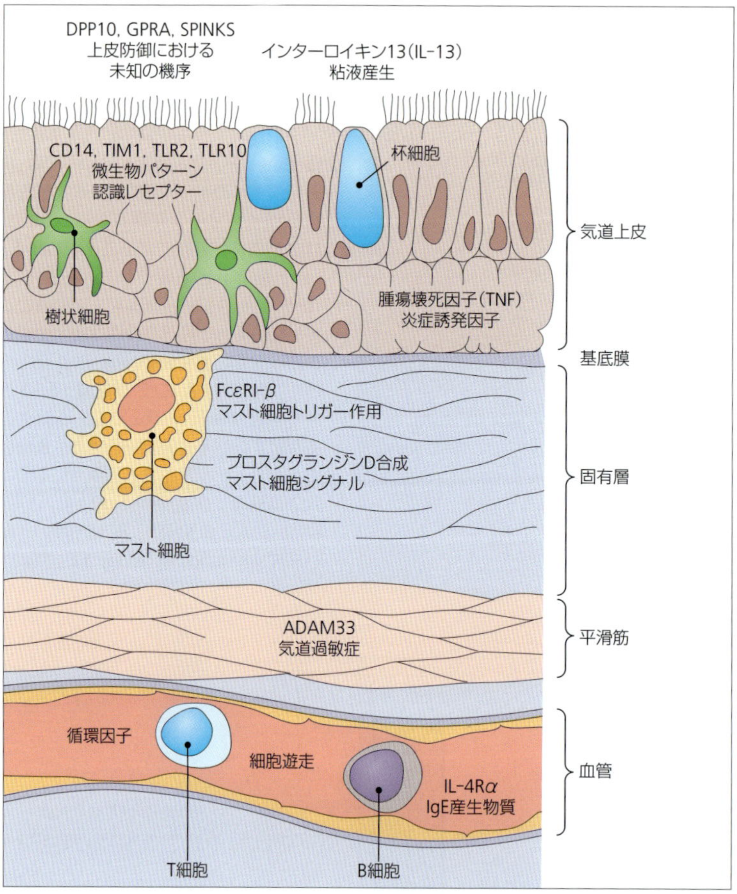

図 15.11 **喘息感受性に関わる遺伝子産物。** I 型過敏性反応では多くの遺伝子がさまざまな段階で関与する。(Cookson W. & Moffatt M.〈2004〉*New England Journal of Medicine* **351**, 1794-1796 より許可を得て改変)。

抗原の吸引がなくても気道炎症や不可逆的な組織の構造的変化を誘導するようで，いったんこのような状態になると普通の免疫療法は効果を示さない。

アトピー性喘息患者の場合とは異なり，内因性喘息患者では一般の吸引性のアレルゲンに対して皮膚テストは陰性で，病歴や家族歴がなく，血清中 IgE レベルは正常であり，一般のアレルゲンに特異的な IgE 抗体が検出されない。それにもかかわらず，内因性喘息患者は，ある重要な点でアトピー性喘息と類似点をもつ。気管支の生検では，IL-4，IL-13，RANTES，エオタキシンの発現上昇や，IgE H 鎖 εmRNA も上昇し，局所的に IgE が産生されていることが示唆される。

アトピー性皮膚炎における浸潤細胞は喘息時の場合と似ており，マスト細胞，好塩基球，好酸球，T 細胞などである。上皮樹状細胞は FcεRI を発現し，これがアレルゲンと結合してアレルゲン-IgE 複合体となり，MHC クラスⅡ分子を介した抗原プロセシング経路を利用して Th2 細胞に対して抗原提示をする。ケラチノサイトと線維芽細胞によって産生される CC ケモカインは，選択的に好酸球と皮膚浸潤性 CLA^+記憶 Th2 細胞を遊走させる。皮膚に浸潤した T 細胞の 80～90％は皮膚浸潤性 CLA^+記憶 Th2 細胞であり，原因アレルゲンに対する特異的な応答を媒介する。

アトピー性アレルギーの発症に関する病因的因子

アトピー性アレルギーの発症には強い家族的要因がある(図 15.10)。発症のしやすさを規定する因子の 1 つは，IgE アイソタイプの産生能力の高さであり，血中の IgE レベルが高いほど，アトピーになる確率が高くなる(図 15.10)。遺伝的研究の結果，喘息素因を決める遺伝子には多くのものがあり，多くのパターン認識レセプター pattern recognition receptor(PRR)において遺伝的多様性の重要性が示唆されている(図 15.11)。では，これがどのようにアトピー性疾患と関連しているのだろうか？ 樹状細胞による PRR を介した病原体の認識は Th1 型と Th2 型反応のバランスに重要な関与をする。現在考えられているのは以下のような説である。新生児期の免疫システムは Th2 型応答にかたよっているが，微生物の存在する環境にさらされると Th1 型応答優位にシフトするようになる。吸入性抗原によっても同様のことが起こり，これは時に**免疫偏移**とも

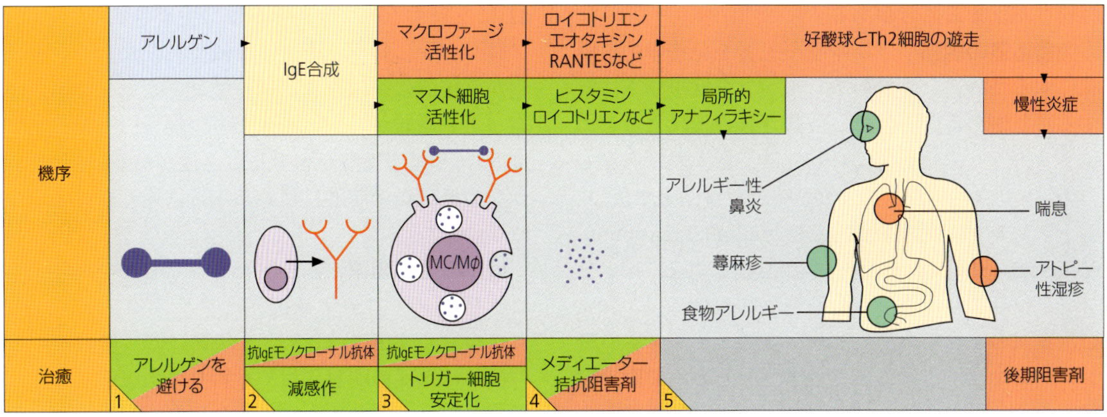

図 15.12　**アトピー性アレルギーとその治療。**局所反応が見られる部位別に治療法を示す。局所アナフィラキシーにおける事象と治療を緑，慢性炎症に関するものを赤で示す。

よばれる。しかし，社会的環境が次第にきれいになり，抗生物質が広く使われるようになったことから，一般的な病原体にくり返しさらされるようなことはなくなり，その結果，免疫系は Th2 型を維持して，IL-4 や IL-5 の分泌が促進される（IL-4 と IL-5 はそれぞれ，IgE 産生と好酸球増加の促進物質である）。この考えがいわゆる衛生仮説の根拠をなすもので，西洋諸国におけるアレルギー発症率の上昇や，さらに西ドイツと合併後の「西洋化」された東ドイツでアレルギー発症率が上昇して西ドイツと同様になったことについても，この考えで説明されることがある。しかし実際はもっと複雑で，その中でも忘れてはならないのは，タバコの煙とディーゼル排気微粒子などの環境汚染物質が喘息発作を増強させる補助因子として指摘されていることである。分子レベルでは，GATA-3 転写因子，C-maf，プロスタグランジン E_2の発現はすべて Th2 への分化を促進する。その他，まだ不明なのは，アトピー性疾患における制御性 T 細胞（Treg）の役割である。実際，アレルギー患者においては Treg が減少しているという報告が多いが，さまざまな種類の Treg（TGFβ 分泌 Th2 細胞，IL-10 分泌 Tr1 細胞，$CD4^+$ $CD25^+$接触依存的 Treg 類，NKT 調節細胞など）のうち，実際にどれがアレルギー反応の予防にもっとも重要であるかについては現在研究が進められているところであり，不明である。Treg 類は特定の樹状細胞集団との相互作用により影響を受けるのかもしれない。これについてもさらなる研究が必要である。

アレルギーの臨床検査

通常，アレルゲンに対する感受性は抗原の皮内投与に対する応答で判定する。ヒスタミンやその他のメディエーターの放出により，即時的に**膨疹**と**発赤反応**が起こる（図 15.5）。これは最大 30 分以内にあらわれ，その後収まる。このような即時型の膨疹・発赤反応の後には後期反応が起こることがある（図 15.5）。後期反応はしばしば 24 時間持続し，気管支と鼻粘膜を介してのアレルギー感作後でも同様のことが見られる。後期反応は好中球と T 細胞の浸潤を伴う。

皮膚プリックテストの応答性とアレルゲン特異的血清中 IgE 測定する**放射性アレルゲン吸着試験** radioallergosorbent test（RAST，p.135 参照）の結果は，非常によく相関する。両テストとも陰性であるのに，アレルゲンが鼻内に入るとアレルギー反応が見られることがあるが，これは IgE 抗体が局所的に産生されるためと思われる。

血清中や尿中に検出されるマスト細胞あるいは好酸球由来のタンパク質は病気の状態を知るためのよいマーカーで，病気が悪化するのを予知することができる場合がある。

治療

アレルゲンへのはじめの曝露からアトピー発症までの一連の生体反応を考えると，その中に治療のための確かな標的となりうるものがいくつかある（図 15.12）。

アレルゲンからの回避：アレルギー誘発性の高いものと接触しないようにするのは実際にはあまり容易ではないが，たとえば，あまり早期に乳幼児に牛乳を与えないほうがいい。いったん感作が起こってしまった後は，できるだけアレルゲンを避けるようにするほうがよい。親にとってあまり気乗りしないことかもしれないが，家猫を飼うのをやめると幼児の喘息が止まることがある。

免疫応答の調節：アレルギー患者を免疫学的に脱感作するために，少量のアレルゲンを反復皮下注射することがある。これは，虫刺されの毒によるアナフィラキシーや花粉症に対しては，個人差はあるものの，有効な治療法であるが，喘息では効果が薄い。**舌下アレルゲン免疫療法** sublingual allergen immunotherapy（SLIT）もまた有効な治療法で，アレルゲン皮下投与よりは重篤な全身性反応のリスクが少ない治療法のようである。マウスでは，イエダニのアレルゲンをコードする無変性 DNA を筋中に直接投与したり，キトサン（天然に存在する多糖）で覆われたピーナッツアレルギーの主原因遺伝子のプラスミド DNA を経口投与すると IgE 合成が抑制されることから，この手法がアナフィラキシーに対する有効な防御法として可能性がある。しかし，慢性的に内在性アレルゲンに感作されている人にこのような治療を施すとかえってアレルギーを発症する可能性がある。

アレルゲンに対する減感作療法には，もともと“阻害”抗体としての IgG の産生を増強させせようという目的がある。ここでいう阻害抗体とは，組織と結合した IgE にアレルゲンを結合させない抗体のことである。この他に，アレルゲン特異的 IgG ができると B 細胞上の FcγRⅡb レセプター（p.47 参照）に会合して，このためにアレルゲン特異的 IgE の産生が抑制される可能性もある（p.212 参照）。さらに，IgE 産生と好酸球が介在する病因には T 細胞からのヘルプが重要であることから，減感作のための低用量アレルゲン投与によりアナジー T 細胞や制御性 T 細胞が誘導されて，このために Th2 型から Th1 型のサイトカイン産生にシフトされうるという可能性も考えられる。加熱殺菌した *Mycobacterium vaccae* を投与すると，制御性 T 細胞から IL-10 と TGFβ が分泌され，Th2 活性が弱まる。PPAR（ペルオキシソーム増殖因子活性化レセプター peroxisome proliferator-activated receptor）阻害剤により Th2 転写因子の GATA3 を阻害したり，CpG モチーフで Th1 転写因子 T-bet の発現を刺激すると，Th2 型から Th1 型応答に偏移する可能性があり，これは新しい治療の選択肢として期待される。

この他に，免疫寛容誘導性エピトープあるいは拮抗阻害性エピトープをもつペプチドを投与するのも 1 つの新しい治療的選択肢かもしれない。幸い，ほとんどのアレルギー患者は，どんなアレルゲンに対してもごくかぎられた数の T 細胞エピトープに対してしか反応しない。したがって，各人に合わせて治療用ペプチドを調製する必要はないかもしれない。臨床試験として猫アレルギーの原因物質の Fel d1 に由来するペプチドを多量に服用させたところ，アレルゲンに対する感受性は減少したが，時に T 細胞が直接的に刺激されて遅延型反応が見られた例もあった。両親がともに喘息をもつ場合，その子どもは 50％の確率で喘息になる可能性があるが，このような治療法が予防的に使われる日は遠くないかもしれない。

IgE の活性阻害：前述したように（p.348 参照），ヒト化モノクローナル抗体オマリズマブは FcεRI に結合した IgE の Cε3 ドメインに直接結合し，この抗体は重度の喘息に対する新しい治療薬となる可能性がある。オマリズマブは IgE を直接中和して末梢血中 IgE 量を検出限界以下にまで抑制し，マスト細胞上の FcεRI レセプターの IgE 依存的発現も減少させる。すなわち，マスト細胞上の IgE レセプターは著しく減少し，IgE も激減する。したがって，この抗体が臨床試験第 2 段階をクリアできたのは当然で，コルチコステロイド吸入でうまくコントロールできない重度のアトピー性喘息の成人，若年患者に対しての使用が FDA（アメリカ食品医薬品局）により承認されている。

アレルギーの引き金となるトリガー細胞の安定化：マスト細胞からのメディエーター放出の引き金を抑制する薬剤としてイソプレナリンや**クロモグリク酸塩** sodium cromoglycate などがある。これらの薬剤はアレルギーに関わる細胞の働きを抑止するよう作用する。クロモグリク酸塩は塩素チャネルの活性化をブロックして細胞を休止期の状態に保ち，このためにマスト細胞の脱顆粒，好酸球と好中球の遊走とメディエーター放出，そして気管支収縮反射などの抑制など，マスト細胞の機能が広く阻害される。これらの作用の少なくともどれか，あるいはすべてが喘息に対して治療的効果をもたらす。

上述のように，後期反応の主な原因はマスト細胞の表面に結合した IgE がアレルゲンと相互作用し，これがマクロファージを活性化するためである。後期反応に対しては，コルチコステロイドが大変効果的である。**コルチコステロイド吸入**が喘息治療に革命を起こしたことは疑いもない事実である。コルチコステロイドの主要な作用はサイトカインを含む複数の炎症性遺伝子の転写を抑制することである。

メディエーターの拮抗阻害：アトピー疾患の有用な対症療法として**ヒスタミン H_1 レセプター拮抗阻害剤**が長い間用いられている。近年，この種の薬剤としてロラタジン loratadine やフェキソフェナジン fexofenadin などがある。これらは鼻炎に対して有効で，アトピー性皮膚炎を抑え，喘息にも少し効果がある。これに加えて，セチリジン cetirizine も後期反応時の好酸球動員によく作用する。短期的にはアルブテロール albuterol（サルブタモール salbutamol）がその有効成分であるベントリン Ventolin などの選択性β_2**アゴニスト**の吸入が喘息の症状を和らげるのに効果がある。βアドレナリンレセプターアゴニスト薬は気管支平滑筋での cAMP レベルを増加させ，マスト細胞の脱顆粒を抑止する働きがある。最近の重要な進展は，長時間作用性β_2アゴニストである。この類の薬剤であるサルメテロール salmeterol，ホルモテロール formoterol などは 12 時間以上気管支収縮を抑える作用がある。プランルカスト pranlukast などのロイコトリエンレセプターアンタゴニストもまた，一部の患者に著効を示す。これはアスピリン喘息に対して特に効果が高い。

テオフィリン theophylline は喘息の治療薬として 50 年以上前から用いられているが，これはホスホジエステラーゼ phosphodiesterase（PDE）阻害剤である。これは細胞内 cAMP を増加させ，気管支拡張を引き起こし，IL-5 依存性の好酸球の生存を阻害し，そしておそらくは気管支粘膜下への好酸球浸潤を抑制する。以上のような薬剤が登場したことはアトピー患者にとって朗報である。

慢性炎症に対する取組み：アトピー性疾患の進展を遅らせる薬剤がいくつかある。セチリジンはその一例で，ヒスタミンレセプターと好酸球遊走に対して効果を示す。コルチコステロイドはほぼすべての過程に効果があるといわれている。たとえば，マクロファージに抑制的に働いて慢性喘息の主要な内在性原動力である Th2 細胞の活性化と増殖を抑止する。また，気道の不可逆的狭窄を止めるとされる。ステロイド吸入（たとえばブデソニド budesonide，モメタソン mometasone，フロ酸 furoate，フルチカゾン fluticasone，プロピオ酸 propionate など）は強い抗炎症作用があるが，肝臓で代謝されるためにあまり副作用がないことから，多くの慢性喘息患者に対する最も重要な治療薬であり，長時間作用性β_2アンタゴニストやテオフィリンと併用する。

抗体依存性細胞傷害性過敏症（Ⅱ型）

細胞表面の抗原に抗体が結合すると，食細胞との接着が Fcγ レセプターを介して促進され，さらに古典的経路による補体の活性化により C3b レセプターを介して食細胞との接着が促進されることにより細胞死が起こりやすくなる。細胞死はまた，補体成分 C8，C9 までが完全に活性化されて誘導される直接的な**細胞膜傷害**によっても起こりうるが（図 15.13），細胞表面には補体制御タンパク質が存在して細胞膜を保護しようとするので，補体はこの作用に打ち勝たないと作用できない。

これとはまったく別の細胞傷害性機構である抗体依存性細胞媒介性細胞傷害 antibody-dependent cell-mediated cytotoxicity（ADCC）は，IgG や IgE の抗体が結合した標的細胞に対して，白血球が特異的な Fc レセプターを介して結合し，非貪食的な過程により，細胞死を誘導する（図 15.13，図 15.14）。ADCC は，NK 細胞（p.17）や，単球，好中球，好酸球などの多くの白血球サブセットによって誘導されるようである。たとえば，IgG や IgE で覆われた住血吸虫は *in vitro* で好酸球により殺されるが（図 12.23 参照），ADCC が実際に *in vivo* で関与しているかははっきりしない。この細胞外で起こる細胞傷害機構（ADCC）は，大きな寄生虫や固型腫瘍のように標的が食作用により摂取されるには大きすぎる場合には，機能的に重要である可能性がある。また，

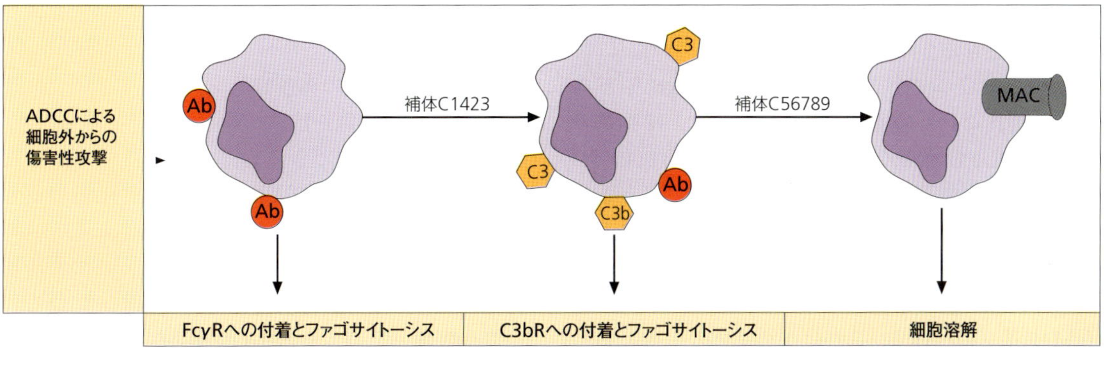

図 15.13　**抗体依存性細胞傷害性過敏症（Ⅱ型）**。細胞表面抗原に抗体が結合すると，C5b〜C9 の膜攻撃複合体（MAC）を介した抗体依存性細胞溶解が誘導されるだけでなく，FcγR や C3bR を介して特定のリンパ細胞，ミエロイド細胞サブセットと結合して非食菌性の細胞外性の殺傷機構（抗体依存性細胞媒介性細胞傷害：ADCC）により細胞死を起こす。

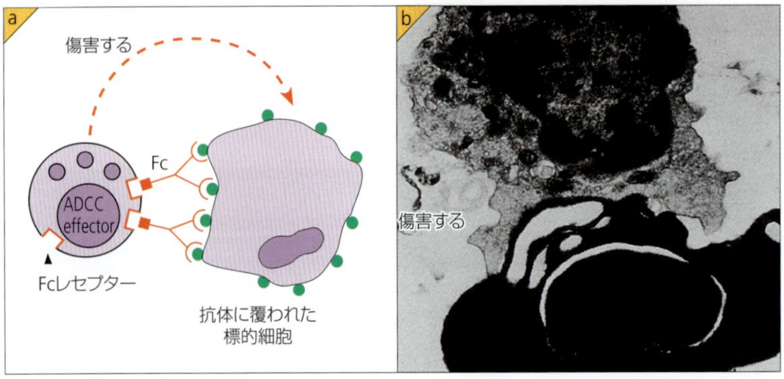

図 15.14　**抗体依存性細胞媒介性細胞傷害(ADCC)による抗体結合細胞の傷害。**エフェクター細胞が Fcγ レセプターを介して標的細胞に結合し，その結果，標的細胞は細胞外で傷害を受ける。ヒト単球や，IFNγ により活性化された好中球は，抗体が結合した腫瘍細胞を FcγRⅠレセプターを用いて傷害する。NK 細胞は FcγRⅢレセプターを介して標的細胞を傷害する。
(a) エフェクター細胞と標的細胞の模型図，(b) マウス NK 細胞が抗体に覆われたトリ赤血球を攻撃している電顕像。エフェクター細胞と標的細胞が近接し，標的の細胞質には空胞化が見られる。(P. Penfold 提供)。

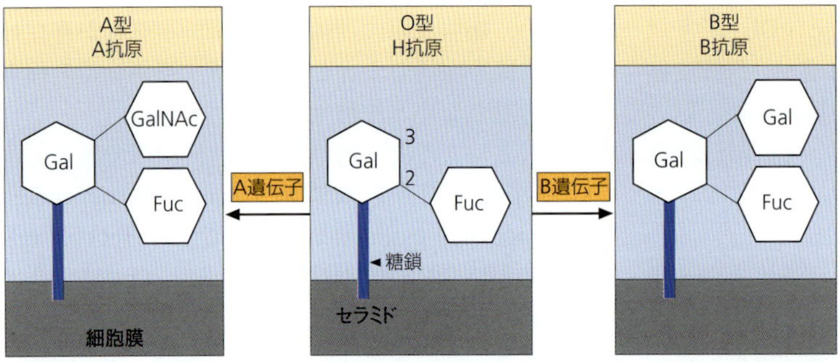

図 15.15　**ABO 血液型。**対立遺伝子 A および B は，それぞれ H 物質に対して *N*-アセチルガラクトサミン(GalNAc)およびガラクトース(Gal)を付加する転移酵素をコードする。そのようなオリゴ糖は細胞膜中のセラミドとよばれるスフィンゴミエリンと結合する。約 85% の人たちでは分泌遺伝子(*se*)が働いて血液型物質が唾液に分泌され，可溶性のポリペプチドと結合した形で唾液中に存在する。

T 細胞依存性の細胞傷害機構に対して，補助的な機構である可能性もある。

▶ 同種間でのⅡ型反応(同種免疫)

輸血反応

ヒト赤血球膜上には遺伝的に多型性を示す分子が多種発現し，その中で **ABO 血液型** ABO blood group はもっとも主要である。A 型抗原と B 型抗原は，H 物質(図 15.15)に対してそれぞれ A 遺伝子，B 遺伝子がコードする糖転移酵素が働くことにより，生成される。A，B 両方の遺伝子をもつ個体は，赤血球上に 2 つの抗原をもつことから AB 型となり，一方，これらの遺伝子がない個体は，H 物質のみを合成し，O 型となる。A や B に対する抗体は，対応抗原が赤血球表面に存在しない場合にできる。たとえば，A 型の人は(B 抗原をもたないので)，抗 B 抗体を有し，同様に B 型の人は抗 A 抗体をもつ。この**同種血球凝集素** isohemagglutinin は，通常 IgM タイプの抗体で，これは自然抗体の一種といってよいだろう。つまり，同種血球凝集素は，血液型糖質と構造的に似ている腸内細菌叢の抗原との接触により追加免疫効果を受け，その結果できてくる抗体はしかるべき型の赤血球と交差反応を示す。A 型の人は A とよく似た抗原に対して免疫寛容を示し，B 型赤血球を凝集できる交差反応性抗体のみをつくる。同様に，O 型の人は，抗 A，抗 B をつくる(表 15.3)。血液型が異なる血液が輸血されると，不適合赤血球は同種血球凝集素に覆われ，このため補体を介した激しい血管内溶血が起こるようになる。

表 15.3　ABO 血液型と血清抗体。

血液型	遺伝子型	抗原	血清抗体
A	*AA*，*AO*	A	抗 B
B	*BB*，*BO*	B	抗 A
AB	*AB*	A and B	なし
O	*OO*	H	抗 A 抗 B

血小板輸血をしても血小板が容易に増加しないことが臨床的にあるが，これはしばしば HLA 同種免疫によるものであり(訳注：HLA に対する抗体ができてしまう)，白血球成分から血小板を除いて輸血

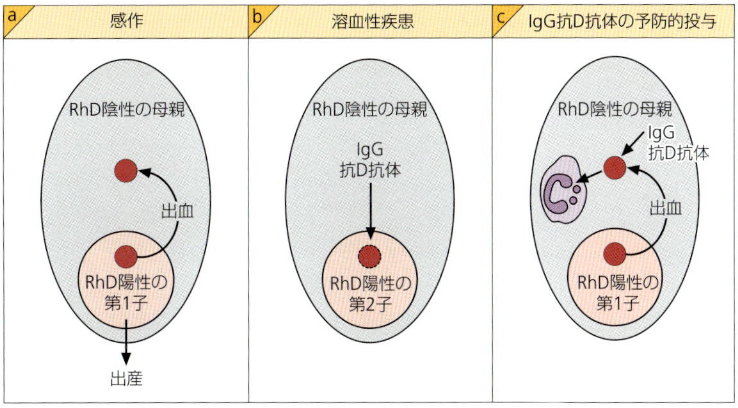

図 15.16 **Rh(Rhesus)血液型不適合による新生児溶血性疾患。**(a)第 1 子の RhD 陽性の赤血球が RhD 陰性の母親を感作する。(b)母親の IgG 抗 D 抗体は胎盤を通過し，RhD 陽性の第 2 子の赤血球に結合し，Ⅱ型過敏症である溶血性疾患を引き起こす。(c)第 1 子出産時に母親に IgG 抗 D 抗体を予防的に投与すると，貪食作用により胎児赤血球が除去され，母親が感作されるのを防ぐ。

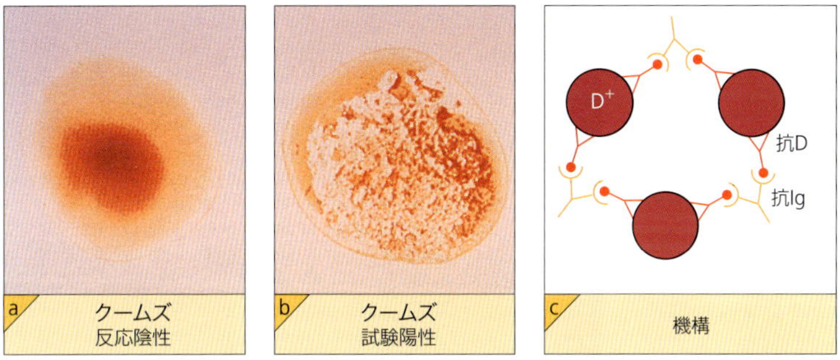

図 15.17 **抗体が結合した赤血球を検出するためのクームズ試験。**この試験は，Rh 抗体の検出と自己免疫性溶血性貧血(表 18.2，注 5，p.421 参照)の診断に用いられる。(Prof. A. Cooke 提供)。

をすればこのような事態は回避できることが多い。

Rh 式血液型不適合

Rh(rhesus)血液型は，赤血球上のもう 1 つの主要な抗原系で，RhD 抗原は同種免疫応答において最も重要である。RhD 陰性の血液型(すなわち *dd* 遺伝子型)をもつ母親は，RhD 抗原をもった胎児(*DD* または *Dd* 遺伝子型)の赤血球により感作されやすい。これは，最初の子どもの出産のときに胎盤から大量の胎児の赤血球が母体内に放出されることによって起こることが多い。このようにして抗体ができると，主に IgG クラスであり，以後の妊娠では胎盤を通過することができる。このような抗体が胎児赤血球上の D 抗原と反応すると，オプソニン作用により赤血球が壊され，新生児には溶血性疾患が起こるようになる(図 15.16)。

このような抗 D 抗体は，*in vitro* では RhD^+の赤血球を凝集できず，不完全抗体とよばれる。これは，赤血球どうしは負の電荷をもつためにお互いに静電気的に反発しあい，さらに Rh 抗原決定基は数が少ないために抗体を介して十分な架橋形成が起こりにくいためである。抗 D 抗体が結合した赤血球は，抗免疫グロブリン血清(クームズ Coombs 試薬：図 15.17)の添加により凝集させることができる。

もし，母親が自分の血液循環に侵入してくる胎児赤血球に反応する同種血球凝集素をもっていると，D 抗原陽性赤血球は免疫細胞と接触しにくくなり，D 抗原に対する感作は起こりにくくなる。たとえば，O 型 Rh^-の母親が A 型の Rh^+の胎児をもつと，抗 D 抗体がつくられる前に，抗 A 抗体で胎児の赤血球を破壊してしまう。このことを応用して，RhD^-の母親は第 1 子の出生時に，少量の抗 D IgG 抗体を投与することにより，血液型不適合が起こるのを予防でき，これにより感作の危険性が大きく低下する。これは免疫学の知識を応用した 1 つの成功例である。

母親由来の抗体が胎盤を通過することにより起こる病気として，さらに**新生児同種免疫性血小板減少症** neonatal alloimmune thrombocytopenia がある。血小板数減少は，プールしたヒト IgG(IVIg)投与により著しい改善が見られ，これは一部には抗イディオタイプネットワーク(p.218 参照)の関与のためと考えられている。しかし，同様の効果が Fcγ のフラグメントや抗 Fcγ レセプター抗体の投与でも見られることから，IVIg の効果は Fcγ レセプターの中和のためかもしれない。

臓器移植

同種移植は，細胞表面上の移植抗原に対する宿主の液性免疫を引き起こす。これらの抗体は，直接的な細胞傷害性を示し，食細胞の付着や ADCC による攻撃を誘導する。抗体が血管内皮細胞表面にある抗原と結合すると，そこに血小板付着が誘導される場合がある（p.375，図 16.6 参照）。超急性拒絶反応は，以前に移植を受けたことがある患者であらかじめ抗体ができてしまっている場合に見られる。

▶ 自己免疫性Ⅱ型過敏症反応

自己免疫性溶血性貧血 autoimmune hemolytic anemia では，患者自身の赤血球に対する自己抗体がつくられる。この抗体は，輸血による血液型不適合反応を引き起こすものとは異なる Rh 複合体の抗原エピトープに対するもので，37℃で反応する。自己抗体が結合した赤血球は，脾臓の食細胞に付着しやすくなるために半減期が短い。同様の機構は，マイコプラズマ肺炎に感染後に抗 I モノクローナル抗体をつくり，寒冷血球凝集素病となった患者での貧血や，血液型 P に特異的な溶血活性をもつ Donath-Landsteiner 抗体を産生するようになった発作性寒冷血尿症患者の貧血などでも見られる。これらの抗体は主に IgM アイソタイプで，37℃よりずっと低い温度でのみ反応する。**特発性血小板減少性紫斑病** idiopathic thrombocytopenic purpura の際の血小板減少には，血小板表面糖タンパク質に対する IgG の自己抗体が関わり，主に，脾臓と肝臓のマクロファージが Fcγ レセプターを介して血小板を取り込むことにより，破壊する。

橋本甲状腺炎の患者は自己抗体をもち，この抗体は補体の存在下で培養ヒト甲状腺細胞に対して直接細胞傷害性を示す。グッドパスチャー Goodpasture 症候群で見られる自己抗体は，腎糸球体基底膜のⅣ型コラーゲンのα3 鎖の非コラーゲン（NC1）ドメインを認識する。生検の結果から，これらの抗体は補体成分とともに基底膜に結合して，このために補体系全体が活性化されて重大な組織損傷の原因となっていることが示唆される（図 15.18 a）。重症筋無力症 myasthenia gravis において，筋終板からアセチルコリンレセプターが抗体によって発現が低下するのもⅡ型過敏症の 1 つの例である。

▶ Ⅱ型過敏症による薬物副作用

薬剤はしばしば身体の構成成分と結合し，それにより，ハプテンから完全抗原に変化し，その結果，特定の個人を感作してしまうことがある。もし，IgE 抗体がつくられると，アナフィラキシー反応が起こる。時には，特に局所的に軟膏を塗布しただけでも細胞性過敏症が誘導される。一方，薬剤が血清タンパクと結合すると，Ⅲ型過敏症である免疫複合体形成による副作用が起こる可能性がある。これと同様に，薬剤が血液細胞表面に結合し，この複合体に対して細胞傷害性のある抗体が産生される可能性がある。薬剤過敏症の場合，薬の投与を中止するとその症状はあらわれなくなる。このような例として，クロールプロマジン chlorpromazine やフェナセチン phenacetin の長期投与に合併して見られる**溶血性貧血** hemolytic anemia，アミドピリン amidopyrine やキニジン quinidine の摂取に関連した**顆粒球減少症** agranulocytosis や，今では，古典的な鎮静剤であるセドルミド sedormid により起こる**血小板減少性紫斑病** thrombocytopenic purpura などがある。セドルミド過敏症例では，患者の新鮮血清はセドルミドの存在下にのみ血小板を溶解し，非存在下では溶解しない。また，56℃で 30 分加熱して補体を不活性化するとこの効果は見られなくなる。

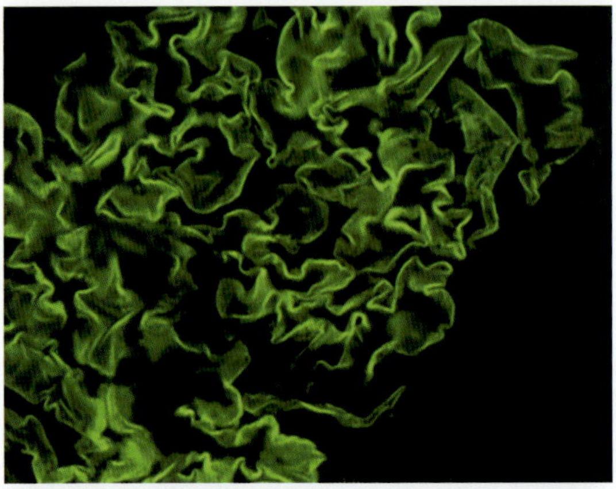

(a)

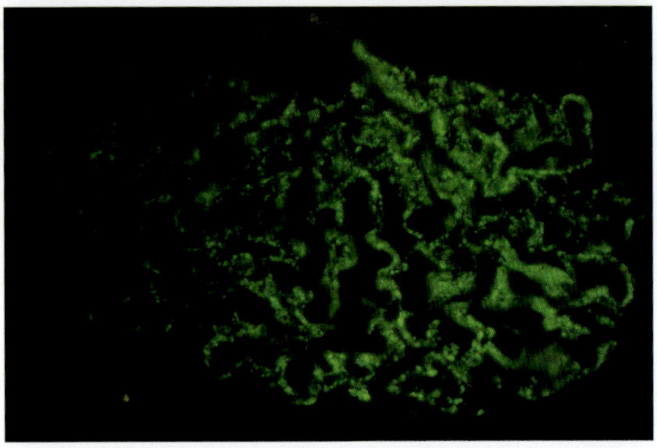

(b)

図 15.18　**糸球体腎炎。**(a)Ⅱ型過敏症により誘発されたグッドパスチャー症候群患者の腎生検標本を蛍光標識抗 IgG 抗体で染色した。糸球体基底膜への IgG の均一な線状沈着が認められる。(b)対照的に，Ⅲ型過敏症による全身性エリテマトーデス（SLE）では，抗 IgG 抗体で蛍光免疫染色すると，糸球体基底膜に沿って抗原-抗体複合体の沈着が顆粒状に観察される。蛍光標識抗 C3 抗体を用いても同様の染色像が得られる。（Dr. S. Thiru 提供）。

免疫複合体依存性過敏症（Ⅲ型）

生体は，いろいろな局面で長期間にわたり過剰の抗原にさらされることがある。たとえば，持続感染，自己成分に対する自己免疫や環境因子とくり返し接触する場合である。このような際に，生体内で抗原と抗体が複合体形成すると，種々の機構により急性炎症反応が誘導されるようになる（図 15.19）。まずはじめに，免疫複合体は Fcγ レセプターを介してマクロファージを刺激し，炎症反応サイトカインである IL-1，TNF や，活性酸素中間体（ROI）や一酸化窒素（NO）を放出させる（図 15.19）。免疫複合体が不溶性であると，多くの場合，マクロファージによる食作用では消化されず，持続的に活性刺激をもたらすこととなる。補体が結合すると，アナフィラトキシンである C3a と C5a がつくられ，これにより，マスト細胞から化学伝達物質が放出されて血管透過性が亢進する。同時に走化性因子が産生されて好中球が局所に動員されて免疫複合体を貪食しようとする。これに引き続いて好中球の顆粒が細胞外に放出されるようになるが，これは特にこの複合体が基底膜に蓄積して食細胞に取り込まれない場合（いわゆる食菌不能状態のとき）に起こりやすい。この際に同時に放出される中性プロテアーゼやコラゲナーゼなどのタンパク質分解酵素，キニン形成酵素やポリカチオンタンパク，活性酸素や活性窒素の中間体は，当然，局部組織を損傷して炎症反応を増強する。さらに，活性化された C5，C6，C7 が隣接した細胞に付着して C8，C9 を結合するようになると，さらに強い組織破壊が見られるようになる。血管内で複合体が形成されると，血小板凝集を誘導して，凝集血小板は血管作用性アミンを産生するとともに微小血栓を起こして，局所に虚血状態をもたらすこととなる。このようなことを防ぐために，身体には多くの抑制物質が存在し，重要な役割を果たす。

in vivo でどのような免疫複合体が形成されるかは，反応の強さを決める抗原や抗体の絶対的な量とともに，複合体の性質や組織分布を決める抗原と抗体の相対的な割合（p.132，図 6.24 参照）などに依存する。抗体が大過剰から中等度の過剰状態の場合には，その複合体は速やかに沈降し，抗原侵入部位に沈着しやすいが，一方，抗原のほうが大過剰から中程度に過剰な場合には可溶性の複合体が形成されやすくなる。

免疫複合体に C3b が共有結合すると，大きな不溶性凝集を形成するのに必要な抗体分子どうしの Fc-Fc 相互作用が起こりにくくなり，小さな複合体がで

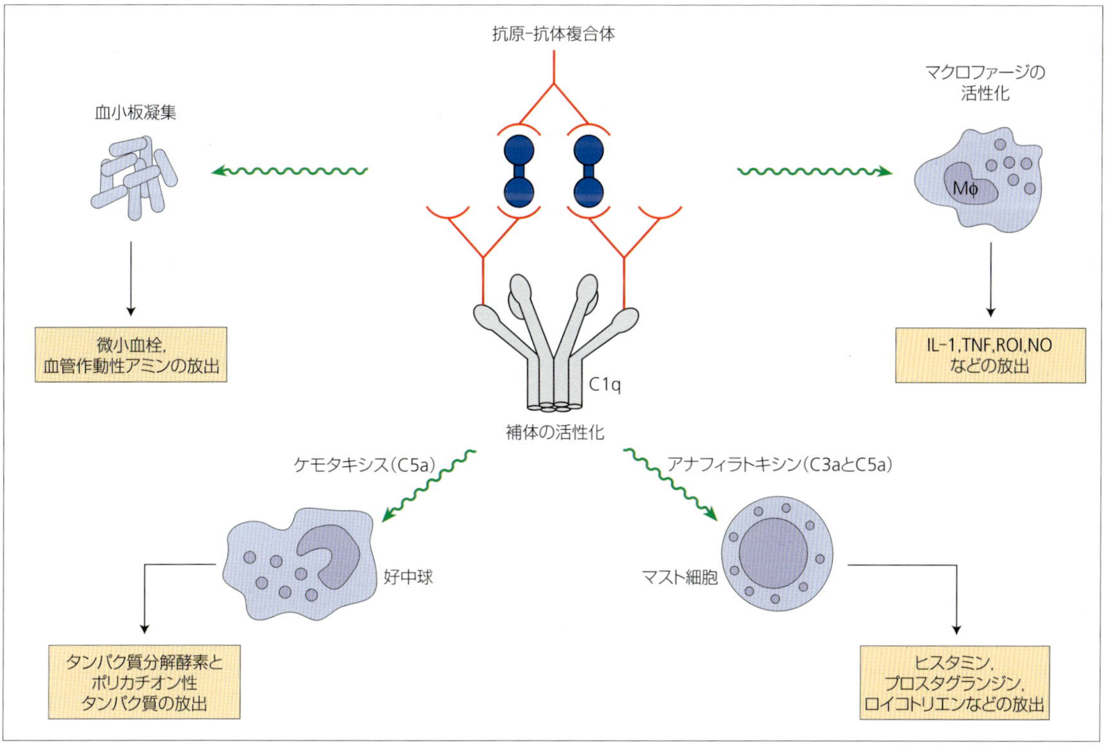

図 15.19　免疫複合体性過敏症（Ⅲ型）発症機構。

きて，ヒト赤血球上では CR1 補体レセプターに結合し，これは肝臓マクロファージに取りこまれて不活化される。これは，免疫学ではあまり重要視されてこなかったが，赤血球は免疫複合体の除去に重要な役割を果たす。もし補体の古典的活性化経路に必要な成分が欠損したり，補体系が働きすぎているときには，免疫複合体が腎臓，関節，皮膚や脈絡叢などで広範に沈着することとなり，これは重篤な疾患を引き起こす。

局所的に形成された免疫複合体依存性の炎症性組織傷害

アルツス反応

Maurice Arthus は，ウサギを過剰免疫して沈降性の抗体を多量につくらせ，このウサギの皮内に水溶性抗原を注射すると，局所に紅斑と浮腫が起こり，3〜8 時間でピークに達し，その後このような反応は通常は消退していくことを発見した。このような組織では，特徴的に好中球の浸潤が見られる（図 15.20 a，b）。投与抗原は，補体古典的経路が働く前に，抗体と反応して小静脈内で複合体を形成する。次に補体がこの複合体に結合するようになり，抗原，抗体，補体のすべての存在が蛍光抗体法で可視化されるようになる。その例を示したのが図 15.20 c で，結節性動脈周囲炎患者の炎症組織において B 型肝炎表面抗原を含む免疫複合体が沈着しているのが見られる。この際に，アナフィラトキシンの産生，マスト細胞の脱顆粒，血小板の凝集や好中球の流入が起こり，これらの反応はすべて，**アルツス反応** Arthus reaction の病態形成に寄与する。ナイトロジェンマスタード投与で好中球を減少させたり，抗 C5a 抗体投与により補体を減少させると，アルツス反応は抑制される。補体抑制タンパク質である CD46（membrane cofactor protein）や CD55（decay accelerating factor）の可溶型のものもアルツス反応に対して抑制的に働く。

吸入抗原に対する反応

外来性の吸入抗原に対して見られる過敏症は，しばしば肺内で起こるアルツス反応によるものである。農夫肺 farmers' lung で見られる重度の呼吸障害は，カビの生えた干草のほこりを吸い込んでから 6〜8 時間以内に起こる。農夫肺患者は，カビの生えた干草の中で育つ好熱性の放線菌に感作されていることが知られている。また，この放線菌の抽出物は，患者血清と沈降反応を起こし，皮内に注射するとアルツス反応を起こす。干草のほこりの中にある細菌胞子を吸入することにより，肺の中へ抗原が取り込まれ，免疫複合体を介した過敏性反応が起こる。ハト愛好家に見られる過敏症も同様で，おそらく責任抗原は乾いた糞のホコリ由来のハトの血清タンパク質と思われる。ラット飼育者も尿に含まれる血清タンパク質に感作される（図 15.21）。多くの奇妙な名前のついた外来性アレルギー性肺胞炎 extrinsic allergic alveolitis（たとえばチーズ洗い人病〈*penicillium casei* 菌の胞子〉，毛皮職人肺〈キツネ毛のタンパク質〉，カエデ樹皮はぎ者病〈*Cryptostroma* 菌の胞子〉）などは，いずれも特定の有機分子を継続的に吸入することにより起こる。アレルギー性の気管支肺

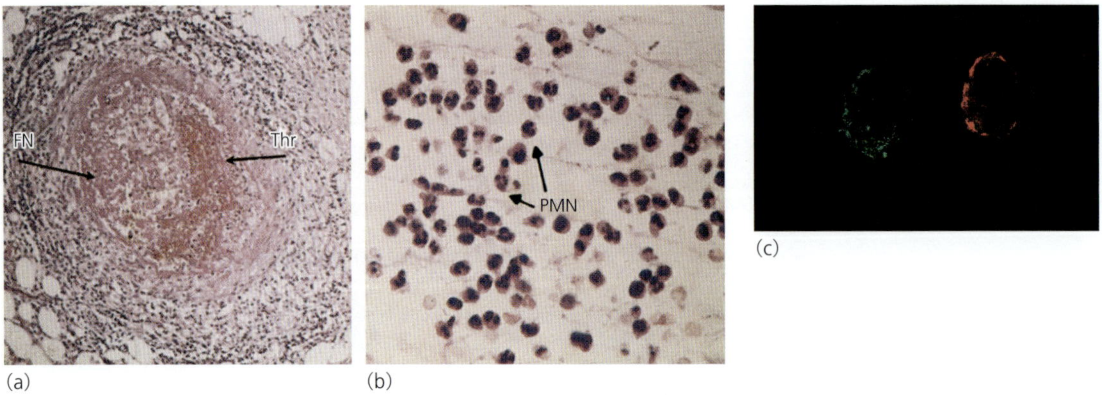

(a) (b) (c)

図 15.20 B 型肝炎表面抗原（HBs）を含む免疫複合体により起こる結節性多発性動脈炎の急性炎症反応組織像。(a) 血栓（Thr）形成やフィブリノイド壊死（FN）を起こした血管の周囲に，主に好中球による炎症細胞浸潤が存在する。(b) 結節性多発性動脈炎患者の疎性結合組織における急性炎症反応の高倍率像。ほとんどが多形核好中球 polymorphonuclear neutrophil（PMN）である。(c) 慢性 B 型肝炎感染患者の腎動脈切片をフルオレセイン標識抗 B 型肝炎抗原抗体（左）とローダミン標識抗 IgM 抗体（右）で染色し，免疫複合体を検出した。内膜と中膜には抗原と抗体の両方が検出されることから，この部位に複合体が沈着していることがわかる。IgG と C3 も同様の場所に沈着している。（〈a〉，〈b〉：Prof. N. Woolf，〈c〉：Prof. A. Nowoslowski 提供）。

(a) 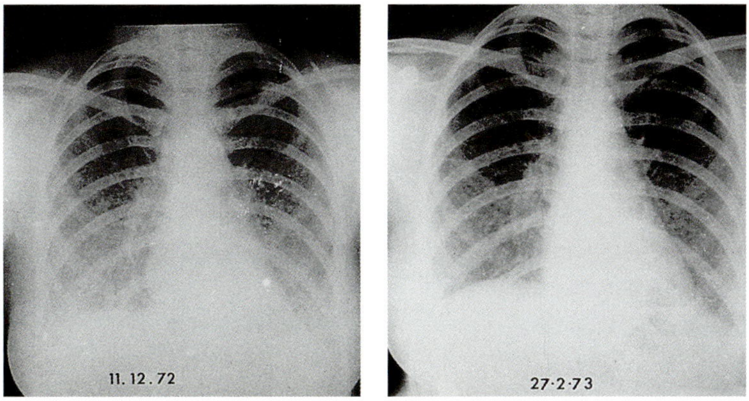 (b)

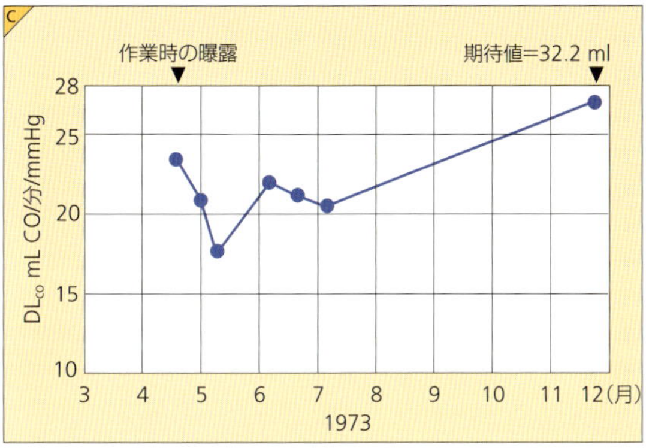

図 15.21　ラット血清タンパク質による外因性アレルギー性肺胞炎（Ⅲ型過敏症）：ラットを取り扱う実験助手に見られた例。ラット血清タンパク質の吸入，接種試験により，典型的な全身性反応および肺病変が誘導された。患者血清中にはラットの血清タンパク質に対する沈降性抗体が検出された。(a)急性発作中に左右の肺野に出現した小結節性陰影。(b)ラットとの接触を中断したところ，11 日後に陰影はほとんど消失した。(c)仕事でラットに 3 日間接触したところ(▶)，肺ガス交換能が一時的に低下した。肺ガス交換能は DL_{CO}(ガス交換，単一呼吸)で測定した。(Carroll, K. B. *et al.*〈1975〉*Clinical Allergy*, **5**, 433。写真は Prof. J. Pepys 提供)。

アスペルギルス症では高値の IgE と沈降性 IgG 抗体が検出されることから，即時性アナフィラキシーⅠ型反応もアルツス反応の誘導に関与する可能性がある。

内部抗原に対する反応

Ⅲ型反応は，感染性微生物から局所的に抗原が放出されて誘導されることがある。たとえば，バンクロフト線虫 *Wuchereria bancrofti* のような糸状虫は，生きているうちは比較的害が少ないが，リンパ管内で死ぬと，リンパ流を阻害して巨大な象皮病 elephantiasis の原因となるような強い炎症反応を引き起こす。抗生物質投与により細菌が大量に死滅すると，突然，微生物抗原を放出することがあり，それに対して高値の抗体をもつ患者では，急激な免疫複合体反応を起こすことがある。たとえば，結節性らい患者 erythema nodosum leprosum にダプソン dapson（ジアフェニルスルホン diaphenylsulfone）を投与した際に見られる皮膚のらい性結節性紅斑や(図 15.22)，梅毒患者にペニシリンを投与した際に見られるヤーリッシュ-ヘルクスハイマー反応 Jarisch–Herxheimer reaction がこれに当たる。

関節リウマチでアルツス反応の異型反応が見られることがある。関節液中の形質細胞が自己 IgG に対する抗 IgG 抗体を産生すると免疫複合体が関節内で局所的につくられ，組織損傷が起こる(p.445 参照)。

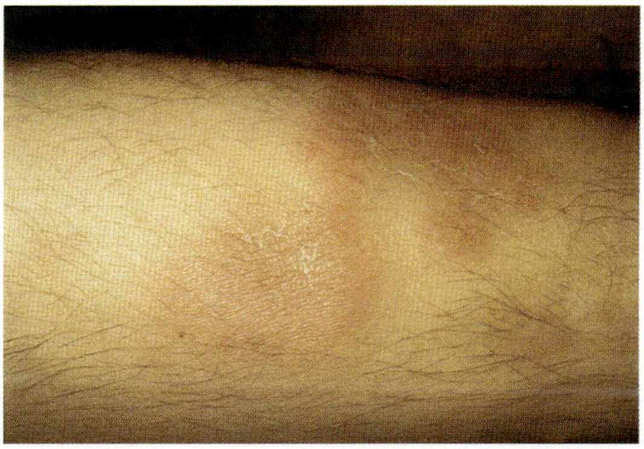

図 15.22　**前腕に見られるらい性結節性紅斑。**この患者では結節性紅斑型らいとらい腫らいが合併していた。患者は発熱し，これらの急性炎症性の小結節は強い圧痛があった。(Dr. G. Levene 提供)。

これとはまったく違う機構で免疫複合体が局所で産生されることがある。それは，抗原が組織へ非特異的に付着し，それに続いて可溶性抗体がそこに結合するというものである。つまり，抗原が抗体と結合した後ではなく，その前に組織に結合する。この機構がどの程度免疫複合体病の患者で作用しているかは明らかではないが，その基礎となる実験的観察は次のようである。マウスにエンドトキシンを投与すると，DNA が血中に放出されて糸球体毛細血管基底膜のコラーゲンに特異的に結合するようになる。さらにエンドトキシンは B 細胞をポリクローナルに活性化して抗 DNA 抗体をつくらせ，これが腎臓で免疫複合体形成に働く。

▶ 循環性免疫複合体による疾患

免疫複合体糸球体腎炎

複合体の沈着は動的なものであり，慢性的な感染や自己免疫疾患などのように抗原が持続する場合のみ，持続的な疾患の原因となる。Dixon は，実験的にウサギに外来性タンパクを反復投与することにより，慢性的糸球体傷害を誘導した。すべての実験動物でこのような傷害が見られるのではなく，おそらく，遺伝的に低親和性抗体をつくりやすい動物や，かぎられた数の決定基に対する抗体をつくることができる動物にかぎり，適切な大きさの可溶性の免疫複合体をつくり，このような傷害を発症するらしい。最も小さな複合体は糸球体基底膜の上皮細胞側に達するが，大きな複合体は内皮細胞側にとどまる（図 15.23）。このような複合体は，抗原，免疫グロブリンや補体（C3）を検出する免疫蛍光法により“塊状”の顆粒として可視化され（図 15.18 b），電子顕微鏡では大きな不定形の塊として観察される（図 18.22 参照）。このような複合体が Fcγ レセプターをもつエフェクター細胞と会合することにより炎症が起こり，基底膜傷害が誘導されるらしい。これは，Fcγ レセプターをノックアウトした New Zealand（B×W）F1 マウス（ヒト全身性エリテマトーデス human systemic lupus erythematosus〈SLE，p.441 参照〉のマウスモデル）の腎臓においては免疫複合体が沈着するにもかかわらず，糸球体腎炎が起こらないことからも明らかである。傷害された糸球体を通して血清タンパク質が漏出することがタンパク尿の原因であり，血清アルブミンは小さい分子であるため尿中に出やすい（図 15.24，3 列目）

糸球体腎炎は，多くの場合，血中に免疫複合体が存在し，すでに図 15.18 b で SLE 患者の腎臓での DNA/抗 DNA/補体の沈着を示したが，これと同様の蛍光染色画像が糸球体で見られる（p.442 参照）。感染後にしばしば起こる疾患として，いわゆる腎炎惹起性レンサ球菌感染後の腎炎や，マラリア感染後のネフローゼ症候群があり，これらの疾患では起因菌が抗体と複合体形成を起こすためであると考えられている。慢性ウイルス疾患でも免疫複合体腎炎が起こることがあり，HIV と C 型肝炎ウイルスに重感染した人でそのような例が見られる。

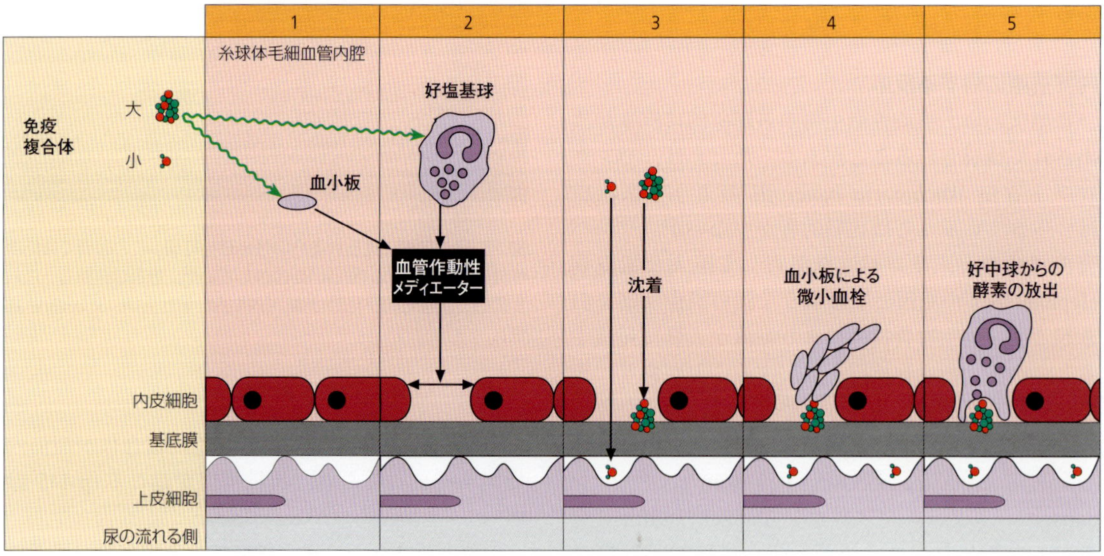

図 15.23 **腎糸球体への免疫複合体の沈着。**（1）免疫複合体は，好塩基球，血小板からの血管作動性メディエーターの放出を誘導し，その結果，（2）内皮細胞間の解離が誘導され，（3）露出した基底膜に比較的大きな免疫複合体が沈着する。一方，比較的小さな複合体は基底膜を通過して上皮細胞側に到達する。（4）免疫複合体は血小板凝集を引き起こす。（5）化学走化性因子によって引き寄せられた好中球は，貪食せずに顆粒内物質を放出して基底膜を傷害し，血清タンパク質の漏出が起こる。免疫複合体沈着は糸球体の毛細血管に起こりやすい。これは糸球体の毛細血管がろ過作用を担う主な血管であるために，高い水力圧がかかるためである。実験的に血小板を枯渇させたり，血管作動性アミン拮抗剤投与をすると，免疫複合体沈着は著減する。

他の部位での免疫複合体の沈着

脈絡叢（脳の脳室壁の毛細血管の網状組織）は局所的にろ過が起こる部位であり，免疫複合体が沈着しやすい。SLE 患者でしばしば見られる中枢神経傷害はこのような機序によると考えられる。神経傷害を示す SLE 患者では，脳脊髄液 cerebrospinal fluid（CSF）の補体成分 C4 が低下する傾向があり，神経障害をもち高値の抗 DNA 抗体をもつ SLE 患者を剖検すると，脈絡叢に散在性の免疫グロブリンと DNA の沈着が見られる。麻疹で見られる亜急性萎縮性全脳炎では，抗麻疹抗体が血清に比して脳脊髄液で高く，免疫グロブリンと麻疹抗原を含む沈着が神経組織で見られることがある。

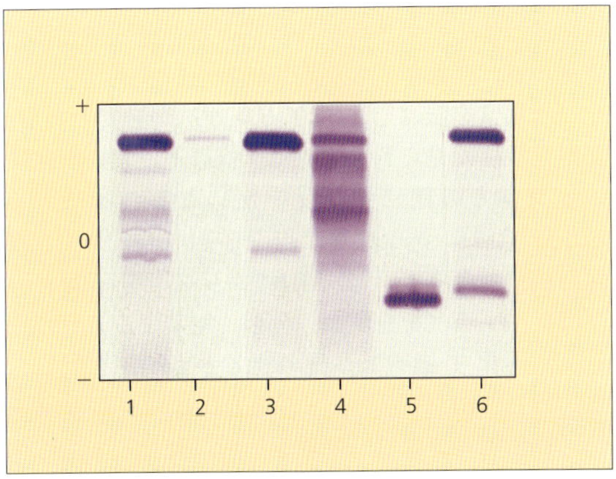

図 15.24　**電気泳動で示すタンパク尿。** 1 列目：コントロールの正常血清。陽極側の太いバンドはアルブミン。2 列目：正常尿。微量のアルブミンが存在する。3 列目：糸球体腎炎患者のタンパク尿。主にアルブミン成分が見られる。4 列目：尿細管損傷により見られたタンパク尿。まったく異なる電気泳動パターンを示す。5 列目：パラプロテイン L 鎖が見られるベンス・ジョーンズタンパク尿（p.401 参照）。6 列目：分解されていないパラプロテインを含むベンス・ジョーンズタンパク尿。一部の尿は濃縮後使用した。（T. Heys 提供）。

血管炎様の皮疹は，全身性および円板状エリテマトーデスで特徴的に見られ（図 15.25），皮膚生検では，真皮と表皮の接合部の基底膜に Ig と C3 の不定形の沈着が見られる（図 18.23 参照）。

免疫複合体依存性の過敏症として，このほかに，東南アジアで見つかった出血性ショック症候群 hemorrhagic shock syndrome があり，これはデング熱ウイルスの二次感染中に見られる。デング熱ウイルスには 4 つの型があり，一次感染時にできた抗体は 2 度目に侵入してきたウイルス株が別のものであれば中和できず，逆に，ウイルスに結合して，その結果，Fc レセプターを介してウイルスが単球へと侵入し，単球内でのウイルス複製が助長されるようになる。このようにしてウイルス増殖が促進されると，免疫複合体が形成され，血管内で大規模な補体古典的経路の活性化が起こることになる。ペニシリンのような薬剤は，時には体内のタンパク質と結合して抗原性をもつようになり，その結果，免疫複合体を形成して過敏症を誘発する。

血中に免疫複合体が持続的に存在しても，必ずしもⅢ型過敏症になるわけではない（たとえば，多くの癌患者やイディオタイプ-抗イディオタイプ反応を示す人でもこのような過敏症は見られない）。このような例では沈着を起こすための何かの因子が複合体で欠けているのかもしれないが，一方，血中で検出される免疫複合体は人為的産物で，血液を処理する間にⅠ因子が働いて赤血球 CR1 レセプターに結合していた複合体が放出されたものだという見方も一部にはある。

▶ 治療

Ⅲ型反応を誘導するような外因性抗原は，当然ながら，吸入しないようにすることが必要である。微生物感染に合併して起こる免疫複合体疾患の際に化

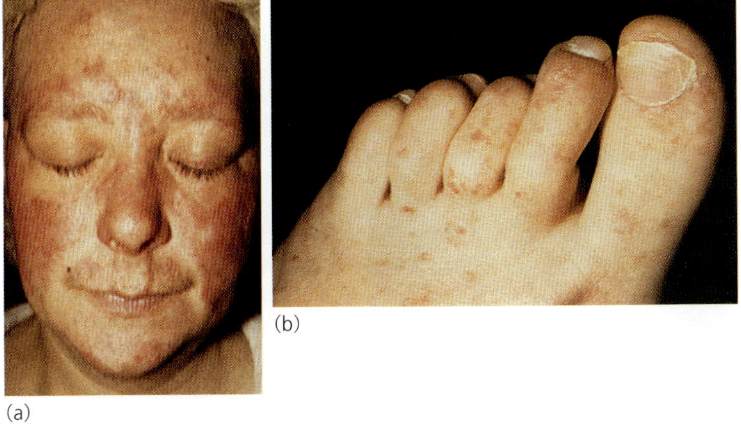

(a)　(b)

図 15.25　**免疫複合体沈着による血管炎性の皮膚紅斑。** (a) 全身性エリテマトーデス（SLE）患者の顔面。最近出現した紅斑は対称的で赤く，浮腫性である。これらの紅斑は，最も光に曝される部位，すなわち頬上部と鼻柱および前頭部などに好発する。(b) SLE の血管炎による組織傷害。小さな紫斑が見られる。

学療法によりその微生物を駆除しようとすると，死菌から大量の抗原が放出され，さらに強い反応が起こることがある。複合体の沈着を防ぐためには，その形成に必要とされる副次因子を抑制する方法がある。たとえば，クロモグリク酸ナトリウム，ヘパリン，サリチル酸塩などがこの目的のためによく使われる。サリチル酸塩は有効な血小板安定剤であるとともに強力な抗炎症剤である。副腎皮質ステロイドは特に強力な炎症抑制物質であり，免疫抑制剤として働く。自己免疫疾患に合併する場合には，通常，免疫抑制剤が使用される。

細胞性（遅延型）過敏症（Ⅳ型）

遅延型過敏症 delayed-type hypersensitivity（DTH）は，感染性因子に対する多くのアレルギー反応，特定の単純な化学物質に対する感作による接触性皮膚炎および移植組織拒絶などで見られる。おそらく，最もよく知られているのは，**マントゥー反応** Mantoux reaction であり，これは結核菌に感染して細胞性免疫（CMI）があらかじめ誘導されている患者の皮膚にツベルクリンを注射したときに見られる。この反応は，紅斑と硬結が特徴であり（図 15.26 a），数時間後にはじめて出現し（そのために「遅延型」とよばれる），24〜28 時間で最大になり，その後消退する。反応のもっとも初期には組織学的に単核球の血管周囲への浸潤が見られ，その後，単核球や多核白血球のより広範囲な浸潤が見られる。多核白血球はその後，浸潤部位から消退するが，リンパ球と単球-マクロファージ系細胞からなる単核球の浸潤は後まで残る（図 15.26 b）。これは，本質的に好中球が特徴であるアルツス反応とは大きく異なる（図 15.20 b）。

抗原を完全フロイントアジュバント（p.312）と混合して投与すると，可溶性タンパク質に対しても同様な遅延型過敏反応が起こる。抗原のみ，または抗原を不完全フロイントアジュバント（マイコバクテリアが欠けている）と混ぜて感作すると，時に，遅延型過敏状態はより短期間になり，皮膚反応は一時的なものとなり，これはジョーンズ-モート感作 Jones-Mote sensitivity として知られるが，皮膚炎症巣へ多くの好塩基球の浸潤が見られることから，最近は**皮膚好塩基球性過敏症** cutaneous basophil hypersensitivity とよばれる。

▶ Ⅳ型過敏症の細胞的基礎

前述の他の型の過敏症とは異なり，遅延型反応性は感作された個体から無感作個体へ血清抗体を移入しても病気を伝達できず，T リンパ球が必要である。Ⅳ型過敏症で見られる障害は，抗原と正常の細胞性免疫機構との間に強い反応が起こることによる（p.193 参照）。抗原感作が起こると，メモリー T 細胞は抗原提示細胞上の MHC クラスⅡ分子とともに抗原ペプチドを認識し，分裂，増殖するようになる。活性化 T 細胞は多種のサイトカインを放出して，特に Th1 サブセットの場合にはマクロファージ，Th2 の場合には好酸球を局所に動員して活性化することにより，過敏性反応を誘導する。これらの T 細胞はさらに，細胞傷害性 T 前駆細胞に働いてウイルス感染細胞を殺すキラー T 細胞を誘導する（図 15.27）。なかでも CD8 TCR$\alpha\beta$ 細胞傷害性細胞は，

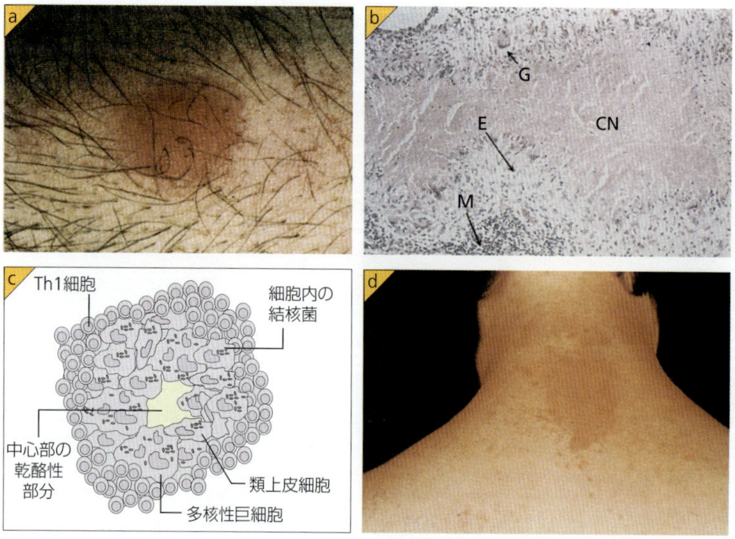

図 15.26　**細胞性（Ⅳ型）過敏症反応。** (a)ツベルクリンに対する細胞性過敏症であるマントー反応。硬結と紅斑がその特徴である。(b)結核患者の肺における慢性Ⅳ型炎症傷害。乾酪壊死（CN），類上皮細胞（E），巨細胞（G）および単核炎症細胞（M）が見られる。(c)中心に乾酪壊死をもつ肉芽腫の模式図。(d)ネックレスの留め金部のニッケルに対するⅣ型接触過敏症反応。(〈a〉Prof. J. Brostoff，〈b〉Prof. R. Barnetson 提供，〈d〉英国免疫学会の教材用スライドをロンドン大学病院皮膚科学教室と学会の許可を得て転載)。

プロセシングされたウイルスタンパク質を結合したMHCクラスIを認識することにより活性化され，TCR$\gamma\delta$キラー細胞は，感染した細胞上のプロセシングされていないウイルスタンパク質に結合することにより作用する。

IV型反応によって起こる組織破壊

感染

細菌由来物質に対して細胞媒介性の過敏症状態になることが，ヒト結核症に見られる空洞化，乾酪化および全身性中毒症状や境界群ハンセン病患者に見られる肉芽腫様皮膚障害の原因と考えられる。増殖細菌と生体の防御機構との戦いにおいて，宿主側が勝利しないと，持続する抗原に対して慢性の局所性遅延型過敏性反応が起こることになる。感作されたTリンパ球からはサイトカインが持続的に放出され，このために強いマクロファージ浸潤が誘導され，その多くは類上皮細胞となり，一部は融合して巨細胞となる。マクロファージが細胞表面のMHCクラスI分子上に細菌抗原由来ペプチドを提示すれば，キラーT細胞の標的となり，破壊される。サイトカインにより活性化されたマクロファージが無差別的に細胞傷害を起こすと，さらなる組織破壊が生じる可能性がある。このように，増殖リンパ球と線維芽細胞が線維化とネクローシスのある組織に共存するのが**慢性肉芽腫** chronic granuloma であり，これは生体が持続感染局所を自分から隔離しようとして起こる現象である（図15.26 b，c，図15.27）。このような機序とは別に，マクロファージが消化できないような抗原–抗体複合体が形成された場合や滑石のような無機物質が持続的に存在した場合にも肉芽腫が生じることがあるが，そのような非免疫学的な機序によるものではリンパ球が見られないので，容易に区別できる。

麻疹の発疹や単純ヘルペス感染による組織病変は，多くの場合，ウイルス感染細胞に対して細胞傷害性Tリンパ球が過度に反応したことによる遅延型過敏反応である。同様に，特異的な細胞傷害性T細胞は，B型肝炎ウイルスに感染した肝細胞に対して強い細胞傷害作用を引き起こす。このような細胞性過敏症は，真菌疾患であるカンジダ症，皮膚真菌症，コクシジオイデス症，ヒストプラズマ症や，原虫疾患のリーシュマニア症でも見られる。

クローン病や潰瘍性大腸炎は，**炎症性腸疾患** inflammatory bowel disease（IBD）の中の主なもので，お互いに独立した疾患であるが，ともに腸管で微生物抗原に対する粘膜免疫応答がうまく制御され

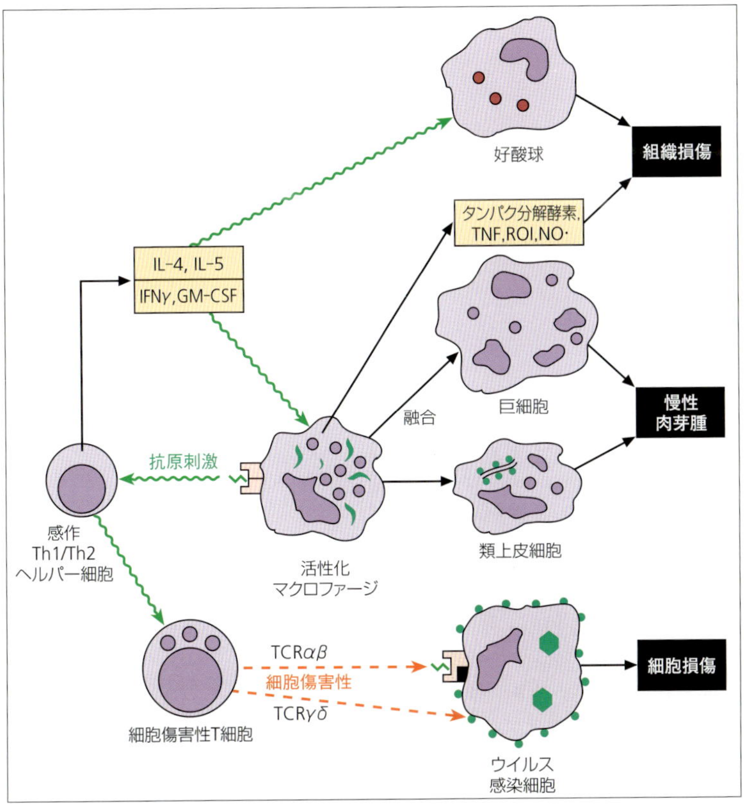

図15.27 **IV型過敏症の細胞的基礎。** Th1細胞はマクロファージや細胞傷害性T細胞を活性化し，一方で，Th2細胞は好酸球を局所に動員する。

なかったために起こると思われる。**クローン病** Crohn's disease は，粘膜から漿膜までの腸管壁全体の肉芽腫性の炎症で，腸管組織の線維化，微小な穿孔や瘻(ろう)を特徴とし，炎症は腸管のいたるところで起こる。これとは対照的に，潰瘍性大腸炎はより表面的な炎症で，結腸や直腸に限局して認められる。細菌の細胞壁ペプチドグリカンのムラミンジペプチドに対する細胞質パターン認識レセプターをコードする *NOD2* 遺伝子の変異は，クローン病に対する感受性と深い相関を示す。IBD は，CD45RB^{hi}(ナイーブ) CD4 T 細胞を**重症複合免疫不全症** severe combined immunodeficiency (SCID) マウスに移植することにより誘導できるが，その結果生じた大腸炎は CD4^{+}CD25^{+}CD45RB^{lo}の制御性 T 細胞を二次的に移植することにより治療できる。腸炎を起こす攻撃細胞は TNF や IFNγ を産生する IL-12 が誘導する Th1 集団に属するが，制御性細胞は抑制性サイトカインである TGFβ や IL-10 を分泌する。モノクローナル抗 TNF 抗体は非常に有効な治療法である。乳酸桿菌と唾液レンサ球菌 *Streptococcus salivarius* を生菌として投与すると，重症大腸炎を軽減させることができ，これは比較的安価な治療法かもしれない(ヨーグルトの広告のとおりに)。果たしてこのような治療法が本当に患者の大多数に対して有効であるかを確認するための治験が現在，進行中である。

SJL/J マウスにオキサゾロン oxazolone を投与することにより誘導できる実験的大腸炎は，ヒトの潰瘍性大腸炎 ulcerative colitis に似て比較的表層性の炎症である。最初は IL-4 を産生する Th2 細胞に依存するが，すぐに IL-13 産生性 NKT 細胞が関わる異型 Th2 反応が重要な働きをするようになってくる。潰瘍性大腸炎患者の炎症組織では，IL-13 を産生する非古典的 NKT 細胞(ほとんどの NKT 細胞とは違い，定型的な TCR をもたない)が存在することが近年報告され，このような NKT 細胞はヒトの上皮細胞に対して細胞傷害を起こす能力をもつ。

サルコイドーシス

サルコイドーシス sarcoidosis はリンパ系組織で慢性の肉芽腫が形成される原因不明の疾患である。感染性の外来抗原や自己抗原に対して誘導される慢性的 Th1 タイプの炎症反応が原因であると考えられている。しばしば，活性化 B 細胞が増加し，高ガンマグロブリン血症が認められる。非定型抗酸菌が関与すると思われるが，遅延型過敏症は抑制され，ツベルクリン皮膚試験は無反応になることが多く，これはおそらく活動期患者では CD4^{+}CD25^{+}の抑制性 T 細胞が増加しているためと思われる。サルコイドーシス患者では，他の患者からの脾臓抽出物を皮下注射すると，数週間後に肉芽性の反応が見られ，これが**クバイム反応** Kveim reaction である。

接触皮膚炎

経皮的に抗原投与をすると，抗原はリンパ節に入り，クラスⅡを豊富に発現する樹状膵島細胞(図 2.6f 参照)によるプロセシングを受け，膵島細胞はリンパ節に移動して T 細胞に抗原を提示して Th1 反応を誘導する。すなわち，皮膚における遅延型反応は，膵島細胞上で MHC-ペプチド複合体に結合できるような低分子量物質によって誘導される。この結果，12～15 時間後をピークとして単核細胞浸潤が起こり，それに伴って表皮には小さな水疱と浮腫が見られる(図 15.28)。しかし，これを誘導するのはハプテンである可能性もある。その場合，初期にハプテン特異的な IgM が B 細胞により産生されて，非常に初期の反応が誘導され(1～2 時間)，次にこれに依存して後期の単核球浸潤が起こるようになる。この IgM は補体とともに局所の血管に働いて，T 細胞浸潤を誘導する。接触過敏症は，塩化ピクリン酸やク

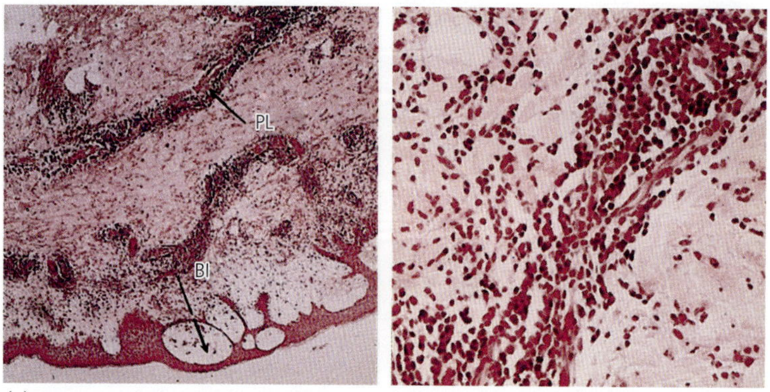

図 15.28　接触過敏症。(a) 血管周囲のリンパ球浸潤(PL)と水疱(Bl)形成。皮膚の接触過敏症の特徴である。(b) 接触過敏症反応でのリンパ球の浸潤を示す高倍率像。(Prof. N. Woolf 提供)。

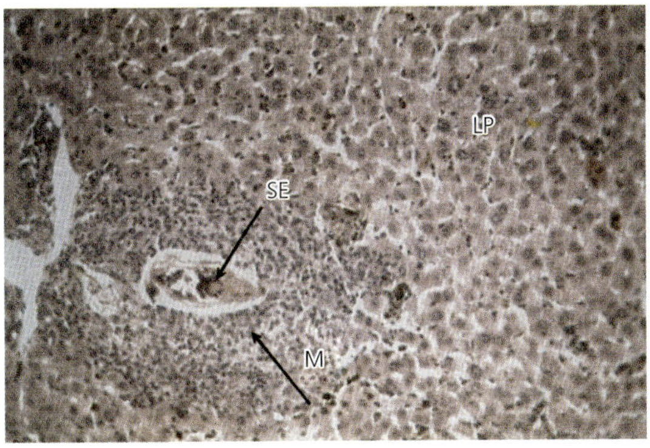

図 15.29　**住血吸虫卵に対する Th2 型反応。**肝実質(LP)中に見られる住血吸虫卵(SE)周囲に浸潤した炎症細胞(M)により Th2 型過敏症型の組織傷害が誘導されている。(Prof. M. Doenhoff 提供)。

ロム酸塩のような化学物質を扱うことにより感作された人や，毒性ウルシ由来のウルシオールにくり返し接触した人に見られる。同様な反応は，ある種の毛染めに含まれるパラフェニレンジアミン，局所用軟膏に含まれるネオマイシンやニッケル製の宝石の留め金に含まれるニッケル塩(図 15.26 d)などによっても誘導される。このようなニッケル塩に特異的な T 細胞クローンは，抗原刺激により Th1 サイトカイン(IFNγ，IL-2)を産生する(図 15.9 b)。

その他の例

Th2 細胞が過度に反応すると，好酸球の活性化が起こり，組織傷害が見られる(図 15.27)。前述のように，喘息やアトピー性皮膚炎では IL-5 を産生する T 細胞が好酸球を持続的に組織に動員する原因となる(p.348 参照)。Th2 細胞はまた住血吸虫症で見られる肝炎の原因となり(図 15.29)，これは毛細血管につまった住血吸虫卵由来の可溶性酵素が誘導する。

サシチョウバエ *Phlebotomus papatasi* のような血液を吸う昆虫に刺されると，Th1-Th2 混合型の DTH 反応が誘導されることがあるが，DTH 反応で血流増加が起こることにより，正常皮膚よりも 2 倍もはやく吸血できることになり，これは昆虫が自己の生存に都合よいように宿主の免疫応答を修飾した結果であるとされる。

同種移植反応に対して DTH 反応が重要な働きをすることは 16 章で，さらに，癌細胞の制御にキラー T 細胞が重要な役割を果たしうることについては 17 章で述べるので参照されたい。I 型糖尿病のような特定の組織特異的な自己免疫疾患においては，明らかに細胞性過敏症反応によって組織傷害が進行する。

HLA-DQ2/8 に関連した腸疾患である**セリアック病** celiac disease は，食物中の小麦グリアジン摂取により炎症が誘導される。この疾患は，おそらく腸管粘膜でのトランスグルタミナーゼ活性が遺伝的に亢進しているためである(トランスグルタミナーゼが抗筋内膜自己抗体の主な標的抗原である。p.439 参照)。この酵素は，グリアジンのグルタミン残基を脱アミドして，DQ2 と効果的に結合する新しいエピトープをつくり出し，このエピトープは IFNγ を分泌する上皮内 CD4$^+$Th1 細胞により認識される。さらに，IL-15 の局所的な産生により，上皮細胞上の MICA(MHC class I polypeptide-related chain A ファミリー分子)のような非古典的 MHC クラス I 分子の発現亢進や，CD8$^+$ $\alpha\beta$T 細胞，CD8$^+$$\gamma\delta$T 細胞や上皮細胞上の NKG2D のような非古典的 MHC クラス I 分子に対するレセプターの発現亢進などが起こるようになり，これによって上皮細胞がさらに強い傷害を受けるようになる。

乾癬 psoriasis では，表皮角化細胞の著しい増殖と不完全な形での上皮細胞の分化促進が見られる。原因不明であるが，患者の約 10%では皮膚症状と合併して炎症性，破壊性の乾癬性関節炎が見られる。皮膚の炎症巣には，好中球と抗原刺激を受けたことを示す CD45RO$^+$の CD4 T 細胞と CD8 T 細胞の両方が浸潤している。局所で IFNγ が放出されて表皮の過形成が起こり，IFNγ はさらに TNF とともに表皮角化細胞の ICAM-1 発現を亢進させ，その結果，T 細胞の接着が促進される。SCID マウスにヒト乾癬患者の皮膚を移植し，リンパ球を投与するというモデル実験では，CD8 T 細胞ではなく CD4 T 細胞を投与後に，表皮角化細胞の核に活性化 STAT3 (signal transducer and activator of transcription 3) が出現することから，活性化 CD4 T 細胞と角化細胞間の相互作用において STAT3 が中心的な役割を果たすことが示唆された。CD11a(LFA-1)に対するヒト化 IgG1 モノクローナル抗体，エファリズマブ efalizumab は，T 細胞の活性を低下させ，T 細胞の炎症部位への遊走を阻止するが，乾癬の治療において効果的である。

刺激性過敏症(V型)

甲状腺刺激ホルモン thyroid-stimulating hormone (TSH)が甲状腺上皮細胞膜上のレセプターに結合すると，アデニル酸シクラーゼが活性化され，セカンドメッセンジャーである cAMP がつくられて甲状腺ホルモンの産生が誘導される。いったん十分量

の TSH が産生されると，負のフィードバックループによって TSH の産生がとまる。バセドウ病 Basedow krankheit（英語圏ではグレーブス病 Grave's disease ともいう。p.432 参照）患者に見られる甲状腺刺激抗体は，TSH レセプターに対する自己抗体であり，TSH 様の働きを示す。ただし，TSH とは異なり，形質細胞からこの自己抗体が継続的に分泌されるために甲状腺が常に刺激を受けて，甲状腺機能亢進症となる。アンギオテンシンⅡ AT1 レセプターを刺激するアゴニスティックな自己抗体は，一部の高血圧を示す妊娠中毒症患者で報告されている。

自然免疫による過敏性反応

多くの感染症において，低血圧，低酸素症，乏尿症，および微小血管の異常を特徴とする毒素性ショック症候群 toxic shock syndrome が見られるが，これは獲得免疫によるものではなく，自然免疫の構成成分によって引き起こされる。

グラム陰性細菌 Gram-negative bacteria に合併して敗血症が起こると，リポ多糖類（LPS）エンドトキシンによってマクロファージや内皮細胞が活性化され，その結果，TNF，IL-1 および IL-6 が過剰に放出されるようになる。通常は，これらの反応が起こると，内皮細胞への接着が亢進するために局所への食細胞の動員が促進され，好中球が感作されて活性化酸素中間体が放出されやすくなり，熱性反応（免疫反応は 33℃から 44℃まで熱の上昇につれて確実に改善する）を誘導されやすくなり，その結果，宿主防御能が亢進する。しかし，血中に LPS やサイトカインに増加しすぎると，炎症局所から離れた場所で不都合なことが起こるようになる。その例として，肺に強い好中球浸潤が見られる成人呼吸窮迫症候群 adult respiratory distress syndrome（ARDS）がある。この疾患では，長期にわたり異常な量の一酸化窒素が産生され，さらに LPS が補体活性化第 2 経路を活性化し，その結果，血小板からトロンボキサン A_2 やプロスタグランジンが放出されて，**播種性血管内凝固症候群** disseminated intravascular coagulation（DIC）が見られるようになる。

グラム陰性細菌敗血症の主な原因は LPS であるが，グラム陽性細菌は多様な成分を介して宿主防御成分に作用して敗血性ショックを起こす。たとえば，黄色ブドウ球菌 *Staphylococcus aureus* がマクロファージへ接着すると，TNF 産生が誘導される。また，黄色ブドウ球菌のペプチドグリカンを介して血小板凝集が起こると，播種性血管内凝固症候群の原因となる。ブドウ球菌とレンサ球菌のエンテロトキシンは，それぞれまったく異なる機構で毒素性ショック症候群を引き起こす。これらのエンテロトキシンは，スーパー抗原 superantigen（p.106 参照）として機能し，特定の T 細胞レセプターファミリーに直接結合して，TNF やマクロファージ遊走阻害因子 macrophage migration inhibitory factor（MIF）などの大量のサイトカイン放出が起こり，これらのサイトカインは敗血症性ショック患者の血漿に高濃度で検出される。敗血症性ショックに対しては，現在，さまざまな治療法が研究されている。たとえば，ペントキシフィリンはマクロファージによる TNF 産生を抑制する。敗血症性ショックの実験的なモデルでは，抗 MIF 抗体やブドウ球菌エンテロトキシンの T 細胞活性化に欠かせないドメインの一部であるアミノ酸残基 150～160 に由来するペプチドが治療的に有効である。

TNF レセプター関連周期性症候群 tumor necrosis factor receptor-associated periodic syndrome（TRAPS）は，55 kDa の TNF レセプターである TNFRI の細胞外ドメインをコードする遺伝子の変異により起こる。その変異はレセプターの shedding に影響を及ぼし，予測不可能で周期的な発熱と限局性の炎症をもたらす優性遺伝性の自己免疫症候群を引き起こす。

すでに，赤血球表面の補体制御タンパク質（p.314 参照）の欠損による**発作性夜間血色素尿症** paroxysmal nocturnal hemoglobinuria の患者では異常に溶血が起こりやすくなっていることについて述べた。膜性増殖性糸球体腎炎患者や部分的脂肪異栄養症患者でいわゆる **C3 催腎炎因子** C3 nephritic factor をもつ場合には，過度の C3 消費が見られる。C3 催腎炎因子とは IgG 自己抗体で，$\overline{C3bBb}$ 変換酵素と結合して安定化し，その結果，補体第 2 経路を活性化する分子である。

特発性肺線維症 idiopathic pulmonary fibrosis 患者では，創傷治癒と線溶現象のバランスがとれず肺での組織損傷に対して異常な反応が起こる。上皮細胞やマクロファージが TGFβ や TNF を産生すると，線維芽細胞が増殖して細胞外マトリックスを過剰に産生するようになる。一般に抗炎症剤はこの疾患に対して効果がなく，実は IFNγ が抗線維化因子として作用して治療効果があることを示唆されている。

アルツハイマー病 Alzheimer's disease のもっとも大きな神経病理学的特徴は，細胞外に見られる老人斑と細胞内に見られる神経原線維変化である。老人斑は 4 kDa の βアミロイド前駆体タンパクβ-amyloid precursor protein（APP）由来のβ-アミロイド疎水性ペプチドを含む。正常では，APP はαセクレターゼにより切断されて，アルツハイマーβアミロイドセグメントを形成できない可溶性のものとなる。しかし，アルツハイマー病患者では，APP がβセクレターゼ（BACE，APP のβ部位切断酵素）とγセクレターゼ（プレセニリン-1，プレセニリン-2 を含む）により連続的に切断されて，病原性の 4 kDa のペプチドが生成される。この経路により凝集したβアミロイドペプチドができるようになり，これが神経細胞のアポトーシスを引き起こすと考えられる。アルツハイマー病の感受性遺伝子として，コレステロールトランスポーターであるアポリポタンパク質 E をコードする *APOE4* 遺伝子の変異が知られているが，さらに他の遺伝子も関わると考えられている。リウマチ患者に高用量の非ステロイド性抗炎症薬 nonsteroidal anti-inflammatory drug（NSAID）を投与するとアルツハイマー病になりにくいという知見があることから，現在，これらの免疫修飾剤にアルツハイマー病の発症を遅延させたり抑制したりする作用があるかどうか，治験が進行中である。

まとめ

- 免疫系の通常の作用機構が過剰に刺激されると，組織の損傷を引き起こす。ここで，いくつかの型に区別できる過敏性反応についてまとめる。

アナフィラキシー型過敏症（I 型）

- アナフィラキシー anaphylaxis では平滑筋の収縮や毛細血管の拡張が起こる。
- これは，抗原が特異的 IgE 抗体と結合し，さらに IgE 抗体の Fc 部分を介してマスト細胞の高親和性レセプター FcεRI に結合するために起こる。
- IgE レセプターの架橋結合やクラスター形成が起こると，Lyn タンパク質チロシンキナーゼが活性化されるとともに，他のキナーゼが局所に動員され，ヒスタミン，ロイコトリエンおよび血小板活性化因子，ほかにも，好酸球や好中球の走化性因子や多くのサイトカインを含むメディエーターの顆粒からの放出が誘導されるようになる。

アトピー性アレルギー

- アトピーは，外因性の抗原（アレルゲン allergen）に対する過度の IgE 反応によるもので，抗原と接触部位では局所的なアナフィラキシー反応が起こる。
- 花粉症や外因性喘息は，吸入抗原に曝露されることにより起こる最も一般的なアトピー性アレルギー疾患である。
- 外因性のアレルゲンに対して見られる即時反応（最大 30 分）はマスト細胞の活性化によるものであるが，5 時間をピークとして好酸球浸潤が見られる遅発相反応は肺胞マクロファージやその他のマクロファージによるもので，細胞表面に結合する IgE を介して起こる。マクロファージから分泌された TNF や IL-1βは上皮細胞や線維芽細胞に作用して，RANTES やエオタキシンのような強力な好酸球の化学誘引物質を放出させる。
- 喘息では，アレルゲンに対する反応の遷延化は Th2 細胞により起こるもので，Th2 からの IL-5 の放出を介して組織損傷を誘導する好酸球の動員が持続性に起こるようになる。好酸球から放出される強力な気管支収縮誘導物質や，好酸球由来の主要塩基性タンパク質 major basic protein（MBP）の傷害作用，IL-13 や IL-4 により誘導される粘液の分泌過多などは，すべて慢性的喘息の特徴である気道損傷の原因となる。
- 多くの**食品アレルギー**は I 型過敏症によるものである。
- 遺伝的関与があり，IgE 抗体をできやすくする遺伝子群や種々のパターン認識レセプターをコードする遺伝子群との関連が示唆されている。
- Th1 を刺激するような感染物質に曝されると，Th1 反応，Th2 反応のバランスが崩れることがある。Th2 反応に傾くと，IgE 産生や好酸球の動員の促進により，アレルギーのリスクが高くなる。
- アレルギーの責任抗原は，即時に膨疹と紅斑反応を起こす皮膚の引っかき試験，その他の誘発試験や，放射線アレルゲン吸着試験 radioallergosorbent test（RAST）などにより同定される。
- 可能であればアレルゲンを回避するのが，最もよい抗アレルギー療法である。
- IgE のレセプター結合ドメインを認識するモノクローナル抗体は，劇的に血中 IgE 値と IgE 産生を減少させ，マスト細胞の反応性を抑制する。対症療法としては，長時間作用性β_2アゴニストとロイコトリエンアンタゴニストを使用する。クロモグリク酸ナトリウムは塩素チャネル活性を抑制するために，マスト細胞機能を抑制し，その結果，気管支収縮を抑制する。テオフィリンは細胞内の cAMP を上昇させるホスホジエステラーゼの阻害剤で，気管支収縮と好酸球に対する IL-5 の効果を抑制する。慢性喘息では，活性化 Th2 細胞が悪化に関わり，その治療としてはステロイド剤吸入が用いられる。ステロイド剤は種々の抗炎症作用をもち，活性化マクロファージや Th2 細胞による炎症性メディエーターの産生を抑制するなどの作用をもつ。この他に，必要に応じて長時間作用性β_2アゴニストやテオフィリンなどが用いられる。
- 抗原に対する脱感作法として，当該抗原を注射や舌下投与することにより，抑制性や制御性の IgG 抗体を産生させたり，T 細胞の反応性を調節させたりする試みがなされている。T 細胞エピトープペプチドを利用する手もある。

抗体依存性細胞傷害性過敏症（Ⅱ型）

- これは表面分子に結合した抗体を介しての細胞死である。
- 抗体結合細胞は，抗体に結合した IgG または C3b を介して食細胞に接着して貪食されるか，補体により溶解されるか，あるいは ADCC エフェクター細胞により傷害される。
- 例として，輸血反応，Rh 不適合による新生児の溶血性疾患，抗体依存性の移植片拒絶，腎糸球体基底膜に沈着した血液成分に対する自己免疫応答，および薬剤が結合した赤血球や血小板に対する過敏症などがあげられる。

免疫複合体依存性過敏症（Ⅲ型）

- これは免疫複合体が，（i）補体活性化と好中球の動員を引き起こし，好中球は免疫複合体との接触により組織傷害酵素を放出する，（ii）マクロファージを活性化して炎症性サイトカインを放出させる，（iii）血小板を凝集させて，それにより微小血栓と血管作動性アミンが放出されることなどにより起こる。
- 循環血中の抗体価が高いと，抗原は身体に侵入した局所の近傍で沈着する。皮膚での場合，この反応は 3～8 時間でピークに達し，好中球の浸潤，浮腫および紅斑が特徴である（アルツス反応 Arthus reaction）。
- その例としては，農夫肺 farmer's lung，ハト愛好家病 pigeon fancier's disease や肺アスペルギルス症などがあり，いずれも吸入抗原により高い抗体価が誘導される。また，ハンセン病や梅毒に対する化学療法で微生物が死滅し，当該抗原が突然増加した場合に見られる過敏性反応もこの例である。B 型肝炎ウイルスに対する免疫複合体形成に伴い起こる結節性多発性動脈炎や，関節リウマチにおける一部の滑膜傷害などもこの機構による。
- 相対的に抗原が過剰であると，可溶性複合体が形成され，複合体は赤血球上の C3b に対する CR1 レセプターと結合し除去される。この系が飽和してしまったり，補体古典的経路のいずれかの成分に欠損があると，可溶性免疫複合体はそのまま血中を循環して，腎糸球体，関節，皮膚，脈絡膜叢などの特定の部位で沈着し，血管透過性を亢進させる。
- この例として，（ヒト）全身性エリテマトーデス systemic lupus erythematosus（SLE），レンサ球菌，マラリア感染や HIV と C 型肝炎ウイルスの重感染に伴って起こる糸球体腎炎，SLE や亜急性硬化性全脳炎で見られる神経性傷害，デングウイルス感染時の溶血性ショックなどがあげられる。

細胞性あるいは遅延型過敏症（Ⅳ型）

- これは抗原と感作 T 細胞との相互作用によるもので，不適切な細胞性免疫応答が起こり，その結果，組織破壊が起こる。

表 15.4　獲得性の過敏症分類とその比較。

	アナフィラキシー型（Ⅰ）	細胞傷害型（Ⅱ）	複合体型（Ⅲ）	細胞媒介型（Ⅳ）	刺激型（Ⅴ）
反応を媒介する抗体	同種細胞感作性抗体 マスト細胞に結合	液性抗体 ±補体結合性	液性抗体 ±補体結合性	なし（T 細胞媒介性）	液性抗体 補体非結合性
抗原	通常，外来性（例：花粉）	細胞表面	細胞外	マクロファージあるいは標的細胞上の MHC と会合	細胞表面
皮内投与時の際の反応 最大反応 外観 組織的特徴	30 分（遅延反応では 30 分以上） 膨疹，丘疹 ほとんどの細胞で脱顆粒，浮腫（遅延反応では好酸球などの浸潤）	— — —	3～8 時間 紅斑と浮腫 急性炎症反応/好中球が主体	24～48 時間 紅斑と硬結 血管周囲の炎症/単核球が主体	— — —
正常人への移入	←血清抗体→			リンパ球	血清抗体
実際の例	アトピー性アレルギー 例：枯草熱	新生児の溶血性疾患（Rh 不適合）	複合体糸球体腎炎，農夫肺	ツベルクリン反応 結核菌に対する肉芽腫反応，接触性過敏症	バセドウ病

- IFNγなどのサイトカインが放出され，マクロファージが活性化されて，遅延型過敏性反応が起こる。たとえば，ツベルクリンに対するマントゥー反応 Mantoux reaction が典型例で，24～28 時間でピークに達し，組織学的には単核性食細胞とリンパ球の浸潤を特徴とする硬結と紅斑が局所に見られる。
- 抗原が持続して遅延型過敏症が継続すると，慢性肉芽腫が形成される。
- IL-5 を産生する Th2 型細胞は好酸球を動員し，好酸球は組織損傷を起こす。
- CD8 T 細胞はクラスⅠMHC 分子によって活性化され，しかるべき抗原を発現する標的細胞に対して直接細胞傷害性を示すようになる。
- この例として，細菌(結核症，ハンセン病)，ウイルス(麻疹，ヘルペス)，真菌(カンジダ症，ヒストプラズマ症)や原虫(リーシュマニア症，住血吸虫症)の感染の際に見られる組織損傷がある。また，クロムや毒性ツタウルシによる接触皮膚炎，昆虫の刺傷および乾癬もこの例である。腸内細菌に対する Th1 型(クローン病)あるいは Th2 様の NKT(潰瘍性大腸炎)反応の結果として炎症性腸疾患が起こる。セリアック病は小麦のグリアディンに対する異常反応によるものである。

刺激性過敏症(Ⅴ型)

- 抗体がホルモンレセプターのような重要な表面成分と反応すると，細胞を活性化することがある。この例としてバセドウ病があり，甲状腺に対する刺激性自己抗体が甲状腺で組織傷害をもたらす。

これらの 5 つの型の過敏症の特徴を表 15.4 で比較する。

自然免疫による過敏性反応

- 多くの感染で，TNF，IL-1，IL-6 などの過剰放出や補体第 2 経路の活性化による毒素性ショック症候群 toxic shock syndrome が誘発される。
- グラム陰性細菌による急性呼吸窮迫症候群 acute respiratory distress syndrome(ARDS)の主な原因はリポ多糖 lipopoly saccharide(LPS)のエンドトキシンで，これにより大量の好中球が肺に浸潤する。
- グラム陽性細菌は，マクロファージに直接作用し，エンテロトキシンスーパー抗原が特定の T 細胞ファミリーを刺激して，TNF やマクロファージ遊走阻害因子 macrophage migration inhibitory factor(MIF)の放出を誘導する。
- 自然免疫の異常が，特発性肺線維症やアルツハイマー病でのβアミロイド斑の原因として考えうる。

ウェブサイト(www.roitt.com)に多肢選択問題を掲載しているので参照されたい。

文献

The Allergy Report (2000) Published by the American Academy of Allergy, Asthma & Immunology. http://www.aaaai.org/ar/

Alasdair M., Gilfillan A.M. & Tkaczyk C. (2006) Integrated signalling pathways for mast-cell activation. *Nature Reviews Immunology* **6**, 218–230.

Blank U. & Rivera J. (2004) The ins and outs of IgE-dependent mast-cell exocytosis. *Trends in Immunology* **25**, 266–273.

Bruhns P., Fremont S. & Daeron M. (2005) Regulation of allergy by Fc receptors. *Current Opinion in Immunology* **17**, 662–669.

Busse W.W. & Lemanske R.F. (2001) Asthma. *New England Journal of Medicine* **344**, 350–362.

Chapel H., Haeney M., Misbah S. & Snowden N. (2006) *Essentials of Clinical Immunology*, 5th edn. Blackwell Publishing, Oxford.

Cines D.B. & Blanchette V.S. (2002) Immune thrombocytopenic purpura. *New England Journal of Medicine* **346**, 995–1008.

Coleman J.W. & Blanca M. (1998) Mechanisms of drug allergy. *Immunology Today* **19**, 196–198.

Gould H.J. *et al.* (2003) The biology of IgE and the basis of allergic disease. *Annual Reviews Immunology* **21**, 579–628.

Holgate S.T., Church M.K. & Lichtenstein L.M. (2001) *Allergy*, 2nd edn. Mosby, London.

Kay A.B. (2001) Allergy and allergic diseases. *New England Journal of Medicine* **344**, 30–37 (part 1); 109–113 (part 2).

Romagnani S. (2004) The increased prevalence of allergy and the hygiene hypothesis: missing immune deviation, reduced immune suppression, or both? *Immunology* **112**, 352–363.

Rothenberg M.E. & Hogon S.P. (2006) The eosinophil. *Annual Review of Immunology* **24**, 147–174.

16 移植

はじめに

病んだ臓器を健康な組織と交換できるようになること（**移植 transplantation**）は長い間，医学の目標であった。しかし，生体には他個体からの移植片は拒絶してしまうという排他的な働きがあり，これまであまりよい結果は得られてこなかった。この**拒絶 rejection** という現象の性質や意味を述べるにあたり，まず個体や種族間での移植に用いる用語を定義しよう。

- **自己移植片** autograft：もともとの供与者（ドナー）から移植された組織。
- **同種同系移植片** isograft：一卵性双生児や純系種のマウスのように同系統（遺伝子構成が同一）の個体から移植された組織。
- **同種異系移植片** allograft：ヒトからヒトへ，ある系統のマウスから他の系統のマウスへ，というように種は同じだが，遺伝子構成の異なる同種個体間で移植された組織。
- **異種移植片** xenograft：ブタからヒトへというように異種間で移植された組織。

最も関心がもたれているのは同種異系移植反応であるが，最近は，ブタなど他の動物種からの移植片の使用（異種移植）にも重大な関心が寄せられている。最も一般的な同種異系移植の例は輸血であり，血液型不適合があると不幸な結果となるのはよく知られた事実である。皮膚のような固定臓器の拒絶についてはかなりの研究が続けられてきたので，この結果について少し述べてみよう。たとえばマウスでは，数日以内に移植組織が生着して，血管がつながる。ところが，移植後 3 日から 9 日の間に血流は徐々に減少し，移植片にはリンパ球や単球がどんどん浸潤する。形質細胞はほとんど見られない。そして，肉眼的壊死が認められるようになり，一両日中に移植片は完全に脱落する（図 M 16.1.1）。拒絶は免疫応答の証であり，記憶と特異性が存在する（道しるべ 16.1）。さらに，一度臓器を拒絶した経験のある

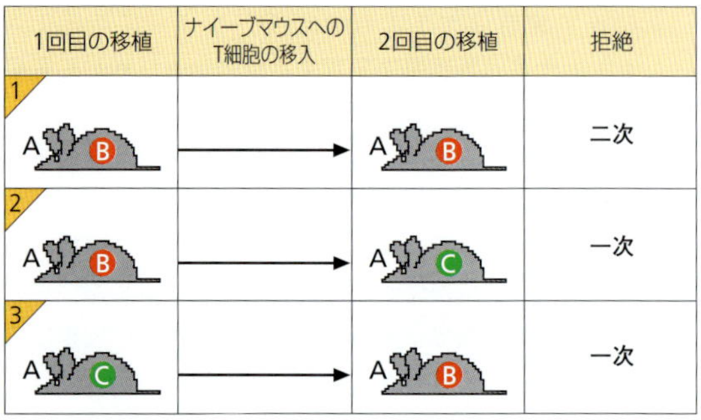

図 16.1　**移植片拒絶により特異性のある記憶が誘導され，その記憶は T 細胞により伝達可能である。** 実験 1 では，A 系統マウスに B 系統マウス由来の皮膚を移植し，A マウスが移植片を拒絶した後にその T 細胞を同じ系統 A のレシピエントマウスに移入した。その後，B 由来の皮膚を移植すると，二次応答が見られ，拒絶反応が加速されたことを示す。実験 2 と 3 では，遺伝的に異なる第 3 の系統 C についてはこのような現象は認められず，拒絶による免疫記憶には特異性があることを示している。

T 細胞がレシピエント中に存在すると，同系の移植片をより激しく拒絶するようになる（図 16.1）。つまり，リンパ球は，一度移植片の抗原と接触するとそれを記憶し，その記憶を維持するようになる。

移植抗原の遺伝的支配

移植片拒絶に関わる抗原特異性は，遺伝的な支配下にある。純系マウスや一卵性双生児のような遺伝的に同一な個体は同一の移植抗原をもち，移植片は自由に交換できる。これらの抗原を支配する遺伝子がメンデルの法則に従うのは，異なる純系マウス間での交配実験によって証明された。純系マウスは同一系内のみで交配され，相互に移植片を受け入れることから，「移植」遺伝子に関しては同一のはずである。たとえば，同一遺伝子座の対立遺伝子が異なる A と B という 2 種類のマウスでは，どちらも父親と母親の遺伝子はそれぞれ同一であり，それぞれ *A/A*，*B/B* という遺伝子構成をもつ。A 系と B 系を交配すると，雑種第 1 代目（F1）は *A/B* という遺伝子

道しるべ 16.1　移植片拒絶の免疫学的基礎

移植の分野の進歩は傑出した科学者の Peter Medawar 卿によるところが非常に大きい。20 世紀に入ると，同種間の異なる個体間の移植は当初は短期間生着するが，その後拒絶されるというパラダイムが確立していた（図 M 16.1.1）。移植片の拒絶には遺伝的基礎があることは，1932 年の Padgett のカンザスシティーでの観察，すなわち皮膚同種移植片は家族間のほうが他人の間よりも長く生着する傾向にあるということ，および 1937 年の J. B. Brown によるセントルイスでの観察，すなわち一卵性双生児（遺伝的に同一）では互いに皮膚移植片が生着することなどにより明らかになった。しかし，拒絶が免疫応答によるものと考えられるようになったのは第 2 次世界大戦初期の Medawar の研究からで，これはひどい熱傷の飛行士を治療しようとしたことがきっかけだった。彼は，1 回目よりも 2 回目の移植片のほうがより早くより強く拒絶され，さらに，別個体からの移植片は 1 回目と同様の経過で拒絶されることを報告した（図 M 16.1.2）。この 2 回目の拒絶では，記憶と特異性が特徴的であり，つまり免疫学的応答の特徴を備えていた。これは後に，二次応答を起こす能力がリンパ球の養子移入によって付与されることから，確認された。

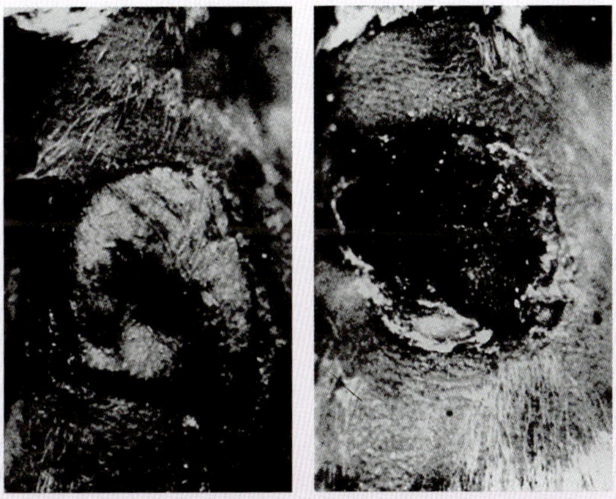

(a)　(b)

図 M 16.1.1　A 系統マウスにおける CBA 由来皮膚移植片の拒絶。(a)移植後 10 日目に表皮の破壊と真皮の乾燥のために変色した領域が見られる。(b)移植後 13 日目には，移植片が死に，かさぶた状となっている。（Prof. L. Brent 提供）。

これらのことから，ヒトで臓器移植を成功させるためには免疫学的な壁を克服する必要があることが明らかになった。Peter Bent Brigham 病院（ボストン）の Murray やパリの Hamburger らは，二卵性双生児に半致命的 X 線照射を行ってから腎移植を行うことである程度の成功を得た。移植研究に関する突破口は，Schwartz と Damashek が細胞分裂剤の 6-メルカプトプリンに免疫抑制効果があるという報告をしたことをもとに，1960 年に Calne と Zukowski がイヌの腎移植で 6-メルカプトプリン投与により臓器生着延長が見られることを報告したことである。これに引き続き，1962 年に Murray はアザチオプリンを用いて死体腎を用いての腎移植に成功した。アザチオプリンは 6-メルカプトプリンのより効果的な誘導体で，Hutchings と Elion によってつくられたものである。

この研究は何人かのノーベル賞受賞者を輩出し，歴史を学びたい人には次の 2 冊をおすすめする。1 冊は Paul Terasaki（1991） *History of Transplantation*；*Thirty-Five Recollections* UCLA Tissue Typing Laboratory, Los Angeles, CA であり，もう 1 冊は Brent L.（1996）*A History of Transplantation Immunology*, Academic Press, London である。

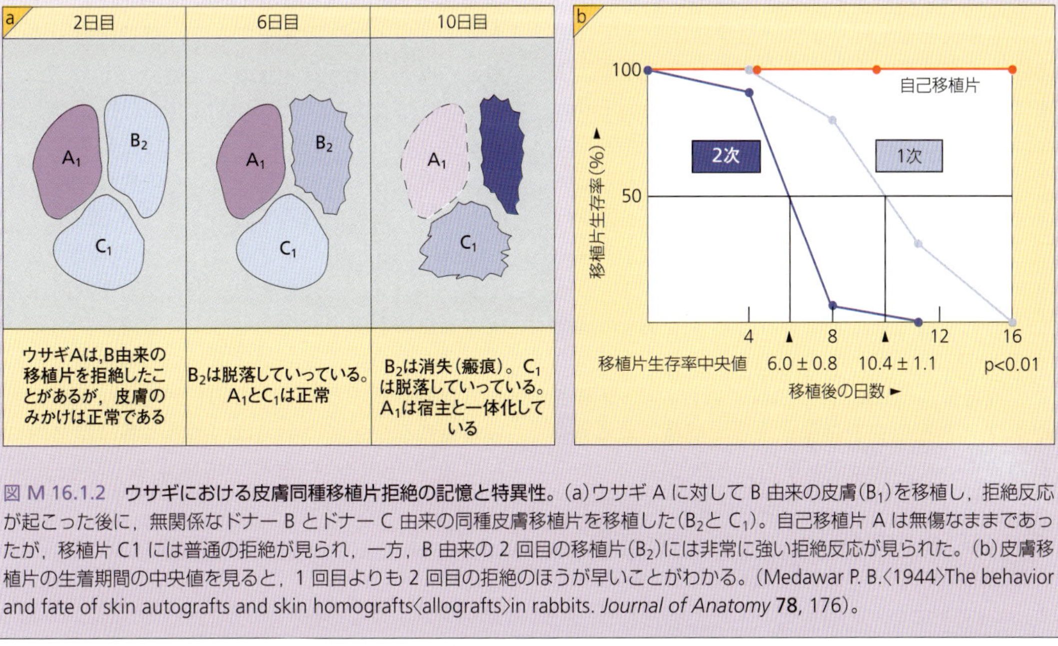

図 M 16.1.2　ウサギにおける皮膚同種移植片拒絶の記憶と特異性。(a)ウサギ A に対して B 由来の皮膚（B_1）を移植し，拒絶反応が起こった後に，無関係なドナー B とドナー C 由来の同種皮膚移植片を移植した（B_2と C_1）。自己移植片 A は無傷なままであったが，移植片 C1 には普通の拒絶が見られ，一方，B 由来の 2 回目の移植片（B_2）には非常に強い拒絶反応が見られた。(b)皮膚移植片の生着期間の中央値を見ると，1 回目よりも 2 回目の拒絶のほうが早いことがわかる。（Medawar P. B.〈1944〉The behavior and fate of skin autografts and skin homografts〈allografts〉in rabbits. *Journal of Anatomy* **78**, 176）。

16　移植

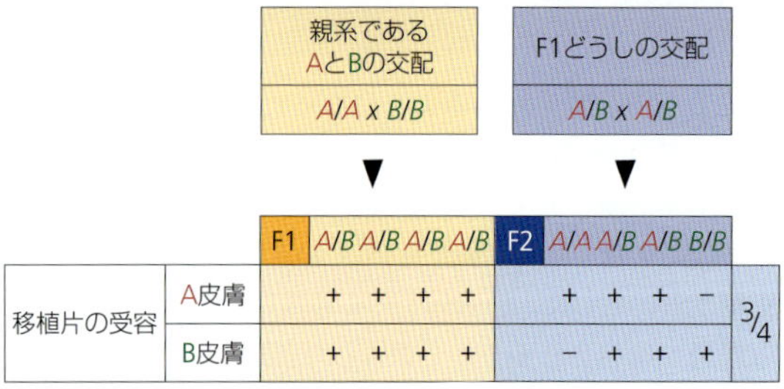
親系である
AとBの交配
A/A x B/B
F1どうしの交配
A/B x A/B
F1 A/B A/B A/B A/B
F2 A/A A/B A/B B/B
移植片の受容
A皮膚 + + + + + + + −
B皮膚 + + + + − + + +
3/4

図 16.2　**移植抗原を支配する遺伝子の遺伝様式。** *A* は A 抗原をコードする遺伝子で，*B* は同じ遺伝子座にある対立遺伝子である。純系動物では同じ遺伝子型をもち，それぞれ，*A/A*，*B/B* となる。この遺伝子は共優性で，*A/B* 遺伝子をもつ動物では両方の抗原を発現して両方に寛容となることから，A, B いずれのドナーからの移植片も受け入れる。この図では，移植抗原特異性を支配する個々の遺伝子については，F2 世代の 3/4 が親の皮膚移植片を受け入れることを示す。*n* 個の遺伝子については，その確率は $(3/4)^n$ となる。*A/B* の雑種第 1 代目の動物を *A/A* の親と戻し交配をすると，子孫の半分は *A/A* となり，残り半分は *A/B* となる。後者のみが B の移植片を受け入れる。

構成になる。ここでは，すべての F1 マウスはどちらの親の移植片も受け入れ，どちらの親からの移植抗原も共発現しているため，A, B どちらの系にも寛容になっている（図 4.22 参照）。F1 間で交雑すると，雑種第 2 代目の遺伝子分布は図 16.2 のようになる。1/4 のみが A 遺伝子をもたないので寛容にならず，A 移植片を拒絶する。同じ理由で他の 1/4 は B 移植片を拒絶する。このようにいずれの座位についても，F2 の 3/4 は親株の移植片を受け入れる。

マウスではこのようにして約 40 の遺伝子座が規定された。これらの遺伝子複合体は，先に述べたように H-2 と名づけられた（ヒトでは HLA）が，強力な同種異系反応を惹起する強い移植抗原を支配しているという意味で，きわめて重要なものである。主要組織適合抗原複合体 major histocompatibility complex（MHC）の構造（図 4.13 参照）や生物学については，前の章である程度くわしく述べた（道しるべ 4.2，p.75 参照）。これらの遺伝子発現はメンデルの法則に従って，子には父，母の両方の MHC が共発現することから，交雑系の兄弟は MHC については 1/4 の確率で同一のはずである。オスの H-Y 抗原などの非 H-2 やマイナー移植抗原は，細胞表面の主要組織適合性（MHC）分子の溝に結合して，分解されたペプチドとして T 細胞によって認識されるが，B 細胞によっては認識されない。しかし「マイナー」という言葉から考えて，これらの抗原が拒絶を起こさないというわけではない。マイナー抗原が異なると，MHC に比べてゆっくりではあるが，拒絶が起こる。

MHC 不適合の他の結果

▶ MHC クラスⅡが異なると混合リンパ球反応（MLR）が起こる

異なる MHC クラスⅡハプロタイプをもつ個体由来のリンパ球を混合して培養すると，それぞれのリンパ球集団中の T 細胞が他の細胞集団の表面に存在する MHC クラスⅡ決定基に対して反応し，芽球化して分裂する（**混合リンパ球反応** mixed lymphocyte reaction〈MLR〉）。反応している細胞の多くは $CD4^+$T 細胞であり，B 細胞，マクロファージや特に樹状細胞に主に発現するクラスⅡ決定基によって活性化される。したがって，MLR は刺激細胞上のクラスⅡ決定基に対する抗血清の添加により阻害される。

▶ 移植片対宿主反応（GVH 反応）

免疫能のあるドナー由来の T 細胞を，拒絶できないレシピエントに移植すると，移植片細胞は生き残り，宿主抗原を認識して，レシピエントに対して免疫学的に反応するようになる。レシピエントが正常な場合には宿主対移植片という移植反応が起こるが，移植片を拒絶できないレシピエントでは反対に移植片対宿主 graft vs. host（GVH）反応が起こるのである。げっ歯類においては，幼弱な場合，成長が阻害され（runting），脾腫や溶血性貧血（抗赤血球抗体の産生による）が見られる。ヒトでは発熱，貧血，体重減少，発疹，下痢および脾腫が見られ，特に腫瘍壊死因子 tumor necrosis factor（TNF）のようなサイトカインが主な原因物質である。移植抗原の違いが大きいほど，反応はより激しくなる。ドナーとレシピエントの HLA や H-2 遺伝子座が異なると致命的となりうるが，念頭に置くべきは，優勢のマイナー移植抗原に対する反応や，それらの組合せによる反応も同様に制御が困難であることである。

GVH 反応を起こしうる 2 つの状況を図 16.3 に示す。ヒトでは，複合型免疫不全患者や放射線事故後の赤血球形成不全を発症している患者，あるいは癌患者などの免疫機能が低下している患者などに対して骨髄移植を行うと，GVH が起こりうる。これらの免疫不全患者の中では，血液や移植臓器内に存在する免疫担当 T 細胞が増殖することにより，GVH 反応を引き起こす。

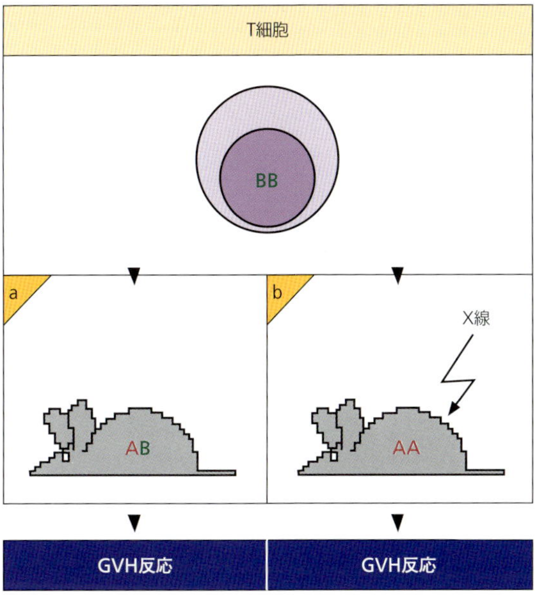

図 16.3　**移植片対宿主(GVH)反応。**免疫能のあるリンパ系細胞が反応できないホストに投与されると，ドナー細胞はホスト細胞を外来のものとみなして反応する。その反応は致命的である。GVH 反応が起こりうる 2 つのケースを示す。(a)雑種 AB は片方の親(BB)由来の細胞に対しては寛容で受け入れるが，BB 由来のドナー細胞はホスト細胞の A 抗原に反応して GVH 反応が起こる。(b)X 線照射を受けたレシピエント AA は，免疫学的に BB 細胞を受け入れ，移植片に反応できず，この結果，GVH 反応が起こる。

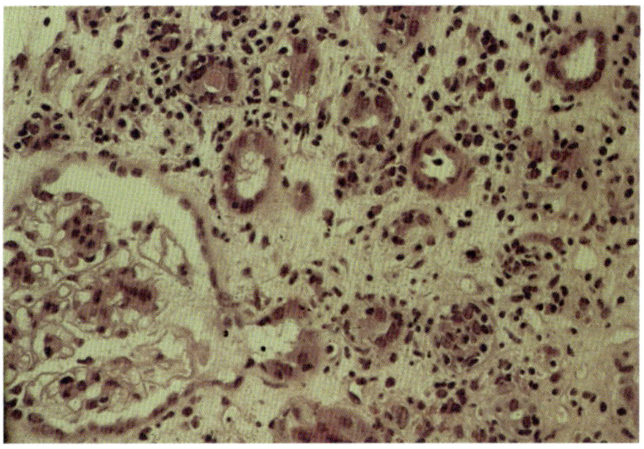

図 16.4　**ヒト腎同種移植片の急性早期拒絶。**腎間質への強い単核球浸潤が見られる。(Dr. M. Thompson と Dr. A. Dorling 提供)。

移植片拒絶機構

リンパ球は拒絶を起こすことができる

一次拒絶では，リンパ系細胞が直接の役割を果たし，初期反応の組織像では多形核白血球や形質細胞はほとんど見られない(図 16.4)。新生児期の胸腺摘除では皮膚移植片の生着期間が劇的に延長し，無胸腺児では移植片が長期間生着することから，これらの反応には T 細胞が関わることがわかる。ニワトリでは，同種同系移植片拒絶と GVH 反応性は新生児期の胸腺摘除により抑制されるが，ファブリキウス囊摘除によっては抑制されない。T 細胞の重要性を示す *in vitro* でのさらなる直接的なエビデンスとして，同種異系移植片を拒絶したマウス由来の T 細胞が *in vitro* で移植抗原をもつ標的細胞を殺すことができる。$CD8^+$の細胞傷害性 T 細胞は同種異系移植片拒絶において重要な役割を果たすが，多くのマウスモデルにおいて，$CD4^+$T 細胞が存在しないと同種異系移植片は永久生着することが示されている。事実，$CD8^+$T 細胞が存在しなくとも，$CD4^+$T 細胞により拒絶は起こるが，これはおそらく，CD4 細胞は時としてクラスⅡを発現する標的細胞に対して細胞傷害性を示すからであろう。正常個体では，$CD4^+$ T 細胞からのサイトカイン分泌により $CD8^+$細胞や B 細胞，NKT 細胞，マクロファージが動員されて活性化されるが，これらはすべて拒絶過程に関わる可能性がある。さらに，γ-インターフェロン(IFNγ)は標的移植片細胞上の抗原の発現を亢進させて，$CD8^+$細胞傷害性細胞からの攻撃を受けやすくする。

同種移植片の反応は強力である

前章では，MHC 遺伝子が同種の遺伝子の中でも最も強力に移植片拒絶を引き起こすことによって定義されたことを述べた。MHC 不一致によって強烈な拒絶が起こるのは，**正常個体内には同種反応性 T 細胞(同種移植片に反応する細胞)の頻度が非常に高いためである。**正常 T 細胞のうち，特定のペプチドに特異的なものはたかだか数%であるのに対して，同種抗原(アロ)に反応するものは全体の 10%以上である。認識の主な経路としては 2 つのものがある。直接経路においては，多数のレシピエントの同種反応性 T 細胞がドナー細胞表面上の同種(移植片)MHC を認識し，一方，間接経路では，少数のレシピエントの T 細胞がレシピエント自身の抗原提示細胞(APC)上の自己 MHC により提示された同種 MHC(および同種マイナー移植抗原)由来のペプチドを認識する(図 16.5 a，c)。最近，3 つ目の半直接経路が提唱されており，レシピエントの樹状細胞がドナー細胞由来の無傷な MHC 分子を獲得するというものである(図 16.5 b)。

同種 MHC は，基本的に，レシピエント MHC と

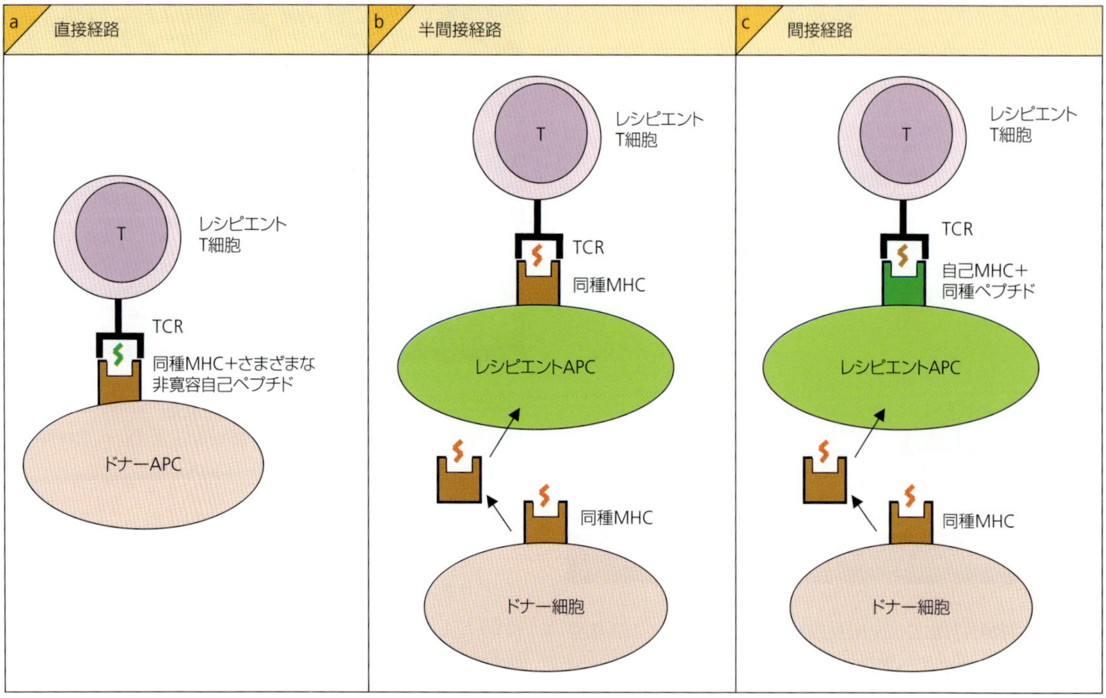

図 16.5 **同種抗原(アロ)反応性 T 細胞による移植抗原の認識。**(a)直接経路。レシピエント T 細胞上の T 細胞レセプター(TCR)は直接，ドナーの抗原提示細胞表面上の同種 MHC を認識する。ドナー MHC による TCR の接触よりも，同種 MHC タイプの遺伝的多型性がペプチド結合に大きく影響する。この状態のもとでは，ドナーのアロ MHC 分子はレシピエント T 細胞によりあたかも自己 MHC かのように見なされる。しかし，自己 MHC とは異なり，ドナー由来の抗原提示細胞上の MHC の溝には，ドナー側にもレシピエント側にも共通の多くの血清や細胞由来のプロセシングされた多種類のペプチドが結合する。これらに対してホスト T 細胞は寛容になっていないため，ホスト側 T 細胞の 10%程度が反応を起こすようになる。このために同種抗原由来の移植片に対しては強い拒絶反応が見られるようになる。このような考え方の正当性は，自己 MHC にも同種 MHC にも反応する T 細胞クローンが単離され，それぞれお互いに異なるペプチド配列に結合することからも確認できる。レシピエント T 細胞によるドナー MHC の直接的な認識をすることは，αヘリックスの多型性がかぎられていて TCR が同種 MHC に偶然に結合したときにも起こりうる(ペプチド非依存性の結合)。このような形での APC と T 細胞の結合は強いことから，T 細胞活性化が起こる可能性がある。(b)半直接経路。最近提唱されたもので，レシピエントの樹状細胞がドナー細胞由来の無傷な MHC を獲得することができ，これらの MHC をレシピエントの T 細胞に提示する，というものである。(c)間接経路。レシピエント APC は，ドナー MHC とドナーのマイナー組織適合性分子をプロセシングし，自己の MHC 上にこのような同種抗原由来ペプチドを提示する。はじめは反応性 T 細胞の数は少なくても，間接経路で刺激され，時間とともに増加する。

はペプチド結合溝を構成するアミノ酸残基が異なる。しかし，TCR により認識を受ける，より保存されたヘリックス部分は，MHC 間ではあまり異ならない。同種 MHC はドナー由来 MHC とは溝構造が異なるために，多くのドナーとレシピエントに共通に存在するタンパク由来のペプチドには結合できるが，そのようなペプチドはホスト MHC の溝には結合しないために自己寛容を誘導しない。したがって，レシピエント T 細胞のうち，同種 MHC とその溝に結合した共通ペプチドとの複合体を認識できるものは，除去されることなく，レシピエントの二次リンパ組織に侵入したドナー由来の抗原提示細胞の MHC 溝に結合した多数の異なるペプチドに反応することとなる。時には，TCR と直接接触する MHC ヘリックス部分の中に遺伝的多型性を示すアミノ酸残基があることがあり，その場合にはレシピエント T 細胞の一部がドナー MHC に対して高い親和性で反応し結合する。すると TCR は APC 上のすべてのドナー由来 MHC 分子に結合するため，T 細胞の APC への結合は特に強くなる。一方，正常の MHC-ペプチドの認識においては，ほんの一部の MHC の溝に相補性をもつペプチドが結合するだけである。このような移植免疫の直接経路は，ドナー由来 MHC に対する免疫応答によるもので，通常，最も強力な APC である樹状細胞によって開始され，初期感作反応は主にこの経路によるものである。したがって，このような拒絶急性反応(後述参照)はドナー由来 MHC クラスⅡに対する抗体で阻止できる。

しかし，時間が進むと移植片中のドナー APC がレシピエントのもので置換されるようになり，**レシピエント由来 MHC** が消化された**ドナー由来ペプ**

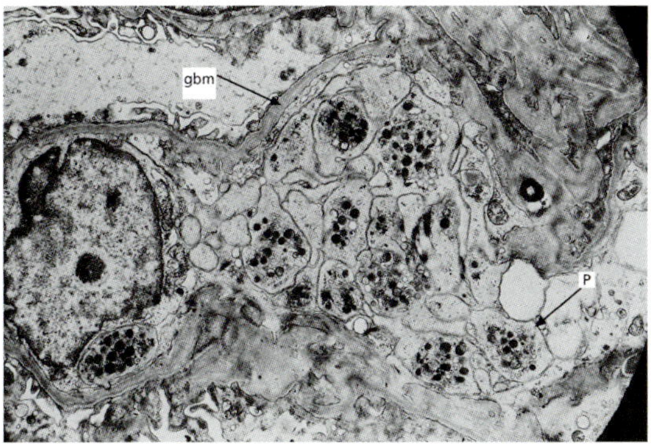

図 16.6　**ヒト腎同種移植片の急性後期拒絶では糸球体毛細血管に血小板凝集が見られる。**このような現象は血管壁への抗体の沈着による(電子顕微鏡写真)。gbm (glomerular basement membrane)：糸球体基底膜, P(platelet)：血小板。(Prof. K. Porter 提供)。

チドを提示することによって引き起こされる間接経路によるあらたな拒絶機構が起こる可能性がある(図 16.5 c)。さまざまなドナータンパク質由来のペプチドを認識できる T 細胞は，外的抗原に対する T 細胞と同様に，その頻度は低いと考えられるが，移植片が長期間存在すれば，このような少ない細胞集団が大きく増殖をする可能性があり，いわゆる後期拒絶の原因となる可能性がある。このようなことから，ラットの腎移植においては抗レシピエント MHC クラスⅡ抗体の投与により，移植片の長期生着が可能になっている。

▶ 抗体の役割

同種細胞は液性抗体による細胞傷害性(Ⅱ型過敏)反応によっても破壊されうる。腎同種移植片では拒絶過程に抗体が貢献する。

超急性拒絶 hyperacute rejection は，すでに液性抗体をもっている個体(血液型不適合輸血やクラスⅠ MHC にすでに感作されていたために)に見られ，移植後数分以内に血液が濃厚になり，糸球体に微小血栓ができる。

急性早期拒絶 acute early rejection は，移植後 10 日目前後までに起こり，激しい細胞浸潤(図 16.4)と尿細管周囲毛細血管の傷害が特徴であり，IFNγ により MHC 抗原の発現が亢進した移植片細胞に対する $CD8^+$細胞傷害性 T 細胞による攻撃が主なものである。この段階では抗体は拒絶反応に関与しない。

急性後期拒絶 acute late rejection は，移植後 11 日目以降に，プレドニゾロン prednisolone やアザチオプリン azathioprine で免疫抑制治療を受けた患者に見られるもので，免疫制御が破綻するために起こり，免疫グロブリン(おそらく移植片に対する特異的抗体)と補体が小動脈や糸球体毛細血管に結合することによって引き起こされる。これらの変化は，蛍光抗体法によって可視化できる。これらの血管壁に免疫グロブリン沈着が起こると，糸球体毛細血管では血小板凝集が始まり，急性腎不全の原因となる(図 16.6)。また，抗体を結合した細胞に細胞傷害(ADCC：抗体依存性細胞媒介性細胞傷害)が起こる可能性もある。

潜在性進行性後期拒絶 insidious and late rejection は，糸球体基底膜での免疫グロブリンと C3 の内皮下組織への沈着とともに見られ，しばしば，もともと存在する免疫複合体疾患(移植の理由となった疾患)や移植腎由来の可溶性抗原との複合体形成の結果として二次的に起こる。

移植片拒絶には，細胞性および液性因子の作用とこれらの間の相互作用が複雑に関与していることが考えられる。想定しうる機構をまとめたものを図 16.7 に示す。

逆に移植片の破壊を抗体が実際に保護する場合があり，これは**促進** enhancement とよばれる現象である。

移植片拒絶の予防

▶ 移植片ドナーとレシピエント間の組織適合

MHC が異なるともっとも強い拒絶反応が起こることから，移植片とレシピエントの MHC を適合させて拒絶を少なくするために，輸血の際の交差適合試験(ABO 型は強力な移植抗原である)と同様の方法を用いて，レシピエントとドナーの間の MHC タイピングに莫大な努力が払われてきた。

HLA タイピング

HLA の対立遺伝子は遺伝子配列で決定され，各々の対立遺伝子を識別可能なプライマーを用いたポリメラーゼ連鎖反応 polymerase chain reaction (PCR)によって判別できる。クラスⅡ(HLA-D)遺伝子座によりコードされる分子は $CD4^+$T 細胞の反応を引き起こし，一方，HLA-A，HLA-B，HLA-C 産物は同種反応性 $CD8^+$T 細胞の標的となる。

ヒト HLA の多型性

それぞれの遺伝子座には，非常に多くの対立遺伝子が存在し(図 16.8)，さらに 1 人の個人の中ではい

16
移植

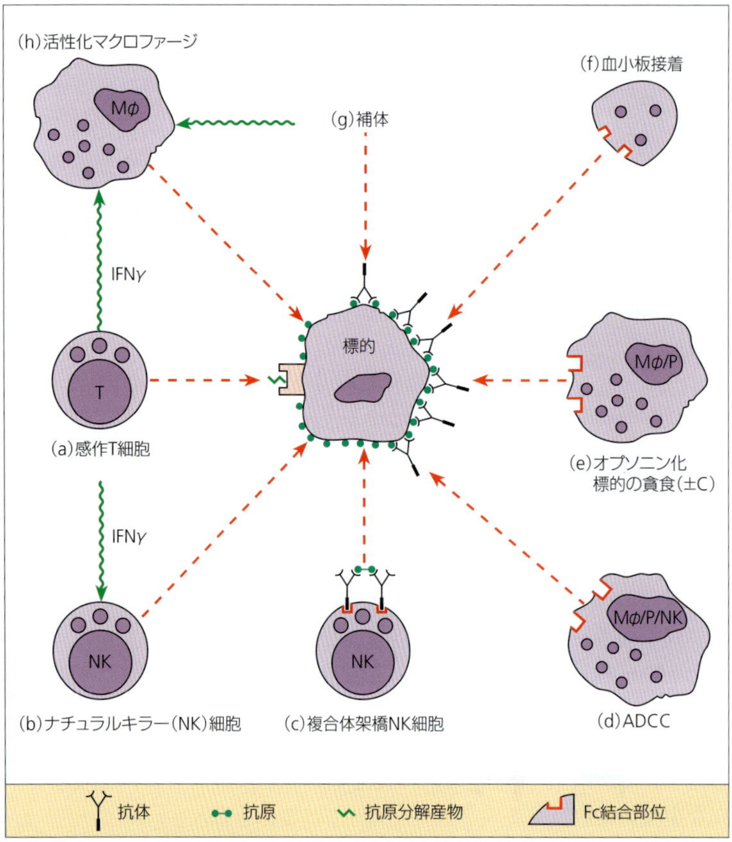

図 16.7 **標的細胞の破壊機構。** Mφ：マクロファージ。P：多核白血球。(a)Tc 細胞による直接的な細胞傷害と，Th1 細胞からの IFNγ や TNF などのサイトカイン放出による間接的な組織傷害。(b)NK 細胞による直接傷害(p.17 参照)。これはインターフェロンにより増強される。(c)免疫複合体により架橋された NK 細胞による特異的細胞傷害。複合体中の抗体の空いたほうの抗原認識部位を利用して標的を認識する。(d)抗体依存性細胞媒介性細胞傷害(ADCC)による攻撃。(〈a〉〜〈d〉における傷害は細胞外からのもの)。(e)抗体で覆われた標的細胞の貪食(C3b 結合により増強される)。(f)移植片の血管内皮細胞表面に結合した抗体への血小板凝集。これにより微小血栓が形成される。(g)補体依存性細胞傷害。(h)INFγ や C3b などで非特異的に活性化されたマクロファージによる細胞傷害性。このようなマクロファージは移植片細胞に対して働き，細胞表面で産生された TNF や O_2^-・ラジカルを介して細胞傷害を起こす(p.5 参照)。

くつかの HLA 遺伝子座がある。したがって，HLA には非常に大きな多型性がある。このことは種の保存にとって大いに価値があることで，個々の特異性を T 細胞が認識することによって，微生物による**分子模倣** molecular mimicry から自らを守ることができるようになる。微生物による分子模倣とは，個体がもつ MHC-ペプチド複合体とよく似た分子を微生物がつくることにより免疫攻撃から免れようという戦術のことである。また，HLA に多型性が強いということは，1 つの動物種におけるリンパ組織内の抗原認識の多様性形成に役立つとともに，雑種強勢の確保にも重要である。

HLA をマッチングさせる意義

実質臓器の移植では，手術手技の向上やシクロスポリン cyclosporine のような薬剤の使用により，HLA 特異性不一致による影響は小さくなってきているが，それでも移植医はドナーとレシピエント間にある程度の HLA 適合性があることを望む(図 16.17 参照)。HLA タイピングは血清学的手法により行われ，異なる HLA 対立遺伝子に特異的な抗体のパネルを用いて白血球上の HLA 型が決定される。最近の HLA タイピングは，次第に配列特異的オリゴヌクレオチドプライマーを用いるような分子遺伝学的方法へかわってきている。HLA-DR の適合性が最も重要で，次に HLA-B，その次に HLA-A が重要である。実際にタイピングされるのはこれらの 3 つの座位のみであるが，最近の研究から HLA-C の判定がいくつかの移植の成功に重要であるらしい。HLA-DQ の不一致は通常あまり重要でないと考えられており，HLA-DP 不一致は最小限の影響しかないようである。このようなレシピエントとドナー候補者間の HLA タイピングに加えて，レシピエント中にドナー抗原に対する既存抗体がないことを確認するために交差試験が行われる。骨髄移植を含む造血幹細胞移植では，**移植片対宿主反応**(HVG)に加えて**宿主対移植片反応**(GVH)も起こす可能性が高く，非常に高い HLA の適合性が必要である。したがって，血清学的方法より正確な DNA タイピング法や HLA-DQ タイピングを行うことが有益である。

HLA 表現型には何千という異なる可能性がある(図 16.8)ことから，移植材料が入手できたときにはベストのレシピエントが選べるように，大陸ごとに可能なレシピエント予定者を登録することが一般的になっている(ヨーロッパではユーロトランスプラント Eurotransplant，アメリカではユーノス UNOS〈United Network for Organ Sharing〉，日本では(社)

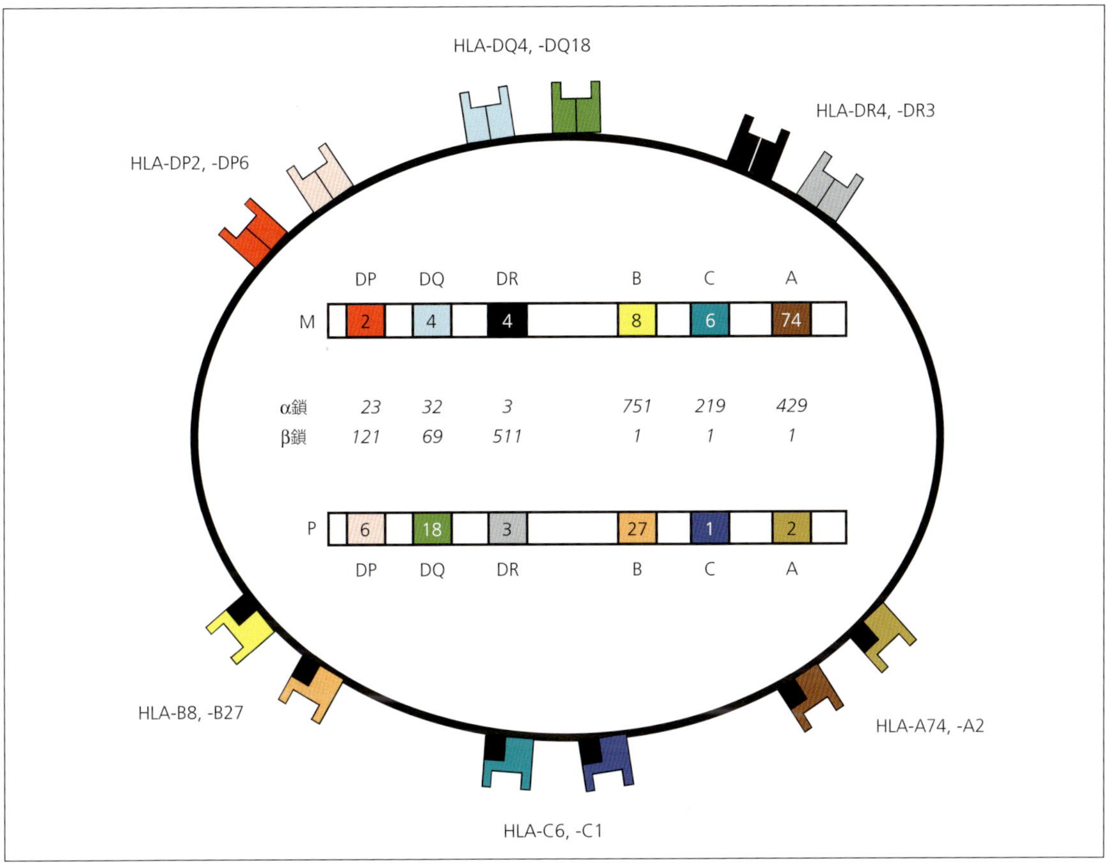

図 16.8 **HLA 特異性の多型とその遺伝様式。**それぞれの座位にはいくつかの対立遺伝子が存在し，そのランダムな組合せが起こるために，全体集団の中で同一の HLA 特異性をもつ人がいる可能性は非常に低い。実際，クラス I と II の MHC 遺伝子はゲノムの中で最も大きな多型性をもつ。2006 年 1 月時点での核酸配列に基づいて明らかになった対立遺伝子数を図の中心に斜体で記した。(http://www.anthonynolan.org.uk/HIG からのデータ)。図に示した個体では特定の α 鎖，β 鎖の対立遺伝子を DP 座位(図 4.18 参照)に発現し，母体由来の染色体には HLA-DP2，父親由来の染色体には HLA-DP6 が受けつがれている。これらの遺伝子は共発現するために，1 つの細胞は主要クラス I 分子については少なくとも 6 種類の対立遺伝子を発現し，さらに，抗原提示細胞は最低 6 種類のクラス II 分子を発現することができる。6 番染色体には通常 2 つの DRβ 遺伝子が存在し，クラス II 分子の α 鎖と β 鎖の組合せが *trans* の場合と *cis* の場合とがあるために，さらに HLA の多様性が増加する。逆に，ホモ接合体ではどの座位でもその多様性が減少する。注意すべきは，核酸配列における多様性のすべてがタンパクレベルでの多様性につながるわけではなく，さらに，ポリペプチド鎖での多様性すべてが抗原性ペプチドや T 細胞レセプターの MHC 分子への結合に影響を与えているわけではなく，したがって拒絶反応に影響を与えるわけではない。MHC クラス I 分子の β 鎖はすべて同じ β_2 ミクログロブリンで多様性がなく，MHC の外側に存在するために，ペプチドの結合溝の形成には関わらない。兄弟 2 人の間では，1/4 の確率で MHC が同一となる。これは，1 つの染色体上の特異性はそれぞれハプロタイプを形成し，これがまとまって遺伝するために父と母由来との組合せで 4 種類の可能性があるからである。もし母親と父親の間で 1 つのハプロタイプを共通にもてば，親と子の MHC が同一である可能性は 1/2 である。

日本臓器移植ネットワーク)。長期組織保存バンクが進歩して，入手できる臓器のプールが増加すると状態は改善されるであろうが，現在のところ，凍結融解が可能な骨髄や造血幹細胞を除いては，臓器保存技術は十分に開発されていない。腎臓のように 1 個体に 2 個ある場合には，生体をドナーとして利用でき，その場合には一卵性双生児が最も適合する。しかし，生体移植には倫理的に難しい問題があり，呼吸中枢のある脳幹を含む脳機能が完全に失われた脳死ドナーからの臓器移植が最も一般的に行われている。心停止したドナーからの臓器の使用も進められている。

動物臓器(後述)，人工代用臓器の可能性や，そもそもの疾病予防もさらに進められるべきである。

▶ 一般的な免疫抑制法

移植片の拒絶は，免疫応答の誘導，発現を非特異的に抑制することにより抑制可能である(図 16.9)。しかし免疫抑制剤の作用は非特異的であることから，投与患者では感染に対する感受性が高くなり，また，特にウイルスが原因であるリンパ網内系悪性

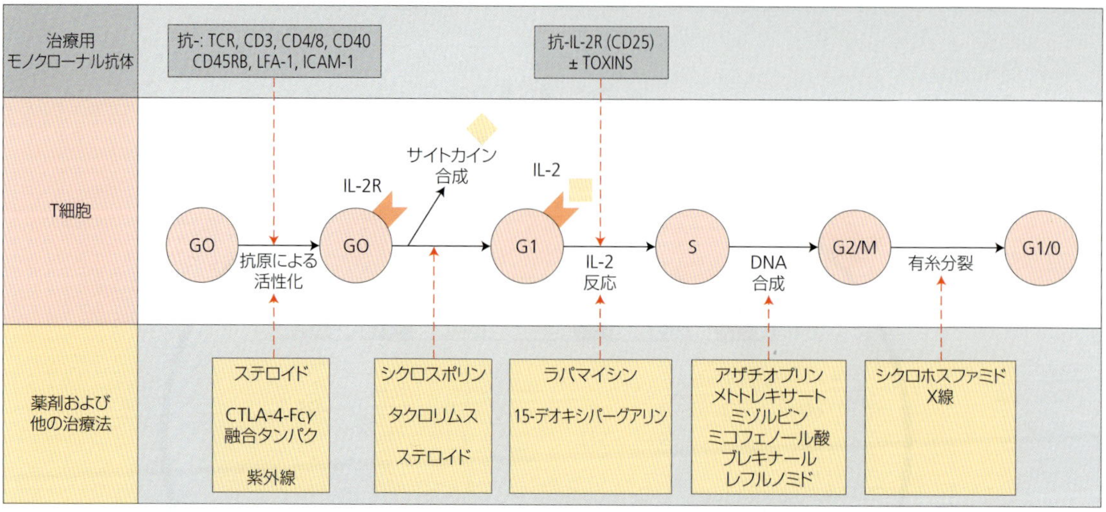

図 16.9　**移植片拒絶を制御する種々の免疫抑制剤。**ミコフェノール酸モフェチルは強力な免疫抑制剤で，代謝されてプリンアナログのミコフェノール酸となり，細胞増殖を抑制し，同時に CD25，CD-71，CD-154（CD40L）や CD28 の発現を抑制する。もう 1 つの薬剤として 15-deoxyspergualin（DSG）があり，これは熱ショックタンパク質に結合し，おそらく NFκB の核への移行を阻害することによってリンパ球機能を阻害する。レフルノミド Leflunomide（製品名 arava）は関節リウマチの治療に効果的な薬剤（DMARD）で，ジヒドロオロテートデヒドロゲナーゼ dihydroorotate dehydrogenase（DHODH）によるピリミジン合成を阻害することにより活性化 T 細胞の増殖を効果的に阻害する。拒絶反応の異なる段階で効く薬剤を併用すると強い相乗効果が期待されるが，これはシクロスポリンとラパマイシンの併用で明らかに認められる。

腫瘍の発生が高い。

リンパ球を標的とした抑制法

抗 CD3 モノクローナル抗体は，急性拒絶を防ぐための抗 T 細胞薬剤として広く使われている。もともとはマウス由来のモノクローナル抗体である OKT3 が使われていたが，免疫原性があるためにその効果がかぎられていた。さらに，この抗体はリンパ球に対して増殖誘導活性があり，風邪様症状を示すサイトカイン放出症候群を引き起こすことがある。これらの問題は抗体を遺伝子工学的に改変することで解決できる（p.114 参照）。たとえば，ChAglyCD3 モノクローナル抗体はラット由来のモノクローナル抗体をヒト化したもので，細胞分裂誘導活性をもたず，H 鎖の 297 番目のアミノ酸残基に変異が導入されているため糖鎖修飾が起きず，Fc レセプターや補体と結合しない。この他に，ヒト化 huOKT3γ1Ala–Ala 抗体は，234 番目と 235 番目のロイシンがアラニンに置換されて FcγR に結合しなくなっているもので，これも増殖誘導をせず，有効な抗 CD3 抗体として使用されている。

IL–2 レセプターα鎖（CD25）は活性化 T 細胞に発現し，休止期の T 細胞には発現していないために，有用な標的となる。Daclizumab はヒト化抗 IL–2Rα モノクローナル抗体で，Basiliximab は同様の特異性をもつキメラ抗体（マウス V 領域とヒト C 領域）である。これらの抗体は，腎移植の急性拒絶の予防のためにシクロスポリンとステロイドホルモンと併用すると特に有効である。

免疫抑制剤

免疫応答を誘導するためには，比較的少数の抗原反応性リンパ球を増殖させて十分な数の感作細胞集団に増加させることが必要である。現在用いられている免疫抑制剤の多くは，分裂細胞に対する毒性があるために当初は癌の化学療法に用いられていた。前述した副作用の他に，これらの分裂抑制剤は特に骨髄や小腸の細胞に毒性があるために，その使用には注意が必要である。

現在広く使用されている免疫抑制剤は**アザチオプリン** azathioprine である。この薬剤は核酸合成を阻害し，T 細胞依存性の反応を効果的に抑制する。他の免疫抑制剤として**メトトレキサート** methotrexate があり，葉酸と拮抗して核酸合成を阻害する。ナイトロジェンマスタード誘導体である**シクロホスファミド** cyclophosphamide は，アルキル化と架橋により DNA を傷害し，細胞分裂の際に正確な DNA 複製を妨げる。これらの薬剤は有糸分裂中の細胞に毒性を示すことから，抗原刺激により抗原感受性細胞が分裂している際に使用するのが最もよい。この他に，T 細胞に選択的に働いてヒトの移植や免疫疾患に劇的な効果を示す真菌由来の代謝物がある。これがシクロスポリン cyclosporine（製品名はサンディミュン，また，その微小乳化物であり，より生体活

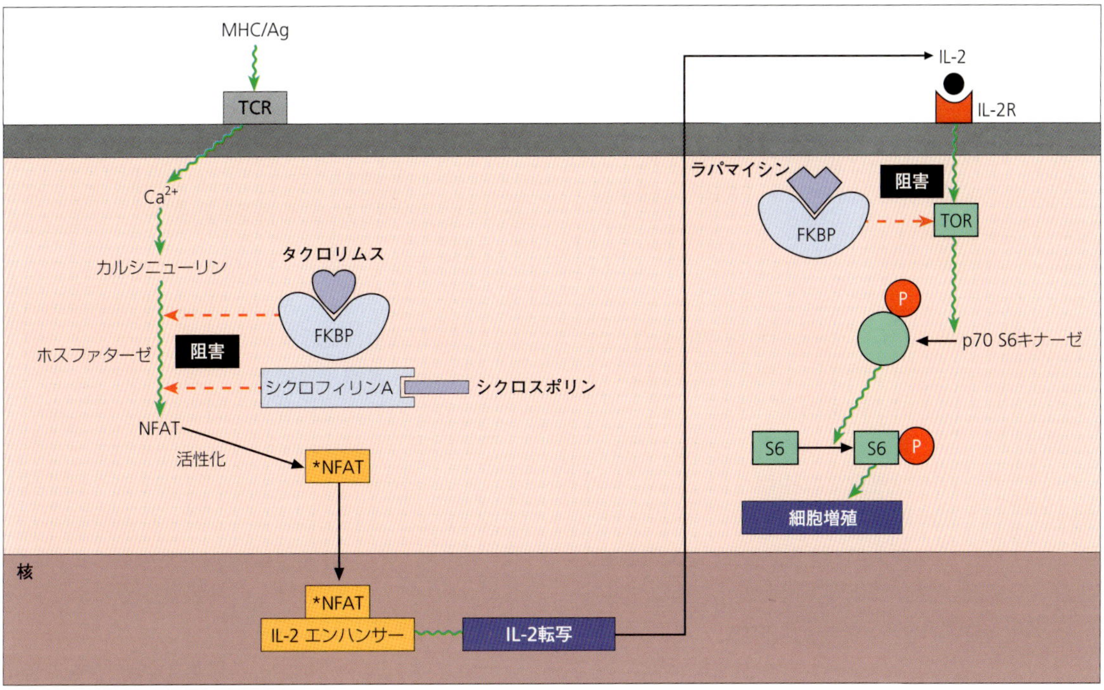

図 16.10　**シクロスポリン，タクロリムス，ラパマイシンの作用機序。**シクロスポリンはシクロフィリン A と複合体を形成し，一方，タクロリムスは FKBP(FK506［タクロリムス］結合タンパク質)と複合体を形成し，ともにホスファターゼであるカルシニューリンに結合してこれを不活化する。カルシニューリンは，IL-2 産生に必要な NFAT(nuclear factor of activated T-cell)転写因子の活性化を阻害する。カルシニューリンの過剰発現によりシクロスポリンとタクロリムスによる阻害効果が減少する。シクロスポリンはシクロフィリンと結合すると構造変化を起こし，疎水性側鎖が露出してカルシニューリンと結合できるようになる。ラパマイシン-FKBP 複合体は TOR(target of rapamycin)キナーゼを阻害し，これにより IL-2 シグナル依存性に活性化される S70 S6 キナーゼを阻害し，細胞増殖を抑制する。

性が向上したネオーラル)である。シクロスポリンは，中性の疎水性アミノ酸 11 個からなる環状ペプチドで，活性化 T 細胞において IL-2 転写を阻害する。微生物感染に対して重要な免疫記憶をもつ休止期細胞は殺さず，腸管や骨髄で分裂中の細胞にもほとんど毒性がない。樹状細胞にも直接的な影響があり，抗原プロセシングや TNF，IL-12 の産生，ケモカインレセプターの発現や細胞のトラフィキング等のさまざまな機能を阻害する。シクロスポリンは，現在，移植拒絶の予防や治療における第一選択薬となっている。図 16.11 に腎移植での例を示す。T 細胞特異的免疫抑制剤としては，この他に**タクロリムス** tacrolimus(FK506)があり，これは放線菌の一種から単離されたもので，さまざまな T 細胞や樹状細胞の活動を阻害する。さらに新しいものとしては**ラパマイシン** rapamycin(シロリムス sirolimus)があり，これは真菌ストレプトマイセス・ヒグロスコピカス *Streptomyces hygroscopicus* の産物で，タクロリムスのようなマクロライド系薬物であるが，対照的に IL-2 および IL-2 レセプターからの刺激を阻害する。

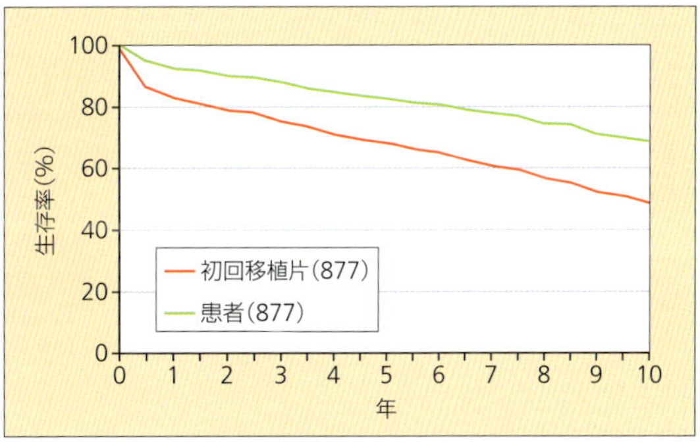

図 16.11　**初回死体腎移植後の患者の生存率。**オックスフォード移植センターで死体腎移植を受け，その後，シクロスポリン，アザチオプリン，プレドニゾロンの 3 剤併用投与の有無により分類した患者生存率(それぞれ 877 例)。(Prof. Peter J. Morris 提供)。

最近，これらの免疫抑制剤の作用機序が次第に明らかになってきた(図 16.10)。シクロスポリンは**イムノフィリン** immunophilin ファミリーの 1 つであるシクロフィリン A と複合体になり，タクロリムスはもう 1 つのイムノフィリンファミリーの **FK506 結合タンパク質**(FK506-binding protein：FKBP)と複合体をつくる。これらの複合体は，カルシウムやカルモモジュリン依存性ホスファターゼであるカルシニューリンの働きを阻害することで，転写因子のNFAT(nuclear factor of activated T cell)の活性化を阻害し，これにより活性化T細胞の*IL-2*遺伝子の転写を抑制する。ラパマイシンもFKBPに結合するが，この複合体はまったく異なった活性をもち，セリン/スレオニンキナーゼのTOR(target of rapamycin)を阻害する。ラパマイシンが免疫抑制活性をもつことは，少なくとも部分的には，TORがIL-2レセプターからのような増殖シグナルの伝達に中心的な役割を果たすことを示唆する。シクロスポリンは移植のみならず，T細胞依存性過敏性反応が関与すると思われる種々の疾患でも使用されている。実際，関節リウマチや乾癬，特発性腎症，I型糖尿病，ベーチェット病，活動性クローン病，再生不良性貧血，重症ステロイド依存性気管支喘息などの疾患にシクロスポリンが効果的であることから，これらの疾患には免疫系の異常があることがわかる。また，シクロスポリンは乾癬に効果があるが，これはケラチノサイトの増殖を抑制するためと思われる。シクロスポリン療法の一般的な特徴は，すぐに効果が発現し，治療を中止すればすぐに症状が再燃することである。もちろん副作用もあり，最も重要なものは腎毒性である。複数の細胞種からのTGFβ産生して腎線維化を誘導する可能性があることから，投与量に注意する必要がある。

タクロリムスは*in vitro*ではシクロスポリンよりも用量的にはるかに効果的であるが，実際の効果はあまり変わらない。シクロスポリンとラパマイシンはT細胞活性化における異なる段階で作用するために，少量を併用することで，副作用なしにすばらしい相乗効果が得られる(図16.9)。シクロスポリンと相乗効果のある薬剤としては，この他にフルダラビン fludarabine があり，これはシクロスポリンとは異なり，インターフェロンにより活性化される細胞内分子で細胞性免疫に重要なSTAT-1のシグナルを阻害する。このほかに併用される薬剤としてはDNA前駆体の利用を阻害するミコフェノール酸モフェチルやレフルノミド leflunomide がある。

プレドニゾロンをはじめとするステロイドは，免疫応答の多くの段階を阻害し，たとえば，リンパ球再循環や細胞傷害性エフェクター細胞の産生を阻害する。さらに，強力な抗炎症活性をもち，炎症局所における血管内皮細胞への好中球の接着抑制や，単球・マクロファージの殺菌活性やサイトカインへの応答などを阻害する。コルチコステロイドは細胞内レセプターと結合した後，TNF，IFNγ，IL-1，IL-2，IL-3，IL-6やMHCクラスII等の制御遺伝子に結合してこれらの遺伝子の転写を阻害し，リンパ球とマクロファージの両方からのサイトカイン発現を阻害する。これに対して，シクロスポリンは主にリンパ球に作用する。

▶ 移植抗原に対する寛容誘導

非特異的な免疫抑制による副作用を避けるためには，移植抗原に対する宿主の反応性のみを抑制し，残りの免疫機能は残すようにすることが望ましい。つまり**抗原特異的な免疫寛容**の誘導である。骨髄は免疫寛容を誘導する同種抗原を提供する移植材料としてすぐれ，骨髄移植後に安定な血液リンパ系のキメリズムが誘導される。このことから，主要MHC不適合による実質臓器に対する特異的移植寛容を誘導するためには，骨髄移植が有用であることが経験的にわかってきた。しかし，免疫能が保たれている成人で同種骨髄移植を行うためは，通常，放射線照射や細胞傷害性薬剤を用いた免疫細胞の除去を施す必要があり，これは簡単にはできない。ただ，大量の骨髄移植とともにCD154(CD40L)モノクローナル抗体とCTLA-4-Ig融合タンパクの単回投与によって共刺激の阻害を行うと，骨髄細胞に対してのみならず，MHC完全不一致の皮膚移植片に対しても，長期間，免疫寛容が誘導できるというすばらしい報告が最近なされている(図16.12)。長期的な造血系細胞のマクロキメリズムは胸腺内にドナー由来リンパ球が一定数以上存在するときに誘導され，胸

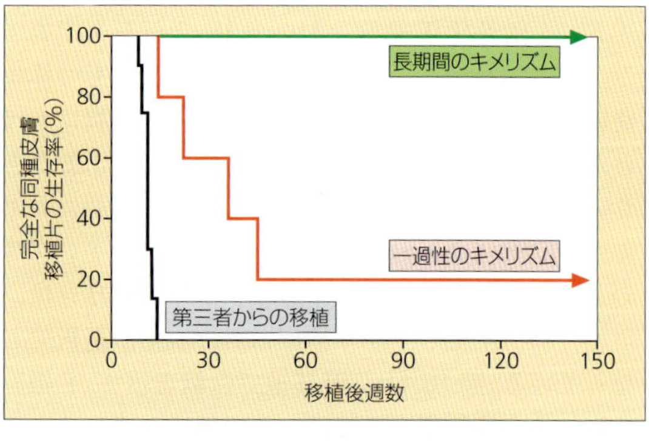

図16.12　完全な同種骨髄移植における共刺激阻害による寛容とマクロキメリズムの誘導。 B6マウスに完全なアロ(同種)であるB10.A系マウスから骨髄細胞を移植し，抗CD154(CD40L)抗体とCD80/CD86-CD28相互作用を阻害するCTLA-4-Ig融合タンパクを投与した(CTLA-4はCD80とCD86のレセプターで，T細胞活性化を抑制する。p.170とp.176参照)。多種のドナー血球系細胞が残存した(マクロキメリズム)8匹のマウスでは，B10.Aの皮膚移植片に対して完全に寛容であった。一過性にキメリズムを示した5匹のマウスでは，第三者からの移植に比べて，B10.A由来移植片がやや長く生着した。(Wekerle T. *et al.* 〈2000〉*Nature Medicine* **6**, 464から許可を得て転載)。

腺内でドナー反応性T細胞の除去が起こっていることが示唆される。

上記の方法を用いると，骨髄や実質臓器の長期生着が可能となるが，CD154抗体とCTLA-4-Igの投与のみでも，実質臓器に対する寛容は誘導可能らしい。共刺激阻害を行いながら移植片で同種反応性T細胞を刺激すると，アポトーシスが誘導される。この過程はラパマイシンにより促進され，さらによい寛容状態が得られる。Bcl-X_L(図10.5，p.214参照)はT細胞のアポトーシスと寛容誘導のどちらも阻害するが，このことから抗原特異的不応答性の確立にはアポトーシスによるT細胞の除去が重要であることがわかる。さらに，アポトーシスしている細胞はIL-10を産生することで「あの世から蘇り」，このためにアポトーシス細胞を抗原とともに貪食すると，抗原が寛容誘導性に機能し，免疫制御細胞を介して免疫寛容の維持に貢献する。

成熟した樹状細胞は休止期T細胞を最も強く刺激するが，一方，樹状細胞の前駆細胞はB7共刺激因子の非存在下においても抗原提示を行い，共刺激阻害の実験で述べたように，強力に免疫寛容を誘導する能力をもつらしい。肝臓移植の際には特異的不応答性が見られるが，これは造血組織である肝臓から継続的に大量の未成熟な樹状細胞を放出されることが関係しているらしい。

非細胞傷害性CD4，CD8モノクローナル抗体はT細胞に働いて十分に活性化できなくさせ，特異的レセプターを介して抗原が結合するとT細胞にアナジーが誘導されるようになる。これらのアナジー(不応答)に陥った細胞は，あらたに動員されてくるT細胞も不応答性にしてしまい(「**感染性寛容**」，p.241)，その結果，MHCクラスⅠやさまざまなマイナー移植抗原のバリアーをこえて特異的かつ永続的なマウス皮膚移植が可能になる(図16.13)。強調しておきたいのは，皮膚同種移植片に対する寛容誘導は非常に難しく，一方，心臓のような臓器は皮膚よりは生着させることはずっと簡単で，あまり強力な免疫抑制は必要ない。

移植片のMHCによりさまざまなペプチドのエピトープが提示されていることを考えると，寛容性ペプチドを使って同種反応性T細胞を全面的に抑制しようとするのは1つの考えであるが，現状では移植片そのものにより供給される抗原とともに共刺激因子を阻害するという戦略のほうがより効果的らしい。

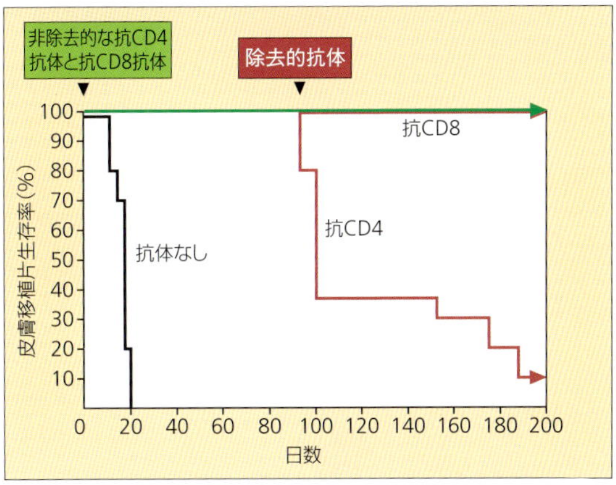

図16.13　**非細胞除去性の抗CD4抗体と抗CD8抗体による同種移植片寛容の誘導。**マイナー移植抗原が多数異なるドナーからの皮膚移植の際に，細胞非枯渇性抗CD4抗体と抗CD8抗体(ともにIgG2aモノクローナル抗体)を同時投与すると，寛容を誘導できる(緑の矢印)。寛容の維持には抗原の継続的な存在が必要で，すでに不応答性となったリンパ球が同じ抗原提示細胞上であらたな免疫能をもつリンパ球と相互作用してこの細胞を不応答性とする。感染性寛容とよばれる機構である(図11.9，図18.38参照)。CD4細胞を除去すると寛容性が失われ，CD8細胞の除去では寛容性は失われないことから(赤矢印)，CD4細胞群により積極的な寛容が維持されていることが示唆される。実際，$CD4^+$ $CD25^+$ T制御細胞の移入により，レシピエントマウスに免疫寛容が移入される。(Dr. S. P. Cobbold, Prof. H. Waldmann提供の図を改変)。

異種移植は現実的に実施可能か？

ヒトドナーからの移植臓器の供給はまったく需要に追いつかず，動物由来の臓器を使う可能性について関心が向けられている。ブタは霊長類よりも，倫理的な容認度や動物寄生体症の問題の点でも，ドナーとしてふさわしい。ただ克服すべき障害があり，その1つは，ヒトに存在する異種反応性自然抗体による**超急性拒絶** hyperacute rejectionである。ヒト，サルや旧世界猿では，α-1,3-ガラクトシルトランスフェラーゼをコードする遺伝子に変異があるためにガラクトースα-1,3-ガラクトースという糖鎖構造をもたない。したがって，このような非自己の糖鎖構造に対しては，免疫学的に寛容ではないどころか，Gal α-1,3-Galエピトープに対する抗体を自然抗体としてもっている。この糖鎖構造は一般的な細菌の多くがもち，また異種のブタの血管内皮細胞にも多く発現している。自然抗体はブタ内皮細胞に結合し，そこにはCD59, MCP, decay accelerating factorなど(図14.3参照)のヒト補体系調節因子が発現していないことから，補体が活性化され，超急性拒絶

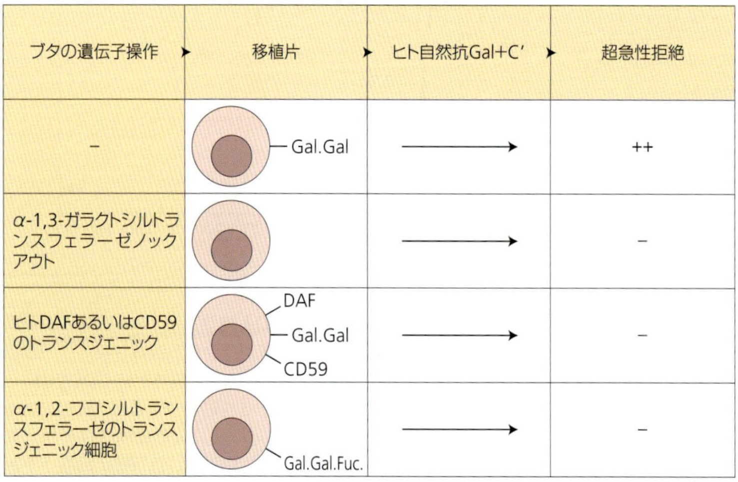

図 16.14 異種移植片に対する補体依存性超急性拒絶を回避するための戦略。 ブタ移植片細胞表面上の Galα-1,3-Gal に対して，ホストの抗ガラクトース自然抗体が反応して補体依存性の超急性拒絶が誘導される。α-1,3-ガラクトシルトランスフェラーゼノックアウトブタから得た心臓や腎臓をヒヒに移植すると，移植片は比較的長期間，機能する。ヒト補体制御タンパク質の decay accelerating factor（DAF）や CD59 を発現するトランスジェニックブタからの心臓も，同様に比較的長期間生着する。ブタ細胞に α-1,2-フコシルトランスフェラーゼ遺伝子を導入すると，血液グループ H の末端糖が変換されて，抗ガラクトース抗体による細胞傷害性に抵抗性となる。この他の回避法としては，α-ガラクトシダーゼ遺伝子や α-1,3-ガラクトシルトランスフェラーゼに反応する scFV をコードする遺伝子を導入することが考えられる。

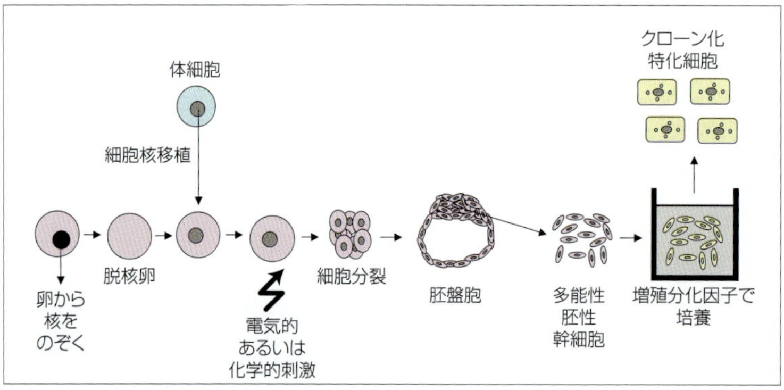

図 16.15 治療的クローニングのための細胞核移植。 受精卵の核を，乳腺細胞や皮膚細胞のような体細胞の核で置換する。この卵を電気的あるいは化学的に刺激して，細胞分裂を開始させる。胚へ発育させた後，幹細胞を単離し，適切な増殖分化因子とともに培養することで，希望する細胞種への分化が促進される。

現象が誘導される。この問題を解決するあらたな遺伝的操作の戦略の概略を図 16.14 に示す。

次に起こる可能性があるのは，**急性血管拒絶** acute vascular rejection で，6 日以内に起こり，ドナー内皮細胞上の異種抗原に対してあらたに抗体産生が誘導される。インターロイキン12 や IFNγ は異種移植片の急性血管拒絶を阻害し，また，IFNγ は長期にわたり NO（一酸化窒素）の産生を促進して血管の収縮を抑制することで，移植片に対して保護的に働く。Brequinar sodium（図 16.9）は，ピリミジン生合成を阻害し，B，T 細胞による反応を抑制する薬剤で治験に用いられてきたが，寛容誘導ほどのよい結果は得られていない。α-1,3-ガラクトシルトランスフェラーゼ遺伝子をノックアウトしたブタの心臓や腎臓をヒヒに移植する試みがなされているが，かなり強力な免疫抑制療法を行ってもあまりよい結果が得られず，腎移植の際に寛容誘導を目的として胸腺移植までしても結果は同様である。

たとえ，免疫学的問題が解決したとしても，長期的に異種移植片が本当にヒトに適合性があるかは不明である。また，多くの動物種において白血病を起こすウイルスと似た**ブタ内在性レトロウイルス** porcine endogenous retrovirus（PERV）の存在も大きな問題である。PERV-A レセプターの PAR-1 や PAR-2 はヒト組織に広範に分布しているが，このウイルスがヒト細胞に感染して有害な事象を引き起こすかは不明である。

幹細胞療法

理想的な移植とは，完全にレシピエント自身の細胞由来のものである。つまり自己移植片であり，免疫抑制の必要性がないことである。骨髄等のさまざまな成人臓器から幹細胞を単離することは可能である。たとえばラットの心筋梗塞モデルにおいて，ヒ

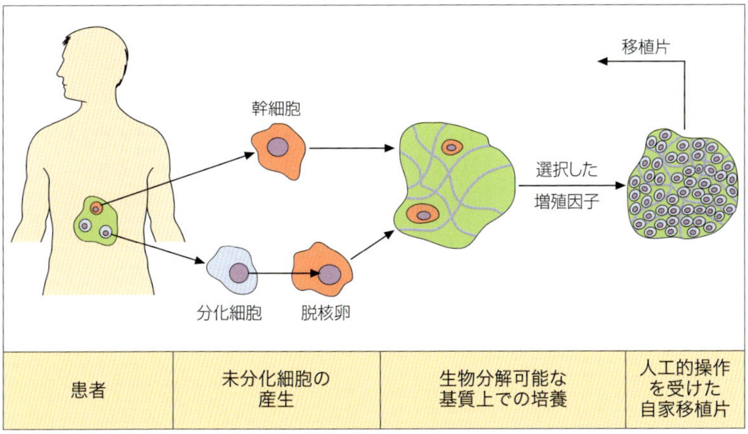

図 16.16 組織工学による自家移植片をつくりだす試み。患者から，直接に成人幹細胞，あるいは核を除いた卵母細胞へ核移植して得た未分化細胞のいずれかを入手する。これらの細胞を生体内で分解可能な基質上で適切な増殖因子とともに培養し，機能的な分化細胞が集合した組織を得ることにより，自家移植片をつくりだすことが将来可能になるかもしれない。

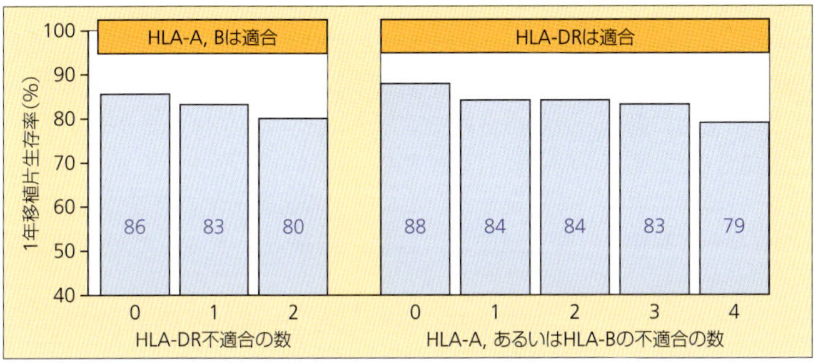

図 16.17 ヨーロッパでの初回死体腎移植の生存率（1993 年 1 月から 1997 年 12 月（n=12584），HLA-A，HLA-B と HLA-DR の不適合に基づく）。どちらのデータにおいても，ミスマッチの少ないほうがよい移植成績が得られている。（$p<0.001$）（Eurotransplant International Foundation Dr. Guido Persijn，Dr. Jacqueline Smits 提供）。

ト骨髄由来の多能性幹細胞の治療的投与が血管新生や心筋新生を誘導することが示されてきた。最近の細胞核移植技術の進歩によって，胚性幹細胞を用いた治療的クローニングの可能性が出てきた（図 16.15）。比較的未分化な幹細胞を成熟した状態に分化させるために必要な種々の増殖因子が明らかになりつつあり，たとえば再生医療のための膵，神経，肝細胞や輸血のための赤血球等が試験管内でつくられるようになってきた。衝撃的な進歩として，成熟動物由来細胞から初めてクローン化されたヒツジの「ドリー」がある。このような再生医学的なクローニングにより，クローン化ヒト胚を再移植し，クローン人間をつくる目的で使えるか，ということに関心がもたれている。しかし，治療的クローニングの場合，幹細胞の培養は数日しか許されておらず，幹細胞を得てその後 *in vitro* で分化させて増殖させる目的で使うのみである。この分野の主要な進歩としては，2005 年にイギリスのニューカッスル大学のチームが，ヒトの胚盤胞のクローニングに成功している。この強力な技術は，神経変性疾患や心疾患，糖尿病，外見の損傷や，他の多くの病気において革新をもたらす可能性がある。マトリックス上で幹細胞を培養して組織や臓器全体までつくるための可能性があり，同種移植片拒絶の問題解決の糸口を与えてくれるかもしれない（図 16.16）。

臨床における移植の実際例

▶ 免疫学的特権部位

角膜 cornea は免疫抑制を行わなくても生着する。血管に乏しいためレシピエントを感作しないのである。さらに，局所的に TGFβ や IL-1R のような免疫抑制因子が産生され MHC 発現が阻害されていることや，浸潤リンパ球にアポトーシスを誘導する FasL が発現することにより，角膜は拒絶されにくい。しかし，レシピエントが前感作されていれば，常に生着するとはかぎらない。軟骨の移植も角膜と同様な理由で成功するが，さらに，基質が保護的に働くので生着しやすい。骨や血管の場合には，万が一，移植片が死んでもレシピエント側から構成細胞が補給される。

▶ 腎移植

これまでに数多くの腎移植が行われ，患者管理技術の向上とともに移植片の生着率が高くなっている。長期(5 年以上)で見ると，HLA-A，HLA-B，HLA-D 遺伝子座をマッチさせることが好ましい(図 16.17)。

患者は尿毒症があるために免疫応答性が一部低下している。腎移植片の長期間の管理には，通常，三剤併用療法，すなわちシクロスポリンのようなカルシニューリン阻害剤，アザチオプリン(現在はミコフェノール酸モフェチルをかわりに使うことが多い)とプレドニゾロンのようなコルチコステロイドの併用が行われる(図 16.11)。あらたな方法として，シクロスポリンとラパマイシンあるいはその他の免疫抑制剤との相乗効果を期待して併用することが行われている。もし拒絶反応のために腎機能低下があれば，腎透析が可能である。前に述べたが，異種移植も注目されている。免疫複合体形成による糸球体腎炎患者に対する移植の場合には，通常の免疫抑制剤治療が移植腎への複合体形成に対して阻害的に働く。患者が抗糸球体基底膜抗体を有する場合(たとえば，グッドパスチャー症候群患者)には，移植前に血漿交換と免疫抑制剤投与が必要で，さもないと移植腎が抗体により傷害される。

▶ 心移植

心移植の臓器 1 年生存率は 85%以上にまで上昇し(図 16.18)，これは前述の免疫抑制剤併用療法の導入によるものである。拒絶の問題をのぞいて，心移植により恩恵を被る患者数は健康な心臓をもって死亡する人の数よりも多い。異種移植や補助臓器についてさらなる開発が必要である。

▶ 肝移植

肝臓を通常の位置に移植する場合，その生存率は心移植よりわずかに低い程度である(図 16.18)。タクロリムスは肝臓に対する栄養効果があることから，肝移植では好んで用いられる。拒絶反応が始まるとステロイドの大量療法が行われるが，無効であれば，抗リンパ球グロブリンが投与される。肝臓の臓器保存のためには，ラクトビオネートを含む完全合成型のコロイドハイドロキシエチルスターチソリューションが用いられる。この薬剤の開発により 24 時間以上の肝保存が可能になり，肝移植において戦略的な革命がもたらされた。手術適応がないと判断された原発性肝癌や胆管癌の予後改善のために，肝臓を中心臓器として複数臓器の同時移植が行われた(たとえば，肝と膵，肝と膵と胃と小腸，あるいは大腸を含めて)。しかし，その結果はあまりよくなく，肝癌に対して移植を受けた患者の 3/4 が 1 年以内に再発している。いずれ組織工学の発達とともに，成人細胞から自己の肝臓ができることが期待される。

ブタでの肝移植実験で予想外の結果が明らかになった。それは，多くの動物が何カ月もの間，まったく免疫抑制なしに健康な状態で移植臓器を保持し，同じドナーからの皮膚や腎の移植片に対して不応答状態になったことである。すなわち，ドナーの肝内造血幹細胞や未成熟樹状細胞によって真の寛容が誘導されたのであり(上記参照)，また，おそらく肝実質から可溶性 MHC クラス I が多量に放出されたこともその理由の 1 つであろう。

アルブミン産生等の選択的な不足を補正するために，単離肝細胞をコラーゲンコートした微小キャリアーに結合させ，腹腔内に投与することが実験的に

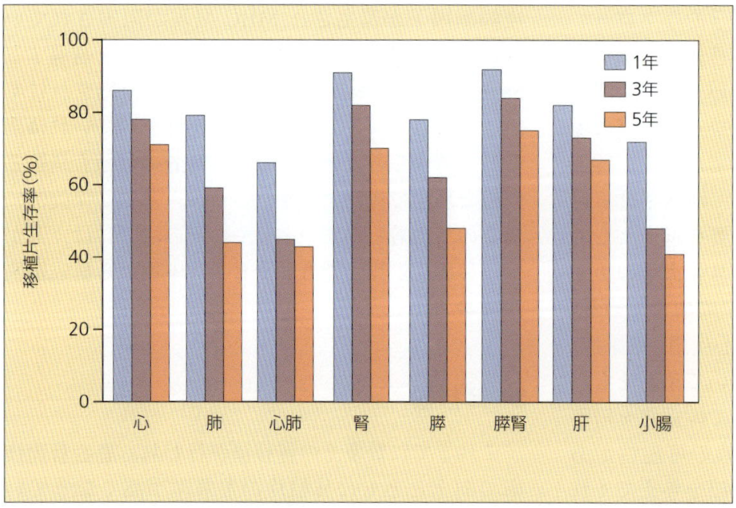

図 16.18 アメリカにおける 1995～2002 年の間に行われた初回移植の移植片生存率。複数回目の移植では，おおむね生着率がやや低めである。(Organ Procurement and Transplantation Network, http://www.optn.org/optn からのデータ)。

行われている。このような方法は魅力的で，一般的な遺伝子治療のためのキャリアーとしてより広く応用できる可能性がある。

▶ 骨髄移植と造血幹細胞移植

ある種の免疫不全症や再生不良性貧血の患者は明らかに，**骨髄移植**や，**末梢血幹細胞移植**の適応となる。これらの細胞は，血液を構成するすべての細胞に分化できることから，骨髄移植，造血幹細胞移植は，強力な化学療法や癌細胞根治のための放射線全身照射を受けた白血病，リンパ腫，骨髄種，転移性乳癌などの患者にも用いられる。

骨髄には造血幹細胞だけでなく，軟骨や腱，骨などになる間葉系幹細胞も存在する。骨髄を 5～10 回，増殖因子を用いて培養して増殖させると，骨形成不全症 osteogenosis imperfecta という遺伝性異常の子どもの治療に利用できる。この疾患では造骨細胞が欠陥のあるⅠ型コラーゲンを産生し，その結果，骨量減少や著しい骨奇形が見られる。重症複合免疫不全 severe combined immunodeficiency（SCID）の子に対しては，父親の骨髄中から幹細胞マーカー $CD34^+$ 細胞を濃縮して子宮内移植することにより良好な結果が得られている。現実的な立場から考えると，臍帯血が骨髄のかわりになるだけの十分な造血幹細胞があると期待されてきたが，より便利な方法として，顆粒球コロニー刺激因子 granulocyte colony-stimulating factor（G-CSF）のようなサイトカインを用いてドナー幹細胞を骨髄から末梢血に移動させ，末梢血幹細胞 peripheral blood stem cell（PBSC）を増加させるというものがある。自己PBSC（骨髄破壊的治療の前に採取する $CD34^+$ 細胞を含む）や同種 PBSC は，移植後，骨髄と比べて好中球数や血小板数の回復が早く，多くの施設で急速に骨髄のかわりの幹細胞供給源として用いられるようになってきている。同種細胞は移植片対腫瘍効果をもつが，これは移植片対宿主 graft versus host（GVH）病（下記参照）よりもより強いものでないといけない。造血幹細胞移植は，レシピエント中にキメリズムを誘導して同種反応性リンパ球を不活化したり除去するようになることから，実質臓器移植の際にドナー抗原への寛容を誘導する 1 つの機構としても検討されている。

移植片対宿主（GVH）病は移植片中の同種 T 細胞によって誘導される

GVH 病は，骨髄や末梢血由来の同種 T 細胞によりレシピエント抗原が認識されて生じるもので，重大な，時には致命的な問題を引き起こす。ただし，GVH 病の頻度は，あらかじめ細胞毒性のある抗 T 細胞モノクローナル抗体を投与して T 細胞を除去しておくと，低くなる。

同種細胞移植を GVH 病なしに生着させる方法として期待されているのが，レシピエント骨髄破壊をせずに共刺激の阻害（図 16.12）等の戦略を用いる方法である。これまでは，移植成功には，特に致命的な GVH 反応を避けることが必要で，そのために HLA が高度に適合したドナーが必要とされ，通常，もっともよいドナーは兄弟の中で見つかることが多かった。非 HLA のマイナー移植抗原のマッチングも疑いなく重要だが，適合させるのはより難しい。急性 GVH 病は同種細胞を投与後，はじめの 100 日のうちに生じ，まず皮膚，肝臓，胃腸に症状が現れる。TNF や IL-1R に対する抗体を投与すると，致死的状況から回避できることがある。現在の治療ではプレドニゾロンのようなステロイドをシクロスポリンやタクロリムスとともに用いるが，メソトレキサートも用いると有効性が上がるといわれている。慢性 GVH 病（100 日以降）はその病変が皮膚と肝臓にかぎられていれば予後良好であるが，多臓器に生じると，臨床的には進行性全身性硬化症に類似し，予後不良である。患者はシクロスポリンとプレドニゾロンの投与を受ける。GVH 病の原因は，初期では傷害を受けた宿主細胞から IL-2，TNF，IFNγ が分泌されることが関与しており，ドナーとレシピエント双方の樹状細胞がドナーの Th1 細胞を活性化して IL-2 や IFNγ を分泌させるようにしてしまう。レシピエントは，ドナー由来の細胞傷害性 T 細胞や NK 細胞から，Fas-FasL やパーフォリン/グランザイム B 経路でのアポトーシス細胞死誘導による攻撃を受け，最後に TNF 産生によりとどめが刺される。この GVH 病の過程の抑制に，$CD4^+CD25^+$ $Foxp3^+$Treg 細胞が効果を示す可能性があり，現在，評価のための動物実験が行われている。

▶ 他の臓器と組織

拒絶の過程を制御する技術の進歩とともに，他の種々の移植医療における効果が期待される。たとえばⅠ型糖尿病では移植件数が急速に増加している。現在，膵腎同時移植の 5 年生存率は約 75%である（図 16.18）。単離した膵島細胞移植は膵移植に比べて大きな手術の必要もなく，免疫抑制の必要性は低いようで，より魅力的な方法である。膵島回収のためには，脳死ドナーの膵管にコラゲナーゼを注入し，膵島を濃度勾配遠心によって回収する。これらの細胞をレシピエントの門脈に注入すると，肝類洞へ生着するようになる。最近では，生体ドナーから膵臓の一部のみを摘出して，そこから膵島を単離できるようになった。ただし，インスリン注射のかわりとして膵島細胞移植を行うことの有用性は，移植の際の免疫抑制のリスクとバランスをとって考えてみる必要がある。

肺移植や心肺同時移植での 5 年臓器生存率は 43〜44%ほどで，改善はしてきているが，まだ満足がいくものではない(図 16.18)。小腸移植も改善の必要があり，5 年移植片生存率は今のところ 41%である(図 16.18)。致命的な熱傷患者に対する皮膚移植がより実現可能なことも望まれている。神経組織の移植はパーキンソン病やハンチントン病，脳卒中のような神経脱落の状況にある患者にとって有益であろう。実際，ヒト胎児からの中脳組織をパーキンソン病患者の脳に移植すると，胎児由来のドーパミン産生神経がレシピエントの脳の神経回路へ集積するようになる。中には数年のうちに L-ドーパによる治療を中止できる者もいる。しかし，このような移植は日常的とはいえず，臨床試験の結果もまちまちである。したがって，研究者は神経のもとである幹細胞に注目しているが，特定の神経をつくるのに適切な増殖因子や培養条件は，さらなる評価が必要である。

成人癌患者が変異原性の高い抗癌剤治療を受ける際には精子を守るために精子の凍結保存を行うことができる。これは思春期前の男子には使えないので，かわりに精原幹細胞を凍結保存し，治療の後にもとに戻す方法がある。成熟精子への分化を助けるセルトリ細胞は正常に機能するからである。精原細胞を戻す前に，何か遺伝的欠損があれば，それを同定して修正できる可能性はあるが，倫理委員会は「フランケンシュタイン」のような怪物をつくるような話は認めようとしない。より実現可能なのは，セルトリ細胞の不全のために男性不妊となっている場合は，健常人からのセルトリ細胞とともに精原細胞を培養して成熟精子をつくる方法である。

冠動脈バイパス手術は自家移植で，下肢の伏在静脈，内胸動脈や腕の橈骨動脈などが用いられる。閉塞あるいは傷害された冠動脈をバイパスするのに自家血管が移植されるのである。身体の他の部位での血管移植では，ダクロン Dacron やポリテトラフルオロエチレン polytetrafluoroethylene (PTFE) 等の素材による人工血管や，自己移植片，まれではあるが，同種移植片を用いることができる。人工血管をつくる研究が進んでおり，たとえばフィブロネクチンをコートした生物分解性のポリマーを足場としてヒト幹細胞を結合させ，血管内皮増殖因子等の適切なメディエーターの存在下で培養する方法がある。

胎児は潜在的な同種移植片である

異種集団における遺伝的多型性の結果，母体と胎児はほぼ確実に MHC が異なる。母体血液と絨毛膜外胚葉からなるヒト胎盤では，免疫能をもつリンパ球を含む母体血液が胎児の栄養膜細胞と接して循環しており，母体側に抗 HLA 抗体や細胞傷害性リンパ球が存在し，免疫応答が発達しているにもかかわらず，胎児は何らかの方法を用いて同種移植片拒絶を免れている。実際，前もって皮膚移植により母親を感作しても妊娠に影響はなく，栄養膜細胞は免疫学的に守られていることがわかる。実際，ほとんどの細胞傷害性機構に対しては抵抗性を示すが，IL-2 により活性化された NK 細胞に対しては影響を受けやすい。最も細胞傷害性の高い機構に抵抗性がある。このことについては，図 16.19 にまとめた。

胎児が母親から守られているもっとも大きな理由は，疑うまでもなく，胎盤の栄養細胞合胞体層と細

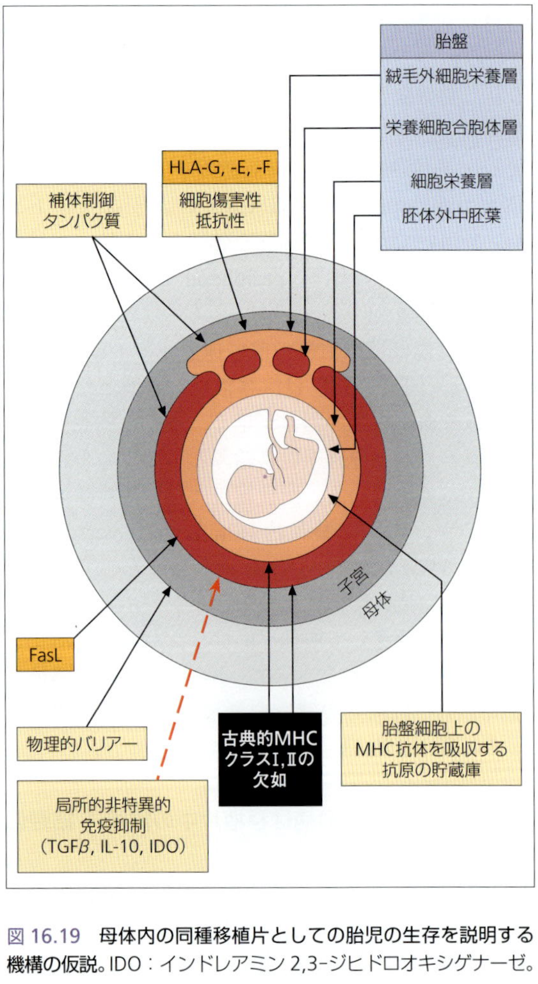

図 16.19　母体内の同種移植片としての胎児の生存を説明する機構の仮説。IDO：インドレアミン 2,3-ジヒドロオキシゲナーゼ。

胞栄養層には古典的 MHC クラスⅠ，クラスⅡ抗原が発現していないことで，このために胎児は同種抗原攻撃から守られる。これらの MHC 遺伝子制御の重要な変化に加えて，絨毛外の細胞栄養層上には非古典的 HLA-G，HLA-E，HLA-F タンパクが発現している。これらの分子は遺伝的多型が非常に少なく(現在のところ，HLA-G，HLA-E，HLA-F それぞれ 6 個，3 個，4 個の変異体が報告されている)，これらが NK 細胞からの攻撃から守る。一方，NK 細胞は，通常は，MHC クラスⅠを発現しない細胞を攻撃する。母親では，父親の MHC に反応する IgG 抗体が初妊娠の約 20％に認められるが，妊娠経験があるものでは 75～80％に認められる。これらの抗体の中には HLA-G に交差反応するものもあるが，補体によるトロホブラストへの攻撃は細胞表面上の C3 変換酵素を不活化する制御タンパクによって阻止される(p.319 参照)。一方，補体制御タンパク Crry ノックアウトマウスでは胎盤の炎症が起き，胎児が失われる。これらのマウス胎盤の免疫組織学的解析では，補体構成分子の蓄積が認められるが，補体分子 C3 のノックアウトマウスと交配させると，Crry 欠損による影響は消失する。このことは，少なくともマウスにおいては，補体活性化の抑制が，半同種抗原としての胎児を維持する機構の 1 つであることを示している。Fas リガンドが母体と胎児の間のトロホブラストに存在しており，胎児への免疫攻撃を制限するのに貢献しているのかもしれないが，FasL を欠損する *gld* マウスも，Fas を欠損する *lpr* マウスも正常に生まれ生存するため，この機構は妊娠維持には必須ではないと思われる。トロホブラスト細胞やマクロファージ中には異化酵素のインドールアミン 2,3-ジオキシゲナーゼが存在し，これが細胞毒性をもつトリプトファン代謝物を産生することによって T 細胞，B 細胞，NK 細胞の活性化を抑制する。

サイトカインは着床後の妊娠において種々の役割をもつ。CSF-1 や GM-CSF などの増殖因子は胎盤を栄養する作用をもち，子宮内でリポ多糖(LPS)やインターフェロンへの曝露により NK 細胞の活性化が起こると，腫瘍成長因子β(TGFβ)が産生されて流産の危険性を防止しようとする。実際，制御性 T 細胞が産生する免疫抑制性の IL-10 や TGFβ が，胎児に対する免疫学的攻撃の抑制に中心的な役割を果たしている可能性がある。これを支持することに，$CD4^+CD25^+CTLA\text{-}4^+GITR^+FoxP3^+$ を示す自然発生的制御 T 細胞の特徴をもつ細胞は，ヒトの初妊娠や 2 回目以降の妊娠中に，血中にも脱落膜中にも増加している。マウスにおいてこのような制御 T 細胞を除去すると，胎児が免疫学的に拒絶されることが報告されている。

まとめ

移植片拒絶は免疫応答である

- 拒絶反応 rejection は，特異的な反応で，二次応答が強く，リンパ球や移植片に特異的な抗体が産生されて起こる。

移植抗原の遺伝的制御

- 脊椎動物では主要組織適合抗原複合体(MHC)が最も強力な移植片反応を引き起こす。
- 両親の MHC は同時に細胞表面に発現する。
- 兄弟では 1/4 の確率で MHC が同じである。

MHC 不適合による他の影響

- 遺伝的に異なるリンパ球どうしが出会うと，MHC クラスⅡ分子が増殖や芽球化等の混合リンパ球反応を起こす。
- MHC クラスⅡの相異は，免疫学的に寛容された移植片由来のリンパ球がホスト抗原に対する反応(移植片対宿主〈GVH〉反応)の主な原因となる。

移植片拒絶の仕組み

- 超急性拒絶 hyperacute rejection は，もとから存在している抗体により，数分以内に起こる。
- 急性初期拒絶は拒絶反応の第 1 段階で，$CD8^+$リンパ球が主に役割を果たす。
- 同種移植片の拒絶の強度は，直接同種 MHC を認識する同種特異的前駆細胞の数が重要で(直接経路)，後期拒絶では自己 MHC によって提示された同種ペプチドがより重要である(間接経路)。
- 急性後期拒絶は 11 日以後に見られ，免疫グロブリンや補体が移植片の血管へ結合することで起こる。
- 潜在性進行性後期拒絶は免疫複合体の組織への沈着により起こる。

移植片拒絶の予防

- ドナーやレシピエント側の血液型(ABO)や MHC を一致させることで最小限にできる。MHC 抗原は血清学的，分子遺伝学的手法により決定する。
- 拒絶は細胞分裂阻害剤(たとえばアザチオプリン)や抗炎症剤のステロイド，抗リンパ球モノクローナル抗体等の一般的な免疫抑制剤により防止できる。シクロスポリン，タクロリムス，ラパマイシンは T 細胞特異的に働く薬剤である。シクロスポリンやタクロリムスは細胞側のリガンド(それぞれ，シクロフィリン A，FKBP)と複合体を形成し，IL-2 の転写因子 NFAT を活性化するホスファターゼのカルシニューリンを阻害する。一方，ラパマイシンは(これも FKBP と複合体をなし)細胞増殖に関わる TOR キナーゼを阻害する。

- 寛容誘導による抗原特異的な免疫応答の抑制は，同種骨髄移植の際に CD154(CD40L)抗体と CTLA-4-Ig 融合タンパク質を投与することにより実現可能である。樹状細胞の前駆細胞も B7 共刺激のない状態で抗原提示をすることにより，免疫寛容を誘導できる。

異種移植

- ヒトにブタの臓器を移植すると，ブタ細胞上のガラクトース-α-1,3-ガラクトース糖鎖構造に対する自然抗体によって超急性拒絶が起こるとともに，異種抗体反応のために移植後に産生される抗体によって急性血管拒絶が起こるが，これらの問題を回避する方法が開発されつつある。

幹細胞療法

- 幹細胞はさまざまな成人組織から単離が可能で，自家移植の材料として使用することができる。
- 細胞核移植を利用して胚性幹細胞が作成され，特異的増殖因子により分化させることができる。

移植における臨床の実際例

- 角膜と軟骨の移植片は血管が少なく，また，局所的に免疫抑制因子を産生するために，比較的よく生着しやすい。
- 腎移植は，一般的な免疫抑制の継続が必要にもかかわらず，臨床成績はよく，最も広く行われている。
- 心，肝移植は，特にシクロスポリンの使用により成功率が高くなっている。肺は少し成功率が低い。膵臓から単離した膵島細胞はⅠ型糖尿病の治療として広まりつつある。
- 免疫不全症や再生不良性貧血に対する骨髄移植は，MHC が適合する兄弟間では受け入れられるが，同種移植の場合には GVH 病を防ぐのは困難で，移植骨髄中の T 細胞を除去したり，共刺激因子の阻害により免疫寛容を誘導する必要がある。骨髄のかわりに，G-CSF により骨髄から末梢血へ移行させた末梢血幹細胞も使用可能である。
- パーキンソン病において神経組織の移植により一部成功例がある。
- 人工血管等のさまざまな組織工学を利用したアプローチが現在行われている。

同種移植片としての胎児

- 胎児は母体とは MHC が異なるので一種の移植片として考えられるが，胎児は母体からの攻撃から保護されているはずである。
- 胎児の保護機構の主なものは，胎盤の外層をなす栄養細胞合胞体層と細胞栄養層上に古典的 MHC クラスⅠ，Ⅱ分子が発現していないことである。
- 絨毛外の細胞栄養層上は非古典的 MHC クラスⅠタンパク質である HLA-G，HLA-E，HLA-F を発現し，これらが母体由来の NK 細胞による細胞傷害性を抑制しているのかもしれない。
- 栄養層細胞表面には補体制御タンパクが発現し，これが C3 変換酵素を破壊するために，補体依存性の細胞傷害を防いでいる。
- $CD4^+CD25^+FoxP3^+$ 制御 T 細胞が局所的に IL-10 や TGFβ を産生するとともに，インドールアミン 2，3-ジオキシゲナーゼがトリプトファン分解をすること，また FasL が発現していることなどが相まって，胎児は母体から保護されていると考えられる。

文献

Al-Khaldi A. & Robbins R.C. (2006) New directions in cardiac transplantation. *Annual Review of Medicine* **57,** 455–471.

Austen K.F., Burakoff S.J., Rosen F.S. & Strom T.B. (eds) (2001) *Therapeutic Immunology*, 2nd edn. Blackwell Science, Oxford.

Borel J.F. *et al.* (1996) *In vivo* pharmacological effects of cyclosporine and some analogues. *Advances in Pharmacology* **35,** 115–246. (An in-depth review of the field by the discoverer of cyclosporine and his colleagues.)

Fairchild P.J., Cartland S., Nolan K.F. & Waldmann H. (2004) Embryonic stem cells and the challenge of transplantation tolerance. *Trends in Immunology* **25,** 465–470.

Halloran P.F. (2004) Immunosuppressive drugs for kidney transplantation. *New England Journal of Medicine* **351,** 2715–2729.

Hwang W.S., Ryu Y.J., Park J.H. *et al.* (2004) Evidence of a pluripotent human embryonic stem cell line derived from a cloned blastocyst. *Science* **303,** 1669–1674.

Jiang S., Herrera O. & Lechler R.I. (2004) New spectrum of allorecognition pathways: implications for graft rejection and transplantation tolerance. *Current Opinion in Immunology* **16,** 550–557.

Ricordi C. & Strom T.B. (2004) Clinical islet transplantation: advances and immunological challenges. *Nature Reviews Immunology* **4,** 259–268.

Rocha P.N., Plumb T.J., Crowley S.D. & Coffman T.M. (2003) Effector mechanisms in transplant rejection. *Immunological Reviews* **196,** 51–64.

Sayegh M.H. & Carpenter C.B. (2004) Transplantation 50 years later—Progress, Challenges, and Promises. *New England Journal of Medicine* **351,** 2761–2766.

Shizuru J.A., Negrin R.S. & Weissman I.L. (2005) Hematopoietic stem and progenitor cells: clinical and preclinical regeneration of the hematolymphoid system. *Annual Review of Medicine* **56,** 509–538.

Starzl T.E. (2004) Chimerism and tolerance in transplantation. *Proceedings of the National Academy of Sciences of the USA* **101,** 14607–14614.

Trowsdale J. & Betz A.G. (2006) Mother's little helpers: mechanisms of maternal-fetal tolerance. *Nature Immunology* **7,** 241–246.

Walsh P.T., Taylor D.K. & Turka L.A. (2004) Tregs and transplantation tolerance. *Journal of Clinical Investigation* **114,** 1398–1403.

17 腫瘍免疫

はじめに

免疫系は，自己と非自己を識別し，非自己とみなされたものは危険であることから，身体から排除するように発達してきた。非自己であるものを厳密に区別しようとするあまり，この免疫系は時には自分と似たものにも作用することがある。免疫系の作用として適切な例として移植臓器における拒絶反応があるが，自己由来のものが重大な問題となる場合がある。癌がこの典型例である。

細胞の癌化と免疫監視機構

癌 cancer とは，通常ならば細胞の増殖や分化・生存を制御するコントローラーが誤作動したために引き起こされる一連の状態である。**悪性転換** malignant transformation した細胞は，正常な増殖システムからはずれ，周囲の組織に浸潤し，最終的には他の部位に転移して，転移性腫瘍を形成する。細胞の悪性転換は複数のステップからなり，その中には細胞周期への出入りや細胞死（アポトーシス）の調節に影響するいくつかの遺伝子の損傷が複合して見られる。癌ではしばしば，*myc* や *ras* のような細胞増殖を促進する遺伝子の**活性化変異**を伴い，これらの遺伝子由来のタンパク質は，その活性や安定性あるいは発現量が上昇している。これとともに，*p53* や *rb* などの細胞周期を阻害する遺伝子の**不活性化変異**がしばしば認められる。他にも多くの悪性腫瘍に共通した特徴として，*bcl-2* や *abl* のようなプログラム細胞死の調節に関与する遺伝子の発現制御異常がしばしば見られる。

癌はその由来組織や癌化の段階に応じて，成長速度や転移能，さらには治療に対する感受性が異なる。癌治療には主に，腫瘍塊を外科的に除去し，続いて抗癌剤を投与したり放射線を照射する治療がある。これらを単独あるいは組み合わせて用いることで，悪性細胞を殺し，その一方で，できるだけ多くの正常な（非悪性の）細胞を残すようにしている。たとえば，腫瘍をすべて取り除くことを期待しつつ，最少量の放射線照射量や細胞傷害性薬剤量を設定する治療法がその例である。

不幸なことに，腫瘍の中には非常に再発力が高くあらゆる治療法に対して抵抗性を示すものがある。多くの腫瘍は現在行われている治療法に対して感受性があるが，従来のほとんどの薬物療法では，腫瘍細胞と健康な非癌化細胞を区別することはできない。この点については，われわれの免疫系も同じ問題点を抱えている。これがまさに免疫系が癌細胞を除去できない理由である。これは，腫瘍に対して免疫応答がまったく起こらないのではなく，免疫応答は起きてはいるものの，その反応が十分でないために腫瘍の増殖にあまり影響しえないのである。その理由のひとつとして，腫瘍が免疫系からの攻撃を回避する手段を獲得しているためであり，また，積極的に腫瘍に対する免疫寛容を獲得しているためと考えられる。これに対して，免疫学者たちはこれまで長い間，免疫系が移植組織を非常に効率よく拒絶するのと同様に，癌化した細胞も免疫学的に除去できるはずであると考えてきた。

進化の系統樹をたどると，組織移植片を拒絶する能力は環形動物にまでさかのぼる。免疫応答における主要組織適合抗原複合体（MHC）に関する研究が行われるよりもずっと前に，Lewis Thomas は，生体内の細胞は常に**免疫学的監視** immunologic surveillance の下にあり，それにより，癌などの変異細胞は免疫細胞により認識・除去されることを示した。腫瘍細胞が免疫細胞に認識されるためには，腫瘍細胞が正常細胞とは異なる新しい分子を発現する必要がある。このような分子は**腫瘍抗原** tumor antigen とよばれる。

腫瘍抗原

免疫システムが有効な抗腫瘍反応を働かせるためには，腫瘍細胞が正常では生体内では見られない分

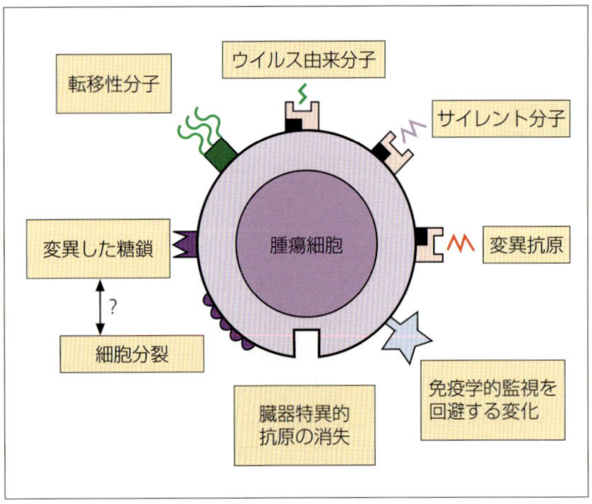

図 17.1　癌化に関連した細胞表面の変化。

子を発現するか，逆に，正常細胞に発現している分子を欠如させて，自らの存在を免疫細胞に知らせる必要がある（図 17.1）。後者の例として，すべての細胞表面に発現する MHC クラスⅠ分子がある。MHC 分子の発現が欠如すると，NK 細胞が認識して癌細胞を標的として攻撃し（p.72 参照），これにより，NK 細胞は免疫監視システムにおいて重要な役割を果たす。理想的な腫瘍抗原とは，正常細胞では発現せずに腫瘍細胞のみに発現し，腫瘍増殖に不可欠であり，抗腫瘍免疫により癌細胞が排除された後も，残存腫瘍があればその癌細胞上に常に発現しつづけているものであろう。腫瘍に非常によく発現して一部の正常な細胞にも発現している抗原も標的抗原となりうるが，この場合には攻撃した場合，正常組織に対する損傷が許容範囲内でありうるかどうかによる。しかし，これまでに同定された腫瘍抗原の中にはこのような理想的な条件に合うものはほとんどない。ほとんどの腫瘍タンパク質は非変異性のタンパク質や，あるいは腫瘍により異常発現するようになった分子である。腫瘍形成の原因である**ゲノムの不安定性** genomic instability によって生じる変異タンパク質も腫瘍抗原となることがある。これらのものの多くは特定の患者の腫瘍にのみ特異的に発現していて腫瘍特異的でなく，有用性がかぎられている。

▶ 腫瘍抗原の同定

腫瘍抗原の同定にはこれまで多くの方法が用いられてきた。その 1 つは，癌患者の末梢血や腫瘍組織から腫瘍反応性 T 細胞を分離し，これをエフェクター細胞として，腫瘍由来の cDNA ライブラリー由来遺伝子を導入した自己標的細胞をスクリーニングする方法である（図 17.2）。この方法では，特定の cDNA を導入した細胞に反応して T 細胞が増殖し，この cDNA によってコードされるタンパク質を腫瘍抗原候補として同定する。他にも，腫瘍細胞の MHC 分子から溶出したペプチドを用いる方法がある。このペプチドを抗原提示細胞に添加して，腫瘍反応性リンパ球が増殖するかをテストする。陽性反応を示したペプチドは精製して塩基配列を決定することにより，腫瘍抗原を同定できる。これは必ずしも技術的に簡単ではないが，理論的には可能な方法である。

SEREX（serological analysis of recombinant cDNA expression library）（組換え **cDNA 発現クローニングによる血清学的抗原の同定**）法は，癌患者の希釈した血清を用いて，癌組織由来 cDNA ライブラリーによってつくられたタンパク質に対して反応する抗体をスクリーニングする方法である（図 17.3）。この方法は，抗腫瘍抗体ができるためには腫瘍抗原に特異的なヘルパー T 細胞が存在するという仮定に基づいている。SEREX 法で単離された 1,500 個以上のタンパク質抗原はすべて腫瘍抗原の候補となりうるもので，十分な数の腫瘍抗原候補が得られる。しかし，*in vitro* の実験系では必ずしも理想的あるいは適切な腫瘍抗原を選べない可能性がある。生体外では抗原となるタンパク質も *in vivo* で十分な抗原性を示すとはかぎらず，このため，候補となる腫瘍抗原が本当に生体内で機能するのかを確認しないといけない。しかし，このような問題はあるものの，腫瘍抗原は実際に存在する。以下にそのいくつかの例について述べる。

▶ ウイルスによって制御される抗原

腫瘍の一部は**発癌性ウイルス** oncogenic virus の感染によって発生する。発癌性ウイルスの例としては，リンパ腫を発症するエプスタイン-バーウイルス Epstein-Barr virus（EBV），白血病を発症するヒト T 細胞白血病ウイルス human T cell leukemia virus 1（HTLV-1）や，子宮頸癌を発症するヒトパピローマウイルス human papilloma virus（HPV）などがある。これらのウイルスは感染後に，細胞増殖や細胞分裂に関わる**細胞由来の癌遺伝子** cellular oncogene と相同性をもつ遺伝子を発現し，そのために感染細胞に悪性の形質転換を誘導する可能性がある。そのような腫瘍細胞表面の MHC にウイルス由来のペプチド抗原が結合すると，強力な移植抗原となり，特異的な細胞傷害性 T 細胞（Tc）を誘導する可能性がある。特定のウイルスの感染によって生じた腫瘍は，その細胞の由来に関係なく，すべて同じ表

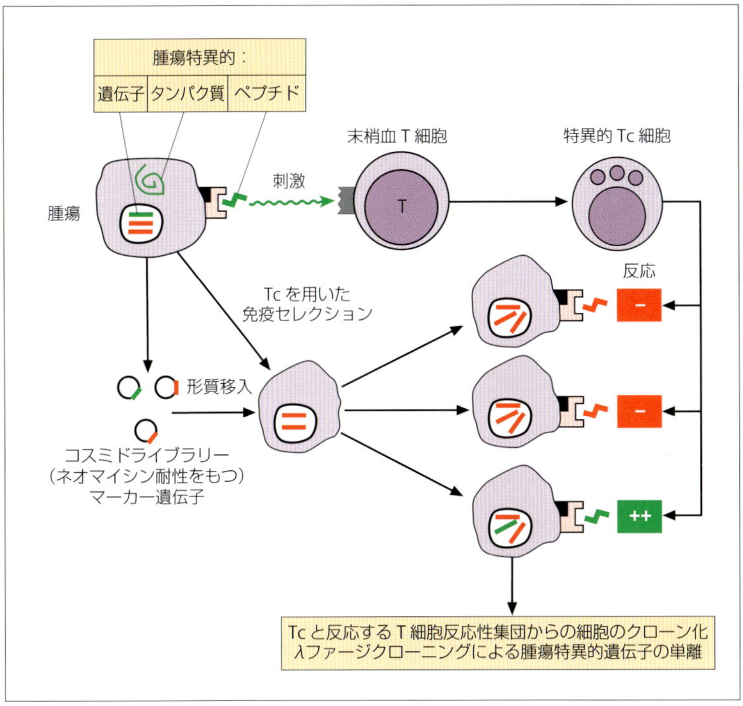

図 17.2　腫瘍-リンパ球の混合培養から得られた腫瘍特異的細胞傷害性T細胞（Tc）クローンを用いた腫瘍特異的遺伝子の同定。 腫瘍DNAを組み込んだコスミドライブラリーを，Tcを用いて免疫選択（免疫セレクション）された野生型腫瘍由来の抗原陰性細胞に，遺伝子導入する。遺伝子導入された細胞を小分けしてTcに対する反応性を調べる。陽性反応を示した細胞を限界希釈法によりクローン化する。このようにして腫瘍特異的遺伝子（*MAGE-1*）は抗原陽性ウェルからクローニングされた。（van der Bruggen P. *et al.*〈1991〉*Science* **254**, 1643. © 1991 by the AAAS）。*MAGE-1* は12個の遺伝子ファミリーの1つである。さらに，*MART-1*，*gp100*，チロシナーゼなどのメラノーマ特異的な遺伝子が発見された。

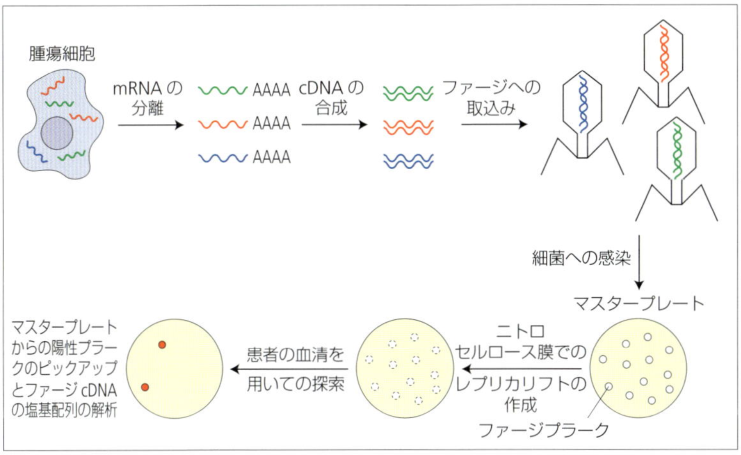

図 17.3　SEREX法（組換えcDNA発現クローニングによる血清学的抗原の同定法）を用いた腫瘍抗原の同定。 SEREX法では，腫瘍生検組織から分離したmRNAでcDNA発現ライブラリーをつくり，バクテリオファージに組み込む。菌をファージライブラリーに感染させ，腫瘍由来のタンパク質が発現できるように培養する。細菌叢のレプリカをニトロセルロース膜上に移し，癌患者由来の希釈血清を用いて反応性抗原を探索する。患者血清中の抗体で検出される腫瘍由来タンパク質発現コロニーからファージを単離し，このファージ中のcDNAの塩基配列を決定することにより，腫瘍抗原を同定できる。

面抗原をもつはずである。このことから，ウイルス性腫瘍細胞に対する免疫を行うと，その後，変異のない同じウイルスによって生じる腫瘍は拒絶されるようになる（道しるべ17.1）。残念なことに，原因ウイルスが異なるとこのような拒絶反応はまったく誘導されない。

▶ 正常では発現していないサイレント遺伝子の発現

癌細胞では制御不能な細胞分裂が起こり，このために正常では機能しない遺伝子（**サイレント遺伝子**）が発現できるような環境ができる。これらのサイレント遺伝子には胎生期初期にのみ発現する分化抗原をコードするものがある。このような抗原が**腫瘍胎児性抗原** oncofetal antigen として発現する。その代表的なものとして肝癌細胞で発現するα-フェトプロテインや消化器癌で発現する**癌胎児性抗原** carcinoembryonic antigen（CEA）がある。別の例として，神経堤由来腫瘍と胎児のメラノサイトに反応するモノクローナル抗体が存在する。SSEA-1に反応するモノクローナル抗体もある。SSEA-1は，さまざまなヒト腫瘍やマウスの胎生初期に見られるが，ヒト成体では顆粒球や単球のみに発現する。

その後，驚くべき研究の進展が見られた。ウイルスの核タンパク質が細胞質で発現するとプロセシン

道しるべ 17.1　腫瘍は免疫応答を誘導できる

腫瘍関連抗原に関する最初の確かなエビデンスは，Prehn と Main の研究による。彼らは，**化学物質誘導腫瘍**は自分自身に対する免疫応答を誘導できるが，同じ発癌物質によって誘導された他の腫瘍に対しては免疫応答を誘導できないことを明らかにした(図 M 17.1.1 a)。これとは異なり，発癌性ウイルス誘導腫瘍は，ウイルスゲノムをもつすべての腫瘍細胞表面にウイルス由来ペプチドが提示され，その結果 1 つの腫瘍に対してできた細胞傷害性 T 細胞は，同じウイルス由来のすべての腫瘍細胞と反応する(図 M 17.1.1 b)。

腫瘍免疫における劇的な進歩は，Boon らによってもたらされた。彼らはまず，純系マウスで移植可能な腫瘍を用いてランダムな変異体誘導を行うと強い移植抗原をもつ変異腫瘍株ができることを示した。これらの変異腫瘍は，正常な免疫系をもつ同系マウスでは成長できず，このために彼らはこの変異体を **tum−変異株**とよんだ。次に，tum−変異体特異的な Tc クローンを用いて，変異遺伝子をもつコスミドクローンをスクリーニングする方法を開発した(図 17.2 参照)。腫瘍における変異が強い移植反応を誘導できるということと，細胞傷害性 T 細胞を用いて対応抗原を同定するという 2 つのことは，非常に大きなブレークスルーであり，腫瘍免疫に非常に大きな発展を促すとともに，腫瘍免疫が癌研究の中心的研究領域として位置づけられるきっかけとなった。

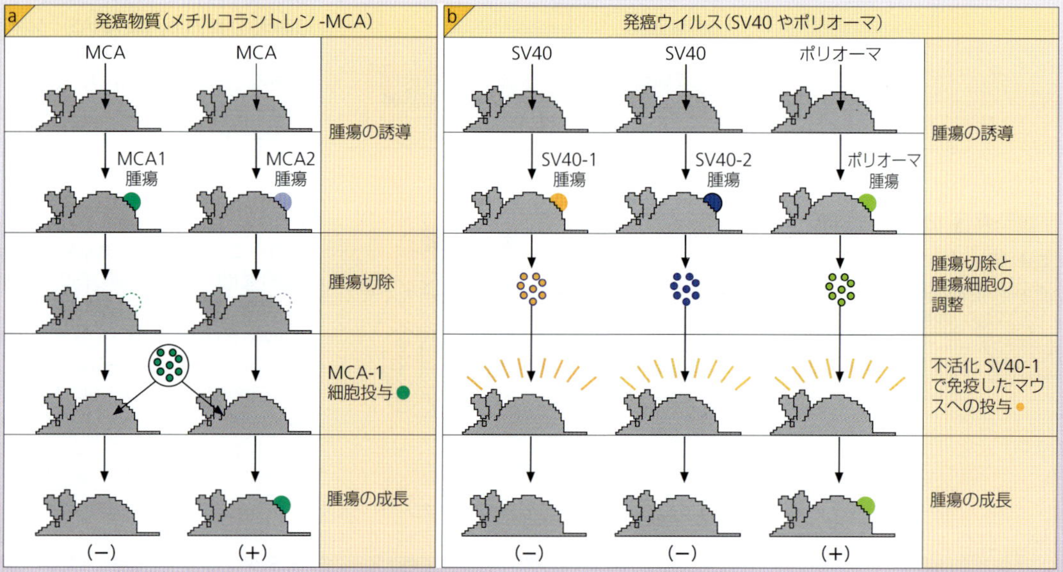

図 M 17.1.1　**腫瘍によって誘導される免疫の特異性。**(a)化学物質誘導腫瘍 MCA-1 は，同一移植腫瘍に対しては抵抗性を誘導するが，同系マウスに同じ発癌物質を用いてつくった腫瘍に対しては抵抗性を付与しない。つまり，個々の腫瘍はユニークな抗原をもち，この抗原は，熱ショックタンパク質と複合体を形成した内因性の変異タンパク質断片であると考えられている。しかし，より最近の報告では，きわめて少数の腫瘍細胞を移植した場合には，かなりの頻度で交差免疫が成立する。これは，44 kDa の癌胎児性抗原で不完全型のラミニンレセプタータンパク質に対する免疫効果によるものらしい。(b)発癌性ウイルス由来腫瘍は，同系マウスでつくられた同じウイルス由来の腫瘍に対しては免疫応答を誘導するが，別のウイルス由来腫瘍には免疫効果を及ぼさない。すなわち，1 つの腫瘍ウイルスに由来する腫瘍は共通の抗原をもつ。

グされてペプチドとして細胞表面の MHC クラス I と結合し，細胞表面に提示されて Tc 細胞の標的となることが明らかになったのである(p.96 参照)。すなわち，通常では細胞膜表面に発現しないようなウイルス由来ペプチドでもプロセシングされて MHC に提示され，T 細胞にシグナルを伝達することができるのである。図 17.2 で示すように，末梢血と腫瘍細胞の混合培養により得られた腫瘍細胞特異的な細胞傷害性 T 細胞を用いると，腫瘍抗原の正体をつきとめることができる。このようないわば離れ業により，メラノーマの腫瘍抗原をコードする遺伝子 *MAGE-1*(melanoma antigen gene-1)が同定された。*MAGE-1* は 12 個の遺伝子からなるファミリーの 1 つで，その中の 6 つは，メラノーマだけでなく頭頸部癌や非小細胞肺癌，膀胱癌などに高発現する。*MAGE-1* は正常細胞では精巣の生殖系細胞を除いて発現せず，精巣細胞上には MHC クラス I が発現していない。したがって，*MAGE-1* の T 細胞エピトープは腫瘍特異的といえる。このような興味ある研究により，正常状態でサイレントな遺伝子が腫瘍抗原をコードしうることが明らかになった。

▶ 変異抗原

道しるべ 17.1 で示した tum−変異に関する精力的な研究から，化学発癌腫瘍に見られる腫瘍抗原の多様性は癌遺伝子に生じる点突然変異によるものらしいことがわかった。化学発癌腫瘍に対する特異的な免疫応答は，腫瘍細胞から分泌される**熱ショックタンパク質 heat shock protein** である hsp70 や hsp90 によって誘導される。しかし，hsp に結合している低分子量ペプチドが解離すると，hsp の抗原性は失われる。しかし，これらのペプチドは，腫瘍によってつくられた特異的な CD8 細胞傷害性 T 細胞クローンを刺激する。hsp による腫瘍免疫応答亢進は，次のような 3 つのメカニズムにより説明されている。第一に，hsp 抗原は危険シグナルとして作用して抗原提示細胞を活性化する。第二に，ネクローシスを起こした腫瘍細胞は hsp を発現して hsp−ペプチド複合体を宿主の抗原提示細胞に伝え，MHC クラス I 依存性の内因性経路を介して細胞傷害性 CD8 T 細胞に対してクロスプライミングする。第 3 に，hsp は腫瘍細胞自身に働き，内因性の変異抗原や“サイレント”抗原をプロセシングして提示する能力に影響を与え，これらの抗原が腫瘍特異的 T 細胞の標的となるようにする（図 17.4）。

ヒトの腫瘍では実際に変異型ペプチドの産生に関する報告が多い。細胞周期のチェックポイントタンパク質である p53 をコードする遺伝子は，多数の癌において変異が見られる。p53 は通常は DNA 損傷が起きたときに細胞周期を停止させ，損傷を受けた細胞にアポトーシスを誘導するが，癌でよく見られる p53 変異は**欠失変異** loss of function であり，DNA 損傷を受けた細胞の分裂を止めることができない。ヒトでは発癌性の *ras* 遺伝子では点突然変異が見られ，正常のものに比べて 12，13，あるいは 61 番目のいずれかのアミノ酸残基が置換されている。このような変異によって活性型 Ras が形成され，MAPK 経路の活性化を介して細胞分裂速度が上昇する（p.173 参照）。このような変異は，ヒト結腸直腸癌の 40%，膵臓癌の 90%以上で認められ，他の癌でもしばしば変異が見られる。変異型 ras 由来ペプチドは T 細胞培養株に対して *in vitro* で増殖を誘導する能力をもつ。

▶ 糖鎖構造の変化

腫瘍細胞では，異常な代謝制御により細胞表面に異常な糖鎖構造を発現することがある。また，糖鎖構造の合成が阻害されることもあり，その例として

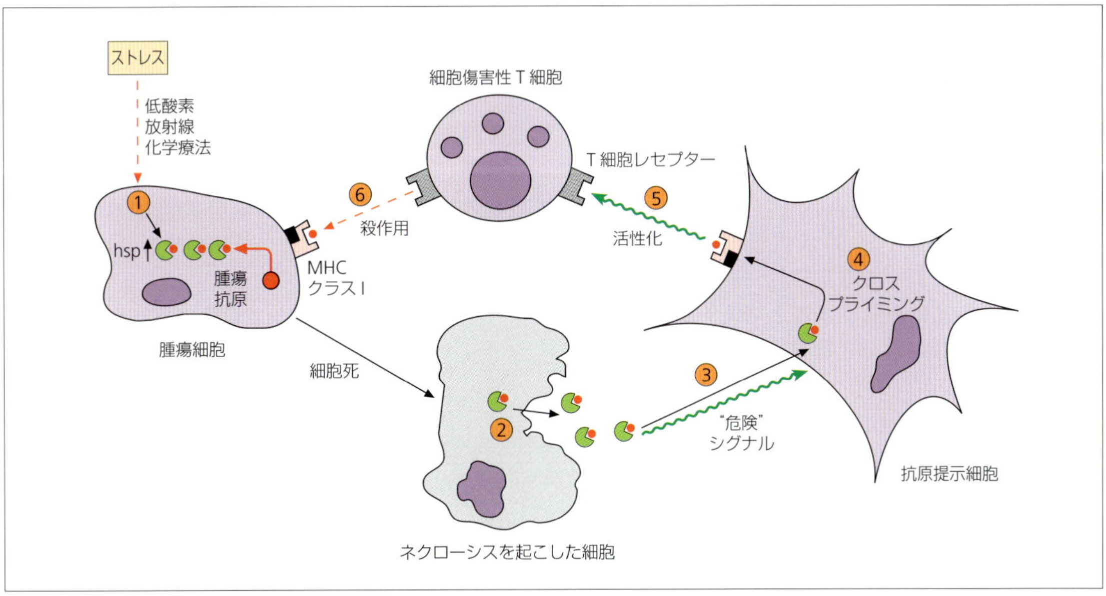

図 17.4 腫瘍免疫原性における熱ショックタンパク質（hsp）の役割。（1）ストレスにより hsp の発現が上昇してプロセシングされた腫瘍抗原と複合体を形成し，細胞表面での MHC クラス I による抗原ペプチドの提示が亢進する。（2）ストレスはまた，ネクローシスを誘導し，hsp−ペプチド複合体が細胞から遊離する。（3）この複合体は抗原提示細胞である樹状細胞に対して刺激性の危険シグナルとして働き，樹状細胞内に取り込まれ，（4）そこで，クロスプライミングとよばれる MHC クラス I のプロセシング経路に入る。（5）静止期の CD8 T 細胞は活性化され，（6）腫瘍を殺すようになる。（Wells A. D. & Malkowsky M.〈2000〉*Immunology Today* **21**, 129 に基づく）。

A 型抗原欠損が見られることがある。一方，前駆細胞では発現していない糖鎖構造が合成されるようになる場合もある。たとえば，消化器癌では，Le(a−, b−)の患者において Lewis Le^{a}抗原の発現や二量体の Le^{a}あるいは Le(a, b)の発現が見られることがある。

異常なムチンが合成されると免疫学的に検出できる。たとえば，膵臓や乳房組織でのムチン合成について見てみよう。これらの組織由来のムチンは，20 個のアミノ酸からなるくり返し配列をもつポリペプチド(コアタンパク質)に豊富な O 型糖鎖修飾をもつ。このようなムチンでは糖鎖修飾によりエピトープが隠されているため，コアポリペプチドに対するモノクローナル抗体 SM-3 はほとんど反応しない。しかし，乳癌や膵臓癌由来のムチンでは，O 型糖鎖の伸長不全や発現低下が見られるために，SM-3 抗体は強く反応する。このような腫瘍組織由来のムチンに対する特異的細胞傷害性 T 細胞は，通常，MHC 拘束性をもたない。この場合，まだあまり一般には受け入れられてはいないが，T 細胞レセプターがムチン上の近接した SM-3 エピトープに多価で結合しているという説や，より一般的な考え方として，$\gamma\delta$ 細胞によって認識されているという説などがある。

▶ 転移能に関与する分子

細胞表面の糖鎖修飾構造の変化は腫瘍の悪性度に大きな影響を与える。たとえば，sLe^{X}を発現する大腸癌は予後が悪く，高転移能を示す。A 型抗原を欠損している肺癌の患者は，正常な A 型抗原をもつ肺癌患者に比べて予後が非常に悪い。H/Le^{y}/Le^{b}抗原をもつ患者は，この抗原をもたない患者に比べて，予後が悪い。

CD44(HERMES/Pgp-1)は血管内皮細胞と相互作用することによって細胞移動に関与することから，転移の促進にも関与すると考えられている。CD44 には N 末端部分と膜貫通領域との間の長さが異なるいくつかのアイソフォームがある。正常な上皮細胞に発現する CD44 は，ヒアルロン酸結合ドメインをもつが v1-v10 間のエキソンによりコードされる領域はもたず，CD44H とよばれる。これらのエキソンによりコードされる領域のいずれかが発現すると，腫瘍細胞が増殖しやすくなるらしい。事実，進行性の癌ではこのバリアントエキソンをもつ CD44 が強く発現している。非転移性腫瘍に v6, v7 エキソンを含む CD44 cDNA を恒常的に発現させると，転移性が付与された。さらに，抗 CD44 v6 抗体の投与によってリンパ節転移が抑制された。エキソン v6 と v10 はそれぞれ，H 型抗原とコンドロイチン 4 硫酸に結合することが報告されており，最近の説によると，これらの糖鎖構造が内皮細胞上の CD44H に結合するとともに自らもホモフィリックな結合をして，転移性の病巣形成に寄与するという。

腫瘍細胞における MHC クラス I の発現は非常に変化しやすい。たとえば，アデノウイルス 12 に感染して癌化した細胞では顕著にクラス I 発現が減少し，TAP-1 や TAP-2 の mRNA レベルが非常に低い。腫瘍細胞に遺伝子変異が起こると，クラス I 発現はしばしば減少あるいは消失して，この場合には転移能が上昇することが多い。これは NK 細胞ではなく T 細胞に抵抗性を示すようになるためと考えられる。乳癌の転移巣ではその約 60%においてクラス I を欠損する。

腫瘍に対する自然免疫応答

▶ 高免疫原性をもつ腫瘍に対する免疫監視機構

前述したほとんどの抗原は，実験動物では免疫応答を誘導して腫瘍の成長を阻害するが，その効果は非常に多彩である。発癌性ウイルスや紫外線により誘発された腫瘍は抗原性が強く，移植すると抵抗性を付与できる。一方，化学発癌腫瘍の移植抗原は(道しるべ 17.1)，抗原性がやや弱いことが多く，実験動物で自然発生した腫瘍は残念なことに抗原性が非常に低い。免疫監視説によると，獲得免疫系の機能が低い個体では腫瘍が発生しやすい。これは，高い免疫原性をもつ腫瘍の場合に当てはまる。オーストラリアのブリスベン北部の日光の強い地域に住む，免疫能の低い人には皮膚癌の発症率が高い。一般的に，免疫抑制剤投与を受けている移植患者ではパピローマウイルスによる皮膚癌や EBV によるリンパ腫になりやすい。マラリア感染では免疫抑制が起こるが，マラリア流行地域では EBV によるバーキットリンパ腫の発症率が高い。同様に，ウィスコット・アルドリッチ症候群や血管拡張性運動失調症で T 細胞欠損を伴う小児ではリンパ腫が発症し，*EBV* 遺伝子の発現が見られる。これらの患者では，EBV の主な標的エピトープである latent protein の発現が著しく低い。一方，細胞傷害性 T 細胞との複合体形成に関与する接着分子である ICAM-1 (intercellular adhesion molecule-1) や LFA-3 (lymphocyte function-associated molecule-3) の発現は，これらのリンパ腫細胞の表面では検出できない(図 17.5)。健常人のほとんどで EB ウイルス特異的 Tc 細胞の活性

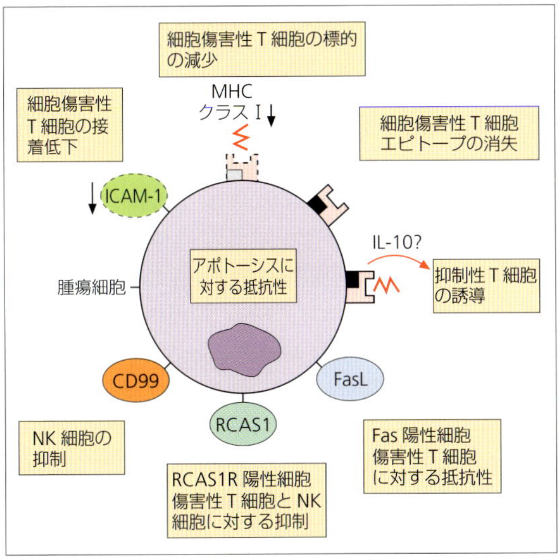

図 17.5　**腫瘍の回避機構。**

が高いことを考えると，これらのリンパ腫細胞の細胞表面分子の発現低下がT細胞性監視機構からの回避に関係しているかもしれない。

一方，T細胞やB細胞を欠損するマウスでは，正常マウスに比べて必ずしも自然発生腫瘍の発症率は高くない。これはヒトの免疫不全患者でも同様である。これは，癌の予防に適応免疫応答が重要であるという考え方と反するように見える。しかし，これは適応免疫が腫瘍発生の抑制には必ずしも十分ではないことを示唆しているのであり，腫瘍に対する免疫学的攻撃が誘導不能であるということではない。

▶ 自然免疫の役割

腫瘍免疫においては，獲得免疫だけでなく，**自然免疫**も重要な役割を担う。多くの腫瘍ではマクロファージの浸潤が見られるが，マクロファージを *in vitro* で細菌性リポ多糖や二本鎖RNA，IFNγ などで活性化すると，活性酸素や腫瘍壊死因子 tumor necrosis factor（TNF）を多量に産生して，腫瘍細胞を破壊するようになる。

最近，**NK細胞**が注目を浴びている。NK細胞は一般的に，血行性転移に対する最も初期のエフェクター細胞として機能すると考えられているが，どのようなエビデンスがあるのだろうか。まず，進行性転移癌患者ではしばしばNK活性が異常で，NK活性が低いと転移が見られることが多い。マウスでは，移植したB16メラノーマを外科的に切除しても，NK細胞除去により転移が著しく増加し，死亡率も増加した。ラットに急性エタノール中毒を誘導すると，NK細胞感受性腫瘍の転移は10倍増加したが，NK細胞抵抗性腫瘍では変化はなかった。アルコール中毒と感染性疾患や腫瘍の悪性度の間に関連があるらしい（よくお酒を飲む人は注意して欲しいが，適度なお酒は心臓病にはよいといわれる。でも飲みすぎは別である！）。先天的NK細胞欠損beigeマウスではNK細胞をもつ同腹仔よりも自然発生腫瘍による死亡率が高く，NK細胞が抗腫瘍活性をもつことが示唆される。*in vitro* で前白血病状態の細胞を抑制できるNK細胞クローンを放射線照射動物に投与すると，その後の放射線誘導性白血病の発症率が低下するが，化学発癌腫瘍やマウス白血病ウイルスによる誘導される腫瘍の発症率には変化がなかった。

静止期NK細胞はある種の腫瘍に対してのみ，細胞溶解性を示す。IL-2や，IL-12やIL-18によって活性化されたNK細胞は，より広範な細胞傷害活性を示す。4章で述べたように，NK細胞による標的細胞上の表面構造認識には種々の活性化レセプターや阻害レセプターが関与する。NK細胞がMHCクラスⅠを認識すると活性化抑制シグナルが伝達される。一方，腫瘍細胞でMHCクラスⅠの発現が抑制されると，Tc細胞からの攻撃回避には都合がよいが（図17.5），NK細胞に対する感受性は増加する。腫瘍細胞は逆に，NK細胞のCD16の発現を抑制するCD99を発現し，あるいは，Tc細胞と同様にNK細胞のアポトーシスを誘導する成長阻害因子RCAS1を発現すると，NK細胞に対して抵抗性を示すようになる（図17.5）。FasLが発現すると，Fas陽性の細胞傷害性T細胞による攻撃を抑制するが，NK細胞による攻撃も抑制するかは不明である。しかし，腫瘍細胞は相対的にアポトーシス抵抗性であり，生きのびやすい性質をもっている。

NK細胞には種々のものがある。ヒト肝臓中に存在するリンパ球の50%以上はNK細胞であり，末梢血のNK細胞に比べて，IL-2レセプターやインテグリンを含む接着分子の発現が高い。これらの細胞は活性化接着性NK細胞（A-NK）サブセットの前駆細胞である。このA-NKサブセットは，IL-2の存在下で培養面に迅速に接着し，腫瘍の増殖・転移の動物モデルではIL-2との同時投与により腫瘍内に浸潤して個体の生存を延長させることができ，非接着性のNK細胞サブセットとは対照的である。一方，非接着性のNK細胞サブセットは，CD16 FcγRⅢ依存性の抗体依存性細胞媒介性細胞傷害作用 antibody-dependent cellular cytotoxicity（ADCC）機構により，抗体が結合した癌細胞を殺す能力においては付着性細胞より優れている。

ここで忠告を1つ。ひどい夜更かしをすると，NK

細胞や IL-2 レベルが著しく減少するのでご注意あれ。自分の NK 細胞は大事にしましょう。

腫瘍の免疫応答を回避する機構

免疫系が悪性形質転換した細胞に対して監視的役割を果たす一方で，腫瘍細胞は免疫系を逃れるための数々の手段をもっている。これらの**免疫回避機構**(図 17.5)は，病原体が免疫応答を回避する機構に似ている。すでに説明したように，一部の腫瘍細胞は HLA クラスⅠの発現を抑制することにより，細胞溶解性 T 細胞の攻撃から免れる。これは，乳癌の転移巣でよく見られ，また子宮頸癌では前癌病変部での HLA-B44 の欠失が腫瘍進行の指標として用いられる。すべての MHC クラスⅠ分子の発現が消失すると NK 細胞の攻撃を受けることになるが，この場合，T 細胞への抗原ペプチドの提示をするような特定のクラスⅠ分子の発現が低下している。

そもそも腫瘍の多くは抗原性が低い。これは，強い抗原性をもつ腫瘍はすぐに除去されるか，増殖阻害を受けるためと考えられる。すなわち，免疫系は変異をする腫瘍細胞に対してダーウィンの選択説のように圧力をかけ，その結果として，免疫学的にはほとんどサイレントな腫瘍ができてくるのかもしれない。このような過程を**イムノエディティング** immunoediting という。*RAS* 遺伝子のような癌遺伝子はわずかな点突然変異によりタンパク質の産生に大きな影響を与え，細胞の悪性形質転換に関与するが，免疫系の攻撃を受けるような新しいエピトープは決して検出されない。同じく，重要な癌抑制遺伝子の *P53* や *RB* 遺伝子でナンセンス変異により欠失が見られることがあるが，このような場合でも新しいエピトープは検出されない。

もう 1 つの逃避機構として，発現部位における腫瘍抗原エピトープの消失があり，このような場合，発癌性ウイルスの腫瘍形成能は増加する。たとえば，HLA-B7 をもつ子宮頸癌患者では発癌性の高いヒトパピローマウイルス変異株がよく見られるが，これは，このようなウイルス変異株では B7 を介して細胞傷害性細胞が認識する T 細胞エピトープが欠損しているために免疫系からの攻撃を免れやすいためと考えられる。また，これとは別の考え方で，腫瘍内では抗原提示細胞が適切な共刺激分子を発現していないために腫瘍内浸潤リンパ球が免疫寛容を起こすような微小環境が存在するという説もある。前章に，抗原提示細胞が CD28 リガンドを発現しないと適切な共刺激が提供されず T 細胞アナジーが誘導されることを述べた(8 章参照)。腫瘍近傍の抗原提示細胞が活性化されていないことが多いが，その理由の 1 つは，共刺激分子の発現を増強する**危険シグナル**がないためかもしれない(図 17.6)。樹状細胞は**常に活性化状態にあるのではなく**，樹状細胞を活性化する分子に出会わなければ正しい共刺激を提示できない。たとえば，樹状細胞を活性化する分子(Toll 様レセプターリガンド)は，感染の場合，通常，宿主には存在せず，病原体には存在して，病原体間で共通した構造をもつ。一方，内因性の危険シグナルとして ER シャペロンである gp96 があり，損傷を受けた細胞から分泌され，局所の樹状細胞を活性化する。クロマチン結合タンパク質である HMGB1 もまた内因性の危険シグナルの特徴を示すようである。腫瘍細胞が危険シグナルを出すと樹状細胞に寛容を誘起せず，免疫系の攻撃を受けやすくなり，ある場合には排除され，ある場合には免疫抵抗性の変異細胞をつくり出して生き続けることになる(図 17.6)。逆に，危険シグナルを出さない腫瘍は自己と見なされ，強い免疫応答が誘導されることはない。

これ以外にも免疫系が腫瘍に対して寛容を示す機構がある。たとえば，多くの腫瘍塊では血管内皮細胞成長因子 vascular endothelial cell growth factor (VEGF)のような血管新生因子を多量に分泌し，VEGF は腫瘍に必要な新生血管の成長を促進する。VEGF は同時に樹状細胞の成熟を抑制し，一方，未熟樹状細胞あるいは不十分にしか分化していない樹状細胞は腫瘍抗原に対して寛容となる。

腫瘍は表面に FasL や成長阻害因子 RCAS1 を発現し，これらの分子が T 細胞上のレセプターに結合することにより，細胞傷害性 T 細胞の攻撃を受けにくくすることがある(p.213 参照)。さらに，腫瘍は，しばしば TGFβ や IL-10 のような免疫抑制因子も分泌する。これらの抑制因子は，腫瘍に対する反応を阻害する抑制性 T 細胞や制御性 T 細胞(Treg)を誘導し，その後の免疫応答を抑制する。本来，Treg は自己免疫応答に対する監視役を果たし，腫瘍に対して強い T 細胞応答が起こるのを阻害する。細胞死の機構が異常になると，腫瘍形成が促進されるが，それとともに，抗腫瘍性の細胞傷害性 T 細胞や NK 細胞の作用に対しても抵抗性が得られることになる。そのような“フーディーニ(脱出芸を得意としていたアメリカの奇術師)”機構があるということは，裏を返せば，適応免疫系が癌の成長抑制において重要な役割をもち，これが臨床応用可能であることを示している。

非常に強い免疫抑制を受けたからといって**低免疫原性**の腫瘍抗原をもつ癌細胞が出現するわけではない。しばしば腫瘍内には T 細胞が浸潤していたり，また，ペプチド-HLA テトラマー(4 量体)を用いる

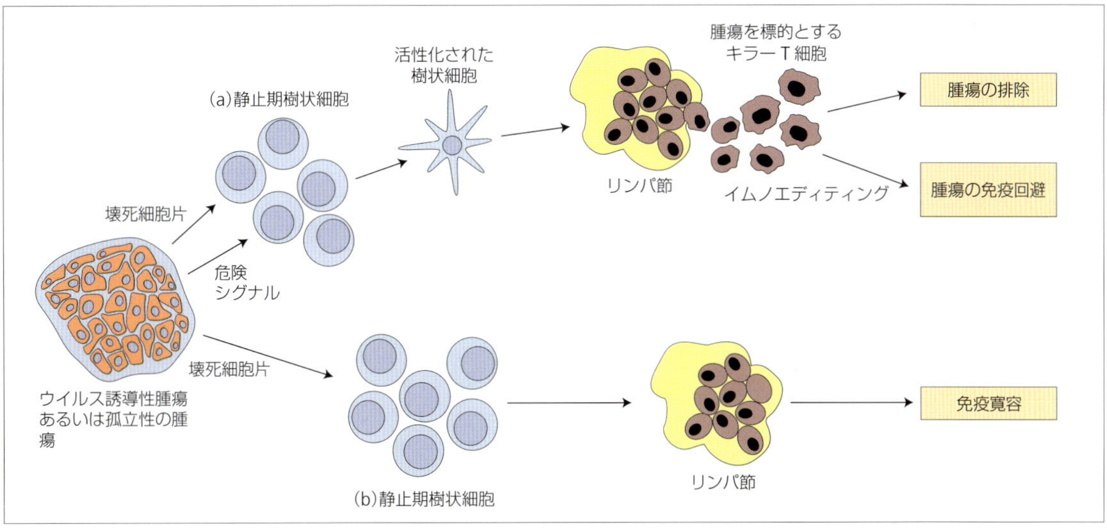

図 17.6 **危険シグナルの有無により，樹状細胞が T 細胞反応を誘導するのか，あるいは腫瘍に対する寛容を誘導するのかが決定される。**増殖している腫瘍には死細胞あるいは死滅しつつある細胞が存在し，これらの細胞から放出されたものが局所の樹状細胞に取り込まれ，局所リンパ節に輸送され，T 細胞に提示される。(a)腫瘍細胞が樹状細胞を活性化する分子(“危険”シグナル)を放出すると，樹状細胞は成熟し，適切な T 細胞に働いて強い免疫応答を誘導する。このような腫瘍は，活性化 T 細胞による攻撃を受けるようになり，その結果，腫瘍の拒絶か，あるいは，この反応を誘導する抗原を提示する細胞だけが除去されるという，一種の“イムノエディティング”が起こる。(b)樹状細胞活性化シグナルがない場合，静止期樹状細胞は腫瘍由来物質に遭遇しても活性化を起こさず，T 細胞がそのような樹状細胞と出会うと，樹状細胞によって提示された腫瘍由来抗原に対して免疫寛容を示すようになる。(Melief J. M.〈2005〉*Nature* **437**, 41)。

ことにより比較的多数の腫瘍特異的 CD8 T 細胞が末梢血に検出されることがあるが，これらの細胞は，局所的につくられる IL-10 や TGFβ により抑制されていて，十分に機能できないことが多い。*p53* の変異や過剰発現は，ヒトの腫瘍ではよく見られ，しばしば抗体産生を伴う。これは診断的価値はあるものの，腫瘍を抑制する機能はあまりないらしい。むしろ最近では，細胞を介した反応が腫瘍抗原に対する攻撃に非常に重要とされている。一方，弱い抗原性しかもたない腫瘍に対しては，現状では抗腫瘍免疫応答が起こりにくいことを認めざるをえないが，これらの“弱い”抗原が今後，治療の対象になる可能性も存在するかもしれない。

分化異常によるリンパ球増殖性疾患

免疫応答に関与する細胞が悪性形質転換すると，増殖調節が異常になり，白血病やリンパ腫，骨髄腫などが生じる。**HTLV-1**(ヒト T 細胞白血病 1 型ウイルス)によって起こるヒト T 細胞白血病は，その顕著な例である。T 細胞に HTLV-1 ウイルスが感染すると，恒常的にウイルス由来タンパク質が発現して IL-2 や IL-2R などの転写を刺激し，活発に細胞増殖を誘導する。しかしそれだけでは不十分で，その後染色体異常が起こることによりはじめて悪性の形質転換が起こる(後述)。

▶ 多くのリンパ腫では特徴的な癌原遺伝子の制御異常が見られる

ウイルスで見られる癌遺伝子は，そのほとんどが正常な宿主遺伝子由来で，細胞増殖の調節に関わるが，この事実にもとづいて多くの癌原遺伝子が同定された。そのうちの 1 つである *c-myc* は，リンパ球や他の多くの細胞において静止期の G_0期から細胞周期に入る際に非常に重要であり，*c-myc* 発現を抑制すると，細胞周期をはずれて G_0期に戻る。すなわち，*c-myc* の発現制御が破綻すると，細胞は細胞周期をぐるぐるまわりだし，複製しつづけることになる。これは，多くの腫瘍性の B リンパ球増殖性疾患で見られ，*c-myc* 遺伝子座を含む染色体の相互転座が起こるために，通常，*c-myc* タンパク質の発現が高い。その例として，バーキットリンパ腫がある。この腫瘍は B 細胞由来で，アフリカの子どもで比較的高い発症率を示し，EBV との関連が深い。バーキットリンパ腫のほとんどの症例で，8 番染色体の q24 にある *c-myc* 遺伝子が相互転座によって 14 番染色体 q32 にある μH 鎖遺伝子と結合している

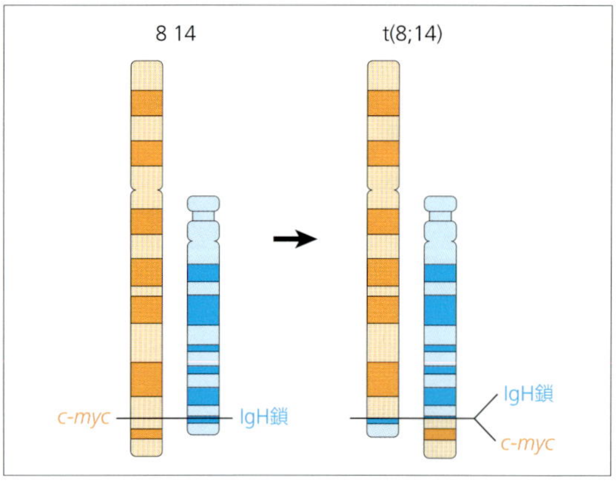

図 17.7　バーキットリンパ腫におけるμ鎖遺伝子と *c-myc* 遺伝子の転座。

(図 17.7)。これによって，*c-myc* の発現を制御している正常なメカニズムは働かなくなり，細胞は細胞周期をまわりつづけることになる。それほど多くはないが，*c-myc* はκ鎖遺伝子(2 番染色体)やλ鎖遺伝子(22 番染色体)と転座する症例も見られる。

リンパ球増殖性疾患では一般に染色体転座が見られる

ほとんどのリンパ腫や白血病では，B 細胞免疫グロブリン遺伝子座や T 細胞レセプター遺伝子座と関連した染色体異常が認められるが，必ずしも *c-myc* との転座があるわけではない。濾胞性 B 細胞リンパ腫ではほとんどすべての症例で 14 番染色体のμ鎖遺伝子と 18 番染色体の *bcl-2* 癌遺伝子の間の相互転座が認められ，急性 T 細胞リンパ芽球性白血病 T-cell acute lymphoblastic leukemia (T-ALL) では 14 番染色体(q11)の T 細胞遺伝子と 11 番染色体の他の癌遺伝子との間の相互転座が見られる。

リンパ腫は複数の過程を経て発症する。*c-myc* の調節破綻によって生じる増殖制御不能や，染色体の転座によって生じる異常は，腫瘍形成を誘導しやすくしてはいるが，それだけでは悪性形質転換は起こさない。というのは，Myc のような細胞周期移行制御タンパク質が過剰発現すると，細胞分裂が促進するが，同時に細胞死を起こす割合も上昇するからであり，これについては Evan らがいくつかの実験モデルで実証しているとおりである。これは，細胞が簡単には無限増殖しないようにする一種の予防手段であり，おそらく，いずれの細胞周期移行制御タンパク質でも同様であると思われる。一方，プログラム細胞死の機構に変異が起こると，細胞分裂を促進する変異と相乗的に作用することが多い。その例として，μH 鎖のエンハンサーにより *c-myc* 遺伝子を作動するようにしたトランスジェニックマウス (E_μ-*myc* マウス)では，骨髄や脾臓でのプレ B 細胞の過剰増殖が見られるが，6～8 週齢までは腫瘍の成長は認められない。その後腫瘍ができると，これらの腫瘍はポリクローナルではなくモノクローナルなものである。この事実は，腫瘍が自律性増殖を得るためは，何らかの二次的事象が必要であることを示している。これを示すことに，E_μ-myc トランスジェニックマウスが *v-raf* 癌遺伝子をもつウイルスに感染すると，すぐにリンパ腫を発症するようになる。また，E_μ-myc トランスジェニックマウスを細胞死阻害タンパク質 Bcl-2 を過剰発現するマウスと交配すると，B 細胞リンパ腫を発症するようになる。すなわち，細胞分裂や細胞死を調節する遺伝子の異常は，他のものと相乗的に働いて，悪性形質転換やそれに伴う無限の細胞増殖を誘導する。

リンパ球腫瘍では特徴的な分化段階で成熟阻止が見られる

リンパ系細胞は分化・増殖過程のどの段階でも，腫瘍化して，増殖し，特定の分化段階で停止した細胞クローンをつくる。その場合，悪性化したリンパ系細胞は，しかるべき分化段階で正常に見られるマーカーを発現する。たとえば，慢性リンパ球性白血病細胞は成熟 B 細胞と似て，MHC クラスⅡや免疫グロブリンを発現し，後者はそれぞれの患者に固有の単一イディオタイプを示す。T 細胞腫瘍においても，ターミナルデオキシヌクレオチジルトランスフェラーゼや MHC クラスⅡ，免疫グロブリン，胸腺皮質細胞上にある特異的抗原などに対するモノクローナル抗体を利用することにより，それぞれの腫瘍がどの分化段階に由来するものかを分類できるようになってきている(図 17.8，図 17.9 a)。

発生初期のリンパ球は悪性形質転換を起こしやすい。バーキットリンパ腫の場合，EBV がプロ B 細胞の段階で感染して，*c-myc* が *IgH* 遺伝子と転座による複合体形成を起こし，Ig 遺伝子座のクロマチン構造が開かれるようになる。これは C_μ 遺伝子の無効転写が見られることからもわかる。このような細胞では，前述のように EBV 抗原や MHC クラスⅠ，さらには LFA-1，LFA-3，ICAM-1 などの接着分子の発現が低いことから，免疫監視機構からエスケープする可能性が高い。

かつて，細胞は悪性化した段階で成熟阻止を起こすと考えられていたが，その後，PMA (phorbol myristate acetate) などにより腫瘍細胞を強制的に分化誘導できることがわかり，現在では，細胞は悪性

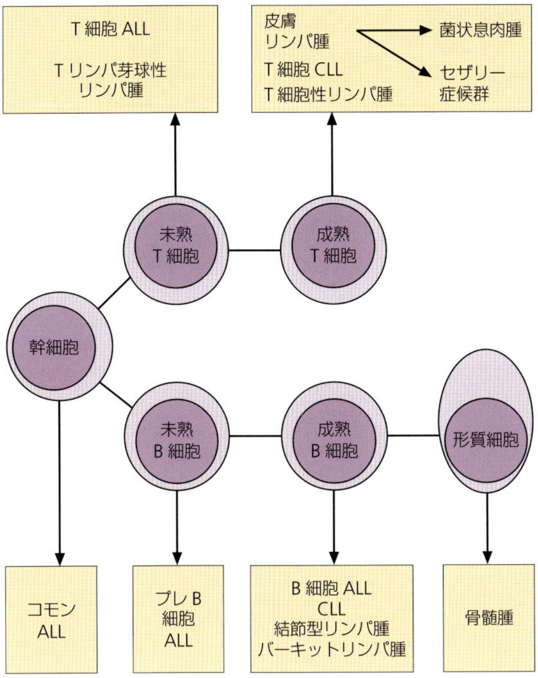

図 17.8 **ヒトリンパ系悪性腫瘍の表現型。** ALL：急性リンパ球性白血病，CLL：慢性リンパ球性白血病。(Greaves M. F. & Janossy G. との私信より)。

表 17.1 **免疫酵素学的染色によるリンパ性白血病の分類。**

リンパ球マーカー	コモン ALL	プレ B 細胞 ALL	B 細胞 ALL	T 細胞 ALL	慢性リンパ性白血病
*CALLA(CD10)	+	+	−	−	−
細胞質 μ 鎖	−	+	−	−	−
細胞表面 μ 鎖	−	−	+	−	+
細胞表面 κ 鎖あるいは λ 鎖	−	−	+	−	+
パン B 細胞マーカー	−	+	+	−	+
TdT	+	+	−	+	−
CD5	−	−	−	+	+
CD2	−	−	−	+	−
HLA-DR	+	+	+	−	+

*リンパ球前駆細胞とプレ B 細胞に特異的な抗原。

転換後もある程度の分化をした後に成熟阻止を示すと考えられている。骨髄腫患者の特定症例では，腫瘍細胞が正常プレ B 細胞の細胞質 μ 鎖と同一のイディオタイプを示すことが報告され，このような例では確かにプレ B 細胞が悪性転換をして後に形質細胞腫瘍となったことがわかる。一方，まったく別の可能性として，ウイルスなどを介して正常プレ B 細胞が骨髄腫細胞から癌遺伝子複合体を受けついだことも考えられる。実際，ヒト T 細胞白血病ではレトロウイルス感染が見られ，これは興味のある可能性の 1 つである。

▶ リンパ性腫瘍は免疫組織学的に診断可能である

多種類のモノクローナル抗体が利用できるようになり，さらに免疫酵素学的な技術の進歩により，診断技術が大きく進歩した。悪性リンパ系細胞では，正常リンパ球に発現するマーカーを利用して，どの分化段階に由来するかを診断することができる。

白血病

前述の点は**白血病**の診断にうまく利用されている(表 17.1)。T-ALL と B-ALL はともに予後不良だが，CALLA(common acute lymphoblastic leukemia antigen：共通急性リンパ芽球性白血病抗原，図 17.9 b)を発現するものは予後良好で，小児性白血病の多くはこのグループに属する。その多くは，ビンクリスチン，プレドニゾロンと L-アスパラギン酸を組み合わせた一般的な方法で治癒を誘導できる。骨髄移植は，再発をくり返す ALL 患者の治療に有効だが，ただし，寛解導入できないと骨髄移植はできない。成人の ALL の場合，白血病細胞上に CD2 と CD19 が発現していると予後がよい。

慢性リンパ球性白血病 chronic lymphocytic leukemia(CLL)は 50 歳以下の人にはまれで，通常は比較的良性であるが，血中にモノクローナル Ig が検出される患者では 10～20%が予後不良となる。CLL 患者では小リンパ球が血中で増加し(図 17.9 c～e)，単一のクローン由来のものであれば，抗 κ 鎖あるいは抗 λ 鎖抗体のいずれかで染色できる(表 17.1)。これらの細胞では CD5 の弱い発現が見られるが，ホルボールエステル刺激により特異的な IgM 多特異性自己抗体の産生が促進されることから，B-1 サブセット由来であることが強く示唆される。

リンパ腫

多種類のマーカーが利用できるので，**非ホジキンリンパ腫**の診断においてきわめて有用である。その例として第一に，リンパ球増殖性疾患と上皮癌の鑑別は難しいが，白血球共通抗原(CD45)に対するモノクローナル抗体はパラフィン切片でも凍結切片でもすべてのリンパ球に反応し，一方，サイトケラチンに対する抗体は大部分の上皮性悪性腫瘍に反応するので，両者の区別が可能になる(図 17.9 f)。第二に，正常なリンパ組織を形成する細胞成分に反応する一群のモノクローナル抗体を用いると，リンパ腫がどの細胞系譜由来かを決定できる。

非ホジキンリンパ腫の多くは B 細胞由来であり，

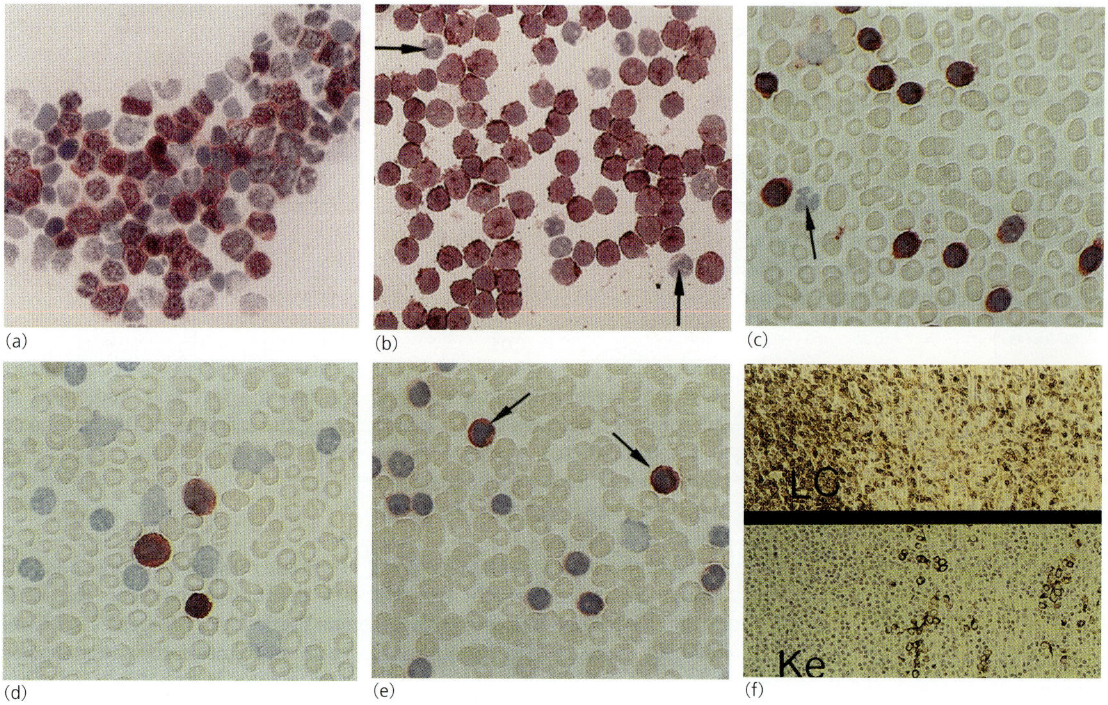

図 17.9　**リンパ球増殖性疾患の免疫学的診断。**(a)サイトスピン標本上の急性リンパ芽球性白血病患者由来芽球細胞を免疫アルカリホスファターゼ法で染色したもの(マウス抗 TdT モノクローナル抗体，続いて抗マウス Ig 抗体，最後にマウス抗アルカリホスファターゼとアルカリホスファターゼ複合体で処理し，赤紫色の酵素反応が出るまでおく)。多くの強染色された芽球細胞が，染色されていない正常骨髄細胞と一緒に認められる。(b)急性リンパ芽球性白血病患者の骨髄細胞の免疫アルカリホスファターゼ染色。急性リンパ芽球性白血病共通抗原に特異的モノクローナル抗体(抗 CALLA；抗体 J5)で染色した。大部分の細胞は強く染色されている。染色されていない 2 つの細胞を矢印で示す。(c，d，e)慢性リンパ球性白血病患者の血液塗抹標本の免疫アルカリホスファターゼ染色。3 種のモノクローナル抗体(抗 HLA-DR 抗体，抗 CD3 抗体，抗 CD1 抗体)で染色した。(c)HLA-DR 抗原はすべての白血病細胞に発現し，多核白血球(矢印)には発現しない。(d)CD3 抗原は 3 つの正常な細胞で発現が見られるが，白血病細胞では陰性である。(e)CD1 抗原は，2 つの正常なリンパ球で強く発現している(矢印)。しかし，慢性リンパ球性白血病(CLL)細胞では発現は弱く，これは CLL に特徴的である。(f)多量のリンパ球浸潤が認められる胃癌の一例。(上段：抗白血球共通抗原抗体による染色，LC。下段：抗サイトケラチン抗体による染色，Ke)。(次ページに続く)。

κ 鎖あるいはλ 鎖の単一の L 鎖がつくられていれば(図 17.9 g)，診断が容易である。一方，反応性 B 細胞の過形成が起きた領域における細胞集団ではκ 鎖とλ 鎖の両方の抗体で染色できる(図 17.9 h)。

B 細胞リンパ腫の 50%以上は，反応性の胚中心様の組織像を示す濾胞中心細胞リンパ腫である(図 17.9 g)。単一種類の表面 Ig を発現し，その 2/3 の症例においては中心細胞や胚中心細胞の細胞質には Ig を発現する。MHC クラスⅡ陽性で，CALLA を弱く発現する。“マントルゾーンリンパ腫”や“小非円形細胞リンパ腫”などもこれと形態的に似た細胞からなるが，IgM，IgD，CD5 陽性，CALLA 陰性で，濾胞中心細胞とは区別できる。バーキットリンパ腫のリンパ芽球(図 17.9 i)は CALLA と IgM を細胞表面に発現する。

種々の抗癌剤の併用療法が開発されたが，非ホジキンリンパ腫の患者の予後は全体的によくない。移植を受けた患者がリンパ腫になる率は健常人の 35 倍であるが，これは必ずしも長期間にわたり免疫抑制剤を使用しているためではないらしい。

ホジキン病 Hodgkin's disease はリンパ組織の全体構造を破壊し，リード・スタンバーグ細胞 Reed-Sternberg cell(図 17.9 j)として知られる二核の大きな細胞をもつことを特徴とし，この細胞は胚中心 B 細胞由来と思われる。治療法は疾患の程度によって変わるが，横隔膜よりも上方のリンパ組織に限局した病変では放射線治療が効果的であり，より広範囲に病変がある場合にはより強力な治療が必要である。

形質細胞腫瘍

多発性骨髄腫

多発性骨髄腫 multiple myeloma は，単一の Ig を分泌する形質細胞クローンが骨髄内で癌化増殖した疾患である。この疾患では，骨髄腫ミエローマ由来の名称である M タンパク質が血中に存在し，同一

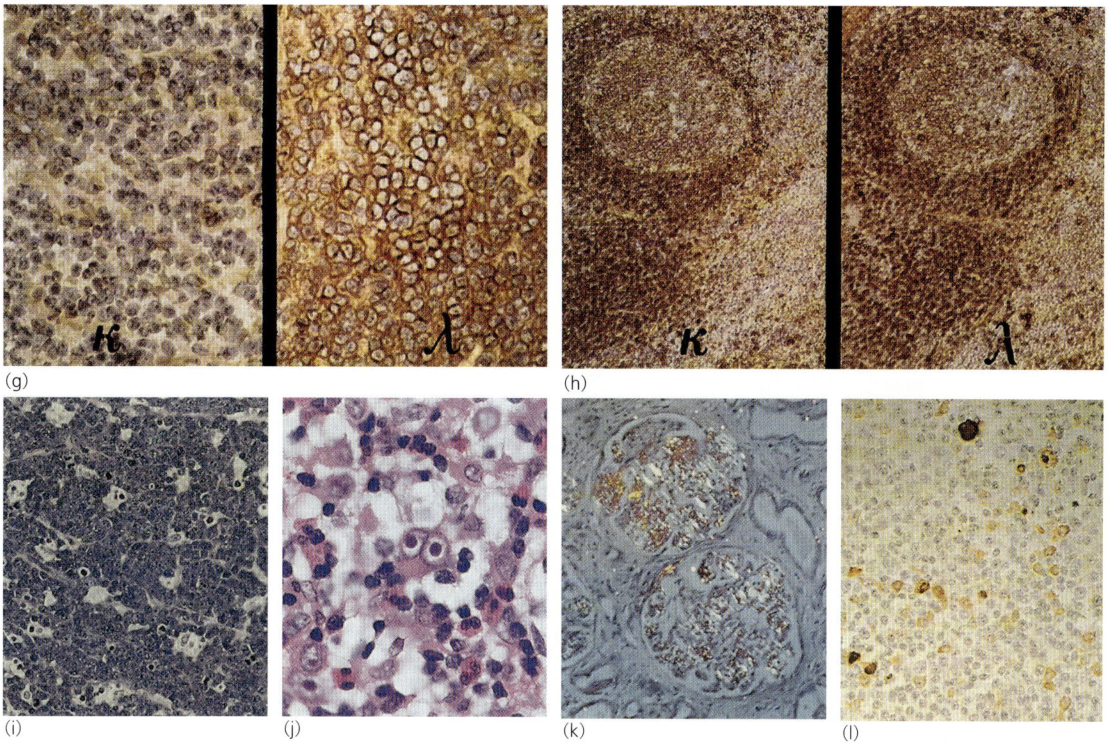

図 17.9（続き）(g)びまん性濾胞中心 B 細胞リンパ腫は抗 λ 鎖抗体で陽性であり，一方，(h)反応性リンパ節は抗 κ 鎖抗体と抗 λ 鎖抗体の両方で陽性である。(i)“星空 starry sky”様の像を示すバーキットリンパ腫。(j)ホジキン病の一例。多様な細胞が混在し，図の中心には特徴的な二核のリード・スタンバーグ細胞が見られ，核には巨大な核小体が存在する。(k)腎臓糸球体に見られる複屈折性のアミロイド沈着物。コンゴレッド染色後に偏光下での観察。(l)マクログロブリン血症を伴う悪性リンパ腫の一例。細胞質に茶色のペルオキシダーゼ染色陽性（IgM 陽性の）リンパ形質細胞様細胞が認められる。(〈a〉～〈e〉Prof. D. Masson 提供，〈f〉～〈l〉Prof. P. Isaacson 提供)。

クローン由来のものは濾紙電気泳動で明瞭なバンドとして同一の移動度を示す（図 17.10）。多発性骨髄腫患者の Ig 産生細胞は，過剰に L 鎖を分泌するために，血漿中には遊離 L 鎖が存在し，尿中 L 鎖は**ベンス・ジョーンズタンパク質 Bence–Jones protein** とよばれ（図 15.24 参照），アミロイド沈着の原因となる（後述）。骨髄腫では特徴的なパンチアウト骨病変像が見られ，これは骨髄中の異常形質細胞から IL–6 のような破骨因子が分泌されるためだと考えられている。もし治療を行わないと，病状は急速に進行する。化学療法を行った場合でも，診断後の平均生存期間は約 5 年である。

M タンパク質は骨髄腫の臨床症状を示さない人の血中にも検出されることがある。このような人で浸潤性の多発性骨髄腫が進行するのは比較的まれであり，数年間にもわたって一定レベル以上のモノクローナル Ig があるということは，リンパ球–形質細胞系の良性腫瘍が存在していることを示唆する。

アミロイド：骨髄腫患者の 10～20％では，骨髄腫 L 鎖の V 領域タンパク質からなるアミロイド沈着が広範囲に認められる。同様に，V 領域タンパク質断片も重合し，特徴的なアミロイド線維を形成し，コンゴレッド染色を行うと複屈折を示す（図 17.9 k）。アミロイド沈着には他の成分も存在するが，まだよくわかっていない。アミロイド線維は比較的消化されにくく，結合組織基質に集積して，腎臓，心臓，脳で異常病変となる。アミロイドは，関節リウマチや家族性地中海熱のような慢性炎症状態でも二次的に形成される。しかしこの場合には，特徴的な物質であるアミロイド A（AA）が沈着したもので，90 kDa のサイズをもつ血清前駆体タンパク質（SAA）の N 末端由来である。SAA は，急性期タンパク質のように作用し，組織の損傷や炎症に反応して急速に濃度が増加する。加齢とともに SAA 量は上昇し，多量に SAA をもつ人のごく一部はアミロイド病変を示すことがある。

ワルデンシュトレームマクログロブリン血症

この疾患は，リンパ球と形質細胞の中間の形質を示す細胞がモノクローナル IgM，すなわちワルデンシュトレームマクログロブリン Waldenström macroglobulin（図 17.9 l）を分泌して無秩序に増殖することによって起こる。これらのモノクローナルタンパク質は，多くの場合，抗 DNA 活性，抗 IgG（リウ

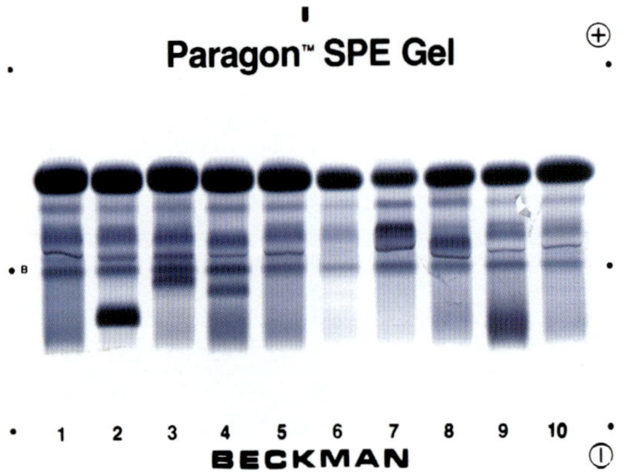

図 17.10 骨髄腫患者血清中のパラプロテインの電気泳動図。レーン 1：正常，レーン 2：γ 領域のパラプロテイン，レーン 3：β 領域近傍のパラプロテイン，レーン 4：血漿サンプルを用いた際に γ 領域に見られるフィブリノーゲンのバンド，レーン 5：正常血清，レーン 6：免疫グロブリン欠損症（低 γ），レーン 7：ネフローゼ症候群（α_2 マクログロブリンの増加と，アルブミンと Ig の減少），レーン 8：溶血したサンプル（α_2 領域におけるヘモグロビン/ハプログロブリンの増加），レーン 9：ポリクローナルな Ig の上昇（例：感染症，自己免疫疾患），レーン 10：正常血清。（ゲルは A. Heys 提供）。

マチ因子）活性など，自己抗体活性を示す。異常細胞は，CLL 細胞の場合と同じく，“自然”抗体を分泌する B-1 系の細胞であることが示唆されている（p.245 参照）。IgM が大量に産生されて血中に存在することから，著しく血液粘度が上昇するが，これは血漿交換によって一時的に改善できる。この疾患の進行はゆるやかで予後は良好であるが，血中にリンパ形質細胞様の腫瘍細胞が出現すると予後はあまりよくない。

H 鎖病

H 鎖病は，尿中に大量の異常 H 鎖が排出されるというまれな疾患である。悪性リンパ腫によるものでは γ 鎖が見られ，小腸へのリンパ形質細胞の浸潤を伴う腹部リンパ腫の場合には α 鎖が見られる。本疾患では，H 鎖の N 末端領域のアミノ酸配列は正常であるが，可変領域の一部から C_H1 領域の大部分までが欠損している。すなわち，L 鎖との結合に必要な構造が欠損している。これは，V 領域遺伝子と C 領域遺伝子の結合に問題があったのかもしれない（p.54 参照）

▶ リンパ球増殖性疾患における免疫不全

悪性リンパ性腫瘍患者では共通して免疫不全が見られる。この理由は不明であるが，悪性細胞が細胞特異的なチャローン（阻害剤）を産生したり，抑制因子を形質導入するなどして，正常細胞の発達を阻害しているのかもしれない。多発性骨髄腫患者ではその結果，正常 B 細胞と非骨髄腫性 Ig は著しく減少し，化膿菌に感染しやすい。

癌免疫療法による治療

免疫監視機構は強い抗原性をもつ腫瘍に対してのみ作用すると考えられているが，最近では，種々の腫瘍抗原が同定され（表 17.2），癌に対する免疫療法を考える場合，どのようにしてこれらの腫瘍抗原を利用すべきかが検討されている。ただし，免疫療法を成功させるためには次の点で意見の一致が見られている。それは，大きな腫瘍塊を免疫系だけで処理することは困難で，まず外科的にあるいは放射線や化学療法によって腫瘍の量を減少させることが必須であり，さもないと腫瘍抗原が大量に放出されて抑制性/制御性 T 細胞の産生が刺激され，T 細胞反応が起こりにくくなる，という点である。後者のようなことが起こると，免疫療法の効果は期待できなくなる。

では，どのような免疫応答が腫瘍を破壊するのに必要なのであろうか。過去 10 年ほどのマウスモデルや癌患者の研究からの知見によると，坦癌患者で十分な抗腫瘍効果が見られるためには多くのことが満たされないといけない。もっとも大事なのは，腫瘍抗原を強く認識する T 細胞が十分つくられることである。そして，これらの T 細胞が腫瘍部位に移動して，腫瘍間質（支持細胞）の中に浸潤する必要がある。さらに，これらのリンパ球は腫瘍部位で活性化して細胞傷害性顆粒や TNF のようなサイトカインを介して腫瘍に作用する必要がある。しかし，これまでの研究から，これらの要求をすべて満たすのは困難で，免疫療法が“魔法の弾丸”のようにいつでも効果を示すのではないことがわかってきた。そのため，現在では，従来の化学療法，放射線療法を併用した免疫療法が行われることが多い。

▶ 抗原非依存性のサイトカインによる治療法

免疫療法が腫瘍に対して有益であることは，実は，腫瘍に対する免疫応答を抗原非特異的に増強する実験的治療により明らかになってきた。IL-2 や IFN，TNF などのサイトカインは免疫系において多様な効果を示し，いくつかのサイトカインは動物モデルや臨床治験などで有効性が見られている。しかし，TNF には全身性の毒性があり，動物モデルでは急激

表 17.2　**免疫療法に用いられる腫瘍抗原候補分子。**（Fong, L., Englement E. G.〈2000〉Dendritic cells in cancer immunotherapy. *Annual Review of Immunology* 18, 245 より許可を得て転載）。

抗原	悪性腫瘍
腫瘍特異的	
免疫グロブリン V 領域	B 細胞非ホジキンリンパ腫，多発性骨髄腫
T 細胞レセプター V 領域	T 細胞非ホジキンリンパ腫
変異型 p21/ras	膵臓癌，大腸癌，肺癌
変異型 p53	結腸直腸癌，肺癌，膀胱癌，頭頸部癌
発生段階特異的	
p210/bcr-abl 融合産物	慢性骨髄性白血病，急性リンパ球性白血病
MART-1/Melan A	メラノーマ
MAGE-1, MAGE-3	メラノーマ，結腸直腸癌，肺癌，胃癌
GAGE ファミリー	メラノーマ
テロメラーゼ	多くの癌
ウイルス性	
ヒトパピローマウイルス	子宮頸癌，陰茎癌
エプスタイン-バーウイルス	バーキットリンパ腫，鼻咽腔癌，移植後リンパ球増殖病
組織特異的	
チロシナーゼ	メラノーマ
gp100	メラノーマ
前立腺性ホスファターゼ	前立腺癌
前立腺特異抗原	前立腺癌
前立腺特異的膜抗原	前立腺癌
サイログロブリン	甲状腺癌
α-フェトプロテイン	肝癌
過剰発現	
Her-2/neu	乳癌，肺癌
癌胎児性抗原	結腸直腸癌，肺癌，乳癌
Muc-1	結腸直腸癌，膵癌，卵巣癌，肺癌

な強い肝障害が見られたことから，癌治療への応用は望みが薄い。

インターロイキンを用いた治療法

高用量の IL-2 を転移性のメラノーマや腎癌患者に投与すると，15～20%の例で腫瘍が少なくとも部分退縮し，腫瘍が完全に消失した例もあった。高用量 IL-2 が有効であるのは，おそらく腫瘍反応性 T 細胞や NK 細胞を活性化するためである。NK 細胞を IL-2 や IL-12 で活性化すると，*in vitro* では種々の腫瘍細胞に対して細胞傷害性を示すようになる。IL-12 の有効性は，乳腺で *HER-2/neu* 癌遺伝子を発現するトランスジェニックマウスの研究で実験的に示され，このことから，微小残存病変をもつ患者の再発予防や初期転移予防のために IL-12 投与が効果的である可能性がある。多くの腫瘍ワクチンの治験では IL-2 が併用されている。

インターフェロンを用いた治療法

IFNα と IFNβ の治験では，10～15%の腎癌，メラノーマ，骨髄腫症例，約 20%のカポジ肉腫症例，約 40%の種々のリンパ腫症例で効果があり，80～90%のヘアリーセル hairly cell 白血病や菌状息肉症の症例で顕著な効果が見られている。

抗腫瘍効果の機構を見てみると，腫瘍によっては IFNα/IFNβ は主に増殖抑制的に作用し，またある場合には，NK 細胞やマクロファージの活性化に働き，同時に腫瘍細胞に MHC クラス I の発現上昇を誘導することによって免疫細胞による攻撃に対して感受性を亢進させる役割もある。抗ウイルス作用が関与している可能性もある。

腎細胞癌やヘアリーセル白血病のような疾患では，IFN 治療は従来の治療法に比べてずっと高い効果が見られる。しかし多くの研究者は，IFN は免疫療法やさまざまな化学治療薬と併用するほうが効果的であると考えている。IFNα と IFNβ は IFNγ と相乗的に作用し，また，IFNβ は TNF と相乗的に作用する。IFNα は放射線の増感剤として作用し，培養乳癌細胞でエストロゲンレセプターの発現を上昇させることから，乳癌では IFN と抗エストロゲン療法の併用が考慮されている。

コロニー刺激因子

正常細胞は，無限の自己再性能をもつ未熟な幹細胞から，前駆細胞を経て，ほとんどあるいはまったく自己複製能をもたない特異的な分化をした細胞へと分化していく。癌細胞に対する分化誘導療法のねらいは，細胞の成熟誘導によって悪性クローンの分裂能を減少させ，消失させるというものである。たとえば，顆粒球-マクロファージコロニー刺激因子（GM-CSF）はマウスの骨髄性白血病細胞の分化を促進して自己再生能を抑制し，白血病誘導能を阻害する。現在，組換え型ヒトタンパク質を用いた治験が実施されている。

100 年以上にもなるが，内科医の Coley は微生物由来の混合物に対して**コーリー毒** Coley's toxin と名づけた。この混合物は自然免疫システムを活性化し，少数ではあるが腫瘍の退縮を誘導した例もある。この効果は，一説では，本物質がTNF産生を誘導し，一方，腫瘍の血管内皮細胞はTNFに対して感受性が高くなっているために出血性のネクローシスが起こりやすくなるためという。しかし，TNFは非常に毒性があるので，はたしてそんな高値のTNFが生体内で産生されうるのかは疑問である。腫瘍ができている肢(あし)をTNF，IFNγ，メルファランで灌流したところ，正常な血管は傷害されずに腫瘍血管内皮細胞だけが損傷されたという報告があるが，最近では，コーリー毒の効果は既存の弱い抗腫瘍免疫を活性化するためと考えられている。

▶ 細胞性免疫応答の活性化

最近では，抗体よりもむしろT細胞が，腫瘍塊，特にその細胞表面にプロセシングされた細胞内抗原を発現している腫瘍塊を攻撃すると考えられている。腫瘍の大部分はMHCクラスⅡ陰性であることから，基本的にはCD8細胞傷害性T細胞反応が重要であると考えられているが，CD4細胞は腫瘍血管に対して傷害性を示し，また，CD8 T細胞の維持にも必要である。

ウイルス性抗原を利用したワクチン

リンパ腫のようなある種の癌は発癌性ウイルスによって誘発されるという考えから，ウイルスを単離してそのウイルスからワクチンを作成する試みがなされている。実際，もともとは七面鳥に感染するヘルペスウイルスに対するワクチンをニワトリに接種することで，ニワトリのマレック病リンパ腫の発生を予防できるようになってきている。ヒトのバーキットリンパ腫においても，EBV関連抗原に対するTc細胞を活性化するためのワクチン開発が進んでいる。このような患者に対しては，さらにサイトカインを治療的に投与してICAM-1やLFA-3やウイルス自身の発現を亢進させると，よりよい効果が望めるかもしれない。

腫瘍細胞を用いた免疫法

抗腫瘍反応誘導を目的として，自己あるいは他人の腫瘍細胞全体を免疫原とするアプローチが試みられている。この方法の利点は，抗原を必ずしも同定する必要がないことであるが，欠点はほとんどの腫瘍は抗原性が弱く，抗原を十分提示できないために静止期T細胞を活性化できないことにある。前述したように，MHC-ペプチド複合体だけでは免疫系を十分に活性化できず，G_0期の静止期T細胞を活性化して増殖，分化させるためには，B7.1やB7.2のような共刺激分子やある種のサイトカインが必要である。しかし，一度T細胞が活性化すると，CD2やLFA-1のようなアクセサリー接着分子の発現が増強して結合活性が増強し，共刺激はもはや必要なくなる(p.174参照，図17.11)。しかし，ヒトでは細胞全体を用いて免疫する方法はほとんどうまくいっていない。これは，細胞内タンパク質のほとんどが抗原性をもたず，腫瘍抗原となりうる分子は微量しか存在しないためであろう。

一方，動物モデルでは，腫瘍細胞を用いた免疫でも，適切な共刺激を与えることにより，よい結果が得られている。マウスで，B7遺伝子を導入したメラノーマ細胞をワクチンとして接種すると，$CD8^+$細胞による細胞傷害活性が上昇し，遺伝子導入をしていない腫瘍に対しても効果がある。つまり，B7遺伝子導入によってメラノーマは抗原性をもつようになり，その結果産生された細胞傷害性T細胞は遺伝子導入していないもとのメラノーマ細胞まで殺すことができるようになる。さらに，抗原性をもたないメラノーマに*GM-CSF*遺伝子をレトロウイルスベクターにより導入し，放射線照射すると，特異的な抗腫瘍免疫応答を強く誘導するようになり，これは宿主の抗原提示細胞を分化させ，活性化させるためであろう。

より簡単なアプローチとしては，放射線照射メラノーマ細胞とBCGを共投与して多量のサイトカインを産生させ，ネクローシス細胞由来の腫瘍抗原に対して免疫応答を起こす方法がある。1,500人以上の患者を対象とした大規模調査では，ワクチン投与群では患者の5年生存率が26%であったのに比べ，従来の一般的な治療を受けた群ではわずか6%であった。この他に，将来的に期待される非常に興味深い方法としては，外科的に腫瘍を露出させ，その中にB7やIFNγ(MHCクロスⅠやⅡの発現亢進)，顆粒球-マクロファージコロニー刺激因子(GM-CSF)やIL-2などの発現ベクターを結合させた金粒子を直接導入する(p.147参照)方法がある(図17.11)。ただし，これらの方法では，正常組織に発現する潜在性のエピトープに対して自己免疫応答を誘導されるリスクもあり，注意すべきである。

サブユニットワクチンによる治療

腫瘍抗原(表17.2)のペプチド断片をワクチンとして利用する臨床治験は，これまで精力的に行われている。メラノーマでは特異抗原がはじめて同定されたという歴史的経緯から，きわめて多くの研究がなされ，基礎研究の成果が十分に応用されている。たとえば，メラノーマ抗原を熱ショックタンパク質に結合させたり，MHCクラスⅠとの結合部位を修

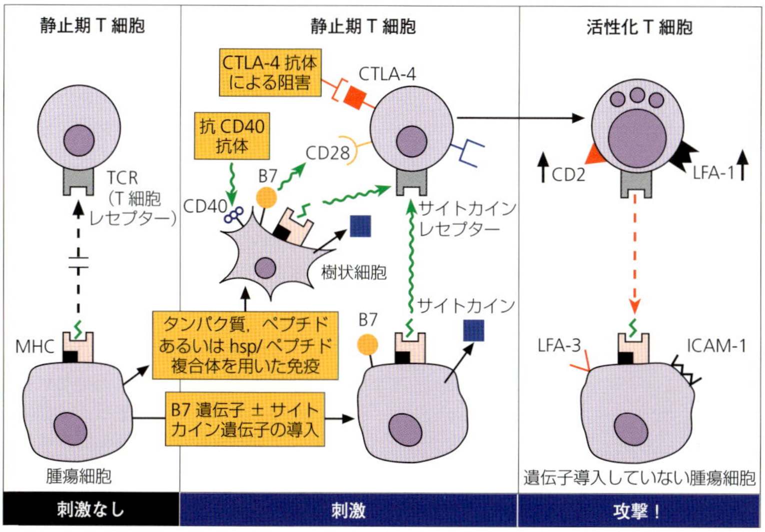

図 17.11　共刺激分子の遺伝子導入による免疫療法。腫瘍は，B7-1，B7-2 の共刺激や GM-CSF，IFNγ や IL-2，IL-4，IL-7 のようなさまざまなサイトカインの補助により，はじめて静止期 T 細胞を活性化できる。CTLA-4 を阻害すると，抗原性が上昇する。あるいは，抗体で CD40 を架橋すると腫瘍抗原を提示する樹状細胞が活性化され，T 細胞は直接刺激される（図を参照）。一度活性化されると，T 細胞のアクセサリー分子発現が上昇し，共刺激分子を発現していないもとの腫瘍を攻撃できるようになる。

飾して MHC 結合性を上昇させたペプチドで免疫すると，細胞傷害性 T 細胞（CTL）が誘導されやすくなり，一定の治療効果が得られている。そのようなペプチドは，単独投与される場合もあるが，組換えウイルス（鳥ポックス，アデノウイルス，ワクシニアウイルス）に発現させたり，DNA そのものとしてアジュバントとともに用いられることが多い。さらに，補助因子として IL-2 や GM-CSF を加えたり，**CTLA-4** の阻害をすると，免疫効果が高まる。ペプチドワクチンはそのままだと免疫寛容を誘導する可能性もあるが，同時に CD40 分子を抗体で架橋すると，CTL を直接活性化しやすくなる（図 17.12）。CD40 陰性のリンパ腫を移植したマウスに抗 CD40 抗体単独で治療を行うと，部分的に効果が見られ，これは内因性の抗原提示細胞である樹状細胞を活性化できるためである（図 17.11）。このように実験的には腫瘍ワクチンは効果があるが，悪性腫瘍患者 440 人（その多くはメラノーマ）における治験結果では，わずか 2.6％しか効果が見られなかった。この結果は残念であり，腫瘍ワクチンの成功にはまだまだ道は長いことを示している。ただ，現段階でワクチン療法を失敗と見なすのは時期尚早で，このような治験のほとんどが進行性癌患者でなされており，さらに，これらの患者ではどのような方法を用いてもこれまで効果がなかったのである。腫瘍ワクチンは，今後，早期癌の患者や家族性癌の患者に対して予防的効果があると期待される。

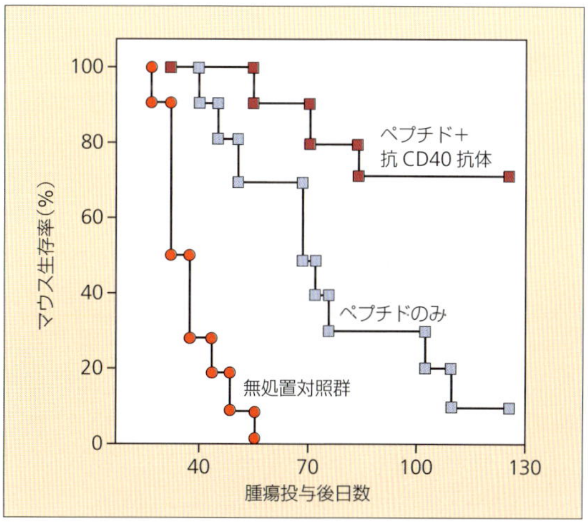

図 17.12　CD40 分子の架橋により，すでに存在する腫瘍に対するペプチドワクチンの効果が促進される。マウスにヒトパピローマウイルス 16（HPV-16）で形質転換した同系細胞を投与して 6 日目に，完全フロイントアジュバントと HPV-E7 ペプチドで免疫してその際に抗 CD40 モノクローナル抗体を投与あるいは非投与した。何も処置していないものを対照群とした。（Diehl L. *et al.*〈1999〉*Nature Medicine* 5, 774 より許可を得て転載）。

T 細胞養子移植による悪性腫瘍の治療

これまでの腫瘍ワクチンではいくつかのことが解決できなかったが，生体外で大量の T 細胞を増殖させて移植することにより，解決できる可能性がある（図 17.13）。移植する細胞に遺伝子工学的手法により IL-2 や GM-CSF のようなサイトカインを発現させることも可能である。体内では腫瘍由来の阻害因子や制御性 T 細胞 Treg が存在するために腫瘍に対する免疫応答の解析が難しいが，体外で細胞傷害性 T 細胞をつくれば，さまざまなことを明らかにできる可能性がある。よく行われるのは，患者由来の T 細胞を高濃度の IL-2 存在下で *in vitro* で培養し

17
腫瘍免疫

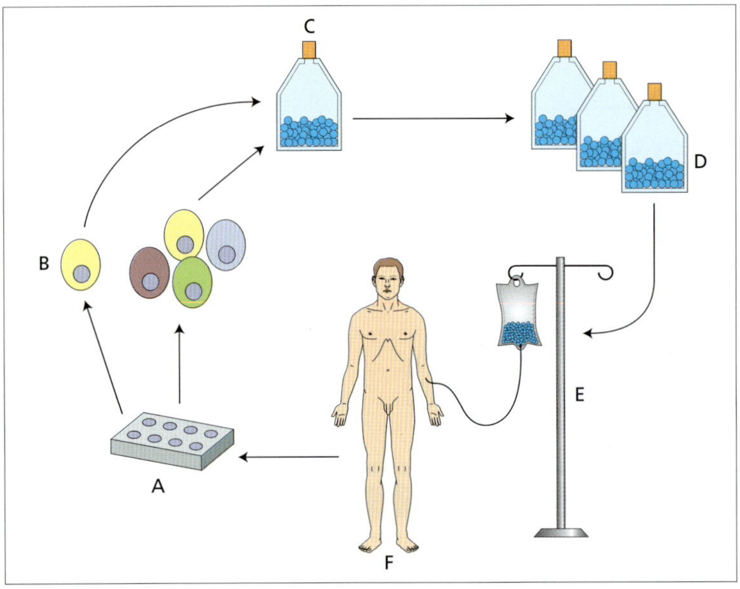

図 17.13　**受動的細胞移入免疫療法における効果改善**。体外で増幅した T 細胞を用いた細胞移入療法の効果を上げるためにさまざまな方法が開発されている。A：患者由来の腫瘍反応性 T 細胞を *in vitro* で抗原提示細胞により刺激する。腫瘍反応性 T 細胞の活性化促進のために，抗原提示細胞に腫瘍抗原遺伝子を導入することができる。B：腫瘍反応性 T 細胞クローンや T 細胞株を MHC–ペプチド四量体や二重特異性抗体を用いて選択的に回収し，刺激する。C，D：IL–2 を用いて腫瘍特異的細胞を増やし，E：増幅した腫瘍特異的 T 細胞を患者の静脈内に投与する。F：移植 T 細胞は，あらかじめ患者の T 細胞を除去すること，および移植後の T 細胞維持に必要なサイトカイン（IL–2，IL–15，IL–21）の投与により，その生存が延長する。（Riddell S. R.〈2004〉*Journal of Experimental Medicine* **200**, 1553 に基づく）。

て細胞傷害性 T 細胞を増殖させる方法である（図 17.13）。少数しか存在しない腫瘍反応性の T 前駆細胞を強く増幅させるために，共刺激シグナルを発現する成熟樹状細胞に腫瘍抗原を加える方法が一般的に行われている。この方法では，2〜3 週間で T 細胞は 1,000 倍にも増殖するが，これらの CD8 T 細胞を患者に養子移入しても（1 人当たり 10^{11}個以上），腫瘍が大きいと CD8 T 細胞はすぐに消失してしまう。IL–2 を *in vivo* で投与し，CD4 T 細胞を同時に移入すると，CD8 T 細胞の生存は長くなる。CD8 T 細胞の生存や適切な細胞傷害性機能の維持には CD4 T 細胞が必須と考えられる。MHC クラス I 結合性ペプチドを用いたワクチンの効果が低いのは，CD4 T 細胞の増殖が不十分であるためと考えられ，これは今後の課題である。あらかじめリンパ球数を減少させておいた宿主にリンパ球を養子移入すると，血中 T 細胞の 75％が抗腫瘍活性をもつようになり，ペプチドワクチン投与よりも一見よい効果が見られる。このような形での細胞移入治療はまだ症例数が少ないが，リンパ球除去したメラノーマ患者の 40〜50％で移入細胞が 4 カ月以上体内に残存することが報告されている。しかし，このように多量の活性化リンパ球を患者に移入すると，腫瘍よりも正常組織に対して自己免疫応答が生じる危険性もある。この方法では，腫瘍以外の組織では発現していないか，あるいは発現していてもごくわずかである腫瘍抗原を選ぶことが必須であろう。

リンパ球を用いて腫瘍を根絶する方法は，単に数の問題だという意見もある。ペプチドワクチンの投与では末梢血中の腫瘍反応性細胞が 5〜10 倍増加するが，一方，伝染性単核球症患者では末梢血 CD8 T 細胞の 40％以上が EBV 反応性を示すようになる。これと比べると，ペプチドワクチンの効果はまだ弱いようである。当初は，ワクチン接種後，特異的 T 細胞がかなり増加すると考えられ，特に細胞移入の際にあらかじめリンパ球を除去しておくとその効果が増加すると考えられていた。リンパ球が減少していると移入 T 細胞のために自由空間が存在し，また，IL–7 や IL–15 といった恒常性サイトカインが競合して使われることがないために，好ましい環境ができるのかもしれない。リンパ球除去のもう 1 つの利点は，抗腫瘍反応を弱めるはずの抑制性/制御性 T 細胞を除去できることである。

NK 細胞を用いた治療

前述のように，NK 細胞は腫瘍の監視機構や腫瘍に対する攻撃において重要であるらしく，この考えに基づけば，*in vivo* で NK 細胞を増幅させることや，多量の活性化 NK 細胞を養子移入することは当然，有益のはずである。NK 細胞による治療法は，T 細胞を用いた治療法に比べ若干遅れているが，実際には行われている。癌患者の臨床試験で，強力な化学療法の前に低用量の IL–2 を毎日皮下に投与して NK 細胞の数と活性化の程度を評価したところ，NK 細胞は増加しても細胞傷害性を示さなかった。抑制性の NK 細胞レセプターが腫瘍細胞上のリガンドを認識したために NK 細胞の機能が抑制されたのかもしれない。さらに最近では，本来ならば予後不良の急性骨髄性白血病患者に対して，血縁関係があり MHC 遺伝子が部分的に一致したドナーからの NK 細胞を治療的に投与するという治験が行われている。これは，ドナー由来 NK 細胞とレシピエントの間の部分的な MHC ミスマッチのために NK 細胞が活性化されて腫瘍を攻撃するようになるという考え方に基づいたものである。強力な免疫抑制療法を受けた患者にこのような NK 細胞を投与したところ，ドナー由来 NK 細胞は増殖して生存し，19 人中 5 人の患者で完全緩解が見られた。この方法は期待できそうである。

樹状細胞を用いた治療

樹状細胞（DC）は，T 細胞応答の誘導に最も強力な抗原提示細胞であるため，これまで種々の免疫療法において戦略的に重要な細胞と見なされてきた。具体的には，腫瘍細胞の可溶化物，腫瘍抗原や腫瘍由来ペプチドを投与後に樹状細胞を分離し，癌患者に投与して腫瘍特異的な免疫応答を誘導させるというものである。この方法は，動物モデルでかなりの成功が見られ，また患者においても実際にその有用性が示されつつある（図 17.14）。患者の治療には大量の樹状細胞が必要であるが，骨髄由来の $CD34^+$ 前駆細胞を GM-CSF，IL-4，TNF，時には幹細胞因子 stem cell factor（SCF）や Fms 様チロシンキナーゼ 3（Flt3）リガンドで刺激することによりこれは実現可能である。また，より簡単なのは，末梢血由来の $CD14^+$ 単核球を GM-CSF と IL-4 で刺激して樹状細胞をつくりだす方法である。しかしこの方法では，TNFα を用いて樹状細胞を成熟させる必要があり，このために経費がかかり，細菌感染のリスクが増える。他には，Flt3 リガンドを成体に投与することで樹状細胞を増やす方法があり，この方法だと循環血液中の樹状細胞は 10～30 倍に増え，白血球アフェレーシス法により回収できる。

次に樹状細胞を用いた治療に関する一般的な問題点について触れる。まず，樹状細胞にペプチドをパルスする際には MHC クラスⅠハプロタイプに強く結合するアミノ酸配列を同定しておく必要がある。そのようなアミノ酸配列は，異なるハプロタイプをもつ患者ごとに異なり，CD4 ヘルパー細胞のエピトープは含んでいない可能性がある。このような問題は組換えタンパク質を用いることにより解決できる。組換えタンパク質を混合して使うと，腫瘍に対する細胞傷害性 T 細胞を増加させるとともに，腫瘍抗原が少々変異しても対応できるようになる。しかし，樹状細胞に取り込まれたタンパク質は，MHC クラスⅠプロセシング経路を介した CD8 CTL のクロスプライミングにはあまり効果がない。この問題を回避するために，いくつかの方法が現在検討されている。その 1 つは，腫瘍抗原ペプチドを HIV-tat “トランスポーター”ペプチドに結合させる方法で，これにより MHC クラスⅠによる抗原提示能を 100 倍も増強させることができる。また，RNA やトリポックスウイルスのような組換えベクターを用いて遺伝子導入によりペプチドを発現させるのも 1 つの手である。

第二の問題点として，この治療法は現状では手間と費用がかかることがあげられる。しかし，この方法がより一般的なものになれば，費用も従来の治療法と同じくらいになり，患者にとって計り知れないほどの利益をもたらすことが考えられる。

第三に，抗原も樹状細胞もともに豊富に存在している患者に，少量の抗原をパルスした樹状細胞を少量投与するだけで，なぜ特異的 T 細胞反応や腫瘍退縮を誘導できるのかが不明である。1 つの説は，悪性組織内やその近傍の樹状細胞は機能欠損が見られるというもので，腫瘍によって分泌される血管内皮細胞成長因子（VEGF）や IL-10 により樹状細胞の成熟が止まり，未熟な寛容性を有する樹状細胞となっているらしい。このような未熟樹状細胞は，腫瘍反応性 T 細胞の反応を亢進するよりはむしろ打ち消してしまう可能性がある。また，これとは別に，腫瘍近傍の抗原捕捉性の未熟樹状細胞は適切な TLR

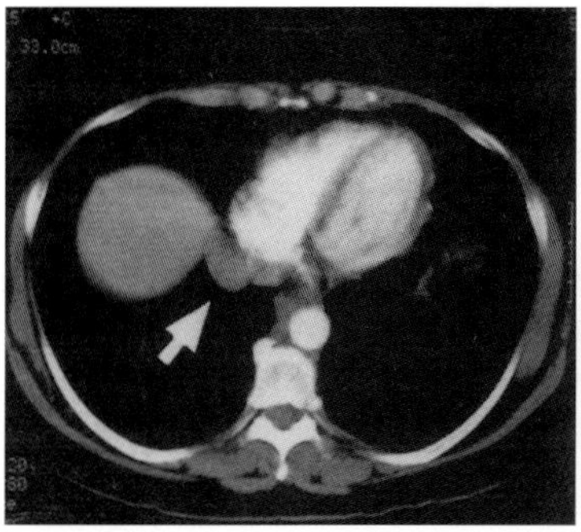

(a)

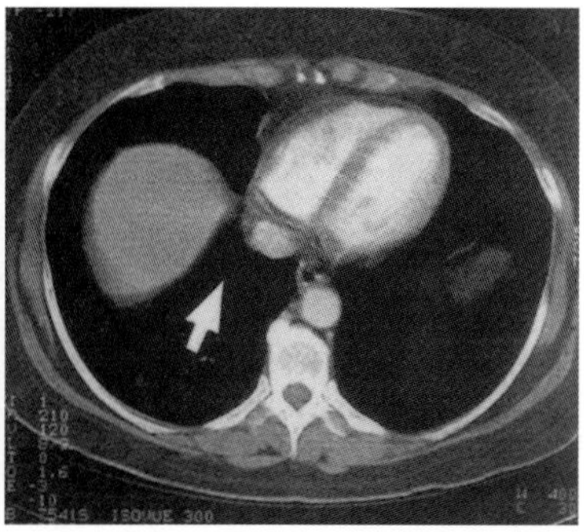

(b)

図 17.14　B 細胞リンパ腫からのイディオタイプ抗原でパルスした自家樹状細胞を利用したワクチンによる臨床効果。(a) ワクチン接種前と (b) 3 回ワクチン投与した 10 カ月後の患者胸部 CT スキャン画像。(a) の矢印は，心臓周囲の腫瘍を示す。(b) では，すべての病変が消滅し，患者は治療後 24 カ月間寛解状態を維持した。（Hsu F. J. *et al.*〈1996〉*Nature Medicine* **2**, 52, Nature America Inc. 写真は Prof. R. Levy 提供）。

リガンドや危険シグナルがないと有効な抗原提示細胞として機能しない，という可能性もある(図 17.6)。内因性の樹状細胞を活性化する目的で，Flt3 リガンドやある種のサイトカインを補助的に投与したり，未熟樹状細胞を動員する MIP-3α(CCL20)を腫瘍内に遺伝子導入して(p.196 参照)，抗腫瘍反応の惹起を試みるのはおもしろいかもしれない。

血管新生に対するワクチン療法

固型腫瘍には，悪性細胞だけでなく血管内皮細胞や線維芽細胞のようなさまざまな非悪性細胞も存在する。固型腫瘍は血液の供給がないと成長ができないため，腫瘍は VEGF のような血管新生因子を分泌することで新しい血管をつくりだしている。腫瘍の成長は血液供給に依存するため，腫瘍血管に選択的に発現する抗原を標的とすると，腫瘍への酸素供給や栄養供給を遮断することになり，腫瘍の退縮が期待できる。VEGF は血管新生因子ファミリーの 1 つで，レセプターの VEGF-R2(ヒト KDR，マウス Flk-1)と相互作用し，血管内皮細胞の増殖や，生存，運動を促進するシグナルを伝える。マウスの実験腫瘍モデルにおいては，VEGF-R2 や VEGF に対する抗体は腫瘍血管新生を阻害できる。しかし，臨床的には VEGF-R2 活性を完全に阻害するだけの十分量の抗体を腫瘍に供給できず，このアプローチは治療的には進んでいない。かわりに，*in vitro* でつくった樹状細胞を可溶型 VEGF-R2 で刺激して生体内に戻すことにより，VEGF-R2 陽性血管内皮細胞に対する**免疫寛容を破壊する**という方法がある。この方法の利点は，非悪性の腫瘍血管内皮細胞が遺伝的に安定なために VEGF-R2 発現を失った変異細胞が生じにくいことにある。このような方法を用いると，効果的に血管内皮細胞を破壊する VFGF-R2 特異的中和抗体だけでなく，特異的細胞傷害性 T 細胞もできる可能性がある。

白血病治療

放射線化学療法を用いて白血病患者の根治療法を行うと，骨髄幹細胞は破壊される。骨髄幹細胞は治療前に患者から取り出し，細胞傷害性抗体を用いて白血病細胞を取り除き，その後，患者を“レスキュー”するために再投与することができる(図 17.15)。しかし，この方法ではすべての白血病細胞が取り除かれるわけではない。より効果的な方法としては，MHC がある程度一致したドナーからの骨髄移植があり，この方法ではメカニズムははっきりしないが，移植片対白血病細胞効果 graft-vs-leukemic cell effect が期待できる。一方，骨髄移植の際の重篤な合併症である GVH 病 graft-vs-host disease(移植片対宿主病)を防ぐためには骨髄中の T 細胞を取り除く必要があるが，この場合，同時に抗白血病細胞活性も除去されてしまうというジレンマがある。図 17.16 では“自殺遺伝子治療”の方法を示す。この方法では，T 細胞を除去した骨髄幹細胞を単純ヘルペスウイルスチミジンキナーゼを遺伝子導入したドナー T 細胞とともに投与する。レシピエント患者の腫瘍量が少ない場合には，遺伝子導入 T 細胞は移植した骨髄の生着を促進する因子を分泌し，ウイルス感染や移植片対白血病活性を防ぐ。その後 GVH 病が出現してきたときには，図 17.16 で示すメカニズムのように，ガンシクロビルを投与してドナー T 細胞の攻撃力を抑制する。

他にも，GVH 病を避けるために，レシピエント患者の MHC 対立遺伝子に提示される白血病関連ペプチドに特異的な細胞傷害性 T 細胞クローンを骨髄細胞とともに移植する方法がある。この方法は通常，うまくいくことが多い。というのは，T 細胞レセプターと結合する MHC ヘリックス構造上のアミノ酸残基は比較的保存されているため(結合溝の中のアミノ酸残基とは異なり)，同種 T 細胞は白血病細胞由来の MHC-ペプチド複合体を認識できる。このような場合の標的分子としては，腫瘍細胞や特に白血病細胞で過剰発現する cyclin-D1，mdm-2 や，造血系細胞で高発現する WT-1 や GATA-1 などの転写因子，ミエロペルオキシダーゼ

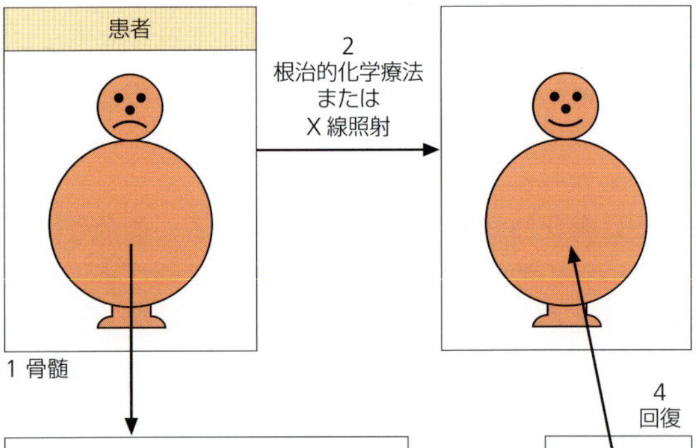

図 17.15 **自家骨髄細胞レスキューによる白血病の治療。**正常細胞には存在するが，幹細胞には存在しない白血病細胞上の分化抗原(●)に対する細胞傷害性抗体を用いると，腫瘍細胞が混入していない骨髄細胞を得ることができる。強力な化学療法を行った後にこの骨髄細胞を患者に投与すると，造血機能を回復させることができる。CD34 マーカーを用いれば，幹細胞のポジティブセレクションも可能である。

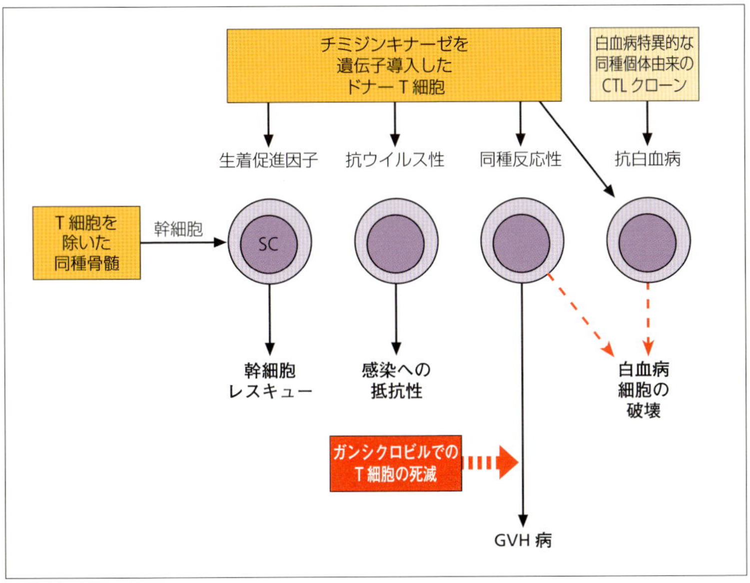

図 17.16 同種骨髄移植による白血病治療。 強力な化学療法を受けた患者にT細胞除去した同種骨髄を移植すると，幹細胞が移入され，造血系がレスキューされる。チミジンキナーゼ(TK)遺伝子導入しておいたドナー由来のT細胞が，骨髄の生着を助け，感染を防ぎ，移植片対白血病細胞により残存腫瘍細胞を除去する。同種反応性T細胞は，最終的にGVH病を誘導するが，ガンシクロビルの投与により除去される。TKは，ガンシクロビルを分裂細胞に毒性をもつヌクレオシド類似体に変化させる。あるいは，第3者のT細胞からつくられた白血病ペプチド特異的CTLクローンを同種骨髄とともに移入して，白血病細胞を破壊するということもできる。(Cohen J. L., Boyer O. & Klatzmann D.〈1999〉*Immunology Today* **20**, 172. Stauss H. J.〈1999〉*Immunology Today* **20**, 180に基づく)。

やCD68などの分化抗原は有効に利用できる可能性がある。これらの分子は患者では免疫寛容が成立しているが，ドナー由来の細胞傷害性リンパ球は異なったペプチドに曝されているので免疫寛容は成立しておらず(p.374参照)，白血病を攻撃できる可能性がある。かなり難しい方法だが，非自己由来の抗腫瘍性CTLクローンのT細胞レセプター遺伝子をレシピエントに導入すると，効果が期待できるかもしれない。実験的には，ヒト化scFv-Fcγ-膜貫通領域-CD3ζをT細胞に遺伝子導入すると，しかるべき表面抗原を発現する細胞に対して細胞傷害性をもたせることができることから，このような方法も将来には応用可能かもしれない。

▶ モノクローナル抗体を用いた受動的免疫療法

多くの試行錯誤の末，モノクローナル抗体はついに当初の期待していた作用を示すようになり，ヒト化モノクローナル抗体を用いることによって癌の免疫療法においても非常によい結果がもたらされてきた。6章でくわしく述べたように，当初のマウスのモノクローナル抗体を用いた治療では，外来性のマウス抗体に対する強い免疫応答，すなわちヒト抗マウス抗体 human anti-mouse antibody(HAMA)反応が問題となっていたが，このような当初の問題は次第に克服されて，現在では多くのヒト化抗体で臨床治験が行われ，そのいくつかはすでに有効であることがわかっている(表17.3)。腫瘍細胞表面上の抗原に反応する抗体は，補体を介したオプソニン作用や溶解作用(これは宿主補体調節性タンパク質により調節を受ける)，マクロファージの動員や，さらにはNK細胞のFcγRⅢレセプターを介したADCC機能などによって，腫瘍細胞を傷害する。ただし，後者のマクロファージ機能は阻害性FcγRⅡシグナルによって部分的に相殺される。これらのFcR発現細胞は細胞傷害性をもつだけでなく，多くの場合，抗体でコートされた標的細胞をその細胞表面でFcRを介して強く架橋し，その結果，標的細胞の細胞膜を介してアポトーシスシグナルや細胞周期からの早期離脱を誘導するシグナルを提供する。このような腫瘍細胞は，放射線照射やDNA損傷を誘導する化学療法剤に対して高い感受性を示すようになり，さらに死につつある細胞の抗原性が高まることにより，驚くような相乗的治療効果が期待できる可能性がある。

特異的抗体をキラー分子と結合させて腫瘍細胞の除去に用いるのは免疫学者にとって非常に魅力のある考えで，実際，これを利用した巧妙な方法がいくつも存在する。一般に，重合体は解離速度が遅いために(p.92参照)単量体よりも強く結合でき，60～120 kDaのサイズの分子が抗腫瘍免疫のために適当と考えられている。一方，分子量が大きすぎると体内への浸透が悪く，小さすぎると腎臓からすぐに排出されてしまう。一価の抗体断片としては，ファージライブラリー(p.149参照)から抗原によって選択されたFvやscFvや，また，ラクダやラマの大きなCDRループ構造を模したV_Hドメイン断片などがある。重合体としては，二価の二重特異性をもつ抗体，三価の三重特異性抗体，さらに四価の四重特異

表 17.3 癌治療の承認済みあるいは最終段階の臨床治験を行っている抗体。(Adams G. P. & Weiner L. M.〈2005〉*Nature Biotechnology* **23**, 1147)。

標的抗原	投与物質の性状	適応	段階
HER2/neu	非結合型	乳癌	承認済み
CD20	非結合型	リンパ腫	承認済み
CD20	^{90}Y と ^{131}I-複合体	リンパ腫	承認済み
EGF レセプター	非結合型	直腸癌	承認済み
VEGF	非結合型	直腸癌と肺癌	承認済み
CD52	非結合型	慢性リンパ球性白血病	承認済み
CD33	薬剤複合体	急性骨髄性白血病	承認済み
GD2	非結合型	神経芽細胞種	臨床治験最終段階
CTLA-4	非結合型	メラノーマ	臨床治験最終段階
MHC クラスⅡ	非結合型	非ホジキンリンパ腫	臨床治験最終段階

性抗体があり，Fab 断片を二量体あるいは三量体の形に重合させたものもつくられている。

複合型抗体を用いた治療

抗体単独でも効果を示すこともあるが，複合型抗体が特に固型腫瘍に対する治療において有効に用いられている。治療用の複合型抗体とは，放射線同位元素，毒素あるいは低分子量の薬剤などの毒性を示すものと抗腫瘍抗体を結合させたものである。当初，このような複合型抗体による抗腫瘍療法の試みはうまくいかなかった。それは，抗体に結合させた物質が従来の化学療法薬剤のような薬剤（たとえばドキソルビシン）だったために，低用量では十分な毒性がなかったためである。同位元素を結合させた複合型抗体を用いた研究から，腫瘍塊 1 g につき，わずか投与抗体の 0.01％から 0.001％しか腫瘍部位に到達しないことが明らかになった。ということは結合すべき薬剤や毒素はピコモルのオーダーで働くものでないといけないが，従来の化学療法剤は残念ながらマイクロモルからナノモル後半の濃度でしか効果がなかったのである。

このようなことから，より毒性のある分子を探した結果，毒素を用いることがよいことがわかった。たとえば，シュードモナス pseudomonas 外毒素やジフテリア毒素のようなタンパク質性毒素は *in vitro* では非常に毒性が強く，動物モデルでも毒性を示す。しかし，これらの毒素はヒトでは強い抗原性を示し，すぐに中和抗体ができてしまい，反復投与ができない。これは，ヒト抗毒素抗体反応 human anti-toxin antibody（HATA）として知られる。たとえば，ある複合型抗体を 2 回投与したところ，ほぼすべての症例で HATA 反応が誘導されたという。また，これとはまったく別に，複合型抗体の欠点として，**血管漏出症候群** vascular leak syndrome の可能性がある。これは，毒素が非特異的に血管内皮細胞を損傷するためらしく，この副作用のために使用できる複合型抗体の量が制限されてしまう。しかし，たとえば悪性血液疾患のように，患者がひどい免疫抑制状態であるときには，複合型抗体による治療は有効である。ヘアリーセル白血病患者に対して抗 CD22 抗体とシュードモナス毒素の複合体を用いたところ，70％の症例で寛解が誘導された。

最近行われている方法として，他に，ヨウ素 131（^{131}I）やイットリウム 90（^{90}Y）のような放射性同位元素を抗体に結合させて，高い精度で腫瘍に対して放射線照射をする試みが行われている。このような抗体を用いていくつかの臨床試験が行われ，抗 CD20 抗体と ^{90}Y あるいは ^{131}I を結合させた複合型抗体では非ホジキンリンパ腫患者で驚くほどの効果が得られたが，一般的には期待すべき結果は得られていない。このような抗体の場合，その多くで**最大許容濃度**を超えた量を用いないと治療効果が望めず，この場合，強い骨髄抑制が誘導されてしまう。このような副作用を防ぐために，β線よりも短波長のアスタチン 211 のようなα粒子産生物質を用いる試みも行われている。このような方法では，β線に比べてα線のほうが標的臓器に 1,000 倍以上の吸収性を示す。しかし，困ったこともあり，それはこれら放射線同位元素の半減期が 60 分〜数時間なので，臨床で日常的に用いるには非実用的であるということである。

ピコモルのオーダーで作用する毒素の探索の試みから，オーリスタチン auristatin のようなチューブリン重合阻害剤やカリチアマイシン calicheamicin やエスペラミシン esperamicin のような DNA 二本鎖破壊を誘導するような物質が発見されてきた。これらの物質の非常に魅力的な点は，抗体に結合すると薬剤活性を示さない**プロドラッグ**になることで，抗体から離れたときに活性を発揮することである。

血中では薬剤と抗体の結合は安定しているため，抗原陽性標的細胞に結合して取り込まれるまでは，複合型抗体は実質的には毒性を示さない。このような**薬剤結合型抗体**の臨床試験が最近進められ，実際に認可されているものもある。その例として，急性骨髄性白血病に対する抗 CD33-カリチアマイシン複合体，大腸癌あるいは膵癌に対する抗 CanAg-DM1 複合体，小細胞肺癌に対する抗 CD56-DM1 複合体，いくつかの悪性腫瘍に対する抗 Her-2/neu-DM1 複合体などがある。最近はさらに効果的な細胞傷害性を示す薬剤結合型抗体の開発が進められている。低分子量の薬剤免疫複合体を用いた治療法は，安定性，有効性，臨床的有用性などの点から，近い将来主流となるであろう。

腫瘍血管に対する治療

固型腫瘍塊に対しては，主に 2 つのことに焦点が当てられている。1 つは，原発巣摘出後の癌患者の 1/3～1/2 に見られる骨髄内の残余微小転移である。もう 1 つは，悪性化に際して反応性にできた組織で，F19 糖タンパク質の発現や新生血管の形成が見られる。

前述のように，腫瘍は一般には血管がなければ直径 1 mm 以上には成長することができず，そのような血管はしばしば腫瘍細胞が分泌する VEGF をはじめとする血管新生因子に依存して形成される。新生血管は，生化学的にも構造的にも通常の静止期の血管とは異なり，治療的に用いられるモノクローナル抗体のあらたな標的となりうる。これは，たとえ腫瘍細胞自身が抗体にあまり反応性をもたなくてもよい。たとえば，これらの新生血管では，VEGF や ephrin に対するレセプター，腫瘍胎児性フィブロネクチン，マトリックスメタロプロテアーゼ(MMP)の MMP-2 や MMP-9，血管周囲細胞のマーカーであるアミノペプチダーゼ A や NG2 プロテオグリカンはいずれも選択的に発現している。このようなことから，現在では，VEGF やその主なレセプター VEGF-R2 に対するヒト化モノクローナル抗体のような血管新生阻害剤の開発に多くの労力が費やされている。

予想外の成功を見た方法は，*in vivo* でペプチドファージライブラリーを投与することで，ある腫瘍の血管内皮細胞に特異的に結合するペプチドが同定された。この方法で見つかったペプチドモチーフの 1 つにサイクリックペプチド CDCRGD-CFC 中に含まれる RGD モチーフがある。この配列は新生腫瘍の血管内皮細胞で発現増加する$\alpha_v\beta_3$インテグリンや$\alpha_v\beta_5$インテグリンと選択的に結合する。これらのペプチドをドキソルビシンのような薬剤やアポトーシス誘導性ペプチドなどと結合させると治療効果が得られるかもしれない。このように，「魔法の弾丸」の標的は，まだまだかなり多数存在するのである。

固型腫瘍に対する免疫学的診断

▶ 血中あるいは細胞上に発現する腫瘍マーカー

腫瘍胎児性抗原であるαフェトプロテインと CEA (carcinoembryonic antigen：癌胎児性抗原) はそれぞれ，肝癌，大腸癌の診断における有用なマーカーとして利用されてきたが，偽陽性の割合が高いことが問題である。外科的に原発巣を除去した後にこれらのタンパク質が再度血中に出現すると，腫瘍が再びできつつあることを強く示唆する。前立腺特異的抗原 prostate-specific antigen (PSA) の結合型に対する分泌型の割合が血中で高くなると，前立腺癌の疑いがある。GM1 モノシアロガングリオシドは，正常な人では 2%しか見られないが，膵癌患者の 96%，大腸癌患者の 64%で血中に検出される。

前述のように(p.399 参照)，モノクローナル抗体を用いての細胞タイプの同定は，リンパ球増殖性疾患を含む種々の腫瘍の診断，治療に重要である。

▶ *in vivo* での腫瘍イメージング

腫瘍治療のために局所へのモノクローナル抗体の集積を効果的にする技術は，そのまま腫瘍のイメージングに用いられている。ここで重要なことは，抗体の結合を正常組織やその周囲の液体成分に比べて腫瘍に対して最大にすることである。たとえば，腫瘍とアイソトープキレート化合物の両方に結合する二重特異性抗体を用いると，腫瘍のイメージングを 24～120 時間行うことが可能で，腫瘍に結合しなかった抗体は次第に血中から除去されていく。

さまざまな上皮性悪性腫瘍のムチンに発現するトムソン-フリーデンライヒ Thomson-Friedenreich (T) 抗原 (Galβ1-3-GalNAcα-O-Ser) は，抗体を用いたイメージングの非常によい標的として用いられている。多くの上皮性悪性腫瘍の間質の増殖性線維芽細胞に発現する F19 糖タンパク質も同様で，これ以外にも腫瘍の血管新生に関与する多くの抗原がイメージングのよい標的となると思われる。

▶ 骨髄における微小転移の検出

遠隔転移した癌細胞を個別に検出する技術がない

ために，今のところ初期の転移腫瘍を同定することは不可能であり，さらに早期に癌を診断する試みや免疫療法の効果判定の際にこれは大きな問題点となっている。この点，最近の進歩の 1 つとして，大腸癌患者の骨髄の免疫染色により微小転移が検出できるようになり，これが陽性だと予後不良で再発率が高くなる（表 17.4）。この方法では，手術時に骨盤腸骨稜から採取した骨髄を上皮細胞マーカーのサイトケラチン，増殖マーカーの Ki67 核タンパク質，トランスフェリンや EGF レセプターに対する抗体で染色し，混在する上皮細胞を検出しようとするものである。小細胞肺癌患者で骨髄に微小転移が見られると，早期に再発することが予測される。

表 17.4　直腸癌患者における上皮のサイトケラチン染色による骨髄微小転移の検出。（Schlimok G. *et al.*〈1990〉*Journal of Clinical Oncology* **8**, 831）。

Duke のステージ分類		骨髄穿刺液の抗サイトケラチン CK2 モノクローナル抗体に対する陽性反応	
		患者数	陽性率（%）
A	粘膜に限局	3	0
B	筋層への浸潤	58	14
C	局所リンパ節を含む	62	34
D	遠隔転移あり	33	39

まとめ

細胞の形質転換

- 癌は典型的には，増殖を促進する遺伝子の損傷とアポトーシスによる細胞除去に関与する遺伝子の損傷により誘導される。
- 悪性転換した細胞は通常，免疫原性が低い。

腫瘍抗原

- 腫瘍抗原候補分子が多数同定されつつあるが，そのほとんどはその腫瘍特異的であり，異なる腫瘍間では共有されていない。
- 発癌ウイルス由来のプロセスされたペプチドは，主要組織適合遺伝子複合体（MHC）と結合して，強力な移植抗原となる。
- 特定の腫瘍では，正常組織で発現せずに胎児期に発現する遺伝子を発現することがある（**腫瘍胎児性抗原**）。
- 多くの腫瘍では，*ras* や *p53* のような癌遺伝子の点変異があり，これらの分子の免疫原性は低い。化学発癌腫瘍では，熱ショックタンパク質（hsp）70 や 90 により腫瘍由来ペプチドが提示され，腫瘍特異的なユニークな抗原となる。慢性リンパ球性白血病 chronic lymphocytic leukemia（CLL）細胞表面の免疫グロブリンは，ユニークな腫瘍特異抗原である。
- 腫瘍細胞ではしばしば，細胞表面の糖鎖構造異常が観察される。
- 腫瘍細胞における CD44 の v6，v10 エキソンの発現は，転移能と相関する。血液型の A 抗原が欠損すると予後不良になる。

腫瘍に対する免疫応答

- T 細胞は，強い免疫原性を有する発癌性ウイルスまたは紫外線誘導腫瘍に対して有効な免疫応答を起こすことができる。
- より低い免疫原性の腫瘍では，T 細胞による**免疫学的監視機構**は十分に働かないが，時には弱い免疫応答が誘導される場合もある。
- NK 細胞は，腫瘍の増殖と転移に抑制的に働くと考えられている。MHC クラスⅠ分子は通常，NK 細胞に対して負の不活性化シグナルを伝達することから，NK 細胞は MHC クラスⅠを発現しない腫瘍細胞を攻撃できる。A-NK サブセットは接着分子発現が高く，新鮮な腫瘍細胞に対してより高い細胞溶解性を示す。
- 腫瘍は宿主の免疫応答から逃れるためにさまざまなメカニズムを利用する。これは免疫系が腫瘍に対して抑制的な影響を及ぼすことを示唆している。

発生過程の異常によるリンパ球増殖性疾患

- 多くの B 細胞性腫瘍では，癌原遺伝子である *c-myc* の異常が特徴的に見られる。
- 染色体の転座がしばしば認められ，その結果，融合遺伝子が生じて細胞分裂/細胞死に影響する癌遺伝子や他の遺伝子の発現調節異常が起こる。
- リンパ系悪性腫瘍では，特定の分化段階での成熟停止が見られる。
- 白血病やリンパ腫の分類，診断には，モノクローナル抗体による表面マーカーの解析が重要である。非ホジキンリンパ腫のほとんどは B 細胞由来で，EBV が原因で，細胞表面に単一の Ig を発現する。
- 多発性骨髄腫は形質細胞の単一クローンが悪性化したもので，電気泳動上で単一バンドを示す‘M’タンパク質を産生する。10〜20%の患者では，ミエローマ Ig L 鎖の V 領域を含むアミロイド沈殿物が広範囲に認められる。
- ワルデンシュトレームマクログロブリン血症 Waldenström's macroglobulinemia は，モノクローナル IgM を分泌するクローンの増殖異常によるもので，血液粘度が著しく上昇するようになる。

- リンパ球が癌化すると，対応する正常細胞の分化が抑制され，二次的な免疫不全が起こる。

癌免疫療法へのアプローチ

- 免疫療法はもとの腫瘍が縮小してからでないと，働かない可能性がある。
- 自然免疫系を有効に利用することができる。高用量の IL-2 投与は悪性黒色腫や他の腫瘍に対する反応を促進する。IL-12 の全身投与は微小残存病変に対して効果があるかもしれない。IFNγ，IFNβ 投与は，T 細胞疾患，ヘアリーセル白血病や菌状息肉腫には非常に効果的であるが，カポジ肉腫やさまざまなリンパ腫では一定程度の効果しかないために他の薬剤と併用される。マウスの骨髄性白血病に対しては，GM-CSF は増殖促進を誘導し，白血病誘発性を低下させる。
- 発癌性ウイルスのタンパク質を標的とした癌ワクチンは効果が期待でき，子宮頸癌のようなウイルス性腫瘍に対して，予防的に利用できる可能性がある。
- 弱い抗原性しかもたない腫瘍であっても，BCG のようなアジュバントの投与，あるいは B7 や IFNγ，IL-2，IL-4，IL-7 のようなサイトカインの遺伝子導入により，効率的に抗腫瘍応答が誘導できる。
- CD8 細胞傷害性 T 細胞（CTL）は固型腫瘍の治療に効果を示し，これらの細胞の生存とエフェクター機能の保持には CD4 ヘルパー T 細胞が必要らしい。
- 種々の腫瘍抗原候補が同定され，サブユニットワクチンとして用いるための至適ペプチドの同定に多くの努力が払われている。これらのペプチドの免疫原性を増加させるために，熱ショックタンパク質に結合させる方法や，GM-CSF 投与，CTLA-4 阻害あるいは抗 CD40 刺激のような方法が考えられている。
- これまでペプチドワクチンによる臨床治験はあまりよい結果が得られていないが，*in vitro* で増殖させた CD8 T 細胞の細胞養子移入による免疫療法は期待できそうである。
- メラノーマ由来腫瘍抗原のペプチドと CLL 由来 Ig のフレームワーク領域由来のペプチドを用いて樹状細胞をパルスすると，強力な抗原性が得られる。
- 他人由来の CTL の投与あるいは他人由来の骨髄移植後に GVH 予防をした人からの T 細胞の投与により，移植片対白血病の効果が得られる。
- モノクローナル抗体と薬剤や毒素，あるいは放射性同位元素と結合させた複合型抗体は，腫瘍細胞や新生血管壁上に発現する抗原あるいは腫瘍組織中の反応性間質線維芽細胞に対して選択的に結合させることができる。B 細胞リンパ腫における抗 CD20 抗体，骨髄性白血病における抗 CD33 抗体，あるいは卵巣癌や c-erbB2 過剰発現乳癌における抗 MUC-1 抗体などの投与では，かなりよい結果が得られつつある。二重特異性抗体を用いると，NK 細胞や Tc 細胞のようなエフェクター細胞を標的腫瘍の近くに動員することができる。

固型腫瘍の免疫学的診断

- 血中で検出可能な腫瘍マーカーは診断に有用であり，肝癌でのα-フェトプロテインや結腸直腸癌の CEA（carcinoembryonic antigen：**癌胎児性抗原**）などがその例としてあげられる。
- 腫瘍表面に対するモノクローナル抗体を用いて，腫瘍の生体内イメージングができる。ある種の腫瘍のムチン，腫瘍内の反応性間質線維芽細胞上の F19，新生血管壁上の VEGF などは，標的分子として適当である。
- 免疫細胞化学的に骨髄内の微小転移検出する方法は，患者の予後や新しい治療の有効性を評価するのに貴重な情報を提供する。

ウェブサイト（www.roitt.com）に多肢選択問題を掲載しているので参照されたい。

文献

Banchereau J. & Palucka A.K. (2005) Dendritic cells as therapeutic vaccines against cancer. *Nature Reviews Immunology* **5,** 296–306.

Begent R.H.J. *et al.* (1996) Clinical evidence of efficient tumor targeting based on single-chain Fv antibody selected from a combinatorial library. *Nature Medicine* **2,** 979–984.

Forbes I.J. & Leong A.S.-Y. (1987) *Essential Oncology of the Lymphocyte*. Springer-Verlag, Berlin.

Ho W.Y. *et al.* (2003) Adoptive immunotherapy: engineering T-cell responses as biologic weapons for tumor mass destruction. *Cancer Cell* **3,** 431–437.

Lake R.A. & Robinson B.W.S. (2005) Immunotherapy and chemotherapy: a practical partnership. *Nature Reviews Cancer* **5,** 397–405.

Leonard R.C.F., Duncan L.W. & Hay F.G. (1990) Immunocytological detection of residual marrow disease at clinical remission predicts metastatic relapse in small cell lung cancer. *Cancer Research* **50,** 6545–6548.

Mannel D., Murray C., Risau W. & Clauss M. (1996) Tumor necrosis: factors and principles. *Immunology Today* **17,** 254–256.

Morton D.L. & Barth A. (1996) Vaccine therapy for malignant melanoma. *CA: A Cancer Journal for Clinicians* **46,** 225–244.

Murphy A. *et al.* (2005) Gene modification strategies to induce tumor immunity. *Immunity* **22,** 403–414.

Payne G. (2003) Progress in immunoconjugate cancer therapeutics. *Cancer Cell* **3,** 207–212.

Rafii S. (2002) Vaccination against tumor neovascularization: promise and reality. *Cancer Cell* **2,** 429–431.
Rosenberg S.A., Yang J.C. & Restifo N.P. (2004) Cancer immunotherapy: moving beyond current vaccines. *Nature Medicine* **10,** 909–915.
Ruoslahti E. & Rajotte D. (2000) An address system in the vasculature of normal tissues and tumors. *Annual Review of Immunology* **18,** 813–827.
Smyth M.J. Godfrey D.I. & Trapani J.A. (2001) A fresh look at tumor immunosurveillance and immunotherapy. *Nature Immunology* **2,** 293–299.
Srivastava P.K. (2000) Immunotherapy of human cancer: lessons from mice. *Nature Immunology* **1,** 363–366.
Stein H. & Mason D.Y. (1985) Immunological analysis of tissue sections in diagnosis of lymphoma. In Hoffbrand A.V. (ed.) *Recent Advances in Haematology,* Vol. 4, p. 127. Churchill Livingstone, Edinburgh.
Tumor Immunology (2006) *Current Opinion in Immunology* **18**(2). (Critical overviews of the whole field appearing annually, which are well-worth reading.)
Zou W. (2005) Immunosuppressive networks in the tumor environment and their therapeutic relevance. *Nature Reviews Cancer* **5,** 263–274.

18 自己免疫疾患

はじめに

われわれの身体は途方もなく大きな獲得免疫のレパートリーをもち，すでに身体の中に存在する細菌でも，またこれからやってくる細菌についても，すべての細菌由来の分子を認識し，排除することができるように進化してきた。その過程で，その個体自身の構成成分に反応するリンパ球も発生してくるのは必然的なことであった。特にT細胞は，胸腺での分化段階で行われるポジティブセレクションによって選択されることから，ある程度自己認識能をもつT細胞が存在するのは当然といえよう(p.235参照)。自己反応性細胞が自己免疫疾患を引き起こすのを防ぐ寛容機構についてはすでに述べたが，どのような仕組みであれ，機構が破綻する可能性は常にある。そして加齢とともにその可能性は大きくなる。$CD5^{+}$B-1細胞が産生するIgMは結合性の弱い**自己抗体 autoantibody**(すなわち“自己”構成成分に反応する抗体)で，自然抗体の一種であるが，本章ではヒトの疾患と関連のある自己免疫現象についてふれる。

理想的には，“**自己免疫疾患 autoimmune disease**”とは，自己反応性のプロセスが疾患の病因となる場合を指し，組織損傷に伴って無害な自己抗体が出現する場合(たとえば，心筋梗塞の後に心筋に対する自己抗体が現れる)は自己免疫疾患とはいわない。ここでは，自己抗体の出現にともなって現れる疾患のことを便宜的に自己免疫疾患として扱い，免疫学的現象が二次的なものは除外して考える。

自己免疫疾患の特徴

▶ 自己免疫疾患の種類

自己免疫疾患にはいろいろなものがあり，広範なスペクトルを形成している。そのスペクトルの一端に位置するのは，臓器特異的な自己抗体をもつ“**臓器特異的疾患 organ-specific disease**”で，甲状腺で見られる**橋本病 Hashimoto's disease**がその一例である。この疾患では，単核球(リンパ球，マクロファージ，形質細胞)の浸潤，濾胞細胞や胚中心の破壊のような特異的な病変が甲状腺に見られ，特定の甲状腺の成分に特異的な自己抗体が産生されることがその原因である(道しるべ18.1)。

このスペクトルのより中心側には，病変が1つの臓器に限局するものの，臓器非特異的に自己抗体が産生されるような疾患群がある。典型的な例として**原発性胆汁性肝硬変 primary biliary cirrhosis**があげられる。この疾患では小胆管に炎症細胞の浸潤が見られるが，血清中の自己抗体は肝臓特異的ではなく，その標的はミトコンドリアである。

スペクトルのもう一端には“**臓器非特異的 nonorgan-specific 自己免疫疾患**”あるいは“**全身性自己免疫疾患 systemic autoimmune disease**”があり，その例として**全身性エリテマトーデス systemic lupus erythematosus (SLE)**があげられる。SLEでは病変，自己抗体ともに特定の臓器に限局せず，病的な変化は広範囲に及び，結合織では主な病変としてフィブリノイド壊死が起こる。このような病変は，皮膚(顔に見られる蝶形紅斑がその例)や，腎臓の糸球体，関節，漿膜，および血管などに見られる。また，血球成分もしばしば影響を受ける。特異な反応性を示す種々の自己抗体が見られ，中には体中の細胞のDNAや他の核構成物質と反応するものがある。

自己免疫と関わっていると考えられている種々の疾患を，臓器特異的なものから全身性のものまで，1つのスペクトルの形で表18.1に示した。

▶ ヒト疾患における自己抗体

ここではまず，種々の疾患において同定された主要な自己抗体についてくわしく述べる。表18.2には，これらの自己抗体の一覧と，その検出に使われた方法を記した。表の補足にはよりくわしい説明を載せたが，特定の検出法については図6.8，図6.29，図6.30，図18.1を参照されたい。自己抗原が解析さ

道しるべ 18.1　甲状腺に対する自己免疫の発見

Dacie はある種の溶血性貧血において抗赤血球自己抗体の存在を示したが，これは自己免疫が疾患につながることを示した最初の例の 1 つであった。しかし，自己免疫が全身的な疾患を引き起こしうるということは，1956 年，甲状腺自己免疫に関する 3 つの主要な論文が出るまで明らかではなかった。

Rose と Witebsky は，Paul Ehrlich の「ホラーオートトキシクス horror autotoxicus」―身体は自己抗体をつくるのを恐れる―という概念を実験的に確認しようとして，フロイント完全アジュバントとウサギ甲状腺抽出物を混合して，ウサギに免疫した。その結果，甲状腺に対する自己抗体が産生され，甲状腺組織が慢性的に破壊されたが，この実験結果に Witebsky は落胆し，Rose は大喜びした（図 M 18.1.1 a, b）。

Roitt，Doniach および Campbell は，橋本甲状腺炎患者において甲状腺腫を除去すると血清 γ グロブリン濃度が下がり，甲状腺腫の組織学的特徴が Rose と Witebsky のウサギのモデルに似ている（図 M 18.1.1 a, b）ことに気づき，甲状腺内の形質細胞が腺構造に対する自己抗体を産生し，この抗体により組織損傷や慢性炎症が起きると考え，解析を行った。その結果，予想どおり，最初に調べた患者血清に正常甲状腺の抽出物に反応する沈降性の自己抗体が含まれており，その抗原はサイログロブリンであることがすぐにわかった（図 M 18.1.2）。

はるか遠方のニュージーランドでは，Adams と Purves は甲状腺機能亢進症すなわちバセドウ病（甲状腺中毒症）の原因となる血中因子を探索するために，モルモットの甲状腺を ^{131}I で標識後に患者血清を注射し，時間を追って甲状腺から放射性標識物の放出を調べた。この際，ヒト下垂体由来の甲状腺刺激ホルモン（TSH）を注射すると，血清の放射能活性は約 4 時間後にピークを迎えたが，甲状腺中毒患者血清を注射すると持続的な放射性標識物の放出が観察された（図 M 18.1.3）。このいわゆる持続性甲状腺刺激因子 long-acting thyroid stimulator（LATS）は IgG 抗体であり，TSH レセプターに結合して TSH 様の作用をすることが明らかになった。抗体が TSH より持続性に作用するのは血中で長い半減期をもつからである。

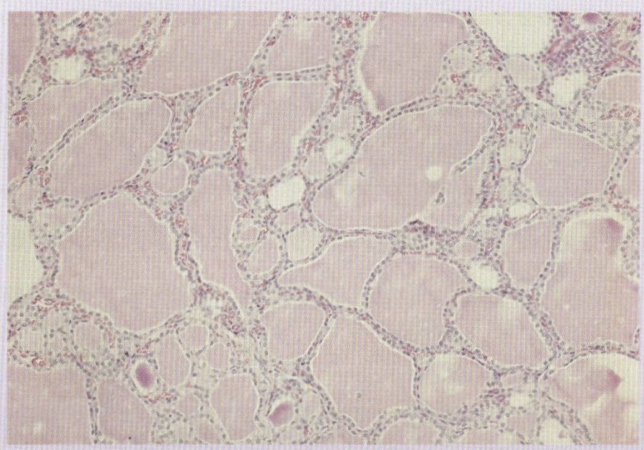
(a)

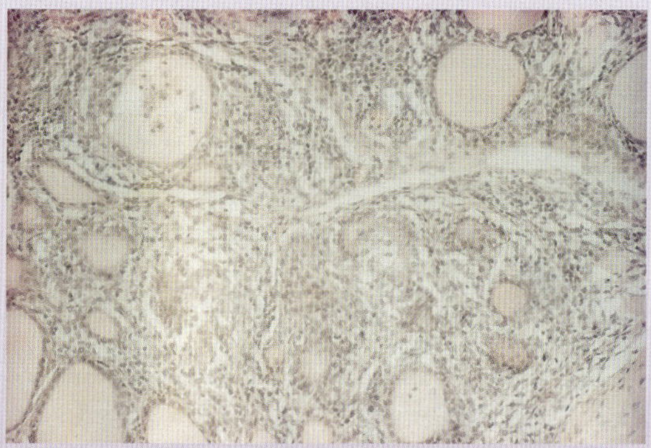
(b)

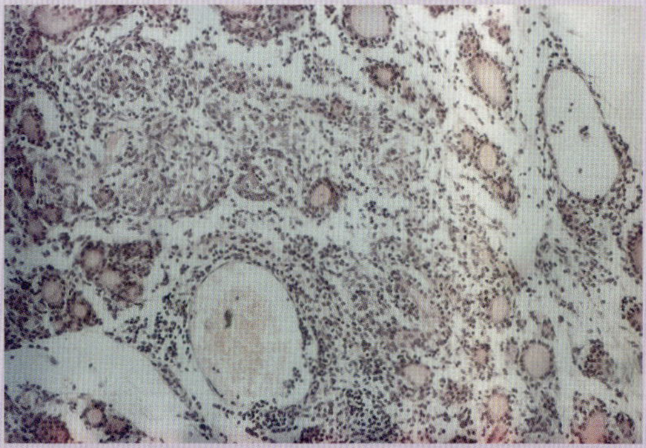
(c)

図 M 18.1.1　実験的自己免疫性甲状腺炎。（a）正常甲状腺の濾胞構造。（b）フロイント完全アジュバントとラット甲状腺抽出物での免疫により誘導された甲状腺炎。浸潤性の慢性炎症細胞による濾胞構造の破壊が見られる（Rose N. R. and Witebsky E.：〈1956〉. Studies on organ specificity. V. Changes in the thyroid gland of rabbits following active immunization with rabbit thyroid extracts. *Journal of Immunology* 76, 417）。（c）自然発症のヒト自己免疫疾患病変と実験モデルで見られる病変の相似性。橋本病の他の特徴，たとえば腺房細胞の好酸性化生（アシュケナージ細胞）や局所的なリンパ球濾胞の形成などはこの実験モデルでは見られないが，肥満系統（OS）トリの自然発症性甲状腺炎で見られる。

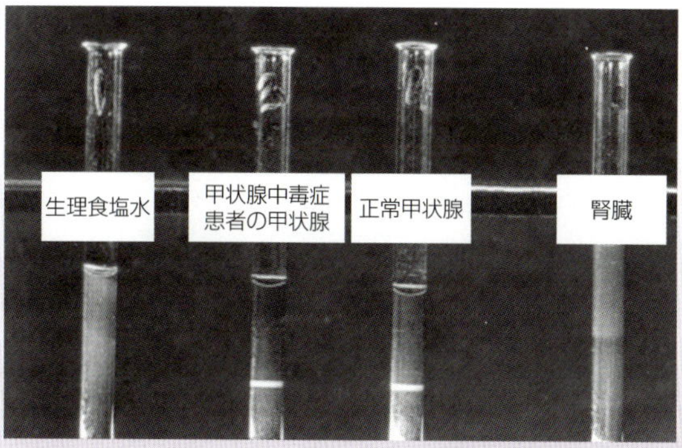

図 M 18.1.2 **寒天ゲル沈降法により検出された橋本病患者血清中の抗甲状腺自己抗体。**試験血清は寒天と混合しチューブの底に入れ，中間層には寒天のみ，上層には自己抗原を加えた。血清中の抗体および自己抗原が上下に拡散し，中間層に不透明な沈降線を形成する。生理食塩水とコントロールである腎臓の抽出物では反応が見られない。(Roitt I. M., Doniach D., Campbell P. N. and Hudson R. V. 〈1956〉 autoantibodies in Hashimoto's disease. *Lancet* ii，820 に基づく)。

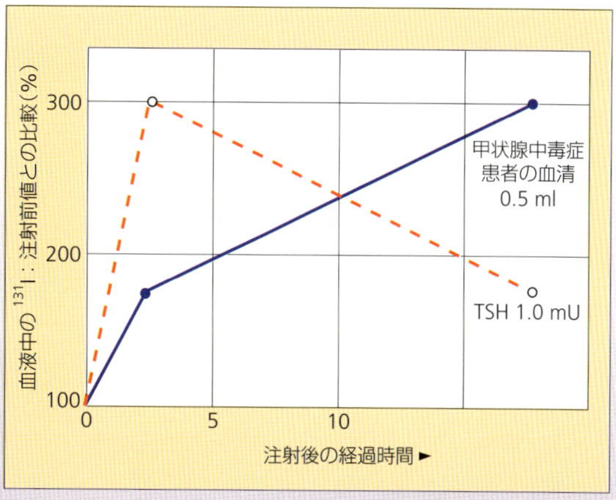

図 M 18.1.3 **バセドウ病患者における持続性甲状腺刺激物質の存在。**TSH を注射すると，あらかじめ標識した甲状腺から ^{131}I が急速に放出される。一方，甲状腺中毒症患者血清を注射すると，持続性の放出が見られた。(Adams D. D and Purves H. D. 〈1956〉Abnormal responses in the assay of thyrotrophin. *Proceedings of University of Otago Medical School* **34**, 11 に基づく)。

れ，その精製されたものが入手可能になったことから，ELISA やタンパク質マイクロアレイ法が主に自己抗体の検出法として用いられるようになっている。

▶ 自己免疫疾患間の重なり

1 人の患者の中で複数の自己免疫疾患が発症することがしばしばある。同時発症が見られる疾患は，しばしば，自己免疫疾患スペクトル中でお互いに近い位置に存在する(表 18.1)。自己免疫性甲状腺炎(橋本病あるいは原発性粘液水腫)の患者は，同年齢，同性のコントロール群に比べて，悪性貧血を発症する率が高い(0.2％に対して 10％)。一方，逆も真なりで，悪性貧血の患者ではかなり高い頻度で甲状腺炎やバセドウ病(グレーブス病)を合併する。この他にもアジソン病と自己免疫性甲状腺病も合併することがあり，まれであるが，若年者に悪性貧血と多腺性内分泌不全症が見られることがある。たとえば，アジソン病，副甲状腺機能低下症，糖尿病，甲状腺炎を同時に合併した例がある。

血清学的にはさらに大きな重複が見られる。たとえば，自己免疫性甲状腺病の患者の 30％は抗壁細胞抗体を同時にもつ。逆に，甲状腺に対する自己抗体は悪性貧血患者の 50％に見られる。ここで重要なことは，これらの抗体はお互いに交差反応を示さない。つまり，甲状腺特異的自己抗体は胃とは反応せず，逆もまた真である。血清がどちらの臓器とも反応する場合には，甲状腺特異的抗体と胃特異的抗体の 2

表 18.1 自己免疫疾患のスペクトル。

臓器特異的	
↓	橋本病 原発性粘液水腫 バセドウ病 悪性貧血(PA) 自己免疫性委縮性胃炎 アジソン病 早発閉経(一部) 男性不妊(一部) 重症筋無力症 ランバート-イートン症候群 インスリン依存性(1 型)糖尿病 グッドパスチャー症候群 尋常性天疱瘡 類天疱瘡 交感性眼炎 水晶体起因性ブドウ膜炎 多発性硬化症 自己免疫性溶血性貧血 特発性血小板減少性紫斑病 特発性白血球減少症 原発性胆汁性肝硬変 慢性活動性肝炎　HBs 抗原陰性 潰瘍性大腸炎 シェーグレン症候群 関節リウマチ(RA) 強皮症 ウェゲナー肉芽腫 皮膚筋炎 円板状エリテマトーデス 全身性エリテマトーデス(SLE)
臓器非特異的	

表 18.2　ヒトの疾患で見られる自己抗体。

疾患	抗原	免疫学的反応性の検出
橋本病	サイログロブリン	沈降法/受身赤血球凝集反応/ELISA
原発性粘液水腫	甲状腺ペルオキシターゼ：細胞質	未固定甲状腺組織を用いた IFT/受身赤血球凝集反応/ELISA
	細胞表面	甲状腺細胞を用いた IFT/補体媒介性細胞傷害
バセドウ病	細胞表面の TSH レセプター	バイオアッセイ－*in vivo* でマウス甲状腺を刺激/TSH とレセプターの結合阻害/アデニルシクラーゼの刺激
	成長レセプター	甲状腺組織断片における細胞分裂の誘導
悪性貧血	胃内因子	中和試験/ビタミン B_{12}との結合阻害/共沈法による胃内因子-B_{12}との結合
	壁細胞の H^+-K^+ATPase	未固定胃粘膜組織を用いた IFT
アジソン病	副腎細胞の細胞質(17a-/21-ヒドロキシラーゼ)	未固定副腎皮質を用いた IFT
早発の閉経開始[1]	ステロイド産生細胞の細胞質	副腎細胞および卵巣，精巣の間質細胞を用いた IFT
男性不妊(一部)[2]	精子	射精精子の凝集反応
インスリン依存性(1 型)糖尿病[3]	島細胞の細胞質	未固定ヒト膵臓を用いた IFT
	インスリン，GAD，および ICA512	ELISA
黒色表皮症を伴う B 型インスリン抵抗性	インスリンレセプター	ホルモンのレセプターへの結合阻害
アトピー(一部)	β-アドレナリン作用性レセプター	ヒドロキシベンジルピンドールを用いたラジオアッセイの阻害
重症筋無力症	骨格筋および心筋	骨格筋を用いた IFT
	アセチルコリンレセプター	抗アマガサヘビ毒素抗体を用いた阻害および結合ラジオアッセイ
ランバート-イートン症候群	神経終末の Ca^{2+}チャネル	マウスにおいて IgG が神経筋の伝導異常を引き起こす
多発性硬化症[4]	脳を含む MBP	MBP 反応性 T 細胞
グッドパスチャー症候群	糸球体および肺の基底膜	蛍光標識した抗 IgG を用いて腎組織標本の IFT により線状染色が見られる
		精製抗体を用いた放射免疫測定/ELISA
尋常性天疱瘡	表皮有棘細胞間のデスモソーム(カドヘリン)	皮膚の IFT
類天疱瘡	基底膜	皮膚の IFT
水晶体起因性ブドウ膜炎	レンズ	受身赤血球凝集反応
交感性眼炎	ブドウ膜	(ブドウ膜抽出物を用いての遅延型皮膚反応)
自己免疫性溶血性貧血[5]	赤血球	クームズ抗グロブリン試験
特発性血小板減少性紫斑病	血小板	*in vivo* における血小板の生存時間減少
原発性胆汁性肝硬変	ミトコンドリア(ピルビン酸デヒドロゲナーゼ)	ミトコンドリアが多い細胞(e.g. 腎遠位尿細管)を用いた IFT
能動性慢性肝炎	平滑筋/核のラミニン/核小体	IFT(e.g. 胃粘膜)
(HBV & HCV-ve)	腎臓/肝臓のミクロソーム	IFT(肝臓)
潰瘍性大腸炎	結腸のリポ多糖類	IFT/受身赤血球凝集反応(結腸細胞に対するリンパ球の細胞傷害性反応)
	結腸上皮細胞の膜タンパク	結腸癌細胞を用いた ADCC
		この疾患における抗原情報は一般的には受け入れられていない
シェーグレン症候群[6]	SS-A(Ro)/SS-B(La)	IFT/ゲル析出試験/ELISA
	唾液管/ミトコンドリア/核小体/甲状腺	IFT
	IgG	抗グロブリン(リウマチ因子)試験
関節リウマチ[7]	IgG	抗グロブリン試験/ラテックス凝集反応/ヒツジ赤血球凝集試験(SCAT：市販品，RAHA 試験)および ELISA/アガラクトグリコホーム
	コラーゲン	受身赤血球凝集反応
円板状エリテマトーデス	核/IgG	IFT/抗グロブリン試験
強皮症[8]	核/IgG/セントロメア	IFT
	核/IgG/Scl-70	IFT/向流電気泳動/ELISA
皮膚筋炎[9]	核/IgG/Jo-1	IFT/向流電気泳動/ELISA
混合結合組織病[10]	核抽出物	IFT/向流電気泳動/ELISA
全身性エリテマトーデス	DNA[11]	ELISA/クリチジアの IFT
	snRNP(Sm &リボヌクレオチドタンパク)	IFT/ゲル沈降試験/ELISA
	核タンパク	IFT
	その他の血液成分/IgG	
	カルジオリピン/B_2-グリコプロテイン 1	ラジオイムノアッセイ
ウェゲナー肉芽腫	好中球の細胞質(ANCA；ミエロペルオキシダーゼ,セリンプロテイナーゼ)アルコールで固定した多核核白血球の IFT[12]	アルコールで固定した多核核白血球の IFT/ELISA

IFT：免疫蛍光法(図 18.1 参照)，ELISA：酵素免疫測定法(図 6.30 参照)。

種類の自己抗体が存在する。

臓器非特異的な自己免疫疾患の中で，SLE のような全身性自己免疫疾患は関節リウマチや他のまれな疾患としばしば合併する。他の疾患とは，溶血性貧血，特発性白血球減少症，血小板減少性紫斑病，皮膚筋炎やシェーグレン症候群などである。このような場合には，抗核抗体や抗グロブリン(リウマチ)因子が特徴的に存在する。

シェーグレン症候群には興味深い点がある。前述した全身性疾患に見られる臨床的，血清学的特徴に加えて，臓器特異的疾患の特徴がはっきりと見られる。唾液腺に反応する抗体が見られ，抗甲状腺自己抗体が高頻度に検出される。涙腺と唾液腺に病変があると，組織学的には橋本病のような特徴を示し，腺構成成分がリンパ球と形質細胞からなる点状の肉芽腫様組織に置き換わるようになる。表 18.1 に示すスペクトルの両端に位置する疾患が合併することもあるが，非常にまれである。

臓器特異的自己疾患をもつ患者は，当該臓器の癌を発症する傾向がややあるが，臓器非特異的自己免疫疾患ではかなりの頻度で広範なリンパ系組織腫瘍が見られる。

▶ 自己免疫疾患の動物モデル

実験動物における自己免疫疾患の自然発症モデルや実験的誘導モデルに関する知見は，ヒトの自己免疫疾患に関して大きな知見を提供してきた。ここでこれらのモデルを一覧表に示す(表 18.3)。

氏(うじ)か育ちか？

▶ 自己免疫疾患の遺伝的素因

自己免疫疾患は特定の家族に集中する傾向がある。たとえば，橋本病患者の兄弟，親，および子には，抗甲状腺自己抗体陽性者や顕在性あるいは無症候性の甲状腺炎を発症する者が多い。悪性貧血患者の家族にも同様の傾向があり，患者の同胞には胃の壁細胞に対する自己抗体をもつ者が多く，無酸症や委縮性胃炎を発症しやすい。SLE では，近親での発症率は全体と比べて 20～40 倍の頻度で見られることがわかった。

このような近親間の高い発症頻度は，微生物の感染のような環境が原因である可能性もあるが，双生児での解析の結果から遺伝的要素が関与することが強く示唆されている。たとえば，双子の片方に甲状腺中毒症あるいはインスリン依存性糖尿病 insulin-dependent diabetes mellitus (IDDM) が発症したとき，残りの兄弟にも同じ疾患が発症する率(すなわち，双子のどちらも罹患する確率)は，二卵性よりも一卵性のほうがずっと高い。また，前章で述べたが，遺伝的に特定の自己免疫疾患を自然発症する実験動

表 18.2 の補足

1 抗体は副腎のアジソン病を合併する少数の患者で見られ，17α-/21-ヒドロキシラーゼ，コレステロール側鎖切断酵素および 51 kDa の性腺抗原に反応する。

2 まれにしか凝集素は見られない。精子は，頭部どうし，尾部どうし，または中間部を通じて凝集する。不妊女性にもまれに見られる。

3 すべてではないが，ほとんどのインスリン依存性糖尿病の発症後 1 年以内には膵島細胞に対する抗体が存在するが，徐々に減少する傾向がある。これに対して，多発性内分泌症を合併する糖尿病患者の抗体は何年間も存在する。同様に，GAD(グルタミン酸デカルボキシラーゼ)抗体もスティッフマン症候群で見られる。ICA512 はチロシンキナーゼである。

4 MBP：ミエリン塩基性タンパク。

5 クームズ試験は，洗浄赤血球に結合する抗体を抗グロブリン抗体を用いて凝集法で検出する方法である(図 15.17 参照)。0～37℃で検出できる赤血球抗体('温式' 抗体)はほとんど IgG である。約 60%が原発性であり，残りはたとえば SLE や潰瘍性大腸炎のような他の自己免疫疾患と合併する。0～20℃で検出される"冷式"抗体はほとんど IgM である。この抗体で被覆された赤血球は，抗補体血清を加えると凝集する。半分が原発性であり，残りは肺炎マイコプラズマの感染やリンパ系腫瘍の際に見られる。

6 蛍光免疫法により唾液腺管に特異的に反応する抗体は，RA や SLE に合併する続発性シェーグレン症候群の半分以上の患者に見られる。SS-A 抗体と SS-B 抗体によって核内に斑点状の染色が見られる。

7 主要な抗グロブリン因子は，通常ラテックス粒子上に吸着した IgG(ヒト IgG)，もしくはヒツジ赤血球上に非凝集誘導量のウサギ抗体を介して抗原-抗体複合体の形で存在させた IgG の Fc 部分と反応する(ヒツジの赤血球を半凝集する量のウサギ抗体で覆う)。ELISA 法では，ウサギ IgG をプラスチック試験管に結合させ，患者の血清を加える。そして結合した抗グロブリンを標識 IgG または IgM で判定する(図 6.30 参照)。ヒト IgG に特異的に反応するリウマチ因子は，ヒト Fcγ を試験管に結合させ，標識抗ヒト Fdγ(Fab 断片の H 鎖の一部)もしくは IgM の結合性により判定する。

8 強皮症(進行性全身性硬化症)では抗核抗体がよく見られる。Scl-70 はトポイソメラーゼ 1 である。

9 Jo-1 はヒスチジン tRNA シンテターゼである。

10 この症候群は，強皮症，RA，SLE および皮膚筋炎の症状を合わせもつ。抗原は核から抽出でき，斑点状の蛍光パターンを示す。

11 一本鎖および二本鎖 DNA に対する抗体は試験管を用いた DNA 結合テストで定量できる。

12 一次顆粒の成分(おそらくセリンプロテアーゼ)に反応して細胞質が染まる。結節性動脈周囲炎では，抗ミエロペルオキシダーゼ抗体によりアルコール固定した多核白血球が染まる。一部の患者の血清は抗菌物質であるアズロシジンと反応する。ANCA(抗白血球細胞質抗体)は，殺菌性で透過性増加タンパク質に反応性をもち，炎症性腸疾患と原発性硬化性胆管炎のマーカーである。

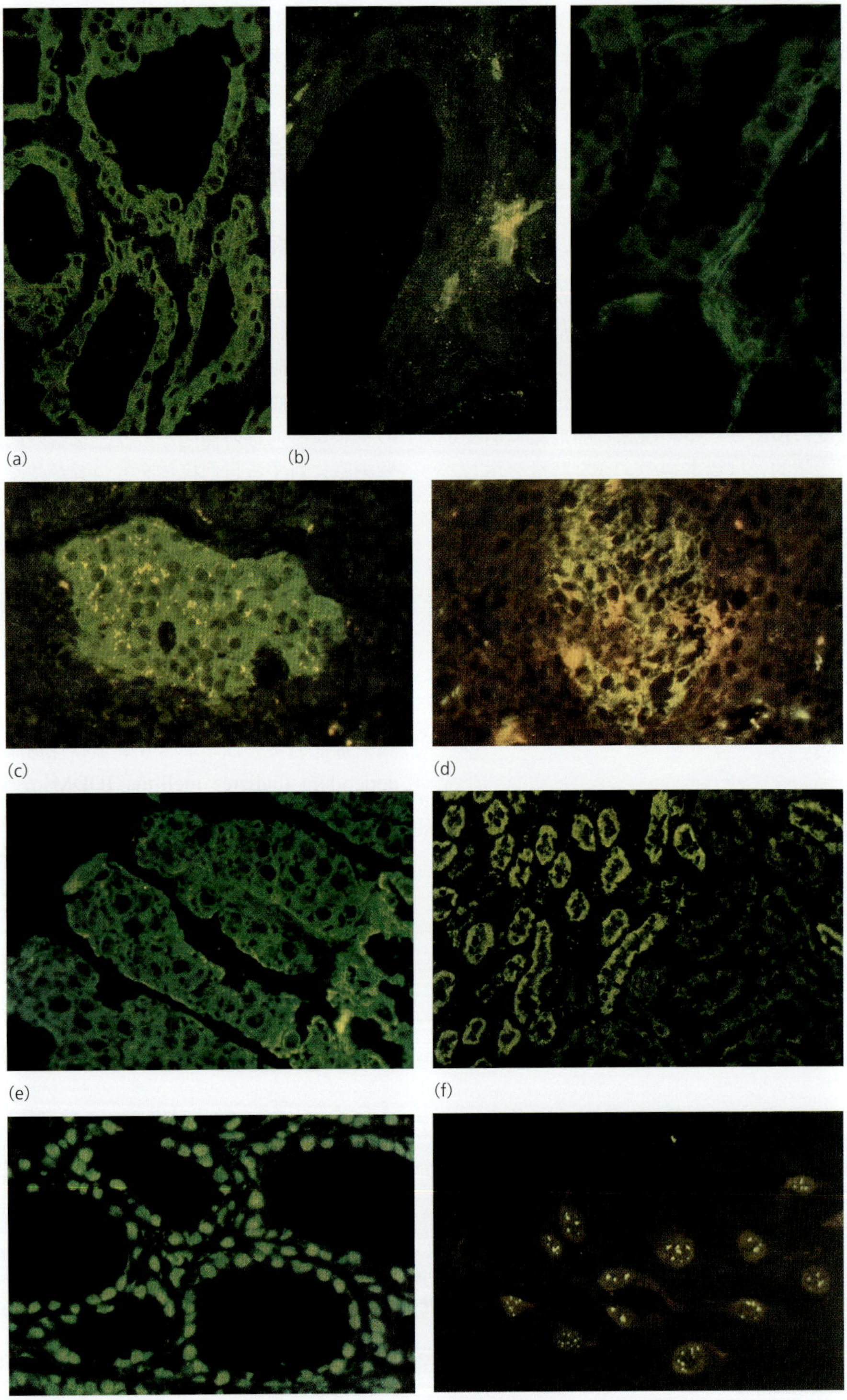

図 18.1　自己免疫疾患における蛍光抗体法の応用。(a)抗甲状腺ペルオキシダーゼ(甲状腺ミクロソーム)抗体により腺房細胞の細胞質が染色されている。(b)ヒト甲状腺切片での MHC クラスⅡ染色。左：正常甲状腺では濾胞細胞は染色されず，MHC クラスⅡ強陽性の樹状細胞が散在する。右：バセドウ病(甲状腺中毒症)患者の甲状腺では，細胞質が MHC クラスⅡ強陽性で，クラスⅡが能動的に合成されていることを示す。(c)インスリン誘導性糖尿病患者血清で膵島を染色した。(d)同様にソマトスタチンで同時に染色した(黄色に見える細胞はローダミン抗ソマトスタチンとフルオレセイン抗ヒト IgG により染色したもの。抗ヒト IgG により自己抗体を検出)。(e)アジソン病患者血清によりサル副腎の顆粒膜細胞の細胞質が染色された。(f)抗ミトコンドリア自己抗体の腎遠位尿細管への結合を示す。(g)SLE 患者の抗ヌクレオプロテイン抗体が甲状腺切片に広く反応している。(h)強皮症患者血清が単層培養 SV40 ヒトケラチノサイト(K14)に反応していることを示す。(〈a〉,〈c〉,〈d〉,〈e〉,〈f〉,〈g〉は Prof. F. Bottazzo，〈b〉は Prof.　R. Pujol-Borrell，〈h〉は Dr. F. T. Wojnarowska 提供)。

表 18.3　自己免疫疾患の自然発症性および誘導性動物モデル。

		モデル	自己免疫疾患
臓器特異的	自然発症	非肥満型糖尿病性(NOD)マウス，BB ラット $H2^{h4}$類遺伝子性の NOD マウス 肥満系統(OS)トリ，バッファローラット	インスリン依存性(1 型)糖尿病 *甲状腺炎 甲状腺炎
	誘導性	**フロイント完全アジュバント(CFA)と混合した脳組織 CFA と混ぜた甲状腺，副腎，精子，2 型コラーゲン，ACh-R，レチナール S1 タンパク，および糸球体基底膜 IFNγ-インスリンプロモーター変異遺伝子をもつマウス 交差反応：自己と異種赤血球の反応 コクサッキー B とミオシンの反応 生後 2〜4 日のマウスの胸腺摘出 ラットの新生児期の胸腺摘出と X 線照射 ラットへの $HgCl_2$の投与	脳脊髄炎 関連のある抗原をもつ細胞および組織の破壊 糖尿病 貧血 心筋炎 広範な臓器特異的疾患 甲状腺炎 グッドパスチャー症候群
全身性	自然発症	ニュージーランドブラック(NZB)マウス系統 NZB×W，BXSB p21 ノックアウトマウス MRL/lpr moth eaten マウス	自己免疫性溶血性貧血 SLE SLE SLE，関節炎 広範な致死性全身性疾患
	誘導性	親の骨髄を F1 マウスに移植 抗 DNA イディオタイプに CFA を混合する 結核菌熱ショックタンパク質に CFA を混合する	GVH，偽 SLE SLE アジュバント関節炎

*高ヨウ素食摂取の場合。
**抗原を結核死菌もしくはその誘導体を混合して，水/油のエマルジョンとする。
Ach-R：アセチルコリンレセプター。

物モデルがある。すなわち，自己免疫性は遺伝的にプログラムされているのである。たとえば，肥満種のトリ(Obese chicken)では自己免疫性甲状腺炎を発症する。また，ヒトの IDDM の実験動物モデルである NOD マウスや，ニュージーランドブラックマウス(NZB マウス)では，自己免疫性溶血性貧血を発症する。NZB とニュージーランドホワイトマウス(NZW マウス)の一代雑種では，抗二本鎖 DNA 抗体を含む抗核抗体を産生し，致死性の免疫複合体誘発性糸球体腎炎を発症する。この腎炎はヒトの SLE で特徴的に見られる。

このような疾患は遺伝的に複雑な様式を示す。何千ものマイクロサテライトマーカーとの連鎖(反復配列多型分析 variable numbers of tandem repeats〈VNTR〉)により特定の疾患を誘導しやすい遺伝子をゲノムワイドにスクリーニングした結果，これまでに NOD マウスの糖尿病誘発性に関連する遺伝子領域が 20，マウス SLE 誘発性に対する遺伝子領域が 25 ほど同定されている。おおざっぱに言えば，炎症反応を起こしやすく自己に対する寛容が破綻しやすいという遺伝的素因があり，これが自己免疫疾患の発症誘導因子の主なものである。

自己免疫疾患と関連するもっとも強い遺伝的因子は MHC との連鎖である。たとえば，DQ8 であれば IDDM，DR3 であればアジソン病，DR4 であれば関節リウマチになるリスクが増加する(表 18.4)。図 18.2 にはある家系の特定の HLA ハプロタイプが IDDM の発症に密接に関係することを示した。また，遺伝子導入により H-2 β 鎖の α ヘリックス中の特定のアミノ酸残基を 1 つ変えただけで NOD マウスが自己免疫性膵島炎を起こさないようになることから，T 細胞の自己への反応性の決定には MHC クラス II の構造が重要であることが強く示唆される。この MHC との密接な関係性は当然であり，後述するように，自己免疫疾患は T 細胞依存的であり，ほとんどの T 細胞反応性は MHC 拘束性だからである。

MHC とは関係ない多くの遺伝子の中にも疾患感受性と関わりがあるものがあり，たとえば，DNA に高い結合性をもつ免疫グロブリンの可変部の再構成に関わるものがある。他にもサイトカインの分泌のパターンを調節する遺伝子があり，SLE の初期病態に影響を与えて B 細胞のポリクローナルな活性化をしたり，Th1/Th2 サブセットのバランスを変化させたりする。これにより，IDDM への感受性が増加したり，あるいは糖尿病素因のある人に抵抗性を付

表 18.4　HLA と自己免疫疾患の相関。

疾患	HLA 対立遺伝子	相対的危険度
a　クラスⅡ関連		
橋本病	DR5	3.2
原発性粘液水腫	DR3	5.7
バセドウ病	DR3	3.7
インスリン依存性(1 型)糖尿病	DQ8	14
	DQ2+DQ8	20
	DQ6	0.2
アジソン病	DR3	6.3
グッドパスチャー症候群	DR2	13.1
関節リウマチ	DR4	5.8
シェーグレン症候群	DR3	9.7
自己免疫性肝炎	DR3	13.9
多発性硬化症	DR2	3
ナルコレプシー	DR2	130
ヘルペス様皮膚炎	DR3	17
セリアック病	DR3+DR7	7
b　クラスⅠ関連		
強直性脊椎炎	B27	87.4
前部ブドウ膜炎	B27	14.6
関節リウマチにおけるアミロイドーシス	B27	8.2
尋常性乾癬	Cw6	8
重症筋無力症	B8	3

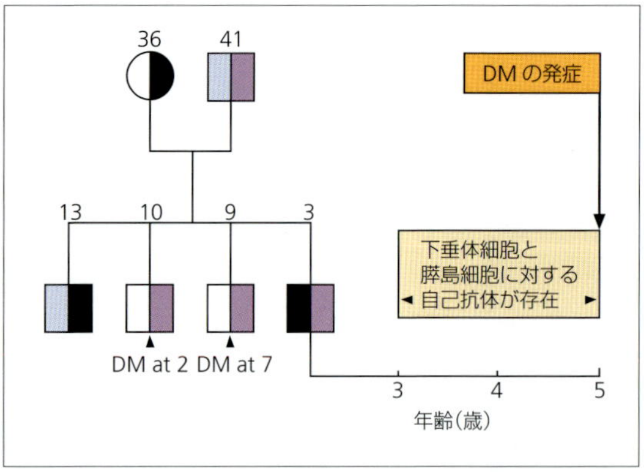

図 18.2　**HLA ハプロタイプの連鎖とインスリン依存性糖尿病(DM)の発症。**ハプロタイプ：□A3，B14，DR6，■A3，B7，DR4，□：A28，B51，DR4，■A2，B62，C3，DR4。IDM は A2，B62，C3，DR4 ハプロタイプと連鎖している。図中の 3 歳の男子は明らかな糖尿病を発症する 2 年前に膵島細胞に対する補体結合性自己抗体を保持しており，発症するまでにかなりの時間がかかることが示唆される。(Prof. G. F. Bottazzo 提供)。

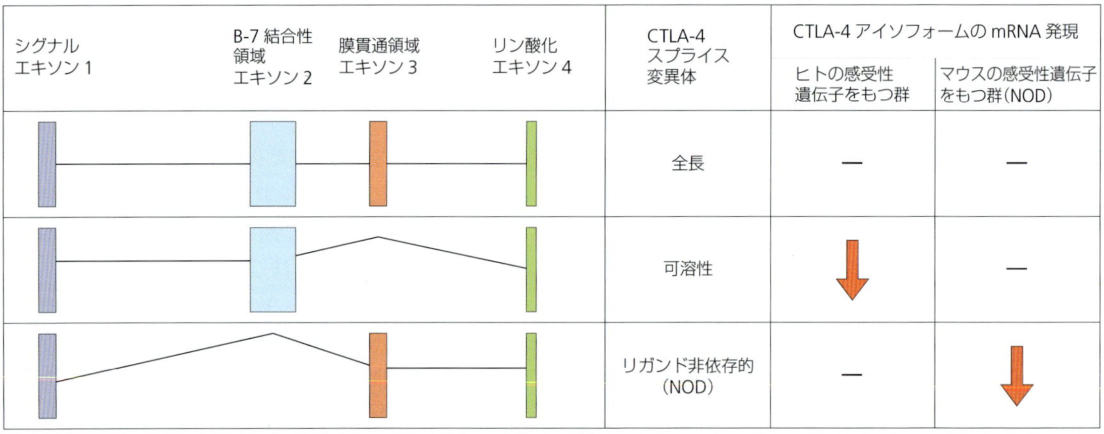

図 18.3　**自己免疫疾患に関連する *CTLA-4* の SNP。***CTLA-4* の 3′ 側領域の 6.1 kb のノンコーディング領域に CT60 SNP 変異があると，可溶性 *CTLA-4* のメッセンジャー RNA の産生が低下し，自己免疫疾患との関連性が見られる。(Ueda H. *et al*. *Nature* 2003, **423**, 506)。

与することがある。免疫系における細胞周期調節に関与する *p21* 遺伝子を欠損するマウスは，抗二本鎖 DNA 抗体を産生し，SLE とよく似た特徴をもつ。この遺伝子は，最近明らかになった MHC 遺伝子座の中にあり，この遺伝子座は SLE と連鎖性が強いことが明らかになっている。NOD マウスでの自然発症性糖尿病感受性遺伝子である *Idd-3* は，*IL-2* 遺伝子の変異の一種で，細胞増殖に影響を与えない程度の変異らしい。複数の自己免疫疾患において，感受性遺伝子に興味深い多型性を示すものがある。たとえば，*CTLA-4* がよい例で，最近，IDDM やバセドウ病との関連が明らかになってきた(図 18.3)。CTLA-4 は活性化 T 細胞をクローンレベルで抑制することができ，抗原依存性アポトーシスを媒介す

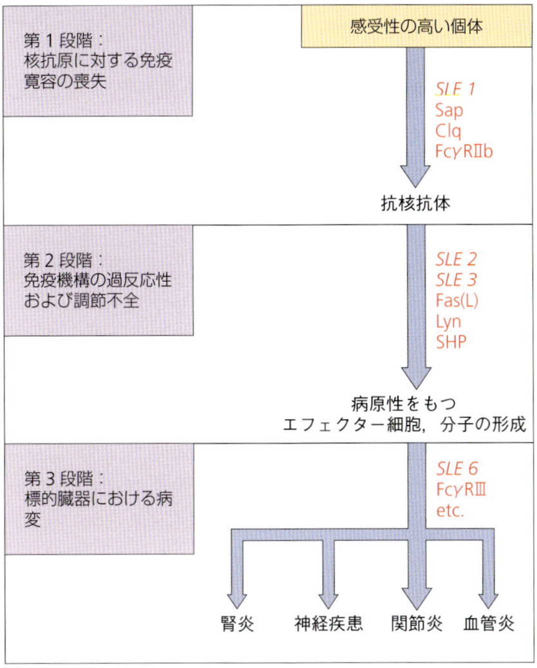

図 18.4　**SLE 高感受性個体における疾患進行のようす。**遺伝子および遺伝産物は赤字で記した。多くの遺伝子が標的臓器で病変形成に関わる。NZB 系由来の *SLE1* と *SLE3* 遺伝子は，抵抗性を示す B6 マウスに単独で導入しても影響がないが，双方を導入するとエピスタティックな相互作用により重度のループス病変がみられるようになる。NZB マウスは両方の遺伝子をもつが，抑制性の遺伝子領域をもつために，抵抗性を示す。種々のループス発症マウスにおいてこのような領域が 4 つ同定されている。

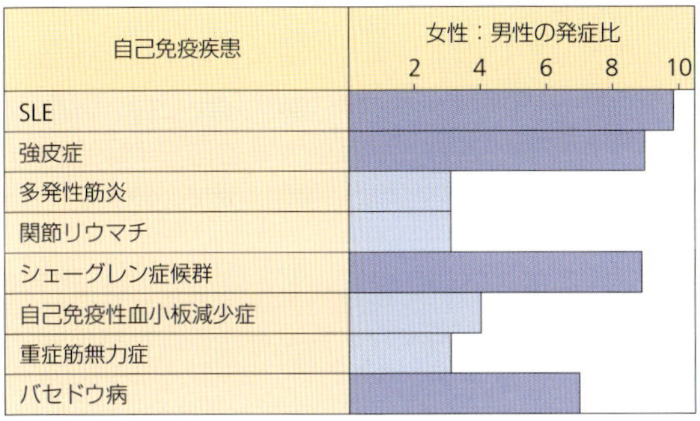

図 18.5　**女性では自己免疫疾患の発生数が多い。**

る。また *Fas*，*FasL*，および *Bcl-2* のような他のアポトーシス制御遺伝子もすべて他の自己免疫疾患に関わっている。多くの細胞がアポトーシスによって自然に死ぬが，死細胞由来のトランスグルタミナーゼがタンパク質の架橋を誘導するために，死細胞は貪食されやすくなり，その結果，死細胞は異物化されないような仕組みとなっている。

重度の自己免疫になりやすくさせる遺伝子は，遺伝的交配実験により，どの自己抗原が関わるかを決める遺伝子とは別物であることが明らかになった。この“**自己免疫遺伝子**”の存在のために，前述した自己免疫疾患には複数の自己抗体が重なって出現する。しかし，臓器特異的自己免疫疾患を起こしやすくする遺伝子は，臓器非特異的自己免疫疾患を誘導する遺伝子とは異なるらしい（マッピングの結果，これらの遺伝子はお互いに離れたところに存在する）。

自己抗体が特定の臓器に対してできることに関与する遺伝子が存在することも明らかである。たとえば，NZB×W マウスでは赤血球と核に対する自己抗体が別々に産生される。さらに，肥満系統のトリでは，甲状腺への高い ^{131}I の取込みと制御性 T 細胞異常が MHC 遺伝子と連鎖している。正常甲状腺細胞とは異なり，橋本病患者からの甲状腺細胞は培養中に細胞表面に Fas 分子が発現する。一方，FasL は恒常的に発現しているので，当然のごとく，細胞どうしがお互いに傷害しあうことになる。しかし実際の疾患の経過はゆるやかであり，*in vivo* では bcl-2 のような何らかの抗アポトーシス性要因が働いていると思われる。前述した家系を解析したところ（図 18.2），悪性貧血患者の近縁者は橋本病患者の近縁者に比べて自己免疫性胃炎になりやすく，臓器特異的自己免疫疾患に関与する遺伝子はまだ他にも存在すると考えられる。さらに，糖尿病感受性亢進遺伝子 *IDDM-2* はインスリン遺伝子の 5′ 末端の VNTR にマップされ，インスリン産生のための転写活性や胸腺での自己免疫寛容誘導の際のインスリン発現レベルに影響を与える。糖尿病高感受性の系統では，抵抗性の系統に比べて，インスリン mRNA 発現は胸腺で少なく，膵臓では高く，IDDM の初期のように，インスリンに対する自己応答性が起こりやすい状態が見られる。予想外のことに，臓器特異的自己抗原をコードする mRNA が多種類，胎児胸腺でみとめられ，その発現は胸腺髄質上皮細胞に強く発現する転写因子で E3 ユビキチンリガーゼでもある Aire タンパク質により制御されている。*Aire* 遺伝子に変異が起きると，臓器特異的胸腺リンパ球のネガティブセレクションが不完全になり，Ⅰ型の自己免疫性多発性内分泌不全症候群が起こる。これに一致して，Aire ノックアウトマウスでは臓器特異的自己免疫疾患が見られる。また，制御性 T 細胞の分化を制御する転写因子（p.217 参照）である Foxp3 に変異が起こると，IDDM や甲状腺炎などの一連の自己免疫疾患が起こり，マウスでは X 連鎖性 scurfy 変異，ヒトでは IPEX 症候群とよばれる。

複雑な多遺伝子性素因を明らかにすることは容易ではない。ネズミの SLE モデルの解析結果では，多数の原因遺伝子が相加的に，あるときにはエピスタティックに（訳注：ある座位の遺伝子が他の座位

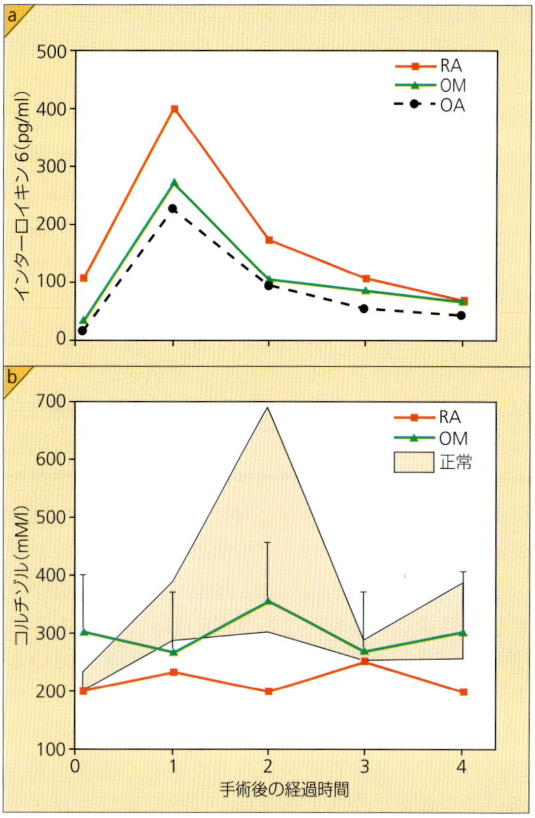

図 18.6 **関節リウマチ(RA)患者でのコルチゾル産生に関するフィードバック調節の不全。** 手術後は，(a)関節リウマチ(RA)患者の血漿中 IL-6 は，コントロールである変形性関節症 osteoarthritis(OA)や骨髄炎 osteomyelitis(OM)患者よりも高値を示した。しかし，(b)RA 患者ではコルチゾル産生が低く，これはフィードバック調節の不全による。(Prof. G. Panayi 提供。Chikanza I. C. *et al.*〈1992〉Defective hypothalamic response to immune and inflammatory stimuli in patients with rheumatoid arthritis. *Arthritis and Rheumatism* **35**, 1281)。

の遺伝子の作用をかくす現象をエピスタシスという)，さまざまな病気に働くという閾値責任説 threshold liability model が一番可能性が高いものとして考えることができる(図 18.4)。

自己免疫におけるホルモンの影響

自己免疫疾患は一般に男性より女性に多く(図 18.5)，これはおそらくホルモンの発現の違いによる。自己免疫疾患患者ではエストロゲン値が高く，SLE マウスに男性ホルモンを投与すると症状が軽減する傾向がある。妊娠すると関節リウマチ rheumatoid arthritis (RA) の症状が改善することがあるが，出産後は胎盤喪失に伴い，特にプロラクチンのようなホルモン値が大きく変化するために，関節炎の症状が悪化する傾向がある。また女性の甲状腺自己免疫疾患患者は，しばしば出産後に甲状腺機能低下症になる。

10 章では，神経内分泌系による免疫系への影響，特に，サイトカイン-視床下部-下垂体-副腎間の相互作用の重要性についてふれた。自己免疫疾患のうちいくつかのものについてはこのフィードバック環に異常があることが明らかになってきた。重症度の低い RA 患者では，炎症があるにもかかわらず，健常者，変形性関節炎患者，骨髄炎患者に比べてコルチコステロイド値が低い。さらに，RA 患者は手術後，血中 IL-1 や IL-6 が高値であるにもかかわらず，コルチゾル分泌が低く(図 18.6)，これは視床下部からの制御が不十分であるためとされている。ニワトリの肥満(OS)系統，ループスマウスのいくつかの系統や自己免疫疾患高発症性のルイスラットはすべて，IL-1 誘導性コルチコステロイド産生が低い。NOD マウスの T，B 細胞は，培養すると異常に長く生存し，その胸腺細胞はコルチコステロイド誘導性アポトーシスに比較的抵抗性である。これは，神経内分泌系を介したフィードバック制御がリンパ球だけに作用するのではなく，それ以外のところに作用して免疫異常を起こしている可能性を示唆する。この考えに一致して，NOD マウスに IL-1 を投与すると，糖尿病発症が遅延する。

環境は自己免疫に寄与するか

双子の研究

一卵性双生児のインスリン依存性糖尿病(IDDM)の一致率は 50%で，これは二卵性双生児の一致率よりかなり高い。このことは強力な遺伝子素因があることを示唆するが，残りの 50%は遺伝では説明できない。しかし，すべての原因が環境にあるとはいえない。というのは，一卵性双生児はお互いに同一の生殖細胞系列の免疫グロブリン遺伝子，T 細胞レセプター遺伝子をもつものの，レセプターは多様化するとともに抗イディオタイプ相互作用の過程は非常に複雑で，そのために，レセプターのレパートリーは多様となり，完全に同一になることはほとんどないからである。それにもかかわらず，その後の一卵性双生児の IDDM の一致率を調べた研究結果では，DR3/DR4 ヘテロ接合体をもつと 70%という異常に高い一致率を示すが，そうでないと 40%の一致率しかないと報告されている。このように，同じ疾患であっても遺伝子素因がほぼ完全に優勢である場合や，一方，疾患の予後に対しては有意ではあるがあまり重要ではない場合もある。SLE のような臓器非特異的な疾患では，同性の二卵性双生児の一致率が 9%に対して，同性一卵性双生児の一致率は 23%であり，遺伝的素因の関わりは高くない。臨床的に健常な SLE 患者の近縁者を調査すると，SLE 患者から離れて暮らす人よりも同じ場所で暮らす人のほうが抗核抗体の発生率が高い。しかし，家族の中で，配偶者は血縁者よりも抗核抗体の発現率が低い。すなわち，遺伝子素因が優位な疾患もあるが，環境の影響が優位な疾患もある。

微生物以外の要因

自己免疫に寄与する要因にはどのような環境物質が同定できるだろうか。食事はその 1 つである。多価不飽和脂肪酸は RA 患者にとって有用であるとされている。では，このような脂肪酸摂取が多いグリーンランドでは，リウマチ医は本当に仕事が少ないのだろうか？　日光は SLE の皮膚病変の明らかな引き金となる。有機溶媒への曝露によって基底膜に対する自己免疫が始まり，その結果グッドパスチャー症候群 Goodpasture syndrome が誘導される。HLA-DR2 保因者でドライクリーニング店で働いていたり，ガソリンスタンドで働く人たちには，特に発症率が高い。また，より人為的な状況ではあるが，二塩化水銀を投与したブラウンノルウェーラットが同様な疾患を発症する。ヒトでも，薬物誘導性の自己免疫疾患があり，SLE，重症筋無力症，自己免疫性溶血性貧血などがその例である。

微生物

誰もが思いつく環境物質は感染性の微生物で，遺伝的素因をもった人が感染後に自己免疫疾患になるという例が確かに存在する。遺伝性素因があると，その 2〜3%は A 型レンサ球菌性咽頭炎の後に急性リウマチ熱となる。また，特定のマウスの系統では B3 コクサッキーウイルスに感染すると自己免疫性筋炎となる。

ヒトの慢性自己免疫疾患のほとんどの場合，長い潜伏期のために原因物質の同定が難しく，また，通常は罹患組織から生きた微生物を分離できない。

クラミジア *Chlamydia*，エルシニア *Yersinia* やサルモネラ *Salmonella* の感染により起こる HLA-B27 関連性の**反応性関節炎**については，最近，研究が大きく進展した。この疾患では，初回感染から何年も経った後，罹患関節由来の T 細胞が，細菌由来の物質や細菌に交差性を示す自己エピトープに反応する場合がある。さらに，EB ウイルスやクラミジア由来の DNA プローブがかなりの頻度で関節リウマチ患者の滑膜組織とハイブリダイズする。これらのことは，特定の細胞に微生物由来の核酸が局在している可能性がある。

さらに複雑なことに，環境中の微生物は時に自己免疫疾患の自然発症を抑制するという知見がある。たとえば，NOD マウスを病原体のない環境下で飼育すると糖尿病の発症率は大いに増加し，一方，MRL/lpr マウスをセンダイウイルス Sendai virus に感染させると関節炎の発症率が低下する。NOD コロニーの糖尿病発症率は交配施設ごとに大きく異なるが（図 18.7），このことも環境中の微生物叢が自己免疫疾患の発生に大きな影響を与えていることに一致した所見である。

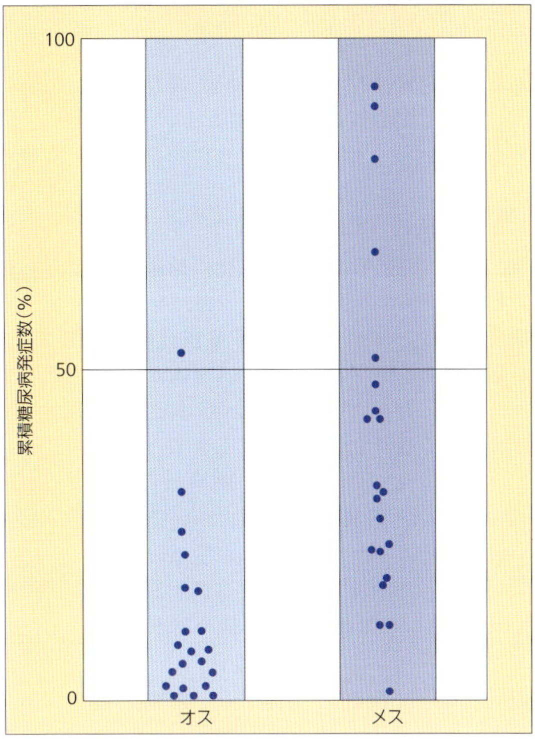

図 18.7　異なる地理的条件で飼育された NOD マウスコロニーの生後 20 週目における自然発症性糖尿病の発症率。各々の点は，1 つのコロニー由来のもの。数値が大きくばらついているのは，遺伝的浮動効果によるものではない。オスでは明らかに発症率が低い。（Pozzilli P., Signore A., Williams A. J. K. & Beales P. E.〈1993〉NOD mouse colonies around the world. *Immunology Today* **14**, 193）。

自己反応性は自然に発生する

自己反応性のリンパ球は，すべて寛容機構によって破壊されてしまうのではない。自己抗原がプロセシングを受けると，特定のペプチドは選択的に抗原提示細胞 antigen-presenting cell（APC）に提示されるが，他の隠れたペプチドは MHC の溝に非常に低濃度でしか提示されない。このような場合には，胸腺内のポジティブセレクションのようにペプチド反

18 自己免疫疾患

応性T細胞は増殖できるが(p.235参照)，ネガティブセレクションに必要な十分に強いシグナルはないことから死滅はしない。その結果，潜在性のエピトープに対して反応性をもつT細胞は生き残り，それゆえ細胞のレパートリーは自己反応性が強く残された形となる。

B-2細胞は，T細胞に比べて，サイログロブリン(図11.16参照)のような低濃度の循環性自己抗原に対しては寛容になりにくい。一方，身体には*V*(*D*)*J*組換えによって自然に出現する自己反応性B細胞を除去するレセプター編集システムがあるが，このシステムの存在にもかかわらず，自己抗原反応性のB-2細胞が血中に存在する。しかし，同じペプチドに反応性をもつヘルパーT細胞は存在しない(図11.17参照)。前にB-1細胞について触れたが，この細胞集団は発生初期に生殖細胞系のイディオタイプに関連したネットワークを形成する。このB-1細胞は，おそらくT細胞非依存性の2型のイディオタイプ相互作用により刺激を受け，いわゆる“自然抗体natural antibody”を産生する。自然抗体とは，外部から抗原が入ってくる前に存在していて，通常の抗原刺激と関係なく産生される抗体である。これらの抗体は生殖細胞系遺伝子由来のもので，大部分はIgMであるが，一部はIgGやIgAである。このような抗体は，複数の抗原特異性を示す弱い自己抗体であり，特定の糖鎖構造のような細菌表面に共通に存在する物質に反応することが多い，このような内部ネットワークが相互作用すると，IgM抗体は結合性が弱くても多価の細菌表面の糖鎖構造に結合し，その結果，微生物に対しては高親和性結合することになり，その結果，微生物は排除されることとなる。

また，自然抗体は体内でできた不要な構成成分を取り除く輸送体役としても働く可能性がある。また，自然抗体は自己抗原のエピトープをマスクし，あるいは全体的なイディオタイプの調整役として働き，通常のB-2細胞が自己抗原により刺激されることを抑制する役割をもつ可能性もある。後者の考え方を支持することとして，健常者血清中のIgM分画は，自己由来の$IgG(ab')_2$断片が種々の自己抗原に結合するのを阻害する。このような自然自己抗体は，自己抗体検査の際に健常者の血清でも見られる“非特異的”Ig結合の原因の1つである場合がある。しかし，一部の人たちでは，このような自己抗原へのIg結合が強く見られることがあり，これは年齢とともに増加する。臨床的に明らかな組織傷害を起こすわけではないが，胃や甲状腺の生検結果を見るかぎり，自己抗体と炎症の存在は比例する。特に，抗体がIgGクラスの場合には，軽度の甲状腺炎および胃炎が見られる。また，剖検の結果，臨床的に異常が見られない中年女性の10%の甲状腺に，軽度ではあるが，有意なリンパ球浸潤が見られ，これは橋本病の特徴に類似していた。

物事には必ず対称性と秩序性があるという人たちがいるが，この人たちを喜ばせるかのように，B-1細胞と類似のT細胞分画が存在する。その分画は$CD3^+CD4^-8^-$で，B細胞マーカーのB220を発現する。この分画には，自己反応性T細胞と強く反応する内部活性化細胞が含まれ，この細胞は生後すぐに増加する。これらの細胞は胸腺に存在し，イディオタイプ相互作用を介して，$CD5^+$B細胞ネットワークと相互作用することが考えられる。読者は驚くかもしれないが，*in vitro*でT細胞株を作成しようとすると，自己のクラスII分子を発現するフィーダー細胞上で増殖し，IL-2を分泌する細胞がしばしば見られる。フィーダー細胞を使うと自己反応性細胞が選択されやすいことは事実だが，それを差し引いても，自己反応性T細胞が高頻度に見られる。しかし，このような細胞が生体内で活動してもらっては困るので，このような細胞の活性は何らかの形で制御されるのであろう。1つの考え方は，“免疫学的ホムンクルス”(訳注：ホムンクルスとは，かつて精子中に存在すると考えられたこびとのこと)が存在し，体内に存在する主要な自己抗原は免疫系にインプリンティングされ，それらの抗原に反応するT細胞は制御性T細胞Tregによって強力に制御されるというものである(p.216参照)。

健常者でも自己免疫疾患の原因となるエフェクター細胞の前駆細胞は存在するが，これらの細胞が刺激を受けるためには，何らかの異常な環境が必要である。フロイント完全アジュバントとサイログロブリンの混合投与により甲状腺に特異的な自己免疫疾患を誘導できる実験モデルでは，正常動物を用いても，エフェクターT細胞や高親和性IgG自己抗体を産生する形質細胞が誘導できる。フロイント完全アジュバントだけでは，二本鎖DNA，Smや臓器非特異的疾患に典型的な他の自己抗原に対する抗体を産生しないことから，これらの抗原に対する抗原特異的なヘルパーT細胞が正常なレパートリー中には存在しないことが示唆される。しかし，T細胞がまったくこれとは異なった経路で刺激されると，通常の動物でも臓器非特異的抗原が産生されることがある。たとえば，移植片対宿主graft-vs-host(GVH)反応を誘発するT細胞は，抗原刺激を受けて，クラスII分子を発現するB細胞をポリクローナルに活性化する。また完全フロイントアジュバントと抗DNAイディオタイプ(16/6)で免疫した場合でも同様のことが見られる。

自己免疫は抗原によって引き起こされるのか

これはばかげた質問ではなく，リンパ球は抗原によって刺激されるだけでなく，抗イディオタイプ抗原やスーパー抗原や他のポリクローナルアクチベーターによっても刺激される。もし，自己免疫が抗原によって引き起こされるのであれば，自己抗原が自己免疫を引き起こす免疫原なのであろうか，それとも単なる自己抗原なのであろうか？　言い換えると，自己抗原が自己免疫応答を引き起こすのか，それとも，自己抗原は単に自己抗体によって認識される二次的なものなのであろうか？

▶ 臓器特異的疾患

まず，単刀直入にいくつか直接的なエビデンスをあげよう。肥満系統（OS）のトリでは自然にサイログロブリンに対する沈降性 IgG 抗体の産生と慢性炎症性抗甲状腺反応が見られ，甲状腺組織が破壊されて甲状腺機能低下症になる。生後直後に甲状腺除去により自己抗原の源を取り除くと，自己抗体産生はなくなる。しかし，このような動物に，サイログロブリンを投与すると，抗体が産生されるようになる。甲状腺炎を発症している OS トリの甲状腺を切除すると，抗体価が著しく減少する。これらのことから，自発性に起こる甲状腺に対する自己免疫疾患は甲状腺由来の自己抗原により誘導され，維持されることがわかる。そのうえ，この反応は完全に T 細胞依存的であることから，このモデルでは T 細胞，B 細胞のどちらも，サイログロブリンによって活性化されると考えられる。同じようなデータが NOD マウスでもあり，アロキサンによって膵臓の β 細胞を破壊すると自己抗体産生が消失する。

通常，ヒトにおける疾患の直接的な解析は困難で，より間接的なエビデンスによらざるをえない。甲状腺中毒症患者の甲状腺からは自己反応性 T 細胞株を得ることができ，甲状腺細胞を添加するだけで活性化を誘導することが可能である。橋本病患者の甲状腺切除により，抗原と推定されるものを取り除くと，血清中 γ グロブリンは減少し，このことが甲状腺自己免疫の発見につながる糸口となった（道しるべ 18.1）。これは偶然にも，前述した OS トリのデータと合致する。また，体細胞変異により高親和性 IgG 自己抗体が産生されることから，T 細胞依存性の反応では抗原による B 細胞の選択が起きると考えられるようになった。というのは，高親和性 IgG 自己抗体は胚中心での体細胞変異と抗原による選択によりはじめて産生されるものであるからである（p.205 参照）。また，体細胞変異と高親和性抗体の関係については，これまでに膨大な数の報告がある。やや間接的かもしれないが，単一分子（すなわち，サイログロブリン）内の特定のエピトープ群や甲状腺内の特定の抗原（すなわち，サイログロブリンと甲状腺ペルオキシダーゼ）に対して抗体が誘導されるという事実は，この疾患が自己抗原により誘導されるものであるという仮説を支持する。

▶ 全身性自己免疫疾患

全身性自己免疫疾患においては，抗原除去が不可能なことから，自己抗原の果たす役割については結論することは難しい。ただ，B 細胞に関しては，臓器特異的疾患の場合と同じことがいえる。すなわち，変異のため高親和性を示すようになった IgG 自己抗体がヌクレオソーム成分のような特定の抗原群に反応する（さらにくわしくは図 18.10 b.5 と図 18.11 c を参照されたい。そこには特定の複合抗原の 1 つのエピトープに対する活性化 B 細胞が，同じ抗原上の別のエピトープを活性化ヘルパー T 細胞に対して提示する様式を示す）。

T 細胞はこのような B 細胞による抗体反応のために不可欠である。実際に NZB マウスや NZB×W マウスから CD4 T 細胞を除去すると，自己抗体を産生しなくなる。ここまではよいのだが，T 細胞の抗原特異性に関してはこれまでほとんど情報がなく，これ以上はブラックボックスの状態である。そんなことから，いくつかの仮説が提出されている。1 つは，ヘルパー T 細胞の反応性は過去に受けた微生物感染に対するというものである。もう 1 つの仮説はかなり真剣に議論されたきたもので，T 細胞は DNA のような一般の抗原にはまったく反応せず，イディオタイプを認識しているというものである。たとえば，SLE はネットワークの崩壊がもたらす**イディオタイプ疾患**といえるかもしれない。1 つの可能性は，ネットワークが自発的にもしくは微生物に侵入されることで崩壊するのかもしれない（図 18.12 参照）。抗 DNA モノクローナル抗体，リボヌクレオタンパク質（RNP）や Sm 抗原に対するモノクローナル抗体を抗原としてマウスを免疫すると，もとのイディオタイプをもつ抗体の産生が見られる。これは内部ネットワークの関与によるものと考えられる。

▶ リンパ球は自己抗原と接触可能か？

臓器特異的な自己抗体の産生に関して最初に考え

られていたことは，自己抗原は当該臓器内に隔絶されているためにリンパ球と相互作用することがなく，このために免疫寛容が起こらないというものである。もしこれらの抗原が放出されると，自己抗体が産生されるようになるのかもしれない。このような可能性のある体成分としては，たとえば，精子，水晶体や心臓由来の特定の構成成分などがあり，これらが放出されて直接循環系に入ると，抗体産生が誘発されることがある。しかし，通常は，臓器特異的自己免疫疾患が起こる臓器からの抽出物をそのまま注射しても，簡単には抗体は産生されない。実際，甲状腺の自己抗原であるサイログロブリンについて詳細に調べると，サイログロブリンは腺上皮の中に隔絶されておらず，濾胞周囲の細胞外液に出て，甲状腺のリンパ管を経て血液循環に達する(図 18.8)。脳においても，ミエリン塩基性タンパク質特異的 T 細胞クローンの血管内投与により脳炎を誘発できること(p.449 参照)を考えると，同様の状況が考えられる。実際，多くの場合，自己抗原は容易に循環中のリンパ球と接触可能で，たとえば，自己免疫性溶血性貧血の場合の赤血球，SLE の場合のアポトーシス細胞表面のブレブに存在する RNA やヌクレオソーム成分，臓器特異的疾患の場合の種々の細胞表面レセプターなどがその具体的な例である。

細胞外液中に十分量存在する抗原は，おそらく，プロフェッショナル APC によりプロセシングされるが，細胞表面に存在する自己抗原はそのままではリンパ球に提示されず，分解されたペプチドが MHC と会合したときにのみ，抗原特異的 T 細胞と意味のある接触をするらしい。さらにこの場合，MHC と会合したペプチドが十分量存在することと，静止期 T 細胞に対しては共刺激シグナルが提示されることが必要である。後で説明するように，これらは容易には起こらない。

ヘルパー T 細胞による制御が肝要である

これまでのことから，われわれは自己反応性細胞による地雷敷設域にいるようなもので，いつでも自己抗原に触れかねない状態であることがわかる。しかし，自己免疫疾患は実際には普通に起こることではなくまれなものであることから，正常状態では身体には自己免疫応答が誘発されるのを防ぐ機構があるはずである。ただ，この機構は完全なものではない。図 18.9 には，このような機構が阻害されて自己免疫疾患が起こる可能性について記した。ほとんどすべての自己免疫疾患は T 細胞依存的なので，自己

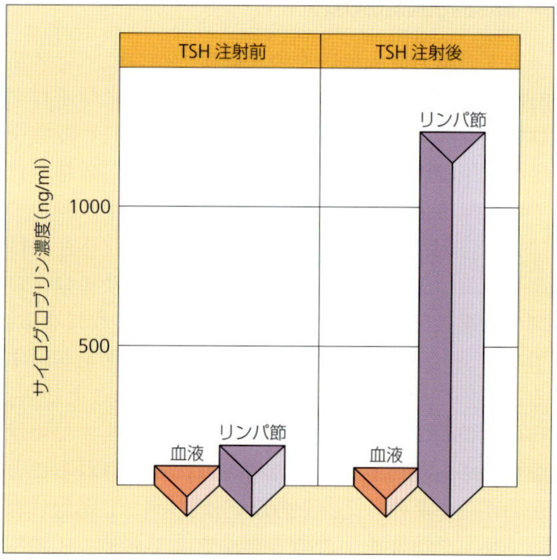

図 18.8　ラット甲状腺を支配する頸部リンパ節におけるサイログロブリン濃度。 下垂体由来甲状腺刺激ホルモン(TSH)注射をすると，サイログロブリン濃度は上昇し，甲状腺濾胞からの分泌は腺房細胞の生理学的機能と相関することが示唆される。甲状腺コロイドは腺房細胞の先端側から取り込まれ，サイログロブリンはタンパク分解酵素により分解され，未分解のタンパクとともに細胞の基底膜側から放出される。(Daniel P. N., Pratt D. E., Roitt I. M. & Torrigiani G.〈1967〉*Quarterly Journal of Experimental Physiology*, **52**, 184)。

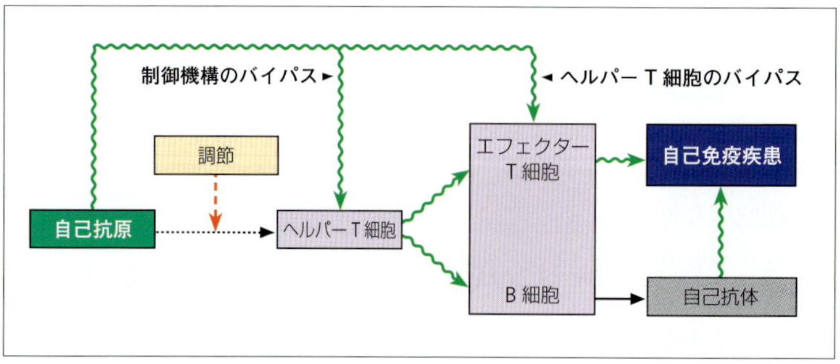

図 18.9　自己免疫は自己反応性制御機構をバイパスすることにより起こる。 自己抗原によるヘルパー T 細胞の活性化を抑制する機構があるが，ヘルパー T 細胞をバイパスする機構，もしくは制御機構のいずれかが働かなくなると，自己免疫応答が起こるようになる。

反応性ヘルパーT細胞の制御が基本的に重要だと考えられる。すなわち，T細胞とMHC会合ペプチドの相互作用が重要な問題である。まず最初の仮定として，そもそもT細胞はクローン除去，クローナルアナジー，制御性T細胞による抑制，さらには十分な自己抗原が提示されないなどの理由により，通常，自己抗原には反応性をもたないと想定しよう。すると，誰でも思いつくのは，もし胸腺内で特定の分子があまり発現していないと，自己抗原への異常な反応性が出現するかもしれないということである(p.424参照)。また，胸腺でのポジティブセレクションやネガティブセレクションのようなT細胞教育に影響を与えるシグナル伝達に異常があると，その後の末梢における自己抗原の反応性にも影響が出るかもしれない。アポトーシス細胞死の機構に異常があっても同様のことが起こるかもしれない。NZBマウスはBSA(bovine serum albumin)のようなタンパク質抗原に対して免疫寛容に陥りにくいが，それが前述のようなことの1つによるものか，それとも制御性細胞の欠陥によるか，興味深い問題である。

ヘルパーT細胞がバイパスされると自己免疫疾患が起こる

▶ 新しいキャリアーエピトープの提示

Allison と Weigle はそれぞれ別々に次のような説を唱えた。それは，自己反応性T細胞が寛容化されたためにB細胞に作用できず自己抗体が産生されない状況下では(図18.10 a, 図18.13)，自己免疫寛容が誘導されていないような新しいエピトープが提示されると，この機構がバイパスされ，自己抗体が産生されるというものである(図18.10 b, 図18.13)。

1：自己抗原の修飾

翻訳後の分子修飾により，自己抗原上に新しいエピトープが生じることがある(図18.10 b.1)。たとえば，関節リウマチ患者では，Fcγ分子上の糖鎖のガラクトース化が少なく，またビメンチンのシトルリン化が少ない。また，サイログロブリンがヨード化されると新しいT細胞エピトープができるらしい。というのは，胎児のサイログロブリンはヨード化されておらず，興味深いことに，OSトリを低ヨウ素食で飼育すると自己免疫性甲状腺炎が改善するからである。

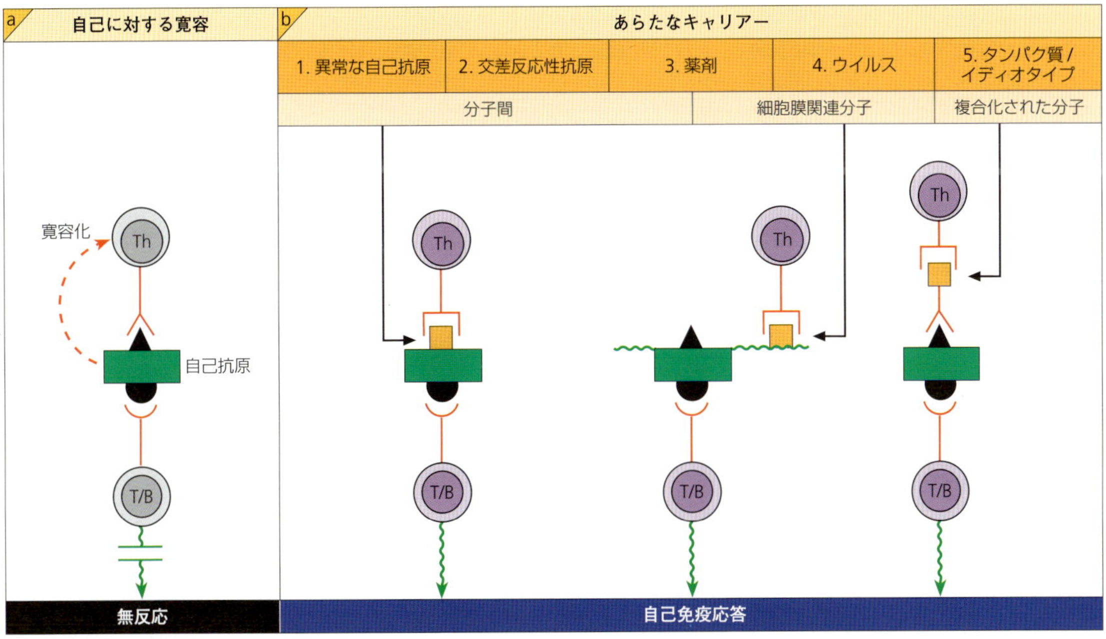

図18.10　あらたなキャリアーエピトープ(□)を介したヘルパーT細胞のバイパスにより自己免疫応答が起こる。この図では，単純化のためにMHC分子による抗原提示は示されていない。くわしくは図18.11を参照。(a)もっとも重要な役割をする自己反応性ヘルパーT細胞は，通常，寛容化されているか，隠れたエピトープは認識できず，無反応性である。(b)あらたなキャリアーエピトープが提示される複数の機構を示す。

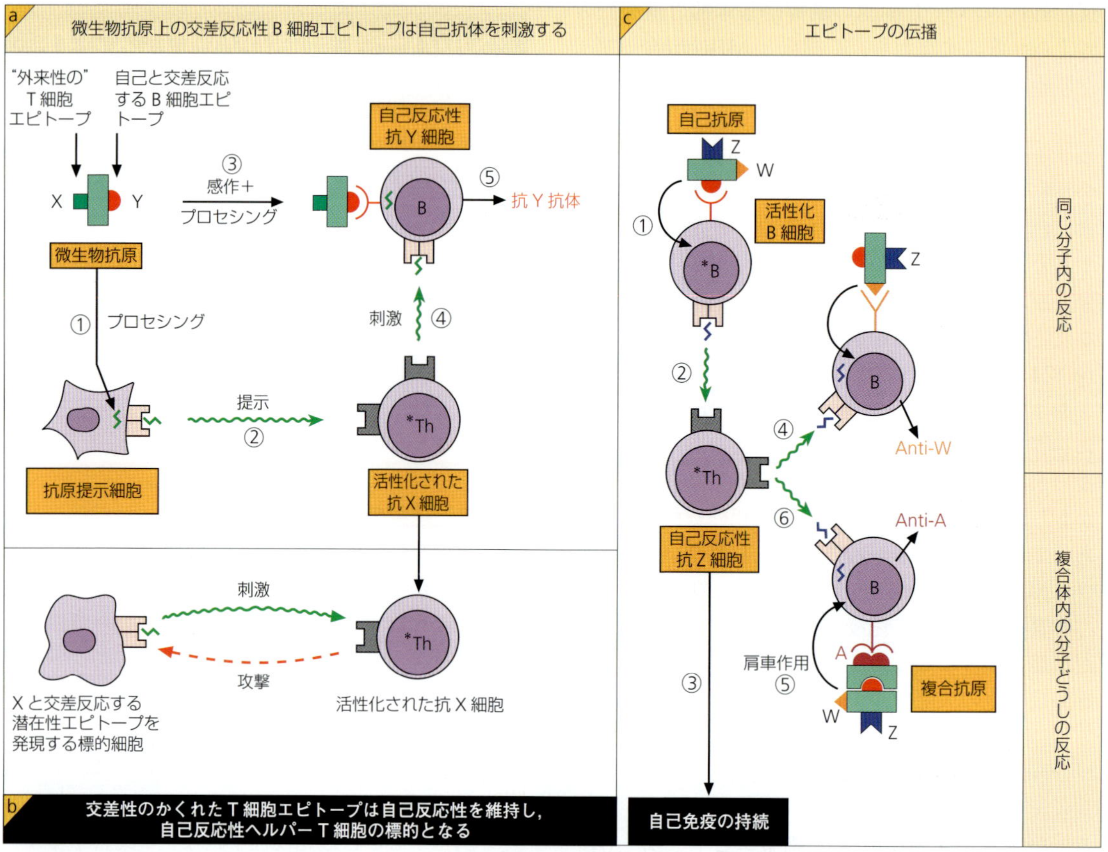

図 18.11　**微生物による自己免疫の誘導とエピトープ伝播の機構**（この概念は複雑だが重要な概念なので，理解することをすすめる。まずは番号を追いながら，順番にじっくりと見てほしい）。(a)微生物由来の抗原が，自己と交差反応するエピトープ Y および T 細胞エピトープである X をもつとする。この抗原は，①抗原提示細胞によってプロセシングされ，②ヘルパー T 細胞を活性化する。活性化されたヘルパー T 細胞は，抗 Y 反応性をもつ B 細胞に結合することにより，③プロセスされた抗原 X を認識し，④B 細胞を刺激して抗 Y 抗体を分泌させる。(b)エピトープ X により活性化されたヘルパー T 細胞は，休止期細胞とは異なり，組織細胞に発現する交差反応性のかくれた T 細胞エピトープを認識し，刺激を受けることができる。これにより，微生物が除去された後も自己エピトープが依然として存在していることになり，自己免疫応答は持続する。このエピトープを発現する組織も免疫学的な攻撃の標的となる。スーパー抗原アクチベーターによりポリクローナルに活性化されたヘルパー T 細胞も潜在エピトープに反応して，上の場合と同様の機能を果たす可能性がある。(c)もし①自己抗原が可溶性である場合，あるいは自己抗原が活性化された自己反応性 B 細胞（(a)で示した機構，あるいは非特異的なポリクローナル活性化を受けたもの）の内部に取り込まれ，プロセシングされる場合には，新しいエピトープが B 細胞のクラスⅡ分子上に提示され，②自己反応性（Z 反応性）ヘルパー T 細胞を活性化する。そして，このような機構によって，③自己反応性ヘルパー T 細胞は自己抗原の刺激を受けて自己免疫応答を持続させる。もし B 細胞が別のエピトープ W を介して抗原を取り込んだ場合には，ヘルパー T 細胞は，④B 細胞をヘルプして同一分子内に存在する別のエピトープ（W）に対する反応性を広げることができる（エピトープ伝播）。また，このようなヘルパー T 細胞は，分子間相互作用を介して会合する別の分子上の新しいエピトープに対しても反応できるようになり（その例がヌクレオソーム内のヒストン DNA 複合体やイディオタイプ陽性（Id^+）の抗 DNA 抗体-DNA 複合体である），⑤B 細胞に肩車作用を及ぼして取り込まれ，その B 細胞は複合抗原をプロセシングして⑥T 細胞に提示する。図では，このヘルパー T 細胞はヒストンあるいは Id に特異的なものである。*は活性化をあらわす。

自己抗原が薬剤によって修飾を受けることもある（図 18.10 b.3）。これには多くの例があるが，たとえば，α メチルドーパ投与によって生じる自己免疫性溶血性貧血の原因は，この薬剤が赤血球膜を修飾して Rh 抗原反応性 B 細胞を刺激しうる新しいエピトープを提示するためと考えられている。このような薬物により修飾される分子は，通常では弱い抗原なので，赤血球上の他の強い抗原に比べて B 細胞の寛容化が起こりにくい。

2：B 細胞エピトープの交差反応

潜在的にヒトの自己抗原に交差性を示す B 細胞エピトープが微生物由来の交差反応性抗原上に存在し，このような分子が自己抗体を形成する新しいキャリアーとなることがあり，多くの例が知られている（図 18.10 b.2）。これについてはさらにくわしく図 18.11 a に示す。たとえば，*Yersinia enterolytica* の膜上に存在する 2 つの低分子量タンパク質は，ヒト甲状腺刺激ホルモン（TSH）レセプターの細胞外領域と共通のエピトープを有する。リウマチ熱では，レンサ球菌に対して産生された自己抗体が心臓と反応する。また，シデナム舞踏病 Sydenham's chorea 患児の血清は神経組織に対して蛍光免疫染色陽性を示し，その 50%の例ではその反応性はレンサ球菌膜により吸収除去できる。潰瘍性結腸炎で見られる抗結腸自己抗体は大腸菌 014 と交差反応性を示すことが報告されている。また，シャーガス病 Chagas' disease に見られる免疫病理学的病変は，*Trypanosoma cruzi*，心筋，および末梢神経組織に共通に存在する抗原によることが示唆されている。

3：T 細胞エピトープの分子擬態

Allison と Weigle の B 細胞エピトープの交差反応モデルや新しい T 細胞キャリアーの概念には欠点がある。彼らの説では，交差反応物質が体内から除去されると T 細胞エピトープもなくなり，その後の自己抗体産生能の維持には，活性化 B 細胞が血液循環中の抗原を捕捉してプロセシングし，それをヘルパー T 細胞に提示しなければならないことになる（図 18.11 c）。しかし，これは細胞上に存在する抗原（cell-associated antigen）では容易に起こることではなく，何か別の仕組みが必要である。一方，もし感染物質が**交差反応性 T 細胞エピトープ** cross-reacting T cell epitope をもち自己抗原を模倣することがあれば，感染がなくなった後でも，一度得られた T 細胞の自己反応性は持続することになる。自己抗原は休止期の自己反応性 T 細胞に対しては，通常，**潜在性のエピトープ** cryptic epitope として提示されるために，そのままでは活性化シグナルを与えることができない。これに対して，交差反応性をもつ感染物質は，MHC 分子と会合できる場合には，抗原提示細胞上に多量の自己抗原を提示して T 細胞を活性化し，T 細胞上の接着分子の発現を上昇させる。このために T 細胞は標的組織上に存在する潜在性自己エピトープに結合しやすくなり，持続的に反応するようになる（図 18.11 b）。前に述べたように，ウイルス由来の遺伝子を導入した細胞傷害性 T 細胞は，本当にウイルス感作が起こったときにのみ，膵β細胞を破壊できる（図 11.10 参照）。また，腫瘍細胞は，感作された活性化 T 細胞によってのみ認識され，休止期 T 細胞では認識されない（図 17.11 参照）。また，休止期 T 細胞は，理論上は，微生物由来の**スーパー抗原** super antigen により抗原非特異的に感作されうる。

MHC は，自己反応性 T 細胞に重要な抗原エピトープを提示するために，自己免疫疾患のリスクファクターと見なしてきたが，まったく別の作用をする可能性もある。すでに述べたように，胸腺での

表 18.5　分子擬態：微生物と体成分の間に存在しうる交差性 T 細胞エピトープ。

微生物由来分子	体成分
細菌	
関節炎誘発性のフレクスナー赤痢 *Shigella flexneri*	HLA-B27
クレブシエラ *Klebsiella* のニトロゲナーゼ	HLA-B27
プロテウス・ミラビリス *Proteus mirabilis* のウレアーゼ	HLA-DR4
マイコバクテリア性結核 *Mycobacterium tuberculosis* の 65 kDa の熱ショックタンパク質	関節（アジュバント関節炎）
大腸菌 *E. coli* の dnaJ 熱ショックタンパク質	T 細胞エピトープの DRB1 を共有する RA
ウイルス	
コクサッキー B	心筋
コクサッキー B	グルタミン酸デヒドロゲナーゼ
EBV の gp110	T 細胞エピトープの DRB1 を共有する RA
HBV の八量体タンパク質	ミエリン塩基性タンパク質
HSV の糖タンパク質	アセチルコリンレセプター
麻疹の赤血球凝集素	T 細胞サブセット
レトロウイルスの gag p32	U-1 RNA

発生段階では T 細胞は MHC と複合体を形成した自己抗原との弱い相互作用によって正の選択を受ける。さて，**50%のクラスⅡペプチドが MHC 由来**であることから（図 5.21 参照），胸腺を離れた成熟 T 細胞の多くは，クラスⅡ分子により提示された自己 MHC ペプチドを弱く認識する。ということは，もしこれらのペプチドを模倣するような交差性エピトープが外来性に侵入してきたときには，刺激を受けやすい自己反応性 T 細胞が多数存在しているということになる。実際，まさにそうなのである。関節リウマチ感受性対立遺伝子の HLA-DRB1*0401 に会合する主要配列である QKRAAVDTY は，大腸菌の dnaJ 熱ショックタンパクの QKRAAYDQY と非常に似ていて，このペプチドが DQ により提示されると，RA 患者の滑液由来 T 細胞の増殖を誘導できる。実際，ヒトのタンパクとさまざまな相同性をもつ微生物由来のペプチドが数多く同定されているが（表 18.5），現段階では手がかりを示すにすぎず，その意義については今後のさらなる解析が必要である。単に相同性があるだけでは感染によって自己免疫は引き起こされず，いくつかの条件が整うことが必要である。たとえば，そのタンパク質の抗原提示細胞によるプロセシングのされ方，予測できないことだが，どのペプチドがどのような濃度で提示

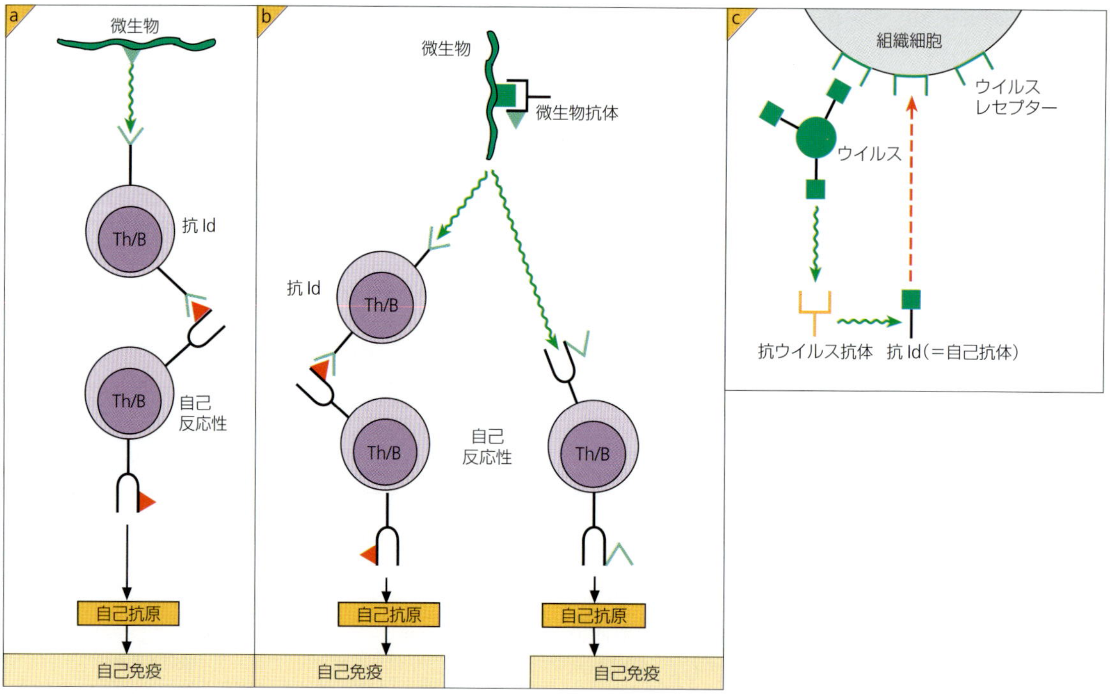

図 18.12 **イディオタイプ(Id)を介した機構により自己免疫応答が起こる。**(a)微生物由来抗原が自己反応性リンパ球の Id と交差反応する。(b)抗微生物抗体が自己反応性リンパ球と共通の Id をもつ。もしくは，自己反応性リンパ球に反応する抗 Id 抗体である。(c)抗ウイルス抗体が抗 Id 抗体を産生し，ウイルスレセプターに対する自己抗体として働く(Plotz)。

されるかも重要であろう。

4：T 細胞エピトープの「肩車現象」とエピトープ伝播

1 つの膜構成成分が他の膜成分に対する免疫応答を促進することがある(連合認識)。自己免疫という観点においては，すでに述べたように，薬物による分子修飾や感染細胞膜成分へのウイルス抗原の挿入(図 18.10 b.4 参照)などにより，新しいヘルパーエピトープが出現する可能性がある。このようなことが，すでに存在する細胞成分の反応を促進するのは次のような知見から明らかである。たとえば，腫瘍細胞がインフルエンザウイルスに感染すると，未感染腫瘍細胞に対する抵抗性が出現する。また，肺炎マイコプラズマ *Mycoplasma pneumoniae* 感染後にしばしば I 型血液型特異的な寒冷凝集素が検出されるようになるが，これも同様のことかもしれない。似たようなことに，DNA はそれ自身では T 細胞をヘルプできないが，T 細胞依存性のキャリアー分子と複合体をつくることにより，T 細胞を活性化できるようになる。その例として，ヒストンや，T 細胞が感作を受けた DNA に対する抗 DNA イディオタイプなどがあげられる。ただし，この機構が働くためには，ヘルパー分子と B 細胞エピトープをもつ抗原断片とが物理的に接触している必要がある。このような分子が B 細胞レセプターによって認識されると，B 細胞に「肩車」された形となり，B 細胞によりプロセシングされて，T 細胞によって認識されるエピトープとして提示されることになる(図 18.11 c)。同様にして，自己免疫応答は同一分子上の異なるエピトープに広がっていくことが可能である。よく考えてみて欲しい。

▶ イディオタイプを介したバイパス機構

前章では，内因的に調節されたイディオタイプのネットワークが自己反応性に関わる可能性について議論してきた。言い換えると，自己反応性リンパ球がイディオタイプネットワークと接触することを介して外因性物質と反応することにより，自己免疫に関与する可能性がある。実際，ある種の自己免疫疾患では特徴的な交差反応性のイディオタイプが見られる。

具体的には次のようである。すなわち，リンパ球レセプターのイディオタイプに特異性をもつヘルパー T 細胞が存在すると，そのレセプターを発現するリンパ球が活性化されるはずである。そうであれば，寄生虫やウイルスのような環境物質の中には共通のイディオタイプ(交差反応性イディオタイプ cross reacting idiotype〈CRI〉)をもつ抗体を誘導することがあり，さらにそのイディオタイプが自己反応性 T 細胞レセプターおよび B 細胞レセプターによって認識されれば，そのような外来性物質は自己免疫応答を誘導できるはずである(図 18.12 b)。同様に，もし自己抗体上の生殖系列由来イディオタイプが，外因性抗原との反応を媒介しうる多様な抗イディオタイプをつくりだしうるのであれば，感染によって誘導される抗体が自己反応性リンパ球上の対応するイディオタイプと反応する可能性が考えられる(図 18.12 a)。たとえば，重症筋無力症患者から得られたハイブリドーマの中には，抗アセチルコリンレセプター抗体に反応する抗 Id(イディオタイプ)抗体を産生するものがある。さらに，この抗 Id 抗体は細菌由来の 1,3-デキストランと反応する，という例がある。また，ウイルス感染中に，ウイルスレセプターに対する自己抗体産生が見られることがあるが(図 18.12 c)，このような現象に Id ネットワークを介した相互作用が関与する可能性を最後に指摘する。ウイルスが細胞に感染する際には，必ず細胞膜上の特定のレセプターを介する。たとえば，特定のレオウイルスはβアドレナリン性レセプターに結合し，狂犬病ウイルスはアセチルコリンレセプターと結合する。このような現象のために，Id ネットワークが働いて自己抗体の産生につながることがあるのかもしれない。

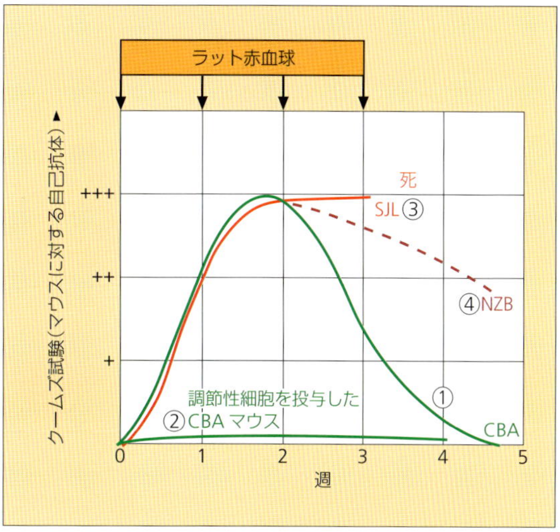

図 18.13 **自己反応性の調節。** CBA マウス(①)にラット赤血球を注射すると，この交差反応性の抗原により自己抗体が産生されるようになる(図 18.11a)。この抗体は宿主の赤血球に結合し，クームズ抗グロブリン試験により検出できる(p.439 参照)。ラット赤血球の反復注射を行っても，自己抗体の反応は次第に消失していく。これはマウス赤血球に特異的な CD4 制御性細胞が増加するためで，一方，ラット赤血球に対する抗体産生は消失しない。②このような制御性細胞を CBA マウスに注射すると，ラット赤血球細胞に対する自己抗体は誘導されなくなる。③抑制性活性が加齢により減弱する SJL 系統では自己免疫を調節することができず，特に強い病変が見られるようになる。④このような反応は自己免疫マウスの NZB 系統でも見られる。(Cooke A. & Hutching P., *Immunology* 1984, **51**, 489 に基づく)。

▶ ポリクローナルリンパ球の活性化

細菌はしばしば，エンドトキシンのようなポリクローナルリンパ球活性化分子をもつためにアジュバント活性を示し，特異的なヘルパー T 細胞をバイパスできる非特異的な誘導性シグナルを与える。たとえば，樹状細胞上の CD40 の発現を上昇させて CD8 T 細胞を刺激し，あるいは直接に B 細胞のマイトジェンレセプターに作用する(p.176 参照)。このようなポリクローナルな活性化現象は，B 細胞と直接相互作用することによっても起こるが，T 細胞やマクロファージを刺激して非特異的に働く成分を分泌させ，間接的に起こる場合もある。伝染性単核症患者でしばしば多様な自己抗体が誘導されるが，これは B 細胞がエプスタイン-バー(EB)ウイルスによりクローン性に活性化したためと思われる。おもしろいことに，SLE 患者の多くや自然ループス発症マウスから得たリンパ球を培養すると，あたかもポリクローナルな活性化のように，異常量の IgM が産生される。しかし，単なるポリクローナルリンパ球活性化で自己抗体産生が起こるのではなく，何らかの抗原様の因子の存在が必要と思われる。すでに前章で触れたが，ポリクローナルに活性化された B，T 細胞は自己免疫応答の継続，維持に関与しやすい(図 18.11 b，c 参照)。

自己免疫応答は制御性機構をバイパスすることにより起こる

▶ 制御性細胞は自己免疫を抑制しようとする

自己免疫応答は，前述したヘルパー T 細胞のバイパス機構だけでは誘導されても，持続はできない。というのは，通常の動物には，CD4 制御性 T 細胞を介して自己抗体の産生を弱める機構があるからである。たとえば，マウスにラットの赤血球を注射すると，抗赤血球抗体が誘導される(図 18.13)。低用量のシクロホスファミドを投与して制御性 T 細胞の活性を弱めたり，SJL のような老化の早い系統を用いると，誘導された自己免疫応答は長く持続し，

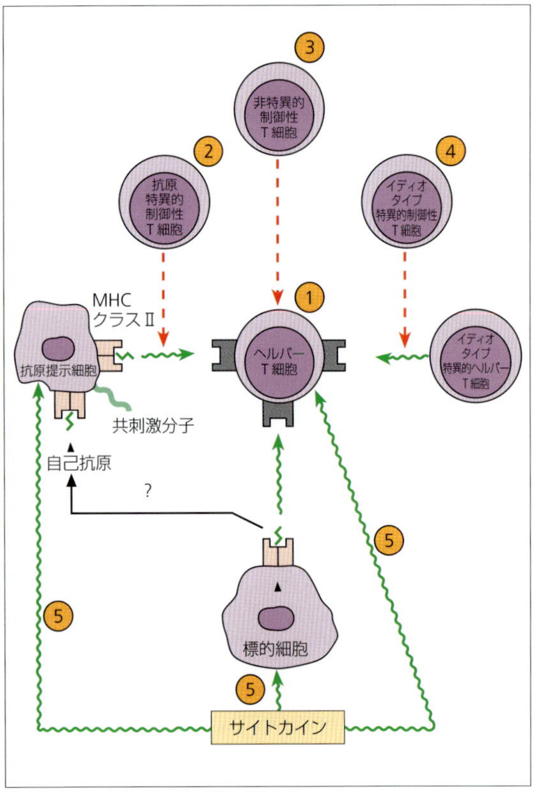

図 18.14　**制御性機構のバイパスにより自己反応性ヘルパー T 細胞が活性化されるようになる。**次のような欠損により自己免疫応答が始まる。①T 細胞が自己寛容化されないこと，すなわち，制御性 T 細胞が反応できないこと，または制御性 T 細胞を誘導できないこと。②抗原特異的制御性 T 細胞が発現しないこと。③熱ショックタンパク質やその他の非特異的制御性因子が発現しないこと。④イディオタイプ特異的制御性 T 細胞が発現しないこと。および⑤サイトカインネットワークが不均衡を示すことにより，クラスⅡ遺伝子が抑制解除されると，クラスⅡの異常発現が起こり，標的細胞上に抗原が提示されるようになること，またAPC が刺激されてアナジー T 細胞が活性化すること，などである。特発性血小板減少性紫斑症のような自己免疫疾患で Ig 分画の投与が有効であることや，ラットの実験的アレルギー性脳脊髄炎(EAE)やアジュバント関節炎における T 細胞ワクチン投与の有用性から考えると，イディオタイプ制御性機構が働いていることが示唆される。無胸腺ラットでは CD45RB^{hi}/CD4T 細胞を移入すると，肝臓，肺，胃，甲状腺や膵臓における炎症性細胞浸潤が見られるが，未分離細胞や CD45RB^{lo}/CD4 細胞を移入してもこのような病変は見られない。このことから制御性 CD4 細胞サブセットの存在が示唆されるようになった。

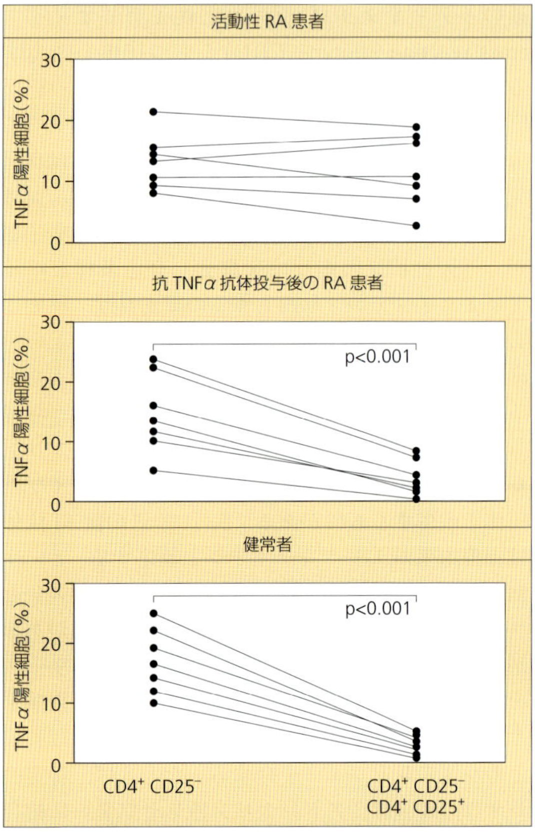

図 18.15　**抗 TNF 治療により関節リウマチ(RA)患者における制御性 T 細胞不全が改善される。**末梢血から単離した CD4$^+$CD25$^-$細胞を単独，あるいは CD4$^+$CD25$^+$細胞を添加後に，抗 CD3 と抗 CD28 抗体で刺激した。T 細胞の活性化は，細胞内の TNFα 染色により評価した。この線は制御性の CD4$^+$CD25$^+$細胞を加える前と後の個々の患者の評価を結びつけている。CD4$^+$CD25$^-$細胞単独のときと CD4$^+$CD25$^+$細胞を添加後のときの双方の値を直線で結び，その変動を示した。活動性 RA では制御性 T 細胞の機能不全が見られるが，TNFα 治療後では CD25-サブセットの活性を抑制できるように機能が戻っている。(Ehrenstein M. R. *et al.*〈2004〉*Journal of Experimental Medicine* **200**, 277-285)。

重症化する。さまざまな自己免疫現象を抑制する CD4$^+$CD25$^+$Foxp3$^+$制御性 T 細胞(図 10.10 参照)に研究の焦点が当てられている。しかし，細胞による制御機構は簡単なものではなく，特定の状況下では CD25$^-$ T 細胞が自己免疫疾患の原因となる T 細胞を制御するのに効果的な場合もある。おもしろいことに，このような CD4$^+$CD25$^-$Foxp3$^-$細胞は TGFβ によって CD4$^+$CD25$^+$Foxp3$^+$制御性 T 細胞に変化し(図 10.10 参照)，この細胞集団は経口免疫寛容を媒介する粘膜制御性細胞と同じフェノタイプである。これらの細胞は，活性化とともに IL-10 を産生し，TGFβ を産生する T 細胞(Th3)の分化を促進し，免疫応答のバランスを Th2 側に傾かせる。もう 1 つの制御性機構に関係する細胞集団は，NKT 細胞である。この細胞は NOD マウスで欠損しているが，F1(BALB/c×NOD)から移入すると，糖尿病の発症を妨げる。多くの自己免疫疾患においては，このような種類の細胞集団が減少していると報告されている。他にも，脳炎誘発性の T 細胞クローンの一部は，少数の細胞を前投与しておくと，後から多数の細胞投与により誘導する脳炎の重症度を軽減す

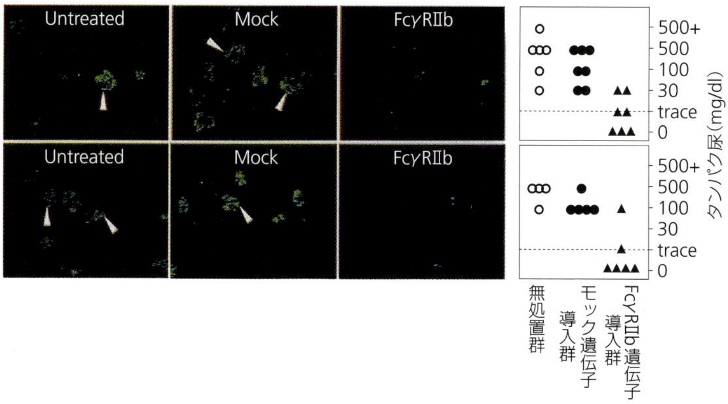

図 18.16 ループス自然発症マウス B 細胞へのレトロウイルスを用いた制御性 IgG レセプター（FcγRⅡb）の導入。 遺伝子導入をした骨髄を移植すると，6ヵ月後には腎における免疫複合体沈着は減少し，腎機能は改善した。直接蛍光抗体法（×40）を用いて腎切片における IgG 複合体沈着の有無を検討した。矢印は内皮細胞下への免疫複合体沈着を示し，これにより活動性ループスの存在が示唆される。（McGaha T. L., Sorrentino B. & Ravetch J. V.〈2005〉*Science* **307**, 591 から許可を得て転載。© 2005 AAAS）。

る。抗イディオタイプによる調節をうかがわせるものである。このように，抗原依存性，イディオタイプ依存性，熱ショックタンパク質依存性，あるいは抗原非特異的なさまざまな制御性機構があるが（図 18.14），これらの相互関係については今後さらなる解明が必要である。

▶ 制御性機構に欠陥が生じると自己免疫発症の原因となる

自己免疫が自己の制御性因子により制御を受けていることがわかったのは，次のような実験からである。マウスにおいて生後 2〜4 日という特定の期間に胸腺を摘出すると，驚いたことに，主に胃，甲状腺，卵巣，精巣および精子に対する広範な臓器特異的自己免疫病変が誘導された。血中に自己抗体が高頻度に検出され，基底膜周囲には Ig と補体の沈着がしばしば見られた。前章で述べたが，胸腺内では，インスリン，サイログロブリンやミエリン塩基性タンパク質のような典型的な臓器特異的抗原の多くが mRNA レベルで発現している。これらの分子は，髄質にまれに存在する大型の細胞に発現し，その周囲にはリンパ球のロゼットが見られる。そこでは，おそらく，臓器特異的な抑制因子の発現誘導が行われていると思われる。その抑制因子の 1 つは *Aire* 転写因子で，上記の生後 2 日目から 4 日目にかけて働くことにより臓器特異的自己免疫の制御に関与するらしい。したがって，この時期に胸腺摘出をすると，自己反応性細胞と制御性細胞のバランスが崩れるのである。

末梢における T 細胞の反応性は樹状細胞によって制御されている。IL-4 は樹状細胞の成熟を妨げ，この未成熟樹状細胞が後に同族抗原を認識する T 細胞と相互作用することにより，末梢組織における末梢寛容が起きる。末梢における自己反応性 T 細胞の除去には，樹状細胞の CD30 とそのリガンドとの相互作用が重要な働きをする。すなわち，CD30 ノックアウトマウスでは膵島反応性 CD8T 細胞が除去されず，これらの細胞は反応性が強くてわずか 150 個を養子移入することで糖尿病を引き起こす。糖尿病リスクの高い人や NOD マウスの樹状細胞の数は非常に減少している。このことは，樹状細胞が自己調節反応を促進することにより自己免疫疾患を防ぐ役割をもつという考えに適合する。もう 1 つのおもしろい点は，糖尿病患者や糖尿病感受性 HLA ハプロタイプをもつ親族から得たマクロファージでは，プロスタノイド合成に関わる COX-2 酵素が常に高発現していることである。今後の解析が必要である。

老齢 NZB マウスにおいて実験的に赤血球に対する自己免疫を誘導すると（図 18.13），加齢による制御性細胞の減少のために，自己免疫応答が正常化しない。また，NZB マウスでは加齢とともに可溶性タンパク質に対しても免疫寛容の誘導が困難になるが，このとき，胸腺ペプチドのサイミュリンの血漿中濃度の急激な減少が見られる（サイミュリンは培養条件下で脾細胞の同系の線維芽細胞への自己反応を抑制するとされる）。最近の報告では，関節リウマチ患者では非特異的な制御性 T 細胞の機能低下が見られ，おもしろいことに，抗 TNF モノクローナル抗体治療がうまくいった場合にはそれが正常化するという（図 18.15）。

アポトーシス機能に異常があると自己免疫の制御機構の欠陥につながるのだろうか。NOD マウスの T 細胞および B 細胞はアポトーシス抵抗性であり，*fas* 遺伝子に変異のある MRL/lpr ループスマウスのリンパ球も同様である。この変異により特徴的なリンパ球増殖が起き，もしかするとアポトーシスによる自己反応性の T 細胞および B 細胞の増殖抑制ができなくなるのかもしれない。*gld* ループスモデルは，これらの所見と相補的で，fas リガンドの変異でも同様の状況が起こりうることを示している。

意外なことに，免疫調節作用については，まったく別の局面，すなわち B 細胞上の制御性 Ig レセプターが注目されている。細胞膜表面でこのレセプターに免疫複合体が結合することによりフィードバックコントロールが働く(p.211 参照)。ループスマウスでは B 細胞上の FcγRⅡb に機能不全があり，これはレトロウイルスによる正常遺伝子の導入によって矯正可能である(図 18.16)。

前章では，B-1 細胞サブセットに注目し，このサブセットが IgM 抗体を産生するとともに制御性のイディオタイプネットワークに関与する可能性について指摘したが(p.426 参照)，この細胞の活性が上昇することによって自己免疫疾患が起こりうる可能性についてここで真剣に検討する必要がある。Motheaten マウスでは激しい自己免疫応答が見られ，抗 DNA 抗体や抗多核球抗体を多量に産生し，しばしば成熟期になる前に激しい肺炎を起こして死亡する。このマウスではチロシンホスファターゼ 1C に突然変異があり，酵素活性が減少している。IgM 値は通常より 25〜50 倍も高く，非常に奇妙なことに，このマウスの B 細胞はほぼすべてが $CD5^{+}$，すなわち B-1 細胞である。この細胞サブセットは，NZB マウスでも同様に増え，IgM 自己抗体のほとんどを産生する。ここで，決定的な実験がある。NZB でつくられる抗赤血球抗体をコードする遺伝子を通常のマウスに導入すると，B-2 細胞は消失し，50%が自己免疫疾患になる。このマウスの腹腔内に赤血球を注入すると，B-1 細胞は消失し，自己免疫疾患は起こらなくなる。このことから，NZB マウスにおける溶血性貧血においては B-1 細胞が産生する抗赤血球抗体が原因で，この細胞サブセットが腹腔内で発生分化する際に抗原に接触するときにのみ免疫寛容が誘導され，約半数の個体で自己反応性クローンが抑制されるようになることがわかる。果たして B-1 細胞が制御性機構を免れて NZB×W マウスのような他系統のマウスで見られるような催病性の IgG 抗体をつくるようにアイソタイプスイッチをするのかどうかは明らかでないが，B-1 細胞を除去すると免疫複合体により誘導される糸球体腎炎が大幅に改善する。自然に見られる自己抗体では特徴的な IdD-23 イディオタイプが見られるが，このイディオタイプが抗 DNA 活性をもつ IgG モノクローナル抗体に存在することが報告されている。しかし，1 つのイディオタイプだけですべてを説明できるわけではなく，さらなる解析が必要である。

ヒトでは，B-1 細胞の多くが生殖系列遺伝子を用いることにより，リウマチ因子(抗 Fcγ)や抗 DNA IgM 抗体を産生する。関節リウマチ患者では B-1 細胞が増加しているが，産生されるポリクローナルなリウマチ因子では B-1 細胞サブセットに共通のイディオタイプ(パブリックイディオタイプ)が見られない。しかし，SLE では話が別で，生殖系列遺伝子によりコードされる抗 DNA 抗体上にしばしば出現する 16/6 という共通イディオタイプが，患者血清中の抗 DNA IgG 抗体にかなりの割合で発現する。抗体遺伝子の塩基配列を調べることにより，B-1 細胞と IgG 自己抗体産生との関係が明らかになるかもしれない。

▶ T 細胞相互作用分子の発現上昇

臓器特異的な自己抗原の多くは，通常 MHC クラスⅡ分子ではなくクラスⅠ分子と複合体をつくり，標的臓器の細胞表面に出現する。したがって，これらの抗原はヘルパー T 細胞と相互作用できず，免疫学的に問題を起こすことはない。Pujol-Borrell, Bottazzo らによれば，クラスⅡ分子が何らかの方法で抑制解除されて生合成されると，これらの表面分子が自己抗原性をもつようになることがある(図 18.14)。彼らのグループは実際に，ヒト甲状腺細胞の培養中にインターフェロンγ(IFNγ)刺激を添加すると細胞表面に HLA-DR(クラスⅡ)分子が誘導され，さらにバセドウ病(甲状腺中毒症。グレーブスン病ともいう)患者の甲状腺由来の上皮細胞では抗 HLA-DR 抗体で細胞内が強く染まるようになり，クラスⅡポリペプチド鎖が能動的に合成されていることを示した(図 18.1 b 参照)。この他にもクラスⅡ分子の異常発現は，原発性胆汁性肝硬変患者の細胆管で見られ，また，ヒトの糖尿病患者や BB ラットモデルで糖尿病を発症した膵臓において内皮細胞やβ細胞でクラスⅡ分子の発現異常が見られることが報告されている。

このような偶発性のクラスⅡ分子の発現異常は，たとえばウイルス感染により産生される IFN のようなものによって誘導される可能性があるが，それが果たして自己反応性のヘルパー T 細胞を感作することによって自己免疫を引き起こすのか，それとも，すでに活性化された T 細胞が IFNγ を放出することによって当該組織の細胞上にクラスⅡ分子が誘導されて，これが後に組織損害の標的になるのかについては，現在のところ不明である。しかし，マウスにおいては，クラスⅡ *H-2A* 遺伝子をインスリンプロモーターと結合させて遺伝子導入をすると，膵β細胞にクラスⅡ分子が発現するようになるが，自己免疫は誘導されない。これはおそらく，B7 共刺激分子が欠損しているためであり，このためにクラスⅡポジティブβ細胞がナイーブ T 細胞を活性化

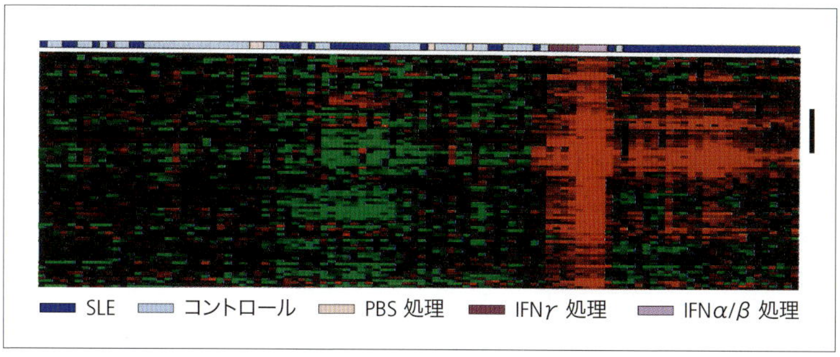

図 18.17 **SLE 患者の多くに見られる IFNα 依存性遺伝子発現。** ループス患者と健常者の血液中の IFN 依存性遺伝子の発現パターンを示す(赤は高発現をあらわす)。黒の棒は 22 の IFN によって発現上昇する遺伝子を示し，特徴的なパターンが見られる。(Baechler E. C., Gregersen P. K. & Behrens T. W. 〈2004〉*Current Opinion in Immunology* **16**, 803 より許可を得て転載)。

できないのである。このような B7 分子を提供できるのはプロフェッショナルな樹状細胞のみである。

サイトカインの不均衡により自己免疫が誘導されることがある

これとは対照的に，同じ条件下でインスリンプロモーターに IFNγ 遺伝子をつないだものをトランスフェクションすると，クラスⅡ分子の異常発現とともに膵臓で局所的な炎症反応が起こり，糖尿病の発症が見られる。この動物に正常な膵臓を移植すると同様の炎症反応が見られることから，糖尿病の発症は自己免疫応答によるものと考えられる。このことから，もし炎症性サイトカインの産生調節が局所的にうまくいかないと，膵 β 細胞上の自己抗原の提示と樹状細胞の局所動員が増加し，樹状細胞内上でのプロセシングされた自己抗原の濃度が上昇し，さらに接着分子の発現上昇を介してナイーブ T 細胞との反応性が高まり，これらのことにより，自己免疫応答が開始される，というストーリーを考えることができる。また，以前は不応性であった細胞もこれらのことにより反応性を獲得するようになるのかもしれない(図 18.14)。T 細胞は一度活性化されると，多量のクラスⅡ分子や接着分子を発現するようになり，β 細胞と相互作用できるようになる。

これらのことはまさにそのとおりであるが，ただし，IFNγ だけではなく，IL-12 や TNF のような他の炎症性サイトカインも同様に催病性の Th1 反応を活性化して臓器特異的自己免疫疾患を誘導する。一方，これらのサイトカインがより後期に発現すると，自己免疫応答性 T 細胞は終末分化をして死に至る。すなわち，いくつかの自己免疫疾患の自然発症モデルではサイトカイン投与により疾患の改善をもたらすことが可能である。たとえば，IL-1 投与により NOD マウスの糖尿病は改善し，腫瘍壊死因子(TNF)投与によって NZB×W マウスの SLE 症状の発現を遅延させることができる。また，TGFβ1 投与により，コラーゲン関節炎や再発性の実験的自己免疫性脳脊髄炎 experimental autoimmune encephalomyetis(EAE)(実験的アレルギー性脳脊髄炎 experimental allergic encephalomyelitis：EAE ともいう)に対する抵抗性が付与されるようになる。サイトカインは病因に関わる多様な細胞に多様な効果をもたらすために，これらの細胞間の相互作用に対して正に働くのか，負に働くのかをあらかじめ予測するのは容易でない。

ヒトの自己免疫疾患では，SLE におけるサイトカインの作用について解析が行われ，IFNα により発現上昇が見られる多数の遺伝子が同定され(図 18.17)，さらに IFNα の発現上昇と疾患の重症度は相関する。この場合，クロマチンを含む免疫複合体が白血球を活性化するという機序が重要であるらしい。

自己免疫疾患は多因子性である

自己免疫疾患における多因子的な制御についてもう一度述べる。疑いなく，自己免疫疾患は多因子性の発症機序をもち，これは複数の遺伝子の関与と環境からの影響によるものが大きい。このようなものがさまざまに組み合わさることにより，種々の自己免疫疾患が誘導される。いずれの疾患においても，単一の遺伝子異常では自己免疫応答は始まらず，数種の遺伝子が相加的あるいはエピスタティックに働いて，標的臓器の重症度や予後に影響する。これらの遺伝子はしばしば複数の自己免疫疾患で重要な役割を果たす。同一の疾患感受性遺伝子群を発現する疾患好発マウスであっても，自己免疫病変が見られる傾向は加齢とともに増加し，このことはこれらの複雑な遺伝子群の発現には個体内部の確率的なことや環境因子による引き金が必要であり，それが加齢に依存することを示唆している。すなわち，遺伝的に複雑な感受性とともに，胸腺，リンパ球幹細胞や自己反応性の内部制御に影響を与える加齢の問題も自己免疫疾患の発症には重要である。性ホルモンや

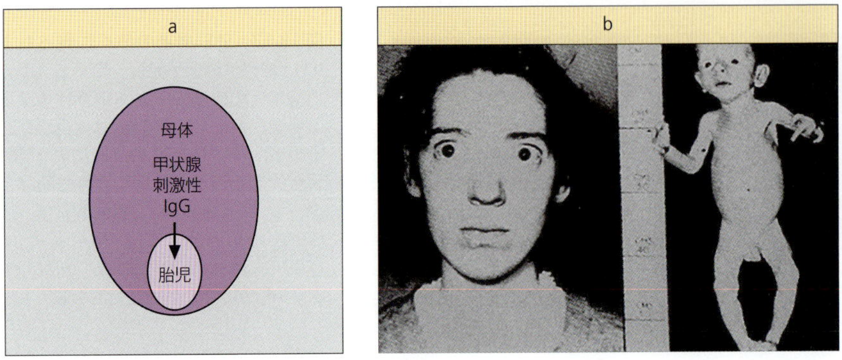

図 18.18 **新生児甲状腺中毒症。**(a)TSH レセプターを介して甲状腺を刺激する自己抗体は IgG のため，胎盤を通過する。(b)このために，甲状腺中毒症の母親は甲状腺機能亢進を伴う子どもを出産するが，母親の IgG が代謝されると子どもの甲状腺機能亢進は消失する。(Prof. A. MacGregor 提供)。

下垂体-副腎フィードバックループの機能不全も関与している可能性がある。これに加えて，食事や特に，微生物のような環境因子もさまざまな影響を及ぼし，特定の臓器，リンパ系やサイトカインに働く可能性がある。

液性自己抗体の病理的作用

ここでは自己に対する免疫反応(これは後天的に発生してくる)が，どのようにして自己免疫疾患とされる疾患群において組織病変を引き起こすのか，その主な病理的役割についてふれる。まず，自己抗体の作用を見てみよう。

血液細胞

抗赤血球抗体は自己免疫性貧血時の赤血球破壊に主要な役割を果たす。クームズ反応陽性の赤血球(図 15.17 参照)から溶出した自己抗体を正常赤血球と混合し，その赤血球を正常個体に再び投与すると，脾臓で貪食細胞上の Fcγ レセプターに抗体被覆赤血球が結合するために，赤血球の半減期が短くなる。

非常に強い白血球減少を伴う免疫不全の小児の一部には，その活性に補体を必要とする血清リンパ球傷害性因子が認められる。全身性エリテマトーデス systemic lupus erythematosus (SLE) や関節リウマチ患者(RA)ではリンパ球減少が見られることがあるが，このような症例では白血球に結合性を示す非凝集性の抗体の存在が報告されていることから，これは直接，抗体によるためと考えられる。

抗血小板抗体は，明らかに**特発性血小板減少性紫斑病** idiopathic thrombocytopenic purpura (ITP) の原因である。ITP 患者血清由来 IgG を正常個体に投与すると血小板減少が誘導され，抗体は血小板に結合して検出されなくなる。ITP の母親から生まれた新生児における一過性新生児血小板減少症は，母親の IgG 抗体が経胎盤的に胎児に到達することによって説明できる。

原発性抗リン脂質症候群 primary antiphospholipid syndrome の特徴は，再発性の動静脈の血栓，塞栓，再発性流産，血小板減少症および抗カルジオリピン抗体の存在などである。この抗体をマウスに投与するとかなり強い変化が起こり，産仔数の減少や再発性の流産が見られる。これは自己抗体がカルジオリピンとβ_2グリコプロテイン 1 との複合体に結合し，このために血液凝固系の活性化が阻害されるためと考えられている。絨毛性の cytotrophoblast はその分化途中でホスファチジルセリンを細胞表面に発現するめずらしい細胞種の 1 つであり，このために本疾患の自己抗体は胎盤の絨毛細胞を重要標的とする。

表面レセプター

甲状腺

細胞表面に対する抗体は，場合によっては，細胞を破壊せずに刺激することもあり(刺激過敏症：15 章参照)，**バセドウ病(グレーブス病)** Basedow disease (Graves' disease) の場合がこれに当たる。この疾患では Adams と Purves により患者血清中に存在する甲状腺刺激活性が自己免疫と直接的に関連することが明らかにされたが(道しるべ 18.1)，のちにこれは患者血清中に存在する TSH 自身と同様な作用をもつと思われる抗 TSH レセプター(TSH-R)抗体(p.416 参照)のためであることが明らかになった。TSH も抗 TSH レセプター抗体もどちらも，テオフィリンでその作用が強化されることから，アデニル酸シクラーゼ系を介して働き，甲状腺細胞に超微形態的な変化を起こす。次に示す例はいわば「自然」による一種の受身免疫実験のようなもので，TSH-R 抗体がまさにバセドウ病の直接的な原因となりうることを示す例である。すなわち，甲状腺機能亢進症の母親から**甲状腺刺激抗体** thyroid-stimulating antibody (TSAb) が経胎盤的に移行すると，新生児は甲状腺機能亢進症（図 18.18）となるが，2，3 週間のうちに母親由来 IgG が分解されると回復する。

バセドウ病における甲状腺の肥大は，抗体が"成長"レセプターと反応して，代謝亢進とは別に，細胞分裂を直接刺激するためと考えられている。逆に，**原発性粘液水腫** primary myxedema（萎縮性甲状腺炎 atrophic thyroiditis）の患者の血清 TSH には成長促進作用を阻害する抗体が含まれ，**橋本病甲状腺腫** Hashimoto goiter の特徴である濾胞の再生を妨げる。バセドウ病ではしばしば眼球突出症が見られるが，これは甲状腺と眼筋の両者に存在する 64 kDa の膜タンパク質に対して抗体が交差反応を示すためと考えられる。

筋と神経

重症筋無力症 myasthenia gravis の母体から生まれた小児では一時的な筋力低下が見られることがあり，これは新生児血小板減少症や新生児甲状腺機能亢進症の場合と同様で，おそらく神経筋伝達抑制機能のある IgG が胎盤を通過したためと考えられる。この考えを強く支持する背景に，筋無力症では筋アセチルコリンレセプター（ACh-R）に対する抗体が常に見いだされ，運動神経末端にはこれらのレセプターの発現が見られない。また，動物に対してアセチルコリンレセプターに対するモノクローナル抗体投与や精製レセプター自体による能動免疫を行うと筋無力症様の症状が誘導できる。しかし，実際は筋無力症の母親から生まれた小児のほとんどは筋疾患を示さず，これは母親の自己抗体上のイディオタイプに対して抗イディオタイプ抗体をできて自己を保護するためかもしれない。

シナプス前末端のカルシウムチャネルに対する抗体をもつランバート-イートン症候群 Lambert-Eaton syndrome の患者から血清をマウスに投与すると，やはり神経筋伝達不全が誘導される。一過性末梢神経炎である**ギラン-バレー症候群** Guillain-Barré syndrome の患者では，*Campylobacter bacilli* に交差反応を示し，自己のナトリウムチャネルに対する自己抗体が同定されている。もっと変わっているのは**ラスムッセン脳炎** Rasmussen's encephalitis で，これは小児の難治性の点頭てんかんで脳に炎症性組織病理像を伴う。本疾患患者では，3 型グルタミンレセプターに対する自己抗体が存在し，これがアゴニストとして作用して 3 型グルタミンレセプターの過剰刺激を介してカイニン酸応答性ニューロンを傷害する。今後の研究の進展によりこの種の現象がさらに発見されるかもしれない。

胃

悪性貧血 pernicious anemia（PA）に合併する組織病理病変として委縮性胃炎があり，慢性炎症性の単核球浸潤とともに分泌顆粒の変性や胃酸産生の低下が見られる。胃無酸症は，分泌細管の膜上の H^+/K^+ 依存性 ATPase である胃プロトンポンプやガストリンレセプターに対する阻害抗体が存在すると，ほぼ確実に進行する。

一部の胃潰瘍症例が，ヒスタミンレセプターに対する抗体による活性化を介して酸分泌を亢進させるためという仮説があり，これは魅力的であるものの，今後この仮説の妥当性を検証するための研究が必要である。

その他の細胞レセプター

アトピー atopic allergy 患者の一部はβアドレナリンレセプターに対する阻害抗体を血清にもち，これが 1 つの原因となってマスト細胞の感受性閾値が変わり，そのためにアトピー症状が出やすくなっていることが示唆されている。これとは逆の例として，シャーガス病の心筋症があり，この疾患ではβアドレナリンレセプターに対する抗体がアゴニストとして作用して心拍を上昇させる。まれな例として，インスリンレセプターを阻害する抗体の存在がインスリン抵抗性を合併する黒色表皮腫 acanthosis nigricans（B 型）や毛細血管拡張性運動失調症患者において報告されている。

▶ その他の組織

腸管

自己免疫性萎縮性胃炎 autoimmune atrophic gastritis は胃酸欠乏や抗壁抗体の存在により診断されるが（表 18.2），一部の患者では悪性貧血を促進するビタミン B_{12}欠乏症になることなくずっと委縮性胃炎の病状が続く。おそらく自己免疫性の組織破壊が粘膜細胞の再生と同程度にバランスがとれた状態で起こっているためと考えられ，一部の悪性貧血患者では大量ステロイド投与により胃炎症状が改善するのはこのためかもしれない。しかし，このような平衡は胃の内腔で内因子に対する抗体が産生されると撹乱されるようである。このような抗体は少量残存する内因子をさらに減少させ，このためにビタミン B_{12}に関して負の平衡状態が生まれるようになる。このような状態で肝臓における B_{12}貯蔵量が使い果たされると，しだいに B_{12}欠損の症状や悪性貧血，さらには亜急性脊髄変性症などが出現するようになる（図 18.19）。

食物タンパクに対しては通常，免疫寛容が獲得さ

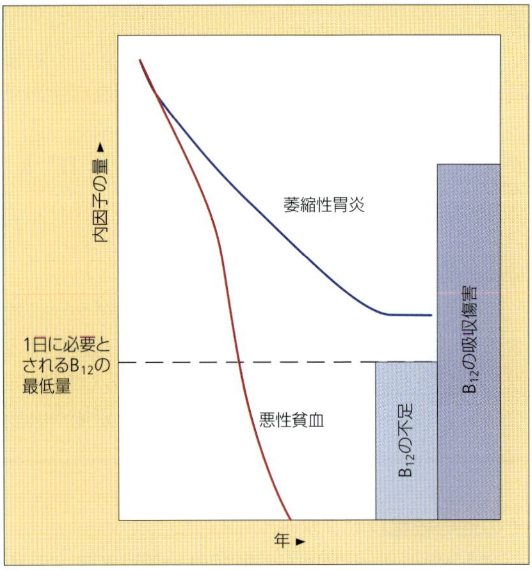

図 18.19 **悪性貧血の病因。**慢性の萎縮性胃炎をもっていても，壁細胞があり，内因子に対する抗体をもたなければ，B_{12}吸収が負の平衡になることはない。しかし，萎縮性胃炎に加えて内因子抗体をもつようになると，悪性貧血を発症するようになる。(Doniach, D. & Roitt, I. M.〈1964〉*Seminars in Hematology*, Ⅰ, 313)。

れるが，セリアック病 celiac disease では寛容の破綻が起こり，小腸において小麦グルテンに対する T 細胞の感受性亢進が見られることがある。グルテンは細胞外マトリックスタンパクである endomysium に強力に結合できるため，endomysium 特異的な IgA B 細胞はグルテンを複合体の形で細胞内に取り込んでプロセシングし，MHC クラスⅡ分子を介してグルテン特異的ヘルパー T 細胞に対して抗原提示をすると推測されている。(図 18.11 参照)。B 細胞が刺激されると次に endomysium 特異的な IgA 抗体が産生されるようになり，これはセリアック病で特徴的に検出される抗体である。本疾患では粘膜固有層の Fcα レセプターの発現上昇や補体，好酸球などの活性化が見られることから，おそらく抗体を介した機序が原因と考えられる。

皮膚

尋常性天疱瘡 pemphigus vulgaris も抗体により起こる疾患で，層状扁平上皮細胞上に発現する分子で，カルシウム依存性接着分子のカドヘリンファミリーメンバーの 130 kDa の自己抗原を認識する抗体がその原因である。同様に，**落葉性天疱瘡** pemphigus foliaceus 患者で見られる表皮での水疱形成は，desmoglein 1 に対する自己抗体によると考えられる。

精子

男性不妊 infertile male の一部の例では，凝集抗体が精子の凝集を起こし，精子が子宮頸管粘膜中に入るのを阻害する。

糸球体基底膜

免疫現象による腎疾患については，実験モデルでの研究が先行し，後になってヒトでも同様の障害が見られることがわかった。たとえば，交差反応性のある異種の糸球体基底膜(gbm)標品を完全フロイントアジュバントと混合して投与すると，ヒツジやその他の実験動物では糸球体腎炎が誘導される。腎炎動物からの生検材料を抗 IgG 抗体により免疫蛍光染色すると抗 gbm 抗体が検出できる。このような抗体は *in vivo* ではおおむね腎臓に吸収されるが，腎摘出をすると血清中に出現し，この血清を投与すると同種動物に本疾患を起こすことができる。

これとまったく同様の状態が一部のヒトにおける糸球体腎炎，とくに肺出血と合併する腎炎に見られる(**グッドパスチャー症候群** Goodpasture syndrome)。このような患者の腎生検組織では糸球体毛細血管の基底膜に沿って IgG と C3 が線状に沈着している

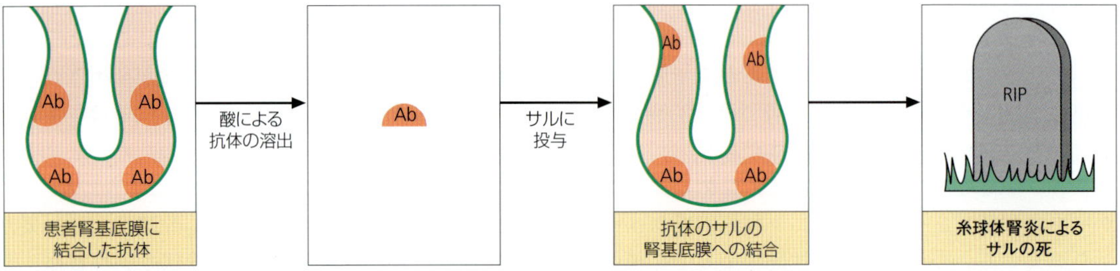

図 18.20 **糸球体腎炎の受身移入。**グッドパスチャー症候群患者の腎臓から酸で溶出して回収した抗糸球体基底膜抗体(抗 gbm 抗体)をリスザルに投与すると，糸球体腎炎を誘導することができる。(Lerner, R. A., Glascock, R. J. & Dixon, F. J.〈1967〉*J. Exp. Med.* **126**, 989)。

(図 15.18 a 参照)。腎摘出をすると，抗 gbm 抗体が血清中に検出されるようになる。Lerner らは，抗 gbm 抗体を疾患腎から溶出し，リスザルに注射したところ，この抗体は急速に投与動物の gbm に結合し，致命的な腎炎が誘導された(図 18.20)。すなわち，これらの補体結合性抗体が gbm に結合して直接に攻撃をしたと考えられる。グッドパスチャー症候群での肺の病変は，一部の抗 gbm 抗体が肺と交差反応を示すためと考えられる。

おもしろいことに，Brown Norway ラットに塩化第二水銀を投与すると抗 gbm 抗体による糸球体腎炎が誘導され，その後病状の改善とともに抗イディオタイプ性の抑制抗体(訳注：抗体を抑制する抗体)が激増する。この処置に非感受性系統のラットではすぐに抑制抗体ができてしまう。

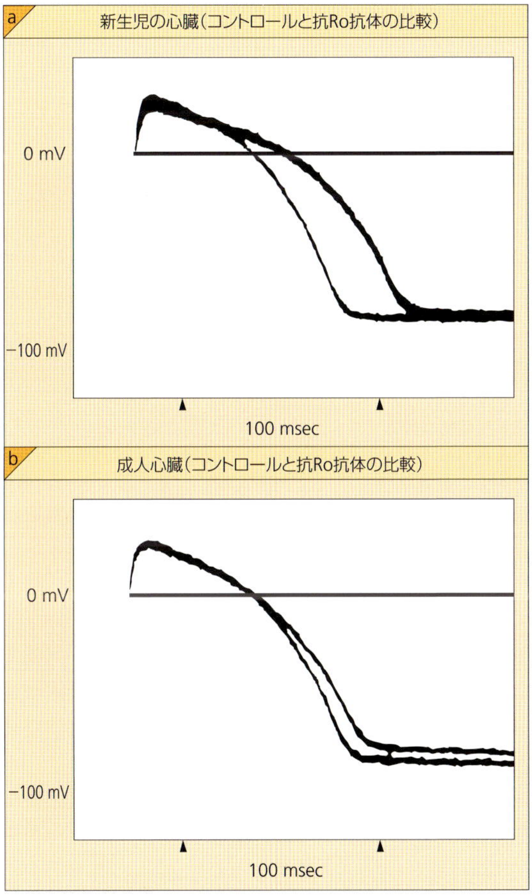

図 18.21　**抗 Ro 抗体は新生児の心臓において伝導異常をもたらすが，成体の心臓には影響を及ぼさない。**(a)NZW ウサギ新生仔の心筋線維を抗 Ro/SS-A 抗体を含む血清で灌流する前，および灌流 20 分後の活動電位の変化。抗体により再分極のレベルが 30%減少した。(b)成体の心筋線維に同じ処置をしても，わずか 5%の減少しか見られなかった(Alexander E. *et al.*〈1992〉*Arthritis and Rheumatism* **35**, 176)。抗 La/SS-B 抗体は先天性心ブロックをもつ胎児の心臓組織から溶出することができ，抗体は胎児心の基底膜ラミニンに結合するが，成人の心基底膜ラミニンには結合しない。

心臓

先天性完全心ブロック congenital complete heart block のもっとも多い原因として新生児エリテマトーデス neonatal lupus erythematosus がある。ほとんどすべての症例で，母親に高値の抗 La/SS-B 抗体あるいは抗 Ro/SS-A が存在する。母親の心臓は影響を受けない。これは，抗 Ro 抗体が成人の心臓組織より新生児の心臓組織に強く結合し，再分極を阻害することにより膜活動電位を変化させるためである(図 18.21)。このために，抗 Ro IgG は経胎盤的に胎児の血流に到達して母と胎児の心臓はともに自己抗体に曝露されるが，胎児の心臓だけが抗体の影響を受けることになる。抗 La/SS-A 抗体も，本症胎児の心臓基底膜上のラミニンに結合する。

自己抗原-抗体複合体による病原性

▶ 全身性エリテマトーデス(SLE)

常に接触しうる可溶性成分に対して自己抗体が過剰に生産されると，免疫複合体が形成されて血清病のときに起こる傷害と類似の組織病変が見られるようになる。これは特に，補体古典成分の初期の段階に欠損があり免疫複合体が有効に除去されない場合に顕著に見られる。たとえば，ホモ接合型の補体欠損がその例で，この欠損がもっとも典型的な免疫複合体傷害である SLE の原因となることはまれであるものの(図 15.25 参照)，これまで同定されている疾患感受性遺伝子フェノタイプとしてはもっとも強いもので，C1q や C4 のホモ欠損ではその 80%以上が SLE を発症する。これらの患者の半分以上が C1q のコラーゲン様部位に対する自己抗体をもつ。しかし，実際は SLE には多種多様な自己抗原が存在し(表 18.2)，その中には，ヌクレオソームの構成成分や最も病態特異的に出現する**二本鎖 DNA** などがある(図 18.1 g)。抗二本鎖 DNA 抗体はクリオグロブリンやループス腎炎患者の腎からの酸溶出分画によく見られ，腎不全を合併する患者の腎生検組織を免疫蛍光染色すると補体を含む複合体として同定できる。すでに触れたように(図 15.18 b 参照)，蛍光標識抗 IgG 抗体あるいは抗 C3 抗体による染色パターンは，点状または“でこぼこの塊”状であり，グッドパスチャー症候群の抗 gbm 抗体で見られる線状パターン(図 15.18 a 参照)とは明らかに異な

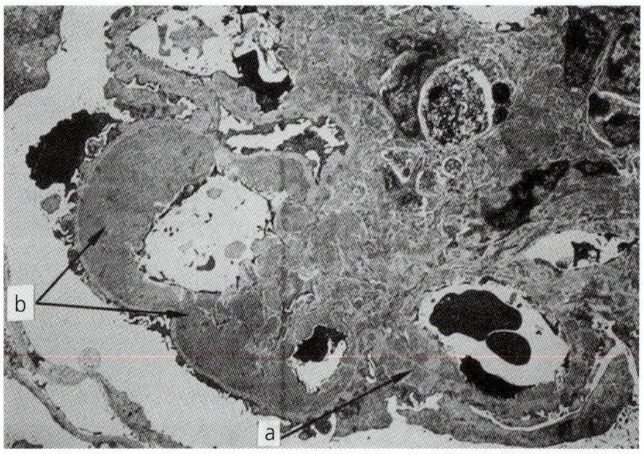

図 18.22 **重症の免疫複合体性糸球体腎炎とタンパク尿症を合併する SLE 患者の腎生検像。**電顕像：免疫複合体が上皮層の下(a)および内皮層の下面(b)に沈着して糸球体毛細血管壁に不規則な肥厚が見られる。メサンギウム領域にはおそらく取り込まれたと思われる大量の免疫複合体が認められる。(Dr. A. Leatham 提供)。

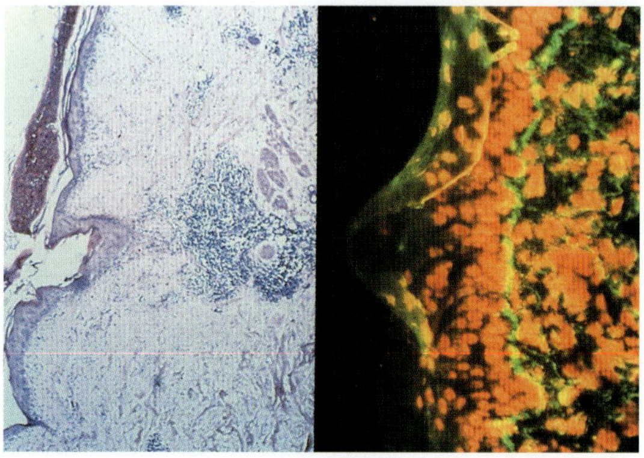

図 18.23 **SLE 患者に見られる皮膚病変。**左：皮膚切片。上皮から真皮の境界に炎症細胞が散在して若干肥厚が見られ，さらにその下には強い炎症細胞の浸潤が見られる。低倍率，H & E 染色。右：皮膚生検の蛍光染色像。高倍率。上皮から真皮の境界面の基底膜上に，IgG(抗 C3 抗体が同様な結果を示す)を含む免疫複合体の沈着が見られる。(Prof. D. Isenberg 提供)。

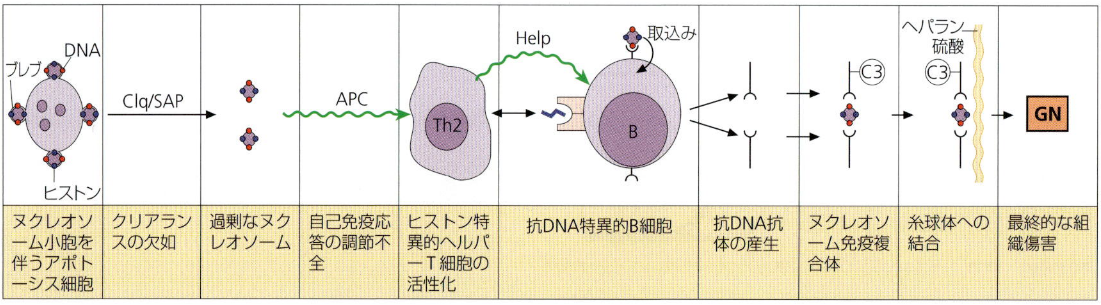

図 18.24 **SLE 患者において想定される組織病変の誘導過程。**SLE に感受性をもつ個体では，アポトーシス細胞由来のヌクレオソームが「肩車」機構を介して B 細胞を刺激し，抗 DNA 抗体の産生を誘導すると考えられる。その結果，生じた免疫複合体が糸球体の基底膜上のヘパラン硫酸に結合して，糸球体腎炎が始まる。C1q 欠損個体では SLE の発症率が高く，SLE 患者は太陽光(紫外線)に曝されると皮膚細胞のアポトーシスを起きるために皮膚に紅斑が形成される。SAP：血清アミロイド前駆体，APC：抗原提示細胞，GN：糸球体腎炎。

る。この複合体は次第にその大きさを増し，電子顕微鏡では糸球体基底膜の両側上に無定型な塊として見えるようになる(図 18.22)。本疾患が活動性を示す間は，腎と血流中で免疫複合体が形成されるために血清補体レベルは低下する。「全身性」という名前が示すように免疫複合体の沈着は広範で，40%の患者が最終的に腎障害になるが，他にも，皮膚で 98%(図 18.23)，関節・筋で 98%，肺で 64%，血液で 60%，脳で 60%，そして心臓では 20%の頻度で組織病変が見られる。

抗二本鎖 DNA 抗体の自然産生は，SLE 動物モデルである NZB×W，MRL/lpr，BXSB および *p21* 単一遺伝子欠損マウスなどで必ず見られ，これらの動物はいずれも致命的な免疫複合体病を発症する。病気の進行とともに陽イオン性の抗 DNA 抗体が多量に出現し，抗体の一次配列にはパラトープを形成するような位置にアルギニン残基が存在する。これらの抗体が高親和性を示す IgG クラスであり，NZB/W マウスを DNase I あるいは抗 CD4 抗体で治療すると，症状が改善し腎糸球体免疫複合体が減少することから，本疾患が T 細胞依存的で免疫複合体形成によって起こることが強く示唆される。しかし，DNA 自体は胸腺依存的抗原ではなく，SLE の自己抗体がヌクレオソームを構成する物理的に会合する抗原に対する反応性をもつことから，図 18.11 に描かれているような"肩車様"機構を想定することも可能である。SLE の臨床的発症が見られるよりも前にヌクレオソームの「突起」がアポトーシス細胞の表面に出現してヌクレオソーム特異的 T 細胞群の自発的増殖が見られることを考えると，考えられる筋書きは，抗 DNA B 細胞表面レセプターに結合したヌクレオソームが細胞内に取り込まれ，ヒストンペプチドが MHC クラスⅡを介してヒストン特異的ヘルパー T 細胞に提示され，そして DNA 抗体産生

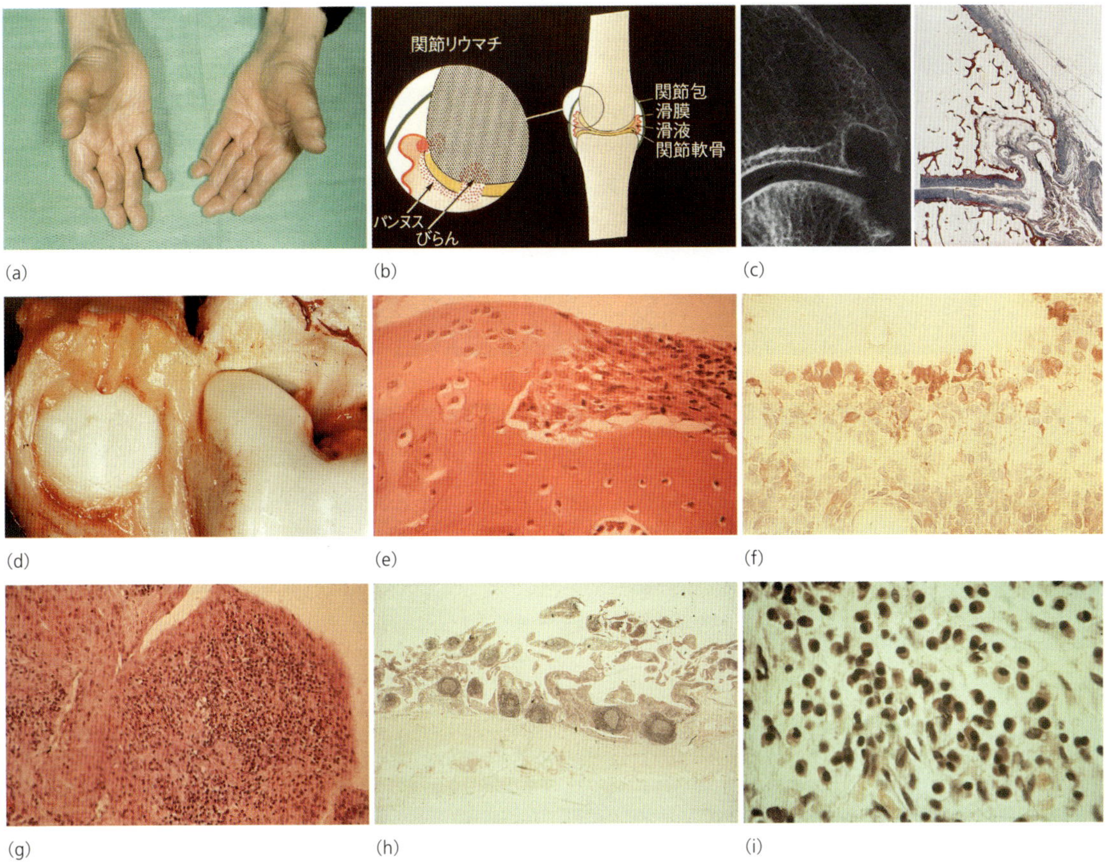

図 18.25　**関節リウマチ**。(a)慢性関節リウマチ患者の手。古典的な「スワンネック」型の変形が見られる。(b)可動関節の模型図：滑膜由来のパンヌスが骨と軟骨に浸潤していく。(c)近位指節関節の顕著な骨破壊と軟骨の辺縁侵食像。(d)膝蓋骨を覆うように初期パンヌスが肉芽組織を形成して増殖している像。(e)パンヌスの組織像。その境界面で骨と軟骨の顕著な侵食，破壊が見られる。(f)マクロファージ非特異的エラスターゼ染色によるパンヌスの組織像。エラスターゼ陽性の長い樹状突起が見られる。(g)関節リウマチ滑膜の深層に見られる慢性炎症細胞。(h)絨毛過形成が見られる滑膜に胚中心をもつよく発達した二次濾胞が見られる(このような像は比較的まれである)。(i)病変滑膜の高倍率像，古典的な形質細胞の集合が見られる。(〈a〉は Prof. D. Isenberg，〈c〉,〈d〉,〈e〉,〈g〉,〈h〉,〈i〉は Dr. L. E. Prof. Glynn 提供)。

細胞のクローナル増殖が誘導されるというものである(図 18.24)。抗 DNA 抗体が血流中のヌクレオソームに結合することは実証されており，これらの複合体がヒストン(および，おそらく陽イオン性抗 DNA 抗体)を介して細胞外のヘパラン硫酸に結合し，これにより腎臓の糸球体のような末端臓器に複合体が蓄積して障害を与える可能性がある。

このほかにも別の「肩車様」経路がある。イディオタイプがこのような現象に関与する可能性は文献的には示唆されている。たとえばヒトの抗核モノクローナル抗体をマウスに投与すると同様のイディオタイプや特異性をもつあらたな抗体が産生されたという報告がある。聖書的にいえば，「抗体が抗体を生みだした」とでもなろうか。万が一，微生物感染などによりこのような主要な共通のイディオタイプネットワークが動きだすと仮定したらどうなるであろう(図 18.12 参照)。たとえば，自然自己抗体として血流中に存在する抗ヒト DNA 抗体上には 16/6 イディオタイプが存在し，クレブシエラ菌 *klebsiella* に対して当初形成される抗体の上にもこのエピトープが存在する。プロセシングされた 16/6 Id を認識するヘルパー T 細胞は，DNA とこのイディオタイプ陽性自然自己抗体の複合体を捕捉した抗 DNA B 細胞を刺激することができる(図 18.12, p.432 参照)(訳注：すなわち，クレブシエラ感染により抗体ができると，これは抗 DNA 抗体と同じエピトープをもち，DNA と複合体を形成して抗 DNA 抗体を産生する B 細胞を活性化する可能性がある(のかもしれない)。

▶ 関節リウマチ

免疫が原因であることの形態的エビデンス

関節リウマチ(RA)に見られる関節の変形は本質

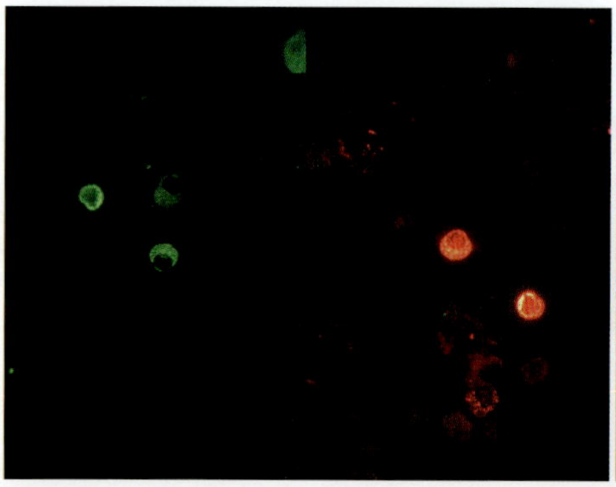

(j)

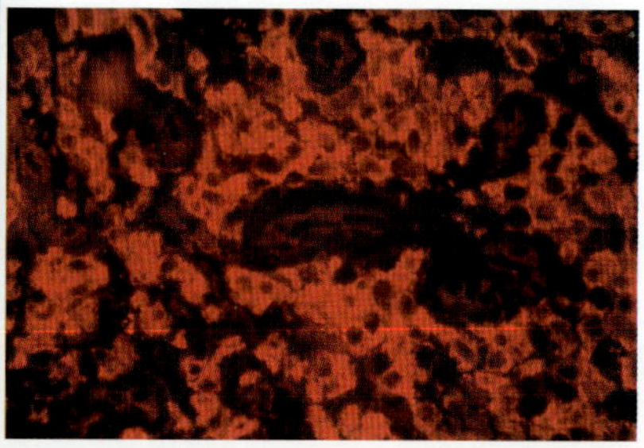

(k)

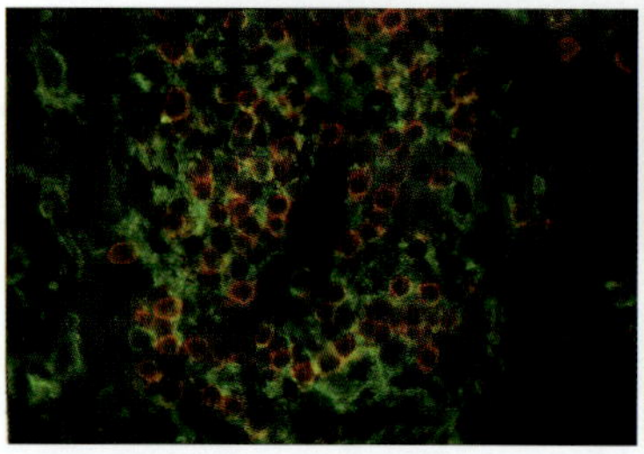

(l)

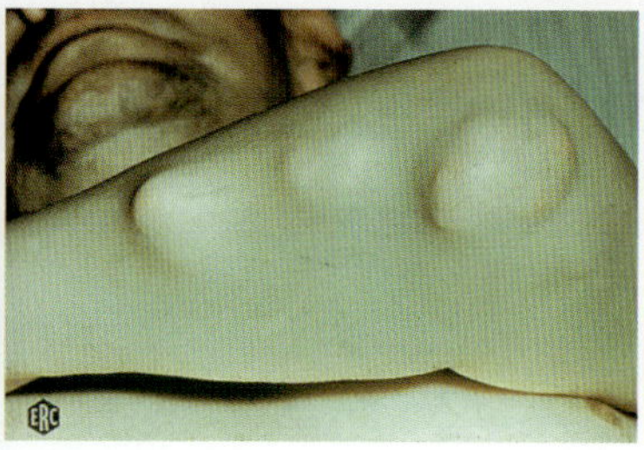

(m)

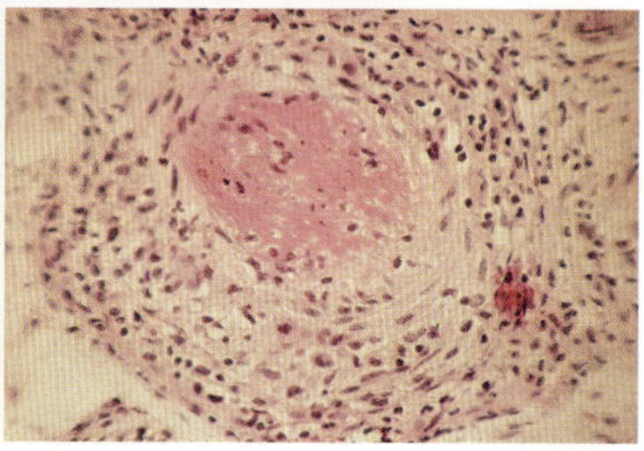

(n)

図 18.25(続き)　(j)患者滑膜組織から分離した形質細胞。IgM(蛍光標識 $F(ab')_2$抗μ抗体とローダミン標識凝集 Fcγ(リウマチ因子)で同時に染色。4 個の IgM 陽性形質細胞のうち，2 つがリウマチ因子を産生しているらしい。(k)リウマチ患者の滑膜。抗 HLA-DR 抗体(抗クラスⅡ抗体)により染色される細胞が多数見られる。(l)リウマチ患者の滑膜クラスⅡ抗原陽性の補助細胞(緑色)が $CD4^{+}$T 細胞(オレンジ色)と密着している。(m)前腕部の大きなリウマチ結節。(n)リウマチ結節の肉芽組織では中心壊死が見られ，その周囲には類上皮細胞，マクロファージや散在性にリンパ球がみとめられる。リウマチ因子を産生する形質細胞がしばしば存在し，このような病変は不溶性の IgG 複合体形成に対する反応の結果と考えられる。(〈f〉は Prof. J. Edwards，〈j〉は Prof. P. Youinou，Prof. P. Lydyard，〈k〉，〈l〉は Prof. G. Janossy 提供)。

的には，軟骨と骨を覆って破壊していくパンヌスとよばれる**滑膜細胞の悪性増殖**によって起こる(図 18.25 a〜f)。関節腔を覆いその内腔を形成する滑膜には，顕著な免疫過敏性反応の結果，細胞成分が非常に多くなり，種々の活性化段階の多数の T 細胞，主に CD4 T 細胞や，通常は樹状細胞やマクロファージなどが同時に増加する(図 18.25 l)。時には，あたかも滑膜が活性化されたリンパ節であるかのように，しばしば形質細胞の集塊が見られ，時には胚中心をもつ二次濾胞までもが出現する(図 18.25 g〜i)。事実，滑膜組織の免疫グロブリン産生は刺激リンパ節と同じぐらい多いことが確認されている。HLA-DR(クラスⅡ)抗原が多種の細胞の表面に発現し，T 細胞，B 細胞，樹状細胞，滑膜細胞およびマクロファージがすべて陽性であり，強い反応が起こっていることを示している(図 18.25 k)。現在いわれていることは，この激しい免疫応答によって滑膜細胞が活性化され，ジキル博士がハイド氏にかわるように，強い浸潤性を示すパンヌスに変換される。これが破壊力をもつメディエーターを遊離して関節を侵す。

IgG 自己感作と免疫複合体形成

IgG の Fc 部分に対する自己抗体は抗グロブリン antiglobulin あるいはリウマチ因子 rheumatoid factor として知られ(図 18.27 a)，関節リウマチの特徴的所見であり，ほとんどすべての患者に検出される。大部分の場合，これは IgM タイプの抗グロブリン抗体であり，古典的なラテックス凝集反応やヒツジ赤血球凝集試験で検出され(表 18.2，補足 7)，これらの IgM 抗体陽性患者も上記の両テストで陰性の "seronegative"(血清陰性)患者も，ともに固相免疫測定法(p.134)では IgG タイプの抗グロブリン抗体が高値を示す(図 18.26)。

この IgG タイプの抗グロブリン抗体は風変わりでユニークである。というのは，これは抗原であり同時に抗体であるために(図 18.27 a)，いわば"雌雄同体"的な免疫複合体を形成して，**自己会合 self-association** を起こすからである(図 18.27 b)。IgG の凝集塊は滑膜液や関節液中で常時検出され，典型的な急性炎症反応を局所に誘導する原因となる。分析の結果，この凝集塊はほとんどの場合，もっぱら免疫グロブリンと補体からなり，その IgG の大部分は，ペプシン処理により Fcγ 免疫吸着カラムに結合

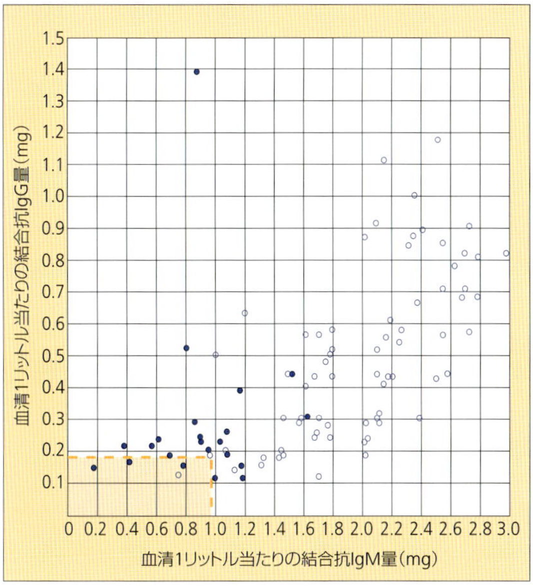

図 18.26　**IgM および IgG 抗グロブリンの存在。** リウマチ因子陽性(○)および陰性(●)の関節リウマチ患者での血清を試験管放射線測定法で測定した。点線内は正常群の 95%信頼限界(平均±2 倍の標準偏差)。(Nineham, L., Hay, F. C. and Roitt, I. M. 〈1976〉*J. Clin. Path*. **29**, 1211)。

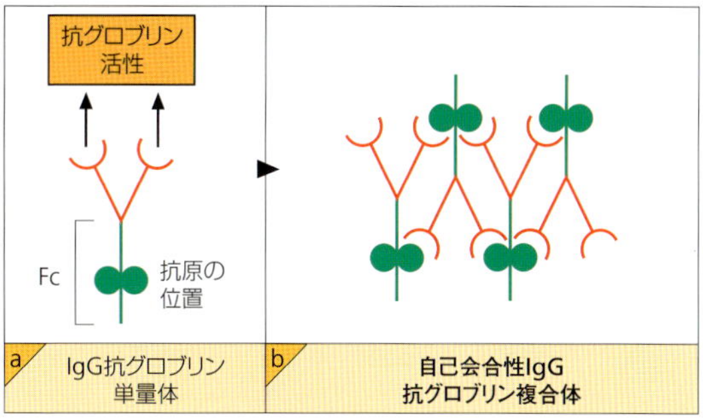

図 18.27　**IgG 抗グロブリンの自己会合性複合体。** この抗体の親和性は比較的低いが，自己会合するためにその結合強度は強くなっている。さらに，関節腔内では，IgG に対して多価の結合部位をもつ IgM 抗グロブリンや C1q により，このような自己会合性複合体が安定化される。ペプシンで Fc 部分を分解すると，自己集合に関与する"隠れた"結合部位が切り出されてくる。RA 患者から得られた抗モノクローナル IgM リウマチ因子抗体由来の 2 つの Fab と IgG Fc の複合体を X 線解析することにより，Fab パラトープは，従来の抗原結合部位である CDR の内側よりはむしろ外側のアミノ酸残基を用いて結合していた。このことは，このような抗体が別の抗原に対しても結合可能であり，新しい形の交差性が存在する可能性を示唆している。(Sutton B. *et al*. 〈2000〉*Immunology Today* **21** 177)。

することから，自己会合性抗グロブリン抗体として存在することがわかる。

驚いたことに，若年型，成人型の両方の関節リウマチ患者において，IgG のうちガラクトースを完全に欠損する Fcγ 糖鎖の割合は常に対照群より高く，60%にも達する。この糖鎖修飾の異常により Fc 部分の自己抗原性が増加して IgG リウマチ因子の自己会合性が強まり，ガラクトースが付加していない(アガラクト)IgG では *N*-アセチルグルコサミンが曝露されることによりマンノース結合タンパクのような炎症性メディエーターとの相互作用が亢進して古典的補体経路(p.22 参照)が活性化され，TNF 刺激によりマクロファージ活性化が起こり，最終的には，FcγRⅡb を介してのネガティブフィードバック機構が B 細胞でうまく働かないために自己抗体の産生が促進されると考えられる。悪性貧血(PA)の女性が妊娠すると，妊娠後期に一時的に症状が改善するが，出産後に PA が悪化することはよく知られている。この場合，関節炎の寛解とともにアガラクト IgG 値は低下するが，出産後に病状が悪化するとアガラクト IgG は再び高値を示す。このことはアガラクト IgG が病状の進展に密接に関係することを示す。きわめて限定された地域に居住するピマインディアンについて PA の発症率を長期的に調べた結果，IgG のガラクトースの付加変化により PA を発症するかが予測できることが明らかになり，これが初期の PA 患者の**予後決定因子** prognostic value となる可能性がある。

組織傷害の発生

図 18.27 で説明したように，多価の Fcγ 結合性分子，IgM のリウマチ因子と C1q が安定した複合体を形成し，これが関節腔に存在するとアルツス Arthus 反応が始まって多核白血球が動員され，白血球からは活性酸素中間体 reactive oxygen intermediate(ROI)やリソソーム酵素が遊離される。リソソーム酵素には中性プロテアーゼとコラゲナーゼが含まれ，プロテオグリカンやコラーゲン線維を分解して関節軟骨を破壊する。このような複合体が軟骨に付着すると，そこに多核白血球が結合するが，複合体を細胞内に取り込めないので(白血球は「不満状態」となり)，その結果，白血球からリソソームの水解酵素が放出され，普段は α_2 マクログロブリンのような酵素阻害因子によって防御されるべき細胞間隙に水解酵素が侵入してくるために，さらなる軟骨破壊が起こるようになる。

上記の複合体による凝集塊は，滑膜表面を覆うマクロファージ様細胞を刺激し，この効果は，複合体が細胞表面に直接結合するか，あるいは間接的に貪食されて細胞内に取り込まれるが，細胞内では消化されないことにより起こる。この時点で，活性化 T 細胞から TNF または GM-CSF のようなサイトカインが放出され(下記参照)，これがさらに強力にマクロファージを刺激する。

活性化された滑膜細胞は軟骨表面を覆う悪性のパンヌス(覆い)として増殖し(図 18.25 d)，この増殖した肉芽組織の末端ではまず確実に各種分解酵素，ROI や，特に IL-1, IL-6 や TNF などが放出されるために組織の破壊が起こる(図 18.25 e)。活性化されたマクロファージはまたプラスミノーゲンアクチベーターを放出し，その結果できたプラスミンは滑液腔細胞によって産生された非活動性コラーゲン分解酵素を活性化する。部分的に分解されたコラーゲンに対する感作が起こり，これが二次的にさらなる組織傷害を引き起こす。これらの活性化マクロファージからの分泌産物が軟骨細胞を活性化して**軟骨破壊**が増悪し，破骨細胞を活性化して**骨の吸収**をもたらし，その結果さらに組織病変が悪化する(図 18.25 c)。皮下結節が見られることがあるが，これは局所的に不溶化した自己会合性抗グロブリンが産生されるために生じた肉芽腫と考えられる(図 18.25 m，n)。

自己免疫疾患の病原的因子としての T 細胞を介した過敏性反応

▶ 関節リウマチ

慢性的に炎症を起こした滑膜には多くの活性化 T 細胞が集積する。活性化 T 細胞が病気の進展に関与することは，本疾患に対してシクロスポリンや抗 CD4 抗体の投与が有効であること，また DR1 の DRβ 鎖と一部の DR4 対立遺伝子上の 70〜74 残基によってコードされる“共有したエピトープ”Q(R)K(R)RAA 配列をもつ個体は，疾患感受性が高いことなどから明らかである。滑膜中には高レベルの IL-15 が存在して活性化 T 細胞を局所に誘導し，これらの T 細胞はサイトカインを分泌するとともにマクロファージに働いて TNF とさらなる IL-15 産生を誘導し，これにより強力にパンヌス形成が促進され, その結果, 軟骨と骨破壊が進む(図 18.25 e)。つまり，軟骨細胞自体も疾患の標的である可能性がある。

SLE の場合と同様に, 病巣に見られる活性化 T 細胞の抗原特異性は不明であるが，1 つの魅力的な手がかりは，上述の QKRAA 共有エピトープが HLA-DR4/1 の多型性を示す領域内にコードされ，同様の配列が大腸菌，乳酸菌(*Lactobacillus lactis*)およびヒツジ流産菌(*Brucella ovis*)由来の dnaJ 熱ショックタンパク質やエプスタイン-バーウイルス Epstein-Barr virus の gp110 タンパクにも存在することである。これにより，前述したように(p.431 参照)，HLA-DR4/1 以外の別の HLA 分子により提示された QKRAA を含む断片化されたペプチドにより自己反応性 T 細胞が活性化される可能性が生まれる。さらにこの疑いを強くする根拠として，QKRAA 配列が別の *E. coli* 由来熱ショックタンパク質(hsp)である dnaK に結合することや，QKRAA 配列を含む HLA-DR は dnaK のホモログである自己タンパク質の hsp73 と結合し，hsp73 は特定のタンパク質をリソソームに運んでプロセシングを受けさせるという機能をもつことが指摘されている。これがどういう意味をもつのかはいまだ不明であるが，注目すべきは，ここにも hsp ファミリーが関与することである。また，関節リウマチに微生物が関与していることは，関節リウマチ患者の滑膜組織の多くから PCR により *Mycoplasma fermentans*, クラミジアやエプスタイン-バーウイルスに特徴的なヌクレオチド塩基配列が増幅されることから示唆される。これらの感染性物質由来分子がどのような細胞内局在を示し，どのような形で発現するのか，今後の研究が興味深く待たれる。

抗原誘導性の**反応性関節炎**は，*Chlamydia trachomatis* による泌尿生殖器感染やエルシニア *Yersinia*, サルモネラ *Salmonella*, 赤痢菌 *Shigella* やカンピロバクター *Campylobacter* などの腸管感染によって引き起こされることから，関節リウマチに比べると研究対象としては容易である。反応性関節炎の滑膜組織には，感染後長年にわたり起炎菌由来の抗原性物質やその残存物が存在し，これが局所への T 細胞動員の原因となる。これらの細菌はすべて偏性細胞内細菌または通性細胞内細菌であり，細胞内にかくれることで免疫系の作用から逃れるのかもしれず，これはさらに局所的に IL-4 が強く産生されることで促進されるのかもしれない。しかし，分子擬態が病因に関与する可能性も存在する。*Salmonella typhimurium* の自然感染が起こると，GroEL 分子の主要なエピトープがクラス I b の Qa-1 により提示されてこのエピトープを認識する細胞傷害性 CD8 T 細胞が増加し，これらの T 細胞はマウス hsp60 由来のペプチドに交差反応して，ストレスを受けたマクロファージと反応を起こすようになる。HLA-B27 をもつ人は特にこの危険があり，また，B27 を強制発現させたトランスジェニックマウスの研究からも微生物成分と B27 の相互作用の可能性が示唆されている。もしこれらの B27 発現マウスを無菌的環境で飼育すると，組織病変は皮膚に限局するが，通常の動物施設で飼育すると皮膚，腸管や関節などほとんどの組織に病変が見られるようになる。それでは関節リウマチではなぜ関節が標的となるのか？ そして B27 はどう作用しているのか？ 反応性関節炎滑膜中の T 細胞はその 300 のうち 1 つだけが CD8 T 細胞であり，クラスⅠ拘束性である。1 つの可能性は，B27 上の特定の配列がかくされたエピトープとして機能し，それが微生物によるおだやかな刺激を模倣する形で機能することにより，自己免疫応答を増幅させるのかもしれない。

最後に，関節リウマチ患者の滑膜組織から得られた線維芽細胞に奇妙な作用があることについて触れよう。この細胞は培養すると軟骨破壊を誘導しうるコラゲナーゼを分泌するが，もっといやなことに自発的な増殖を示し，これはサイクリン依存的キナーゼ(cdk)-4 と cdk-6 およびこれらの cdk に対応する D-cyclin の働きによって細胞周期が抑制されない。すなわち，これらの細胞は既存の抗リウマチ薬には効果を示さず，これが，関節リウマチが一見難治性である理由の 1 つかもしれない。

▶ 臓器特異的な内分泌疾患

大ざっぱな言い方をすると，炎症性の臓器特異的疾患にはおおむねヘルパー T 細胞(Th1)による反応が関わる。たとえば，EAE を誘導できる T 細胞クローンや NOD マウスから糖尿病を受身移入できる T 細胞クローンは，IL-2 と IFNγ を産生するが(訳注：この T 細胞クローンは Th1 タイプであるということ)，一方，完全フロイントアジュバント(訳注：結核菌をその成分とする)を用いてコラーゲン関節炎を誘導する際には結核菌のかわりに IL-12 を用いても関節炎が誘導できる(訳注：IL-12 は Th1 の分化に重要)。これとは対照的に，Th2 タイプの CD4 細胞は，塩化水銀で Brown Norway ラットに誘導されるネズミのループス，糸球体腎炎および壊死性血管炎においてポリクローナルなリンパ球活性化に重要な役割を果たし，移植片対宿主病(GVH 病)により見られる慢性の自己免疫応答にも重要である。しかし，このような Th1/Th2 の偏りは，重症筋無力症，バセドウ病(甲状腺機能亢進症)，シェーグレン症候群や原発性胆汁性肝硬変のような自己免疫疾患では明らかではない。

自己免疫性甲状腺炎

自己免疫性甲状腺炎 autoimmune thyroiditis に見られる炎症細胞浸潤は，通常，ほとんど単核細胞によるものであり(図 18.1.1 c)，絶対的というわけではないが，本疾患が T 細胞依存性の過敏性反応であるエビデンスとされている。一方，本疾患に T 細胞が直接的に関与するという確固たるエビデンスはいまだないが，患者の甲状腺細胞上にはクラスⅡ分子

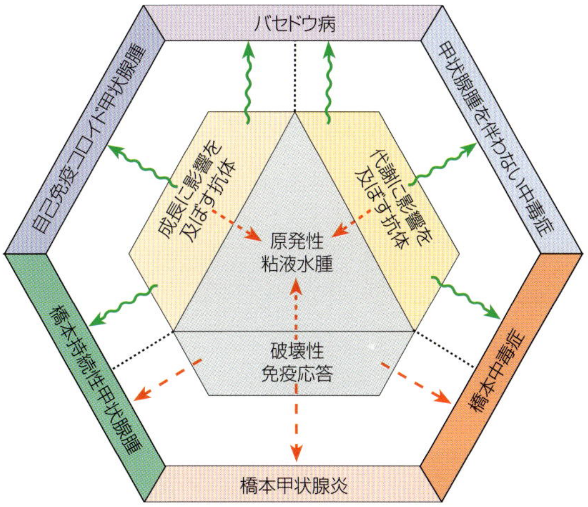

図 18.28 自己免疫性甲状腺疾患と他の自己免疫疾患との関係。 サイログロブリンと甲状腺ペルオキシダーゼ(ミクロソーム由来)に対する免疫応答により組織の破壊が起こる。一方，TSH(他の分子も？)に対する自己抗体は，代謝活性や甲状腺細胞の分裂を刺激したり阻害したりする。“橋本中毒症”はスコットランド人の研究者間で使っている言い方で，橋本甲状腺炎と甲状腺中毒症を合併する甲状腺のことを示す。(Prof. D. Doniach，Prof. G. F. Bottazzo 提供)。

が発現し，甲状腺中に抗原特異的 Th1 細胞が存在することはこの仮説を支持する。

自己免疫性甲状腺炎に T 細胞が関与することは，間接的ではあるが，動物モデルでは明らかである。たとえば，Obese 系(OS)ニワトリで T 細胞を除去すると萎縮性自己免疫甲状腺炎の自然発症が抑制され，標的細胞レベルでは，OS 甲状腺細胞は普通の甲状腺細胞と比べて IFNγ による MHC クラスⅡの誘導の閾値がずっと低い。これらの実験結果から，甲状腺自体の異常があると甲状腺炎を起こしやすくなることが示唆される。また，別の動物モデルとして，サイログロブリンを完全フロイントアジュバントとともに免疫することによって誘導される甲状腺炎(図 18.1.1 b)がある。このモデルでは，免疫動物からサイロキシンの部分ペプチドに特異的な CD4 T 細胞クローンを得て，これをナイーブな MHC 一致のレシピエントに移入すると，甲状腺炎を起こすことができる。すなわち，甲状腺に対する自己免疫反応は多様であり，このために組織破壊，代謝性亢進，細胞増殖や細胞分裂の抑制などが種々の程度で起こり，その程度や組合せによって種々のタイプの自己免疫性甲状腺炎の像が観察されるのである(図 18.28)。

インスリン依存性糖尿病(IDDM)

ちょうど自己免疫性甲状腺炎のように，**インスリン依存性糖尿病** insulin-dependent diabetes mellitus (IDDM，1 型糖尿病)には慢性の炎症性細胞浸潤や

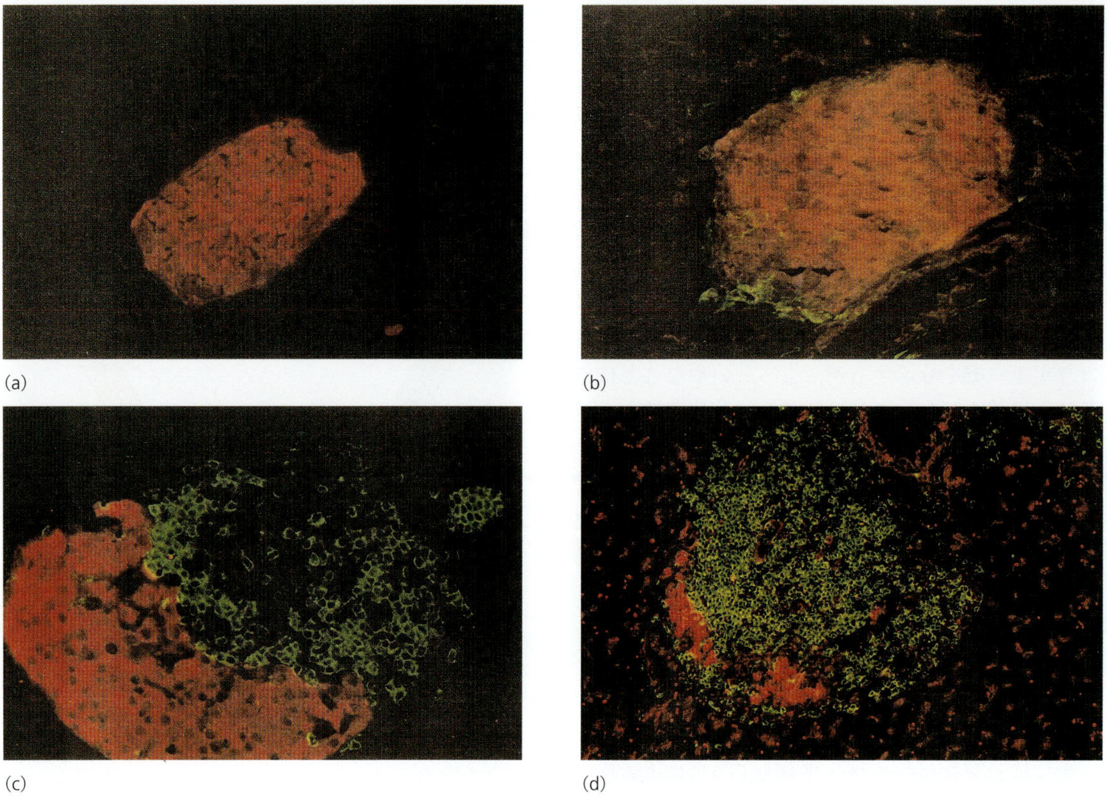

図 18.29　**非肥満性糖尿病（NOD）マウスにおける浸潤 T 細胞による膵島 β 細胞の破壊。**（a）正常な膵島。（b）膵島周辺部への初期の浸潤。（c）浸潤 T 細胞による膵島への侵入。（d）浸潤細胞による完全な膵島（インスリン産生細胞）破壊。インスリンはローダミン標識抗体により，T 細胞は蛍光標識抗 CD3 抗体により染色した。（Dr. Jenny Phillips 提供。Quartey-Papafio R., Lund T., Cooke A *et al.*〈1995〉*Journal of Immunology* **154**, 5567）。

特定の組織の破壊が見られる（この場合には膵島のインスリン産生 β 細胞の破壊）。本疾患において疾患初期にシクロスポリンを投与すると，抗体産生にほとんど影響を及ぼさない程度に疾患の発症を遅延させることができ，これは本疾患の病因として T 細胞が重要であることを示唆する。というのは，シクロスポリンは T 細胞のサイトカイン産生を非常に特異的に抑制するからである。グルタミン酸脱炭酸酵素（GAD）などの膵島細胞抗原に対して高反応性の T 細胞をもつ人は，臨床的に IDDM へと進行する可能性が高い。特定の HLA-DQ 対立遺伝子が疾患の発症と強い相関を示すという事実も本疾患に T 細胞が関与していることをうかがわせる。ただ，不思議なことに，この遺伝子型をもつ IDDM 患者とその親戚には，プロスタグランジン E_2 やその他のプロスタノイドの合成に重要な誘導される酵素であるシクロオキシゲナーゼ cyclooxygenase-2（COX-2）を恒常的に発現する単球（や樹状抗原提示細胞？）が存在すると報告されている。

膵島 β 細胞が細胞性免疫により破壊される機構をさらに理解するために，**非肥満性糖尿病（NOD）マウス**に目を向けてみよう。このマウスは，自己免疫応答を見るかぎりではヒトの IDDM に非常によく似た糖尿病を自然発症し，T 細胞やマクロファージの慢性的浸潤に伴って膵島破壊が見られる（図 18.29）。糖尿病マウスの膵島への浸潤 T 細胞は，Th1 タイプのサイトカインプロファイルを示し，SCID マウスと交配した NOD マウスにこの T 細胞を移入すると膵島炎が誘導される。ヒトの IDDM の場合と同様に，MHC クラス II 対立遺伝子は疾患の発症に重要な制御的役割をもち，H-2A β 鎖の 56 もしくは 57 番目のアミノ酸残基を変異させたものをトランスジェニックマウスに発現させると，糖尿病の発症が劇的に阻害される。第一染色体上の *IL-1R*, *Bcg* 遺伝子座にマップされる NOD の非 MHC 感受性部位の 1 つは，細胞内寄生虫の感染に対する自然抵抗性にも関与する。その結果，NOD マウスは *Mycobacterium avium* に対して抵抗性であるが，いったん感染を起こして回復した後には糖尿病は発症しなくなる。自己免疫性糖尿病の発症に hsp60 への反応が関与することは，このタンパク質由来の 24 アミノ酸の長さをもつペプチドが IDDM 患者および NOD マウス由来の糖尿病発症性 T 細胞クローンの標的抗原であり，このペプチドを投与すると糖尿病の自然発症が抑制されるという報告があることから示唆される。この結果について，Cohen は次のような知見から，これはイディオタイプネットワークの制御破綻の結果であると解釈している。それは，糖尿病の発症前に TCR の CDR3 領域に関連する特定のイディオタイプの発現レベルが常に低下し，自然のイディオタイプネットワークの発達が阻害されていると思われる無菌(germ-free)マウスでは IDDM を発症しやすくなるからである。この仮説が妥当なものであるかは,時間とともに明らかになるであろう。このように hsp やイディオタイプが関与することが示唆されているが，最終的に考慮すべきは，糖尿病発症前の NOD マウスの膵島から単離した浸潤 T 細胞の 50%以上はインスリン特異的であり，若い NOD マウスに移入すると糖尿病を誘導できることである。さらに糖尿病発症前の NOD マウスからは GAD 特異的 T 細胞クローンが得られることがあり，この細胞も移入すると糖尿病を誘発することができる。そして，移入マウスをあらかじめインスリンと GAD のいずれかに寛容状態にしておけば，糖尿病の発症は抑制された。この後者の現象はおそらく，あとで述べる組織に関連した免疫寛容の臓器関連バイスタンダー免疫寛容機構(p.457 参照)によって説明可能であると思われる。以上をまとめると，病気の発症には 2 つの経路が必要であるようである。1 つは hsp 依存性で，もう 1 つは臓器特異的反応に依存するものであり，これらの経路が連続的あるいは相乗的に働くことによって最終的に膵 β 細胞が破壊されるらしい。

中枢および末梢神経系では上述の GAD は，グルタミンから主な神経伝達物質を阻害物質である GABA(γ-アミノ酪酸)をつくる。GAD に対する自己抗体は糖尿病初期だけではなく，運動ニューロンの活性を制御する GABA 依存性経路が傷害を示す**スティッフパーソン症候群 stiff person syndrome**(**スティッフマン症候群 stiff man synbrome，全身硬直症候群**)でも検出される。GAD は細胞内に存在する分子であることから，抗 GAD 抗体の存在により病気が発症することはないと考えられるが，T 細胞に異常があるのかもしれない。なぜ膵島とは異なる脳がこの疾患で標的組織となるのかは難問であるが，患者の 30%は IDDM を発症する。

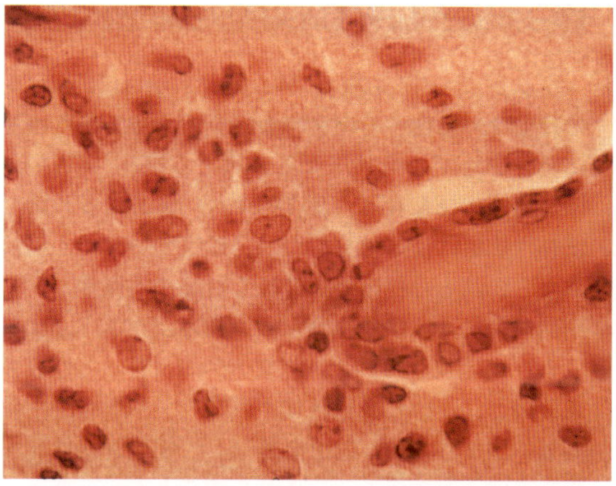

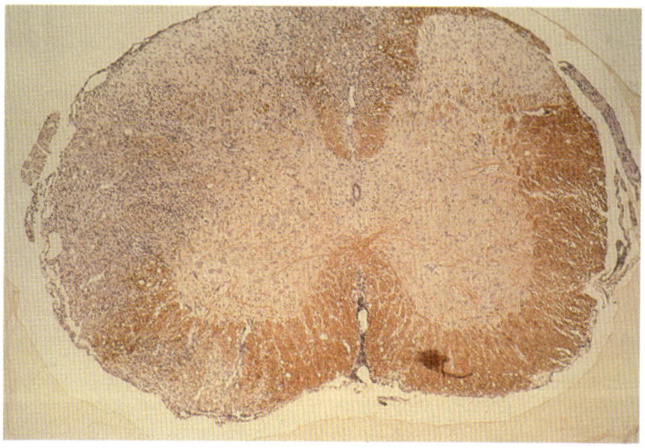

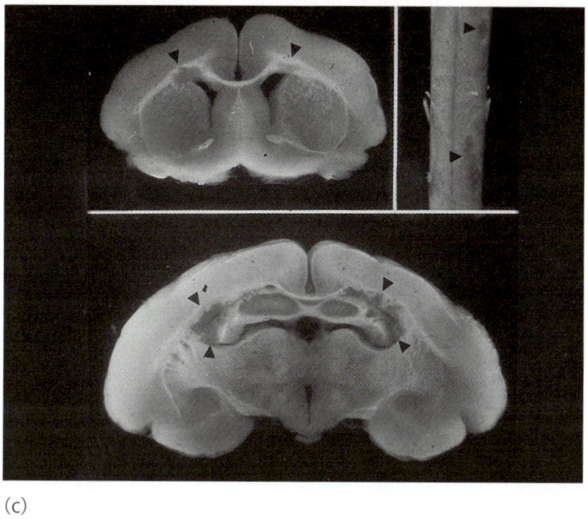

図 18.30　脳抗原と完全フロイントアジュバント(CFA)混合物の免疫により誘導される多発性硬化症(MS)の脱髄モデル，実験的自己免疫性脳脊髄炎(EAE)。 (a)ラット脊髄破砕液と CFA で免疫後 9 日目のラット EAE 初期病変。脳白質病変部(おそらく数時間前に形成された)には，リンパ球および単核球(純粋な単核球炎)が血管周囲に浸潤して脳実質に侵入している。ミエリンは染色されていない。(b)ミエリン構成タンパク質で免疫した後のラット腰椎部脊髄に見られる慢性 EAE 像。大きな脱髄病変が脊髄後柱に見られ，左側には比較的大きな病変，右側には小さな病変が見られる。灰白質，特に左背角部に現在進行中の炎症が見られる。正常ミエリンは茶色で染色されている。(c)モルモットの慢性再発型 EAE。脳白質部に見られる大きな脱髄プラークは MS のプラークにきわめて類似している。(図説明，スライドは Dr. B. Waksman 提供。〈b〉Dr. Trotter 提供。〈c〉Dr. Lassmann と Dr. Wisniewski 提供)。

▶ 多発性硬化症(MS)

多発性硬化症 multiple sclerosis (MS) が自己免疫疾患であることは，MS が実験的自己免疫性脳脊髄炎 experimental autoimmune encephalomyelitis (EAE) と形態学的に類似していることから以前より考えられてきた。EAE とは，通常ミエリン塩基性タンパク(MBP)と完全フロイントアジュバントで免疫することにより運動麻痺を引き起こす脱髄性疾患である(図 18.30)。MBP に特異的な T 細胞が発病に至らしめると考えられ，ミエリンやオリゴデンドロサイト上のエピトープに交差反応するマウスの脳脊髄炎ウイルスであるタイラーウイルスに対するモノクローナル抗体を投与することによりさらに増悪させることができる。このことは，おそらく T 細胞がゲートを開けるように血液-脳関門の内皮細胞に作用して，その結果，脳組織に抗体を到達させやすくし，局所の炎症を誘導していると考えられる。

前述したことが，果たしてどのくらいヒトの疾患に関連するか見てみよう。まずはじめに，血清学的に規定された白人種の DR2 表現型(DRB1*1501, DQA1*0102, DQB1*0602)が MS に対する感受性に強く相関する。脳脊髄液中の IL-2, IL-4 に反応する活性化 T 細胞の少なくとも 37%がミエリン構成成分に特異的であるのに対し，他の神経学的障害患者ではその数字がわずか 5%であった。MS 病変由来 T 細胞において，TCR Vβ5.2N(D)N を発現するものの約 40%にロイシン・アルギニン・グリシンのアミノ酸配列モチーフが見られ，同じモチーフが MS 患者由来の Vβ5.2 T 細胞クローンに存在し，そのクローンは MBP ペプチド 89〜106 に対して傷害を示すものであった。また，同様のモチーフはラット脳炎惹起性 T 細胞にも存在していた。MS に対して免疫寛容を誘導する試みがさらに行われるようになるかもしれない。

▶ 乾癬

乾癬が T 細胞を介した発症機序をもつことを述べたが(p.365)，皮膚病巣からグループ Aβ 溶血性レンサ球菌に特異的な T 細胞クローンが単離されたことから，乾癬病変は細胞外毒素(すなわち，スーパー抗原)により局所に動員された T 細胞により誘起され，レンサ球菌 M タンパク，およびサイトカインで活性化されたケラチノサイトにより提示された潜在性エピトープ，たとえば変異型ケラチンの両方に反応する特異的な細胞によりその病変が維持されるということが示唆される。実際，M タンパクとI型ケラチンの間にはかなりの塩基配列の相同性が認められる。

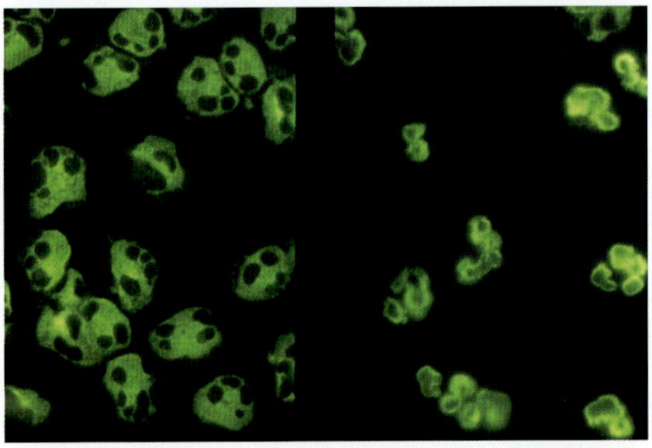

図 18.31　抗好中球細胞質抗体(ANCA)。左：ウェゲナー肉芽腫における細胞質内に存在する cANCA(表 18.2 参照)。細胞内のプロテイナーゼⅢに特異的に反応している。右：結節性動脈周囲炎における核周囲に存在する pANCA。抗ミエルペルオキシダーゼ抗体により得られた染色像。患者好中球を固定後，患者血清を加え，さらに蛍光標識抗ヒト Ig 抗体を反応させた。(Dr. G. Cambridge 提供)。

免疫病理学的要素を伴うその他の全身性血管病変

ウェゲナー肉芽腫症 Wegener's granulomatosis の特徴は，壊死性の肉芽腫血管炎である。この疾患に特徴的なプロテアーゼⅢに対する抗体(抗好中球細胞質抗体(cANCA)，図 18.31, 表 18.2)は多核球の顆粒内抗原に反応性をもつが，最近のいくつかの研究からこれらの抗体が血管炎を誘発する機構が明らかになってきた。すなわち，多核球がサイトカインによって刺激されると，プロテアーゼⅢが細胞表面へ移動し，これに自己抗体が反応して脱顆粒や活性酸素中間体(ROI)の産生を誘導して細胞を活性化する，というものである。これらのことから，たとえば感染により TNF が誘導され，内皮細胞が活性化されて好中球に作用する IL-1 や IL-8 を分泌し，これによって好中球上の LFA-1 接着分子の発現が亢進し，抗プロテイナーゼⅢ抗体に対する反応性が亢進する，というようなシナリオを考えることができる。その後の内皮細胞傷害はスーパーオキシドアニオンやその他 ROI の放出のためと考えられる。この他に，内皮細胞表面に対する抗体ができて，接着分子発現を亢進させ，IL-6, IL-8 および MCP-1 の分泌を誘導させるという報告もある。抗 ANCA 抗体に対するイディオタイプは寛解期の患者血清 IgM 画分中に見られ，これを除去すると IgG 型の ANCA 活性が見られるようになることがある。

側頭動脈炎 temporal arteritis の病変の特徴は，主

に $CD8^+$ T 細胞やマクロファージが関与する大～中動脈における巨細胞動脈炎である。その抗原は同定されていないが，本疾患は HLA-DR4 に強く相関し，高用量ステロイド療法が非常に効果的である。

全身性硬化症 systemic sclerosis は強皮症 scleroderma ともよばれる全身性疾患で，結合組織でコラーゲンやその他のマトリックス成分の異常な沈着が見られ，その結果，皮膚や内臓の小動脈や微小血管周囲に広範な線維性変化が起こり，その結果，毛細血管の閉塞が見られるようになる。その病因は不明であるが，高頻度にセントロメア，核小体やトポイソメラーゼ-1(Scl-70)に対する自己抗体やリウマチ因子が見られることから，自己免疫の異常がその原因と考えられ，多臓器性に主に TGFβ や IL-6 を分泌する $CD8^+$ T 細胞の浸潤が見られる。これまでのところ，病因に関わる唯一の情報として強皮症の動物モデルが存在する。"タイトスキン"とよばれるそのマウスは，細胞外マトリックスタンパクであるフィブリン-1 をコードする遺伝子に変異をもつ。もう 1 つのモデルと考えられる UCD 200 というニワトリの系統では，抗内皮細胞抗体を介した ADCC のために非常に早期に内皮細胞のアポトーシスが見られ，その後に単核球浸潤とともに線維化が見られる。いずれにせよ，ヒト強皮症では T 細胞から分泌される TGFβ が皮膚繊維芽細胞を刺激してコラーゲンの過剰産生を起こし，最終的には，RA における滑膜繊維芽細胞のように皮膚線維芽細胞が半自立性を獲得して，この疾患を難治性のものにしている。

粥状動脈硬化巣 atherosclerotic plaques は，弾力性の筋に富む大きな動脈に見られる限局的な内膜肥厚を伴う病変で，内皮下面に線維性コラーゲンや細胞外マトリックスに富む結合組織の肥厚，脂質を取り込んだマクロファージ(泡沫細胞)，増殖した平滑筋や $CD4^+$ T 細胞の浸潤などが見られる。このようなプラークが破裂すると，血栓が起こるようになる。最近，血漿脂質の沈着やプラーク形成の誘導，悪化には自己免疫応答が関わる可能性が考えられるようになっている。誘導抗原としては，熱ショックタンパク質 60(hsp60)と低比重リポタンパク(LDL)のアポプロテイン B などが候補として考えられている。後者はコレステロールの主なキャリアーである。

そのエビデンスを次に示す(図 18.32)。抗酸菌由来 hsp65 で動物を免疫すると，粥状動脈硬化病変が主に循環動態ストレスの影響を受けやすい部位(ヒトで起こる部位)で誘導され，高コレステロール食により悪化する。この場合，熱あるいは TNF でストレスを加えられた内皮細胞に反応する抗体が産生されることが報告され，hsp が何らかの形で関係していることが示唆される。さらに，そのような内皮細胞への刺激や LDL によるマクロファージの活性化により酸化フリーラジカルを発生するようになる。酸化フリーラジカルは LDL 内のレシチンをリソレシチンに変換し，リソレシチンは走化性因子で細胞傷害作用をもち，多不飽和脂肪酸をアルケナール alkenal へ変換させる。アルケナールはアポタンパク B のリシン残基に反応して，アポタンパク B がマクロファージスカベンジャーレセプターに結合しやすくするとともに，自己抗原になりやすくするらしい。これらの酸化過程が粥状硬化巣発生に重要であることは，次のような疫学的データから示唆される。たとえば，患者の冠動脈疾患と抗酸化物の摂取の間には逆相関関係が見られ，また，ウサギにおける高コレステロール食による脂肪線条 fatty streak 誘導は抗酸化剤であるプロブコールにより血漿コレステロール値抑制できる。もう 1 つ示唆的証拠として，抗リン脂質症候群(p.438 参照)において特徴的に見られる β_2グリコプロテイン-1 が粥状動脈硬化病変に多量に存在する。今後のさらなる研究が必要である。

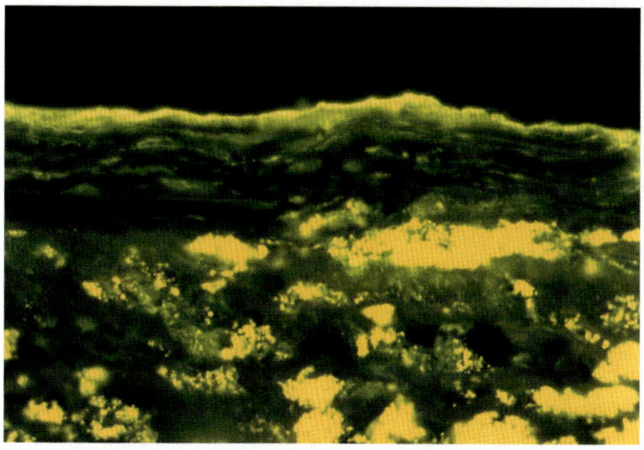

図 18.32 **初期のヒト粥状動脈硬化病変における熱ショックタンパク 60 heat-shock protein(hsp)60 の発現。** 抗 hsp 60 モノクローナル抗体と蛍光標識二次抗体で免疫蛍光染色したヒト頸動脈の脂肪線条(＝初期病変)の凍結切片。非固定で，厚さ 4 μm。内皮細胞および泡沫細胞を含む内膜浸潤細胞に強い染色が見られる(倍率×400)。(Prof. Wick 提供)。

自己抗体検査の診断上の価値

血清中の自己抗体はしばしば重要な診断上の指標となる。通常用いられる検査のうちで最も有用なものは，未固定ヒト甲状腺，胃およびラットの腎，肝をすべて 1 枚の凍結切片の上に載せて免疫蛍光法により被検血清を調べることである。これを補足するものとして，凝集試験によるリウマチ因子，サイ

表 18.6　自己抗体検査と診断。

疾患	抗体の反応組織	解説
橋本甲状腺炎	甲状腺	コロイド性甲状腺炎，甲状腺癌および亜急性甲状腺炎との鑑別。橋本甲状腺腫では，通常甲状腺摘出は不要
原発性粘液水腫	甲状腺	99%の例で抗体試験陽性。甲状腺機能低下が疑われる場合，TSH 刺激試験により甲状腺予備機能を評価する
バセドウ病	甲状腺	高力価の抗細胞質抗体が見られる場合には活動性甲状腺炎が示唆され，術後に粘液水腫が起こりやすい。抗甲状腺剤の治療が行われるが，HLA-B8 の患者では比較的高率に再発が見られる
悪性貧血(PA)	胃	潜在性悪性貧血の診断，非自己免疫性巨大赤芽球性貧血，亜急性複合型骨髄機能低下との鑑別診断に有効
インスリン依存性(1 型)糖尿病(IDDM)	膵臓	病気の初期にインスリン抗体。IDDM のためには GAD 抗体検査が標準試験。あらたに発症した子ども，もしくは前糖尿病状態の親戚縁者の 80%で 2 つあるいはそれ以上の自己抗体が見られるが，コントロール群ではそのようなことはない
特発性副腎萎縮	副腎	結核によるものとの鑑別点
重症筋無力症	筋 ACh レセプター	抗体が陽性であると胸腺腫の可能性が高い(HLA-B12 陽性患者ではよりその確率が高い)，患者の抗体陽性率は 80%以上
尋常性天疱瘡および類天疱瘡	皮膚	両者では蛍光像がお互いに異なる
自己免疫性溶血性貧血	赤血球(クームズ試験)	他の貧血との鑑別点
シェーグレン症候群	唾液腺細胞，SS-A，SS-B	
原発性胆汁性肝硬変(PBC)	ミトコンドリア	まれに陽性に出る他の閉鎖性黄疸との鑑別。ミトコンドリア抗体陽性の場合，PBC に関連した潜在性肝硬変内でのサブグループ分類に役立つ
慢性活動性肝炎	平滑筋，抗核抗体。20%では抗ミトコンドリア抗体	抗平滑筋抗体により SLE との鑑別ができる 古典的 1 型：典型的には女性に見られ，核，平滑筋，アクチン，およびアシアロ糖タンパクレセプターに対する抗体をもつ(寛解時にはこれらの抗体は消失し，ステロイドの減量ができる) 2 型：少女および若い女性で，抗 LKM-1 抗体(cyt P450)をもつ
関節リウマチ(RA)	抗グロブリン，たとえば，ヒツジ赤血球凝集試験 sheep cell agglulinin test 表 18.2 参照(SCAT)およびラテックス固定試験による	高力価は予後不良を示す
	抗グロブリン＋アガラクト Ig の上昇	関節リウマチの予後を示す
	核周辺	初期 RA に見られる。シトルリンが強いエピトープ(アルギニン残基の翻訳後修飾)
	高力価の抗核抗体，抗 DNA 抗体	活動期には抗 DNA 抗体が存在し，二本鎖 DNA に対する抗体が特徴的。高親和性の補体結合性抗体ができると，腎障害を起こす。低親和性抗体は CNS に傷害を与える
全身性エリテマトーデス(SLE)	カルジオリピン/β_2グリコプロテイン-1	血栓症，再発性流産，および血小板減少症
強皮症	核＋セントロメア Scl-70	本疾患に特徴的
ウェゲナー肉芽腫症	好中球の細胞質	抗セリンプロテアーゼ抗体が疾患と密接に関連。緊急の治療が必要

ログロブリン，甲状腺ペルオキシダーゼ，抗赤血球抗体などの同定，ELISA を用いた内因子，DNA，IgG，抽出核抗原などに対する抗体の同定がある(表 18.2)。これらの要点を表 18.6 にまとめる。最近では，さらに，ELISA や，遺伝子クローニングを利用して精製した抗原をスポットしたミニスポットアレイ法などが使われるようになってきており，いずれ，時間がかかり技術を必要とする蛍光抗体法にとってかわることになるであろう。

これらの検査法は特定の疾患を発症しやすいリスクをもつ人たちのスクリーニングにも役立つ。たとえば，I 型糖尿病のような自己免疫患者の親族が発症する可能性，甲状腺炎患者が胃に対する自己免疫性を起こす可能性，あるいは自己免疫性胃炎をもつ患者が甲状腺炎を発症する可能性などの予知に有用である。さらには，その社会的意義が理解されれば，このようなスクリーニングを一般の人たちに行う可能性も出てくる。

末梢血 T 細胞に特異的抗原を添加後に個々のサイトカイン産生をモニターできるような検定法が開発されれば，非常に歓迎されるであろうし，安価になれば，さらに汎用されることになろう。

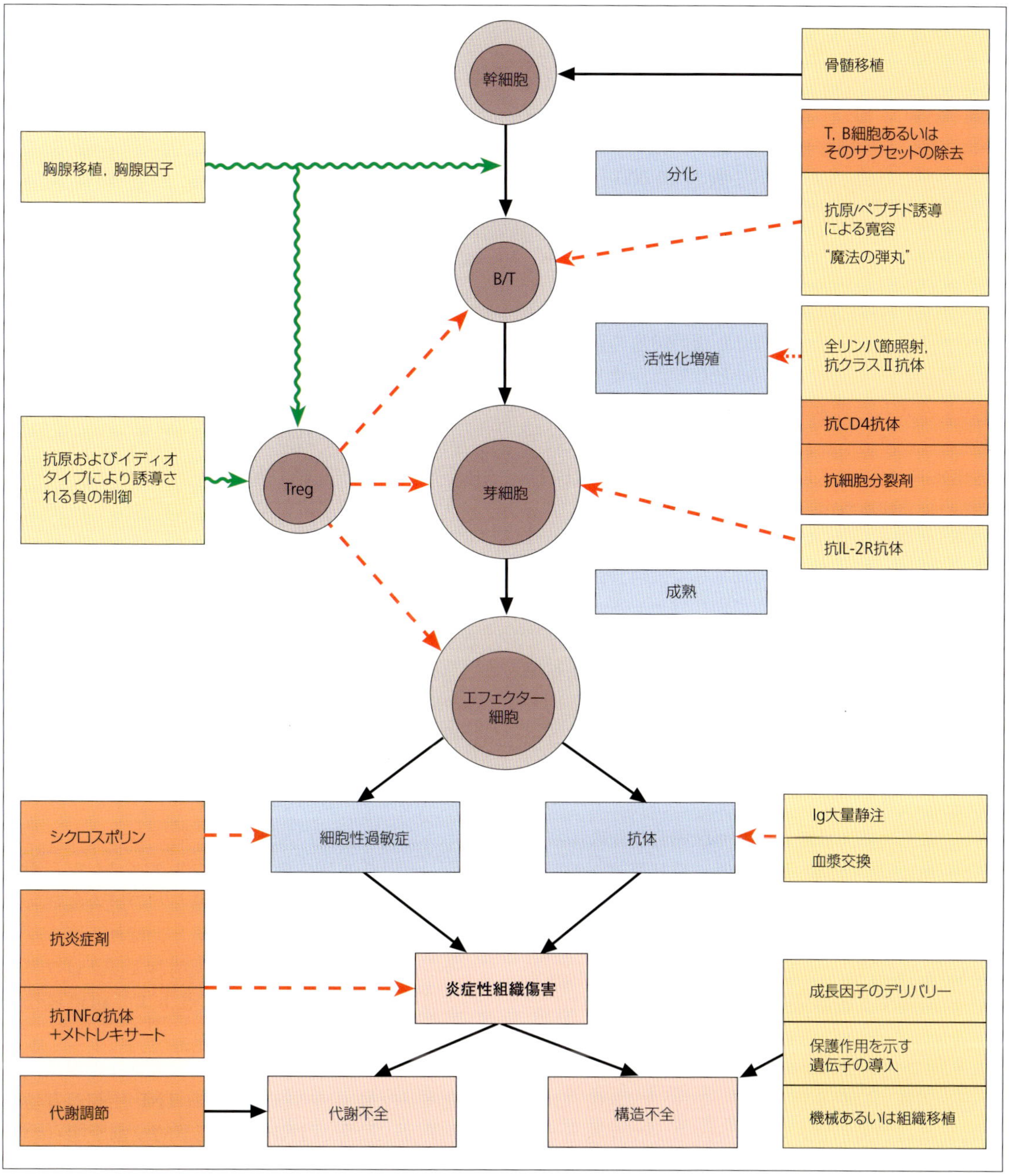

図 18.33　**自己免疫疾患の治療。** 現在用いられている従来からの治療法は暗いオレンジ色で示す。可能性のある治療的アプローチは明るいオレンジ色で示す。(右下に示す組織移植片の場合，免疫抑制療法が用いられるので，自己免疫病変も抑制されるかもしれない)。

自己免疫疾患の治療法

▶ 標的臓器での制御

自己免疫疾患の治療法の多くは，当然のごとく，免疫応答の制御を対象としたものである(図 18.33)。しかし，多くの臓器特異性自己免疫疾患では，代謝的な治療法で十分であることが多い。たとえば，原発性粘液水腫ではサイロキシンの補充療法，若年性糖尿病ではインスリン，悪性貧血ではビタミン B_{12}，バセドウ病では抗甲状腺剤などが使用される。重症筋無力症では胸腺摘出が多くの場合有効で，胸腺内でアセチルコリン(ACh)レセプターが抗原として発現している可能性が示唆される(HLA クラスⅡの発現と関係？)。

IDDM の場合のインスリン投与のように，臓器特異的に欠損分子を補完する維持療法でも，代謝活性を制御したり，標的抗原の発現を減少させたりする効果があるらしい。完全に膵 β 細胞がだめになってしまった場合には，現在，別の形での治療が開発されつつある。それは，遺伝子操作を受けたブタ胎仔またはブタ新生仔からの膵島の異種移植である（図16.14 参照）。他にも朗報としては，成人の膵管構造中に存在する幹細胞を培養により分化させることができ，正常膵臓から得られる数の 10,000 倍量をこの方法により供給できるとのことである。ただし，もともとの免疫異常が再発してくる可能性は考慮に入れる必要がある。移植の際に幹細胞に TGFβ を遺伝子導入すれば，適度な免疫抑制的微小環境ができる可能性がある。傷害を受けた標的臓器の修復に対する少し変わったアプローチとしては，成長因子を遺伝子導入した非病原性特異的 T 細胞クローンを用いることである。具体的には，血小板由来成長因子（PDGF-A）を導入した脳脂質タンパク抗原（PLP）特異的な非病原性の Th2 クローンを投与する。すると，EAE を発症した動物の脳に移行し，抗原との接触によりそのクローンが刺激されて，成長因子が分泌されるようになり，これがオリゴデンドロサイト前駆細胞の増殖を誘導してミエリン化を再誘導するというものである。このような方法は一部の富裕層にのみ見合った高度にカスタマイズされた治療法であるが，もっと安価な方法としては，リポソームの中に Fas リガンドをコードしたプラスミド DNA を埋め込み，それを直接，傷害臓器の中に注入するという方法もある。この方法を実験的自己免疫甲状腺炎モデルにおいて試したところ，甲状腺濾胞細胞上に FasL が発現して，抗サイログロブリン細胞傷害性 T リンパ球を完全に破壊することに成功した。

以前に，関節リウマチ（RA）患者由来の滑膜線維芽細胞を培養すると自発的な増殖が見られることについて触れた。これらの細胞に γ 線照射すると，$P16^{INK4a}$老化タンパクの合成が誘導され，不可逆的に細胞周期の回転が停止する。$P16^{INK4a}$老化タンパクは腫瘍抑制因子であり，サイクリン依存性キナーゼ cyclin-dependent kinase-4，-6 が D-cyclin と安定に会合するのをブロックし，細胞が細胞増殖周期の G_1期に入ることを阻害する。アジュバント関節炎モデルにおいて，$P16^{INK4a}$遺伝子をコードした遺伝子を組換えアデノウイルスの形で感染させた RA 線維芽細胞を投与すると，その増殖が停止し，滑膜細胞の過形成が阻害された。このような方法が RA 患者で有用であれば，粥状動脈硬化症，強皮症や後期の喘息などの他の疾患においても利用できるかもしれない。RA の治療において抗 TNF 療法（以下参照）に加えてメトトレキサートを投与すると効果があるが，これは抗イディオタイプ抗体の産生を阻害するだけでなく，線維芽細胞の増殖を阻止するためかもしれない。

多発性硬化症がウイルスによって誘導されるという仮定に基づき，IFNβ 投与が行われ，再発率が 1/3 に減少したが，進行期に対してはわずかな効果を示すだけだった。ただ，注意すべきは，IFNβ がウイルス増殖だけでなく T 細胞機能にも影響を及ぼしうることである。

▶ 抗炎症剤

重症の筋無力症患者は，ステロイドの高用量投与によく反応する。また，SLE や免疫複合体腎炎などの他の自己免疫疾患の重症例でも同様で，これはステロイドが抗炎症作用をもつためである。

関節リウマチでは，ステロイドは非常に効果的であるが，RA 患者では脳下垂体・副腎皮質フィードバックループが不十分であることから，徐放型のメチルプレドニゾロン（デポ・メドロール Depo-Medrol）を用いて 1 日当たりの用量を低くして持続的に投与し，副腎皮質ステロイドレベルを正常に戻そうとするアプローチがあるが，これは疾患の初期ほど効果が見られる。この治療法で寛解誘導が促進されるとともに，金製剤のような第 2 選択薬による副作用を減少させることができる。この治療法により，内皮細胞上のセレクチンなどの接着分子やリンパ球上のインテグリン発現が低下し，その結果，関節中への炎症細胞の浸潤が強く阻害されると考えられる。サリチル酸や無数のプロスタグランジン阻害剤，メタロプロテアーゼ阻害剤などの抗炎症剤も広く用いられている。第 2 選択薬とよばれるスルファサラジン，ペニシラミン，金製剤およびクロロキンのような抗マラリア剤もいずれもよく用いられるが，その作用機序は不明である。

自己免疫疾患の治療上もっとも大きな進歩は，ヒト化モノクローナル抗体による TNF 中和の有効性が明らかになり，TNF の病理学的役割が明らかとなったことである。抗 TNF 抗体は，メトトレキサートと相乗的に働くが，これにはモノクローナル抗体による抑制が基本的に重要であり，さらに線維芽細胞への作用も介して（上述）持続的効果（図 18.34）が得られるようである。この療法により RA 患者の T 細胞制御機能まで正常化することから，TNF の抑制が単なる炎症過程の一要素の阻害以上の意味をもつと考えられる（図 18.15）。

▶ 免疫抑制剤

シクロスポリンは T 細胞からのサイトカイン分泌を抑制することから，ある意味では抗炎症剤であり，また，IL-2 のようなサイトカインはリンパ球増

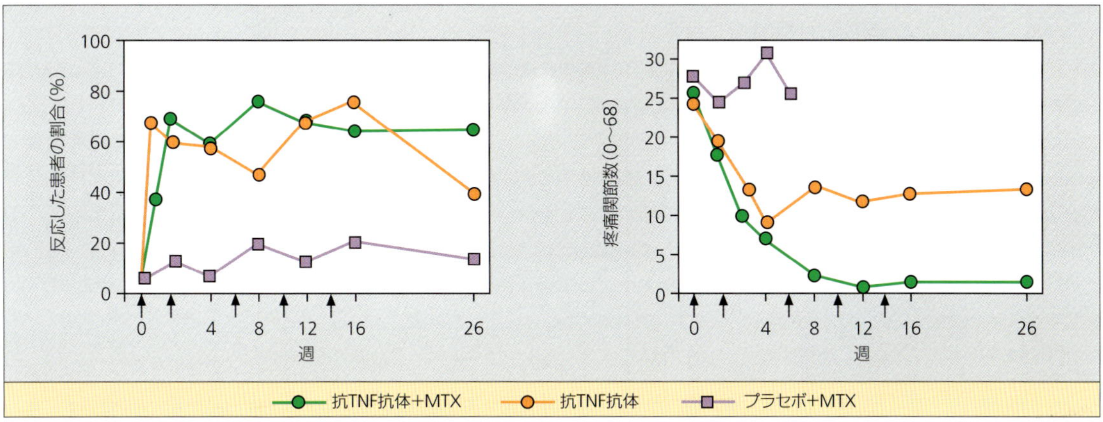

図 18.34　**関節リウマチの治療における抗 TNF 抗体とメトトレキサートの相乗効果。**上のグラフ：20% Paulus 基準による治療に対する反応性を示す。モノクローナルキメラ抗 TNF 抗体（インフリキシマブ）をメトトレキサート（MTX）なし，あるいはありで投与したもの，およびプラセボと MTX を投与したものを比べた。示した結果は，1，2，4，8，12，16，そして 26 週で反応した患者の割合（%）を示す。20% Paulus 基準とは，以下の 6 つの症状のうち 4 つで 20%の改善が得られた場合を指す。関節圧痛および関節腫脹のスコア，朝のこわばりの持続，赤血球沈降速度，そして患者と観察者の疾病重症度の評価において 2 段階の改善。下のグラフ：治療前（0 日），治療中（1〜14 週），治療後（14〜26 週）における関節圧痛の連続測定（中央値）。結果は，50%以上の患者が治験の中に残った点まで含むことである（プラセボと MTX 群は 6 週まで）。矢印は，0，2，6，10，14 週でインフリキシマブの投与した時点を示す。メトトレキサートは毎週投与され，事実上ヒトキメラ抗体に対する抗体の産生を阻害した。この処置による不完全な制御性 T 細胞機能の正常化に注意する必要がある。（Prof. R. N. Maini，Prof. M. Feldmann 提供。Maini R. N. *et al.*〈1998〉*Arthritis and Rheumatism* **41**：1552, Lippincott, Williams & Wilkins）。

殖に必須であることから，この薬剤はリンパ球に対する分裂阻害剤ともいえる。シクロスポリンは，ブドウ膜炎 uveitis，初期の I 型糖尿病，ネフローゼ症候群や乾癬に有効性があり，特発性血小板減少性紫斑病，SLE，多発性筋炎，クローン病，原発性胆汁性肝硬変や重症筋無力症においては中程度の有効性を示す。二重盲検無作為比較治験では，シクロスポリンは他の薬剤に抵抗性の難治性関節リウマチ（RA）患者群において，12 カ月以上，完全ではないが顕著な抑制効果を示した。残念なことに，高用量では毒性があるが，ラパマイシンと相乗作用があることから，併用療法の治験結果が期待される。レフルノミド leflunomide は RA 治療の有望な新薬剤で，その活性代謝物は *de novo* の rUMP 合成を阻害し，増殖細胞の G_1停止を導く。

より選択性のある治療法の開発が望まれるが，当面は，通常の非特異的分裂阻害剤，たとえば，アザチオプリン，シクロホスファミドやメトトレキサートなどをステロイドと併用しても，SLE，RA，慢性活動性肝炎や自己免疫性溶血性貧血などの疾患ではかなりの有効性が認められる。多発性硬化症（MS）患者では，シクロホスファミドの高用量静脈内投与に加えて，副腎皮質刺激ホルモン adrenocorticotropic hormone（ACTH）投与あるいは全身リンパ節 X 線照射を行うと，末梢免疫組織が抑制され，投与群の 2/3 において病気の進展の遅延あるいは停止が観察された。このことは，本疾患の病因に免疫系の異常があることを強く示唆する。さらに，IFNγ 投与で大多数の例で病状が悪化したという不幸な経験があるが，これも免疫異常説を支持する。

▶ 免疫学的な制御法

細胞を用いた制御

いつの日か，幹細胞や胸腺の異常を前者では遺伝子治療，骨髄，胸腺移植による治療が，後者の場合，胸腺ホルモンによる治療が実用化されるはずである。多くの研究機関では，重症の自己免疫疾患患者に対し，細胞分裂阻害剤を用いて血液-免疫系の機能を喪失させた後に，自家幹細胞移植を試みている。この治療により，SLE，強皮症，若年性 RA，成人性 RA などの一連の重篤な症例の約 2/3 で症状の安定化もしくは改善が見られた。幹細胞移植の際の関連死亡率は 2 年間で 8±6%であり，これは癌患者に対する移植の場合と同程度であった。

もし自己免疫疾患の病因に，抗原により活性化された T 細胞のプログラム死が何らかの形で関与するのであれば，ビスインドリルマレイミド bisindolylmaleimide（弱いあるいは中程度のアポトーシスシグナルを増強する薬剤）は治療効果を示す可能性がある。

T 細胞シグナルは免疫応答において必須であり，重要な治療標的である。抗 MHC クラス II 抗体や抗 CD4 モノクローナル抗体の投与により，マウス自然

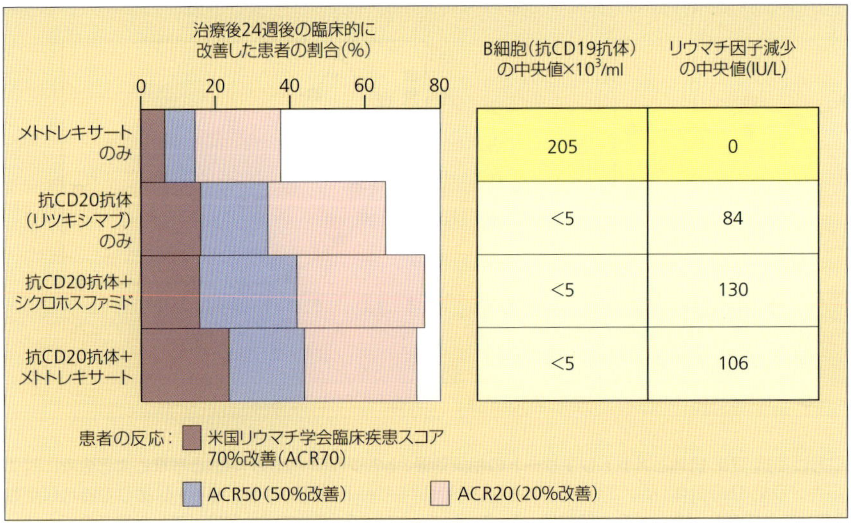

図 18.35 **活動性関節リウマチ患者における B 細胞除去療法。** B 細胞の CD20 に特異的なヒト化モノクローナル抗体リツキシマブは，細胞阻害剤であるシクロホスファミドやメトトレキサートと相乗効果を示し，病状を著明に改善させる。(Edwards J. C. W. *et al.* 〈2004〉 *New England Journal of Medicine* **350**, 2572 を一部修正)。

発症ループスモデルでは改善をもたらす。また，おそらく関連することであるが，胎盤から溶出される免疫グロブリン(抗-クラスII抗体を含む)の投与により RA の症状が著しく改善されるという予備的な臨床知見がある。非肥満型糖尿病(NOD)マウスをクラスII分子 β 鎖の多型領域由来の環状ペプチドで免疫すると，糖尿病発症が高率に抑制された。ただし，これが MHC による抗原提示を阻害したためなのか，それとも，MHC 模倣説(p.430 参照)に関連しているのかは不明である。

活性化 T 細胞除去を目的として，抗 IL-2 レセプター抗体が用いられることがあるが，ここでは以前に述べた非除去性抗 CD4 抗体の免疫寛容誘導における長期的な作用(これは特に抗原への反復曝露により強化される)(図 16.13 参照)について，もう一度注目してみよう。抗原の反復曝露というのはもちろん自己免疫疾患の明らかな特徴であり，したがって，自然にスイッチオフされるべき自己抗原シグナルが CD4 細胞に働いてしまうような異常状態では，抗 CD4 抗体は理想的であるはずである。実際，RA における治験は有望な結果が得られているようである。通常の治療ではまったく効果のないウェゲナー肉芽腫の症例において，CD52 抗体(Campath-1H)と非除去性抗 CD4 モノクローナル抗体を順番に投与したところ，寛解が誘導されたという報告がある。

MS 患者に対してヒト化モノクローナル抗体 Campath-1H(抗 CD52 抗体)のパルス投与をすると，T 細胞数が急激にかつ持続的に減少する。半数の患者では既存の傷害が進行したが，実質的に 2 年以上にわたり新しい病変は検出されなかった。ただ，驚いたことに 33%の患者でバセドウ病の発症が見られた。しかし，同じく Campath-1H 投与を受けた RA を含む他の疾患の患者ではこのようなことは観察されなかった。

さて，もし関節リウマチの病因にリウマチ因子を含む免疫複合体が主な働きをしているとすれば，当然のごとく B 細胞除去という手段が考えられ，B 細胞白血病の治療では抗 CD20 モノクローナル抗体がこの目的で使われている。これまでのところ，RA でもよい結果が得られつつある(図 18.35)。また，SLE においても同様の結果が得られそうな気配である。

制御性機構に関与するメディエーターに対する制御

いくつかの自己免疫自然発症モデルでは，サイトカイン投与により治療が可能である。たとえば，IL-1 は NOD マウスの糖尿病を治癒させ，TNF は NZB×W マウスの SLE 症状を抑制し，そして TGFβ1 はコラーゲン関節炎や再発型 EAE に対する抵抗性を誘導する。前述したが，RA 患者の白血球で不全が見られる副腎のフィードバック制御を回復させるために低用量の持続的なステロイド投与が有効である。

TGFβ のような免疫抑制性サイトカインを標的臓器へ導入するのも 1 つの策かもしれない(たとえば，膵島移植前に遺伝子銃で遺伝子導入をするというのも考えうることである)。

抗体によるイディオタイプの制御

抗イディオタイプ抗体は強力な免疫抑制作用をもつことから，免疫ネットワーク内で適切な相互作用を引き起こすことによって自己抗体産生を制御する可能性がすでに考えられている。ホルモンレセプター，ホルモンやそれぞれの分子に反応する抗体の間には密接なネットワークを介した相互作用があり，これらのレセプターが関わる自己免疫疾患では特にイディオタイプによる制御の可能性がある。一般的には，より根本的な免疫抑制をするためには，他動物種から得られたイディオタイプ抗体よりは，むしろイディオタイプネットワークの内部の要素(自己の抗イディオタイプ抗体)を利用するほうが適切であると考えられるようになってきている。すなわち，異種間で得られた抗イディオタイプ抗体よりは自己免疫好発系統マウス由来の自己反応性モノクローナル抗体(イディオタイプ)を用いたほうが治療実験においてよりよい結果が得られる。具体的には，マウスで16/6イディオタイプ陽性(Id^{+})の抗DNAモノクローナル抗体と完全フロイントアジュバント(CFA)を混ぜて免疫すると，SLEを発症させることができるが，この催病性の16/6 Id^{+}の抗DNAモノクローナル抗体のCDRから得たペプチドを2種類，このマウスに前投与すると，SLEの発症を抑制することができるという報告がある。

奇妙なことに，多くの健常人由来のプールIgイムノグロブリン標品を静脈内投与することにより，自己免疫性の血液疾患，カルジオリピン抗体による反復流産，若年性皮膚筋炎，および凝固原因子Ⅷに対する自己免疫など，多くの疾患においてよい治療効果が得られている。凝固因子に対する自己免疫についてはややくわしい研究があり，健常人のIgプールからの$F(ab')_2$分画で阻害効果が見られる。このことは抗イディオタイプ反応の関与を示唆し，投与Igによってあたかも適切なネットワーク制御が再構築されたかのように見える。これらは非常におもしろい知見であり，若干の費用はかかるかもしれないが，今後，さらに解析を行う必要がある。

T細胞イディオタイプを用いたワクチン接種

実験動物において，ミエリン塩基性タンパクmyelin basic protein(MBP)に特異的なT細胞クローンを弱毒化してから投与すると，EAEの発症を防ぐことができる。これは，エフェクター細胞上のレセプターのイディオタイプに特異的な制御性T細胞が誘導されるためと考えられる。そのエビデンスは，脳炎惹起性T細胞クローンのVβ鎖由来の合成ペプチドでこのマウスをあらかじめ免疫すると，脳炎が予防されることにある。この免疫により，MHCクラスⅠにより提示されたVβ鎖由来ペプチドに特異的なCD8 T細胞を誘導され，この細胞を養子移入すると脳炎の発症が抑制される。

この方法は，今やヒトの疾患においても試行されつつある。MSのプラークやMBP特異的T細胞上に発現するVβ5.2由来の配列を利用したTCRペプチドワクチンが，これまでに二重盲検治験でMS患者の治療に用いられている(4週間の間，毎週1回10 mg投与，それから10カ月の間毎月1回投与)。ワクチンに反応しない群ではMBPに対する反応が増加し，臨床的に病変が進行する傾向が見られた。一方，ワクチンに反応した群ではTCRペプチド特異的T細胞の頻度が上昇し，MBP特異的細胞の頻度が低下し，副作用なしに病気の進行が抑制された。その反応性細胞は主にTh2様で，IL-10の放出やおそらく抗イディオタイプ制御ネットワークを介してMBP特異的なTh1反応を直接阻害したことが考えられる。病変内のT細胞の多くはVβ5.2を発現せず，神経系でのバイスタンダー効果によって免疫寛容が誘導されたのかもしれない(図18.37)。

抗原を利用した制御

この目的は，進行中の自己免疫応答をオフにするような形で十分濃度の抗原を提示することである。T細胞は重要な役割を果たすことから，この場合に使用する抗原は丸ごとではなくて，T細胞エピトープを利用する。このほうが比較的短いペプチドを使えることから実用的で，問題が1つ減る。1つの戦略的方法としては，適切なMHC分子に強力に結合して自己抗原に対する反応に対して拮抗的に働く高親和性ペプチドアナログを設計することである。われわれの身体は何種類かの異なるMHC分子を発現しているために，このような阻害剤を用いても微生物に対する防御が極度に低下することはないはずである。しかしながら，今論じているのはマウスではなく患者であることから，くり返し投与のためには多量のペプチドが必要になる。ただ，幸い，ペプチドの配列はわかっていて，つくるのは比較的安価である。この点，T細胞の抗原特異的な抑制は都合がよい。そして，そのペプチドを抗CD4抗体とともに投与することや，あるいは部分的アゴニスト(図8.8参照)の使用も可能である。MBPペプチドをパルミトイル化した誘導体としてリポソームの中に封入して投与すると，EAEの発症抑制が可能である。また，hsp60ペプチドはNODマウス(p.425, 448参照)の糖尿病発症を防ぐことができる。マウスNODモデルでインスリン投与の治療的有用性が認識され，ヒトの疾患でも大規模な治験が行われている。また，増悪寛解をくり返すMS患者に，MBPを模倣してつくられたアラニン，グルタミン酸，リシン，チロシンのランダムなコポリマーCop1の投与を行い，臨床的改善が見られている。これまでに数千名の患者が毎日Cop1を皮下投与されており，神経症状の悪化はなく，再発率が1年で1.5だったものが5年で1以下にまで低下している。このコポリマーはMBPやその他の脳抗原がMHCやT細胞レセプターに結合するのを競合的に阻害して制御

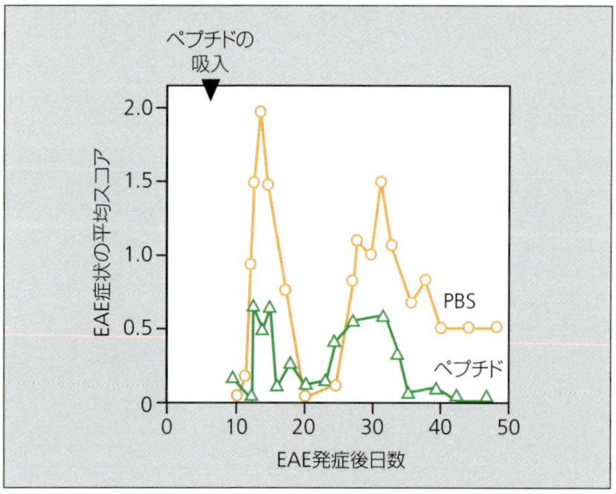

図 18.36　完全フロイントアジュバントとブタ脊髄による免疫で誘導した実験的自己免疫性脳脊髄炎(EAE)におけるペプチド吸入の効果。 脳炎惹起性抗原の投与後，ペプチドのエアロゾルを 8 日間吸入した。単回投与により長期的な効果が得られ，さらにマウスの胸腺摘出により永続的な効果が見られた。この制御は IL-10 依存的で，そして Th1 と Th2 の両方が寛容化される。1 つのペプチド T 細胞エピトープを投与すると，同じタンパク質の他の自己抗原性エピトープに寛容を誘導することが可能であり(関連抑制)，そして，免疫原として使われる神経組織であれば別の抗原上のエピトープに対しても寛容を誘導することが可能である(バイスタンダー免疫寛容)。PBS：リン酸緩衝生理食塩水。吸入に用いたペプチドは，ミエリン塩基性タンパク質由来のアセチル化された N 末端 11 アミノ酸で，4 位のリシンがアラニンに置換されている。(Metzler B & Wraith, D. C.〈1996〉*Annals of the New York Academy of Science* **778**, 228 より許可を得て転載)。

性 T 細胞を誘導する。さらに抗原が経口的に投与されても同様の効果があるという報告がある。

前述したように，腸の粘膜表面は多数の強い免疫原性をもつ多数の微生物に曝露されており，腸の上皮細胞は特に IFNγ や TNF による傷害に脆弱であることから，腸管では Th1 タイプの反応を阻害するような抑制機構が進化する必要があった。この抑制機構は，腸の細胞が活性化とともに TGFβ，IL-4，IL-10 のようなサイトカインを放出して不必要な反応を抑制するという仕組みである。このために，抗原を経口的に与えると，Th1 細胞が寛容化されて，EAE やコラーゲン II 型関節炎モデルが抑制され，さらには NOD マウスでは糖尿病の進行が抑制されることがわかっている。現在，MS 患者に対しては MBP を，RA 患者に対しては II 型ニワトリコラーゲンを経口投与する治験が行われている。

免疫寛容原をペプチドエアロゾル(図 18.36)の吸入という形で投与することが可能であり，これは多くの過敏性反応状態で抗原特異的 T 細胞による抑制を誘導するために非常に魅力的な方法である。状況によりさまざまな程度でアナジー(不応答)の誘導あるいは積極的な免疫抑制が見られる。ペプチドの鼻腔内投与は，コラーゲン誘発関節炎，EAE，自然発症糖尿病(NOD)およびハウスダストノミ抗原 Der P1 に対するマウスアレルギーモデルなどで有効である。重要なことは，疾患の発症後(図 18.36)でもこれらの治療法が効果を示すことであるが，一

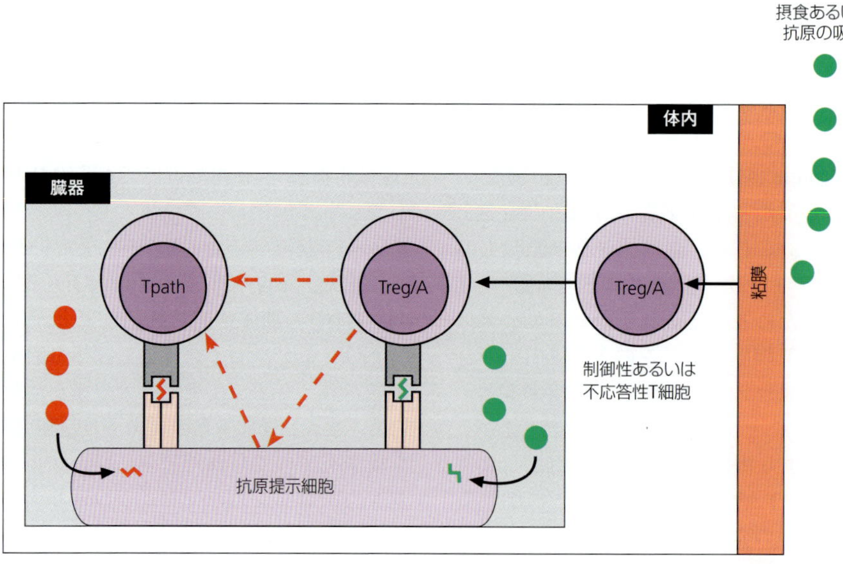

図 18.37　臓器関連自己抗原の摂食あるいは吸入により誘導される臓器関連バイスタンダー免疫寛容。 誘導された制御性あるいは不応答性(アナジー)の寛容原特異的 T 細胞(Treg/A)が臓器に入り，抗原提示細胞と相互作用する。この際に，寛容原とともに病原性細胞により認識される同一臓器由来抗原をプロセシングした同一抗原提示細胞上でこの相互作用が起こると，Treg/A は病原性 T 細胞(Tpath)の機能を阻害する。このような制御機構は，IL-10 やおそらく TGFβ によるもので，これは Th1 細胞が直接的に働くか，または抗原提示細胞との相互作用を介して間接的に働くことによって起こる。

度疾患を発症してしまった患者では，抗 CD4 抗体のような補助的療法やシクロスポリンあるいはステロイドを用いて感作 T 細胞をあらかじめ減少させておく必要があるかもしれない。試すべき方法はいろいろある。

さて，ここで重要なことは，MBP の単一エピトープを用いただけで，エピトープの混在物またはミエリン全分子中に含まれる抗原で誘発される疾患を阻害できることである。言い換えると，単一エピトープが，同一分子あるいは異なる分子上の別のエピトープに特異的な病原性 T 細胞を抑制できることであり，これはこれらの T 細胞が同一組織内あるいは同じ局所でつくられたときにのみ見られる。この現象は，前章では，特定の臓器に関連したバイスタンダー免疫寛容とよんだが，この現象は，抑制エピトープを認識する制御性細胞（Th2 であれ，アナジーになっている細胞であれ）が，同一臓器内の同じ分子あるいは別の分子からプロセシングにより生み出された別のエピトープを認識する病原性 Th1 細胞と，同一の抗原提示細胞を介して相互作用することにより起こると考えられている（図 18.37）。

そして最後に，究極の目標として考えられているのは，すでにいくつものグループにより開発が試みられているもので，「魔法の弾丸」仮説に基づくものである。そのアイデアの骨子は，特定の抗原に対して細菌毒素や多量の同位元素を結合させ，特異的なレセプターを介して抗原特異的リンパ球を選択的に殺そうとするものである。このアプローチからいずれ必ず糸口がつかめるはずである。

まとめ

免疫系は，環境抗原のような外的要因に対して効果的な反応を起こすとともに，自己分子に対する攻撃的な反応を制御することも同時に行い（**自己免疫疾患** autoimmune disease），危ういバランスの上に機能している。

自己免疫疾患の範囲

- 自己免疫疾患にはさまざまなものがあり，これらの疾患はスペクトルを形成する。そのスペクトルの一端に存在するのが橋本甲状腺炎であり，自己抗体とその病変が**臓器特異的**で，特定の臓器（甲状腺）が自己免疫応答の標的となる。スペクトルの逆の端に存在するのが**臓器非特異的**で全身性の自己免疫疾患であり，その例として全身性エリテマトーデス systemic lupus erythematosus（SLE）がある。これらの疾患では，自己抗体は広い特異性をもち，その病変は，血清病の場合に類似して，血中に存在する免疫複合体が組織に沈着することにより形成される（表 18.7）。
- 甲状腺炎や**悪性貧血** permicious arthritis（PA）のような臓器特異的自己免疫疾患は特定の個人で合併する傾向があり，関節リウマチrheumatoid arthritis（RA）などがその他の自己免疫疾患と合併する例もめずらしくない。
- 自然発症性の臓器特異的または全身性自己免疫疾患には種々の動物モデルがある（たとえば，非肥満糖尿病マウスや SLE 発症性の NZB×W マウス）。あるいは実験的に誘導可能な動物モデルもある（たとえば，完全フロイントアジュバント complete Freund's adjuvant〈CFA〉とサイログロブリンの免疫による甲状腺炎やイディオタイプ陽性〈Id^+〉抗 DNA モノクローナル抗体と CFA で免疫することにより誘導される SLE など）。

遺伝的および環境的影響

- 多因子性の遺伝要因により，自己免疫疾患にかかりやすい傾向が生まれる。このような因子としては，HLA 型，自己免疫が悪化しやすい遺伝的素因，胸腺転写因子による潜在性自己抗原の選択，および制御性 T 細胞による制御などがある。
- 女性は男性より自己免疫疾患の発症率がかなり高く，おそらくホルモンの影響によると思われる。
- サイトカイン-視床下部-下垂体-副腎ループを介したリンパ球のフィードバック制御機構があり，関節リウマチにおいては，その制御機構がうまく働いていない。
- 双生児の研究から，自己免疫疾患の多くが環境的要因に左右されることが示唆され，微生物由来と非微生物由来の両方の要因の存在が疑われる。

自己反応性は自然にできあがる

- B-1 細胞は刺激なしに自己抗体を産生してお互いに刺激しあう細胞セブセットであり，自己抗体どうしがイディオタイプを介して相互反応し，しばしば複数の自己抗原に反応する。
- 免疫系には，かぎられた数の強い自己抗原に対して反応性を示す T 細胞セブセットが存在するらしい。

抗原により自己免疫応答が誘導されるのか？

- 糖尿病や甲状腺炎の自然発症モデルでは，抗原の除去により自己免疫疾患の発症を予防できる。
- 高親和性抗体が B 細胞での変異によりできること，そして，自己免疫反応は同一組織に存在する一群の抗原に対して生じることなどから，B 細胞は自己抗原により選択されると考えられる。
- 全身性自己免疫疾患における T 細胞の特異性は不明であるが，イディオタイプに対して反応している可能性がある。
- 大部分の自己抗原は，血中リンパ球と遭遇し，そのリ

表 18.7　臓器特異的および臓器非特異的自己免疫疾患の比較。

臓器特異的自己免疫疾患(たとえば，甲状腺炎，胃炎，副腎炎)	非臓器特異的自己免疫疾患(たとえば全身性エリテマトーデス〈SLE〉)
相違点	
抗原はリンパ系には低濃度で提示されるのみ 臓器特異的な自己抗体と傷害が見られる 臨床的症状と血清所見とが重複する―甲状腺炎，胃炎，副腎炎 臓器特異性自己免疫性の家族集積性傾向あり リンパ球浸潤，Th1 細胞を介した過敏性反応，および/もしくは抗体による実質破壊 代謝欠損の修復を目標とした治療あるいは T 細胞の寛容化 罹患臓器で癌化しやすい傾向がある 抗原は完全フロイントアジュバントとともに与えると，正常動物にも臓器特異的抗体を産生させることができる フロイントアジュバントとともに抗原を投与すると実験的に傷害を誘導できる。自然発症モデルもある	抗原は左の場合に比べて高濃度で，広く存在する 抗体と傷害は臓器特異的ではない SLE，関節リウマチ(RA)および他の結合組織疾患が合併することがある 家族集積性のある結合組織疾患 傷害の多くは抗原-抗体複合体の沈着による。RA においては Th1 細胞が関与するかもしれない 炎症と抗体産生阻害を目標とした治療 リンパ網内系悪性腫瘍が起こりやすい 左記と同様の刺激をしても動物では抗体は産生されない 特定の動物では，疾患と自己抗体が自然に生ずる。(NZB マウスやその交雑系)
類似点	
末梢血中の自己抗体は，正常生体成分とも反応する 患者ではしばしば血清中の免疫グロブリンが増加している 抗体は，IgG を含むどの主要な免疫グロブリンクラスでも見られる。これらの自己抗体は通常，高親和性で変異したもの 女性に発症率が高い 疾患の経過は常に進行性ではなく，悪化したり寛解したりする HLA との関連がある 遺伝的に自然発症する動物がある 自己抗体検査が診断に有効	

ンパ球の中には自己反応性の T・B 細胞が存在する。強い自己抗原は免疫寛容を誘導するが，低濃度で提示されるペプチド(かくされたエピトープ)に特異性をもつ T 細胞は，自己反応性をもったまま存在している可能性がある。

ヘルパー T 細胞は自己免疫の制御において必須の役割を果たす

- 免疫系においては，自己反応性のヘルパー T 細胞の制御が重要であり，通常，クローン除去，クローンのアナジー，T 細胞による抑制，あるいは，不十分な自己抗原のプロセシングなどの機構により，制御されていると考えられている。

自己免疫応答は，ヘルパー T 細胞をバイパスして起こることがある

- 自己抗原の異常な修飾，外来抗原との交差反応や，ヘルパー T 細胞エピトープの「肩車的」な認識などにより，新しい自己抗原エピトープの出現やエピトープ伝播などが起こる。
- 自己反応性ヘルパー T 細胞の働きがなくても，自己抗体上の共通イディオタイプが抗微生物抗体または微生物自身と交差反応をすることにより，**イディオタイプネットワーク相互作用**を介して自己免疫応答が起こる可能性がある。あるいはウイルスに対してできた抗体のイディオタイプに対する抗体がウイルスに対する内部イメージとして働き，細胞表面のウイルスレセプターに結合する可能性がある。
- B 細胞および T 細胞は，EB(エプスタイン-バー)ウイルスやスーパー抗原のような**ポリクローナル活性化因子**によって直接刺激されることがある。

自己免疫応答は制御性機構を回避することにより起こることがある

- ヘルパー T 細胞を回避するだけでは自己免疫応答を維持するには不十分と思われる。これに加えて，自己免疫応答を制御する細胞の機能が不十分になることが必須であるらしい。
- 自己に対する免疫応答は，ヘルパー T 細胞の寛容機構がうまくいかない場合，あるいは，制御性 T 細胞の誘導がうまくいかない場合に起こりうる。
- 自己免疫は，抗原特異的な抑制性 T 細胞の不全，イディオタイプ特異的抑制 T 細胞の不全，あるいは hsp などの非特異的な抑制系の不全により起こる可能性がある。
- もう 1 つの可能性は，MHC クラスⅡ遺伝子の抑制解除によりクラスⅡ分子の異常発現が起こり，細胞上の自己抗原と自己反応性 T 細胞誘導の間の「沈黙」が破

表 18.8　液性自己抗体がもつ直接的な病原的作用。

疾患	自己抗原	傷害
自己免疫性溶血性貧血	赤血球	赤血球破壊
リンパ球減少（一部の例）	リンパ球	リンパ球破壊
特発性血小板減少性紫斑病	血小板	血小板破壊
抗リン脂質症候群	カルジオリピン/β_2グリコプロテイン-1 複合体	再発性の血栓，塞栓
男性不妊症（一部の例）	精子	精子の凝集
悪性貧血（PA）	H^+/K^+ ATPase，ガストリンレセプター	酸産生阻害
橋本病	甲状腺ペルオキシダーゼ細胞表面抗原	培養甲状腺細胞の細胞傷害性効果
原発性粘液水腫	TSH レセプター	甲状腺細胞の結合阻害
バセドウ病	TSH レセプター	甲状腺細胞の刺激
グッドパスチャー症候群	糸球体基底膜	補体依存性の基底膜に対する傷害
重症筋無力症	アセチルコリンレセプター	レセプターの結合阻害と破壊
ランバート-イートン症候群	シナプス前末端 Ca チャネル	神経筋の伝導障害
インスリン抵抗性の黒色表皮腫および毛細血管拡張性運動失調症	インスリンレセプター	レセプターの結合阻害
アトピー性アレルギー（一部の例）	βアドレナリンレセプター	レセプターの結合阻害
先天性心ブロック	Ro/SS-A	胎児心筋膜活動電位の障害
セリアック病	筋内膜	小腸の炎症

られ，これが自己免疫につながることである。

- これにより，当該自己抗原を発現する細胞が活性化 T 細胞の標的となる可能性があるが，B7 のような共刺激分子の発現がないとそうはならず，プロフェッショナルな抗原提示細胞だけが休止期自己反応性 T 細胞を刺激できると考えられている。
- サイトカインバランスの不均衡によっても同様のことが起こる可能性があるが，これはかなり複雑な事象である。

自己免疫疾患は多因子性である

- 自己免疫疾患の成因には多くの遺伝子が関わっていることから，自己免疫応答はおそらく自然発生的な内因性の変化，たとえば老化や，特に微生物などの環境要因の変化によりもたらされる可能性があり，これらが複雑に働きあうと思われる。

液性自己抗体の病理的作用

- ヒトの自己抗体がもつ，血液，表面レセプター，その他の組織に対する直接的な病理的作用については，表 18.8 に記載した。
- 自己抗体が移入されると，自己免疫疾患が起こり，これはいわば「自然界の実験」ともいうことができる。たとえば，母親の IgG 自己抗体が経胎盤的に移動すると，胎児や新生児に母親と同様の症状が一過性に見られるようになる。
- 実験動物において自己抗原に対するモノクローナル抗体を投与すると，自己免疫疾患様の症状を誘導することができる。

自己抗原-抗体複合体がもつ病原性効果

- 免疫複合体は，通常，補体を結合した形で，SLE や類似疾患の患者の腎臓，皮膚，関節などに沈着する。
- 解剖学的に近縁関係にある抗原（たとえばヌクレオソーム成分）に対しても高親和性の変異型 IgG 抗体ができるということは，T 細胞による制御が関与していること，および，抗原が抗体産生を誘導していることを示唆する。これらの抗原はアポトーシスを起こしている細胞表面の小突起に見られる。
- 自然発症性のループスは，いくつかの純系動物種で見られ，自己免疫応答が病原性に関わることは，免疫応答の抑制により常に病状の改善が見られることから明らかである。
- 関節リウマチ（RA）患者の IgG では，Fc 部分の糖鎖におけるガラクトシル化が不十分である。
- RA 患者の大部分では IgG に対する自己抗体（リウマトイド因子）産生が見られ，これは滑膜深部で起こっている免疫過敏性によるものである。IgG リウマチ因子は自己重合して複合体を形成する。
- リウマチ因子複合体は，関節間隙に急性炎症を誘導し，滑膜細胞を活性化して悪性パンヌス形成を誘導する。パンヌスは IL-1，IL-6，TNF，プロスタグランジン E_2，コラゲナーゼ，中性プロテイナーゼ，および活性酸素中間体（ROI）の産生を介して，軟骨や骨に浸潤していく。

病原的因子としての T 細胞を介した過敏性反応

- 自己免疫疾患がシクロスポリンや抗 CD4 抗体治療により抑制されることは，T 細胞が関与する強いエビデンスである。同様に，HLA に関連したリスクファクターも関与が疑われる。
- 臓器特異的な炎症傷害は自己反応性の病原性 Th1 細胞の働きによると一般的に考えられている。
- 活性化 T 細胞はリウマチ滑膜に豊富に存在し，それらが産生する TNF や GM-CSF は免疫複合体による刺激とともにパンヌス形成を誘導する。

- RA 患者は副腎皮質ステロイドに対する反応が弱く，下垂体副腎のフィードバックループが働きにくいために，低用量，実質的には維持用量のステロイドで有効な治療効果が得られる。
- 自己免疫甲状腺疾患で MHC クラスⅡを発現する甲状腺細胞は，局所的に活性化した甲状腺ペルオキシダーゼに特異的な Th1 細胞の直接の標的である。
- 自己免疫応答により甲状腺炎が誘導されることは，甲状腺抗原と完全フロイントアジュバントでげっ歯類を免疫することで人工的に甲状腺炎が誘導できることから明らかである。
- インスリン依存性糖尿病 insulin-dependent diabetes mellitus（IDDM）の発症はシクロスポリンにより遅延可能であり，HLA-DQ に関連したリスクファクターの影響が顕著であり，β 細胞抗原に対する T 細胞増殖反応が疾患の予後の予測に有用である。
- NOD マウス由来の Th1 細胞を同種の若いマウスに移入すると，病理学的，自己免疫学的にヒトの糖尿病とよく似た病変を膵臓に誘導できる。H-2β 鎖の 56 もしくは 57 番目のアミノ酸残基を変異させた遺伝子を導入すると，著しい疾患の改善がみとめられる。
- 完全フロイントアジュバントとミエリンの免疫により脱髄疾患である実験的自己免疫性脳脊髄炎が誘導され，多発性硬化症 multiple sclerosis（MS）と病変が類似することから，MS が自己免疫疾患である可能性が強く示唆されてきた。MS 患者の脳脊髄液中の IL-2 または IL-4 で活性化される T 細胞の約 1/3 がミエリンに特異的であり，MS の発症においては DR2 表現型がリスクファクターである。

未知の病因による全身性血管傷害

- ウェゲナー肉芽腫症，一過性動脈炎，強皮症，およびアテローム硬化症においては，免疫応答によって媒介される血管障害が重要である。

自己抗体試験の診断的価値

- 非常に多様な自己抗体は血清中で見られ，有用な診断用マーカーである。
- 自己抗体の存在は，甲状腺，胃，ラット腎臓および肝臓由来の切片を 1 枚のスライドに載せて行う通常の免疫蛍光スクリーニング法 immunofluorescenee screening により検出可能で，さらに，リウマチ因子，甲状腺組織や赤血球抗体に対する凝集試験や，内因子やアセチルコリンレセプターに対する抗体については放射性免疫測定法 radio immuno assay が用いられる。
- 固相化 ELISA 法は，マイクロアレイの形で DNA や他の核抗原に対する抗体を検出する方法として，頻用されはじめている。精製された自己抗原が利用できるようになると，いずれは免疫組織蛍光法 fluorescence immunohistology にかわる重要な検査法となるであろう。

自己免疫疾患の治療

- 治療には，代謝制御や抗炎症剤および免疫抑制剤などが用いられてきた。RA の治療においては，抗 TNFα 抗体とメトトレキサートの治療により飛躍的な成功が収められている。
- ありとあらゆるさまざまな免疫制御をねらった治療法が開発され，その有効性について周到な解析が行われている。B 細胞や T 細胞を大幅に除去しようとする試みや，特に T 細胞に抗原特異的なアナジー（不応答）を誘導する試みとしてペプチドを非経口，経口，あるいは経鼻投与が行われている。
- **臓器関連バイスタンダー免疫寛容機構**とは，単一のエピトープが，同一抗原あるいは別の抗原上の他のエピトープに反応することによって病原性を示す同一臓器内の細胞に対しても抑制できる機構のことを指す。

ウェブサイト（www.roitt.com）に多肢選択問題を掲載しているので参照されたい。

文献

Several important references are quoted in the legends to certain figures.

Alt F. & Marrack P. (2003 onwards) Autoimmunity. *Current Opinion in Immunology* **15.**（毎年刊行の重要な論文集で，トップクラスの刊行物である）

Alyanakian M.A., You S., Damotte D., Gouarin C., Esling A., Garcia C. *et al.* (2003) Diversity of regulatory CD4⁺ T-cells controlling distinct organ-specific autoimmune diseases. *Proceedings of the National Academy of Sciences USA* **100**, 15806–15811.

Arbuckle M.R., McClain M.T., Rubertone M.V., Scofield R.H., Dennis G.J., James J.A. & Harley J.B. (2003) Development of autoantibodies before the clinical onset of systemic lupus erythematosus. *New England Journal of Medicine* **349**, 1526–1533.

Chapel M., Haeney M., Misbah S. & Snowden N. (2006) *Essentials of Clinical Immunology*, 5th edn. Blackwell Publishing, Oxford.

Leandro M.J., Edwards J.C., Cambridge G., Ehrenstein M.R. & Isenberg D.A. (2002) An open study of B-lymphocyte depletion in systemic lupus erythematosus. *Arthritis and Rheumatism* **46**, 2673–2677.

Liston A., Lesage S., Wilson J., Peltonen L. & Goodnow C.G. (2003) Aire regulates negative selection of organ-specific T-cells. *Nature Immunology* **4**, 350–354.

Prakken B.J., Samodal R., Le T.D., Giannoni F., Yung G.P., Scavulli J. *et al.* (2004) Epitope-specific immunotherapy (with bacterial hsp peptide dnaJP1) induces immune deviation of proinflammatory T-cells in RA. *Proceedings of the National Academy of Sciences USA* **101**, 4228–4233.

Ramiya V.K., Maraist M., Arfors K.E., Schatz D.A., Cornelius J.G. & Peck A.B. (2000) Reversal of insulin-dependent diabetes using islets generated *in vitro* from pancreatic stem cells. *Nature Medicine* **6**, 278–282.

van Boekel M.A., Vossenaar E.R., van den Hoogen F.H. & van Venrooij W.J. (2002) Autoantibody systems in rheumatoid arthritis: specificity, sensitivity and diagnostic value. *Arthritis and Rheumatism* 2002, **4**, 87–93.

略語一覧

AAV(adeno-associated virus)：アデノ随伴ウイルス
Ab(antibody)：抗体
Ach-R(acetylcholine receptor)：アセチルコリンレセプター
ACT(adoptive cell transfer)：養子細胞移入
ACTH(adrenocorticotropic hormone)：副腎皮質刺激ホルモン
ADA(adenosine deaminase)：アデノシンデアミナーゼ
ADCC(antibody-dependent cell-mediated cytotoxicity)：抗体依存性細胞媒介性細胞傷害
AEP(asparagine endopeptidase)：アスパラギンエンドペプチダーゼ
Ag(antigen)：抗原
AID(activation-induced cytidine deaminase)：活性化により誘導されるシチジンデアミナーゼ
AIDS(acquired immunodeficiency syndrome)：後天性免疫不全症候群(エイズ)
AIRE(autoimmune regulator)：自己免疫制御性因子
ANCA(antineutrophil cytoplasmic antibody)：抗好中球細胞質抗体
APC(antigen-presenting cell)：抗原提示細胞
ARRE-1(antigen receptor response element-1)：抗原レセプター反応因子-1
ARRE-2(antigen receptor response element-2)：抗原レセプター反応因子-2
ART(antiretroviral therapy)：抗レトロウイルス療法
ASFV(African swine fever virus)：アフリカブタ熱ウイルス
AZT(zidovudine〈3′-azido-3′-deoxythymidine〉)：ジドブジン(3′-アジド-3′-デオキシチミヂン)

BAFF(B-cell-activating factor of the tumor necrosis factor family)：TNF ファミリーに属する B 細胞活性化因子
B-cell：骨髄で成熟するリンパ球
BCG(bacille Calmette-Guérin attenuated form of tuberculosis)：Calmette-Guérin 種の結核菌弱毒株
BCR(B-cell receptor)：B 細胞抗原レセプター
BM(bone marrow)：骨髄
BSA(bovine serum albumin)：ウシ血清アルブミン
BSE(bovine spongiform encephalopathy)：ウシ海綿状脳症
Btk(Bruton's tyrosine kinase)：ブルトン型チロシンキナーゼ
BUDR(bromodeoxyuridine)：ブロモデオキシウリジン

C：補体
Cα(β/γ/δ)：T 細胞レセプター(TCR)の α(β/γ/δ)鎖定常部
CALLA(common acute lymphoblastic leukemia antigen)：キャラ(急性リンパ芽球性白血病共通抗原)
cAMP(cyclic adenosine monophosphate)：サイクリック AMP
CCP(complement control protein repeat)：補体制御タンパク質くり返し配列
CD(cluster of differentiation)：CD 番号
CDR(complementarity determining region of Ig)：免疫グロブリンあるいは TCR の可変部相補性決定領域
CEA(carcinoembryonic antigen)：癌胎児性抗原
CFA(complete Freund's adjuvant)：完全フロイントアジュバント
cGMP(cyclic guanosine monophosphate)：サイクリック GMP
CHIP(chemotaxis inhibitory protein)：ケモタキシス抑制性タンパク質
$C_{H(L)}$(constant part of Ig heavy〈light〉chain)：IgH(L)鎖定常部
CLA(cutaneous lymphocyte-associated antigen)：皮膚白血球抗原
CLIP(class Ⅱ-associated invariant chain peptide)：MHC クラスⅡ抗原付随インバリアント鎖ペプチド
CMI(cell-mediated immunity)：細胞性免疫
CML(cell-mediated lympholysis)：細胞性リンパ球溶解
CMV(cytomegalovirus)：サイトメガロウイルス
Cn(complement component 'n')：補体成分 'n'
C$\bar{n}$(activated complement component 'n')：活性化された補体成分 'n'
iCn(inactivated complement component 'n')：不活化された補体成分 'n'
CpG(cytosine phosphate-guanosine dinucleotide motif)：シトシンリン酸-グアノシンジヌクレオチド・モチーフ
CR(n)(complement receptor 'n')：補体レセプター 'n'
CRP(C-reactive protein)：C 反応性タンパク質
CsA(cyclosporin A)：シクロスポリン A
CSF(cerebrospinal fluid)：脳脊髄液
CSR(class switch recombination)：クラススイッチ組換え
CTLR(C-type lectin receptors)：C タイプレクチンレセプ

ター

***D* gene** (diversity minigene joining *V* and *J* segment to form variable region)：*V* セグメントと *C* セグメントを結合する *D* 遺伝子。定常部の形成に必要。
DAF (decay accelerating factor)：崩壊促進因子
DAG (diacylglycerol)：ジアシルグリセロール
DC (dendritic cell)：樹状細胞
DMARD (disease-modifying antirheumatic drug)：疾患修飾性抗リウマチ薬
DNP (dinitrophenyl)：ジニトロフェニル基
DTH (delayed-type hypersensitivity)：遅延型過敏性反応
DTP (diphtheria, tetanus, pertussis triple vaccine)：ジフテリア，破傷風，百日咳に対する 3 種混合ワクチン

EAE (experimental allergic encephalomyelitis)：実験的アレルギー性脳脊髄炎
EBV (Epstein-Barr virus)：エプスタイン-バーウイルス
ELISA (enzyme-linked immunosorbent assay)：酵素免疫測定法
EM (electron microscope)：電子顕微鏡
E*ϕ* (eosinophil)：好酸球
EPO (erythropoietin)：エリスロポエチン
ER (endoplasmic reticulum)：小胞体
ES (embryonic stem〈cell〉)：胚幹細胞
ET (exfoliative toxins)：表皮剝脱性毒素

F(B) (factor〈B, etc.〉)：因子(B など)
Fab (monovalent Ig antigen-binding fragment after papain digestion)：パパイン分解により生じる免疫グロブリン由来の一価の抗体結合断片
F(ab′)$_2$ (divalent antigen-binding fragment after pepsin digestion)：ペプシン分解により生じる免疫グロブリン由来の二価の抗体結合断片。
FasL (Fas-ligand)：Fas リガンド
FACS (fluorescence-activated cell sorter)：蛍光細胞分析分離装置
Fc (crystallisable-fragment)：もともとの意味は結晶化可能な免疫グロブリン断片。現在では免疫グロブリンの Fab 以外の部分を指す。
Fc*γ*R (receptor for IgG Fc fragment)：IgG の Fc 部分に対するレセプター
FDC (follicular dendritic cell)：濾胞樹状細胞
flt-3：flk-2 のリガンド
(sc)Fv (〈single chain〉V_H-V_L antigen binding fragment)：(一本鎖の)V_H-V_L抗原結合断片

GADS (GRB2-related adapter protein)：GRB2 関連アダプタータンパク質
g.b.m. (glomerular basement membrane)：糸球体基底膜
G-CSF (granulocyte colony-stimulating factor)：顆粒球コロニー刺激因子
GEF (guanine-nucleotide exchange factor)：グアニンヌクレオチド交換因子
GM-CSF (granulocyte-macrophage colony-stimulating factor)：顆粒球マクロファージコロニー刺激因子
gp*n* (*n*kDa glycoprotein)：*n* キロダルトンの糖タンパク質
GRB2 (growth factor receptor-binding protein 2)：増殖因子レセプター結合タンパク質 2
GSK3 (glycogen synthase kinase 3)：グリコーゲンシンターゼキナーゼ 3
GVH (graft versus host)：移植片対宿主

H-2：マウスの主要組織適合抗原複合体
H-2A/E：マウスの古典的クラスⅡ遺伝子座
H-2D/K/L：マウスの古典的クラスⅠ遺伝子座
HAMA (human antimouse antibody)：ヒト抗マウス抗体
HATA (human anti-toxin antibody)：ヒト抗毒素抗体
HBsAg (hepatitis B surface antigen)：B 型肝炎ウイルス表面抗原
hCG (human chorionic gonadotropin)：ヒト絨毛性ゴナドトロピン
HCMV (human cytomegalovirus)：ヒトサイトメガロウイルス
HEL (hen egg lysozyme)：メンドリ卵白リゾチーム
HEV (high-walled endothelium of postcapillary venules)：後毛細管静脈の中の高内皮細静脈
HIV-1(2) (human immunodeficiency virus-1〈2〉)：ヒト免疫不全症ウイルス 1(2)
HLA：ヒト主要組織適合抗原複合体
HLA-A/B/C：ヒトクラスⅠの主要な遺伝子座
HLA-DP/DQ/DR：ヒトクラスⅡの主要な遺伝子座
HMG (high mobility group)：高運動性グループ
HR (hypersensitive response)：過敏性反応
HRF (homologous restriction factor)：相同性拘束因子
HSA (heat-stable antigen)：熱安定性抗原
HSC (hematopoietic stem cell)：造血幹細胞
hsp (heat-shock protein)：熱ショックタンパク質
5HT (5-hydroxytryptamine)：5-ヒドロキシトリプタミン
HTLV (human T-cell leukemia virus)：ヒト T 細胞白血病ウイルス
H-Y：雄性移植抗原

IBD (inflammatory bowel disease)：炎症性腸疾患
ICAM-1 (intercellular adhesion molecule-1)：細胞間接着分子-1
Id (*α*Id) (idiotype〈anti-idiotype〉)：イディオタイプ(抗イディオタイプ抗体)
IDC (interdigitating dendritic cell)：指状嵌入樹状細胞
IDDM (insulin-dependent diabetes mellitus)：インスリン依存性(1 型)糖尿病
IDO (indoleamine 2,3-dioxygenase)：インドールアミン 2,3-デオキシナーゼ
IEL (intraepithelial lymphocyte)：腸管上皮内リンパ球
IFN*α* (*α*-interferon)：*α*インターフェロン(同様に IFN*β*, IFN*γ*)
Ig (immunoglobulin)：免疫グロブリン。IgG は免疫グロブリン G(同様に，IgM，IgA，IgD など)
sIg (surface immunoglobulin)：膜型免疫グロブリン
Ig-*α*/Ig-*β*：模型免疫グロブリンに会合したペプチド鎖

IgSF(immunoglobulin superfamily)：免疫グロブリンスーパーファミリー
IL-1(interleukin-1)：インターロイキン 1
iNOS(inducible nitric oxide synthase)：誘導性一酸化窒素シンターゼ
IP_3(inositol triphosphate)：イノシトール三リン酸
ISCOM(immunostimulating complex)：免疫刺激複合体
ITAM(immunoreceptor tyrosine-based activation motif)：免疫レセプターチロシン活性化モチーフ
ITIM(immunoreceptor tyrosine-based inhibitory motif)：免疫レセプターチロシン抑制性モチーフ
ITP(idiopathic thrombocytopenic purpura)：特発性血小板減少性紫斑病
IVIg(intravenous immunoglobulin)：静脈投与用免疫グロブリン

J chain：IgA 二量体，IgM 多量体の際の結合鎖
J gene(joining gene)：*V* セグメントと *D* セグメントをつなぐ位置に存在する遺伝子で定常部遺伝子と結合する。
JAK(Janus kinase)：Janus キナーゼ

K_a(d)：結合(解離)定数(通常，抗原と抗体の間の親和性を示す)
kDa(kilo Daltons)：キロダルトン(分子サイズを示す単位)
KIR(killer immunoglobulin-like receptor)：キラー免疫グロブリン様レセプター
KLH(keyhole limpet hemocyanin)：スカシ貝ヘモシアニン

LAK(lymphokine activated killer cell)：リンホカイン活性化キラー細胞
LAMP (lysosomal-associated membrane protein)：リソソーム会合膜タンパク質
LAT(linker for activation of T cell)：活性化 T 細胞のリンカー
LATS(long-acting thyroid stimulator)：持続性甲状腺刺激因子
LBP(LPS binding protein)：LPS 結合タンパク質
LCM(lymphocytic choriomeningitis virus)：リンパ球性脈絡髄膜炎ウイルス
$Le^{a/b/x}$($Lewis^{a/b/x}$ blood group antigens)：ルイス$^{a/b/x}$血液型抗原
LFA-1(lymphocyte functional antigen-1)：リンパ球機能関連抗原 1
LGL(large granular lymphocyte)：大型顆粒リンパ球
LHRH(luteinizing hormone releasing hormone)：黄体化ホルモン放出ホルモン
LIF(leukemia inhibiting factor)：白血病阻害因子
LT(B)(leukotriene)：ロイコトリエン(B など)
LPS(lipopolysaccharide)：リポ多糖(エンドトキシン)

Mφ (macrophage)：マクロファージ
MⅡC(MHC classⅡ-enriched compartment)：新生 MHC クラスⅡに富むエンドリソソームコンパートメント
mAb(monoclonal antibody)：モノクローナル抗体
MAC(membrane attack complex)：膜攻撃複合体
MAdCAM(mucosal addressin cell adhesion molecule)：粘膜アドレシン細胞接着分子
MALT(mucosa-associated lymphoid tissue)：粘膜付属リンパ組織
MAM (*Mycoplasma arthritidis* mitogen)：*Mycoplasma arthritidis* 由来マイトジェン
MAP kinase(mitogen-activated protein kinase)：MAP キナーゼ
MAPKKK (mitogen-associated protein kinase kinase kinase)：MAP キナーゼキナーゼキナーゼ
MBL(mannose binding lectin)：マンノース結合性レクチン
MBP(major basic protein of eosinophil)：好酸球の主要塩基性タンパク質(ミエリン塩基性タンパク質)
MCP(membrane cofactor protein)：細胞膜補助因子タンパク質(補体制御性タンパク質)
MCP-1(monocyte chemotactic protein-1)：単球遊走性タンパク質-1
M-CSF(macrophage colony-stimulating factor)：マクロファージコロニー刺激因子
MDP(muramyl dipeptide)：ムラミルジペプチド
MHC(major histocompatibility complex)：主要組織適合抗原複合体
MICA(MHC classⅠ chain-related A chain)：MHC クラスⅠ分子関連 A 鎖
MIDAS(metal ion-dependent adhesion site)：金属イオン依存性接着部位
MIF (macrophage migration inhibitory factor)：マクロファージ遊走阻止因子
MLA(monophosphoryl lipid A)：モノホスホリルリピド A
MLR(mixed lymphocyte reaction)：混合リンパ球反応
MMTV(mouse mammary tumor virus)：マウス乳腺腫瘍ウイルス
MRSA(methicillin-resistant *Staphylococcus aureus*)：メチシリン抵抗性黄色ブドウ球菌
MS(multiple sclerosis)：多発性硬化症
MSC(mesenchymal stem cell)：間葉性幹細胞
MSH(melanocyte stimulating hormone)：メラノサイト刺激ホルモン
MTP (microsomal triglyceride-transfer protein)：ミクロソーム性トリグリセリド転移タンパク質
MuLV(murine leukemia virus)：マウス白血病ウイルス

NADP(nicotinamide adenine dinucleotide phosphate)：ニコチンアミドアデニンジヌクレオチドリン酸
NAP(neutrophil activating peptide)：好中球活性化ペプチド
NBT(nitroblue tetrazolium)：ニトロブルーテトラゾリウム
NCF(neutrophil chemotactic factor)：好中球遊走性ペプチド
NFAT(nuclear factor of activated T-cell)：活性化 T 細胞の核因子

NFκB(nuclear transcription factor)：核転写因子

NK(natural killer)cell：ナチュラルキラー細胞

NO・(nitric oxide)：一酸化窒素

NOD(Nonobese diabetic mouse)：非肥満性糖尿病マウス

NZB(New Zealand Black mouse)：ニュージーランドブラックマウス

NZB×W(New Zealand Black mouse×NZ White F1 hybrid)：ニュージーランドブラックマウスとホワイトマウス間の一代雑種

$\cdot O_2$：スーパーオキシドアニオン

OD(optical density)：分光密度

ORF(open reading frame)：オープンリーディングフレーム

OS(obese strain)：肥満系ニワトリ

Ova(ovalbumin)：卵白アルブミン

PAF(-R)(platelet activating factor〈-receptor〉)：血小板活性化因子(レセプター)

PAGE(polyacrylamide gel electrophoresis)：ポリアクリルアミドゲル電気泳動

PAMP(pathogen-associated molecular pattern)：病原体関連分子パターン

PBSC(peripheral blood stem cell)：末梢血幹細胞

PCA(passive cutaneous anaphylaxis)：受動的皮膚アナフィラキシー

PCR(polymerase chain reaction)：ポリメラーゼ連鎖反応

PERV(porcine endogenous retrovirus)：ブタ内因性レトロウイルス

PG(E)(prostaglandin〈E〉)：プロスタグランジン(E など)

PHA(phytohemagglutinin)：フィトヘマグルチニン

phox(phagocyte oxidase)：食細胞オキシダーゼ

PI3K(phosphatidylinositol 3-kinase)：ホスファチジルイノシトール 3 キナーゼ

PIAS(protein inhibitor of activated STAT)：活性化 STAT の阻害タンパク質

pIgR(poly-Ig receptor)：ポリ Ig レセプター

PIP$_2$(phosphatidylinositol diphosphate)：ホスファチジルイノシトール二リン酸

PKC(protein kinase C)：プロテインキナーゼ C

PKR(RNA-dependent protein kinase)：RNA 依存性プロテインキナーゼ

PLC(phospholipase C)：ホスホリパーゼ C

PLCγ2(phospholipase Cγ2)：ホスホリパーゼ Cγ2

PMN(polymorphonuclear neutrophil)：多形核好中球

PMT(photomultiplier tube)：光電子増倍管

PNH(paroxysmal nocturnal hemoglobinuria)：発作性夜間血色素尿症

PPAR(peroxisome proliferator-activated receptor)：ペルオキシソーム増殖応答性レセプター

PPD(purified protein derivative)：*Mycobacterium tuberculosis* 由来の精製ツベルクリン

PRR(pattern recognition receptor)：パターン認識レセプター

PTFE(polytetrafluroethylene)：ポリテトラフルロエチレン

PTK(protein tyrosine kinase)：プロテインチロシンキナーゼ

PWM(pokeweed mitogen)：ポークウィードマイトジェン

RA(rheumatoid arthritis)：関節リウマチ

RANTES(regulated upon activation normal T-cell expressed and secreted chemokine)：ケモカインの一種

RAST(radioallergosorbent test)：放射性アレルゲン吸着試験

RF(rheumatoid factor)：リウマチ因子

Rh(D)(rhesus blood group〈D〉)：Rh 血液型(D)

RIP(rat insulin promoter)：ラットインスリンプロモーター

RNAi(RNA interference)：RNA 干渉

ROI(reactive oxygen intermediate)：活性酸素中間体

RSS(recombination signal sequence)：組換えシグナル配列

SAP(serum amyloid P)：血清アミロイド P

SAP(sphingolipid activator protein)：スフィンゴリピドアクチベータープロテイン

SAR(systemic acquired resistance)：全身的に獲得された抵抗性

SARS(severe acute respiratory syndrome)：重症急性呼吸器症候群

SARS-CoV(SARS-associated coronavirus)：SARS 関連コロナウイルス

SC(secretory component)：分泌断片

SCF(stem cell factor)：幹細胞因子

scFv(single chain variable region antibody fragment)：一本鎖可変部抗体断片(V_H, V_L)をリンカーで結合したもの

SCG(sodium cromoglycate)：クロモグリク酸ナトリウム

SCID(severe combined immunodeficiency)：重症複合免疫不全症

SDF(stromal-derived factor)：間質由来分子

SDS(sodium dodecyl sulfate)：ドデシル硫酸ナトリウム

SDS-PAGE(sodium dodecylsulfate-polyacrylamide gel ectrophoresis)：SDS-ポリアクリルアミドゲル電気泳動

SEA (B etc.)(*Staphylococcus aureus* enterotoxin A〈B etc.〉)：黄色ブドウ球菌エンテロトキシン A(B など)

SEREX(serological analysis of recombinant cDNA expression library)：cDNA 発現ライブラリーの血清学的分析

siRNA(short-interfering RNA)：短鎖干渉 RNA

SIV(simian immunodeficiency virus)：サル免疫不全ウイルス

SLE(systemic lupus erythematosus)：全身性エリテマトーデス

SLIT(sublingual allergen immunotherapy)：舌下アレルゲン免疫療法

SLP76(SH2-domain containing leukocyte protein of 76 kDa)：SH2-ドメインをもつ 76 kDa の白血球タンパク質

SOCS(suppressor of cytokine signaling)：サイトカインシ

グナル抑制物質

SPE（streptococcal pyogenic exotoxin）：化膿レンサ球菌外毒素

SRID（single radial immunodiffusion）：一次元放射拡散法

SSA（streptococcal superantigen）：レンサ球菌スーパー抗原

STAT（signal transducer and activator of transcription）：シグナル伝達，転写活性物質

TACI（transmembrane activator and calcium modulator and cyclophilin ligand〈CAML〉interactor）：膜貫通型活性化因子でカルシウムモジュレーターでシクロフィリンリガンド結合分子

T-ALL（T-acute lymphoblastic leukemia）：急性 T 細胞性リンパ芽球性白血病

TAP（transporter for antigen processing）：抗原提示の際のトランスポーター

TB（tubercle bacillus）：結核

Tc（cytotoxic T-cell）：細胞傷害性 T 細胞

T-cell：T 細胞

TCF（T-cell factor）：T 細胞因子

TCR1（2）：$\gamma\delta$ 鎖 T 細胞レセプター（$\alpha\beta$ 型 T 細胞レセプター）

TdT（terminal deoxynucleotidyl transferase）：ターミナルデオキシヌクレオチジルトランスフェラーゼ

TG-A-L：チロシン，グルタミンを含むポリリジンで，ポリアラニル側鎖をもつもの

TGFβ（transforming growth factor-β）：トランスフォーミング増殖因子

Th（1/2）（T-helper cell）：ヘルパー T 細胞（サブセット 1 あるいはサブセット 2）

THF（thymic humoral factor）：胸腺液性因子

Thp（T-helper precursor）：ヘルパー T 細胞前駆細胞

TLI（total lymphoid irradiation）：全身性リンパ組織照射

TLR（Toll-like receptor）：Toll 様レセプター

TM（transmembrane）：膜貫通

TNF（tumor necrosis factor）：腫瘍壊死因子

TNP（trinitrophenol）：トリニトロフェニル基

TPO（thrombopoietin）：トロンボポエチン

Treg（regulatory T-cell）：制御性 T 細胞

Ts（suppressor T-cell）：抑制性 T 細胞

TSAb（thyroid stimulating antibody）：甲状腺刺激抗体

TSE（transmissible spongiform encephalopathy）：伝染性海綿状脳症

TSH（R）（thyroid stimulating hormone〈receptor〉）：甲状腺刺激ホルモン（レセプター）

TSLP（thymic stromal lymphopoietin）：胸腺間質性リンホポエチン

TSST（toxic shock syndrome toxin）：毒素性ショック症候群毒素

tum-：高い免疫原性をもつ腫瘍

TUNEL（TdT-mediated dUTP〈deoxyuridine triphosphate〉-biotin nick end labeling）：TdT-媒介性 dUTP（デオキシウリジン三リン酸）ニック末端標識

***V* gene**（variable region gene）：免疫グロブリンあるいは T 細胞抗原レセプターの可変部遺伝子

V_H（variable part of Ig heavy chain）：免疫グロブリン H 鎖の可変部

V_L（variable part of light chain）：免疫グロブリン L 鎖の可変部

$V_{\kappa/\lambda}$（variable part of κ〈λ〉light chain）：免疫グロブリン L 鎖の κ（λ）鎖

Vα（$\beta/\gamma/\delta$）（variable part of TCR）：T 細胞レセプター α（$\beta/\gamma/\delta$）鎖の可変部

VCAM（vascular cell adhesion molecule）：血管内皮細胞接着分子

vCJD（variant Creutzfeldt-Jakob disease）：変異型クロイツフェルト・ヤコブ病

VCP（valosin-containing protein）：ヴァロシンを含むタンパク質

VEGF（vascular endothelial cell growth factor）：血管内皮細胞増殖因子

VIP（vasoactive intestinal peptide）：血管作動性腸管ペプチド

VIMP（VCP-interacting membrane protein）：VCP-結合性膜タンパク質

VLA（very late antigen）：非常に後期に発現する抗原

VLP（virus-like particle）：ウイルス様粒子

VNTR（variable number of tandem repeat）：高変異反復配列

VP1（virus-specific peptide 1）：ウイルス特異的粒子 1

XL（X-linked）：X 染色体連鎖

ZAP-70（zeta chain associated protein of 70 kDa）：ζ 鎖に会合する 70 kDa のタンパク質

用語解説

欧文

β_2ミクログロブリン β_2-microglobulin 12 kDa のタンパク質で，それ自身は MHC によりコードされていないが，MHC クラスⅠ遺伝子産物と会合して存在する。

ADCC ☞ **抗体依存性細胞媒介性細胞傷害**

APC ☞ **抗原提示細胞**

B-1/B-2 細胞 B-1/B-2 cell B リンパ球の 2 つの主なサブセット。B-1 細胞は，膜型 IgM の発現は高いが，膜型 IgD の発現は低く，$CD43^+$，$CD23^-$で，ほとんどのものは細胞表面抗原 CD5 を発現する。自己再生能力をもち，しばしば，低親和性ながら種々の抗原に結合できる(複数の特異性をもつ)抗体を産生する。しかし，大部分の B 細胞は B-2 タイプで，細胞表面に IgM の発現は低く，IgD の発現は高く，CD5 は発現せず，$CD43^-$，$CD23^+$。骨髄の前駆細胞から直接産生され，特異性の高い抗体を産生する。

BCG(bacille Calmette-Guérin) 弱毒化された結核菌で，結核に対するワクチンおよびアジュバントとして使われる。

C 反応性タンパク質(CRP)C-reactive protein 急性期タンパク質の一種で，微生物表面に結合し，補体活性化古典的経路の働きを誘導し，食細胞に対するオプソニン(食細胞刺激分子)として機能する。

CD 抗原 CD antigen 特定のモノクローナル抗体の集団によって同定された白血球上の分子で，CD 分類によって規定されているもの。

CD3 γ，δ，ε 鎖の三量体で，$\zeta\zeta$ ホモ二量体，$\zeta\eta$ ヘテロ二量体とともに，T 細胞レセプターのシグナル伝達装置として働く。

CD4 通常，ヘルパー T 細胞表面に発現する糖タンパク質で，抗原提示細胞上の MHC クラスⅡ分子を認識する。

CD8 通常，細胞傷害性 T 細胞表面に発現する糖タンパク質で，標的細胞上の MHC クラスⅠ分子を認識する。

CDR ☞ **相補性決定領域**

CMI ☞ **細胞性免疫**

CRP ☞ **C 反応性タンパク質**

ELISA(酵素免疫測定法)enzyme-linked immunosorbent assay 抗原あるいは抗体を検出，測定するために，リガンド(たとえば，抗免疫グロブリン抗体)に酵素を結合させ，加えた基質の色を変えることによって結果を判定する方法。

$F(ab')_2$ 免疫グロブリンをペプシンで消化することによってできる二価の抗原結合部位。2 本の L 鎖とジスルフィド結合でつながった 2 本の H 鎖の N 末端部分を含む。

Fab 免疫グロブリンをパパインで消化することによってできる一価の抗原結合部位。完全な L 鎖と，H 鎖の N 末端の V_H と C_H1 ドメインをもつ。

Fas TNF レセプターファミリーに属する分子。細胞表面の Fas(CD95)に細胞傷害性細胞上の Fas リガンド(CD178)が結合すると，Fas を発現する標的細胞にアポトーシスが誘導される。

Fc 免疫グロブリンをパパインで消化した際にできる結晶化可能な抗原非結合部位。2 本の H 鎖の C 末端部位で，Fc レセプターや C1q と結合性を示す。

Fc レセプター 特定の免疫グロブリンクラスの Fc 部分と結合する細胞表面のレセプター。

Fv 抗体の H 鎖あるいは L 鎖の可変領域。

GALT(腸管関連リンパ組織)gut-associated lymphoid tissue パイエル板，虫垂，粘膜下の孤立リンパ小節などの総称。

GVH 反応 ☞ **移植片対宿主反応**

H-2 マウスの主要組織適合抗原複合体。

HLA(human leukocyte antigen) ヒトの主要組織適合抗原複合体(MHC)。

interdigitating(指状嵌合)樹状細胞 interdigitating dendric cell リンパ節や脾臓の T 細胞領域に存在する MHC クラスⅡ陽性で抗原提示能力をもつ樹状細胞(濾胞樹状細胞は別のもの)。

Ir(immune response)遺伝子 MHC 領域に存在する遺伝子群を含む遺伝子で，MHC とともに特定の抗原に対する反応性のレベルを規定する。

ITAM(immuno receptor tyrosine-based activation motif) src ファミリー分子が結合するためのコンセンサス配列。これらの配列は，リンパ球抗原レセプターや Fc レセプターのシグナルを伝達する分子群などいくつかのものに存在する。

ITIM(immunoreceptor tyrosine-based inhibition motif) FcγRⅡb, 抑制性 NK レセプターなどの細胞内領域に存在し，抑制性のシグナルを伝達する。

J(joining)遺伝子セグメント joining(J)gene segment 免疫グロブリン遺伝子や T 細胞レセプター遺伝子中に存在し，遺伝子再構成の結果，抗原レセプターの 3 番目の超可変領域(CDR3)の一部をコードする。

J 鎖 J chain 五量体の IgM と二量体の IgA を結合する分子。

K 細胞 killer cell 抗体依存性細胞媒介性細胞傷害(ADCC)機能を媒介する白血球で，Fc レセプター陽性で，免疫グロブリン遺伝子やT細胞レセプター遺伝子を再構成せず，その産物の発現も見られない。

KIR（killer cell immunoglobulin-like receptor） NK細胞，一部の$\gamma\delta$T細胞，一部の$\alpha\beta$T細胞に発現する。KIRはMHCクラスⅠ分子を認識し，これらの細胞に発現するC型レクチンレセプターと同様に，キラー細胞に対して抑制あるいは活性化する機能をもつ。もしITIM配列がその細胞内領域に存在すると抑制性となる。ITIMをもたないKIRがITAMをもつアダプター分子と会合した場合にはキラー細胞の活性化が起こる。

LPS ☞ **リポ多糖**

MHC（主要組織適合抗原複合体）major histocompatibility complex T細胞に対する抗原提示に関与する分子をコードする遺伝子領域。MHCクラスⅠ分子はほとんどすべての有核細胞に発現し，マウスでは*H-2D*，*K*，ヒトでは*HLA-A*，*B*，*C*遺伝子によりコードされる。一方，MHCクラスⅡ分子は抗原提示細胞（主に樹状細胞，マクロファージ，B細胞）に発現して，マウスではH-2A，E，ヒトでは*HLA-DR*，*DQ*，*DP*遺伝子によりコードされる。1つの動物種内では対立遺伝子の相違をこえた移植により，もっとも強い拒絶反応が起こる。

MHC拘束 MHC restriction T細胞がプロセシングされた抗原に反応する際に，T細胞と同一のMHCを介して抗原提示されたときにのみ抗原認識が起こる現象。

N-ヌクレオチド N-nucleotide 免疫グロブリンあるいはT細胞レセプター遺伝子の再構成の際に，*V*遺伝子セグメント，*D*遺伝子セグメント，*J*遺伝子セグメントの間の接合部分に付加される非鋳型性ヌクレオチド。

NK（ナチュラルキラー）細胞 natural killer cell 大型の顆粒をもつ白血球で，免疫グロブリン遺伝子やT細胞レセプター遺伝子の再構成を起こさない細胞。一部の腫瘍細胞やウイルス感染細胞をMHC非依存的，抗体非依存的に認識して破壊することができる。また，ADCCを媒介する。

NKT細胞 NK1.1陽性のリンパ球で，形態と顆粒の量においてはT細胞とNK細胞の中間を示す。低レベルのTCR$\alpha\beta$を発現し，α鎖は遺伝的多型性を示さず，β鎖はかぎられた特異性を示す。この細胞は非古典的MHC分子であるCD1dにより提示される脂質や糖脂質を認識して，IL-4とIFNγを多量に分泌する。

P-ヌクレオチド P-nucleotide 抗体遺伝子あるいはT細胞レセプター遺伝子の*V*，*D*，*J*遺伝子領域の接合部に生み出されるパリンドローム構造をもつヌクレオチド配列。

PAF（血小板活性化因子）platelet activating factor マスト細胞や好塩基球などの種々の細胞から放出されるアルキル化リン脂質。リンパ球や単球/マクロファージに対して免疫調節作用を示し，血小板の凝集や脱顆粒をもたらす。

PALS（小動脈周囲リンパ鞘）periarteriolar lymphoid sheath 白脾髄の一部を形成するリンパ組織。

PAMP（病原体関連分子パターン）pathogen-associated molecular pattern 微生物表面にくり返し配列として広く発現するが，宿主組織には発現しない分子。たとえばリポ多糖，ペプチドグリカン，リポタイコ酸やマンナンなど。免疫系細胞はこれらの分子をパターン認識レセプター（PRR）を用いて認識し，病原体と自己抗原とを区別する。

PHA（フィトヘマグルチニン）phytohemagglutinin T細胞マイトジェンとして働く植物レクチン。

PRR（パターン認識レセプター）pattern recognition receptor 免疫系細胞の多くのものに発現するレセプターで，PAMPを認識する。たとえば，マンノースレセプター（CD206），マクロファージ・スカベンジャーレセプター（CD204）やToll様レセプターがある。

Qa抗原 Qa antigen マウスの非古典的なMHCクラスⅠ分子群。

scFv 抗体のH鎖とL鎖の可変部領域を可塑性のあるリンカーで結合した単鎖分子。

SCID ☞ **重症複合免疫不全症**

T依存性抗原 T-dependent antigen 抗体産生誘導のためにヘルパーT細胞の存在を必要とする抗原。

T細胞レセプター（TCR）T-cell receptor Tリンパ球上のヘテロ二量体性の抗原レセプターで，α鎖，β鎖からなるものと，γ鎖，δ鎖からなるものがある。$\alpha\beta$型TCRは細胞表面のMHC上に提示されるペプチド断片を認識する。$\gamma\delta$型TCRの機能は不明な点があるが，しばしば細胞上の分解されていないタンパク質を認識する。

T非依存性抗原 T-independent antigen T細胞なしで抗体産生を誘導できる抗原。

TAP（transporter associated with antigen processing）（TAP-1，TAP-2） 細胞質由来の抗原ペプチドを小胞体内に運搬してMHCクラスⅠ分子の上にのせる役割をする。

TCR ☞ **T細胞レセプター**

TNF ☞ **腫瘍壊死因子**

Toll様レセプター（TLR）Toll-like receptor パターン認識レセプターの一群で，病原体や破壊された宿主組織上に存在する構造を認識する。

***V*遺伝子セグメント variable gene segment** *D*遺伝子，*J*遺伝子とともに再構成を受けて，免疫グロブリン，T細胞レセプターのV領域のアミノ酸配列をコードする遺伝子群。

あ

アイソタイプ isotype すべての正常個体に存在する抗体定常部領域。抗体のクラスやサブクラスのこと。

アジュバント adjuvant 抗原に対する免疫応答を非特異的に増強する物質のこと。

アトピー性アレルギー atopic allergy IgEにより媒介される過敏症，すなわち，喘息，湿疹，花粉症や食物アレルギー。

アナジー anergy 可逆的の場合もある特異的免疫寛容で，リンパ球が機能的に不応答性を示す状態。

アナフィラキシー anaphylaxis IgEあるいはアナフィラトキシンによるマスト細胞の脱顆粒により起こる過敏性反応。血管拡張や平滑筋収縮によるアナフィラキシーショックによりしばしば致死性である。

アナフィラトキシン anaphylatoxin マスト細胞の脱顆粒現象を誘導できる物質（たとえば，C3a，C4a，C5aなど）。

アビディティー(機能的親和性)avidity　2 分子(たとえば抗原と抗体)の間の結合において，結合の価数を考慮に入れた結合強度のこと。つまり，アビディティーとは固有の親和性(☞アフィニティー)と同じか，それよりも強い。

アフィニティー(親和性)affinity　1 つのレセプター(たとえば，抗体一分子上の 1 つの抗原結合部位)と 1 つのリガンド(たとえば，抗原上の 1 つのエピトープ)の間の結合の強さ(親和定数)。

アフィニティークロマトグラフィー affinity chromatography　抗体(あるいは抗原)を固相化して，抗原(あるいは抗体)の混合物から特異的なものを精製する方法。固相化されたリガンドは通常，pH を変化させたりして，抗原抗体相互作用を打ち消すことにより，遊離させる。

アポトーシス apoptosis　プログラム細胞死の一種で，エンドヌクレアーゼによる DNA の分解が特徴的に見られる。

アレルギー allergy　IgE が媒介する過敏性反応，たとえば，喘息，湿疹，花粉症，食物アレルギーなど(訳注：IgE が媒介する過敏性は，正しくは過敏型アレルギーという)。

アレルゲン allergen　アレルギーを誘発する抗原。

アログラフト allograft　アロジェニックな個体間の組織，臓器の移植片のこと。

アロジェニック allogenic　同一動物種におけるそれぞれの個体が示す遺伝的違いのこと。

アロ(同種)タイプ allotype　特定の抗原の対立変異体。すべての個体に発現するわけではないので，異なるアロタイプをもつ個体に対しては抗原性を示す。

い

異種移植片 xenograft　☞ **ゼノグラフト**

移植片対宿主(GVH)反応 graft versus host reaction　移植片中に存在する T 細胞が宿主細胞を認識して攻撃することによって起こる反応。

一次免疫応答 primary immune response　ナイーブリンパ球が特定の抗原とはじめて出会う際に起こる比較的弱い免疫応答。

一次リンパ組織 primary lymphoid organ　免疫能力をもつリンパ球が産生される場所。哺乳類では骨髄と胸腺。

イディオタイプ idiotype　抗体や T 細胞レセプターの可変領域中のアミノ酸配列により形成されるエピトープで，抗イディオタイプ血清と反応する。

イディオタイプネットワーク idiotype network　抗体や T 細胞レセプター上のイディオタイプと抗イディオタイプ抗体の相互作用により形成される調節性のネットワーク。

イディオトープ idiotope　抗体や T 細胞レセプターの可変部の中の複数のアミノ酸残基により形成されるエピトープ。抗イディオトープと反応する。

遺伝子銃法 biolistics　金コロイドのような小粒子を特定の物質(薬物，核酸など)の運搬体として，細胞内に導入する方法。希望の物質で小粒子を被覆し，ヘリウムの圧力を利用した遺伝子銃を用いて真皮内に投与する。

イムノトキシン immunotoxin　抗体や抗体断片のような免疫標的分子と細胞傷害性分子を結合させた複合体あるいは組換え融合タンパク質。

インターフェロン(IFN)interferon　IFNα と IFNβ はすべての細胞で誘導可能であるが，IFNγ は T リンパ球で誘導される。いずれも細胞に抗ウイルス性状態をもたらし，IFNγ はサイトカインとして免疫応答の調節に働く。

インターロイキン(IL)interleukin　白血球により分泌される一部のサイトカインに対する名称。

インテグリン integrin　二量体からなる接着分子ファミリー。

インバリアント鎖 invariant chain　小胞体中で MHC クラスⅡ分子と結合するポリペプチドで，MHC 分子を後期エンドソーム分画に移動させ，自己抗原と先に結合を防ぐ役割をもつ。

え

液性 humoral　血漿やリンパ液のような細胞外液のことを指す。液性免疫とは抗体による免疫応答のこと。

エキソトキシン　☞ **外毒素**

エピトープ epitope　抗原レセプターにより認識される抗原の一部(☞抗原決定基)。

エフェクター細胞 effector cell　サイトカインの放出や細胞傷害性の発揮などの免疫機能を果たす細胞。

エプスタイン-バーウイルス Epstein-Barr virus(EB ウイルス)　伝染性単核症とバーキットリンパ腫を発症させるウイルス。ヒト B 細胞を試験管内で不死化させるのにも用いられる。

炎症 inflammation　外傷に対する組織反応で，血流の増加，組織への白血球の浸潤が特徴で，その結果，当該組織の腫脹，発赤，発熱，疼痛が見られる。

エンドサイトーシス endocytosis　細胞が巨大分子を細胞膜の陥入部位を介して取り込み，細胞内に取込み小胞ができる現象。

エンドソーム endosome　細胞内の平滑な表面をもつ小胞で，細胞内に取り込まれた分子をリソソームに運ぶ。

エンドトキシン　☞ **内毒素**

お

大型顆粒リンパ球(LGL)large granular lymphocyte　細胞内顆粒をもち，ナチュラルキラー(NK)細胞，キラー(K)細胞として機能する白血球(ほとんどのものは実際は本当のリンパ球ではない)。

オプソニゼーション(オプソニン作用)opsonization　オプソニンが抗原を被覆して食細胞への取込みを促進する過程。

オプソニン opsonin　抗原の食細胞への接着を促進することによって食作用を亢進させる物質。たとえば，抗体あるいは C3b。

オリゴクローナル oligoclonal　いくつかの異なるクローン，あるいはその産物のこと。

か

外毒素(エキソトキシン)exotoxin　細菌が分泌する病原性をもつタンパク質。

化学走化性　☞ **ケモタキシス**

獲得免疫応答 acquired immune response　リンパ球に

より媒介される免疫応答で，抗原特異性と記憶をもつことが特徴。

過敏性反応 hypersensitivity reaction 過剰な免疫応答で，組織損傷，臓器損傷のような望ましくない結果をもたらす。

顆粒球 granulocyte 細胞内顆粒をもつ骨髄系細胞（たとえば，好中球，好酸球，好塩基球）。

感作 prime 抗原に対してはじめて曝露する過程。

幹細胞 stem cell 分化細胞を生み出す多能性の細胞。

癌胎児性抗原 oncofetal antigen 正常胎児に発現するが，成体でも悪性化の過程で発現が見られることがある抗原。

ガンマグロブリン gammaglobulin 血清中のタンパク質でその大部分は免疫グロブリン。電気泳動の際にもっと陽極側に移動する。

寛容 tolerance 特異的な免疫学的不応答性。

寛容誘導原 tolerogen 寛容を誘導するのに用いられる抗原。分子の固有の性状というよりは，その分子の投与状況（たとえば，投与経路や投与濃度）により依存する。

き

記憶（免疫学的）memory（immunological） リンパ球による獲得免疫応答で見られる特徴的な現象で，これにより，特定の抗原に二度目に出会うと，初回より早くて強く，長い二次応答を起こす。

キニン kinin 炎症反応の際に放出されるポリペプチドのファミリーで，血管透過性と平滑筋収縮をもたらす。

キメラ chimeric 遺伝的に異なる個体が合体した状態，たとえばアロジェニックの骨髄を移植した際に見られる。

キャッピング capping 細胞表面の分子（たとえば抗体）が架橋されると，凝集して細胞の一端に移動していくという能動的な過程。

キャリアー carrier 免疫原性のない分子（たとえばハプテン）が結合すると，免疫原性をもたせるようにする分子の総称。ハプテンにはヘルパーT細胞に対するエピトープがないが，それを提供する。

急性期タンパク質 acute phase protein 血清タンパク質で，主に肝臓で産生される。炎症反応の開始時に急激にその濃度が変化（あるものは増加，あるものは減少）する。

胸腺細胞 thymocyte 胸腺内の分化途中のT細胞。

巨核球 megakaryocyte 骨髄に存在する血小板前駆細胞。

巨細胞 giant cell マクロファージが融合することによってできる多核の巨大な細胞でしばしば肉芽腫で見られる。

く

クッパー細胞 Kuppfer cell 肝臓の類洞の内腔に沿って存在する固定した組織マクロファージ。

組換えシグナル配列 recombination signal sequence 保存されたヘプタマー（7ヌクレオチド）－ノナマー（9ヌクレオチド）配列で，その間に12あるいは23塩基のスペーサーが入る。免疫グロブリン遺伝子，T細胞レセプター遺伝子の両者において，*V*遺伝子の3′側，*D*遺伝子の3′と5′側，*J*遺伝子の5′側に存在する。これらは，リンパ球抗原レセプターの多様性を生み出す遺伝子再構成過程を媒介するリコンビナーゼ酵素が認識する認識配列である。

組換えによる多様性 conbinatorial diversity 抗体とT細胞レセプターの多様性は，*V*遺伝子群と*D*遺伝子群（免疫グロブリンH鎖とTCRβ鎖とTCRγ鎖の場合にはD）と*J*遺伝子群の組換えによって起こる。

クームズ試験 Coombs'test 抗体を被覆した赤血球を用いて抗免疫グロブリン抗体を検出する検査法。

クラススイッチング class switching B細胞がつくる抗体の特異性は変わらずにアイソタイプが変わる過程，たとえばIgMからIgGへの変化。

グランザイム granzyme 細胞傷害性T細胞やNK細胞の顆粒に存在するセリンエステラーゼ。細胞傷害性細胞からパーフォリンのチャンネルを介して標的細胞内に入り，アポトーシスを誘導する。

クローン clone 単一の前駆細胞から由来する同一の細胞群。

クローン除去 clonal deletion リンパ球分化の初期に抗原（たとえば自己抗原）と接触することによりアポトーシスが誘導される過程。

クローン選択 clone selection 抗原と相補性を示す抗原レセプターをもつリンパ球が抗原との出会いにより選択的に活性化を受け，増殖してクローン増幅を起こす過程。

け

蛍光抗体 fluorescein antibody FITCのような蛍光色素を結合させた抗体。

形質細胞 plasma cell 末端分化したB細胞で，多量の抗体を産生する。

血管アドレシン vascular addressin 血管やリンパ管の内皮細胞上に発現する接着分子で，白血球を特定の「住所番地」をもつ組織へ行き先を指示するホーミング分子と結合する。

血管作動性アミン vasoactive amin 血管透過性や平滑筋収縮を亢進させるヒスタミンや5-ヒドロキシトリプタミンなどの物質。

げっ歯類 murine マウス。

ケモカイン chemokine 構造的に相似性を示すサイトカインのファミリーの1つで，白血球のケモタキシスと活性化を選択に誘導する。ケモカインはまた，リンパ組織の発生，リンパ組織内の細胞の住み分け，Th1/Th2分化，血管新生や創傷治癒にも重要な役割を果たす。

ケモタキシス（化学走化性）chemotaxis 走化性因子の濃度勾配に沿って動く細胞の運動。

こ

好塩基球 basophil 血中に存在する顆粒球の一種で，組織に存在するマスト細胞に類似する。

抗原 antigen 抗体あるいはT細胞レセプターにより認識を受けることができる物質。

抗原決定基 antigenic determinant エピトープが集まったもの（☞エピトープ）。

抗原提示細胞 antigen-presenting cell（APC） 通常は，$CD4^+$T細胞上のT細胞レセプターに対してプロセシングされた抗原ペプチドとMHCクラスⅡを提示できる細胞のことを指す。たとえば，樹状細胞，マクロファージやB細胞などである。しかし，ほとんどの細胞はどの種類でも，ウイルス感染細胞で見られるように，抗原ペプチドとMHCクラスⅠを$CD8^{+}$T細胞に提示できる。

好酸球 eosinophil　顆粒球の一種で，毒性をもつカチオニックタンパク質を顆粒内にもつ。

酵素免疫測定法　☞ **ELISA**

抗体依存性細胞媒介性細胞傷害 antibody-dependent cellular cytotoxicity（ADCC）　抗体で被覆された標的細胞が，NK細胞，マクロファージや好中球のようなFcレセプター発現細胞により，直接的に殺される細胞傷害作用。

好中球 neutrophil　血中に存在する食作用をもつ多核の食細胞の中でもっとも主なもの。炎症反応の際にもっと初期に組織に浸潤する。また，ADCCを媒介する。

高内皮細静脈（HEV）high endothelial venule　リンパ組織へのリンパ球流入を可能にする特殊な内皮細胞をもつ細静脈。

紅斑 erythema　組織腔に赤血球が侵入することによってできる赤色の点。

呼吸バースト respuratory burst　食細胞が活性化された時に見られる酸化的代謝反応の亢進。

骨髄腫タンパク myeloma protein　骨髄腫細胞により分泌されるモノクローナル抗体。

（補体の）古典的経路活性化経路 classical pathway（of complement activation）　補体成分のC1，C2，C4が働く活性化経路で，抗原-抗体反応などによりC1qがこれらの成分に結合すると，C3変換酵素$\overline{C4b2a}$が生成される。

コロニー刺激因子（CSF）colony stimulating factor　造血細胞の増殖と分化を誘導する因子。

コンカナバリンA（Con A）concanavalin A　T細胞マイトジェンの一種。

混合リンパ球反応（MLR）mixed lymphocyte reaction　異なるMHCを発現する細胞によって誘導されるTリンパ球の増殖反応。

コンジェニック congenic　お互いに単一の遺伝子座が異なる個体。

コンジュゲート conjugate　2種類以上の分子が共有結合を介して結合している状態（蛍光標識抗体の際に用いる言葉）。

コンバージェント進化 convergent evolution　同じような分子あるいは動物種がそれぞれ独立に進化してよく似た形質を獲得すること。

さ

サイトカイン cytokine　免疫細胞の分化，増殖，機能を刺激あるいは阻害する低分子量のタンパク質の一群。

サイトトキシック cytotoxic　細胞に傷害性をもつ。

サイトフィリック cytophilic　細胞に結合性をもつ。

細胞性免疫（CMI）cell-mediated immunity　T細胞が媒介する免疫のこと。

細網内皮系（RES）reticuloendothelial system　食細胞と内皮細胞からなるネットワークのことでやや古い言い方。身体中に存在する。

し

自家性 autologous　同一個体からという意味。

糸球体腎炎 glomerulonephritis　腎の糸球体の毛細管ループ部位の炎症で，免疫複合体が沈着する（訳注：これは自己免疫疾患の場合）。

シクロスポリン cyclosporine　移植片拒否反応のために用いられるT細胞特異的な免疫抑制剤。

シクロホスファミド cyclophosphamide　免疫抑制剤として用いられる細胞傷害性薬剤。

脂質ラフト lipid raft　コレステロールやグリコスフィンゴ脂質に富む膜構造で，細胞の活性化に関与する分子群が濃縮して存在する。

自然免疫 innate immunity　抗原による前感作により影響されない免疫のことで，直接リンパ球が関与しない反応。

重症複合免疫不全症 SCID（severe combined immuno-deficiency）　T細胞，B細胞の両方に欠損が見られる免疫不全。

樹状細胞 dendric cell　二次リンパ組織内のT細胞領域において，プロセシングを受けた抗原をT細胞に提示する樹状突起をもったMHCクラスⅡ陽性細胞（胚中心の濾胞樹状細胞とは異なる）。

腫瘍壊死因子 tumor necrosis factor（TNF，TNFα）　同族のサイトカインであるリンホトキシン（TNFβ）とともに，特定の腫瘍細胞に対して細胞傷害性をもつことから命名された。重要な免疫制御作用をもつ。

腫瘍抗原 tumor antigen　腫瘍細胞に発現する抗原。

主要組織適合抗原複合体　☞ **MHC**

食細胞 phagocyte　単球/マクロファージ，好中球など，細胞や粒子状のものを取り込むことに特化した細胞。

シンジェニック syngeneic　遺伝的に同一。たとえば，完全な純系マウス系統での個体間の関係。

滲出物 exudate　炎症の際に貯留する細胞外液（タンパク質や細胞の破砕されたものを含む）。

親和性　☞ **アフィニティー**

す

髄質 medulla　組織の内側（中央）部分。

スイッチ配列 switch sequence　免疫グロブリンH鎖遺伝子座でクラススイッチングを媒介する高度に保存されたくり返し配列。

スカベンジャーレセプター scavenger receptor　身体に不要な細胞，分子を除去する細胞表面レセプターで，食細胞などの表面に発現する。

ストカスティック stochastic　少なくとも一定程度の不確定性を生み出す過程。

スーパー抗原 superantigen　特定のT細胞レセプターや免疫グロブリンのV領域遺伝子を発現するすべてのリンパ球と結合する抗原。普通の抗原よりもはるかに多くのリンパ球を活性化する（あるいは欠損させる）ことができる。

せ

制御性イディオトープ regulatory idiotope　抗体あるいはT細胞レセプターに存在するイディオタイプで，相補性をもつイディオトープ（抗イディオタイプ）を発現するリンパ球との相互作用を介して免疫制御作用を果たす。

制御性 T 細胞 regulatory T-cell T 細胞で，ほとんどのものは CD4 陽性。リンパ球と樹状細胞の機能的活性を抑制する。

生殖系列 germ line 生殖細胞を介して子孫に伝達される遺伝的成分。

赤血球造生 erythropoiesis 赤血球ができること。

ゼノグラフト(異種移植片)xenograft 異なる動物種の個体間での組織や臓器移植片。

ゼノジェニック xenogeneic 異なる動物種間の遺伝的違いを表す言葉。

線維芽細胞 fibroblast コラーゲンを産生する結合組織中の細胞で，創傷治癒の際に重要な働きをする。

全身性 systemic 身体全体で起こること。

そ

造血 hematopoiesis 赤血球，白血球，血小板などの血液細胞の産生。

造血幹細胞 hematopoietic stem cell 自己再生能力をもつ幹細胞の一種で，血球(すなわち，白血球，赤血球，血小板)を産生する能力をもつ。

相補性決定領域(CDR)complementarity determining region 抗体や T 細胞レセプターの可変領域中の超可変性のアミノ酸配列の部分で，この部分を介して，抗原や MHC-ペプチド複合体中の相補性をもつアミノ酸配列と結合する。

た

体細胞超変異 somatic hypermutation 免疫グロブリンの V 領域遺伝子で頻繁に起こる点変異で，抗原刺激の後に見られ，抗体の多様性と親和性亢進を生み出す。

(補体の)第 2 経路 alternative pathway(of complement activation) 補体活性化経路の 1 つで，C3，B 因子，D 因子，プロパーディンなどの補体成分が関与する。細菌の多糖成分のような安定的に活性化を誘導する物質の上で働き，第 2 経路の C3 変換酵素 $\overline{\text{C3bBb}}$ を生成する。

対立遺伝子 allele 特定の遺伝子部位で，多型性を示す個々の遺伝子のこと。

対立遺伝子排除 allelic exclusion 1 つの抗原レセプター遺伝子において，1 つの対立遺伝子が再構成を起こした後，もう 1 つの対立遺伝子の再構成が妨げられる現象。これにより，個々のリンパ球では単一の特異性を示す抗原レセプターを発現するようになる(ただし，CR α 鎖ではこの現象は見られない)。

多型性 polymorphic 構造，配列などが強い可変性をもつこと。

多発性骨髄腫 multiple myeloma 形質細胞の悪性腫瘍で，血清中にモノクローナルな免疫グロブリンの高値と，尿中に遊離した L 鎖(ベンス・ジョーンズタンパク質)が見られる。

多様性(D)遺伝子群 diversity(D)gene segment 免疫グロブリン H 鎖遺伝子，T 細胞レセプター β 鎖と δ 鎖遺伝子座において，*V* 遺伝子群と *J* 遺伝子群の間に存在する。これらの抗原レセプターの 3 番目の超可変領域(CDR)の一部をコードする。

単核食細胞系 mononuclear phagocyte system 血中の単球，組織内のマクロファージにより構成される機能系。

単球 monocyte 血中に存在する単核の食細胞で，組織に存在するマクロファージの前駆細胞。

ち

遅延型過敏性反応(DTH)delayed-type hypersensitivity 感作 T 細胞から放出されるサイトカインにより誘導される過敏性反応で，抗原曝露後 48～72 時間で発現する。

中心性寛容 central tolerance 特異的な免疫学的寛容の一種で，一次リンパ組織(B 細胞は骨髄，T 細胞は胸腺)の中でリンパ球のアポトーシスあるいはアナジー誘導による現象。

超可変性領域 hypervariable region 免疫グロブリンや T 細胞レセプターにおける可変性領域内で著しい可変性を示すアミノ酸配列で，抗原や MHC-ペプチド複合体への結合を媒介する。

腸管関連リンパ組織 ☞ **GALT**

沈降線 precipitin 抗原と多価抗原が高分子量の複合体を形成して沈降したもの。

て

ディジョージ症候群 DiGeorge syndrome 先天的な胸腺発生の欠損のために見られる免疫不全疾患で，成熟した機能的 T 細胞が見られない。

ディファレンシャル(差分的)スプライシング differential splicing 最初にできた RNA 鎖翻訳産物から特定のエキソンが切り出されて用いられる過程で，お互いに異なる mRNA 配列が生み出される。

ディフェンシン defensin 動物細胞，植物細胞などにより産生される低分子量で好塩基性の抗菌性タンパク質の一群。

と

当量 equivalence 免疫沈降が完全に起こる抗原と抗体の比。

トキソイド toxoid 化学的あるいは物理的に修飾された毒素で，毒性はもたないが免疫原性は保持している。

ドメイン domain ポリペプチドの構図的成分。

な

内因性 endogenous もともと存在することを指す。exogenous(外因性)に対する用語。

内毒素(エンドトキシン)endotoxin グラム陰性菌の細胞膜に会合する病原性をもつリポ多糖成分。

内部イメージ internal image 抗イディオタイプ抗体上のエピトープで，構造的，機能的に抗原を模倣して相手に結合する。

ナイーブリンパ球 naive lymphocyte 抗原との遭遇により活性化されていない成熟した T，B リンパ球。

に

肉芽腫 granuloma 増殖するリンパ球，線維芽細胞，巨細胞や上皮様細胞(ともにマクロファージ由来)などを含む組織結節。慢性感染や組織中に抗原が持続することによって反応性に起こる炎症によって形成される。

二次免疫応答 secondary immune response 一度感作されたリンパ球が同じ抗原に二度目に遭遇した際に見られる反応で，一次応答よりも量的，質的に強い。

二重特異性抗体 bispecific antibody 人口的に作成されたキメラ抗体で，2 つの抗原結合部位がそれぞれ異なる抗原エピトープに対して結合性をもつ。このような抗体は，化学的な架橋あるいは組換え DNA 技術によって作成が可能であり，2 つの異なる抗原や細胞(たとえば細胞傷害性細胞と腫瘍細胞)を結合させることができる。

ぬ

ヌードマウス nude mouse 特定の遺伝子のホモの欠損(nu/nu)のためにT 細胞を欠損し，胸腺をもたないマウス(また体毛がない)。

ね

ネガティブセレクション negative selection 自己 MHC 分子により提示される自己ペプチドを認識する T 細胞が胸腺内でアポトーシスにより死滅する現象で，これにより自己免疫を起こす T 細胞の出現が阻止される。分化の過程で B 細胞にもネガティブセレクションは起こり，これは骨髄で高濃度の自己抗原と遭遇した際に起こると考えられる。

粘膜関連リンパ組織(MALT) mucosa-associated lymphoid tissue 呼吸器，消化器，生殖泌尿器の粘膜表面に存在するリンパ組織。

粘膜固有層 lamina propria 粘膜組織の上皮下に存在する結合組織。

の

ノックアウト knockout 胚性幹細胞の中で相同遺伝子組換えにより，機能的遺伝子を欠損遺伝子と置き換える技術。この方法によって作成された動物は遺伝的にホモとなるように交配され，特定の遺伝子発現を欠損するようになる。

は

パイエル板 Peyer's patch 腸管関連リンパ組織(GALT)の一部で，主に小腸に明確なリンパ濾胞として見られる。

バイオリスティック biolistics ☞ **遺伝子銃法**

胚中心 germinal center リンパ節や脾臓に見られる特殊な構造で，B 細胞の成熟やメモリー細胞の生成が起こる場所。

ハイブリドーマ hybridoma リンパ性腫瘍細胞と単一のリンパ球を細胞融合させて得られた雑種細胞株で，腫瘍細胞がもつ不死性とリンパ球のもつエフェクター機能(たとえばモノクローナル抗体の分泌)の両方をもつ。

白血球 leukocyte 好中球，好塩基球，好酸球，リンパ球，単球などの血球。

パーフォリン perforin 細胞傷害性 T 細胞や NK 細胞が産生する分子で，補体の C9 成分のように標的細胞の膜上で重合して孔を形成し，細胞死を誘導する。

ハプテン hapten それ自身では免疫原性はないが，あらかじめできている抗体には結合性を示す低分子量分子。キャリアー分子と結合すると，キャリアーが T 細胞に認識を受けるためのエピトープを提供し，ハプテンは免疫原性をもつようになる。

ハプロタイプ haplotype 特定の遺伝子座における対立遺伝子の組合せ。

ひ

皮質 cortex 組織の外側(末端)の部分。

ヒスタミン histamine 好酸球やマスト細胞内に存在する血管作動性アミン。脱顆粒後に血管透過性亢進，平滑筋収縮をもたらす。

ヒト化抗体 humanized antidody ヒト以外由来のモノクローナル抗体の抗原結合性の CDR 領域以外の部分をすべて，遺伝子工学的方法により，ヒト抗体由来の配列に置換した抗体。

表面プラズモン共鳴 surface plasmon resonance バイオセンサーチップ上に固相化された標的分子にリガンドが結合することによって生み出される反射光の角度変化を測定する技術。この方法により，タンパク質-タンパク質間どうしの相互作用，すなわち，可逆的な結合と解離をリアルタイムで観察することが可能になった。

ヒンジ領域 hinge region 免疫グロブリンの Fab と Fc 部分の間にあるアミノ酸配列で，免疫グロブリン分子に構造的可塑性を与える。

ふ

ファゴソーム phagosome 食作用により取り込まれた物質の周囲の細胞膜が陥入することにより形成される細胞内小胞。

ファゴリソソーム phagolysosome 細胞内の小胞で，ファゴソームとリソソームが融合してできる。取り込んだ物質の殺菌と消化が起こる。

ファージ抗体ライブラリー phage antibody library クローン化された抗体可変部の塩基配列のライブラリーで，バクテリオファージの被膜タンパク質とともに Fab あるいは Fc 融合タンパク質として発現が可能。これらのものはファージの表面上でディスプレイされる。モノクローナルな組換え抗体をコードする遺伝子はファージ粒子の中に封入され，このファージが特異抗原に結合することにより，ライブラリーから当該遺伝子が選択される。

ファブリシウス囊 bursa of Fabricius トリの総排泄腔-後腸接合部に存在する一次リンパ組織で，B 細胞の成熟場所。

フォルボールミリステートアセテート phorbol myristate acetate(PMA) 細胞分裂誘導性のフォルボールエステルで，プロテインキナーゼ C を直接刺激して腫瘍のプロモーターとして働く。

浮腫 edema 組織中に組織液が貯留することにより見られる組織の腫れ。

プラーク形成細胞 plaque forming cell(PFC) *in vitro* で検出される抗体産生性の形質細胞で，抗原を被覆した赤血球を補体の存在下で溶解して"プラーク"を形成する。

フルオレセイン・イソチオシアネート(FITC) fluorescein isothiocyanate 緑色の蛍光色素で，抗体に結合させて免疫蛍光法に用いる。

フレームワーク領域 framework region 免疫グロブリンとT細胞レセプターの超可変領域の外側に存在する比較的保存されたアミノ酸配列をもつ領域で，V領域の立体構造を保つ。

フロイントアジュバント Freund's adjuvant 完全フロイントアジュバントは水性の抗原を熱不活化結核菌を含む鉱物油と懸濁したもの。不完全フロイントアジュバントは結核菌成分を除いたもの。

プロスタグランジン prostaglandin アラキドン酸由来の酸性脂質で，血管透過性の亢進，発熱の誘導に関与し，免疫応答を亢進，抑制の両方を行う。

プロゾーン効果 prozone effect 抗原との相互作用において，抗体濃度が非常に高くなり，抗原を効果的に架橋できなくなり，免疫沈降や免疫凝集が見られなくなること。同様の現象は抗原が過剰になっても起こりうる。

プロテアソーム proteasome 細胞質に存在するタンパク分解酵素の複合体で，抗原のプロセシングをしてMHCと会合するペプチドをつくり出す。

プロテインA protein A 黄色ブドウ球菌の細胞壁由来のタンパク質で，IgGのFc領域に結合する。

プロテインチロシンキナーゼ protein tyrosine kinase タンパク質中のチロシン残基をリン酸化できる酵素群。細胞内のシグナル伝達において，しばしばカスケード反応状に働く。

分化抗原 differentiation antigen 発生の特定の時期，あるいは特定の系譜の細胞にのみ発現する細胞表面分子。

分泌型IgA secretory IgA 分泌された体液中に存在する二量体IgA。

分泌断片 secretory component ポリIgAレセプターのタンパク分解を受けた断片で，分泌された体液中で二量体IgAと結合した状態で存在する。

へ

ヘテロ接合体性 heterozygous 2本の相同染色体上の特定の遺伝子座において異なる対立遺伝子をもつこと。

ヘマグルチニン hemagglutinin 赤血球を凝集させる分子。

ヘルパーT細胞(Th) helper T lymphocyte T細胞サブセットの1つで，免疫系において他の細胞のエフェクター機能の発現に必要なヘルプ(サイトカインあるいは同族相互作用による)を提供する。

辺縁化 margination 急性炎症の初期に白血球が血管内皮細胞に接着する現象。

辺縁帯 marginal zone 脾臓の小動脈周囲リンパ鞘(PALS)の外側に存在し，B細胞，特に胸腺非依存性抗原に反応する細胞が豊富に存在する。

ほ

放射性免疫複合体 radioimmunoconjugate 抗体や抗体断片に細胞傷害性をもつ放射性同位元素を生化学的に結合させた免疫学的なターゲティング用分子。

傍皮質 paracortex 臓器(たとえばリンパ節)の一部で，皮質と髄質の間に存在する部分。

ポークウィードマイトジェン(PWM) pokeweed mitogen T細胞依存性にB細胞の分裂を誘導する植物性レクチン。

ポジティブセレクション positive selection 胸腺の中で発達するT細胞のうち自己MHC分子を認識できるものが選ばれる過程。これらの細胞にアポトーシスが起こらないようにすることによって選択がなされる。

補体 complement 血清タンパク質の一群で，一部のものは酵素反応により，種々のエフェクター分子をつくり出す。たとえば，炎症時にはC3a，C5a，食細胞作用ではC3b，細胞溶解時にはC5b-9がエフェクター分子として働く。

ホーミングレセプター homing receptor 体内の特定の部位に白血球を送り込む役目を果たす細胞表面分子。

ホモ接合体性 homozygous 2本の相同染色体上の特定の遺伝子座において同一の対立遺伝子をもつこと。

ポリクローナル polyclonal 多くの異なるクローン，あるいはその存在を示す言葉。たとえばポリクローナル抗血清。

ポリIgレセプター poly-Ig receptor J鎖を含む多量体Ig(二量体分泌型IgA，五量体IgM)に特異的に結合して，粘膜上皮をこえて多量体Igの運搬を媒介する。

ま

マイトジェン mitogen 非特異的にリンパ球に細胞分裂を誘導する物質。

マイナー組織適合性抗原 minor histocompatibity antigen MHC以外の多型性遺伝子座によってコードされる分子に由来する，プロセスされたペプチド。

膜攻撃複合体(MAC) menbrane attack complex 補体成分C5bからC9までの複合体で，標的細胞の膜に挿入されて細胞融解を起こす。

マクロファージ macrophage 大型の食細胞。単球由来で抗原提示細胞やADCCを媒介する細胞として機能する。

マスト細胞 mast cell 顆粒を豊富にもつ組織細胞で，好塩基球に似る。好塩基球とともに，IgEに対するFcレセプターを発現する。FcレセプターがIgEと抗原により架橋されると脱顆粒を起こして，ヒスタミンやロイコトリエンなどの種々のメディエーターを放出する。

末梢免疫寛容(末梢トレランス) peripheral tolerance 一次リンパ組織の外で起こる特異的な免疫寛容。

マンノース結合性レクチン(マンノース結合性タンパク質) mannnose binding lectin (mannose binding protein) カルシウム依存性レクチンのコレクチンファミリーに属する急性期タンパク質。補体活性化に関するレクチン経路の活性化分子で，微生物の表面のみに存在する糖鎖成分であるマンノースに結合して食作用におけるオプソニンとしても機能する。

め

メモリー(記憶)細胞 memory cell 特定の抗原に対して初回反応の際に感作され，クローン増幅によりできたT，Bリンパ球で，二次応答に関与する。

免疫吸着 immunoadsorption 固相化した抗原あるいは抗体を用いて，抗体や抗原の除去をする方法。

免疫グロブリンスーパーファミリー immunoglobulin

superfamily　アミノ酸約 110 残基からなり 2 つの β シートが折りたたまれている「免疫グロブリン様」ドメインをもつタンパク質の総称。多数の分子が存在し，たとえば，免疫グロブリン，T 細胞レセプターや MHC 分子はこのファミリーに属する。

免疫蛍光法 immunofluorescence　蛍光標識したリガンド（たとえば，FITC 標識した抗免疫グロブリン抗体）で細胞や組織に存在する抗原を検出する方法。

免疫原 immunogen　免疫応答を起こす物質。免疫原はすべて抗原であるが，必ずしもすべての抗原が免疫原ではない（☞ハプテン）。

免疫シナプス immunological synapse　T 細胞と抗原提示細胞の接点で，脂質ラフト中の細胞表面分子が局所的に集中して局在するようになるために形成される。シナプスの形成により，TCR と MHC，共刺激分子や接着分子間の相互作用が促進され，TCR を介するシグナルを強化する。

免疫複合体 immune complex　抗原と抗体が結合したもので，補体成分を含むこともある。

も

モノクローナル抗体 monoclonal antibody　単一の B 細胞クローンに由来する抗体で，すべての分子が同一の抗原結合部位とアイソタイプをもつ。

ら

ランゲルハンス細胞 Langerhans'cell　皮膚に存在する Fc レセプター陽性，MHC クラスII陽性の抗原提示細胞。

り

リウマチ因子 rheumatoid factor　IgG の Fc 領域に反応性をもつ自己抗体で，IgM，IgG，IgA などのものがある。

リガンド ligand　レセプターのような結合性をもつ構造により認識される分子の総称。

力価 titer　抗体あるいは抗血清の相対的な「強さ」（量と親和性の両者の和）を示す言葉で，たとえば ELISA のような方法で検出可能な最大希釈度で表す。

リソソーム lisosome　水解性酵素を含む細胞内（質）顆粒。貪食物の消化に関わる。

リゾチーム lysozyme　食細胞の顆粒内に存在する抗菌性の酵素。涙，唾液中に存在して食細胞作用により取り込んだ細菌細胞壁のペプチドグリカンを消化する。

リポ多糖（LPS）lipopolysaccharide　グラム陰性菌の細胞壁由来の内毒素で，炎症や細胞分裂を誘導する。

リンパ液 lymph　組織液でリンパ系に入り，循環する。

リンパ節肥大 lymphadenopathy　リンパ節の肥大。

リンホカイン lymphokine　リンパ球により産生されるサイトカイン。

リンホカイン活性化キラー細胞（LAK）lymphokine-activated killer cell　標的細胞に対する傷害性を亢進させるために試験管内で IL-2 を添加して活性化したキラー（K）細胞やナチュラルキラー（NK）細胞。

リンホトキシン lymphotoxin（TNFβ）　T 細胞由来のサイトカインで，一部の腫瘍細胞に対して細胞傷害性を示すとともに，免疫制御機能をもつ。

れ

レクチン lectin　糖タンパク質あるいは糖脂質上の糖鎖を認識するタンパク質のファミリー。一部の植物レクチン（たとえば，PHA，ConA）は細胞分裂誘導性をもつ。

連鎖不均衡 linkage disequilibrium　2 つの対立遺伝子が遺伝する場合，個々のものが別々に遺伝するよりも高い頻度で起こること。

ろ

ロイコトリエン leukotrien　アラキドン酸の代謝産物で，炎症反応を促進する（たとえば，ケモタキシスや血管透過性の増加）。マスト細胞，好塩基球やマクロファージなど，種々の細胞により産生される。

ロゼット rosette　リンパ球表面に結合した粒子あるいは細胞（たとえば，ヒト T 細胞に結合したヒツジ赤血球）。

濾胞樹状細胞 follicular dendric cell　胚中心に存在する MHC クラスII陰性，Fc レセプター陽性の樹状細胞で，細胞表面に免疫複合体を保持して，B 細胞の活性化と B 細胞の記憶維持に役割を果たすと考えられている。

索　引

■冒頭の語が日本語の場合，数字・ギリシア文字で始まる場合は和文索引とした。
■言い換え可能な語は(　)内に示した。

和文索引

数字

ギリシア文字

あ

い

う

え

お

か

欧文索引

B

C

G

H

I

O

P

R

S

監訳者略歴

宮坂昌之（みやさか・まさゆき）

1973 年，京都大学医学部卒業。1981 年，オーストラリア国立大学ジョンカーティン医学研究所博士課程修了，博士号(免疫学)取得。スイス・バーゼル免疫学研究所，浜松医科大学第二解剖学講座，(財)東京都臨床医学総合研究所・免疫研究部門を経て，1994 年，大阪大学医学部バイオメディカル教育研究センター臓器制御学研究部 教授。2005 年，大阪大学大学院医学系研究科感染免疫医学講座・免疫動態学 教授，大阪大学大学院生命機能研究科 兼任教授。2008 年，大阪大学免疫学フロンティア研究センター 兼任教授。

主要な著訳書

『標準免疫学』,『分子生物学・免疫学キーワード辞典』,『免疫学の巨人イエルネ』,『先端医学キーワード小辞典』(以上，医学書院),『カラーイラスト 免疫学の要点』(西村書店)

ロアット カラー基本免疫学

2011 年 9 月 25 日 初版第 1 刷発行

著 者 ピーター・J・デルヴス シーマス・J・マーティン
デニス・R・バートン アイヴァン・M・ロアット
監訳者 宮坂昌之
発行人 西村正徳
発行所 西村書店
東京出版編集部 〒102-0071 東京都千代田区富士見 2-4-6
Tel.03-3239-7671 Fax.03-3239-7622
www.nishimurashoten.co.jp
印 刷 三報社印刷株式会社
製 本 株式会社難波製本

ISBN978-4-89013-412-0